Schwierige Geburten – leicht gemacht

Schwierige Geburten – leicht gemacht

Lisa Hanson, Emily Malloy, Penny Simkin (Hrsg.)

Lisa Hanson
Emily Malloy
Penny Simkin
(Herausgeberinnen)

Schwierige Geburten – leicht gemacht

Dystokien in der Geburtshilfe erfolgreich vorbeugen und meistern

3., vollständig überarbeitete und erweiterte Auflage

Illustriert von Shanna de la Cruz und Dolly Sundstrom

unter Mitarbeit von

Nicole Carlson
Joyce K. Edmonds
Elise Erickson
Wendy Gordon
Amy Marowitz
Sharon Muza
Kathryn Osborne
Amber Price
Jesse Remer
Karen Robinson
Venus Standard
Ellen L. Tilden
Gail Tully
Robin Elise Weiss

Aus dem amerikanischen Englisch von Elisabeth Brock

hogrefe

Lisa Hanson, PhD, CNM, FACNM, FAAN ist Hebammenwissenschaftlerin, Klein Stiftungsprofessorin und Assoziierte Direktorin sowie Dozentin des Hebammenprogramms der Marquette University, College of Nursing in Milwaukee, WI, USA.

Emily Malloy, PhD, CNM, FACNM ist Certified Nurse Midwife, Direktorin des Midwifery Research, Midwifery and Wellness Center, Participating Faculty an der Marquette University, College of Nursing, Milwaukee, WI, USA.

Penny Simkin, BA, PT, CEE, CD, (DONA), ist spezialisierte Certified Birth Doula and Certified Childbirth Educator. Sie war an der Hebammenschule Seattle tätig. Sie leitete und lehrte in der Praxis für Geburtshilfetraining und Geburtsunterstützung in Seattle, USA.

Bibliografische Information der Deutschen Nationalbibliothek
Die Deutsche Nationalbibliothek verzeichnet diese Publikation in der Deutschen Nationalbibliografie; detaillierte bibliografische Daten sind im Internet über http://www.dnb.de abrufbar.

Verantwortliche Person in der EU: Hogrefe Verlag GmbH & Co. KG, Merkelstraße 3, 37085 Göttingen, info@hogrefe.de

Anregungen und Zuschriften bitte an den Hersteller:
Hogrefe AG
Lektorat Pflege
Länggass-Strasse 76
3012 Bern
Schweiz
Tel. +41 31 300 45 00
info@hogrefe.ch
www.hogrefe.ch

Lektorat: Jürgen Georg, Amélie Oberson, Detlef Kraut, Tristan Stern
Redaktionelle Bearbeitung: Martina Kasper
Übersetzung: Elisabeth Brock, Kempten
Herstellung: Daniel Berger
Umschlagabbildung: FatCamera, Getty Images
Umschlag: Verlag intern
Illustration (Innenteil): Shanna de la Cruz, Gail Tully
Satz: Claudia Wild, Konstanz
Druck und buchbinderische Verarbeitung: Multiprint Ltd., Kostinbrod
Printed in Bulgaria
Auf säurefreiem Papier gedruckt

Das vorliegende Buch ist eine Übersetzung aus dem Amerikanischen. Der Originaltitel lautet „Simkin's Labor Progress Handbook Early Interventions to Prevent and Treat Dystocia" 5th edition von Lisa Hanson, Emily Malloy, Penny Simkin.

3., vollst. überarb. u. erw. Auflage 2026

(E-Book-ISBN_PDF 978-3-456-96269-6)
(E-Book-ISBN_EPUB 978-3-456-76269-2)
ISBN 978-3-456-86269-9
https://doi.org/10.1024/86269-000

Inhaltsverzeichnis

Widmung

Wir widmen dieses Buch allen Frauen, die Kinder gebären, ihren Familien und Angehörigen. Wir hoffen, dass einige unserer Vorschläge dazu beitragen, dass invasive Interventionen zur Förderung des Geburtsvorgangs seltener erforderlich werden und physiologische Geburten gefördert werden. Dieses Buch wird auch seiner Begründerin Penny Simkin gewidmet, einer Anführerin, Aktivistin, Autorin, Geburtshelferin und -beraterin und Douala.

1 Einleitende Grundlagen und Orientierungen

Lisa Hanson und Emily Malloy

Dieses Kapitel gibt einen ersten Überblick zu den intrinsischen und extrinsischen Ursachen und von Dystokien und begründet die Notwendigkeit einer Hebammenpflege. Sie ist eine evidenzbasierte Pflege auf der Grundlage von wissenschaftlicher Evidenz, klinischer Erfahrung und den Bedürfnissen und Wünschen der schwangeren oder gebärenden Frau.

1.1 Ursachen und Prävention von Dystokien – ein systematischer Ansatz

Dystokie, pathologische Wehentätigkeit, mangelhafter Geburtsfortschritt, Geburtsstillstand, stagnierendes Tiefertreten des kindlichen Köpfchens (bzw. des vorangehenden Teils) – all diese Begriffe beschreiben einen langsamen oder ausbleibenden Geburtsfortschritt und damit eine der irritierendsten, komplexesten und am wenigsten vorhersehbaren Komplikationen unter der Geburt. Dystokie ist die häufigste medizinische Indikation für einen primären Kaiserschnitt (Sectio caesarea, Schnittentbindung) (Neal et al., 2015). Manche haben vorgeschlagen, den Begriff „Dystokie" zugunsten präziserer Definitionen abzuschaffen, weil es die eine klare Erklärung nicht gibt (Neal et al., 2015). Heutige Geburtsverläufe unterscheiden sich von früheren erheblich, wobei weiter nach optimalen Strategien zur Reduzierung unnötiger Interventionen und zu Interventionen, wenn notwendig und angemessen, geforscht wird (Myers et al., 2020). Indirekt tragen Dystokien auch zur Zahl wiederholter Kaiserschnitte bei, insbesondere in Ländern, in denen vaginale Geburten nach vorangegangenen Kaiserschnitten selten sind. Demnach ist die Prävention primärer Kaiserschnitte aufgrund einer Dystokie geeignet, die Sectiorate insgesamt zu senken. Prävention reduziert auch den Bedarf an zahlreichen anderen kostspieligen, zeitaufwändigen und möglicherweise riskanten Eingriffen und erspart der gebärenden Frau zudem die Entmutigung und Enttäuschung, die mit einer protrahierten oder komplizierten Geburt einhergehen können (American College of Obstetricians and Gynecologists [ACOG], 2019).

Die möglichen Ursachen einer Dystokie sind zahlreich. Manche sind *intrinsisch*, nämlich:

- die Geburtskräfte (*powers*) – die Uteruskontraktionen
- der Geburtskanal (*passage*) – Größe, Form und Beweglichkeit des Beckens, Dehnbarkeit und Belastbarkeit der Vagina
- das Geburtsobjekt (*passenger*) – Größe, Form und Flexion des fetalen Köpfchens, Haltung und Lage des Kindes
- der Schmerz (*pain*) – die Fähigkeit der gebärenden Frau, den Schmerz zu bewältigen
- die Psyche (*psyche*) – die emotionale Verfassung der gebärenden Frau.

Manche sind *extrinsisch*, nämlich:

- die Umgebung (*environment*) – das Gefühl körperlicher und emotionaler Sicherheit, das vom Setting und den anwesenden Personen vermittelt wird
- ethno-kulturelle Faktoren (*ethno-cultural factors*) – das Ausmaß der Sensibilität und

des Respekts für die kulturbedingten Bedürfnisse und Vorlieben der Frau
- die Leitlinien der Klinik oder Gepflogenheiten der Betreuungskräfte (*hospital and caregiver policies*) – wie flexibel, familien- oder personzentriert und wie evidenzbasiert sie sind
- die psycho-emotionale Betreuung (*psycho-emotional care*) – die Priorität, die den nichtmedizinischen Aspekten der Geburtserfahrung eingeräumt wird.

Das vorliegende Werk konzentriert sich auf die Prävention, die Differentialdiagnostik und auf frühzeitige Interventionen zur Vermeidung einer Dystokie. Dabei liegt unser Schwerpunkt auf relativ einfachen Betreuungsmaßnahmen und technikarmen Ansätzen zum Erhalt des normalen Geburtsfortschritts und für den Umgang mit kleineren Abweichungen und zu deren Korrektur, bevor sie zu ernsthaften Komplikationen werden, die technische Interventionen erfordern. Wir glauben, dass sich dieser Ansatz mit den weltweiten Bestrebungen sowie mit dem Ziel der Weltgesundheitsorganisation (WHO) deckt, nämlich dass medizinische Interventionen Situationen vorbehalten sein sollen, in denen sie tatsächlich benötigt werden: „Ziel der Betreuung [einer normalen Geburt] ist eine gesunde Mutter und ein gesundes Kind und dass dies mit dem geringsten Maß an Interventionen bei gleichzeitig hoher Sicherheit erreicht wird“ (WHO, 1996).

Unsere Empfehlungen beruhen auf folgenden Prämissen:
- Der Zeitpunkt der Dystokie ist ein wichtiger Hinweis, wenn es gilt, die Ursache festzustellen und Interventionen zu wählen.
- Manchmal treten mehrere ursächliche Faktoren gleichzeitig auf.
- Oft gelingt es ärztlichen und anderen Betreuungskräften, den Geburtsfortschritt mit einfachen nicht-chirurgischen, natürlichen physischen und psychologischen Maßnahmen zu fördern bzw. zu erhalten. Sie haben folgende Vorteile:
  - Verglichen mit den meisten anderen geburtshilflichen Interventionen bei einer Dystokie sind sie mit geringeren Verletzungsrisiken und weniger Risiken für unerwünschte Nebenwirkungen für Mutter und Kind verbunden.
  - Die Frau ist autonom und berechtigt, Interventionen zu akzeptieren oder abzulehnen. Die Vorschläge beruhen auf der Annahme, dass sie der Schlüssel zur Lösung und nicht die Ursache des Problems ist.
  - Sie begründen oder stärken die Kooperation zwischen der Frau, ihren Unterstützerinnen und Unterstützern (Angehörige, Doula) und den klinischen Betreuungskräften.
  - Sie reduzieren den Bedarf an riskanteren und komplexeren Interventionen.
  - Sie können die Zufriedenheit der Frau mit ihrem Geburtserlebnis erhöhen.
- Die Wahl der Lösung hängt von den Ursachen des Problems ab, sofern sie bekannt sind. Bei unklarer Ursache muss jedoch manchmal mit Versuch und Irrtum gearbeitet werden. Die größten Nachteile bestehen darin, dass sich die gebärende Frau möglicherweise weigert, bestimmte Maßnahmen auszuprobieren, dass sie zu viel Zeit beanspruchen und/oder das Problem manchmal nicht beheben.
- In der Regel ist die Zeit eine Verbündete, kein Feind. Viele Probleme mit dem Geburtsfortschritt lösen sich mit der Zeit von alleine. Liegen keine medizinischen oder psychischen Kontraindikationen vor, können Geduld, Zuspruch und risikoarme oder risikolose Interventionen das beste Geburtsmanagement sein.
- Die klinische Betreuungskraft hat folgende Möglichkeiten, die Ursache des Problems bzw. der Probleme zu ermitteln:
  - objektive Daten: Vitalzeichen, fetale Herzfrequenzmuster, Lage, Einstellung und Größe des Kindes, Assessments des Muttermunds, Assessment der Wehen-

stärke, -frequenz und -dauer, Status der Fruchtblase und Geburtsdauer
- subjektive Daten: die Stimmungslage der Frau, ihre Schmerzbeschreibung, ihr Ermüdungsgrad, ihre Fähigkeit, sich mithilfe bestimmter Techniken selbst zu beruhigen
- wichtige Elemente sind:
  - aufmerksames Zuhören
  - informierte Zustimmung oder Verweigerung
  - Partizipative Entscheidungsfindung.

Abbildung 1-1 illustriert den hier beschriebenen Schritt-für-Schritt-Lösungsansatz – von der Feststellung eines geringen oder fehlenden Geburtsfortschritts hin zu den abgestuften Interventionsleveln (von einfach zu komplex) zur Behebung des Problems.

Sind physiologische Primärinterventionen kontraindiziert oder erfolglos, werden technisch relativ einfache geburtshilfliche Eingriffe vorgenommen (Sekundärinterventionen), und nur wenn auch die erfolglos bleiben, kommen hochtechnisierte geburtshilfliche Eingrif-

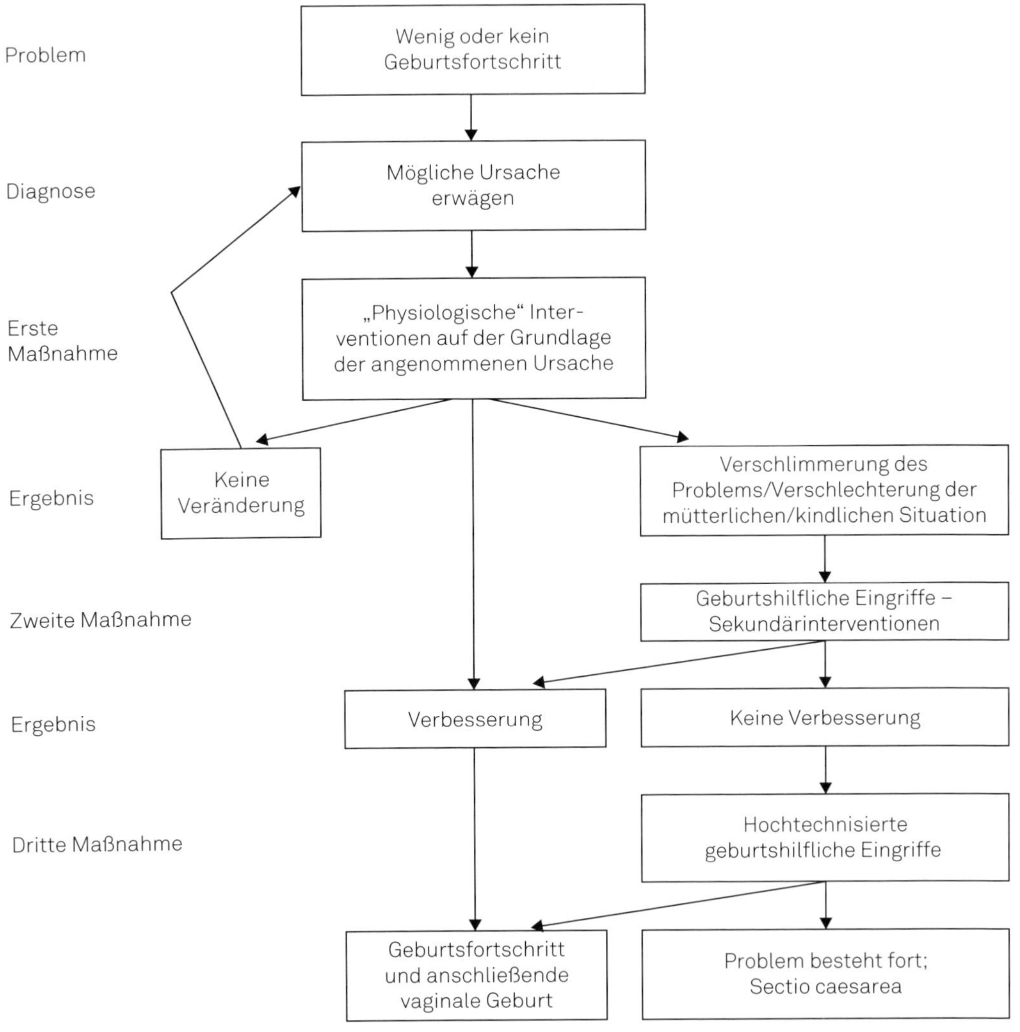

Abbildung 1-1: Behandlungsschema für die Diagnose „geringer oder ausbleibender Geburtsfortschritt"

fe (Tertiärinterventionen) unter ärztlicher Anleitung oder Anleitung einer Hebamme zum Einsatz. Ähnliche Diagramme erscheinen im Verlauf dieses Werks immer wieder, um zu zeigen, wie sich dieser Ansatz auf eine Reihe verschiedener spezifischer Ursachen dysfunktionaler Geburtsverläufe anwenden lässt.

Viele der hier beschriebenen Maßnahmen sind medizinischen Lehrbüchern, Lehrbüchern für Hebammen und Geburtshilfe und Geburtspädagogik entnommen. Einige der beschriebenen Strategien eignen sich für randomisierte kontrollierte Studien, andere nicht. Manche stammen aus der psychologischen, soziologischen und anthropologischen Fachliteratur. Einige Anregungen sind dem reichen Erfahrungsschatz von Pflegefachkräften, Hebammen, Ärzt*innen, Doulas und anderen Geburtshelfer*innen entnommen. Zahlreiche Anwendungen entsprechen den Prinzipien und der Praxis der Physiotherapie. Das Feld der therapeutischen Massage und der Chiropraktik bietet Methoden zum Assessment und zur Korrektur von Verspannungen und Verschiebungen des Bindegewebes, die den Geburtsfortschritt beeinträchtigen können. Wir haben die jeweiligen Quellen, soweit sie zu ermitteln waren, angegeben. Einige Maßnahmen fallen in die Kategorie „Volksweisheiten", sind also unbekannter Herkunft.

Im Laufe der letzten 50 Jahre sind viele etablierte medizinische Gewohnheiten, Verfahren und Praktiken wissenschaftlich evaluiert worden, um die Geburtsergebnisse zu verbessern, wobei man feststellte, dass viele davon unwirksam oder gar schädlich sind. Routinemaßnahmen wie Darmeinläufe, Rasieren des Venushügels, die kontinuierliche Überwachung der fetalen Herzfrequenz, Rückenlagen und Steinschnittlagen in der Austreibungsperiode, die routinemäßig durchgeführte Episiotomie, das schnelle Abklemmen der Nabelschnur, das routinemäßige Absaugen der kindlichen Atemwege nach der Geburt und die Trennung des Neugeborenen von der Mutter/den Eltern – all das sind Beispiele für Versorgungspraktiken, die weit verbreitet waren, noch bevor man sie wissenschaftlich ausgewertet hatte. Inzwischen zeigen entsprechende Studien, dass diese üblichen Praktiken nicht nur unwirksam waren, sondern auch die Gefahren für Gebärende und Neugeborene erhöht haben (Block, 2007).

Andere wichtige Überlegungen, etwa die Frage nach den Bedürfnissen, den Wünschen und Werten der Frau, spielen bei der Wahl des geeigneten Betreuungsansatzes ebenfalls eine wichtige Rolle. Unser Paradigma ist das einer respektvollen Geburtshilfe, wohl wissend, dass Gebärende in der Vergangenheit und weltweit stets von Rassismus, Sexismus, Genderdiskriminierung, Respektlosigkeit und anderen Formen von missbräuchlichem und schädlichem Verhalten betroffen waren. Wir erwarten, dass Gebärende am Modell der respektvollen Geburtshilfe und der Menschenrechte orientiert behandelt werden.

Rassismus und das Gefühl der Vorherrschaft weißer Menschen sind in der Geburtshilfe weit verbreitet. Dank wissenschaftlicher Untersuchungen wissen wir heute, dass als Gründer der klinischen Geburtshilfe und der Frauenheilkunde geltende Fachmänner ihre Fertigkeiten durch Experimente an sowie durch Nötigung und Missbrauch von Frauen mit schwarzer oder brauner Hautfarbe und armer Frauen gelernt haben (Cooper Owens, 2017). Deshalb vermeiden wir es hier, die Namen dieser frühen Experimentierer zu nennen und verwenden lieber eine beschreibende Terminologie, z. B., indem wir von Seitenlage oder Ausfallschritt sprechen und diese Position nicht wie einst nach einem Gynäkologen nennen. Dazu kommt, dass über einhundert Jahre hinweg Pflegefachkräften, Hebammen und Ärzteschaft zur Vorhersage schwieriger Geburtsverläufe ein offen rassistisches, pseudowissenschaftliches System der Beckenklassifizierung gelehrt wurde (VanSickle et al., 2022). Deshalb gehen wir im vorliegenden Werk davon aus, dass Menschen und Becken dynamisch sind und dass es nicht die eine perfekte Beckenform gibt. Unser Ziel ist es vielmehr, Gebärende und geburtshilfliche Fachkräfte zu ermuntern, sich die Mobilität des Beckens nutzbar zu machen. Die Maßnahmen und Positionen, die wir hier anbieten, zeigen viele verschiedene Optionen auf – allerdings keine für alle passende „Einheitsmethode".

Weltweit gibt es unterschiedliche geburtshilfliche Praktiken, verschiedene Anbieter von Geburtshilfe und ungleiche Outcomes. Viele Länder haben erkannt, wie wichtig es ist, die Betreuung Gebärender und Neugeborener zu verbessern, dennoch bleibt der Fortschritt zäh (Kennedy et al., 2018; Kennedy et al., 2020). Im vergangenen Jahrzehnt wurde dank wissenschaftlicher Untersuchungen zunehmend klar, dass Hebammen eine zentrale Rolle spielen, wenn bessere Outcomes erzielt werden sollen. Im Jahr 2014 hat das Wissenschaftsblatt *The Lancet* eine Artikelreihe mit vier Aufsätzen über Hebammen veröffentlicht (Homer et al., 2014; Renfrew et al., 2014; ten Hoope-Bender, 2014; van Lerberghe et al., 2014). Ziel dieser Reihe war es, Missverständnisse über den Hebammenberuf auszuräumen. Ein wichtiges Ergebnis der Artikelreihe war die Erkenntnis, dass eine stärkere Inanspruchnahme von Hebammen geeignet ist, die perinatale Morbidität, Totgeburten eingeschlossen, in signifikantem Umfang zu verringern. Viele Länder haben sich das Ziel gesetzt, mehr Hebammen auszubilden, sie in Klinken anzustellen und den Zugang zu Hebammenleistungen zu verbessern, um die mütterliche Morbidität und Mortalität zu senken (International Confederation of Midwives [ICM], 2021). Die Versorgung durch Hebammen führt zu mehr spontanen vaginalen Geburten, weniger Frühgeburten, weniger Periduralanästhesien, weniger Episiotomien und weniger Instrumentengeburten (Sandall et al., 2015). Heute haben wir die Aufgabe, die richtige Balance zu finden zwischen intervenieren und nicht-intervenieren. Beides hat seine Zeit und seinen Platz, dennoch werden weltweit immer mehr geburtshilfliche Interventionen durchgeführt, ohne dass sich die Outcomes für Schwangere, Gebärende und Neugeborene verbessern.

Je nach Gesundheitswesen, Ausbildung und Verfügbarkeit von Hebammen empfiehlt die Weltgesundheitsorganisation (2018) Modelle der *Midwife Led Continuity of Care* (MLCC), d.h. eine hebammengeleitete kontinuierliche Betreuung. Das bedeutet, dass eine Hebamme oder ein Hebammenteam die vorgeburtliche, geburtliche und nachgeburtliche Betreuung leistet (WHO, 2018). Das WHO-Modell schließt andere Personen nicht von der Betreuung aus, beginnt jedoch in den meisten Fällen mit dem Hebammenmodell, wobei die Frau, falls andere Fachkräfte benötigt werden, je nach ihren spezifischen Bedürfnissen und ihrem Zustand, an diese überwiesen wird. Während Hochrisikoschwangere von der Betreuung durch eine ärztliche Fachkraft profitieren, profitieren Schwangere mit geringem Risiko generell von den weniger invasiven Ansätzen einer Hebamme oder einer allgemeinärztlichen/hausärztlichen Fachkraft. Hebammenpflege ist evidenzbasierte Pflege – sie beruht auf einer Kombination von wissenschaftlicher Evidenz, klinischer Erfahrung und den Bedürfnissen und Wünschen der schwangeren oder gebärenden Frau (Pape, 2003).

Der 5. Mai ist Welthebammentag; im Jahr 2021 lautete das Motto „Folgt den Daten und investiert in Hebammen" (ICM, 2021). Die Hebammenpflege variiert von Land zu Land erheblich. In Großbritannien leisten Hebammen und allgemeinärztliche Fachkräfte 80 % der geburtshilflichen Versorgung, in den USA dagegen nur 10 % (American College of Nurse Midwives, 2021, 2019). In einigen Ländern, wie etwa Deutschland und Japan, gibt es sehr viel mehr Hebammen als ärztliche Geburtshelfer*innen (Dekker, 2021). Viele Länder arbeiten daran, die Zahl der Hebammen zu erhöhen; z. B. hat Indien das Diplom *Nurse Practitioner in Midwifery* eingeführt und Mexico im Jahr 2015 die *Initiative to promote Professional Midwifery* gestartet (Akins et al., 2019; Lalchandi, 2021).

Dieses Buch ist für viele verschiedene Settings und unterschiedliche klinische Fachleute und Unterstützungspersonen gedacht, auch für Pflegefachkräfte, Ärzt*innen, Doulas und andere. Die Unterschiede zwischen den klinischen

Fachkräften und ihren verschiedenen geburtshilflichen Ansätzen spiegeln sich in den unterschiedlichen Interventions- und Sectioraten bei Geburtsverläufen, die als risikoarm gelten. Wir hoffen, dass dieses Fachbuch hilfreiche Instrumente für viele verschiedene Settings und Situationen bietet.

1.2 Hinweise zu diesem Werk

Das Werk richtet sich an Pflege- und Betreuungspersonen – Hebammen, Doulas und ärztliche Fachkräfte – die den natürliche Geburtsverlauf unterstützen und schützen wollen, um komplexe, kostspielige und riskantere Interventionen zu vermeiden. Es soll auch angehenden Hebammen, Pflegefachkräften auf geburtshilflichen Stationen und Wöchnerinnenstationen, Geburtspädagoginnen (die den werdenden Eltern viele dieser Techniken beibringen können) und Doulas (ausgebildete Geburtsbegleiterinnen, in deren Tätigkeitsbereich viele nicht-klinische Maßnahmen fallen) hilfreich sein. Die Kapitel sind chronologisch, den Geburtsphasen und -stadien entsprechend geordnet.

1.3 Hinweis der Autorinnen zum gendersensiblen Sprachgebrauch

Wir sind uns bewusst, dass sich Schwangere und Gebärende nicht unbedingt mit den Begriffen Frau/Frauen, sie, ihr, ihre identifizieren. Deshalb verwenden wir in diesem Werk eine gendersensible Sprache und verwenden die Worte schwangere oder gebärende Person. Wir tun dies, um zu verhindern, dass in der Geburtshilfe jemand Voreingenommenheit und Vorurteilen begegnet. Wir sprechen weiterhin von Frauen und/oder Müttern, wenn wir wissenschaftliche Literatur zitieren, in der sich Betroffene selbst als weiblich beschreiben oder Forschende die Person als Frau oder Mutter identifizieren. [Eine gendersensible Anpassung der Begriffe „breast feeding“ zu „chest feeding“, wie im US-Original erfolgt, haben wir in der deutschsprachigen Übersetzung nicht vorgenommen, da der deutsche Begriff „Stillen“ bereits geschlechtsneutral ist. Anm. d. Lek.]

1.4 Fazit

Die 5. Ausgabe dieses Werks ist Penny Simkin, der ursprünglichen Autorin, gewidmet. Sie ist eine weltbekannte Doula, Geburtspädagogin und Autorin zahlreicher Artikel und Bücher. Viele Kapitel dieser Ausgabe wurden von neuen Autorinnen und Mitarbeiterinnen verfasst, die allesamt erfahrene klinische Hebammen, Doulas, Geburtspädagoginnen und/oder Wissenschaftlerinnen sind. Hauptziel dieses Buchs ist es, Dystokien zu verhindern und den Einsatz von Interventionen schrittweise zu steigern, um mit dem am wenigsten invasiven Ansatz eine sichere Geburt zu erreichen. Soweit uns bekannt, werden hier zum allerersten Mal Strategien zur Förderung des Geburtsfortschritts zusammentragen, die von den vielen verschiedenen Fachkräften und Unterstützungspersonen an vielen verschiedenen Orten eingesetzt werden können. Die Mehrzahl der beschriebenen Strategien ist für klinische und häusliche Geburten sowie für unabhängige Geburtshäuser gleichermaßen geeignet.

Das Wissen über angemessene frühe Maßnahmen kann Schwangeren lange, entmutigende und kräftezehrende Geburtsverläufe ersparen, die Notwendigkeit größerer Eingriffe reduzieren und die Outcomes sicherer und befriedigender machen. Gut möglich, dass Frauen das, was für sie getan wird, gar nicht als Intervention wahrnehmen, sie werden sich jedoch immer an Ihre Achtsamkeit und Expertise, Ihren Respekt und Ihre Unterstützung erinnern, als sie ihr Kind zur Welt brachten (Simkin, 1992). Das trägt viel zu ihrer Zufriedenheit und zu positiven Langzeiterinnerungen an ihre Geburtserfahrungen bei. Wir wünschen Ihnen viel Erfolg und Erfüllung bei Ihrer wichtigen Arbeit.

1.5 Literatur

Akins, L., Keith-Brown, K., Rees, M., Sesia, P., Blanco, G., Coronel, D., Cuellar, G., Hernandez, R. & Yang, C. (2019). *Strengthening midwifery in Mexico: Evaluation of progress* 2015–2018. John D. and Catherine T. MacArthur Foundation.

American College of Nurse Midwives. (2019). *Fact Sheet: Essential facts about midwives*. https://midwife.org/about/

American College of Nurse Midwives. (2021). *Evidence based practice definition*. https://legacy.midwife.org/Evidence-based-Practice-Definition

Block, J. (2007). *Pushed: The painful truth about childbirth and modern maternity care*. Da Capo Lifelong.

Cooper Owens, D. (2017). *Medical bondage. Race, gender, and the origins of American gynecology*. University of Georgia Press.

Dekker, R. (Moderierende). (2021, 5. Mai). EBB 175. Evidence on Midwives. [Podcast-Folge]. In *Evidence Based Birth® – Evidence that Empowers!*. https://evidencebasedbirth.com/evidence-on-midwives

Homer, C.S., Friberg, I.K., Dias, M.A., ten Hoope-Bender, P., Sandall, J., Speciale, A.M. & Bartlett, L.A. (2014). The projected effect of scaling up midwifery. *Lancet, 384*(9948), 1146–1157.

International Confederation of Midwives. (2021). *Follow the data: Invest in midwives*. https://internationalmidwives.org/

Kennedy, H.P., Balaam, M.C., Dahlen, H., Declercq, E., de Jonge, A., Downe, S., Ellwood, D., Homer, C., Sandall, J., Vedam, S. & Wolfe, I. (2020). The role of midwifery and other international insights for maternity care in the United States: An analysis of four countries. *Birth, 47*(4), 332–345. https://doi.org/10.1111/birt.12504

Kennedy, H.P., Cheyney, M., Dahlen, H.G., Downe, S., Foureur, M.J., Homer, C., Jefford, E., McFadden, A., Michel-Schuldt, M., Sandall, J., Soltani, H., Speciale, A.M., Stevens, J., Vedam, S. & Renfrew, M.J. (2018). Asking different questions: A call to action for research to improve the quality of care for every woman, every child. *Birth, 45*(3), 222–231.

Lalchandi, K. (2021). *India's investment in midwives: A step in the right direction to achieving universal health coverage*. Jhpiego. https://www.jhpiego.org/

Myers, E.R., Sanders, G.D., Coeytaux, R.R., McElligott, K.A., Moorman, P.G., Hicklin, K., Grotegut, C., Villers, M., Goode, A., Campbell, H., Befus, D., McBroom, A.J., Davis, J.K., Lallinger, K., Fortman, R. & Kosinski, A. (2020). *Labor Dystocia*. Agency for Healthcare Research and Quality. https://doi.org/10.23970/AHRQEPCCER226

Neal, J.L., Ryan, S.L., Lowe, N.K., Schorn, M.N., Buxton, M., Holley, S.L. & Wilson-Liverman, A.M. (2015). Labor dystocia: Uses of related nomenclature. *Journal of Midwifery & Women's Health, 60*(5), 485–498. https://doi.org/10.1111/jmwh.12355

Pape, T.M. (2003). Evidence-based nursing practice: To infinity and beyond. *The Journal of Continuing Education in Nursing, 34,* 154–161. https://doi.org/10.3928/0022-0124-20030701-07

Renfrew, M.J., McFadden, A., Bastos, M.H., Campbell, J., Channon, A.A., Cheung, N.F., Silva, D.R., Downe, S., Kennedy, H.P., Malata, A., McCormick, F., Wick, L. & Declercq, E. (2014). Midwifery and quality care: Findings from a new evidence-informed framework for maternal and newborn care. *Lancet, 384*(9948), 1129–1145. https://doi.org/10.1097/01.ogx.0000460706.27837.c4

Sandall, J., Soltani, H., Gates, S., Shennan, A. & Devane, D. (2015). Midwife-led continuity models versus other models of care for childbearing women. *The Cochrane Database of Systematic Reviews,* (9), CD004667. https://doi.org/10.1002/14651858.CD004667.pub4

Simkin, P. (1992). Just another day in a woman's life? Part 11: Nature and consistency of women's long-term memories of their first birth experiences. *Birth, 19*(2), 64–81. https://doi.org/10.1111/j.1523-536X.1992.tb00382.x

ten Hoope-Bender, P., de Bernis, L., Campbell, J., Downe, S., Fauveau, V., Fogstad, H., Homer, C.S., Kennedy, H.P., Matthews, Z., McFadden, A., Renfrew, M.J. & Van Lerberghe, W. (2014). Improvement of maternal and newborn health through midwifery. *Lancet, 384*(9949), 1226–1235. https://doi.org/10.1016/S0140-6736(14)60930-2

VanSickle, C., Liese, K.L. & Rutherford, J.N. (2022). Textbook typologies: Challenging the myth of the perfect obstetric pelvis. *The Anatomical Record, 305*(4), 952–967. https://doi.org/10.1002/ar.24880

van Lerberghe, W., Matthews, Z., Achadi, E., Ancona, C., Campbell, J., Channon, A., de Bernis, L., De Brouwere, V., Fauveau, V., Fogstad, H., Koblinsky, M., Liljestrand, J., Mechbal, A., Murray, S.F., Rathavay, T., Rehr, H., Richard, F., ten Hoope-Bender, P. & Turkmani, S. (2014). Country experience with strengthening of health systems and deployment of midwives in countries with high maternal mortality. *Lancet, 384*(9949), 1215–1225.

World Health Organization. (1996) *Care in Normal Birth: A Practical Guide*. http://apps.who.int/iris/bitstream/10665/63167/1/WHO_FRH_MSM_96.24.pdf

World Health Organization. (2018). *WHO Recommendations: Intrapartum Care for a Positive Childbirth Experience*.

American College of Obstetricians and Gynecologists. (2019, Februar). ACOG Committee Opinion No. 766: Approaches to Limit Intervention During Labor and Birth. *Obstetrics and Gynecology*, *133*(2), e164–e173. https://doi.org/10.1097/AOG.0000000000003074

2 Respektvolle Geburtshilfe

Amber Price

Fast überall auf der Welt bitten Frauen, wenn sie gebären, andere um Unterstützung. Nur selten findet eine Geburt in völliger Einsamkeit statt, außer es geschieht freiwillig oder aus der Not heraus. In früheren Jahren fand die Entbindung zu Hause statt, für alle sichtbar und hörbar. Wer in einer kleinen Gemeinschaft lebte, verließ sich auf die Unterstützung anderer Mitglieder der Gemeinschaft. Nur wenige Frauen, die ein Kind bekamen, waren nicht bei der Geburt eines Geschwisterchens dabei gewesen und hatten in der Nachbarschaft oder im Freundeskreis noch keine Geburt erlebt. Die Geburt war entmystifiziert, weil man sie gesehen hatte, und das hat die Frauen auf die Entbindung vorbereitet; sie erinnerten sich an die Geräusche und Anstrengungen der Wehen und Geburtsarbeit und hatten miterlebt, dass und wie es anderen gelungen war, diese Reise erfolgreich abzuschließen (Breedlove et al., 2018). Die Teilnahme an einer Geburt fördert das Vertrauen in die Gebärfähigkeit des Körpers, sie stärkt die Zuversicht und normalisiert das Ereignis. Wir befinden uns heute in einer Zeit, in der nur wenige Schwangere und Gebärende bei einer Geburt dabei waren. Wer schon mal eine Geburt im Fernsehen gesehen hat, sah vermutlich eine medikalisierte Geburt, in einem Krankenhaus, mit viel Technikeinsatz als zentralem Merkmal (Breedlove et al., 2018). Wie jemand eine Geburt gesehen hat, prägt ihre/seine diesbezüglichen Überzeugungen. Jede Kultur hat eigene Glaubenssätze und Rituale rund um die Geburt; auch wenn sie manchmal geheimnisumwoben ist, so bleibt sie doch ein universeller Gleichmacher.

In den meisten Kulturen ist es üblich, sich an eine Gesundheitsfachkraft zu wenden, um die Schwangerschaft möglichst schnell bestätigen zu lassen (Breedlove et al., 2018). In manchen Kulturen ist die Auswahl an geburtshilflichen Unterstützungspersonen recht groß. Nur selten wählen Schwangere eine Fachkraft aufgrund bestimmter Eigenschaften aus, etwa aufgrund ihres ähnlichen Kommunikationsstils, ihrer gemeinsamen kulturellen oder persönlichen Überzeugungen oder ihrer Fähigkeit, Vertrauen und Autonomie zu fördern. Schwangere gehen möglicherweise davon aus, dass die Fachkraft, der sie das Management ihrer Empfängnisverhütung anvertraut haben, ebenso gut befähigt ist, das Management ihrer Schwangerschaft zu übernehmen. Es ist sehr schwer für die Frauen, während der Schwangerschaft ihre Betreuungskraft zu wechseln, vielleicht haben sie auch gar keine Wahl, weshalb sie am Ende womöglich mit Hilfe einer Person gebären, die ihre Kultur nicht versteht, ihre Körpersprache nicht richtig deuten kann, auf eine Art kommuniziert, die ihnen fremd ist und sich nicht tröstlich und respektvoll anfühlt oder die ihre nicht Wünsche beachtet. Für Betroffene ist es manchmal leichter, sich zu sagen, dass schon alles gut gehen wird und dass es einzig und allein auf Sicherheit ankommt. „Gesunde Mutter, gesundes Kind", das wird von geburtshilflichen Fachkräften oft als Ziel der Schwangerschaft genannt; doch damit legen sie die Messlatte sehr tief. Die Geburtserfahrung kann ein Leben lang zum körperlichen und emotionalen Wohlbefinden einer Frau beitragen.

Kinderkriegen ist in allen Ländern ein *rite de passage*, ein Schritt ins Erwachsenenleben, zugleich aber auch eine Zeit höchster Vulnerabilität. Viele Schwangere berichten, dass sie in der ersten Zeit ängstlich waren und sich sofort in die Hände von Ärzt*innen begaben, um sich Bestätigung und Rat zu holen. Und diese Angst ist es, die Schwangere so überaus anfällig macht für Zwang und Nötigung. Die kulturellen und sozialen Normen rund um die Geburt unterscheiden sich weltweit von Land zu Land ganz erheblich, und Geschichten von schönen, stärkenden und sicheren Geburten mischen sich mit Geschichten von Missbrauch, Kummer und Verzweiflung. Manche Frauen erinnern sich z. B. daran, dass sie auf dem Fußboden gebären und den Boden anschließend sauber machen mussten, oder dass sie von geburtshilflichen Fachkräften geschlagen und beschimpft wurden. Solche Geschichten erreichen uns vor allem aus Ländern, in denen Ungleichbehandlung auch im Alltag traurige Realität ist (Browser & Hill, 2010). In anderen Ländern ist der Missbrauch subtiler, doch nicht minder schädlich, da er Traumata ohne sichtbare Spuren verursacht. Es scheint, als bestimmten Kultur und Überzeugungen des Individuums die Art ihrer Geburtserfahrung. In Kulturen, in denen die Ungleichbehandlung der Geschlechter die Norm ist, verstärkt sich die Ungleichbehandlung beim Geburtsgeschehen. Sämtliche Übel einer Gesellschaft, von Rassismus zu Geschlechterungleichheit und Missbrauch, treten im Geburtssetting deutlich verstärkt auf.

Menschenrechte sind Grundrechte aller Menschen. Aus jeder Kultur auf der ganzen Welt erreichen uns Berichte von der Verletzung dieser Rechte während Schwangerschaft und Geburt (Browser & Hill, 2010). *Respektvolle Geburtshilfe* ist ein Sammelbegriff für eine Vielzahl an Themen und Problemen rund um das Geburtsgeschehen. Zu den Kategorien respektloser und missbräuchlicher geburtshilflicher Betreuung gehören (Browser & Hill, 2010; Bohren et al., 2015):

- körperlicher Missbrauch
- unerwünschte klinische Betreuungsmaßnahmen
- indiskrete Betreuung
- würdelose Betreuung
- das Alleinlassen und Festhalten in Gesundheitseinrichtungen
- sexueller Missbrauch
- Stigmatisierung und Diskriminierung
- die Nichteinhaltung fachlicher Versorgungsstandards
- schlechtes Verhältnis zwischen Frau und geburtshilflichen Fachkräften.

2.1 Das Gesundheitswesen – Bedingungen und Beschränkungen

„Missbrauch, Nötigung und die Missachtung deiner Rechte sind unter gar keinen Umständen akzeptabel. Jede Frau hat das Recht auf Selbstbestimmung und auf eine sichere, respektvolle und unterstützende Geburtsumgebung, die sie vor Schaden bewahrt. Wir verurteilen jeglichen körperlichen und verbalen Missbrauch Gebärender aufs Schärfste und verlangen, dass die veralteten schädlichen Praktiken vergangener Jahre sofort eingestellt werden. Dazu zählen erzwungene Interventionen, Nötigung und Klageandrohungen“ (Price, 2016).

Beispiele für die Missachtung der Prinzipien einer respektvollen Geburtshilfe sind in unserem Alltag unschwer zu finden. Die meisten Geburten verlaufen völlig normal und unkompliziert. Dennoch werden Geburten oft launig porträtiert als Ereignis, das mit Gekreische und körperlichen Verletzungen verbunden ist, was zu deren Normalisierung beiträgt. In Kinofilmen kreischen Gebärende fast immer und die Geburt ist meist ein Notfall, damit die Spannung im Publikum steigt. Viele Schwangere erwarten deshalb ein traumatisches Geburtserlebnis und haben große Angst vor der Geburt, was man als Tokophobie bezeichnet (Bhatia & Jhanjee, 2012). In keinem anderen Bereich der Gesundheitsversorgung ist es denkbar, sich über Leiden, Erschöpfung und Verletzung lustig zu machen. Wenn solche Darstellungen Ihre einzigen Informationen über Geburten sind, sind Sie prädestiniert, sich vor der Entbindung zu fürchten, und das ist das denkbar größte, Ihrer aktiven Interessenvertretung (*self-advocacy*) entgegenstehende Hindernis.

Gesundheitssysteme sollten sich große Mühe geben, sichere Orte zu sein für Gebärende und ihre Familien, und möglichst wenig Anlass zu kritischen Auseinandersetzungen zu bieten, und dennoch erleben Schwangere, dass ihre geburtsbezogenen Wünsche, wenn sie den Gewohnheiten der klinischen Fachkraft, des Settings oder den örtlichen Gepflogenheiten widersprechen, übergangen werden (Cook & Loomis, 2012). Eine Geburt bleibt ein Leben lang in Erinnerung, und Geburtserlebnisse werden immer wieder von Neuem erzählt. Eine Geburtsgeschichte kann Furcht einflößen oder Zuversicht wecken und damit die kulturellen Normen und Geburtspraktiken fest in einer Region verankern.

Zu den Bevölkerungsgruppen, die am stärksten Gefahr laufen, respektlos betreut zu werden, gehören Strafgefangene, People of Color, LGBTQ-Personen, adipöse Frauen, Frauen mit Suchtproblemen und psychisch Kranke. Zwar ist niemand vor Respektlosigkeit und Missbrauch gefeit, die am stärksten Gefährdeten unter uns haben jedoch vermutlich schon früher negative Erfahrungen mit Gesundheitsdienstleistern gemacht, sie scheuen sich, um gesundheitliche Betreuung nachzusuchen und fühlen sich in medizinischen Settings gehemmt und unwohl.

2.2 LGBTQ-Personen in der Geburtshilfe

Das Geschlecht (*sex*), das einem Menschen bei der Geburt zugewiesen wird, kann sich von der persönlichen Identität (*gender*) des Individuums unterscheiden. „Sexuelle Orientierung“ – grob gesagt, zu wem sich jemand sexuell hingezogen fühlt – und Genderidentität können das Leben und die Geburtserfahrungen der Person definieren. Jemanden zu lieben, der nicht dem anderen Geschlecht angehört, ist in manchen Kulturen tabu und für manche Menschen extrem irritierend. „Genderidentität“ ist das tief empfundene Gefühl der eigenen Geschlechtszugehörigkeit. In der Regel entspricht die Genderidentität dem Zuweisungsgeschlecht bei der Geburt. Mit „Genderexpression“ ist die Art gemeint, wie ein Individuum die eigene Geschlechtszugehörigkeit freiwillig nach außen zeigt. Sie kann durch Kleidung, Körpersprache und andere Verstärker/Modifikationen ausgedrückt werden, etwa durch Make-up und Frisuren, die nicht dem Zuweisungsgeschlecht entsprechen. Die WHO definiert „Heteronormativität“ als die Annahme, alle Menschen wären heterosexuell und Heterosexualität sei sämtlichen anderen sexuellen Orientierungen überlegen. Heteronormativität kann Individuen und Institutionen veranlassen, Menschen mit anderen sexuellen Orientierungen und Genderidentitäten unsichtbar zu machen und zu stigmatisieren. Zu diesem Konzept gehören oft eine gewisse Gendernormativität und bestimmte Rollenzuschreibungen, sowie die Meinung, Individuen *sollten* sich als Männer oder Frauen identifizieren und maskuline Männer und feminine Frauen sein. In manchen Kulturen ist das Stigma kultureller Non-Normativität so stark, dass Betroffene von der Gesellschaft und von Fachkräften von Gesundheitsdienstleistungen in signifikantem Umfang diskriminiert und missbraucht werden. Genderidentität ist nicht statisch und auf männliche/weibliche Identitäten beschränkt, das Spektrum der Identitäten ist vielmehr breit gefächert (WHO, 2016).

Gebärende, die sich nicht als Frauen fühlen, haben es schwer in einer Welt, in der Geburten traditionell „Frauensache“ sind. Die meisten medialen Darstellungen Schwangerer zeigen Personen, die sich traditionell weiblich fühlen, was auch für literarische Beschreibungen gilt.

Die schwangere Person wird fast ausschließlich weiblich angesprochen (*she*) und mit Brüsten abgebildet. Die Terminologie der Geburtshilfe ist geschlechtsspezifisch und schließt oft Menschen aus, die sich nicht weiblich fühlen. Selbst der Begriff „Mutterschutz" identifiziert die Schwangere als „Mutter" und kann sich für die Person falsch anfühlen. Dieser Sprachgebrauch ist überall verbreitet und kann Menschen, die sich nicht als weiblich wahrnehmen, erhebliches Leid zufügen und ihnen das Gefühl von „Andersein" vermitteln und das in einer sehr vulnerablen, aufregenden Zeit, die sie eigentlich genießen sollten.

Entspricht eine Person oder ein Paar nicht der für Schwangere geltenden kulturellen Norm, kann es Situationen geben, in denen die Respektvolle Geburtshilfe auf der Strecke bleibt. Manchmal geschieht dies ohne böse Absicht oder nicht vorsätzlich, etwa wenn jemand die Eltern des Babys als „Vater und Mutter" bezeichnet, doch manchmal steckt der Wunsch der Fachkraft dahinter, zu strafen und zu schaden, was mit ihrer intensiven persönlichen Reaktion zu tun hat und mit ihren eigenen Auffassungen von Geschlecht und Genderidentität. Für Menschen, die sich in einem System wiederfinden, in dem sie Gefahr laufen, marginalisiert oder missbraucht zu werden, ist es wichtig, Dienstleister*innen zu finden, der ihre persönlichen Wünsche respektieren. Sie sollen den geburtshilflichen Fachkräften mitteilen, wie sie selbst angesprochen und die Person an ihrer Seite angesprochen werden wollen und wie sie das Baby ansprechen sollen. Die Geburtserfahrung an sich kann intensive Gefühle auslösen und gender-non-konforme Gebärende für ein Trauma prädisponieren. Um das Geburtserlebnis zu bearbeiten, sollen sie einige Wochen danach mit einer Person ihres Vertrauens sprechen, die um die spezifischen Umstände weiß und ihre Identität kennt. Wer eine Person betreut, die sich als LGBTQ+ versteht, soll unbedingt fragen, wie sie angesprochen werden möchte, was man bitte keinesfalls vergessen darf, was dem Rest des Teams mitgeteilt werden soll und wie sie sich ihre Entbindung vorstellt. Vermutungen anzustellen darüber, wer das Baby bei der Geburt entgegennimmt, wie die kulturspezifische Elternschaft aussieht und mit welchen Worten das Geschlecht bezeichnet wird (z. B. „Es ist ein Mädchen", „Mutter") kann für Gebärende nicht nur beleidigend oder ärgerlich sein, vielmehr auch eine Traumareaktion auslösen. Über die Frage, ob das Wort „Frau" aus dem Sprachgebrauch gestrichen werden soll, wurde in der Frauengesundheitsbewegung heiß diskutiert, weil dort der Eindruck entstand, dass Frauen aus der Geburt getilgt werden, falls dieser das Geschlecht bezeichnende Begriff eliminiert wird. Das Wort „Frau" zu verwenden ist jedoch völlig in Ordnung und angemessen für alle, die sich als solche fühlen. Wir müssen allerdings darauf achten, die *Platin-Regel* zu beherzigen – behandle andere wie diese sich selbst behandeln würden – und nicht der *Goldenen Regel* zu folgen, die besagt, dass wir andere behandeln sollen, wie wir uns wünschen behandelt zu werden (Rönnedal, 2014). Diese Regel gilt auch für die Worte und Begriffe, von denen sie wünschen, dass wir sie verwenden. [Für weitergehende Informationen und Hinweise zum Umgang mit LGBTQ+-Personen empfehlen wir die Lektüre von (Traister, 2024). Anm. d. Lek.]

2.3 Respektvolle Geburtshilfe und Schwangere mit hohem Körpergewicht

Die WHO schätzt, dass 52% der Weltbevölkerung einen Body-Mass-Index (BMI) über 25 hat. Während der Schwangerschaft nehmen 73% der Betroffenen stärker an Gewicht zu als empfohlen (Johnson et al., 2013). Menschen mit hohem Körpergewicht begegnen in der Gesellschaft erheblichen Vorurteilen, insbesondere aber in der Gesundheitsversorgung, weil dort ihr Gewicht schnell für sämtliche Gesundheitsprobleme und -risiken verantwortlich gemacht wird. Die Gerätschaften sind nur für Leute mit

Durchschnittsgewicht geeignet. Die Monitore zum Abhören der fetalen Herztöne arbeiten mit einer Ultraschalltechnologie, die Fettschichten nicht gut durchdringt. Die Betten sind nur für ein bestimmtes Gewicht ausgelegt, genau wie MRT-Apparate, Operationstische und Computertomographen. Krankenaushemden sind selten so groß, dass sie einer Person mit hohem Körpergewicht richtig passen. Auch Blutdruckmanschetten, Monitorgurte, Toiletten und Stühle sind für große schwere Körper ungeeignet. Wie sollen sich Menschen in einer Umgebung wohlfühlen, in der nichts passt und die meisten Dinge für sie nicht zu gebrauchen sind?

Das Gesundheitspersonal hegt Vorurteile gegen Menschen mit hohem BMI (Ahrens & Rohr, 2025). Auch die Gesellschaft hat ein Vorurteil, das jedoch in der Gesundheitsversorgung verstärkt zu Tage tritt, weil es an angemessenen Gerätschaften fehlt, um Patient*innen mit hohem Körpergewicht sicher versorgen zu können. Es ist schwer, einen kranken Menschen mit hohem Körpergewicht zu bewegen. Es ist eine Herausforderung, alle pflegerischen Aufgaben zu erfüllen, wenn die Person aufgrund ihres hohen Gewichts einen erheblichen Unterstützungsbedarf hat. In manchen Kulturen und bestimmten Communitys wird ein hohes Gewicht akzeptiert und gilt als Variante des Normalen. In Gesundheitseinrichtungen gilt dieser Zustand als hochriskant und krankhaft. Bradford und Kollegen (2020) konstatieren, dass Stigmatisierung aufgrund des Gewichts eine kulturell akzeptierte Form von Diskriminierung ist. Wegen der Wirkung und Wichtigkeit von Sprache schlagen sie vor, folgende Begriffe zu verwenden: Person mit hohem/geringen Körpergewicht, mit hohem BMI, niederem BMI, eine korpulente, vollschlanke, beleibte, füllige oder adipöse Person (Bradford et al., 2020).

Adipösen Menschen, die sich als solche in ihren Communitys sehr wohlgefühlt haben, fällt es schwer, sich damit abzufinden, als Hochrisikofall bezeichnet zu werden und fühlen sich möglicherweise völlig deplatziert. Es gibt Gesundheitsfachleute, die sich weigern, Schwangere mit hohem BMI zu betreuen, weil sie Haftungsprobleme fürchten. Je schwerer die Frau, desto schwerer wird es, eine Gesundheitsfachkraft zu finden, die sie betreut, insbesondere

(a)

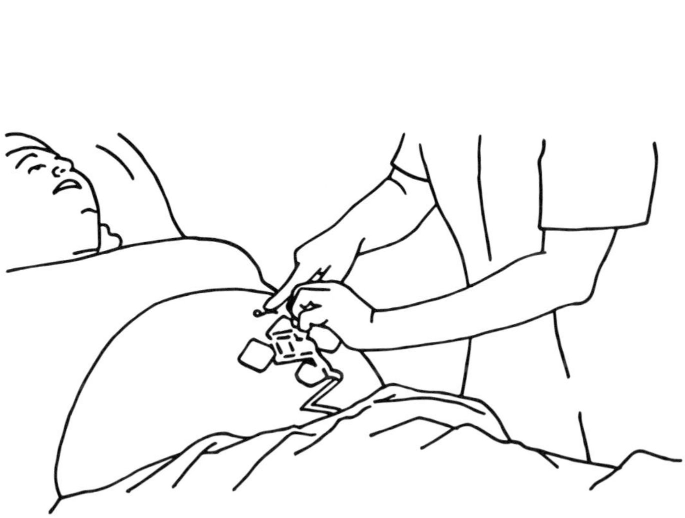

Abbildung 2-1a: Platzierung von Monitoring-Elektroden

(b)

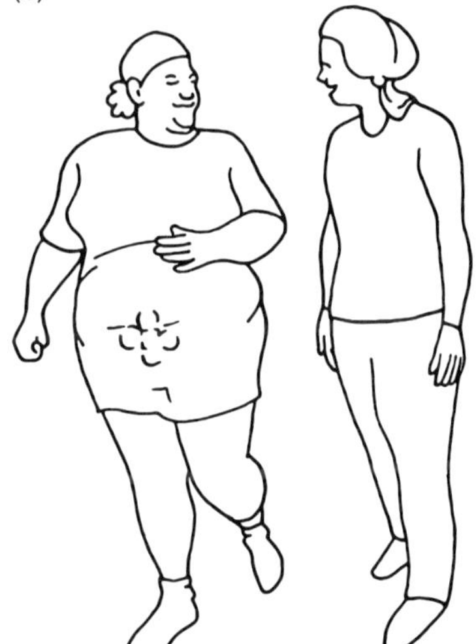

Abbildung 2-1b: Schwangere Person in größerem Patientinnenhemd und mit mobilen Monitoring-Elektroden

eine, die ihr wohlwollend begegnet und die Betreuung adipöser Personen gewohnt ist. Es gibt allerdings sehr reale Sicherheitsrisiken, die zu bedenken sind. Liegt der BMI der gebärenden Frau über 50, ist die Klinik im Notfall möglicherweise nicht in der Lage, lebensrettende Maßnahmen durchzuführen, weil die Gerätschaften dafür fehlen. Es gibt zahlreiche Kliniken, die ihre Ausstattung den Bedürfnissen von Menschen mit hohem Körpergewicht angepasst haben. Es gibt Monitore, die für Personen mit hohem BMI geeignet sind, dargestellt in **Abbildung 2-1a,** und ihre Beweglichkeit erhalten, wie **Abbildung 2-1b** zeigt. Geburtshilfliche Fachkräfte, die adipöse Schwangere betreuen, müssen entscheidend wichtige Gespräche führen über Dinge, die aufgrund ihres Gewichts möglicherweise verändert werden müssen.

2.4 Partizipative Entscheidungsfindung

Ein Schlüsselelement personzentrierter Geburtsbetreuung ist die Partizipative Entscheidungsfindung. Das bedeutet, dass Gebärende zusammen mit den klinischen Fachkräften individualisierte Entscheidungen treffen, die in ihrem höchsteigenen Interesse liegen. Dabei werden klinische Evidenz, die Risiken und erwarteten Outcomes gegen die Vorlieben und Werte der Frau abgewogen (Begley et al., 2019). Sie ist also aktiv an den Diskussionen und Entscheidungen der Gesundheitsdienstleister beteiligt. Um sich aktiv in das Geburtsgeschehen einbringen zu können, ist keine besondere Expertise erforderlich. Es braucht lediglich zwei Menschen, die bereit sind, wirksam zu kommunizierten und das gleiche Ziel haben (Begley et al., 2019). Klinische Fachkräfte sind verpflichtet dafür zu sorgen, dass Schwangere über das erforderliche Wissen verfügen, was nur möglich ist, wenn sie ihnen relevantes Wissen freiwillig und großzügig anbieten und wenn sie sich ihrer persönlichen Überzeugungen und Vorurteile, – d.h. potenzieller Störfaktoren – die Entscheidungen beeinträchtigen können, bewusst sind.

Eine Einverständniserklärung ist etwas anderes als Partizipative Entscheidungsfindung (Begley et al., 2019). Eine Frau, die sich ihre Entbindung zuvor ausgemalt hat und dann etwas völlig anderes erlebt, weil die Geburt nicht ideal verlaufen ist, wird etwas enttäuscht sein und den Verlust ihrer Vision betrauern. Wird der gebärenden Frau jedoch von Anfang an Entscheidungsmacht zugestanden, werden ihr Optionen aufgezeigt, hat sie Wahlmöglichkeiten, wird sie gut beraten und wird ihr Zeit eingeräumt, darüber nachzudenken und zu entscheiden, wird sie ihr Geburtserlebnis eher positiv empfinden, selbst wenn die Entbindung nicht wie geplant verlaufen ist.

Partizipative Entscheidungsfindung wird in der Medizin zunehmend üblich, muss jedoch tagtäglich und bei jeder Gelegenheit praktiziert werden. Der Gedanke, dass eine Schwangere – ohne jede medizinische Ausbildung – eigene Entscheidungen treffen kann, ist für manche Gesundheitsdienstleister*innen und klinische Fachkräfte ein neues Konzept, an das sich nur schwer anpassen können. Gut möglich, dass sie verärgert reagieren, wenn sie hören: „Ich will nicht, dass das gemacht wird", weil sie den Eindruck haben, ihre langjährige Erfahrung werde nicht gewürdigt, und ihre Antwort daraufhin sehr defensiv und bestimmend ausfällt. Klinische Fachkräfte können Techniken entwickeln, die schwierige Gespräche erleichtern und lernen, die für eine nicht-konfrontierende Diskussion erforderlichen Worte und Verhaltensweisen einzusetzen, um eine Atmosphäre herzustellen, in der beide Seiten das Gefühl haben, gehört zu werden. Bei wichtigen Gesprächen schlagen die Emotionen meist hohe Wellen und es gibt verschiedene Meinungen – dabei steht eine Menge auf dem Spiel. Wenn Gespräche entgleisen, neigen wir dazu, genau das Falsche zu tun, und das verhindert jeden Fortschritt (Patterson et al., 2002). Unser Körper stößt Hormone aus, die das Zuhören erschweren, die uns wütend machen und den Wunsch wecken, wegzulaufen, um der Situation zu entkommen. Bitte nicht vergessen: Wir können nicht steuern, wie andere kommunizieren, können jedoch sehr wohl steuern, wie wir das Gespräch beenden und uns verhalten. Haben beide Beteiligten versucht, zu einer Vereinbarung zu kommen, eine Seite jedoch auf verschlossene Türen und fehlende Flexibilität stößt oder eine Seite nicht bereit ist, über die Probleme und Befürchtungen zu sprechen, sollte man überlegen, die Betreuung einer anderen Fachkraft zu übertragen.

2.5 Erwartungen

Gebären ist ein *rite de passage*, ein Initiationsritus, und die Vorstellungen, die sich eine Person von einem so einschneidenden Lebensereignis macht, sind von großer Tragweite. Viele haben von Kindheit an imaginiert, schwanger zu sein und zu gebären und diesen Vorgang gedanklich mit Gefühlen und Bildern verknüpft. Mit dem Bild von der Geburt gehen auch bestimmte Erwartungen einher. Viele Schwangere nehmen an, dass alle, die sie bei der Entbindung betreuen, ihre Vision und Erwartungen teilen. Die Erwartungen an das Geburtserlebnis bestimmen, wie die Frau die Geburt im Nachhinein empfindet.

In vielen Kulturen ist es normal, dass Gebärende passiv bleiben. Ist die Frau gern bereit zu tun, was man ihr sagt, statt ihren eigenen Weg zu gehen, werden ihre Wehen und ihre Entbindung dem Pfad folgen, den ihr die Gesundheitsfachkraft, befreundete Personen oder Angehörige vorzeichnen. Im Rückblick stellt sie dann womöglich fest, dass ihre Erwartungen nicht erfüllt wurden. Unter bestimmten kulturellen Gegebenheiten wird der Gebärenden keine Wahl gelassen, ihre Meinung ist nicht gefragt und ihre aktive Beteiligung unerwünscht, und oft darf sie keinen Menschen an ihrer Seite haben, der ihr wichtige Entscheidungen abnimmt.

Kontrollüberzeugungen (*locus of control*) sind das Ausmaß an Kontrolle, das Menschen über Ereignisse in ihrem Leben zu besitzen glauben, im Gegensatz zu externen Kräften, die sie nicht steuern können. Wer glaubt, das Geschehen kontrollieren zu können, besitzt, wie es in der Psychologie heißt, eine „internale Kontrollüberzeugung“. Wer dagegen glaubt, keine Kontrolle über das Geschehen zu haben und äußeren Umständen die Schuld dafür gibt, hat eine „externale Kontrollüberzeugung“. Menschen mit internaler Kontrollüberzeugung glauben, ihre Lebensumstände steuern zu können. Manche neigen zu extremer Selbstanklage und geißeln sich für Kleinigkeiten, die sie vielleicht gar nicht beeinflussen konnten. Menschen mit externaler Kontrollüberzeugung fühlen sich oft recht wohl mit Konzepten wie Schicksal, Religion und Vorsehung, sofern die Umstände zu einem Konstrukt passen, in dem eine Gottheit, ein Höheres Wesen oder Das Universum den Lauf der Dinge bestimmen.

Es ist hilfreich zu wissen, an welcher Stelle dieses Spektrums sich die Schwangere befindet. Dieses Wissen hilft beiden Seiten, weil es ihnen dann besser gelingt, entscheidende Gespräche zu führen und die Meinungen anderer zu hinterfragen, nicht nur als gebärende Frau, sondern auch als Elternteil. Es ist auch gut zu wissen, inwieweit sie die Auseinandersetzung persönlich nehmen wollen. Für viele ist es leichter, die Dinge dem Schicksal zu überlassen und die Ergebnisse zu akzeptieren, egal wie sie ausfallen. Nicht jeder Mensch ist fähig und willens, für sich zu sprechen und die eigenen Interessen zu vertreten. Dennoch: Jeder Mensch ist einzigartig, hat eigene Glaubensüberzeugungen und Grundsätze und verdient Respekt und Unterstützung, egal wie er eine Situation angehen und bewältigen will.

2.6 Kulturelle Einflüsse auf die Geburtserfahrung

Die Vorstellung von der eigenen Geburtserfahrung nimmt im Laufe des Lebens Gestalt an. Illustrationen in Kinderbüchern, Erzählungen von Freund*innen und Angehörigen, Informationen in den sozialen Medien, Bilder, Blogs, Szenen in populären Filmen und Darstellungen realer Geburten im Fernsehen – sie alle prägen unsere Erwartungen. Die Gesellschaft beeinflusst Schwangerschaft und Geburt in hohem Maße. Schwanger-Sein geht mit einer gesellschaftlich definierten Rolle einher. Sobald Frauen ihren Zustand bekannt machen, werden sie anders behandelt. In manchen Kulturen bekommen sie nicht selten ungefragt gute Ratschläge, werden unfreiwillig berührt und von Fremden auf ihr Verhalten und ihre Kleidung angesprochen (Breedlove et al., 2018). Bestimmte Gesellschaften betrachten es als ihre kollektive Pflicht, das Baby vor dem Verhalten der werdenden Mutter zu schützen und überschreiten dabei eine Grenze, die normalerweise nicht überschritten wird (Breedlove et al., 2018). Der Gedanke, dass das Baby dem Dorf gehört und die Gesellschaft über das Verhalten, die Ernährung und persönlichen Entscheidungen der schwangeren Frau bestimmen kann, dient vermutlich dem Fortbestand der Menschheit. Dass es ein ganzes Dorf braucht, um ein Kind aufzuziehen, ist heute metaphorisch gemeint, entsprach in früheren Jahren jedoch die Realität. Konnte eine Frau nicht stillen, musste eine andere Dorfbewohnerin einspringen, damit das Kind überlebte. Wechselseitige Beziehungen waren deshalb von größter Bedeutung, und das Baby wurde eher als Gemeinschaftsbesitz betrachtet. Viele Schwangerschaftsmythen haben ihre Wurzeln im Schutzgedanken. Das Dorf umhegte und schützte seine schwangeren Bewohnerinnen, was die Überlebenschancen erhöhte.

Die unwillkommenen Folgen der Vorstellung vom Baby als Gemeinschaftsbesitz in der heutigen Gesellschaft sind riesige Schuldgefühle und Verwirrung. Früher hatten andere nur über den Körper der schwangeren Frau Zugang zum Baby; indem sie ihren Körper berührten, überschritten sie eine Grenze. In der hochtechnisierten Welt von heute ist der Fetus dank technischer Möglichkeiten für andere sichtbar und sind körperliche Berührungen, die ja äußerst persönlich sind, überflüssig. Werden unpersönliche Berührungen eingesetzt, etwa der Kopf eines Ultraschallgeräts, vergisst man leichter, die Frau vorher um Erlaubnis zu fragen. Das bereitet der impliziten Einwilligung den Boden (**Kap. 2.11**). Das Baby wird zur eigenständigen Person, zum eigenen auf dem Bildschirm des Ultraschallgeräts sichtbaren Patienten, was nahelegt, das Baby von der Frau zu trennen, die es tief in ihrem Leib trägt. Wir müssen die Schwangere nicht mehr anschauen und nicht mehr mit ihr reden, um das Baby pränatal zu untersuchen. So kommt es, dass das Hauptaugenmerk dem Baby gilt, nicht der schwangeren Frau (Breedlove et al., 2018). Das Baby ist das Produkt der Schwangerschaft, und je stärker es von der Frau getrennt wahrgenommen wird, desto weniger Autonomie entwickelt diese und desto abhängiger wird sie von der geburtshilflichen Fachkraft. Da jeder einzelne Rat und jede Behandlung auf die Geburt eines gesunden Kindes fokussiert ist, wird von der Frau, die es in ihrem Leib trägt, erwartet, dass sie dem Rat folgt.

Manche Gesundheitsdienstleister*innen sprechen eine *direktive Sprache* (Bowser & Hill, 2010; ACOG, 2016). Wenn es um Schwangerschaft geht, schreiben die meisten Gesellschaften der Gesundheitsfachkraft die Expertise zu, nicht der betroffenen Frau. Sätze, die mit „Sie dürfen nicht" oder „Das ist nicht erlaubt" oder „Sie müssen" anfangen, sind Beispiele für direktive Sprache und randvoll mit implizierten Drohungen oder angekündigten Konsequenzen, sollte die Frau den Anweisungen nicht folgen. Bei solchen Sätzen sollte die Warnlampe aufleuchten, damit sie die Partizipative Entscheidungsfindung nicht verhindern. Es gibt genügend Beispiele für Schwangere, denen die Versorgung verweigert oder das Etikett „schlechte Mutter", „schwierige" oder „unkooperative" Patientin angeheftet wurde, weil sie einen Rat nicht befolgt, einen Arzttermin versäumt, eine Untersuchung abgelehnt oder etwas getan haben, vor dem man sie gewarnt hatte. Niemand wird gern bestraft oder verurteilt; das zu verkraften wird jedoch besonders schwierig, wenn man schwanger und verwundbar ist. Die Angst, verlassen zu werden, verstärkt sich in der Schwangerschaft. In den meisten Gesellschaften ist es die denkbar schlimmste Vorstellung, als „schlechte Mutter“, „Rabenmutter“ oder „schlechter Mensch“ bezeichnet zu werden, weshalb wir, um diesem Etikett zu entgehen, viele Unannehmlichkeiten auf uns nehmen, z. B. darauf verzichten, die Fachkraft nach dem Sinn bestimmter Empfehlungen zu fragen. Viele Gesundheitsdienstleister*innen wären gut beraten, wenn sie aufhörten, den intrinsischen Wert einer Frau als Mutter oder Mensch danach zu beurteilen, wie sie mit ihrer Gesundheit umgeht und welche ethischen Entscheidungen sie trifft (ACOG, 2016). Fragen beantworten, eine Beziehung aufbauen, sich Sorgen anhören und Partizipative Entscheidungsfindung, all das ist sehr zeitaufwändig. Dennoch: Die Zeit ist reif, genau darauf zu bestehen, da Geburtsergebnisse und das emotionale und körperliche Wohlbefinden direkt von diesen Dingen abhängig sind.

2.7 Traumatische Geburten

Gebären kann traumatisierend sein und alle Symptome einer Posttraumatischen Belastungsstörung (PTBS) auslösen (Poote & McKenzie-McHarg, 2015; Beck et al., 2013; James, 2015). Sowohl klinische als auch zwischenmenschliche Faktoren beeinflussen, wie eine Frau die Geburt ihres Babys erlebt. Viel hängt davon ab, wie sie selbst die Ereignisse wahrnimmt, weniger wichtig dagegen, wie sie von anderen wahrgenommen werden (Beck, 2004).

Frauen sind stärker gefährdet, die Geburt ihres Babys als Trauma zu erleben, wenn die Wehenschmerzen ihr Copingvermögen übersteigen (Beck et al., 2013), wenn die Geburt kompliziert ist oder vorzeitig erfolgt, ein Notfall-Kaiserschnitt durchgeführt (Kendall-Tackett, 2005) und das Kind dabei körperlich geschädigt oder verletzt wird, wenn es einen Geburtsfehler hat oder stirbt (Beck et al., 2013).

Medizinische Interventionen, Notfälle und Komplikationen können zum Geburtstrauma beitragen, wobei es auch Fälle gibt, in denen eine im Wesentlichen normale Geburt als traumatisch empfunden wird, weil die Situation mit Kontrollverlust verbunden ist, als Bedrohung wahrgenommen wird oder das Verhalten und die Einstellungen der geburtshilflichen Betreuungskräfte die Traumatisierung begünstigen. Geburtstraumata können folgende drei Auslöser haben (K. Dancy, persönliche Kommunikation, 30. Juni 2021):

- Nötigung oder Gewalt in der Geburtshilfe
- ein klassischer geburtshilflicher Notfall, d. h., wenn die Frau geglaubt hat, sie oder das Baby befänden sich in Lebensgefahr
- alle anderen Umstände, z. B. Dinge, die Verwirrung ausgelöst oder nicht den Erwartungen entsprochen haben, unbehandelte Schmerzen, schlechte Kommunikation, unerfüllte kulturelle Erwartungen oder übergangene Wünsche.

Jede dieser drei Gegebenheiten hat das Potenzial, sich nachhaltig als Trauma ins Gedächtnis einzuprägen und eine andauernde somatische Reaktion zu erzeugen. Nach einer traumatischen Geburt können Betroffene drei verschiedene Pfade einschlagen: resilient werden, genesen, eine verzögerte oder chronische PTBS entwickeln. Über drei Viertel der Frauen, die von einer traumatisierenden Geburt berichten, erfüllen sechs Monate postpartum die Kriterien für eine PTBS nicht (Dikmen-Yildiz et al., 2018).

Studien aus verschiedenen Ländern haben ergeben, dass Frauen den Vorgang auch dann als traumatisierend bezeichnen, wenn sie die klinischen Fachkräfte als gleichgültig wahrnehmen, den Eindruck haben, respektlos behandelt oder ihrer Würde beraubt zu werden oder das, was mit ihnen (Kendall-Tackett, 2005) oder dem Baby geschah (U.S. National Institute of Mental Health, o. D.), nicht steuern konnten.

Überlebende eines sexuellen Missbrauchs sind traumatisiert und neigen eher dazu, Geburtsereignisse als gefährlich wahrzunehmen und retraumatisiert zu werden (Poote & McKenzie-McHarg, 2015). Selbst unter Schmerzmitteln können sich Missbrauchsüberlebende vergewaltigt fühlen, wenn sie mit gespreizten, festgeschnallten Beinen und exponiertem, den starrenden Blicken anderer preisgegebenem Intimbereich daliegen (Beck et al., 2013).

Egal ob eine Frau früher bereits ein Trauma erlitten hat oder nicht, ein traumatisches Geburtserlebnis ist stets eine weitere Belastung, die ihr Selbstvertrauen erschüttern kann und das in einer Zeit, in der sie all ihre Ressourcen braucht, um sich von der Entbindung zu erholen und das Neugeborene zu versorgen (Beck, 2004). Andererseits kann eine Frau, wenn sie sich respektiert, unterstützt und informiert fühlt, wenn sie in Entscheidungen einbezogen wird und den Eindruck hat, das, was mit ihr und dem Baby geschieht, einigermaßen steuern zu können, angstauslösende oder kritische klinische Situationen erleben, ohne traumatisiert zu werden. Im Gegenteil: Im Rückblick wird sie ihre klinischen Betreuungskräfte möglicherweise als besonders unterstützend und qualifiziert empfinden. Eine traumasensible pflegerische und medizinische Betreuung fördert solche Outcomes und beugt Traumareaktionen und Posttraumatischen Belastungsstörungen vor (Poote & McKenzie-McHarg, 2015).

2.8 Traumaüberlebende und PTBS-Prävention

Eine bereits vor der Schwangerschaft und Entbindung vorhandene PTBS kann das Schwangerschaftsergebnis und die anschließende Elternkompetenz beeinflussen (Gerber, 2019). Traumatisierung und eine PTBS können dafür verantwortlich sein, dass sich manche Frauen vor allem, was mit Kinderkriegen zu tun hat, exzessiv fürchten und übermäßig besorgt sind. Etwa 8% aller Schwangeren sind von einer PTBS betroffen, was heute zunehmend als verbreitete perinatale psychische Erkrankung anerkannt wird (Seng et al., 2013).

Was ein Trauma definiert, sind die eingeprägten Erinnerungen der Person. Positive und negative Erinnerungen an Geburtserlebnisse beziehen sich mehr auf Gefühle, Wahlmöglichkeiten und Kontrolle, weniger auf spezifische Details des Geburtsverlaufs (Cook & Loomis, 2012). Die ersten vier Wochen nach der Traumatisierung entscheiden, ob sich das Ereignis als Trauma ins Gedächtnis einprägt oder die Erinnerung keine bleibenden Folgen hat. Die Erinnerung an das Ereignis kann selbst Tage danach noch klar und deutlich sein; viele erinnern sich eine ganze Weile an Gerüche, Geschmackserlebnisse und Geräusche sowie an das, was sie dabei gespürt und empfunden haben (Iyadurai et al., 2019). In der Regel verblasst die Erinnerung, sodass es Betroffenen nach einigen Tagen schwerfällt, sich jede Einzelheit ins Gedächtnis zu rufen. In Erinnerung bleibt lediglich die Tatsache, ohne psychische Reaktion. Auch traumatisierende Erinnerungen beginnen so, doch die somatischen oder körperlichen Reaktionen auf die Erinnerung verblassen im Laufe der Zeit nicht. Ein Trauma betrifft alle fünf Sinne (sehen, hören, riechen, schmecken, tasten) und kann über die Sinne getriggert werden, worauf Betroffene in den Moment des ursprünglichen Traumas zurückversetzt werden, und die gleichen emotionalen und körperlichen Reaktionen erleben (Bank Lees, 2020). Manche können sich an das traumatisierende Ereignis erinnern, andere erleben eine Traumareaktion auf ein Ereignis, das aus ihrer bewussten Erinnerung verschwunden ist. Der Körper kann auch auf ein Ereignis reagieren, das nicht in der Gegenwart stattfindet und eine Kampf-oder-Flucht-Reaktion auslösen, die sich auf unterschiedliche Art und Weise manifestiert.

Die Symptome einer PTBS treten oft erst viele Jahre nach dem traumatisierenden Ereignis auf. Das National Institute of Mental Health nennt die nun folgenden Anzeichen und Symptome einer PTBS (U.S. Departement of Health and Human Services & National Institute of Mental Health, 2019). Bei den meisten Menschen sind die Symptome einen Monat nach dem traumatisierenden Ereignis verschwunden. Dauern die Symptome länger an, wird eine PTBS diagnostiziert:

- Flashbacks – das Trauma wird immer wieder neu erlebt, einschließlich der körperlichen Symptome wie Herzrasen und Schweißausbrüche
- Albträume
- quälende Gedanken
- vermeiden von Orten, Ereignissen oder Objekten, die an das traumatisierende Erlebnis erinnern
- vermeiden von Gedanken und Gefühlen, die mit dem traumatisierenden Ereignis zu tun haben
- Schreckhaftigkeit
- Ungeduld, Nervosität
- Schlafstörungen
- Wutanfälle
- Schwierigkeiten, sich an entscheidende Merkmale des traumatisierenden Ereignisses zu erinnern
- negative Gedanken über sich oder die Welt
- Gefühlsverzerrungen, z. B. sich oder andere beschuldigen oder verantwortlich machen
- kein Interesse an erfreulichen Aktivitäten.

Traumata prägen sich ins menschliche Nervensystem ein. Die PTBS wird manchmal als „somatische Zeitreise" bezeichnet (Blix & Brennan, 2011). Unbearbeitet kann sie sich auf die Geburtserfahrung auswirken. Ein Blick, eine Berührung oder ein Verhalten können die Erinnerung an das Trauma triggern und den Körper veranlassen, auf etwas zu reagieren, das außerhalb des Kreißsaals passiert ist und nicht unbedingt mit dem zu tun hat, was dort tatsächlich geschieht. Wenn Frauen wissen, dass sie in der Vergangenheit traumatisiert wurden und sich besorgt fragen, wie sie wohl auf die Geburt reagieren, können sie sich vielleicht auf das Ereignis vorbereiten.

Die geburtshilfliche Fachkraft begegnet einer Lebensgeschichte, in die sie nicht eingeweiht ist. War eine Frau, aus welchen Gründen auch immer, außer Stand, ihre Geschichte zu erzählen, weiß die Fachkraft nichts von den spezifischen Triggern, die sie möglicherweise in das real erlebte Trauma zurückversetzen. Gebärende sind in keiner Weise verpflichtet, ihre Missbrauchserfahrung offenzulegen oder, indem sie davon berichten, das Trauma erneut zu durchleben. Alle Fachkräfte in der Geburtshilfe sollen die Betreuung der Frauen traumasensibel gestalten, davon ausgehen, dass jede ein Trauma erlebt hat und sich in jeder Situation entsprechend verhalten (Hall et al., 2021).

Eine traumabewusste professionelle Betreuungskraft bittet um Erlaubnis, hört zu, nimmt eine nicht- bedrohliche Körperhaltung ein und berücksichtigt individuelle Wünsche (Sperlich et al., 2017). Betroffene Frauen berichten im Nachhinein, dass ihr Trauma durch bessere Kommunikation und bessere Unterstützung der Fachkräfte hätte vermieden oder reduziert werden können, oder dass ihnen die Möglichkeit geholfen hätte, selbst um Interventionen bitten oder Interventionen ablehnen zu können (Hollander et al., 2017). Wichtig ist, dass jemand vor Ort ist, der oder die die potenziellen Traumatrigger der Frau kennt und weiß, was ihr hilft, wieder in die momentane Wirklichkeit zurückzukommen. Für Missbrauchsüberlebende sind insbesondere Berührungen oft ein Trigger. Ist die Berührung bestimmter Körperteile als Trigger erkannt, der das Trauma wieder aufleben lässt, ist es ratsam, dies deutlich anzusprechen, wobei es nicht nötig ist, die ganze Geschichte des Traumas aufzurollen (Sperlich et al., 2017). Die Frau soll ihre Bedürfnisse klar benennen und einen Plan B haben, falls sie getriggert wird, damit ihre Unterstützungspersonen wissen, was zu tun ist. Schwangere sollen an einem sicheren Ort mit einem sicheren Unterstützungssystem überlegen, was sie triggert und wie sie sich darauf vorbereiten können. Sie sollen wissen, wie eine Geburt normalerweise abläuft und was zur Standardversorgung der geburtshilflichen Einrichtung gehört. Menschen sind nicht schockiert von Dingen, die sie haben kommen sehen, sind jedoch schockiert, wenn sie nicht darauf vorbereitet waren. Wer nicht weiß, was normal ist, wird eher einen psychischen Schock erleiden. Wird etwas als Möglichkeit in Erwägung gezogen, ist es weniger schockierend.

Da Traumata alle fünf Sinne betreffen und von diesen getriggert werden können, weisen die Sinne auch den Weg zurück in die Gegenwart (Bank Lees, 2020). Präsent und gefasst zu sein ist das Gegenteil von „Kampf-oder-Flucht". Das Gehirn kann keinen Angstgedanken festhalten und zugleich im Hier-und-Jetzt sein. Es folgen einige Anregungen, die in solchen Situationen hilfreich sein können (Mosley & Lanning, 2020):

- Musik hören
- Kopfhörer, die Gespräche oder bestimmte Geräusche ausschalten
- mitfühlender Blickkontakt
- Gerüche, die schöne Erinnerungen wecken
- Händehalten mit oder umarmt werden von einem Menschen, der Sicherheit vermittelt
- Visualisierungen
- ein wichtiger Ort oder ein bedeutsames Objekt
- Affirmierungen
- Licht, Helligkeit
- Positionierung des Körpers im Raum (nicht mit dem Rücken zur Tür)
- Hydrotherapie
- Ablenkung
- rhythmisches Atmen
- Rituale (repetitives Verhalten oder repetitive Bewegungen, Mantras)
- Filme anschauen
- Tanzen
- Aromatherapie
- Massagen
- Achtsamkeit
- Yoga
- Gebete.

In Achtsamkeitskursen wird die 5-4-3-2-1-Methode gelehrt, eine Übung, die die Sinne anspricht (*5 Senses Exercise*) (Bank Lees, 2020). Sie vermag Ängste zu lindern und kann Traumaüberlebende wieder mit der Gegenwart verbinden. Wenn möglich, soll die geburtshilfliche Fachkraft der Gebärenden folgende Schritte empfehlen:

- Achten Sie auf *fünf Dinge, die Sie sehen*. Bitte jedes einzeln nacheinander anschauen. Sie können auch 5 persönliche Dinge von zu Hause mitbringen.
- Achten Sie auf *vier Dinge, die Sie spüren*. Konzentrieren Sie sich eine Weile auf Empfindungen, die nicht schmerzhaft und nicht unangenehm sind, z.B. auf das Gefühl der Socken an Ihren Füßen, das Gefühl des Rings an einem Finger.
- Achten Sie auf *drei Dinge, die Sie hören*. Konzentrieren Sie sich vor allem auf Geräusche, die keine Angst machen, also nicht auf piepsende Maschinen oder laute Stimmen.
- Achten Sie auf *zwei Dinge, die Sie riechen*. Sie können Ihre eigenen Düfte mitbringen.
- Achten Sie auf *1 Ding, das Sie schmecken*. Sie können einen Kaugummi oder ein Bonbon mitbringen oder kleine Schlückchen einer geschmacksintensiven Flüssigkeit trinken.

War das Trauma mit körperlichem Leiden oder Schmerzen verbunden, kann, um den Schmerz zu lindern oder zu eliminieren, eine Periduralanästhesie (PDA) oder eine andere effektive Intervention angezeigt sein. Das hilft manchen Betroffenen, in der momentanen Wirklichkeit zu bleiben. Ohne den Schmerz als wiederkehrendem Trigger, fällt es ihnen leichter, erneut die Kontrolle zu erlangen. Ist das Trauma dagegen durch dissoziative Zustände in der Vergangenheit entstanden, kann die PDA ein Trigger sein, weil sich die Frau dann nicht bewegen kann und das Gefühl bekommt, keine Macht über ihren Körper zu haben. Auch die PDA selbst kann eine dissoziative Identitätsstörung auslösen. Für die bei der Geburt anwesenden Fachkräfte ist es schwer, ein bestimmtes Schmerzmanagement zu empfehlen und das Richtige zu tun, wenn sie die genaueren Umstände des Traumas nicht kennen. Was die eine Frau triggert, kann für eine andere heilsam sein. Ängste sind aufschlussreich und können Entscheidungen über das Schmerzmanagement erleichtern. Für die gebärende Frau ist es wichtig, sich nicht schuldig zu fühlen, vielmehr zu befragen: Welchen Erwartungen werden in mich gesetzt? Was erwarte ich selbst, was erwarten andere, was meine Kultur von mir? Stellt sie fest, dass sie sich am meisten vor Schmerzen fürchtet, ist die PDA eine gute Wahl, fürchtet sie Kontrollverlust am meisten, eher nicht. Kennt eine Frau ihre Trigger, kann sie bestimmen:

- wie sie sich in der Gegenwart hält
- welches Schmerzmanagement sie haben möchte
- wie sie ihre Bedürfnisse dem geburtshilflichen Team kommuniziert. Das kann mit Hilfe eines schriftlichen Geburtsplans oder persönlich, im direkten Gespräch geschehen.

2.9 Traumabewusste Pflege als universelle Vorsichtsmaßnahme

Angesichts der großen Untergruppe schwangerer und gebärender Frauen, die ein sexuelles Trauma erlitten hat, wird in der Fachliteratur vielfach vorgeschlagen, traumabewusste Pflege zur „universellen Vorsichtsmaßnahme“ der perinatalen Betreuung zu erklären (Beck et al., 2013; Behrendt & Moritz, 2005; Raja et al., 2015; Seng & Taylor, 2015; Simkin & Klaus, 2004). Das bedeutet, grundsätzlich mit der Annahme zu arbeiten, dass jede Frau ein bislang nicht erfolgreich bearbeitetes Trauma haben könnte und alle mit Rücksicht und Respekt zu behandeln. Begründung:

- Manche Betroffene wollen ihren klinischen Betreuungskräfte nicht erzählen, dass sie traumatisiert sind und ziehen es vor, während der Schwangerschaft nicht an das Trauma zu denken. Andere erinnern sich nicht mehr an das traumatische Ereignis, weil sie dissoziieren (Raja et al., 2015; Seng et al., 2008; Simkin & Klaus, 2004; White, 2014) oder die Erinnerung unterdrücken. In beiden Fällen kann das Trauma weiterhin stark beeinträchtigend sein.
- Ein befriedigendes Geburtserlebnis, wie es die Frau definiert, kann heilsam und stärkend sein, wenn sie respektvoll, freundlich und ihren Bedürfnissen entsprechend individualisiert betreut wurde.
- Wurde eine Frau in der Kindheit missbraucht, reduziert eine traumasensible Pflege die Gefahr, dass ihre Kinder ebenfalls missbraucht werden (Simkin & Klaus, 2004).
- Traumabewusste Pflege ist unschädlich für diejenigen, die keine benötigen. Alle Menschen schätzen eine Betreuung, die individualisiert ist und eine Partizipative Entscheidungsfindung vorsieht.
- [Weitere Hinweise zum Thema traumasensible Pflege und Trauma-Survivorship finden Sie in Tschan & Wanner, 2026. Anm. d. Lek.]

Geburtshilfliche Fachkräfte und Unterstützungspersonen haben stets die Möglichkeit, aktiv zum Wohlbefinden der Frau beizutragen, und zwar in drei Bereichen: verbal (die Frau nie ungefragt berühren und Maßnahmen stets so ausführlich wie gewünscht erklären), nonverbal (Blickkontakt aufnehmen, wenn angemessen, und Gespräche möglichst im Sitzen führen) und umgebungsbezogen (für gedämpftes Licht und beruhigende Geräusche sorgen).

2.10 Gewalt in der Geburtshilfe

Die WHO definiert Missbrauch und Gewalt in der Geburtshilfe als „schlechte Behandlung einer Frau während der Geburt in Form von Vernachlässigung, körperlicher Misshandlung und/oder Respektlosigkeit.“ *Obstetric Violence*, d.h. Gewalt in der Geburtshilfe ist der Fachbegriff für das Trauma, das andere der Frau während des Geburtsvorgangs zufügen. Das kann eine Rechtsverletzung, eine unangemessene körperliche Berührung oder eine erzwungene Intervention sein (Sadler et al., 2016). Gewalt in der Geburtshilfe reicht von Respektlosigkeit bis zu eindeutiger Körperverletzung (Bowser & Hill, 2010). Jede Handlung der Betreuungskraft, die der gebärenden Frau akutes Unbehagen bereitet, kann als solche interpretiert werden. Aus der ganzen Welt erreichen uns Berichte von Gewalt in der Geburtshilfe; sie ist ein erhebliches Problem, das die Aufmerksamkeit all derer verdient, denen an einer besseren Betreuung der Frauen gelegen ist (Bowser & Hill, 2010). Was es so erschwert, Gewalt in der Geburtshilfe abzustellen, ist, dass die traumatisierende Person als Autorität wahrgenommen wird und geburtsbedingte Traumen in manchen Kulturen als normal gelten (Weinstein, 2019).

Nicht genug, dass sich die Fachkraft vor Ort ihres Expertentums rühmt, oft kommt dazu das Ungleichgewicht der Geschlechter, das der Macht über die gebärende Frau eine weitere Facette hinzufügt. Frauen setzen riesengroßes Vertrauen in ihre professionellen Betreuungskräfte und sind gesellschaftlich darauf konditioniert, deren Anweisungen zu folgen, „eine gute Patientin zu sein" und Autoritäten keinesfalls zu hinterfragen (Breedlove et al., 2018). Es ist für sie oft ein gewaltiger Schock, wenn sie erleben, dass sie von einer Person, der sie vertrauen, missbraucht oder misshandelt werden. Dabei gehen die Wahrnehmungen beider Seiten oft stark auseinander. Klagt eine Frau, sie fühle sich missbraucht oder genötigt, lautet die Antwort der Fachkräfte oft, sie hätten sich an die Versorgungsstandards gehalten und stets in ihrem besten Interesse und im Interesse des Babys gehandelt. Es zwar mag Tatsache sein, dass sich die betreuende Fachkraft an die Standards und Vorschriften des Hauses gehalten hat, trotzdem kann sich das Geschehene für die betroffene Frau falsch anfühlen. Gut möglich, dass sich die Frau extrem traumatisiert fühlt, während alle anderen Anwesenden nicht einmal bemerken haben, dass ihre Handlungen als traumatisierend wahrgenommen werden und meinen, alles sei gut gegangen. In der Regel ist bei einer Geburt mehr als ein Mitglied des Betreuungsteams anwesend, und wenn auf die Interaktion oder Intervention, die sich für die Gebärende falsch angefühlt hat, niemand schockiert reagiert, wird das Verhalten vermutlich auch niemand hinterfragen. Die Frau wiederum mag glauben, es handle sich um einen normalen Teil des Geburtsvorgangs. Dieses Phänomen ist so weit verbreitet, dass Betroffene, die mit ihrer Entbindung anfangs recht zufrieden waren, später, wenn sie versuchen, das Geschehen zu verarbeiten, plötzlich verwirrt sind.

Es fällt schwer, im Augenblick des Geschehens eine Autorität anzuzweifeln und oft nicht minder schwer, dies im Nachhinein zu tun (Bowser & Hill, 2010). In manchen Einrichtungen wird das Verhalten der Fachkräfte wohl nicht angemessen thematisiert. Betroffene reagieren auf das vom medizinischen Personal zugefügte Trauma unterschiedlich, z. B. mit unpassenden Medizinerwitzen und mit einer mehr oder weniger stark ausgeprägten Gleichgültigkeit gegenüber Schmerzen und Emotionen. Statt eine ehrliche Beziehung zu ihrer Klientel aufzubauen und sich deren Vulnerabilität zu stellen, vermeiden manche pflegerischen und medizinischen Fachkräfte eine echte Verbindung und schotten sich ab von denjenigen, die ihrer Fürsorge anvertraut sind. Das kann in eine unverhohlen direktive oder nötigende Betreuung münden, wobei die gebärende Frau vielleicht angewiesen wird, einfach zu „tun was man ihr sagt" und sie sich zu machtlos fühlt, um sich zu wehren. Viele Schwangere glauben, das gesamte Gesundheitswesen drehe sich um die gebärenden Frauen, Tatsache ist jedoch, dass sie oft als nur kurz anwesende Gäste in einem Haus mit strikten Regeln und starren Überzeugungen betrachtet werden. Gut informierte Gesundheitsdienstleister*innen spielen eine wichtige Rolle, wenn es darum geht, Frauen beim Umgang mit dem System zu unterstützen und dafür zu sorgen, dass ihre Stimmen gehört werden.

Gewalt in der Geburtshilfe kann überall vorkommen (Bowser & Hill, 2010; Sadler et al., 2016). Die Handlungen und Überzeugungen der bei der Geburt anwesenden Personen hinterlassen einen bleibenden Eindruck. Hilfreich sind

Gespräche, die nach der Geburt mit der jeweiligen Frau geführt werden. Fragen zu den Dingen, die sie als wirklich hart empfunden oder verwirrt haben, können zur Verarbeitung ihres Geburtserlebnisses beitragen. Wer mehr darüber erfährt, weshalb etwa passiert und weshalb es genau so passiert ist, bringt vermutlich mehr Verständnis für den Verlauf der Geburt auf.

Wenn Frauen in die Situation geraten, ein Problem ansprechen zu müssen, das starke Auswirkungen auf ihre Geburtserfahrung hatte, sollten sie ihre Rechte kennen. Die körperliche Sicherheit und das emotionale Wohlbefinden der gebärenden Frau haben stets Vorrang; ein unverarbeitetes Trauma kann sich auf Elternschaft und Allgemeinbefinden dauerhaft negativ auswirken. Fühlt sich eine Frau von Gewalt in der Geburtshilfe betroffen, hat sie mehrere Möglichkeiten, dies zu melden. Alle Frauen verdienen es, respektiert und gehört zu werden und haben Anspruch auf Antworten auf ihre Fragen zum Geburtsverlauf.

Glaubt eine Frau, die stationär entbunden hat, eine schlechte Erfahrung gemacht zu haben oder geschädigt worden zu sein, kann sie dies der Krankenhausverwaltung mitteilen und dort auch andere Anliegen vorbringen. Viele fühlen sich von der Hierarchie und Komplexität der Krankenhausleitung eingeschüchtert. Für Kliniken ist es jedoch wichtig, dass alle ihre Patient*innen sicher und mit ihrer Betreuung zufrieden sind. Falls die Frau noch nicht bereit oder in der Lage ist, ihr Anliegen zu diesem Zeitpunkt vorzubringen, kann sie sich irgendwann später, nachdem sie sich erholt hat, an die Klinik wenden. Rückmeldungen werden von Krankenhäusern ernst genommen; zahlreiche wichtige Initiativen und Sicherheitsmaßnahmen gehen auf Menschen zurück, die den Mund aufgemacht und Veränderungen verlangt haben. In Geburtshäusern muss sich die Leitung oder der Betreiber mit dem Problem befassen. In der häuslichen Geburtshilfe wird die Frau direkt mit der Hebamme sprechen oder das Problem der staatlichen Zulassungsbehörde melden müssen.

2.11 Patientenrechte

In den USA sind die Rechte und Pflichten der Patient*innen in *The Patient Bill of Rights* zusammengefasst. In den meisten Gesundheitseinrichtungen ist es üblich, besonders zu betonen, dass alle Patient*innen ein Recht auf sichere, fürsorgliche und respektvolle pflegerische und medizinische Betreuung haben, auf eine Betreuung, die mit ihren Glaubensüberzeugungen vereinbar und frei von Missbrauch oder Belästigung ist. Das Krankenhaus seinerseits teilt mit, dass es sich das Recht vorbehält, die Beziehung mit einer Person zu beenden, wenn ihre Verweigerung empfohlener Betreuungsmaßnahmen gegen ethische und professionelle Standards verstößt. Es gibt jedoch landesweit gültige Gesetze, die Schwangere davor schützen, aus der Betreuung entlassen zu werden, falls sie keinen unmittelbaren Zugang zu einem anderen Versorger haben. Jedes Haus ist verpflichtet, eine Frau aufzunehmen, die ein Problem mit der Schwangerschaft oder den Wehen hat. Jede Frau muss versorgt und darf nicht abgewiesen werden, bevor sie nicht gründlich untersucht worden ist.

Jede Frau hat das Recht, eine Intervention unter der Geburt abzulehnen. Ein erzwungenes Einverständnis – wenn also das Recht der Frau auf Ablehnung der Behandlung nicht respektiert wird – wirft schwerwiegende Fragen auf im Hinblick auf Patientenrechte, die Anerkennung von Autonomie, die gewaltsame Verletzung der körperlichen Integrität, das Machtgefälle zwischen den Geschlechtern und die Gleichberechtigung der Geschlechter. Der Frau abgenötigte Interventionen sind oft diskriminierend, sie wirken wie eine Barriere und verhindern die notwendige Betreuung und Versorgung (ACOG, 2016).

Selbst wenn die ärztliche Fachkraft oder Hebamme eine für das Baby lebensrettende Intervention empfiehlt, ist die Frau befugt, sie abzulehnen. Im Kontext des Lebens und der Überzeugungen einer Frau eine Entscheidung treffen zu müssen, kann eine Herausforderung sein und in Extremsituationen dazu führen, dass eine Ethik-Kommission hinzugezogen werden muss oder eine professionelle Mediation erforderlich ist. Das kann der Fall sein, wenn eine Frau das Vertrauen in ihr Betreuungsteam verloren hat, wenn die Ablehnung aus spezifischen Gründen erfolgt (kulturelle, religiöse, persönliche), wenn sie große Angst vor der Prozedur hat oder deren Implikation nicht ganz versteht. Mit guter Kommunikation, vertrauensbildenden Maßnahmen und Verständnis für die Barrieren, die der Behandlung entgegenstehen, lassen sich solche Situationen bewältigen. Dass eine Frau absolut notwendige Betreuungsmaßnahmen ablehnt, kommt äußerst selten vor, dann allerdings mit tragischen Folgen. Aber selbst das ist rechtlich zulässig. Gebärende dürfen unter keinen Umständen zu einer Intervention genötigt oder gezwungen oder so lange gemobbt werden, bis sie ihr zustimmen. Niemand kann eine Person ohne ihr explizites Einverständnis zwingen, etwas zu tun. So schwierig es für das medizinische Team auch sein mag, Menschen haben das Recht, lebensrettende Eingriffe anzulehnen, Bluttransfusionen und Kaiserschnitte eingeschlossen. Frauen sind berechtigt, die für sie zuständige ärztlichen Fachkraft oder Hebamme wegzuschicken und berechtigt, um eine andere Betreuungsperson zu bitten, falls die erhaltene Versorgung nicht optimal ist.

2.12 Einwilligung

Einwilligung ist die Erlaubnis einer Sache und kann auf unterschiedlichen Wegen erteilt werden. Das Formular, das bei der Krankenhausaufnahme unterschrieben wird, ist eine schriftliche Einwilligung, die es dem Personal gestattet, die Person für die Dauer ihres Aufenthalts zu behandeln. Dabei darf nicht vergessen werden, dass sie damit nicht auf das Recht verzichtet, aufgeklärt zu werden und pflegerische oder medizinische Behandlungsmaßnahmen zu verweigern. Meist gibt es geburtsspezifische schriftliche Einwilligungserklärungen, vielleicht auch Einwilligungserklärungen für eine vaginale Geburt, eine Schnittentbindung oder die Gabe von Blutprodukten. Die Einwilligung kann auch mündlich erteilt werden. Jemand kann laut sagen, sie oder er erlaube einen bestimmten Eingriff. Das kann erforderlich sein, wenn sich die Umstände plötzlich ändern und die Zeit nur für eine kurze Diskussion ausreicht.

Sehr umstritten und unklar ist die implizite Einwilligung. Implizierte Einwilligung bedeutet, anzunehmen, dass die Person durch ihre Handlungen oder Körpersprache Zustimmung signalisiert. Bleibt sie stumm, interpretiert das Klinikpersonal dies möglicherweise als Einwilligung. Spreizt die Frau zur Ermittlung des Geburtsfortschritts die Beine, kann dies als Einwilligung in eine Amniotomie (die künstliche Eröffnung der Fruchtblase) interpretiert werden und die Fachkraft vermuten lassen, dass sie entscheiden und aufgrund ihrer medizinischen Meinung den Lauf der Geburt verändern darf, und zwar ohne zuvor mit der Frau darüber gesprochen oder ihre Erlaubnis eingeholt zu haben. Die implizite Einwilligung kommt oft in Notsituationen zum Einsatz. Unter medizinischen Fachleuten herrscht vielfach die Meinung, bei akuter Gefahr für Mutter oder Kind läge die Entscheidungsgewalt in ihren Händen. Tatsache ist jedoch, dass Menschen selbst in Notfallsituationen die versorgenden Fachleute bitten können, ihr Tun zu stoppen, ihnen die Dinge zu erklären und sie in den Entscheidungsfindungsprozess einzubinden. Es ist wichtig, sich zu Wort zu melden, wenn sich etwas nicht richtig anfühlt oder sehr schmerzhaft ist. Ist der Frau etwas äußerst unangenehm, soll sie entsprechende Fragen stellen. Fallen die Antworten nicht zufriedenstellend aus, ist sie berechtigt, sich mit ihren Sorgen und Nöten an die nächsthöhere Ebene zu wenden. Beteiligung an der Entscheidungsfindung ist die beste Traumaprävention.

2.13 Müttersterblichkeit

Schwangerschaft und Geburt sind von Natur aus mit Gefahren für Frauen und ihre Babys verbunden. In manchen Ländern ist das Risiko sehr hoch, weil der Zugang zu fachkundiger Versorgung fehlt. Es gibt Gegenden auf der Welt, in denen keine Unterstützung verfügbar ist und Schwangere auf der Suche nach kompetenter geburtshilflicher Betreuung stunden- oder tagelang reisen müssen. Am höchsten ist die Müttersterblichkeit in Ländern mit tiefem oder knapp ausreichendem Lohnniveau, in denen 94% der mütterlichen Todesfälle passieren, davon 86% in Subsahara-Afrika und Südasien (WHO, 2019). In Ländern, in denen Kliniken und fachkundige Betreuung in der Regel leicht zugänglich sind, ist die Müttersterblichkeit äußerst gering. Die Daten über Müttersterblichkeit sind äußerst lehrreich. Man erfährt z.B. viel über kulturelle und ökonomische Zwänge, die Kinderehen begünstigen und global bekämpft werden müssen. Bei Mädchen zwischen 10 und 14 Jahren ist die Müttersterblichkeit besonders hoch (WHO, 2019).

Die Mehrzahl der Komplikationen, die sich im Laufe der Schwangerschaft entwickeln, lassen sich verhindern oder behandeln. Manche waren vielleicht schon vor der Schwangerschaft vorhanden, verschlimmern sich aber in der Schwangerschaft, besonders wenn sie nicht als Teil der Gesundheitsversorgung der Frau behandelt werden. Die wichtigsten, für fast 75% der Todesfälle verantwortlichen Komplikationen sind (WHO, 2019):

- starke Blutungen (meist nach der Entbindung)
- Infektionen (meist nach der Entbindung)
- Bluthochdruck während der Schwangerschaft (Prä-Eklampsie, Eklampsie)
- Geburtskomplikationen
- unsicherer Schwangerschaftsabbruch.

In den USA, in denen jährlich vier Millionen Kinder geboren werden, gibt es etwa 700 Todesfälle, die direkt auf die Schwangerschaft, Entbindung oder auf nachgeburtliche Komplikationen zurückzuführen sind. Die Müttersterblichkeit steigt und betrifft überproportional viele Frauen mit dunkler Hautfarbe (*People of Color, POC*) (Scott et al., 2019). Bis zum Alter von 30 Jahren ist die Müttersterblichkeit über alle Bevölkerungsgruppen hinweg gleich. Im Alter über 30 ist die Müttersterblichkeit bei Frauen mit dunkler Hautfarbe drei- bis viermal höher als bei anderen Gruppen. Gesundheitsdienstleistern kommt angesichts dieser Zahlen schnell der Gedanke, es gäbe in dieser Population etwas, was die Geburt gefährlicher macht. Sie hegen möglicherweise den Verdacht, negative Geburtsergebnisse ließen sich nicht verhindern, weil POC, wenn sie schwanger werden, eben „älter, kränker und dicker" sind (McLemore et al., 2018). Dennoch gilt, dass nirgendwo auf der Welt die Hautfarbe die Geburtsergebnisse beeinflusst, fehlende Ressourcen oder fehlender Zugang zu Versorgung jedoch sehr wohl. Was ist es also, dass die Geburtsergebnisse schwangerer Frauen mit dunkler Hautfarbe so stark beeinträchtigt? Oft wird die Schuld für schlechte Outcomes dem Bildungsstand, dem BMI und anderen Faktoren zugeschrieben, doch nichts davon schützt Schwangere mit dunkler Hautfarbe. Alle Frauen dunkler Hautfarbe haben ein drei- bis viermal höheres Risiko, bei der Geburt zu sterben, erleben sehr viel häufiger eine traumatische Geburt oder erleiden schwere Komplikationen (Petersen et al., 2019). Die Wurzel dieser erschreckenden Diskrepanz ist Rassismus und ein Konzept, das als *weathering* (deutsch: Verwitterung) bezeichnet wird (Geronimus et al., 2006). Menschen dunkler Hautfarbe sind ihr Leben lang von Rassismus betroffen, und zwar auf persönlicher wie auf institutioneller Ebene, und sind Opfer von Ungerechtigkeit und Ungleichheit. Dieser konstante Diskriminierungsstress kann den biologischen Alterungsprozess vorziehen. Viele Betroffene sind deshalb gesundheitlich beeinträchtig und sterben disproportional häufiger an chronischen Erkrankungen. Vorurteile können explizit (bewusst) oder implizit (unbewusst) sein. In der Gesundheitsversorgung Tätige haben nicht weniger Vorurteile als die Allgemeinbevölkerung (Greenwood et al., 2020). Die konstant harten Lebensumstände, die disproportional hohe Belastung und der Stress, ausgelöst durch das Leben in einer Gesellschaft, die Menschen mit dunkler Hautfarbe seit Generationen unerbittlich durch die Rassismus-Brille sieht und systemisch benachteiligt, untergraben Gesundheit, Tatkraft und Resilienz und machen Frauen dieser Bevölkerungsgruppe in vielen Aspekten des Lebens inhärent vulnerabler. Bei Frauen dunkler Hautfarbe, die von rassistischen Erfahrungen berichten, ist die Wahrscheinlichkeit negativer Geburtsergebnisse dreifach erhöht, ebenso die Gefahr, dass das Baby untergewichtig oder zu früh zur Welt kommt (Weinstein, 2019).

Viele schwangere Frauen mit dunkler Hautfarbe, die in die Klinik kommen, sagen, sie hätten nicht das Gefühl, gehört zu werden, vielmehr den Eindruck, ihre Schmerzen würden abgetan. Sie berichten von beleidigenden Begegnungen mit Gesundheitsfachkräften und Aushilfen. In den USA werden Gesundheitsdienstleistungen meist von Weißen erbracht und finden Entbindungen in der Regel unter ärztlicher Leitung statt. Während 13 % der Gesamtbevölkerung Schwarz/afroamerikanisch ist, sind nur 11 % der ärztlichen Geburtshelfer*innen und 9 % der Pflegefachkräfte Schwarz/afroamerikanisch, also im Verhältnis weniger. Es fehlt nicht an Evidenzen, die belegen, dass die Outcomes besser sind, wenn Menschen von Fachkräften aus der eigenen Kultur versorgt werden (Greenwood et al., 2020). Die Kultur ist wichtig, individualisierte Pflege ist wichtig! Wir alle haben bestimmte Vorurteile und stereotype Meinungen über andere, und beide Seiten, Betreute und Betreuende bringen ihre eigenen Vorstellungen und Erfahrungen mit. Sagt eine Frau, sie habe starke Schmerzen und ist dabei stoisch und ruhig, wird ihr jemand aus einer Kultur, in der Gefühle gezeigt werden, kaum Glauben schenken. Klingt eine Frau nicht wie die anderen um sie herum, vielleicht aufgrund einer Sprachbarriere oder weil sie sich aus anderen Gründen nicht mitteilen kann, entsteht möglicherweise der Eindruck, sie verstehe die komplexen Informationen nicht. *Self-advocacy*, d.h. aktiv für die eigenen Interessen einzutreten, ist komplizierter und weniger erfolgreich, wenn die Frau einer marginalisierten Bevölkerungsgruppe angehört.

2.14 Literatur

Ahrens, R. & Rohr, S. (Hrsg.). (2025). *Pflege von Menschen mit Adipositas und Übergewicht*. Hogrefe.

American College of Obstetricians and Gynecologists. (2016). *ACOG Committee Opinion on Refusal of Medically Recommended Treatment during Pregnancy*. American College of Obstetricians and Gynecologists.

Bank Lees, A. (2020, 28. Oktober). 7 tools for managing traumatic stress. *National Alliance on Mental Illness*. https://www.nami.org/Blogs/NAMI-Blog/October-2020/7-Tools-for-Managing-Traumatic-Stress

Beck, C.T. (2004) Birth trauma: In the eye of the beholder. *Nursing Research, 53*(1), 28–35. https://doi.org/10.1097/00006199-200401000-00005

Beck, C.T., Driscoll, J. & Watson, S. (2013). *Traumatic Childbirth*. Routledge. https://doi.org/10.4324/9780203766699

Behrendt, A. & Moritz, S. (2005) Posttraumatic stress disorder and memory problems after female genital mutilation. *American Journal of Psychiatry, 162*(5), 1000–1002. https://doi.org/10.1176/appi.ajp.162.5.1000

Begley, K., Daly, D., Panda, S. & Begley, C. (2019, Dezember). Shared decision-making in maternity care: Acknowledging and overcoming epistemic defeaters. *Journal of Evaluation in Clinical Practice, 25*(6), 1113–1120. https://doi.org/10.1111/jep.13243

Bhatia, M.S. & Jhanjee, A. (2012). Tokophobia: A dread of pregnancy. *Industrial Psychiatry Journal, 21*(2), 158–159. https://doi.org/10.4103/0972-6748.119649

Blix, I. & Brennen, T. (2011). Mental time travel after trauma: The specificity and temporal distribution of autobiographical memories and future-directed thoughts. *Memory, 19*, 956–967. https://doi.org/10.1080/09658211.2011.618500

Bohren, M.A., Vogel, J.P., Hunter, E.C., Lutsiv, O., Makh, S.K., Souza, J.P., Aguiar, C., Coneglian, F.S., Diniz, A.L., Tunçalp, Ö., Javadi, D., Oladapo, O.T., Khosla, R., Hindin, M.J. & Gülmezoglu, A.M. (2015). The mistreatment of women during childbirth in health facilities globally: A mixed-methods systematic review. *PLOS Medicine, 12*(6), e1001847.

Bowser, D. & Hill, K. (2010). Exploring evidence for disrespect and abuse in facility-based childbirth. *Report of a Landscape Analysis*. Harvard School of Public Health University Research Co. https://www.hsph.harvard.edu/wp-content/uploads/sites/2413/2014/05/Exploring-Evidence-RMC_Bowser_rep_2010.pdf

Bradford, H., DePalma, K., Mole, K. & Olsen, S. (2020). *Weight stigma and fatphobia in healthcare. Are we practicing evidence based care? ACNM 65th Annual Meeting & Exhibition.*

Breedlove (Hrsg.). (2018). *Nobody Told Me About That: The First Six Weeks.*

Cook, K. & Loomis, C. (2012). The impact of choice and control on women's childbirth experiences. *The Journal of Perinatal Education, 21*(3), 158–168. https://doi.org/10.1891/1058-1243.21.3.158

Dikmen-Yildiz, P., Ayers, S. & Phillips, L. (2018). Longitudinal trajectories of post-traumatic stress disorder (PTSD) after birth and associated risk factors. *Journal of Affective Disorders, 229*, 377–385. https://doi.org/10.1016/j.jad.2017.12.074

Gerber, M.R. (2019). Trauma-informed maternity care. In M. Gerber (Hrsg.), *Trauma-Informed Healthcare Approaches*. Springer. https://doi.org/10.1007/978-3-030-04342-1_8

Geronimus, A.T., Hicken, M., Keene, D. & Bound, J. (2006, Mai). „Weathering" and age patterns of allostatic load scores among blacks and whites in the United States. *American Journal of Public Health, 96*(5), 826–833. https://doi.org/10.2105/AJPH.2004.060749

Greenwood, B.N., Hardeman, R.R., Huang, L. & Sojourner, A. (2020). Physician-patient racial concordance and disparities in birthing mortality for newborns. *Proceedings of the National Academy of Sciences of the United States of America, 117*(35), 21194–21200. https://doi.org/10.1073/pnas.1913405117

Hall, S., White, A., Ballas, J., Saxton, S.N., Dempsey, A. & Saxer, K. (2021). Education in trauma-informed care in maternity settings can promote mental health during the COVID-19 pandemic. *Journal of Obstetric, Gynecologic, and Neonatal Nursing, 50*(3), 340–351. https://doi.org/10.1016/j.jogn.2020.12.005

Hollander, M.H., van Hastenberg, E., van Dillen, J., van Pampus, M.G., de Miranda, E. & Stramrood, C. (2017). Preventing traumatic childbirth experiences: 2192 women's perceptions and views. *Archives of Women's Mental Health, 20*(4), 515–523. https://doi.org/10.1007/s00737-017-0729-6

Iyadurai, L., Visser, R.M., Lau-Zhu, A., Porcheret, K., Horsch, A., Holmes, E.A. & James, E.L. (2019). Intrusive memories of trauma: A target for research bridging cognitive science and its clinical application. *Clinical Psychology Review, 69*, 67–82. https://doi.org/10.1016/j.cpr.2018.08.005

James, S. (2015). Women's experiences of symptoms of post-traumatic stress disorder after traumatic childbirth: A review and critical appraisal. *Archives of Women's Mental Health, 18*(6), 761–771. https://doi.org/10.1007/s00737-015-0560-x

Johnson, J., Clifton, R.G., Roberts, J.M., Myatt, L., Hauth, J.C., Spong, C.Y., Varner, M.W., Wapner, R.J., Thorp, J.M., Jr., Mercer, B.M., Peaceman, A.M., Ramin, S.M., Samuels, P., Sciscione, A., Harper, M., Tolosa, J.E., Saade, G. & Sorokin, Y. (2013). Pregnancy outcomes with weight gain above or below the 2009 Institute of Medicine guidelines. *Obstetrics & Gynecology, 121*(5), 969–975.

Kendall-Tackett, K. (2005). Trauma associated with perinatal events: Birth experience, prematurity, and childbearing loss. In K. Kendall-Tackett (Hrsg.), *Women, Stress, and Trauma* (S. 53–75). Brunner-Routledge.

McLemore, M.R., Altman, M.R., Cooper, N., Williams, S., Rand, L. & Franck, L. (2018). Health care experiences of pregnant, birthing and postnatal women of color at risk for preterm birth. *Social science & medicine, 201*, 127–135. https://doi.org/10.1016/j.socscimed.2018.02.013

Mosley, E. & Lanning, R. (2020). Evidence and guidelines for trauma-informed doula care. *Midwifery, 83*, 102643. https://doi.org/10.1016/j.midw.2020.102643

Patterson, K., Grenny, J., McMillan, R. & Switzler, A. (2002). *Crucial Conversations*. McGraw-Hill Contemporary.

Petersen, E., Davis, N., Goodman, D., Cox, S., Syverson, C., Seed, K. & Barfield, W. (2019). Racial/ethnic disparities in pregnancy-related deaths—United States, 2007–2016. *Morbidity and Mortality Weekly Report, 68*(35), 762–765. https://doi.org/10.15585/mmwr.mm6835a3

Poote, A. & McKenzie-McHarg, K. (2015). The experience of post-traumatic stress disorder following childbirth. *Journal of Health Visiting, 3*(2), 92–98. https://doi.org/10.12968/johv.2015.3.2.92

Price, A. (2016) *Original Lecture: Respectful Maternity Care of the Obese Intrapartum Patient* [Online-Vortrag]. Gold Learning. https://www.goldlearning.com/lecture/1032

Raja, S., Hasnain, S., Masnain, M., Hoersch, M., Grove-Yin, S. & Rajagopalan, C. (2015). Trauma informed care in medicine: Current knowledge and future research directions. *Family and Community Health, 38*(3), 216–226. https://doi.org/10.1097/FCH.0000000000000071

Rönnedal, D. (2014). The golden rule and the platinum rule. *The Journal of Value Inquiry, 49*(1–2).

Sadler, M., Santos, M.J.D.S., Ruiz-Berdún, D., Gonzalo, L.R., Skoko, E., Gillen, P. & Clausen, J.A. (2016). Moving beyond disrespect and abuse: Addressing the structural dimensions of obstetric violence. *Reproductive Health Matters, 24*(47), 47–55. https://doi.org/10.1016/j.rhm.2016.04.002

Scott, K.A., Britton, L. & McLemore, M.R. (2019). The Ethics of Perinatal Care for Black Women. *The Journal of Perinatal & Neonatal Nursing, 33*(2), 108–115. https://doi.org/10.1097/JPN.0000000000000394

Seng, J.S., Sperlich, M. & Low, L.K. (2008). Mental health, demographic, and risk behavior profiles of pregnant survivors of childhood and adult abuse. *Journal of Midwifery & Women's Health, 53*(6), 511–521. https://doi.org/10.1016/j.jmwh.2008.04.013

Seng, J.S., Sperlich, M., Low, L.K., Ronis, D.L., Muzik, M. & Liberzon, I. (2013, Jan-Feb). Childhood abuse history, posttraumatic stress disorder, postpartum mental health, and bonding: A prospective cohort study. *Journal of Midwifery & Women's Health, 58*(1), 57–68. https://doi.org/10.1111/j.1542-2011.2012.00237.x

Seng, J. & Taylor, J. (2015). *Trauma Informed Care in the Perinatal Period: Protecting Children and Young People*. Dunedin Academic Press.

Simkin, P. & Klaus, P. (2004). *When Survivors Give Birth: Understanding and Healing the Effects of Early Sexual Abuse on Childbearing Women*. Classic Day Publishing.

Sperlich, M., Seng, J.S., Li, Y., Taylor, J. & Bradbury-Jones, C. (2017). Integrating trauma-informed care into maternity care practice: Conceptual and practical issues. *Journal of Midwifery & Women's Health, 62*(6), 661–672. https://doi.org/10.1111/jmwh.12674

Traister, T. (2024). *Pflege von LGBTQ+-Personen. Wie man eine diversitätssensible und inklusive pflegerische Versorgung ermöglicht*. Hogrefe. https://doi.org/10.1024/86329-000

Tschan, W. & Wanner, J. (2026). *Trauma-Survivorship. Wie können Gesundheitsfachpersonen Menschen helfen, schlimme Erlebnisse hinter sich zu lassen?* Hogrefe.

U.S. Department of Health and Human Services, National Institutes of Health, National Institute of Mental Health. (2019). *Traumatic Events and Post-Traumatic stress disorder (PTSD)*. https://www.nimh.nih.gov/health/topics/post-traumatic-stress-disorder-ptsd

U.S. National Institute of Mental Health. (o. D.). *Post traumatic stress disorder (PTSD)* (Publikationsnummer 08 6388).

Weinstein, A. (2019, 31. Mai). Trauma-informed care needed to address obstetric violence. *Psychology Today*. https://www.psychologytoday.com/us/blog/the-beginning/201903/trauma-informed-care-needed-address-obstetric-violence

White, A.A. (2014). Responding to prenatal disclosure of past sexual abuse. *Obstetrics & Gynecology, 123*(6), 1344–1347. https://doi.org/10.1097/AOG.0000000000000266

World Health Organization. (2016). *FAQ on health and sexual diversity*. https://iris.who.int/bitstream/handle/10665/255340/WHO-FWC-GER-16.2-eng.pdf?sequence=1

World Health Organization. (2019). *Trends in maternal mortality 2000 to 2017: estimates by WHO, UNICEF, UNFPA, World Bank Group and the United Nations Population Division*. https://iris.who.int/handle/10665/327596

3 Normale Geburt und Dystokie – allgemeine Überlegungen

Lisa Hanson, Venus Standard und Penny Simkin

Dieses Kapitel erklärt den Unterschied zwischen einem normalen Geburtsfortschritt und Dystokie. Aufgezeigt werden Maßnahmen, die eine Dystokie verhindern können unter Berücksichtigung der Minimierung von mütterlichem emotionalem Stress. Thematisiert werden zudem physiologische Maßnahmen für die Aufrechterhaltung des Geburtsfortschritts sowie der Einfluss von Hormonen.

3.1 Was versteht man unter einer „normalen Geburt"?

Normale Geburten können mehr oder weniger lange dauern und mehr oder weniger schmerzhaft sein. Eine normale Geburt kann in einer Klinik, einem Geburtshaus oder zu Hause stattfinden.

Zahlreiche Berufsorganisationen und Arbeitsgruppen geburtshilflich tätiger Fachleute (Hebammen, ärztliche Geburtshelfer*innen, Hausärzt*innen) in Nordamerika und Europa haben definiert, was eine normale Geburt ist (American College of Nurse-Midwives [ACNM] et al., 2012; Australian College of Midwives, 2008; Gould, 2000; Royal College of Midwives, 2008; Society of Obstetricians & Gynecologists of Canada et al., 2008). In der **Tabelle 3-1** sind diese Definitionen zusammengefasst.

Die Kriterien der WHO für eine normale Geburt sind seit dem Jahr 1997, als sie erstmals publiziert wurden, unverändert. Das Problem dabei: Normalität wird erst im Rückblick definiert, wenn die Geburt bereits vorbei ist. Diese Unsicherheit kann dazu führen, dass alle Geburten wie Risikogeburten behandelt werden, bis im Nachhinein das Gegenteil bewiesen ist. Die WHO schätzt, dass „zwischen 70 und 80 Prozent aller Schwangeren am Beginn der Geburt nur geringe Risiken aufweisen" (WHO, 1997). Sie stellt ferner fest: „Bei einer normalen Geburt muss es einen triftigen Grund geben, in diesen normalen Prozess einzugreifen" (WHO, 1997). Dennoch muss das Assessment von Risikofaktoren während der gesamten Schwangerschaft sowie unter der Geburt kontinuierlich weitergehen: „In jedem Moment können erste Anzeichen von Komplikationen auftreten und die Entscheidung nahelegen, die Frau einem höheren Versorgungslevel zuzuführen" (WHO, 1997). Deshalb wird empfohlen, Normalität durch fortlaufendes aufmerksames Assessment zu unterstützen, um unnötige Interventionen zu verhindern und normale Wehen und eine normale Geburt zu ermöglichen. Im Jahr 2017 hat das *Royal College of Midwives* die Kampagne für eine normale Geburt beendet und durch die Initiative für eine evidenzbasierte „bessere Geburt" ersetzt.

Tabelle 3-1: Definitionen einer normalen Geburt und des Copingvermögens der Frau

Definierende Organisation oder Person	Definition	Anmerkung
Weltgesundheitsorganisation (WHO), 1997	„Spontaner Wehenbeginn, geringes Risiko bei Beginn und bis zum Ende der Geburt. Spontangeburt des Kindes in Scheitellage zwischen der vollendeten 37. und 42. SSW. Guter Allgemeinzustand von Mutter und Kind nach der Geburt."	Diese **retrospektive Definition** einer normalen Geburt beruht auf gesunden Outcomes. Eine normale Geburt kann nur im Rückblick diagnostiziert werden.
Society of Obstetricians and Gynecologists of Canada (SOGC); Association of Women's Health, Obstetric and Neonatal Nursing of Canada (AWHONN); Canadian Association of Midwives (CAM), College oder Family Physicians of Canada (CFPC); Society of Rural Physicians of Canada (SRPC), 2008	Wie die WHO, s. o. mit dem Zusatz: **„Zu einer normalen Geburt gehört** die Gelegenheit, dem Kind in den ersten Stunden nach der Geburt Hautkontakt zu bieten und es zu stillen. **Eine normale Geburt schließt die Möglichkeit von Komplikationen nicht aus**, etwa eine postpartale Blutung, Dammverletzung und Dammnaht sowie die Verlegung des Kindes auf die Neugeborenen-Intensivstation. **Zu einer normalen Geburt können auch evidenzbasierte Interventionen gehören**, wenn es die Umstände erfordern, um den Geburtsfortschritt und eine normale vaginale Entbindung zu ermöglichen, z. B.: • Wehenverstärkung und Amniotomie, sofern diese nicht Teil der medizinischen Weheneinleitung sind • nicht-medikamentöse und medikamentöse Schmerzlinderung (Lachgas, Opiate und/oder PDA) • Management der 3. Geburtsphase (aktive Geburtsphase, Austreibungsperiode) • intermittierende fetale Auskultation **Zu einer normalen Geburt gehört keine/kein:** • elektive Weheninduktion vor der 41. SSW + 0 Wochen • spinale Analgesie, Vollnarkose • instrumentelle Entbindung • Kaiserschnitt • Routinedammschnitt (Episiotomie) • kontinuierliche fetale Überwachung bei einer risikoarmen Geburt • fetale Einstellungs-/Haltungsanomalie	Dies ist eine **prospektive prozessbasierte Definition einer normalen Geburt.** Sie ermöglicht es, trotz eines schlechten Outcomes eine normale Geburt zu haben. Die Gruppe befürwortet: • einen spontanen Wehenbeginn • durchgehende Bewegungsfreiheit • kontinuierliche Unterstützung bei den Wehen • keine Routinemaßnahmen • spontanes Pressen in der von der Frau gewünschten Position • fetale Überwachung durch Auskultation • gute Information der Gebärenden • Aufklärung der geburtspädagogisch und geburtshilflich tätigen Fachkräfte über normale Geburten

Definierende Organisation oder Person	Definition	Anmerkung
UK Maternity Care Working Party (MCWP), 2007, mit dem Royal College of Midwives (RCM), Royal College of Obstetricians and Gynecologists (RCOG), National Childbirth Trust (NCT) (Nursing Times News Desk, 2019) Australian College of Midwives, 2008, National midwifery guidelines for consultation and referral	**Zur Gruppe „normalgebärender“ Frauen gehören:** Frauen, deren Wehen spontan einsetzen und spontan ohne Medikamente fortschreiten und die spontan gebären **UND** Frauen mit einer der folgenden Maßnahmen, sofern sie nicht die Ausschlusskriterien erfüllen (s. u.) • Wehenverstärkung und Amniotomie, sofern sie nicht Teil der medizinischen Weheneinleitung sind • Lachgas/Sauerstoff • elektronisches fetales Monitoring • Management der 3. (aktiven) Geburtsphase • pränatale, intrapartale oder postnatale Komplikationen (postpartale Blutung, Dammriss, Versorgung der Dammverletzung, Verlegung der Frau auf die Intensivstation oder des Kindes auf die Neugeborenen-Intensivstation **Die Gruppe „normalgebärender“ Frauen schließt aus:** Schwangere mit einer oder mehreren der folgenden Maßnahmen: • Weheninduktion (mit Prostaglandinen, Oxytocinen oder durch Amniotomie) • Epidural- oder Spinalanästhesie, Vollnarkose • Zangen- oder Saugglockenentbindung • Kaiserschnitt oder Episiotomie *„Manche Mitglieder der MCWP wünschen sich eine engere Definition des Information Centre, eine Definition, die künftig auch Maßnahmen ausschließt wie Wehenverstärkung, Amniotomie und das Management der 3. Geburtsphase. Das setzt allerdings die routinemäßige Sammlung der Daten für statistische Zwecke voraus. Andererseits könnte eine engere Definition dazu führen, dass sich für die ‚physiologische‘ oder ‚natürliche‘ Geburt eine eigene Definition etabliert.“*	Wie die obengenannte Definition der SOCG ist auch dies eine **prospektive prozessbasierte Definition**, nur dass sie in die Definition von Normalität die PDA aus- und das fetale CTG-Monitoring einschließt.

Tabelle 3-1: Fortsetzung

Definierende Organisation oder Person	Definition	Anmerkung
American College of Nurse-Midwives, Midwives Alliance of North America, National Association of Certified Professional Midwives (NACPM), 2012	„Eine normale physiologische Geburt ist eine, die von den angeborenen Kräften der schwangeren Frau und des Fetus angetrieben wird.“ „Eine normale physiologische Geburt“ • ist gekennzeichnet durch spontanen Beginn und spontanes Fortschreiten der Wehen • setzt eine biologische und psychologische Verfassung voraus, die effektive Wehen fördert • endet mit einer vaginalen Geburt des Kindes und der Plazenta • ermöglicht die optimale Anpassung des Neugeborenen durch Hautkontakt und das postpartale Zusammenbleiben von Mutter und Kind • unterstützt das frühzeitige Stillen Das Dokument nennt Faktoren, die eine normale physiologische Geburt beeinflussen, nämlich: • für die Frau, die soeben Mutter geworden ist – gute Gesundheit, Autonomie, Wissen, Vertrauen in den Wert der normalen physiologischen Geburt, Partizipative Entscheidungsfindung, Zugang zu dieser Art der Betreuung • für die klinische Fachkraft – gute Ausbildung, Kompetenz, ausgeprägte Fertigkeiten, Vertrauen in die normale physiologische Geburt, Unterstützung der gebärenden Frau bei der Schmerzbewältigung, Stärkung ihrer Zuversicht und Linderung ihrer Angst, Partizipative Entscheidungsfindung und Einsatz für ein Geburtssetting und eine Geburtsumgebung, in der alle für eine erfolgreiche physiologische Geburt erforderlichen Elemente vorhanden sind	Diese Definition einer normalen Geburt schließt präskriptive physiologische Pflegepraktiken und normale gesunde Outcomes ein.

Definierende Organisation oder Person	Definition	Anmerkung
Debbie Gould, 2000, britische Hebamme	WHO-Definition, plus: • Wehen und Geburt bedeuteten für die Mutter harte körperliche Arbeit • dazu gehören die Bewegung der Mutter (für das eigene Wohlbefinden und den Geburtsfortschritt und • die Bewegung des Kindes durch den Geburtskanal • „Bewegung und die Vorstellung von harter Arbeit sind eng mit dem Verständnis von Hebammen von einer normalen Geburt verknüpft.“ (ref. 6, p. 424) PLUS psycho-soziale Outcomes: • eine gesunde Mutter und ein gesundes Kind, die beide bereit sind, sich an ihre neuen Rollen anzupassen • Stärkung (Empowerment) der Frau • Erfolgsgefühl der Frau, das von ihren produktiven Anstrengungen und ihrer AKTIV lenkenden (statt passiven) Rolle bei der Geburt herrührt	Diese **ganzheitliche Definition** enthält auch Verweise auf die körperliche Anstrengung der gebärenden Frau und des Kindes und betont die Rollen beider Seiten für den Geburtsfortschritt und die postpartale Anpassung. Dieser Definition zufolge gehört zu einer normalen Geburt auch, dass die Frau psychisch gestärkt daraus hervorgeht (WHO, 1997).

3.2 Was versteht man unter einer „Dystokie"?

Das Wort „Dystokie" ist der Sammelbegriff für schwierige Geburten und bezieht sich auf eine protrahierte oder stagnierende Erweiterung des Muttermundes in der aktiven Wehenphase oder das protrahierte oder ausbleibende Tiefertreten des Kindes in der Austreibungsperiode. Das Phänomen hat viele andere Namen, wie „dysfunktionale Wehentätigkeit", „Wehenschwäche", „persistierende Einstellungsanomalie", „Kopf-Becken-Missverhältnis", „Geburtsstillstand", „protrahierter Geburtsverlauf". Diagnose und Management einer Dystokie variieren und sind stark von den Überzeugungen und der inneren Einstellung der geburtshilflichen Betreuungsperson abhängig.

3.2.1 Normalen Geburtsfortschritt und fördernde Maßnahmen

Wenngleich keine der in **Tabelle 3-1** genannten Definitionen die Rate des Geburtsfortschritts spezifiziert, ist für viele Autor*innen ein angemessener Geburtsfortschritt das charakteristische Merkmal von Normalität und zusammen mit dem Wohlbefinden der gebärenden Frau und des Kindes ein zentraler Fokus intrapartaler Betreuung. Es folgt ein Blick in die Geschichte der wissenschaftlichen Erkenntnisse über den Geburtsfortschritt, um aufzuzeigen, welche Evidenzen zu grundlegenden Veränderungen geführt haben. Emanuel A. Friedmans graphische Darstellungen und Analysen des Geburtsfortschritts, die er Mitte der 1950er bis in die 1970er Jahre veröffentlichte, haben die Geburtshilfe in den USA und anderswo jahrzehntelang stark beeinflusst. Seiner Definition zufolge handelt es sich um eine Dystokie, wenn bei Erstgebärenden die Erweiterung des Muttermundes unter 1,2 cm/h liegt und bei Mehrgebärenden unter 1,5 cm/h in der aktiven Geburtsphase, die er als Erweiterung von 3–10 cm definierte (Friedman, 1978). Gebärende wurden immer wieder vaginal untersucht, um Veränderungen der Zervix festzustellen, die man alle zwei Stunden erwartete. Diese Definition gilt inzwischen als veraltet. Zur Dauer normaler Geburten wurde jahrzehntelang geforscht. Aktuellen wissenschaftlichen Studien zufolge dauern Geburten länger als von Friedman beschrieben (WHO, 2018). Klar ist ferner, dass das starre Festhalten an willkürlichen Grenzen für eine risikoarme Geburt zu steigenden Kaiserschnittraten beiträgt.

Die WHO hat im Jahr 2018 das Dokument *Intrapartum Care für Positive Birth Experience* publiziert (WHO, 2018). Es enthält eine umfangreiche Zusammenfassung der Evidenzen zu Geburtsdauer und geburtshilflichen Praktiken. Die folgenden Aussagen bündeln die entsprechenden wissenschaftlichen Nachweise und nennen zudem Betreuungsmaßnahmen, die für Frauen mit geringem Risiko empfohlen und nicht empfohlen werden:

- **Latenzphase**
  - keine Standarddauer festgelegt
  - Dauer stark unterschiedlich
  - Interventionen zur Beschleunigung der Dilatation werden in dieser Phase erst bei einer gesicherten Zervixerweiterung von 5 cm empfohlen.
- **Aktive Geburtsphase**
  - beginnt bei einer Dilatation von 5–6 cm (*Hinweis: ACOG/SMFAM geben 6 cm an)
  - dauert bei Erstgebärenden in der Regel nicht länger als 12 Stunden, bei Mehrgebärenden 10 Stunden
  - Die Schwelle der Zervixdilatation von 1 cm/h ist unrealistisch und ungenau und lässt nicht auf ungünstige Ergebnisse schließen; es wird nicht empfohlen, diese Schwelle als Indikation für eine Maßnahme oder zur Vorhersage ungünstiger Ergebnisse zu betrachten.
  - Folgende Routinemaßnahmen werden nicht empfohlen:
  - Pelvimetrie (Beckenmessung) bei der Aufnahme in die Klinik

- fetales Monitoring (Kardiotokographie, CTG) bei der Aufnahme
- Rasur des Venushügels
- Vaginalspülung mit Chlorhexidin
- Strategien zur Prävention einer verlängerten aktiven Geburtsphase bei Gebärenden mit geringem Risiko (**nicht** empfohlen):
  - Einläufe
  - intravenöse Flüssigkeitsgabe
  - aktives Management (Maßnahmenpaket)
  - Amniotomie allein
  - frühzeitige Amniotomie mit Oxytocin
- Folgende Routinemaßnahmen bei Gebärenden mit geringem Risiko werden empfohlen:
  - Assessment des fetalen Wohlbefindens mit einem Dopplerstethoskop oder Pinard-Hörrohr (Holzhörrohr), intermittierend während des gesamten Geburtsverlaufs
  - orale Nahrungs- und Flüssigkeitsaufnahme
  - die Frau ermutigen, sich zu bewegen und aufrechte Haltungen einzunehmen
  - digitale vaginale Untersuchung in 4-stündigem Abstand
  - Schmerzlinderung auf Nachfrage, den Wünschen der Gebärenden entsprechend
  - Entspannungstechniken (z.B. Atemtechniken, Achtsamkeitsübungen etc.)
  - manuelle Techniken (z.B. Massagen, Wärmeanwendungen)
  - Opioide i.v. (parenteral)
  - Periduralanästhesie

- **Zweite Geburtsphase (Austreibungsperiode)**
  - Dauer variabel
  - Folgende Strategien werden empfohlen:
    - aufrechte Körperhaltungen und von der Frau bevorzugte Haltungen mit und ohne PDA
    - Unterstützung spontaner Presswehen
    - Hinauszögern des Pressens mit einer PDA für 1 bis 2 Stunden (sofern das fetale Assessment und fetale Monitoring dies erlauben)
  - Dammschutztechniken nach den Wünschen der Frau
    - Damm-Massage
    - warme Kompressen
    - „hands on“ beim Dammschutz
  - Folgende Interventionen werden **nicht** empfohlen:
    - Episiotomie als Routinemaßnahme
    - Fundusdruck
    - orales und naso-pharyngeales Absaugen des Neugeborenen als Routinemaßnahme
- **Dritte Geburtsphase (Nachgeburtsperiode)**
  - Folgende Strategien werden empfohlen:
    - verzögertes Abnabeln (erst nach mindestens einer Minute, länger als klinisch erforderlich)
  - Uterotonika zur Vorbeugung von postpartalen Blutungen werden bei allen Geburten empfohlen
    - Oxytocin wird zur Prävention postpartaler Blutungen bei allen Geburten empfohlen.
    - falls kein Oxytocin verfügbar, Gabe eines anderen Uterotonikums
  - Steht erfahrenes geburtshilfliches Personal zur Verfügung: kontrollierter Zug an der Nabelschnur (kann den Blutverlust etwas reduzieren und die Dauer dieser Geburtsphase verkürzen)
  - Folgende Interventionen werden **nicht** empfohlen:
    - fortgesetzte Uterusmassage zur Blutungsprävention bei Frauen, die prophylaktisch Oxytocin erhalten haben
- **Vierte Geburtsphase (Versorgung von Mutter und Kind)**
  - gesundes Neugeborenes: unmittelbar nach der Entbindung einstündiger Hautkontakt mit der Mutter
  - unmittelbar nach der Entbindung stillen, wenn klinisch stabil
  - Vitamin-K-Gabe nach der Entbindung

- Neugeborenes erst nach 24 Stunden, frühestens nach 6 Stunden baden
- Mutter und Kind möglichst nicht trennen
- Assessment des Uterustonus zur Früherkennung einer Uterusatonie
- in den ersten 24 Stunden regelmäßiges Assessment auf vaginale Blutung, Fundusstand und Vitalzeichen
- Frauen, die in der Klinik oder einem Geburtshaus entbunden haben, sollen in den ersten 24 Stunden danach stationär versorgt werden.
- Folgende Interventionen werden **nicht empfohlen:**
  - Antibiotikagabe als Routinemaßnahme bei einer unkomplizierten normalen Geburt oder Episiotomie

Dieses Kapitel des Handbuchs soll geburtshilfliche Fachkräfte bei der praktischen Anwendung wissenschaftlicher Erkenntnisse unterstützen und aufzeigen, wie sie mit verschiedenen Strategien den Geburtsfortschritt und das Coping der Frau fördern können.

3.3 Was fördert, verzögert oder stoppt den Geburtsfortschritt?

Die meisten Dystokien werden von einem der in **Tabelle 3-2** genannten Faktoren oder einer Kombination dieser Faktoren ausgelöst. Manche Auslöser verschwinden, wenn sich das Geburtsmanagement verändert. Andere lassen sich korrigieren, wenn sie richtig diagnostiziert und der Diagnose entsprechend behandelt werden. Wieder andere korrigieren sich im Laufe der Zeit, mit Geduld und durch Versuch-und-Irrtum von selbst. Und schließlich gibt es Faktoren, die auf keine Behandlung ansprechen und geburtshilfliche Interventionen erfordern.

Geburtsfortschritt und Dystokieprävention sind vom harmonischen Zusammenspiel mehrerer psycho-emotionaler, zwischenmenschlicher, physischer und psychischer Faktoren abhängig. Fühlt sich die Frau sicher und geborgen, respektiert und von kompetenten Fachkräften gut betreut, wenn sie aktiv, mobil und in aufrechter Körperhaltung bleiben darf und ihre Schmerzen angemessen und sicher behandelt werden, wirkt sich das auf den Geburtsfortschritt positiv aus. Ihr Wohlbefinden wird verstärkt, wenn sie von einem liebevollen, achtsamen Partner/einer liebevollen, achtsamen Partnerin, einer fürsorglichen nahestehenden Person, von kompetenten, zuversichtlichen, mitfühlenden professionellen Betreuungskräften und einer Doula begleitet wird und wenn die Geburt an einem ruhigen, angenehmen und gut ausgestatteten Ort erfolgt. Sind diese Bedingungen nicht erfüllt, fühlen sich Gebärende womöglich beschämt, verlegen, gehemmt, einsam, kritisiert, gefährdet, eingeschränkt, missachtet, ignoriert oder vernachlässigt (Hodnett, 2002). Solche Empfindungen können psychobiologische Reaktionen auslösen, die einen angemessenen Geburtsfortschritt behindern.

Tabelle 3-2: Dystokien – Ursachen und Risikofaktoren

Ursache	Beschreibung	Kommentare
Beschaffenheit der Zervix	posteriore unreife Zervix bei Geburtsbeginn, vernarbter, fibröser Muttermund oder „rigide Zervix" oder verdicktes unteres Uterussegment	Eine unreife Zervix kann die Latenzphase verlängern, Operationsnarben, Schäden durch Krankheit oder abnorme strukturelle Veränderungen können den zervikalen Widerstand verstärken.
Emotionale Stressoren	Distress, Angst, Erschöpfung, starke Schmerzen	Eine erhöhte Katecholaminproduktion kann mit den Oxytocinwirkungen konkurrieren und die Wehentätigkeit hemmen.
Fetale Merkmale	Einstellungs- oder Haltungsanomalie, Asynklitismus, großer oder deflektierter Kopf, kein Eintritt ins Becken	Ein Hängebauch, Größe und Form des Beckens oder des kindlichen Kopfes können das Kind für eine ungünstige Einstellung oder Lage prädisponieren.
Iatrogene Faktoren	fehldiagnostizierter Geburtsbeginn, fehldiagnostizierte aktive Geburtsphase oder „protrahierte" Wehen, elektive Weheninduktion, nicht gerechtfertigte Oxytocingabe, Bewegungseinschränkung der Mutter, Medikamente, Dehydratation, Störung von außen	Fehldiagnosen, unnötige Interventionen oder Restriktionen können den Geburtsfortschritt hemmen oder stören.
Beckenform	Fehlbildung des Beckens, z.B. ein flacher oder enger Schambeinbogen, Krankheiten in der Kindheit, z.B. Rachitis	Bewegung, aufrechtes Hocken, vorübergebeugte Körperhaltung und asymmetrische Positionen erweitern das Becken.
Uterine Faktoren	Wehenschwäche (unwirksame oder unzureichende Wehen), Hypertonus des Uterus	Diese Faktoren können die sekundären Folgen von Angst, fehlender Nahrungsaufnahme, Dehydratation, Rückenlage, Kopf-Becken-Missverhältnis, Laktatazidose im Myometrium und struktureller Fehlbildungen sein.
Merkmale des Bindegewebes (uterine, zervikale, pelvische und spinale Ligamente und Faszien) (Myers, 2014; Tully & Holt, 2016). S. Kasten 3-1 u. (Spinning Babies®)	Unausgewogenheit von Tonus oder Spannung aufgrund der gewohnten Körperhaltung oder einer Verletzung, können die Flexibilität und Symmetrie der Beckenstrukturen, die Uterusaktivität und fetale Lage beeinträchtigen.	Können die Mobilität von Wirbelsäule und Beckengelenken reduzieren, Verschiebungen oder ungleichmäßigen Druck auf den Uterus verursachen und optimale fetale Lagen verhindern.

Kasten 3-1: Spinning Babies® – ein Ansatz zur Prävention und Auflösung einer Dystokie

Spinning Babies® betrachtet Geburtsvorbereitung und Geburtsvorgang aus der Sicht der kindlichen Rotation, daher das Wort *spinning*, d.h. drehen. Grundlage dieses Ansatzes ist das Wissen um die Einflüsse von Bindegewebe (Muskeln, Ligamente/Bänder), Beckenmobilität, von kindlicher Rotation und dem Tiefertreten des Köpfchens. Spinning Babies® entlehnt den Begriff „Tensegrity" (Verbindung von *tense* und *integrity*) aus der Architektur, um das Zusammenspiel der Kräfte von Bindegewebe und knöchernem Becken aufzuzeigen (Myers, 2014; Tully & Holt, 2016) und zu erklären, wie dieses Zusammenspiel den Geburtsvorgang unterstützt.

Die drei Prinzipien von Spinning Babies® **Balance, Schwerkraft, Bewegung** erleichtern die Geburt indem zuerst die Balance wieder hergestellt wird, und zwar vor oder zeitgleich mit den weit verbreiteten Techniken, die sich zur Förderung des Geburtsfortschritts Schwerkraft und Bewegung zunutze machen. Ein Beispiel: Obwohl die Frau zum Aufstehen und Herumgehen ermuntert wird, schreitet die Geburt oft nicht wie gewünscht voran. Gut möglich, dass ein Teil des Bindegewebes – Muskulatur, Ligamente, Bindegewebe – zu angespannt, zu locker oder verschoben ist. Dieses Problem kann Resistenz und Schmerzen verursachen, ja selbst die Beckendurchmesser reduzieren. Ziel von Spinning Babies® ist es, dieses Problem zu beheben.

Spinning Babies® empfiehlt, bereits in der Schwangerschaft aktiv zu werden und bestimmte Übungen zu machen, um Muskeln, Ligamente und Bindegewebe zu lockern und die Flexibilität des Beckens zu erhöhen. Als für den Geburtsfortschritt entscheidend konzentriert sich die geburtshilfliche Betreuung heutzutage auf die Muttermundseröffnung sowie die Größe von Baby und Becken. Spinning Babies® dagegen konzentriert sich auf die Position des Beckens und die Lage des Kindes, um so Lösungen für eine Dystokie oder Wege des Schmerzmanagements zu finden.

Die spezifischen, den Geburtsfortschritt fördernden Techniken orientieren sich an der Ebene (hoch, mittel, tief) des mütterlichen Beckens, auf der das Baby feststeckt. Dieses Vorgehen hat neben dem möglichen mechanischen Nutzen den Vorteil, dass es die gebärende Frau, deren Baby ungünstig liegt, stärkt und ermutigt, statt Ängste zu schüren.

Mit richtigen Fragen zu richtigen Lösungen:

Übliche Fragen	**Spinning Babies®-Fragen**
Wie weit ist der Muttermund geöffnet?	Wo befindet sich das Baby im Becken?
Ist das Baby zu groß?	Kann eine Flexion und/oder Rotation des Köpfchens für mehr Raum sorgen?
Ist das Becken zu eng?	Können wir den Beckenraum erweitern, indem wir die Flexibilität der Beckengelenke erhöhen? Lässt sich das Kreuzbein mobilisieren?
Können wir Interventionen vermeiden, mehr Zeit geben?	Ist das Wehenmuster tatsächlich ein indem wir Geburtshindernis oder lässt sich das Problem mit Hilfe von Balance, Schwerkraft und Bewegung lösen?

3.4 Prostaglandine und hormonelle Einflüsse auf Gefühle und Geburtsfortschritt

Die wehenauslösenden und wehenverstärkenden neurobiologischen Prozesse werden als hormonelle Geburtsphysiologie bezeichnet. Dabei kommt es zu komplexen Interaktionen mehrerer Hormonsystemen: Oxytocin, Beta-Endorphine und Stresshormone wie Epinephrin und Nor-Epinephrin. Diese Prozesse haben sich über Jahrmillionen hinweg entwickelt, um die Geburtsergebnisse zu optimieren, und sind auch Säugetieren eigen (Buckley, 2015; Olza et al., 2020).

Neben den in **Tabelle 3-2** aufgelisteten Faktoren wird der Geburtsvorgang vom komplexen Zusammenspiel verschiedener Hormone beeinflusst. In **Tabelle 3-3** werden die wichtigsten Hormone beschrieben, die bei Schwangerschaft, Wehen, Geburt und postpartum eine physiologische Rolle spielen, wobei die Beschreibungen auf einer Synthese der Arbeiten mehrerer prominenter Expert*innen beruhen (Moberg, 2013, 2014, 2019; Johnson, 2018). Jedes dieser Hormone hat bestimmte Funktionen, die die Wirkungen anderer ermöglichen oder hemmen. Das Gleichgewicht der Hormone ist es, das bestimmt, wie sich die Hormone letztlich auf den Geburtsfortschritt, die psychische Gesundheit der Frau nach der Entbindung, auf die Mutter-Kind-Interaktion und die Anbahnung des Stillens auswirken.

3.5 Störungen der hormonellen Geburtsphysiologie

Bei einem prolongierten Geburtsverlauf muss auch das feine Zusammenspiel der Hormonsysteme den Blick genommen werden. Dazu ein Beispiel: Körpereigenes Oxytocin wird für die Uteruskontraktionen benötigt, lindert aber auch Sorgen, Ängste und Schmerzen. Wenn bestimmte Ereignisse oder Stimuli Sorgen und Ängste verursachen und Schmerzen verstärken, werden Stresshormone im Übermaß produziert. Das wiederum senkt den Oxytocinspiegel, kann den Geburtsvorgang stören und dabei die Oxytocinwirkungen abschwächen, die vor Sorgen, Ängsten und Schmerz schützen, was wiederum die Produktion von Stresshormonen antreibt und das Oxytocin vermindert. Vermutlich hemmt die Überstimulierung der Neocortex den „primitiven" Teil des Gehirns, der die für wirksame Wehen erforderliche Hormonkaskade in Gang setzt (Odent, 1999).

Störende Umgebungsfaktoren

- Lärm
- grelles Licht
- fehlende Privatsphäre
- Begegnungen mit Fremden
- schmerzhafte Prozeduren (Legen einer i.v.-Infusion, vaginale Untersuchungen)
- eingeschränkte Aktivität/Bewegungsfreiheit
- Einschränkungen der Nahrungs- und Flüssigkeitsaufnahme
- fehlende Unterstützung
- Unterhaltungen
- zu viele Fragen an die Frau
- eine hektische Umgebung (Odent, 1999).

3.5.1 Hormonreaktionen und Gender

Für Studien der hormonellen Einflüsse und Emotionen auf den Geburtsfortschritt wurden bislang nur heterosexuelle Frauen untersucht. Um die Forschungsergebnisse möglichst eindeutig darzustellen, haben wir in der folgenden Tabelle und in diesem Abschnitt *nicht gendersensibel* formuliert. Leider fehlt es an wissenschaftlichen Untersuchungen der hormonellen Einflüsse bei gebärenden Transpersonen und non-binären Personen, die zum besseren Verständnis hormoneller Reaktionen dringend gebraucht würden.

Tabelle 3-3: Die wichtigsten Hormone für Schwangerschaft, Wehen, Geburt und die postpartale Zeit

Prostaglandine	**Fördern der Reifung der Zervix, machen sie weicher und elastischer (Buckley, 2015).**
Oxytocin	Gilt als „Bindungshormon", „Glückshormon" und „Liebeshormon". Es verstärkt die Wehentätigkeit und den Pressdrang, sowie den Ferguson-Reflex, den sog. „Kindsaustreibungsreflex" (Johnson, 2018). Es sorgt für das „Einschießen" der Muttermilch, steuert das mütterliche Verhalten und löst das Gefühl von Wohlbefinden und liebevoller Verbundenheit aus. Es reduziert sowohl das Schmerzempfinden als auch die Erinnerung an negative Ereignisse (Buckley, 2015) und hebt die Wirkung von Katecholaminen auf (s. u.).
Endorphine	Diese morphinähnlichen Hormone werden bei Schmerzen, Erschöpfung, Stress und Angst freigesetzt und können die damit verbundenen unangenehmen Gefühle lindern. Vor allem lösen sie bei Gebärenden in der aktiven Geburtsphase den typischen trance-ähnlichen Bewusstseinszustand aus (in sich gekehrtes, träumerisches, instinktgeleitetes Verhalten). Sie tragen zum Hochgefühl bei, das viele Frauen nach einer nicht-medikalisierten Entbindung empfinden. Haben Schmerzen und Stress endlich ein Ende, steht die Frau noch unter der euphorisierenden Wirkung der restlichen Endorphine.
Katecholamine	Diese Stresshormone – Adrenalin (Epinephrin), Nor-Adrenalin, Kortisol u. a. – werden freigesetzt, wenn eine Frau Angst hat oder wütend ist, wenn Gefahr droht oder wenn sie das Gefühl hat, sie selbst oder das Baby wären gefährdet. Sie sind die Hormone der „Kampf -oder-Flucht"-Reaktion. Ihre physiologischen Wirkungen ermöglichen es dem menschlichen Körper durchzuhalten, sich zu wehren oder einer gefährlichen Situation zu entfliehen. Hohe Katecholaminspiegel können auch die Wirkungen von Oxytocin und Endorphinen aufheben. In der Eröffnungsperiode sorgen exzessiv hohe Katecholaminspiegel im Blutkreislauf dafür, dass das Blut von Uterus, Plazenta und anderen nicht unmittelbar überlebenswichtigen Organen weg und zu Herz, Lunge, Gehirn und Skelettmuskulatur geleitet wird – zu den für Kampf-oder-Flucht wesentlichen Organen. Deshalb stockt die Blutversorgung von Uterus und Plazenta, lassen die Kontraktionen nach (Lederman et al., 1979) und nimmt die Sauerstoffversorgung des Kindes ab (Lederman et al., 1981). Zu den psychischen Auswirkungen auf die gebärende Frau gehören verspannte Muskulatur, Hypervigilanz, Furcht, hilfesuchendes Verhalten und Versuche, das Ungeborene zu schützen. Der Begriff „Kampf-oder-Flucht" beschreibt die körperlichen Reaktionen aller Säugetiere auf eine Gefahr sehr treffend, aber auch das männliche Verhalten. Neuere Analysen des Verhaltens von Frauen in Gefahrensituationen haben ergeben, dass das weibliche Verhalten besser als „tend-and-befriend"-Reaktion beschrieben wird – was bedeutet, dass Frauen ihren Nachwuchs schützen und Hilfe suchen (Taylor, 2006). An späterer Stelle dieses Kapitels wird auf das weibliche Verhalten näher eingegangen. In der Austreibungsperiode ist die Freisetzung von Katecholaminen physiologisch und trägt zur Mobilisierung von Kraft, Ausdauer und Wachheit bei, die für das Auspressen des Kindes nötig sind (Johnson, 2018).
Prolactin	Dieses „Nesting-Hormon" bereitet die Brüste während der Schwangerschaft und postpartal auf das Stillen vor, es fördert die Milchproduktion, wirkt stimmungsaufhellend und beruhigend. Es spielt offenbar auch eine Rolle beim altruistischen Verhalten der Frau, die soeben Mutter geworden ist – nämlich zu ihrer Fähigkeit, die Bedürfnisse des Babys über die eigenen zu stellen

„Fight-or-flight"- und „tend-and-befriend"-Reaktionen auf Distress und Angst unter der Geburt

Als es in den Kliniken einen Raum für die Geburtsvorbereitung und einen anderen Raum für die Entbindung gab, verbrachten Frauen die Eröffnungsperiode (Mehrgebärende) oder die Zeit bis zur kompletten Dilatation (Erstgebärende) im Kreißsaal. Dort gab es grelles Licht, zahlreiche Gerätschaften und Liegen mit Halterungen für Füße und/oder Beine. Sie wurden angewiesen, die sterilen Tücher und ihr Perineum, das soeben mit Wasser und Seife gesäubert worden war, nicht zu berühren. Nachdem man die Gebärende in den Kreißsaal gebracht, umgelagert und für die Entbindung vorbereitet hatte, kamen die Wehen oft eine Weile völlig zum Stillstand.

Die bekannte „Kampf-oder-Flucht"-Reaktion ist ein physiologischer Vorgang, der das Überleben eines gefährdeten oder verängstigten Tieres oder Menschen ermöglicht und vom Ausstoß von Katecholaminen oder Stresshormonen initiiert wird. Ausgelöst von einer realen körperlichen Gefahr, von Befürchtungen, Angst und anderen Formen von Distress kann diese Reaktion den Geburtsfortschritt aufhalten, wie es in **Abbildung 3-1** erklärt wird. Fast die ganze Eröffnungsperiode über führen extrem hohe Katecholaminspiegel dazu, dass das Blut an Uterus, Plazenta und anderen nicht unmittelbar lebenswichtigen Organen vorbeigeleitet und auf Herz, Lungen, Gehirn und Skelettmuskulatur konzentriert wird – auf die für Kampf-oder-Flucht essenziellen Organe. Das vermindert die Blutversorgung von Uterus und Plazenta, verlangsamt die Wehentätigkeit (Lederman et al., 1979) und reduziert die Sauerstoffversorgung des Ungeborenen (Lederman et al., 1981).

Frauen und Männer haben zwar die gleichen „Kampf-oder-Flucht"-Reaktionen, doch das Verhalten der Geschlechter unterscheidet sich (Taylor, 2006). Während Kampf oder Flucht wohl primäre physiologische Stressreaktion sind, folgt das männliche Verhalten eher dem „Kampf oder Flucht"-Muster (sie kämpfen, um sich, die Familie, ihr Dorf oder Land vor Angrei-

Wie sich Angst unter der Geburt auswirkt

Extrem hohe Katecholaminspiegel in der Eröffnungsperiode
Physiologische Reaktionen der Frau: verminderte Blutversorgung des Uterus, Unterdrückung der Oxytocinwirkungen, abnehmende Wehentätigkeit, Verlängerung der Eröffnungsperiode, verminderte Blutversorgung der Plazenta

Psychische Reaktionen: verstärkt negative oder pessimistische Wahrnehmung der Vorgänge und Äußerungen anderer Personen, gesteigertes Bedürfnis nach Bestätigung und Unterstützung, Schutzreflex gegenüber dem Kind

Physiologische Reaktion des Kindes: erhöhte Katecholaminproduktion, Sauerstoffvorratshaltung, Dezelerationen der fetalen Herzfrequenz

Hohe Katecholaminspiegel in der zweiten Geburtsphase (Austreibungsperiode) Auswirkungen auf die Frau: erhöhte Wachsamkeit, Energieschub, Kraft Auswirkungen auf das Kind: wie die oben genannten

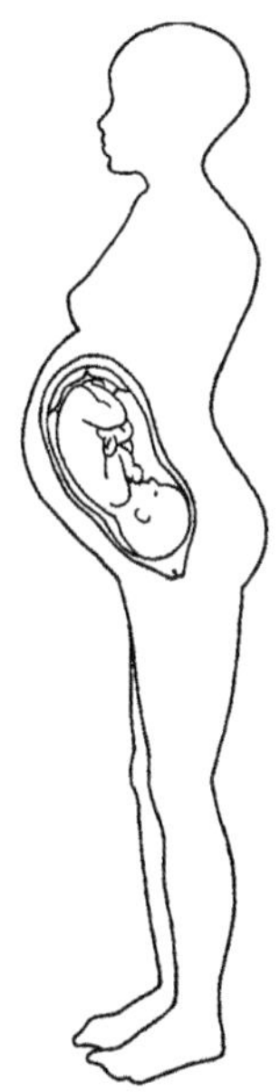

Abbildung 3-1: Die physiologischen und psychischen Auswirkungen von Angst auf die gebärende Frau und das Kind

fern zu schützen oder fliehen, wenn die Erfolgsaussichten zu gering sind, holen Hilfe oder suchen Verbündete, um die Gefahren für sich und ihre Nachkommen zu reduzieren).

Dass eine Frau ihr Kind intuitiv in Schutz nimmt, zeigt sich, wenn ihr eine Betreuungskraft, der sie vertraut, mitteilt, dass ihr Baby gefährdet ist. Sie wird ohne Zögern jeder Maßnahme, die sie ihr vorschlägt, zustimmen, auch wenn sie ihren ursprünglichen Vorstellungen vom Geburtsablauf widerspricht. Sie kümmert sich damit um ihr Baby (*tending*). Vertraut sie der Betreuungskraft jedoch nicht, versucht sie vielleicht ihr Baby zu schützen, indem sie die vorgeschlagenen Maßnahmen ablehnt.

Frauen wollen und brauchen unter der Geburt Menschen an ihrer Seite, die sie unterstützen und möchten sich mit der Person, die sie betreut, wenn sie unter Stress stehen oder Angst haben, anfreunden (*befriend*). Fehlt diese Art der Unterstützung, geben sie dies später als einen der Hauptgründe für ihre Unzufriedenheit mit dem Geburtserlebnis an (Taylor, 2006), auch nach der Entbindung auftretende Posttraumatische Belastungsstörungen werden überwiegend mit fehlender Unterstützung in Verbindung gebracht (Ayers, 2007, 2017; Beck et al., 2013; Garthus-Niegel, 2014; Horsch & Garthus-Niegel, 2019).

Unter dem Einfluss von Angst oder Besorgtheit empfinden Schwangere bestimmte Äußerungen ihrer Betreuungskräfte oder Vorkommnisse unter der Geburt als bedrohlich, die eine nicht verängstigte Person nicht so interpretieren würde. Sie bleibt also wachsam oder hypervigilant, um sich vor einer gefühlten Gefahr zu schützen (Lerner & Keltner, 2001; Schachter et al., 2008). Angst und Besorgtheit können auch die Fähigkeit der Gebärenden, Informationen aufzunehmen und zu behalten, beeinträchtigen.

Hohe Katecholaminspiegel während des Geburtsvorgangs unterdrücken die Wirkungen der Endorphine, die im Normalfall den Bewusstseinszustand der Frau verändern und ihr zu einem mentalen Zustand verhelfen, in dem sie sich instinktiv, wie in Trance verhält.

Wenn es gelingt, den psychischen Stress zu verhindern oder zu lindern, werden sowohl der physiologische Geburtsvorgang als auch das Wohlbefinden der Frau gefördert, worauf es ihr eher gelingt, den trance-ähnlichen Bewusstseinszustand zu erreichen. Bitte nicht vergessen: Selbst in diesem Zustand ist die Frau aufnahmefähig und bei Bedarf durchaus in der Lage, Entscheidungen zu treffen. Interessant ist, dass die Ausschüttung von Katecholaminen normalerweise in der späten Eröffnungsperiode erfolgt, also zu einer Zeit, die Wachheit und große körperliche Anstrengung erfordert und der Ferguson-Reflex, auch „Kindsaustreibungseffekt“, die Geburt beschleunigt (Johnson, 2018). Manche Gebärende zeigen unmittelbar vor und kurz nach der Entbindung Angst, Wut oder auch Euphorie, d.h. typische Reaktionen auf Katecholamine (Moberg, 2014, 2019).

3.5.2 Die Geburtsumgebung optimieren

Für viele Frauen ist die Geburt ihres ersten Kindes der Grund für ihren ersten Klinikaufenthalt. Das bedeutet, dass ihnen die Räumlichkeiten, Geräusche und Gerüche der Geburtsumgebung fremd sind. In den meisten Kliniken hat die Sicherheit von Mutter und Kind Priorität, weshalb die geburtshilflichen Fachkräfte nach einheitlichen Behandlungsschemata vorgehen und für Diagnose und Therapie vielerlei Gerätschaften zur Verfügung stehen, die von geschultem Personal bedient werden, und zwar in einem Umfeld, das ganz an Effizienz orientiert ist und dem geburtshilflichen Team die Arbeit erleichtern soll.

Der Arzt Michel Odent, ein berühmter Verfechter der normalen Geburt, schreibt, dass eine Überstimulierung der Neokortex, des entwicklungsgeschichtlich „jüngeren“ und typisch menschlichen Teils der Großhirnrinde – in dem sich das Denken und Schlussfolgern abspielt – den Geburtsfortschritt beeinträchtigt. Bei Klinikgeburten wird der Neokortex durch helles

Licht, die Anwesenheit fremder Personen, viele Fragen, durch die ungewohnte Umgebung und ungewohnte Geräusche sowie andere Störfaktoren ständig stimuliert. Das kann die Funktionen des primitiven „älteren" Teils des Gehirns stören und die Freisetzung von Oxytocin und Endorphinen verhindern, andererseits die Freisetzung wehenhemmender Katecholamine verstärken, was Dystokien in der Eröffnungsperiode verursachen kann. Odent weist darauf hin, dass gebärende Frauen, wie auch Säugetiere, einen abgeschirmten, gemütlichen, ruhigen, dämmerigen Ort brauchen, damit die Geburt ungestört fortschreitet. Der primitive Teil des Gehirns sorgt für die Balance zwischen Hormonen und Uterusfunktionen, damit sich die instinktive Physiologie der Wehen und Geburt entfalten kann (Moberg, 2013, 2014, 2019).

Frauen entscheiden sich aus ganz unterschiedlichen Gründen für eine Hausgeburt, etwa wegen der vertrauten Umgebung, der dort vorhandenen Annehmlichkeiten und weil sie sich Normalität wünschen. Inzwischen gilt als bewiesen, dass der Geburtsort die natürliche mikrobielle Flora des Neugeborenen prägt, mit signifikanten Unterschieden zwischen denen, die in einer Klinik und denen, die zu Hause geboren wurden (Combellick et al., 2018). Geburtssettings, die modifiziert wurden, um die Privatsphäre zu optimieren und die Sinne anzuregen, werden als „alternative" Geburtsorte bezeichnet. Geburtshäuser sind ein Beispiel dafür. Ein Cochrane-Review aus dem Jahr 2012, für die zehn Studien mit fast 12000 Frauen ausgewertet wurden, kam zu folgendem Ergebnis: „Werden alternative mit herkömmlichen klinischen Settings verglichen, ist in alternativen Settings die Wahrscheinlichkeit medizinischer Interventionen geringer, die Wahrscheinlichkeit einer spontanen vaginalen Geburt erhöht, die Zufriedenheit der Mütter höher und die Wahrscheinlichkeit erhöht, dass die Frau auch noch ein oder zwei Monate postpartum stillt und das offensichtlich ohne Gefährdung von Mutter und Kind" (Hodnett et al., 2012). Eine in den USA durchgeführte umfangreiche retrospektive Studie, für die über 16000 geplante Hausgeburten von Frauen mit geringem Risiko beobachtet wurden, hat niedere Interventionsraten und hohe Raten normaler Geburten festgestellt, ohne Anstieg schwerwiegender unerwünschter Ereignisse für das Neugeborene und die Mutter (Cheyney et al., 2014). Ist den geburtshilflichen Fachkräften bekannt, was Gebärende so anfällig für Störungen der hormonellen Geburtsphysiologie macht, können sie diesen Faktoren entgegenwirken und eine für das notwendige hormonalc Milieu optimale Umgebung schaffen (Jenkinson et al., 2014).

Strategien zur Optimierung der Oxytocin- und Beta-Endorphin-Produktion und Minimierung der Produktion von Stresshormonen:

- Berührung
- Unterstützung
- Privatsphäre
- kleine Räume
- gedämpftes Licht
- ruhiges Verhalten der Betreuungskräfte und der anderen Anwesenden
- uneingeschränkte Bewegungsfreiheit
- warmes Vollbad.

3.6 Psycho-soziales Befinden der Schwangeren: Wohlbefinden oder Distress?

Nachfolgend wird der Frage nachgegangen, was Wohlbefinden (engl. comfort) bei der Geburt bedeutet. In dem Zusammenhang wird zwischen Schmerzen und Leiden bei einem Geburtsvorgang unterschieden. Thematisiert werden das Copingvermögen, das Assessment von Schmerzen und Coping sowie geeignete psycho-soziale Maßnahmen.

3.6.1 Schmerzen vs. Leiden

Der für das Wohlbefinden der Frau unter der Geburt wichtigste Faktor ist zweifellos der Erhalt der Gesundheit von Mutter und Kind. Große Teile des vorliegenden Werks sind sicheren Praktiken gewidmet, um optimale Outcomes zu erreichen. Gleich nach der Sicherheit gilt die Sorge Gebärender und ihrer Unterstützungskräfte den Geburtsschmerzen, der Angst vor diesen Schmerzen und vor den mit der Entbindung möglicherweise einhergehenden Schäden.

Um zu verstehen, was Wohlbefinden unter der Geburt bedeutet, muss zwingend zwischen Schmerzen und Leiden unterschieden werden. Für unsere Zwecke können Geburtsschmerzen definiert werden als intensive unangenehme Körperempfindungen, die mit Kontraktionen einhergehen, und die man gerne vermeiden oder lindern möchte. *Leiden* dagegen ist ein quälender psychischer Zustand verbunden mit dem Gefühl von Hilflosigkeit und Angst, von Kontrollverlust und Alleinsein. Leiden kann mit Schmerzen verbunden sein oder nicht, und Schmerzen können mit Leiden verbunden sein oder nicht (Simkin, 2011).

Wir behaupten, dass das, was Leiden zugrunde liegt, nicht die Schmerzen sind, vielmehr die Unfähigkeit, mit dem Schmerz zurechtzukommen, d.h. mangelndes Copingvermögen. Bei unseren Gesprächen mit Schwangeren haben wir festgestellt, dass es weniger die Geburtsschmerzen an sich sind, die ihnen Sorgen bereiten, sie sich vielmehr besorgt fragen, wie sich die Schmerzen wohl auf ihr Verhalten auswirken (Kontrollverlust, lautes Schreien, sich vor Schmerzen winden, strampeln, Schwäche zeigen, sich blamieren) und ob sie in einen Zustand der Hilflosigkeit und Isolation geraten, ohne zu wissen, wie lange die Schmerzen noch anhalten, und unfähig zu sein, etwas zur Schmerzlinderung zu tun. Anders gesagt: Sie fürchten zu leiden. Leiden wird nicht anders definiert als Trauma und kann emotionale Qualen (selbst eine Posttraumatische Belastungsstörung) verursachen, die manchmal bis lange nach der Entbindung anhalten (Simkin, 2011).

Es gibt zwei Möglichkeiten des Schmerzmanagements:

Vermeidung – die Schmerzen mithilfe von Medikamenten modifizieren oder eliminieren – und Akzeptanz, was bedeutet, sich für nichtpharmakologische Methoden zu entscheiden, um die Schmerzen im tolerablen Bereich zu halten. Hauptziel ist es, Leiden vorzubeugen und nicht, das Schmerzgefühl auszuschalten.

Es folgen nun Maßnahmen, die Betreuungskräfte zur Unterscheidung von Geburtsschmerzen und Leiden einsetzen können, die Frauen Sicherheit vermitteln, ihr Vertrauen stärken und die Wahrscheinlichkeit verringern, dass sie leiden, sich fürchten und ängstigen.

3.6.2 Assessment von Schmerzen und Coping

In der klinischen Akutversorgung sind regelmäßige Schmerzassessments verpflichtend, was dazu geführt hat, dass auch in der Geburtshilfe vielfach numerische Ratingskalen (NRS) eingesetzt werden. Es handelt sich dabei um eine visuelle Skala von 0 (keine Schmerzen) bis 10 (denkbar schlimmste Schmerzen). Dieser Ansatz beruht auf der pharmakologischen Philosophie, deren oberstes Ziel es ist, Schmerzen zu lindern oder zu beseitigen. NRS erlauben es, Schmerzen objektiv zu messen, und zwar vor und nach der Gabe von Analgetika oder Anästhetika. Sie haben jedoch mehrere Anwendungsgrenzen. Geburtsschmerzen sind eine Kombination aus körperlichen, sozialen, emotionalen und kulturellen Eindrücken, die jede Frau anders wahrnimmt. Für Gebärende, die die Notwenigkeit des medikamentösen Schmerzmanagements hinausschieben, reduzieren oder ausschließen möchten, ist ein multidimensionales Copingassessment bzw. Schmerzbewältigungsvermögens von Vorteil (Roberts et al., 2010). Coping ist ein komplexes, stress-spezifisches Phänomen, an dem die Sinneseindrücke, Emotionen, Wahrnehmungen und Verhaltensweisen des Individuums beteiligt sind und das sich fortlaufend den Umständen anpasst (Abushaikha, 2007; Beutler & Moos, 2003). Zwei Pfade führen zum Coping-Algorithmus: Coping, dargestellt in **Ab-**

Coping mit dem Wehen-Algorithmus ©

Coping

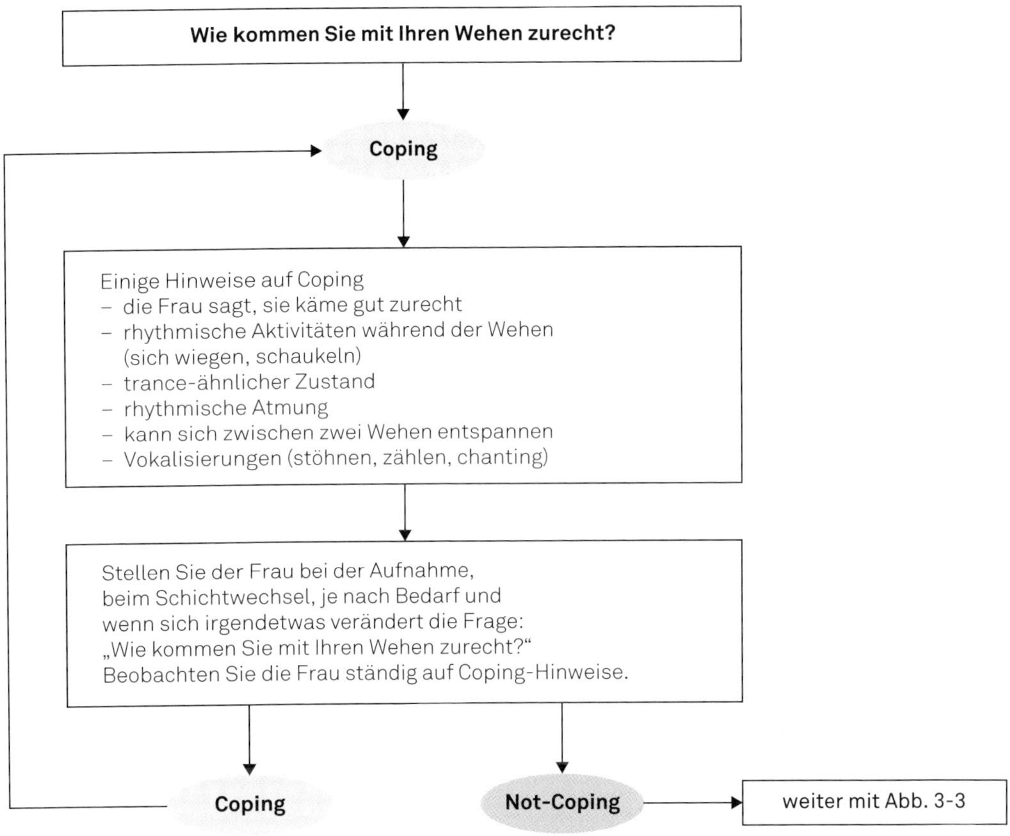

Abbildung 3-2: Coping (Roberts et al., 2010, Elsevier, mit freundlicher Genehmigung)

bildung 3-2, und Not-Coping, gezeigt in **Abbildung 3-3**. Der Not-Coping-Pfad bietet eine Liste erwägenswerter Optionen, die Gebärende bei der Rückkehr auf den Coping-Pfad unterstützen.

3.6.3 Emotionale Dystokie

Manche geburtshilflichen Betreuungskräfte sprechen von einer „emotionalen Dystokie“ und meinen damit die Zunahme von Furcht, Angst und anderen Emotionen, die den Geburtsfortschritt behindern. Zu den Ursachen können Umgebungsfaktoren gehören (s. o.), theoretisch aber auch prä-existierende Faktoren, die sich auf die emotionale Verfassung der Frau auswirken. Eine emotionale Dystokie kann in der Latenzphase, der Eröffnungsperiode und in der aktiven Geburtsphase auftreten.

3.6.4 Psycho-emotionale Maßnahmen

Nachfolgend werden psycho-emotionale Maßnahmen vor und unter der Geburt beschrieben, die Leiden, Befürchtungen und Ängste abmildern können.

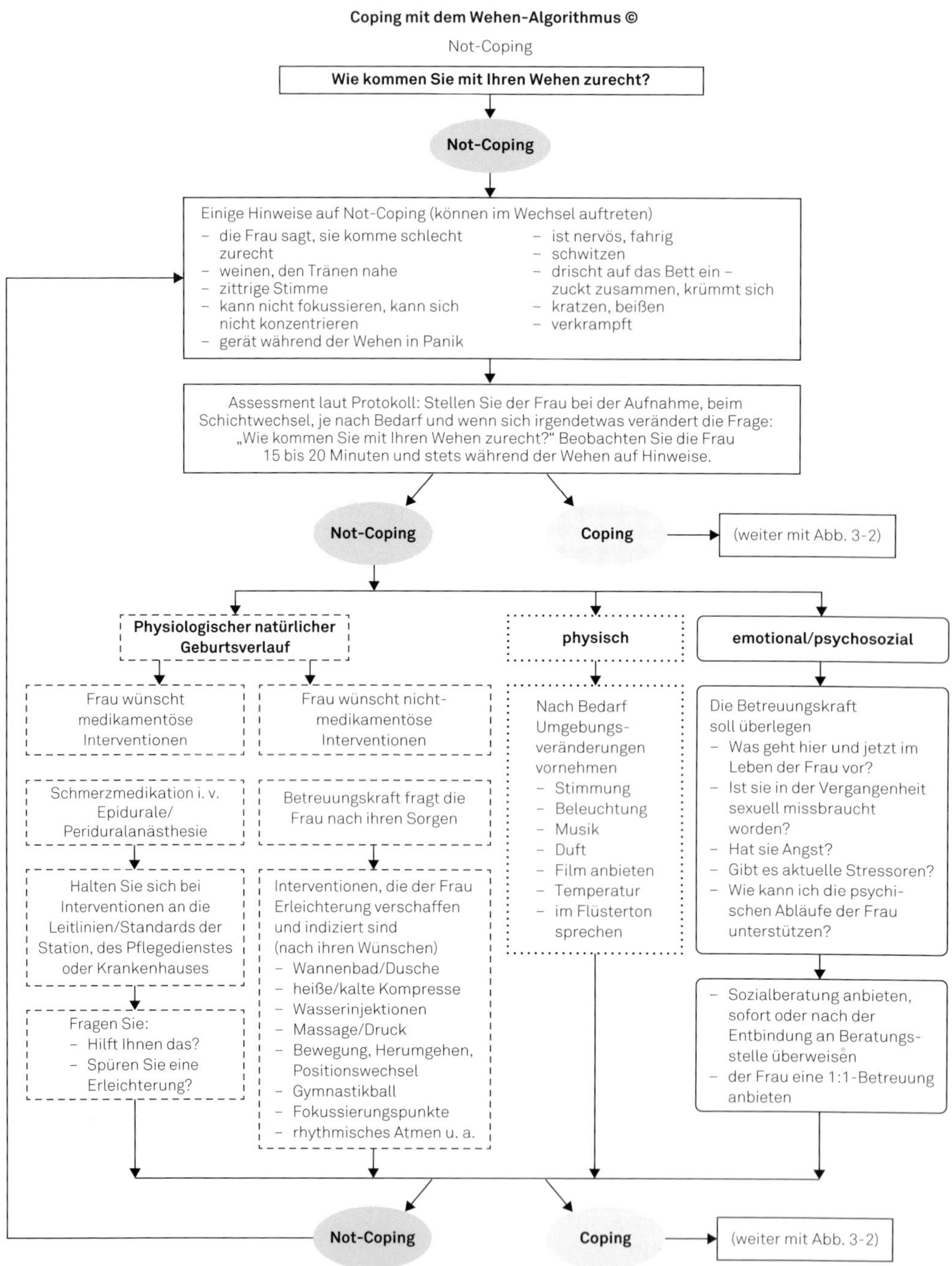

Abbildung 3-3: Not-Coping (Roberts et al., 2010, Elsevier, mit freundlicher Genehmigung)

Vor der Geburt: Tipps für die Betreuungskraft

Sie soll vor der Geburt die psycho-soziale Vorgeschichte der Frau ermitteln, um festzustellen, ob sie emotionale oder psychische Probleme hat, die unter der Geburt problematisch werden könnten.

In Geburtsvorbereitungskursen und Gesprächen mit geburtshilflichen Fachkräften sollen Paare ermuntert werden, sich zu überlegen, welche Dinge ihnen angenehm sind und wen oder was sie zur Entbindung mitbringen möchten, z.B. eine Doula, ihre Lieblingsmusik, Bilder, eine nahestehende Person, eigene Kleidung, die die Frau während der Geburt tragen kann, und ob sie Aromatherapie, Visualisierungs-, Massage- oder Entspannungstechniken einsetzen möchten. All diese Dinge tragen dazu bei, dass sich Gebärende in der Umgebung wohlfühlen. Die meisten sind bei einer Hausgeburt oder in einem Geburtshaus bereits vorhanden, bei einer Klinikgeburt muss man jedoch vorausplanen und/oder die Sachen selbst mitbringen.

Raten Sie den Eltern, dem Krankenhauspersonal einen Brief zu schreiben oder einen Geburtsplan vorzulegen, in dem sie sich vorstellen und beschreiben, welche Bedenken, Befürchtungen, Vorlieben und Wünsche sie in Bezug auf die Betreuung haben (Simkin et al., 2016). Der Geburtsplan kann dann bei einem Vorsorgetermin mit den Eltern begutachtet und besprochen werden. Das ist eine gute Gelegenheit, um auf Augenhöhe miteinander zu kommunizieren, Missverständnisse zu erkennen und auszuräumen und Vertrauen aufzubauen. Wer als Pflegekraft, Hebamme und/oder Ärztin/Arzt den Eltern zum ersten Mal begegnet, soll sich vorab mit deren psycho-sozialer Anamnese, ihrem Geburtsplan und den klinischen Anmerkungen vertraut machen (**Kasten 3-2.**)

Kasten 3-2. Der Geburtsplan – ein Weg zur Partizipativen Entscheidungsfindung

Geburtspläne sind schriftliche Dokumente (Simkin et al., 2016), in denen sich die Eltern vorstellen, ihre Prioritäten nennen und beschreiben, welche Wünsche sie in Bezug auf die bevorstehende Geburt haben und wie sie sich die Betreuung ihrer selbst und des Babys vorstellen. Die Eltern werden gebeten, sich mit den Optionen vertraut zu machen, sie zu priorisieren und mit ihren Betreuungskräften, ihrer Geburtsbegleitung und anderen Person zu besprechen. Dann wird der Geburtsplan abgeschlossen und der Krankenakte beigefügt in der Hoffnung, dass alle, die in die Betreuung der Frau eingebunden sind, den Plan lesen und beachten. Ein schriftlicher Geburtsplan hat den Vorteil, dass er von sämtlichen Betreuungskräften konsultiert werden kann und von den Eltern nicht erwartet wird, dass sie unter der Geburt, während sie sich auf den Umgang mit den Wehen konzentrieren, Entscheidungen treffen und ihre Wünsche äußern. Wirklich informierte Entscheidungen können Frauen nur treffen, wenn sie nicht unter Geburtsstress stehen. Diese Zusammenarbeit fördert die Zufriedenheit mit dem Geburtserlebnis. Der Geburtsplan ist flexibel und kann modifiziert werden, sollten die Umstände dies erfordern. Studien zufolge werden Wünsche und Vorlieben (insbesondere, was den Pflegeansatz betrifft, wenngleich nicht alle Elemente der pflegerischen Betreuung) eher berücksichtigt, wenn ein Geburtsplan vorliegt. Nicht alle wichtigen Wünsche lassen sich erfüllen, wenn den Eltern jedoch erklärt wird, weshalb eine Veränderung des Geburtsplans als notwendig erachtet wird und wenn sie mitentscheiden dürfen, werden sie mit der Betreuung zufriedener sein (Lothian, 2006; Pennell et al., 2011; Penny Simkin, 2007).

Geburtspläne sind recht beliebt, besonders in den USA, werden von den klinischen Fachkräften allerdings nicht immer begrüßt. Manche behaupten, ohne Geburtsplan wären die Ergebnisse besser. Einer Umfrage zufolge teilen etwa 55–65 % des medizinischen Personals, aber nur 3–10 % der Patientinnen diese Meinung und erwarten mit Geburtsplan schlechtere Ergebnisse (Kaiserschnitte, mehr Fälle von Chorioamnionitis) (Farahat et al., 2015). Diese Überzeugungen können das Verhältnis zwischen Klientel und Pflegenden sowie die erbrachte Pflege beeinflussen. Wir halten einen ausführlichen, negativ formulierten Geburtsplan oft für ein Symptom von Angst und Besorgtheit, d.h. von Gefühlen, die den Geburtsverlauf stören können, wenn sie nicht vorab angesprochen werden.

Diese Situation zeigt, dass es Vorteile hat, wenn Hebammen und Ärzt*innen den Geburtsplan mit der schwangeren Frau im Rahmen der Vorsorgeuntersuchungen besprechen. Ein ruhiges Gespräch über die Sorgen und Ängste der Frau, in dem auch der Umgang mit spezifischen Ereignissen unter der Geburt erläutert wird, kann diese Ängste oft lindern. Eine hilfreiche Strategie ist es, zunächst über die üblichen Praktiken zu sprechen. Danach können die Risiken, Vorteile und Alternativen der verschiedenen Ansätze ausführlich dargelegt werden. Dazu gehören auch die Begründungen und Indikationen für Interventionen. Die Gespräche lassen sich auf mehrere Vorsorgetermine verteilen. Grafiken können Entscheidungen erleichtern und helfen, die Menge an Informationen aufzunehmen und Vor- und Nachteile in den richtigen Kontext zu setzen (Anderson et al., 2017). Unterhaltungen dieser Art können nicht nur Ängste zerstreuen, sie sind auch eine gute Gelegenheit, das gegenseitige Vertrauen und den Respekt voreinander zu stärken.

Eine Checkliste aller Optionen (die wenig Nachdenken und Wissen erfordert) ist nicht zu empfehlen. Wir plädieren für einen Geburtsplan als kurze, aber durchdachte Beschreibung der Prioritäten, Probleme und Sorgen der Eltern, ihrer Wünsche bezüglich des Wehen- und Geburtsmanagements, der Ernährung des Neugeborenen und weiterer Optionen, die ihnen persönlich wichtig sind. Um außergewöhnlichen Situationen Rechnung zu tragen, soll der Plan zudem eine Aussage zur möglicherweise notwendigen Flexibilität enthalten (Roberts et al., 2010).

Betreuungskräfte und Kliniken, die Geburtspläne unterstützen, wissen, dass es in der Geburtshilfe zahlreiche sichere Optionen gibt und nicht alle Paare die gleichen Wertvorstellungen und Bedürfnisse haben. Geburtspläne können dem geburtshilflichen Personal die Richtung zur gewünschten Art der Unterstützung und zum gewünschten Geburtsmanagement weisen, was letztlich bewirkt, dass die Frau mit ihrer Geburtserfahrung und Betreuung zufrieden ist (Simkin, 2007). Die genannten Maßnahmen schaffen eine Atmosphäre, in der sich die Frau wohlfühlt und haben den Vorteil, dass sie kaum Zeit und Geld kosten.

Unter der Geburt: Tipps für geburtshilfliche Fachkräfte und Doulas

Die nachfolgenden Empfehlungen gelten insbesondere für die *erste* Begegnung mit einer *erstgebärenden* Frau:

- Stellen Sie sich mit Namen vor und sprechen Sie die Frau mit ihrem Namen an. Begrüßen Sie die Frau und ihre Begleitperson und zeigen Sie beiden die Station, damit sie sich orientieren können (Zimmer, Beleuchtung, Umgang mit dem Bett, Bad oder Dusche, Klingel, Regulierung der Raumtemperatur, Küche, Stationszimmer, Aufenthaltsraum). Bemühen Sie sich, Gastlichkeit und Freundlichkeit zu vermitteln sowie Sicherheit und Kompetenz auszustrahlen.
- Fragen Sie die Frau und ihre Begleitperson, mit welchen Personalpronomen sie angesprochen werden möchten.
- Erkundigen Sie sich nach ihren Plänen und Vorlieben. Bringen Sie Verständnis für ihre Wünsche auf. Ist ein Geburtsplan oder eine Wunschliste vorhanden? Sind einige der Wünsche unrealistisch, sprechen Sie dies freundlich und respektvoll an und nennen Sie Alternativen (ACOG & Society for Maternal-

Fetal Medicine, 2014). Ein sehr detaillierter oder negativ formulierter Geburtsplan ist oft Ausdruck von Angst und Misstrauen. Versuchen Sie deshalb, beruhigend auf die Frau einzuwirken und nutzen Sie den Geburtsplan als Gesprächsgrundlage und Gelegenheit, eine gute Beziehung herzustellen.

- Sorgen Sie für eine geschützte, angenehme und intime Atmosphäre:
  - Klopfen Sie an, bevor Sie das Zimmer betreten und halten Sie die Tür geschlossen.
  - Lassen Sie den Körper der Gebärenden nie ganz unbedeckt.
  - Informieren Sie sie über die verfügbaren Hilfsmittel zur Erleichterung der Geburt (kalte und warme Gelkompressen, warme Decken, Gymnastikball, ein erdnussförmiger Gymnastikball, Bohnensäckchen als Stuhlauflage, Badewanne, Dusche, Haltegriff bei Hockstellung, Geburtshocker, Musik, Getränke, Snacks etc.).
  - Ermuntern Sie die Frau zum Kuscheln mit ihrem Partner oder ihrer Partnerin und zu langsamen Tanzbewegungen.
  - Beruhigen Sie die Frau und bleiben Sie so lange bei ihr, wie sie es wünscht und wie es Ihre anderen Verpflichtungen erlauben.
- Erklären Sie ihr sämtliche medizinischen Verfahren und Untersuchungen. Teilen Sie ihr die Ergebnisse mit. Sind die Untersuchungsergebnisse, Vitalzeichen und der Geburtsfortschritt normal, sagen Sie ihr das – es wird sie beruhigen. (Gebärende sind manchmal besorgt um die Sicherheit ihres Babys, wenn sich das Personal in ihrer Gegenwart und ohne irgendeine Erklärung über das Ergebnis des fetalen Monitorings unterhält.) Kommt es zu Problemen, vertuschen Sie sie nicht, übertreiben Sie aber auch nicht deren Ausmaß.
- Achten Sie auf Anzeichen des Geburtsfortschritts und informieren Sie die Frau sofort darüber.
- Schlagen Sie ihr schmerzlindernde Maßnahmen vor, damit sie mit den Wehen besser zurechtkommt.
- Fragen Sie die Frau, ob es irgendwelche kulturellen oder religiösen Praktiken gibt, die zu beachten sind.
- Beruhigen und ermuntern Sie sie nicht nur mit Worten, sondern je nach kultureller Angemessenheit auch mit Lob, Lächeln, Berührungen, Handhalten oder freundlichen und respektvollen Gesten.

Die hier beschriebenen Maßnahmen gestatten es der Frau, ein Bad zu nehmen und die Position zu wechseln, um Problemen vorzubeugen, die oft von einer fetalen Einstellungsanomalie, einem zu langsamen Geburtsfortschritt und exzessiven Schmerzen verursacht werden (Zhang et al., 2010).

3.7 Fazit

In diesem Kapitel wird zwischen normalem Geburtsfortschritt und Dystokie unterschieden. Es werden Praktiken beschrieben, die eine Dystokie verhindern können, wobei die Minimierung von mütterlichem emotionalem Stress im Mittelpunkt steht. Schwerpunkt sind ferner physiologische Maßnahmen, die den Geburtsfortschritt aufrechterhalten; außerdem wird Gebärenden zu Bewegung und Positionswechseln geraten.

3.8 Literatur

Abushaikha, L. A. (2007). Methods of coping with labor pain used by Jordanian women. *Journal of Transcultural Nursing, 18*(1), 35–40. https://doi.org/10.1177/1043659606294194

American College of Nurse-Midwives, Midwives Alliance of North America & National Association of Certified Professional Midwives. (2012). Supporting healthy and normal physiologic childbirth: A consensus statement by the American College of Nurse-Midwives, Midwives Alliance of North America, and the National Association of Certified Professional Midwives. *Journal of Midwifery & Women's Health, 57*(5), 529–532.

Anderson, C.M., Monardo, R., Soon, R., Lum, J., Tschann, M. & Kaneshiro, B. (2017). Patient communication, satisfaction, and trust before and after use of a standardized birth plan. *Hawai'i Journal of Medicine & Public Health, 76*(11), 305.

Australian College of Midwives. (2008). *National Midwifery Guidelines for Consultation and Referral* (2. Aufl.).

Ayers, S. (2007). Thoughts and emotions during traumatic birth: A qualitative study. *Birth, 34*(3), 253–263. https://doi.org/10.1111/j.1523-536X.2007.00178.x

Ayers, S. (2017). Birth trauma and post-traumatic stress disorder: The importance of risk and resilience. *Journal of Reproductive and Infant Psychology, 35*(5), 427–430. https://doi.org/10.1080/02646838.2017.1386874

Beck, C.T., Driscoll, J.W. & Watson, S. (2013). *Traumatic Childbirth*. Routledge. https://doi.org/10.4324/9780203766699

Beutler, L.E. & Moos, R.H. (2003). Coping and coping styles in personality and treatment planning: Introduction to the special series. *Journal of Clinical Psychology, 59*(10), 1045–1047. https://doi.org/10.1002/jclp.10196

Buckley, S.J. (2015) Executive summary of hormonal physiology of childbearing: Evidence and implications for women, babies, and maternity care. *The Journal of Perinatal Education, 24*(3), 145–153. https://doi.org/10.1891/1058-1243.24.3.145

Cheyney, M., Bovbjerg, M., Everson, C., Gordon, W., Hannibal, D. & Vedam, S. (2014). Outcomes of care for 16,924 planned home births in the United States: The Midwives Alliance of North America Statistics Project, 2004 to 2009. *Journal of Midwifery & Women's Health, 59*(1), 17–27. https://doi.org/10.1111/jmwh.12172

Combellick, J.L., Shin, H., Shin, D., Cai, Y., Hagan, H., Lacher, C., Lin, D.L., McCauley, K., Lynch, S.V. & Dominguez-Bello, M.G. (2018). Differences in the fecal microbiota of neonates born at home or in the hospital. *Scientific Reports, 8*(1), 15660. https://doi.org/10.1038/s41598-018-33995-7

Farahat, A.H., Mohamed, H.E.S., Elkader, S.A. & El-Nemer, A. (2015). Effect of implementing a birth plan on womens' childbirth experiences and maternal & neonatal outcomes. *Journal of Education and Practice, 6*(6), 24–31.

Friedman, E. (1978). *Labor: Clinical Evaluation and Management* (2. Aufl.). Appleton-Century-Crofts.

Garthus-Niegel, S., Knoph, C., von Soest, T., Nielsen, C.S. & Eberhard-Gran, M. (2014). The role of labor pain and overall birth experience in the development of posttraumatic stress symptoms: A longitudinal cohort study. *Birth, 41*(1), 108–115. https://doi.org/10.1111/birt.12093

Gould, D. (2000). Normal labour: A concept analysis. *Journal of Advanced Nursing, 31*(2), 418–427. https://doi.org/10.1046/j.1365-2648.2000.01281.x

Hodnett, E.D. (2002). Pain and women's satisfaction with the experience of childbirth: A systematic review. *American Journal of Obstetrics and Gynecology, 186*(5), 160–172. https://doi.org/10.1016/S0002-9378(02)70189-0

Hodnett, E.D., Downe, S. & Walsh, D. (2012). Alternative versus conventional institutional settings for birth. *The Cochrane Database of Systematic Reviews, 2012*(8), CD000012. https://doi.org/10.1002/14651858.CD000012.pub4

Horsch, A. & Garthus-Niegel, S. (2019). Posttraumatic stress disorder following childbirth. In C. Pickles & J. Herring, *Childbirth, Vulnerability and Law* (1. Aufl., S. 49–66). Routledge. https://doi.org/10.4324/9780429443718-4

Jenkinson, B., Josey, N. & Kruske, S. (2014). *BirthSpace: An evidence-based guide to birth environment design*. Queensland Centre for Mothers & Babies; The University of Queensland.

Johnson, M.H. (2018). *Essential Reproduction*. John Wiley & Sons.

Lederman, E., Lederman, R.P., Work, B.A., Jr. & McCann, D.S. (1981, April 15). Maternal psychological and physiologic correlates of fetal-newborn health status. *American Journal of Obstetrics and Gynecology, 139*(8), 956–958. https://doi.org/10.1016/0002-9378(81)90967-4

Lederman, R.P., Lederman, E., Work, B.A., Jr. & McCann, D.S. (1979, März-April). Relationship of psychological factors in pregnancy to progress in labor. *Nursing Research, 28*(2), 94–97. https://doi.org/10.1097/00006199-197903000-00012

Lerner, J.S. & Keltner, D. (2001). Fear, anger, and risk. *Journal of Personality and Social Psychology, 81*(1), 146–159. https://doi.org/10.1037/0022-3514.81.1.146

Lothian, J. (2006). Birth plans: The good, the bad, and the future. *Journal of Obstetric, Gynecologic, and Neonatal Nursing, 35*(2), 295–303. https://doi.org/10.1111/j.1552-6909.2006.00042.x

Maternity Care Working Party. (2007). *Making normal birth a reality: Consensus statement from the Maternity Care Working Party*. https://www.college

ofmidwives.org/wp-content/uploads/2021/11/UK_norm_birth_consensus_Dec07.pdf

Moberg, K.U. (2013). *The Hormone of Closeness: The Role of Oxytocin in Relationships*. Pinter & Martin.

Moberg, K.U. (2014) *Oxytocin:The Biological Guide to Motherhood*. Praeclarus Press.

Moberg, K.U. (2019). *Why Oxytocin Matters* (Aufl. 16). Pinter & Martin.

Myers, T. (2014). *Anatomy Trains: Myofascial Meridians for Manual and Movement Therapists* (3. Aufl.). Churchill Livingston Elsevier.

Nursing Times News Desk. (2019, 5. August). ‚Normal birth' campaign abandoned by Royal College. *Nursing Times*. Zugriff am 21. Februar 2022 unter https://www.nursingtimes.net/policies-and-guidance/normal-birth-campaign-abandoned-by-royal-college-14-08-2017/

American College of Obstetricians and Gynecologists & Society for Maternal-Fetal Medicine. (2014, März). Obstetric care consensus no. 1: safe prevention of the primary cesarean delivery. *Obstetrics and gynecology, 123*(3), 693–711. https://doi.org/10.1097/01.AOG.0000444441.04111.1d

Odent, M. (1999). *The Scientification of Love*. Free Association Books.

Olza, I., Uvnas-Moberg, K., Ekström-Bergström, A., Leahy-Warren, P., Karlsdottir, S.I., Nieuwenhuijze, M., Villarmea, S., Hadjigeorgiou, E., Kazmierczak, M., Spyridou, A. & Buckley, S. (2020, Juli). Birth as a neuro-psycho-social event: An integrative model of maternal experiences and their relation to neurohormonal events during childbirth. *PLoS ONE, 15*(7), e0230992.

Pennell, A., Salo-Coombs, V., Herring, A., Spielman, F. & Fecho, K. (2011). Anesthesia and analgesia-related preferences and outcomes of women who have birth plans. *Journal of Midwifery & Women's Health, 56*(4), 376–381. https://doi.org/10.1111/j.1542-2011.2011.00032.x

Penny, S. (2007). Birth plans: After 25 years, women still want to be heard. *Birth, 34*(1), 49–51. https://doi.org/10.1111/j.1523-536X.2006.00126.x

Roberts, L., Gullivar, B., Fisher, J. & Cloyes, K.G. (2010). The coping with labor algorithm: An alternative pain assessment tool for the laboring women. *Journal of Midwifery & Women's Health, 55*(2), 107–116. https://doi.org/10.1016/j.jmwh.2009.11.002

Royal College of Midwives. (2008). *Evidence-Based Guidelines for Midwifery-Led Care in Labour: Birth Environment*.

Schachter, C.L., Stalker, C.A., Teram, E., Lasiuk, G.C. & Danilkewich, A. (2008). *Handbook on sensitive practice for health care practitioners: Lessons from adult survivors of childhood sexual abuse*. Public Health Agency of Canada.

Simkin, P. (2007). Birth plans: After 25 years, women still want to be heard. *Birth, 34*(1), 49–51.

Simkin, P. (2011). Pain, suffering, and trauma in labor and prevention of subsequent posttraumatic stress disorder. *The Journal of Perinatal Education, 20*(3), 166–176. https://doi.org/10.1891/1058-1243.20.3.166

Simkin, P., Whalley, J., Keppler, A., Durham, J. & Bolding, A. (2016). *Pregnancy, Childbirth and the Newborn* (5. Aufl.). Meadowbrook Press.

Society of Obstetricians & Gynecologists of Canada, Association of Women's Health, Obstetric and Neonatal Nursing of Canada, Canadian Association of Midwives, College of Family Physicians of Canada & Society of Rural Physicians of Canada. (2008). Joint policy statement on normal childbirth. *Journal of Obstetrics and Gynaecology Canada, 30*(12), 1163–1165.

Taylor, S.E. (2006). Tend and befriend: Biobehavioral bases of affiliation under stress. *Current Directions in Psychological Science, 15*(6), 273–277. https://doi.org/10.1111/j.1467-8721.2006.00451.x

Tully, G. & Holt, L. (2016). *The spinning babies approach to labor progress*. (Personal communication, February 29, 2016).

World Health Organization. (1997, Juni). Care in normal birth: a practical guide. Technical Working Group, World Health Organization. *Birth, 24*(2), 121–123. https://doi.org/10.1111/j.1523-536X.1997.tb00352.x

World Health Organization. (2018). *WHO Recommendations on Intrapartum Care for a Positive Childbirth Experience*.

Zhang, J., Landy, H.J., Ware Branch, D., Burkman, R., Haberman, S., Gregory, K.D., Hatjis, C.G., Ramirez, M.M., Bailit, J.L., Gonzalez-Quintero, V.H., Hibbard, J.U., Hoffman, M.K., Kominiarek, M., Learman, L.A., Van Veldhuisen, P., Troendle, J., Reddy, U.M. & Consortium on Safe Labor. (2010). Contemporary patterns of spontaneous labor with normal neonatal outcomes. *Obstetrics and Gynecology, 116*(6), 1281–1287.

4 Assessment des Geburtsfortschritts

Wendy Gordon, Gail Tully und Lisa Hanson

Es gibt viele Möglichkeiten festzustellen, ob die Geburt normal fortschreitet und oder eben nicht. Diese wichtigen Assessments informieren und leiten das geburtshilfliche Team, wenn es darum geht, den normalen Geburtsfortschritt zu unterstützen, dysfunktionale Verläufe zu erkennen und eine Dystokie, sollte sie auftreten, angemessen zu behandeln. Um die zur Einschätzung des Geburtsfortschritts erforderlichen Fertigkeiten zu beherrschen, sind eine gute Ausbildung, Anleitung und Erfahrung entscheidend. Dieses Kapitel enthält Beschreibungen, Begründungen und praktische Tipps.

Eine Person, die keine geburtshilfliche Ausbildung und keine klinische Verantwortung für die Gesundheit Schwangerer und Gebärender hat, darf die hier beschriebenen manuellen Techniken nicht anwenden – sie gehören nicht zu ihrem Aufgabengebiet. Dennoch ist dieses Kapitel auch für Doulas und Geburtspädagoginnen interessant, weil es zum Verständnis der Gründe und Bedeutungen dieser Assessments beiträgt.

In diesem Kapitel geht es um die Beurteilung des Geburtsfortschritts bei einem reifen Einling am Termin in Längslage (vertikale Ausrichtung zur mütterlichen Wirbelsäule) mit Poleinstellung des kindlichen Kopfes (Kopf liegt oberhalb des Beckeneingangs).

4.1 Vor Geburtsbeginn

Beschrieben wird nachfolgend, wie die fetale Lage (unter Anwendung des Leopold-Handgriffs), Lageanomalien, das kindliche Gewicht, die Zervix vor Geburtsbeginn eingeschätzt werden kann. Ein weiteres Thema ist die Beobachtung von Vorwehen und Latenzphase.

4.1.1 Fetale Präsentation und Position (Lage)

Die Präsentation (Einstellung) des Kindes (Scheitel, Steiß, Schulter) soll in den letzten beiden Schwangerschaftsmonaten ermittelt werden. Ein Fetus in Steißlage kann mit verschiedenen evidenzbasierten Methoden in eine Scheitellage gelockt werden, was Schwangeren hilft, die eine vaginale Geburt anstreben. Auch ein Fetus in Querlage muss in Längsrichtung gebracht werden, weil ein querliegendes Kind nicht vaginal geboren werden kann (https://www.breechwithoutborders.org). In vielen Ländern, z. B. in den USA, wird die Mehrzahl der persistierend querliegenden Kinder per Kaiserschnitt entbunden. In anderen Ländern, etwa in Kanada und Großbritannien, wird Schwangeren manchmal eine geplante vaginale Steißgeburt angeboten, sofern bestimmte Voraussetzungen erfüllt sind, etwa ein normal wachsender Fetus (Kotaska & Menticoglou, 2019).

Viele werdende Eltern möchten gern wissen, ob die kindliche Position (Lage) den gefühlten Kindsbewegungen entspricht. Erfahrene Fachkräfte können die fetale Präsentation und Position bei Vorsorgeterminen in der Spätschwangerschaft ermitteln. Pränatale Assessments dieser Art liefern Hinweise auf die Einstellung und Orientierung des kindlichen Rückens, was jedoch nicht zwingend mit der Position des fetalen Köpfchens im Becken der Frau korreliert.

Die Assessments bestehen aus:

1. der Betrachtung der Kontur des mütterlichen Abdomens
2. der Ermittlung des Punkts der maximalen Intensität der fetalen Herztöne durch Auskultation
3. dem Abtasten des Abdomens und mit den Leopold-Handgriffen.

Die **Abbildungen 4-1** bis **4-3** zeigen die Positionen des Kindes von vorne betrachtet. Die fetale Position wird anhand der Lage des kindlichen Hinterhaupts (Rückseite des kindlichen Kopfes) in Relation zur rechten oder linken Seite der Schwangeren oder der Vorder- oder Rückseite ihres Beckens definiert.

Erfahrene Hebammen glauben zwar an den Nutzen dieser Assessments als Indikatoren der fetalen Position, es gibt allerdings bislang keine gut konzipierten Studien zur Verlässlichkeit der abdominalen Kontur oder des Punkts der maximalen Intensität der fetalen Herztöne als Indikatoren der fetalen Position.

Kontur des Abdomens

Liegt das Kind mit dem Rücken nach vorne wie in **Abbildung 4-4** dargestellt, erscheint der Bauch der Frau konvex. Meist tritt der Nabel hervor und werden Kindsbewegungen überwiegend im oberen Quadranten auf der gegenüber-

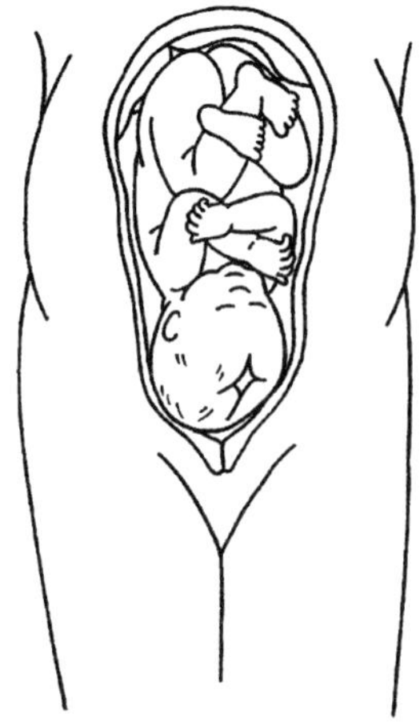

Abbildung 4-2: Kind in rechter dorso-posteriorer Stellung auf der Rückseite des mütterlichen Beckens

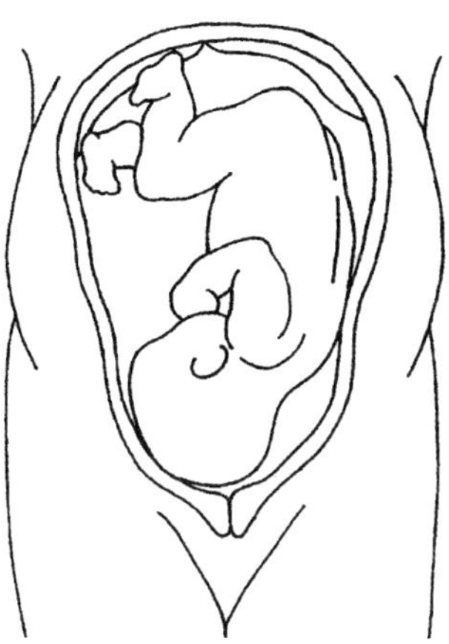

Abbildung 4-1: Kind in linker dorso-anteriorer Stellung auf der Vorderseite des mütterlichen Beckens

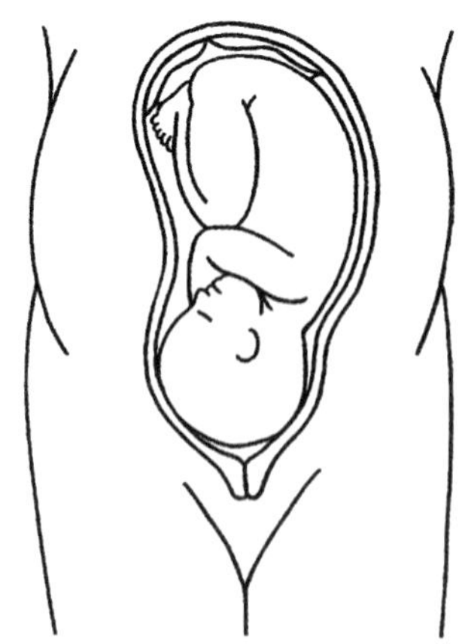

Abbildung 4-3: Kind in linker dorso-lateraler Stellung hat den Rücken links, die Pfeilnaht des Köpfchens läuft quer

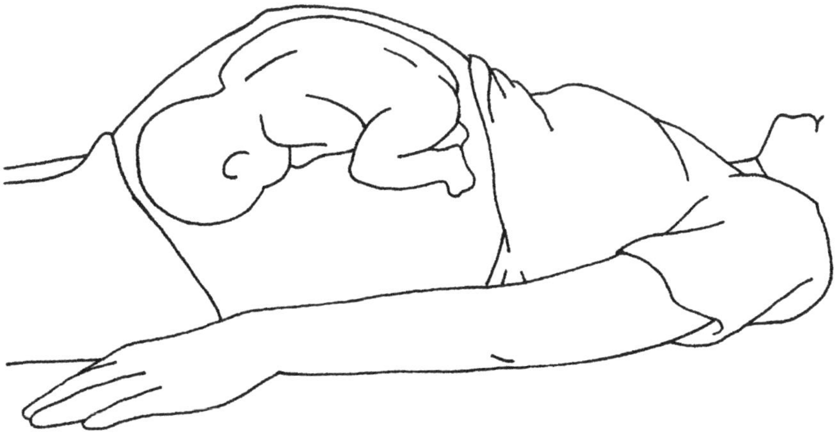

Abbildung 4-4: Kontur des Abdomens bei dorso-anteriorer Stellung

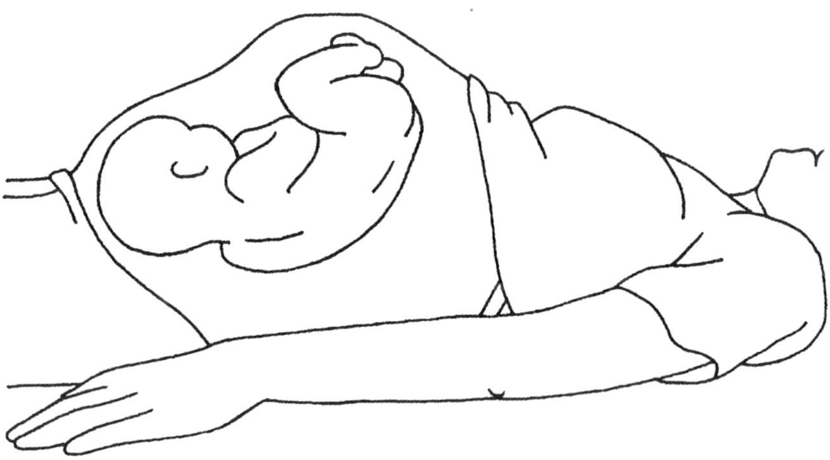

Abbildung 4-5: Kontur des Abdomens bei dorso-posteriorer Stellung

liegenden Seite des kindlichen Rückens wahrgenommen.

Ist der kindliche Rücken mehr nach hinten orientiert, wie in **Abbildung 4-5** gezeigt, erscheint der Bauch konkav und ist der Bereich um den Nabel und darunter nach innen gewölbt. Die Kindsbewegungen werden oft an der Mittellinie des Abdomens oder „überall" im Bauch wahrgenommen. Diese Beobachtungen können aber nicht bei allen Schwangeren gemacht werden.

Ermittlung des Punkts der maximalen Intensität der fetalen Herztöne durch Auskultation

Bei den meisten Feten nahe am Termin sind die Herztöne am besten durch den Rücken etwa in Höhe der fetalen Schulterblätter zu hören. Lokalisiert man den Punkt der maximalen Intensität der fetalen Herztöne, erhält man Hinweise auf die Orientierung des kindlichen Rückens. Am besten eignet sich dafür ein Hörrohr (z.B. von Leff, DeLee-Hillis oder das Pinard-Hör-

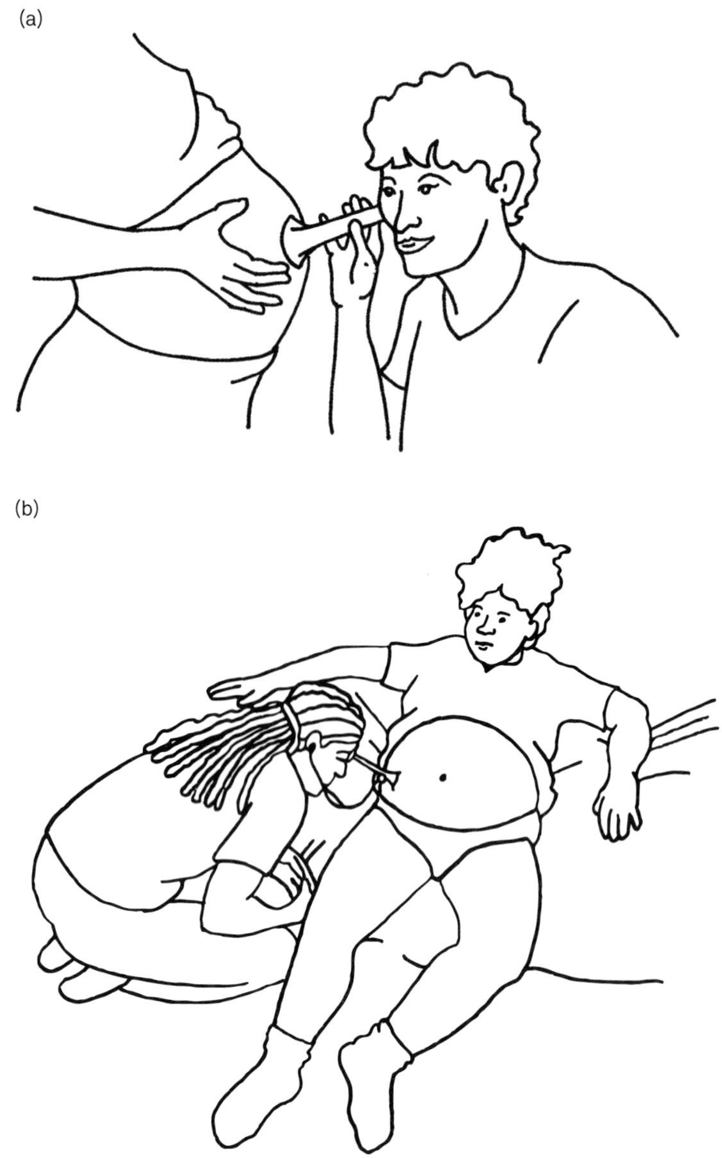

Abbildung 4-6:
(a) Auskultation der fetalen Herztöne mit dem Pinard-Hörrohr, (b) mit einem Hörrohr

rohr), das die direkte Auskultation des fetalen Herzens erlaubt -dargestellt in **Abbildung 4-6**, während ein Doppler-Gerät weniger geeignet ist. (Doppler arbeiten mit Ultraschall und erzeugen einen künstlichen Ton, der je nach Auflagewinkel und eingestellter Lautstärke mehr oder weniger hörbar sein kann, weshalb sich mit diesem Gerät die Herztöne nicht sicher bestimmen lassen.)

Liegt das Kind am Termin in Schädellage in dorso-anteriorer Stellung, den Rücken in Richtung Vorderseite der Frau gekrümmt, sind seine Herztöne klar und deutlich auf der Seite des mütterlichen Abdomens zu hören, und zwar dort, wo der Rücken des Kindes liegt, etwas unterhalb des Nabels rechts oder links von der Mittellinie, dargestellt in **Abbildung 4-7**. Liegt das Kind in dorso-posteriorer Stellung, den Rü-

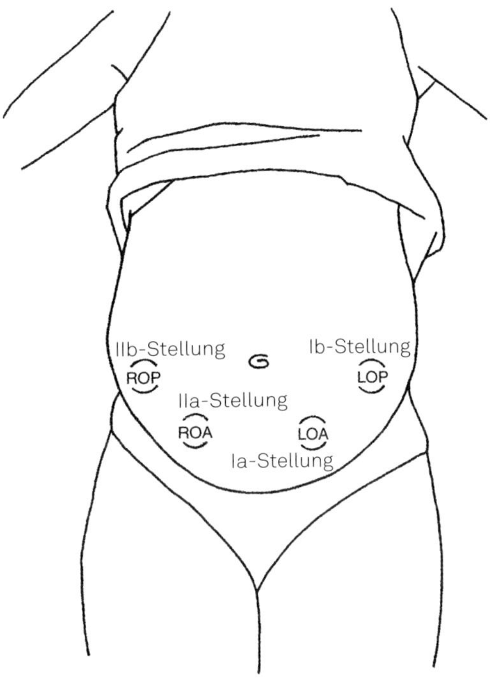

Abbildung 4-7: Lokalisierung der fetalen Herztöne bei IIb-, IIa-, Ia- und Ib-Stellung

cken in Richtung der Wirbelsäule der Frau gekrümmt, sind die fetalen Herztöne am deutlichsten rechts oder links in Nabelhöhe zu hören (King et al., 2019).

Lässt sich die Position des Köpfchens also vorhersagen, wenn man weiß, wo der Rücken des Kindes liegt? Die Antwort lautet wohl „nicht unbedingt“. Peregrine et al. (2007) haben festgestellt, dass sich die Ausrichtung des fetalen Rückens von der Ausrichtung des Köpfchens im Becken unterscheiden kann. Ein Beispiel: Liegt die kindliche Wirbelsäule an der rechten Seite des mütterlichen Abdomens, kann das Kind zur linken Hüfte (occiput transverse) oder nach vorn zum Schambein (occiput posterior) oder zum Kreuzbein (occiput anterior) schauen.

Dieser Befund ändert sich auch während des Geburtsvorgangs nicht. Mehrere Fachleute haben das Thema wissenschaftlich untersucht und festgestellt, dass Feten in Querlage oder dorsoanteriorer Stellung, deren Köpfchen jedoch in posteriorer Stellung ist, sich vor der Geburt häufiger in die anteriore Stellung drehen, während Feten, deren Rücken und Köpfchen beide in posteriorer Stellung sind, eher auch in einer posterioren Stellung geboren werden (Crichton, 1974; Gizzo et al., 2014; Svelato et al., 2017).

Demnach ist es hilfreich zu wissen, wo der kindliche Rücken und wie in Relation dazu das Köpfchen liegt, um das Kind zur Geburt in eine anteriore Stellung bringen zu können.

4.1.2 Leopold-Handgriffe: Bestimmung der fetalen Präsentation und Position

In zahlreichen Studien wurde geprüft, wie verlässlich die Leopold-Handgriffe die fetale Präsentation und Position vorhersagen – über Jahrzehnte hinweg mit den gleichen Ergebnissen. Geburtshilfliche Fachkräfte können ein Kind in Schädellage mit 94 bis 95 prozentiger Sicherheit identifizieren (verglichen mit einer Ultraschalluntersuchung) (Lydon-Rochelle et al., 1993; McFarlin et al., 1985; Thorp et al., 1991; Udompornthanakij et al., 2020; Watson et al., 2004). Andererseits sind Fachkräfte in sehr unterschiedlichem Maß fähig, ein Kind zu identifizieren, das nicht mit dem Kopf nach unten liegt. Mit den Leopold-Handgriffen werden lediglich etwa 30 % der Feten in Steißlage richtig erkannt (Thorp et al., 1991). Erfahrung kann die Treffsicherheit erhöhen (McFarlin et al., 1985; Watson et al., 2004), wobei es geübten Hebammen am häufigsten gelingt, Steißlagen zu erkennen; in der Forschungsliteratur wird deren Treffsicherheit mit 88 % angegeben (Lydon-Rochelle et al., 1993). Folgende Faktoren können die Aussagekraft der Leopold-Handgriffe beeinflussen: vorliegende Plazenta, adipöses Abdomen (McFarlin et al., 1985), ein großes Kind (Udompornthanakij et al., 2020). Das Abtasten des mütterlichen Abdomens durch erfahrene Fachkräfte ist zwar geeignet, kindliche Fehlstellungen zu erkennen, bevor jedoch Maßnahmen ergriffen oder Entscheidungen über Geburtsmodus oder Geburtssetting getroffen werden, soll der Befund mithilfe einer Ultraschalluntersuchung bestätigt werden.

Weit weniger weiß man über die Chance, mit Leopold-Handgriffen die Position des fetalen Köpfchens richtig zu erkennen. Für eine Studie (McFarlin et al., 1985) haben 20 klinische Fachkräfte 131 Frauen untersucht, deren Feten sich, durch Ultraschall gesichert, in Schädellage befanden. Die Fachkräfte identifizierten in 84 % der Fälle die Lage des kindlichen Rückens korrekt, während die des Köpfchens nur in 60 % der Fälle richtig erkannt wurde. Beim Assessment der fetalen Position haben weder die Erfahrung der untersuchenden Fachkraft noch das zunehmendem Gestationsalter die Verlässlichkeit erhöht, sie nahm allerdings ab, wenn die Frau bereits vor der Schwangerschaft übergewichtig war. Es folgen die Einzelheiten der Leopold-Handgriffe.

Abtasten des mütterlichen Abdomens mit den Handgriffen nach Leopold

Die Leopold-Handgriffe sind eine Methode, mit der sich in vier Schritten systematisch die Präsentation, Position und Einstellung des Ungeborenen in Bezug auf das mütterliche Becken bestimmen lassen. Sorgfältiges Abtasten in der Spätschwangerschaft und unter der Geburt kann auch über den Uterustonus und das geschätzte Gewicht des Kindes informieren.

Die Technik: Die Frau soll die Harnblase entleeren, sich dann rücklings auf eine bequeme feste Unterlage legen und den Bauch frei machen. Zur Entspannung der Bauchmuskulatur werden die Knie leicht angestellt oder auf einem untergeschobenen Polster abgelegt. Die untersuchende Person wärmt sich die Hände an, erklärt den Vorgang und bittet die Frau, sich zu melden, wenn ihr ein Handgriff unangenehm ist. In der Regel steht oder kniet die Fachkraft neben der liegenden Frau – Rechtshänder auf ihrer rechten Seite, Linkshänder auf ihrer linken Seite. Während der Braxton-Hicks-Kontraktionen (Senkwehen) soll die Untersuchung pausieren.

Die vier Schritte

Die Reihenfolge der Handgriffe ist unerheblich.

1. Mit dem ersten Handgriff – wie in **Abbildung 4-8** gezeigt – wird ermittelt, welcher Kindsteil sich im Fundus (oben im Uterus) befindet. Die untersuchende Person steht mit dem Gesicht zur Frau gewandt, legt beide Handflächen auf ihren Oberbauch, tastet mit gleichmäßig festem Druck den Fundus ab und erfühlt dabei die Form, Größe und Konsistenz der kindlichen Teile in diesem Bereich. Bei Längslage und Schädellage fühlt man den Steiß am Fundus. Er kann sich uneben, hart und relativ groß anfühlen, lässt sich aber vom Köpfchen unterscheiden, weil der Steiß fest mit dem Rücken verbunden ist und sich mit diesem bewegt. Befindet sich dagegen das Köpfchen im Fundus (Steißlage), lässt sich dieser Teil meist ballotieren – d. h. schnell zwischen den beiden tastenden Händen hin und her bewegen – da er unabhängig vom kindlichen Rücken bewegt wer-

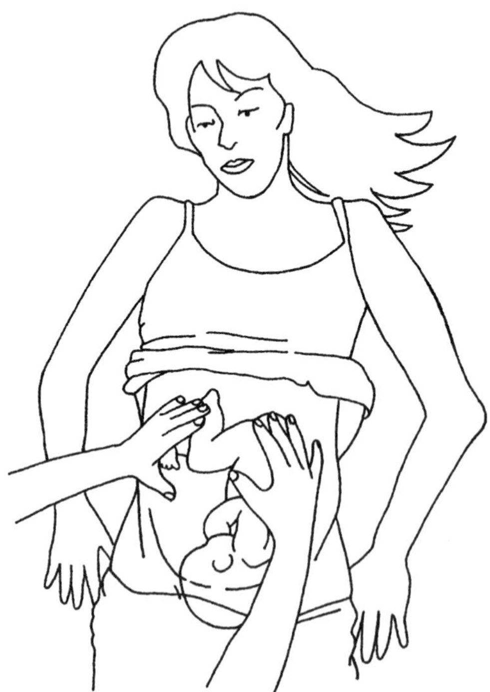

Abbildung 4-8: Erster Leopold-Handgriff

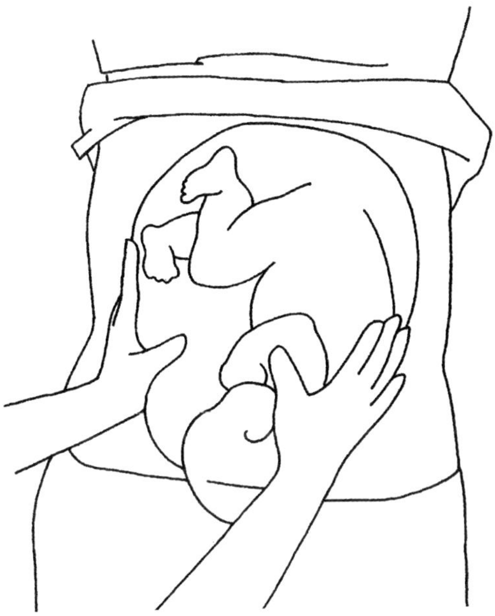

Abbildung 4-9: Zweiter Leopold-Handgriff

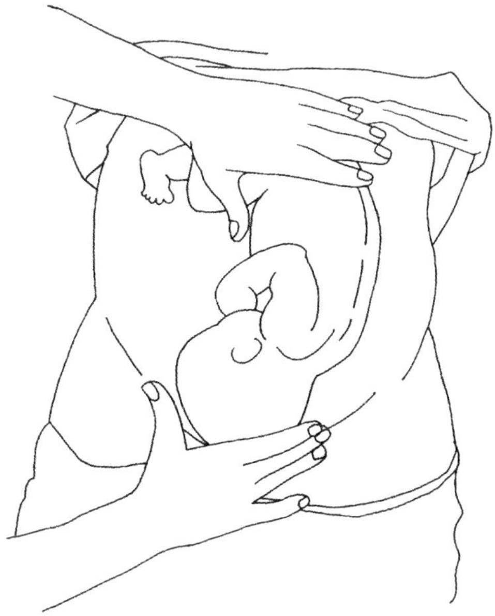

Abbildung 4-10: Dritter Leopold-Handgriff

den kann. Bei einer Querlage lassen sich im Fundus weder Kopf noch Steiß palpieren.

2. Mit dem zweiten Handgriff – dargestellt in **Abbildung 4-9** – wird die Einstellung des kindlichen Rückens ermittelt. Die untersuchende Person steht noch immer mit dem Gesicht zur Frau gewandt und legt die Handflächen jeweils auf eine Seite des Bauches. Unter ständigem Kontakt mit dem Bauch wird abwechselnd mit leichtem Gegendruck das Kind mit einer Hand gehalten und mit der anderen Hand die Gegenseite abgetastet. So können Form und Größe der kindlichen Teile auf jeder Seite bis in Richtung der mütterlichen Wirbelsäule abgetastet werden. Mit diesem Handgriff lässt sich der glatte Rücken von den knubbeligen Gliedmaßen („kleine Teile") sowie das Fruchtwasser von fetalen Körperteilen unterscheiden. Bei einer Querlage kann auf der einen oder anderen Seite des mütterlichen Abdomens der Kopf und auf der anderen Seite der Steiß getastet werden. Mit dem 3. und 4. Leopold-Handgriff werden Präsentation und Lage des Feten bestätigt sowie der vorangehende Teil (VT) und dessen Bezug zum Becken beurteilt.
3. **Abbildung 4-10** zeigt den dritten Leopold-Handgriff. Dabei fasst die untersuchende Person den vorangehenden Teil zwischen Daumen und Zeigefinger der dominanten Hand knapp oberhalb der Symphyse, gleichzeitig umfasst die andere Hand den Fundus. Bei Längslage mit dem Köpfchen als vorangehendem Teil fühlt man den großen harten Schädel, der sich, wenn er noch nicht tief im Becken steht, oft leicht bewegen lässt. Ist der Steiß der vorangehende Teil, fühlt sich dieser zwar auch hart an, ist jedoch viel kleiner als der Kopf und durch die feste Verbindung mit dem Rücken unbeweglich. Bei einer Querlage kann man weder am Fundus noch am unteren Pol des Uterus kindliche Teile fühlen.
4. Beim vierten Leopold-Handgriff – wie in **Abbildung 4-11** dargestellt – wendet die untersuchende Person der Frau den Rücken zu und legt ihre Handflächen jeweils auf eine Seite des mütterlichen Abdomens. Die Finger zeigen zu den Füßen der Frau und die

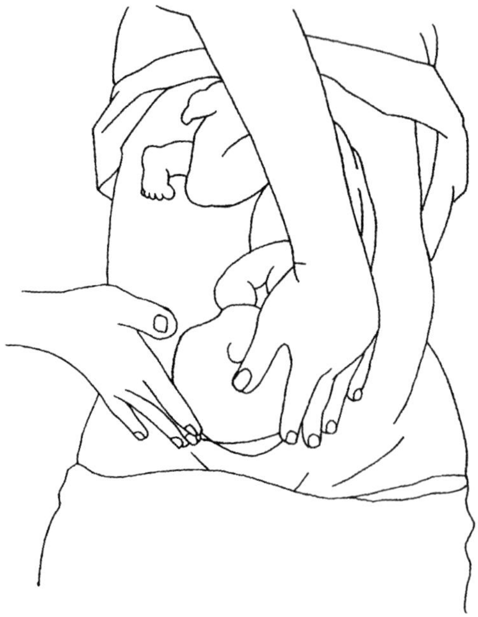

Abbildung 4-11: Vierter Leopold-Handgriff

Fingerspitzen drücken schrittweise um den vorangehenden Teil herum in Richtung der mütterlichen Wirbelsäule.

Ein kindlicher Kopf, der am Termin über dem Beckeneingang liegt, lässt sich leicht ertasten. Er fühlt sich rund, groß und beweglich an. Je tiefer der Kopf bereits ins mütterliche Becken eingetreten ist, desto schwieriger wird es, ihn zu palpieren. Ist der Kopf vor Geburtsbeginn bereits tief ins mütterliche Becken eingetreten, lässt er sich von außen kaum noch palpieren. Um eine Schädellage eindeutig diagnostizieren zu können, ist manchmal eine vaginale Untersuchung oder eine Ultraschalluntersuchung erforderlich.

Einschätzen des Eintritts des kindlichen Köpfchens ins Becken: die Fünftel-Regel

Zur Beurteilung des Höhenstands durch abdominale Palpation unterteilt die untersuchende Person den kindlichen Kopf mental in fünf Segmente, wobei jedes Segment etwa der Breite ihres Fingers entspricht.

- Steht der Kopf noch über der Symphyse, wie in **Abbildung 4-12a**, kann er mit allen fünf Fingern getastet werden. Man sagt, er ist zu „fünf Fünfteln" (5/5) tastbar, gezeigt in **Abbildung 4-12b**. Bei diesem Höhenstand ist der Kopf beweglich.
- Kann der Kopf nur noch mit zwei Fingern über der Symphyse getastet werden, ist er zu „zwei Fünfteln" (2/5) tastbar, dargestellt in **Abbildung 4-12c**.
- Ist der Kopf ganz unter der Symphyse verschwunden, ist er zu „null Fünfteln" (0/5) tastbar.

Bauchskizzen anfertigen – Belly Mapping®-Method

Eine weitere Möglichkeit – das Anfertigen von Bauchskizzen (Belly Mapping®Method) – ist ein von Gail Tully konzipiertes Verfahren zur Ermittlung der fetalen Position unter Einbeziehung der Beobachtungen der Schwangeren sowie durch Palpation und Auskultation der kindlichen Herztöne. Ursprünglich sollte die Methode Schwangeren helfen, die ungefähre Stellung des Kindes selbst bildlich darzustellen. Hebammen und andere geburtshilfliche Fachkräfte kombinieren Bauchskizzen gern mit Leopold-Handgriffen, um die schwangere Frau in ihre Betreuung einzubeziehen und die Kommunikation zu verbessern. Die nachfolgende verkürzte Beschreibung des Verfahrens haben wir Tullys im Jahr 2020 erschienenem Handbuch entnommen (Tully, 2010).

1. Schritt: Einen Kuchen skizzieren: Für das Anfertigen einer Bauchskizze wird das mütterliche Abdomen mental in vier Quadranten eingeteilt („Kuchenstücke") und auf ein Blatt Papier gezeichnet – siehe **Abbildung 4-B1**). Häufig kann die Frau selbst ein Großteil der zur Ermittlung der Stellung des Kindes benötigten Informationen liefern, indem sie folgende Fragen beantwortet:

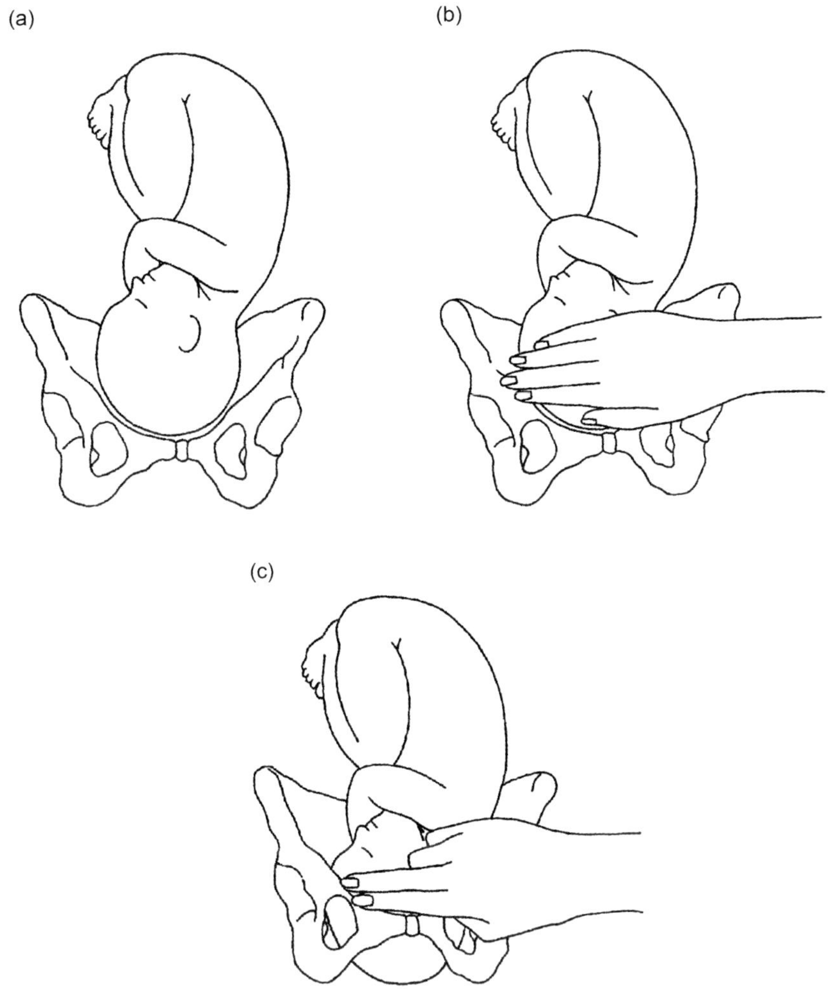

Abbildung 4-12a-c: Einschätzen des Eintritts des kindlichen Köpfchens in das Becken durch abdominale Palpation, a) Kopf ober halb der Symphyse, b) Kopf zu 5/5 tastbar, c) Kopf zu 2/5 tastbar

- Fühlt sich eine Seite des Bauches hart an und wenn ja, welche?
- Wo erzeugen Po oder Kopf des Kindes eine „große Beule"?
- Wo sind die Tritte (von Füßen oder Knie) am stärksten spürbar?
- Wo wird der Bauch durch die Beinbewegungen des Kindes gedehnt?
- Wo sind kleinere Bewegungen spürbar (Hände, Ellbogen)?

Abbildung 4-B2 zeigt die Beobachtungen einer schwangeren Frau und wie sie die Ergebnisse auf der Skizze vermerkt. Die geburtshilflichen Fachkräfte bestätigen ihre subjektiven Beobachtungen mit klinischen Untersuchungen (Leopold-Handgriffe, Auskultation, ggf. Ultraschall) und fügen ihre Erkenntnisse mit allen Einzelheiten der Bauchskizze hinzu. (Das „Herzchen" zeigt die Stelle, an der die kindlichen Herztöne mit einem Hörrohr am besten zu hören sind. Ein Doppler-Gerät ist für diesen Zweck ungeeignet, da man mit dem Ultraschall die Herztöne auch an anderer Stelle, weiter weg von ihrer maximalen Intensität hören kann.)

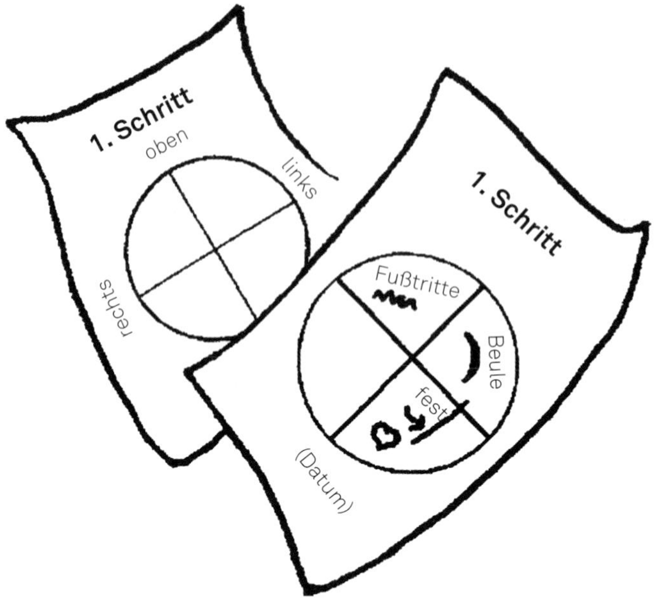

Abbildung 4-B1: Vordruck für eine „Kuchenskizze" (Tully, 2010. adaptiert. Gail Tully, mit freundlicher Genehmigung. Belly Mapping Workbook, 2022 veröffentlicht als Belly Mapping® Method)

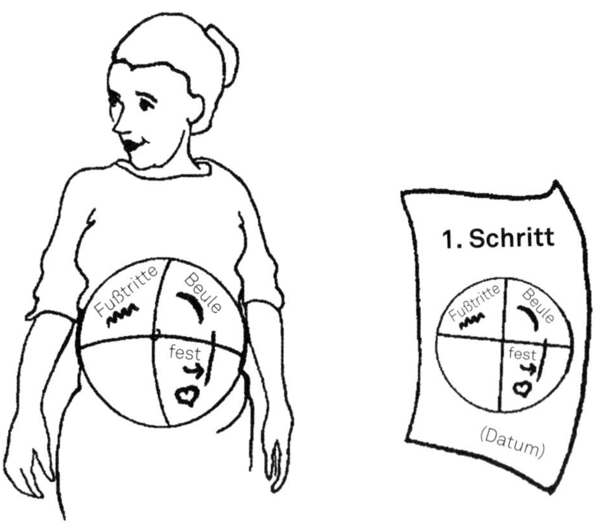

Abbildung 4-B2: Beispiel einer Bauchskizze (Tully, 2010. adaptiert. Gail Tully, mit freundlicher Genehmigung. Belly Mapping Workbook, 2022 veröffentlicht als Belly Mapping® Method)

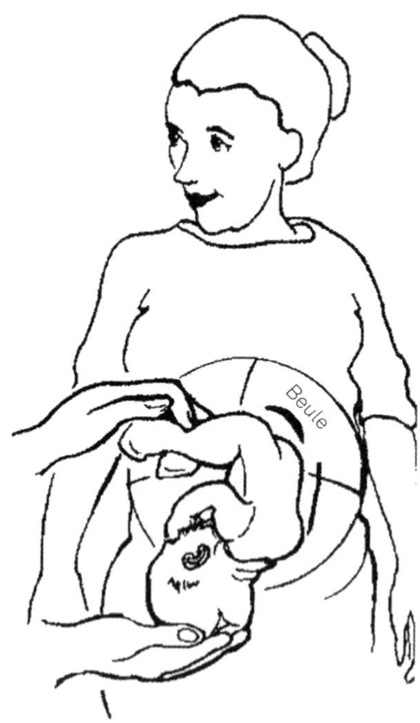

Abbildung 4-B3: Darstellung der kindlichen Lage mit einer Puppe (Tully, 2010. adaptiert. Gail Tully, mit freundlicher Genehmigung. Belly Mapping Workbook, 2022 veröffentlicht als Belly Mapping® Method)

2. Schritt: Das Baby visualisieren. Sind sämtliche Informationen zusammengetragen, erhält man ein gutes Bild vom Kind im Mutterleib. Manche Fachleute zeichnen, wenn sie sich der Stellung des Kindes sicher sind, sogar die Umrisse des Kindes mit einem hautverträglichen Marker oder Schminkfarben auf den Bauch der Mutter, damit sie sich besser vorstellen kann, wie das Ungeborene in ihrem Bauch liegt. Andere verdeutlichen dies mit Hilfe einer auf den Bauch der Frau gelegten Babypuppe – dargestellt in **Abbildung 4-B3**.

Schritt 3: Die Stellung benennen. Die schwangere Frau und ihre Betreuungskräfte erhalten ein deutliches Bild von der Stellung des Kindes und können dies gemeinsam besprechen. Die **Abbildungen 4-B4** und **4-B5** zeigen die Übereinstimmung zwischen Bauchskizze, Transparent-Ansicht und „Röntgen-Ansicht" bei Ia-Stellung und IIb-Stellung des Kindes.

Entdecken geburtshilfliche Fachkräfte in der Spätschwangerschaft eine ungünstige Stellung des Kindes, kann die Schwangere durch bestimmte Positionen und gezielte Übungen vor der Geburt eine günstigere Einstellung herbeiführen. Das lässt sich am erfolgreichsten in den letzten Schwangerschaftswochen erreichen, vor Eintritt des kindlichen Kopfes ins mütterliche Becken. Die beiden neuseeländischen Hebammen Jean Sutton und Pauline Scott (1996) haben mit der „Optimalen Fetalen Positionierung" (OFP) ein Verfahren entwickelt, das Positionen der Schwangeren in der Spätschwangerschaft und Positionen unter der Geburt verbindet, um günstigere kindliche Einstellungen zu erreichen und zu erhalten. Die Wirksamkeit dieses Verfahrens sollte unbedingt wissenschaftlich untersucht werden. Gail Tully verwendet neben ihren eigenen Erkenntnissen aus der Arbeit mit Gebärenden sowohl Konzepte aus dem Verfahren „Optimale fetale Positionierung" als auch weitere Positionen und Hilfsmittel, die subtile Bewegungen und Dehnungen auslösen, und die sie von traditionellen Hebammen, Physiotherapeutinnen und Chiropraktikern gelernt hat. Ihren Betreuungsansatz zur Lösung von Anspannungen und Verschiebungen hat sie in ihrem Buch „Spinning Babies"® (Tully, 2021) ausführlich beschrieben.

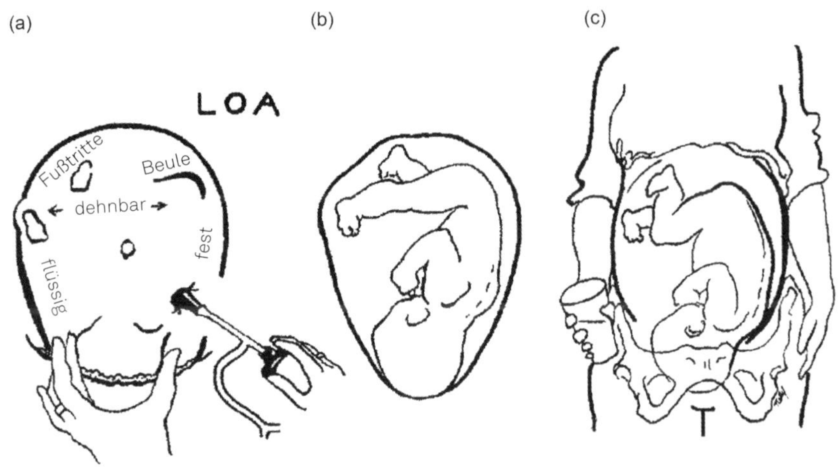

Abbildung 4-B4a-c: a) Bauchskizze für Ia-Stellung mit Informationen von der Mutter und klinischen Befunden, b) Kind in Ia-Stellung, c) „Röntgen-Ansicht": Kind in Ia-Stellung (Tully, 2010. adaptiert. Gail Tully, mit freundlicher Genehmigung. Belly Mapping Workbook, 2022 veröffentlicht als Belly Mapping® Method)

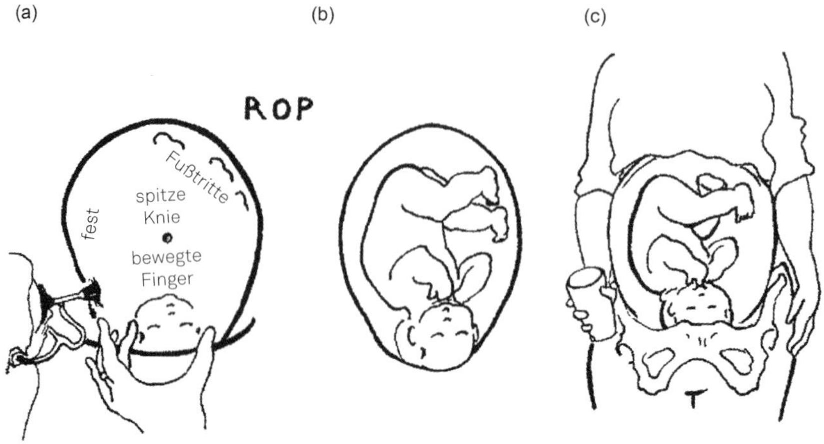

Abbildung 4-B5a-c: a) Bauchskizze für IIb-Stellung des Kindes mit Informationen von der Mutter und klinischen Befunden, b) Kind in IIb-Stellung, (c) „Röntgen-Ansicht", Kind in IIb-Stellung (Tully, 2010. adaptiert. Gail Tully, mit freundlicher Genehmigung. Belly Mapping Workbook, 2022 veröffentlicht als Belly Mapping® Method)

4.1.3 Lageanomalie

Die häufigste Ursache für schwierige Geburtsverläufe sind fetale Lageanomalien, meist sind es hintere Hinterhauptslagen. Etwa 25–30 % der mit dem Kopf nach unten liegenden Kinder befinden sich vor dem Termin in einer Ia-Stellung (Hinterhauptslage), wobei sich geschätzte 90 % davon unter der Geburt in eine günstigere Lage drehen (Vitner et al., 2015). Für manche Frauen bedeutet dies allerdings einen stundenlangen, schmerzhaften, kräftezehrenden und langsam voranschreitenden Geburtsverlauf.

Eine persistierende Ia-Stellung kann den Geburtsverlauf verlängern oder zum Stillstand bringen, was das Risiko für Interventionen erhöht, z. B. für eine medikamentöse Wehenverstärkung, eine Instrumentengeburt und einen Kaiserschnitt (Cheng et al., 2006; Fitzpatrick et al., 2001; Simpson et al., 2015). Bei Babys, die in einer persistierenden Ia-Stellung geboren wurden, liegt der APGAR-Score oft unter 7, weisen die Blutgaswerte häufiger auf eine Azidose hin, ist das Fruchtwasser oft mit Mekonium verunreinigt, und überdurchschnittlich viele kommen mit einer Geburtsverletzung zur Welt (Piliod & Caughey, 2017). Daraus folgt, dass es den betreuenden Fachkräften und Schwangeren ein Anliegen sein sollte, Lageanomalien unter der Geburt möglichst zu vermeiden. Das wirft die Frage auf: Können wir die fetale Position vor Geburtsbeginn beeinflussen?

Penny Simkin (2010) hat die Fachliteratur zu Hinterhauptslagen überprüft und lediglich zwei Studien gefunden, die untersucht haben, ob sich die hintere Hinterhauptslage durch pränatale Manöver verändern lässt. Diese kleinen und methodisch schwachen Studien haben gezeigt, dass mütterliche Haltungen den Fetus von einer hinteren Hinterhauptslage für eine kurze Zeit in eine vordere Hinterhauptslage bringen können; ob diese Veränderungen jedoch den gesamten Wehen- und Geburtsverlauf anhielten, ist bislang nicht bewiesen. Es werden also weitere Studien zu diesem Thema benötigt.

In der Tat wechseln viele Feten unter der Geburt ihre Lage. In einer prospektiven Multi-Center-Studie (Vitner et al., 2015) haben sich 89 % der Feten in hinterer Hinterhauptslage zu irgendeinem Zeitpunkt der Geburt in eine vordere Hinterhauptslage gedreht, bei nur 11 % blieb die hintere Hinterhauptslage bestehen.

Die Mechanismen der Wehen und des Tiefertretens des Köpfchens erfordern die aktive Beteiligung der Ungeborenen am Geburtsverlauf. In der pränatalen Periode sind diese Voraussetzungen allerdings nicht gegeben, was die Ambiguität der Simkin'schen Befunde erklären könnte (Simkin, 2010).

4.1.4 Weitere Assessments vor Geburtsbeginn

Beschrieben werden Methoden zur Einschätzung des kindlichen Gewichts und der Zervix vor Geburtsbeginn. Ein weiteres Thema ist der Bishop-Score.

Schätzen des kindlichen Gewichts

In den USA werden etwa 3 % der Kinder untergewichtig geboren (< 2500 g) und 7,9 % mit einer Makrosomie (> 4000 g) (Martin et al., 2021). Die Fähigkeit, das fetale Gewicht richtig zu schätzen, hilft allen an der Entbindung beteiligten Personen, sich auf Komplikationen einzustellen, die meist vom einen oder anderen Ende des Gewichtsspektrums ausgehen. Bei sehr großen Kindern können sich die Probleme einer ungünstigen Einstellung verschlimmern. Obwohl die meisten Frauen große Kinder problemlos zur Welt bringen, kann eine Makrosomie die Geburt für Mutter und Kind erschweren (Coates et al., 2020). Bei manchen kleinen Kindern geht die Geburt schnell vonstatten, andere leiden unter dem Geburtsvorgang; zudem sind Morbidität und Mortalität bei Neugeborenen mit geringem Geburtsgewicht erhöht (Madden et al., 2018).

Es gibt mehrere Möglichkeiten, das Geburtsgewicht am Termin zu schätzen: die Einschätzung der schwangeren Frau selbst, Palpation, Ultraschall und Kernspintomographie (MRT), wobei all diese Methoden, wenn man das geschätzte Gewicht mit dem tatsächlichen Gewicht des Neugeborenen vergleicht, recht unzuverlässig sind. Die Ergebnisse der Messung des Symphysen-Fundus-Abstands, von Ultraschallmessungen und Palpation des Abdomens sind ebenfalls ungenau; lediglich 36–55 % der zu kleinen und zu großen Kinder werden damit entdeckt (Al-Amin et al., 2015).

Ultraschall ist zwar der Palpation überlegen, sagt allerdings in fast 10 % der Fälle das tatsächliche Geburtsgewicht nicht richtig voraus (Preyer et al., 2019). Die Schätzungen Mehrgebärender sind den Ergebnissen von Ultraschallmessungen und Palpation ebenbürtig (Ray & Alhusen, 2016). Die Kernspinntomographie hat zwar eine höhere Sensitivität und Spezifizität für große Kinder (Malin et al., 2016), ist allerdings recht teuer und in manchen Settings schwer umsetzbar. Schätzungen des fetalen Gewichts sollte man stets mit äußerster Vorsicht begegnen, da sich die Vorhersage einer fetalen Makrosomie als für die Diagnose einer schwierigen Geburt, die zur Schnittentbindung führt, unabhängiger Faktor erwiesen hat (Matthews et al., 2017).

Zusammenfassend lässt sich sagen: Der Wert der Schätzung des kindlichen Gewichts ist fraglich, weil alle bekannten Methoden zur Vorhersage des kindlichen Gewichts unzuverlässig und die Auswirkungen einer Makrosomie unterschiedlich sind, und weil das übermäßige Gewicht des Kindes am bzw. nahe am Termin nicht reduziert werden kann. Ist der Geburtsverlauf protrahiert, kann man das kindliche Gewicht schätzen und das Ergebnis als das betrachten, was es ist, nämlich eine *Schätzung*, und eine von vielen Variablen, die einkalkuliert werden müssen, wenn dysfunktionale Geburtsverläufe umfassende Problemlösungen erfordern.

Assessment der Zervix vor Geburtsbeginn

In der Schwangerschaft besteht die Zervix aus dichten Kollagenfasern, wodurch eine feste, unelastische Röhrenstruktur entsteht, die den Uterusinhalt sicher aufbewahrt. Unter der Geburt verändert sich die Rolle der Zervix ins Gegenteil: die Muskulatur muss so elastisch werden, dass sich der Uterus öffnet. Um das zu erreichen, sorgen hormonelle Veränderungen für einen Umbau des Zervixgewebes. Die Kollagenfasern werden abgebaut, Elastinfasern am inneren Muttermund sorgen für Dehnbarkeit, und der steigende Wassergehalt des Bindegewebes macht die Zervix weich und elastisch. Diese Veränderungen, Zervixreifung genannt, beginnen Wochen vor Geburtsbeginn, werden hormonell gesteuert und unterscheiden sich vom mechanischen Vorgang der Zervixverkürzung und Zervixeröffnung (Buckley, 2015). Manche Geburtsprobleme, seien es vorzeitige Wehen oder protrahierte Geburtsverläufe am Termin, sind einer *Zervixdystokie* und nicht einer *Wehendystokie* geschuldet, d.h., dass sich der Muttermund zu früh oder unvollständig verändert (Yellon, 2020).

Der Bishop-Score

Im Jahr 1964 veröffentlichte Edward H. Bishop ein auf fünf Faktoren basierendes 13-Punkte-System zur Prognose des spontanen Geburtsverlaufs bei Mehrgebärenden. Die Faktoren sind: Öffnung, Verkürzung, Konsistenz, Stellung der Zervix in der Vagina und Position des fetalen Köpfchens, aufgeführt in **Tabelle 4-1**. Bishop zufolge ist eine elektive Geburtseinleitung bei einer Punktzahl von 9 oder höher auf seiner Skala sicher und erfolgreich; Daten, die seine Einschätzung untermauern, liefert er allerdings nicht. Inzwischen wurden auch andere Modelle und Modifikationen des Bishop-Score vorgeschlagen (Hughey et al., 1976), z.B. das Assessment zu vereinfachen und die Zahl der Untersuchungen von fünf auf drei zu reduzieren (die Prüfung der Konsistenz und Stellung der Zervix weglassen, da ihre Aussagekraft bezüglich einer erfolgreichen vaginalen Geburt erwiesenermaßen begrenzt ist) (Laughon et al., 2011). Malapati et al. haben eine andere Methode zur Messung der Zervixverkürzung vorschlagen (Malapati et al., 2013). Während man bislang die Bishop'sche Technik anwandte und die bereits erfolgte Zervixverkürzung durch Schätzung ermittelte, messen sie die Länge der noch vorhandenen Zervix in Zentimetern (digital oder durch transvaginalen Ultraschall). Dessen ungeachtet bleibt der Bishop-Score das am häufigsten eingesetzte Assessment-Tool vor einer Geburtseinleitung (Meier et al., 2019), obwohl systematische Reviews und eine Meta-Analyse gezeigt haben, dass ein günstiger Zervixbefund nichts über den Erfolg einer Geburtseinleitung aussagt (Ezebialu et al., 2015; Meier et al., 2019; Mishanina et al., 2014). Heute wird der Bishop-Score herangezogen, um zu ermitteln, ob vor der Geburtseinleitung eine synthetische Zervixreifung notwendig ist.

Manche geburtshilflichen Fachkräfte setzen die fünf Variablen von Bishop zur Beurteilung der Zervixreifung auch bei Frauen ein, die vermutlich keine Geburtseinleitung benötigen. Dafür werden sie im letzten Schwangerschaftsmonat oft wöchentlich vaginal untersucht. Doch wie sinnvoll sind diese Routineuntersuchungen? Das Assessment der Zervix vor dem voraussichtlichen Geburtstermin kann helfen zu ermitteln, welche Frauen vermutlich eine

Tabelle 4-1: Angepasster Bishop Score, um die Gebärmutterhalslänge als Maß für die Ausdünnung und Verkürzung des GebärmutterhalsesAuslöschung einzubeziehen (Hughey et al., 1976; Meier et al., 2019; Bishop, 1964)

Score	0	1	2	3
Zervixöffnung	geschlossen	1–2 cm	3–4 cm	5 cm
Verkürzung (%) OR	0–30 %	40–50 %	60–70 %	80 % +
Zervixlänge (cm)	(> 4 cm)	(3–4 cm)	(1–2 cm)	(0 cm)
Position des fetalen Köpfchens	– 3	– 2	– 1,0	+ 1, + 2
Zervixkonsistenz	fest	mittlere	weich	–
Zervixposition	posterior	mittig	anterior	–

kurze oder eine prolongierte Latenz- bzw. Eröffnungsperiode haben werden (Caughey et al., 2014), sollte aber nicht der Vorhersage des Geburtsbeginns dienen.

Viele erfahrene klinische Fachkräfte sind übereinstimmend der Meinung, dass insbesondere Erstgebärende, deren Zervix bei Geburtsbeginn fast vollständig erhalten, fest, geschlossen und sakral ausgerichtet ist, eine längere Eröffnungsperiode haben werden als Frauen mit einer dünnen, dehnbaren, bereits leicht geöffneten Zervix, und dass diese wohl schneller zur Austreibungsperiode übergehen. Für den Wert pränataler Assessments zur Vorhersage des Geburtsbeginns oder eines schwierigen Geburtsverlaufs finden sich in der wissenschaftlichen Literatur keine Belege (Hanley et al., 2016).

Es mag verlockend sein, einer Frau, deren Zervix weich, dünn, zentriert und bereits 2 cm geöffnet ist, mitzuteilen, dass die Geburt bald in Gang kommen wird oder einer anderen Frau mit geschlossener und vollständig erhaltener Zervix eine lange Wartezeit zu prophezeien. In der Spätschwangerschaft sagt der Zustand der Zervix nichts aus über Beginn und Verlauf der Geburt. Sämtliche Vorhersagen haben sich oft genug als falsch erweisen und bei Schwangeren nur unnötigen Stress erzeugt. Die Entscheidung, die Zervix vor Geburtsbeginn zu untersuchen, will reiflich überlegt sein, wobei abzuwägen ist, zwischen dem Wert der gewonnenen Informationen und den Wünschen der Frau. Der ursprüngliche Bishop Score wurde angepasst, um die Gebärmutterhalslänge als Maß für die Ausdünnung und Verkürzung des GebärmutterhalsesAuslöschung einzubeziehen, beschrieben in **Tabelle 4-1**.

4.1.5 Assessment der Vorwehen- und Latenzphase

In manchen Fällen beginnt die Geburt mit einer kurzen Latenz- oder Vorwehenphase, die jedoch, besonders bei Erstgebärenden, nicht immer leicht von der aktiven Geburtsphase zu unterscheiden ist. Das Wehenmuster kann regelmäßig oder unregelmäßig sein, und die Wehen können mehr oder weniger intensiv sein, wobei „Intensität" ein relativer Begriff ist, dessen Bedeutung sich erst im Rückblick erschließt, wenn man an Frauen denkt, die diese Kontraktionen zum ersten Mal erleben. Während der Vorwehen können die Frauen meist problemlos reden, Frequenz und Intensität der Wehen sind jedoch manchmal so ausgeprägt, dass sie nicht mehr gut schlafen können.

Vorwehen können zwar den Geburtsbeginn anzeigen, wie lange die Latenzphase im Einzelfall dauern wird, lässt sich allerdings nicht vorhersagen. Dazu kommt, dass der genaue Beginn der aktiven Geburtsphase ganz unterschiedlich definiert wird. Für viele Schwangere ist diese Phase die längste im gesamten Geburtsverlauf. Aktuellen Schätzungen zufolge dauert sie bei Erstgebärenden durchschnittlich 6 Stunden, wobei auch 16 bis 20 Stunden nicht ungewöhnlich sind (Zhang et al., 2010).

Manche Frauen sind während der Vorwehen aufgeregt, verwirrt oder ängstlich. Bei anhaltender Latenzphase fühlen sie sich zunehmend entmutigt und frustriert. Dann braucht die Frau Informationen und emotionale Unterstützung, damit sie ihre Gefühle und Wehenmuster erkennen und langsam in die aktive Phase der Geburt eintreten kann. Weil sich die Dauer der Vorwehen- bzw. Latenzphase nicht vorhersehen lässt, können Müdigkeit und Erschöpfung ein großes Problem werden, falls der Frau nicht geraten wird, sich möglichst viel auszuruhen.

Die sechs Bedingungen für den Geburtsfortschritt

Penny Simkin und Katie Rohs (2018) haben beschrieben, welche sechs Bedingungen erfüllt sein müssen, damit die Geburt fortschreitet. Sie beziehen sich, wie der Bishop-Score auch, auf die Veränderungen der Zervix (sie richtet sich von hinten nach vorne auf, sie reift und wird weicher, verkürzt und erweitert sich) und auf das fetale Köpfchen (Eintritt ins Becken, Flexion und Rotation). Timing und Abfolge dieser Veränderungen unterscheiden sich von Fall zu Fall erheblich, und viele Veränderungen finden vor Beginn der aktiven Geburtsphase statt. Simkins „Sechs Bedingungen für den Geburtsfortschritt" können Gebärende ermutigen und ihnen bestätigen, dass sie andere, für die Geburt notwenige Fortschritte machen, obwohl der Muttermund noch nicht erweitert ist.

4.2 Assessments unter der Geburt

Das Assessment des Geburtsfortschritts soll unbedingt ganzheitlich erfolgen und berücksichtigen, dass zahlreiche komplexe Faktoren und deren Wechselwirkungen den Fortschritt beeinflussen. In der Regel ist ein systematisches Assessment angezeigt, beginnend mit visuellen und verbalen Ermittlungen, denen manuelle externe und schließlich bei Bedarf interne Untersuchungen folgen. Bei einer rasch fortschreitenden Geburt oder einer Frau, die mit den Wehen nicht gut zurechtkommt, kann es notwendig sein, sich für jeden Assessmentschritt mehr oder weniger Zeit zu nehmen.

4.2.1 Visuelle und verbale Assessments

Geübte Fachkräfte ermitteln zahlreiche Faktoren, die über den Zustand der gebärenden Frau informieren. Je nach Ausmaß ihrer körperlichen und emotionalen Unterstützung wird der Geburtsfortschritt positiv oder negativ beeinflusst. Einfühlsame geburtshilfliche Fachkräfte kommen unauffällig ins Zimmer, sammeln visuell Informationen und stellen der Frau zwischen den Kontraktionen ein paar wenige Fragen.

Nahrungs- und Flüssigkeitsaufnahme
Gebärende benötigen zur Aufrechterhaltung der Muskelfunktionen etwa 50–100 kcal/h (Sinclair, 2004). In der Fachliteratur wird empfohlen, die orale Nahrungs- und Flüssigkeitsaufnahme unter der Geburt nicht einzuschränken (Singata et al., 2013). In manchen Kliniken erhalten gesunde Frauen nur klare Flüssigkeiten, aber keine feste Nahrung, während in anderen selbstverständlich beides erlaubt ist. Manche Frauen nehmen von sich aus die notwendigen Kalorien und Nährstoffe zu sich, wenn ihnen die Möglichkeit geboten wird, damit sie den gesamten Geburtsverlauf über bei Kräften bleiben, andere müssen daran erinnert werden. Protrahierte Geburtsverläufe können Ursache und Folge von Dehydratation und ungenügender Kalorienzufuhr sein (Ciardulli et al., 2017). Deshalb muss der Fokus auf Prävention liegen. Die Betreuungsperson soll leicht verdauliche kohlehydrathaltige Snacks und Getränke ohne Kohlensäure bereithalten (Fleisch- oder Gemüsebrühe, elektrolythaltige Sportgetränke, Obst, Honig, Toast etc.) und der Frau anbieten. Sie soll ihren Durst stillen dürfen und nicht eingeschränkt werden. Das ist eine wirksame Strategie zur Prävention von Hyponatriämie (Natriumverlust) und Flüssigkeitsüberbelastung bei intravenöser Flüssigkeitszufuhr, aber auch zur Prävention von Erschöpfungszuständen aufgrund mangelhafter Hydratation und ungenügender Kalorienzufuhr. Zur Beurteilung einer angemessenen Hydratation und Nahrungsaufnahme sind folgende Analysen wichtig:
Urin: Gebärende sollen mindestens alle zwei Stunden Wasser lassen und hellgelben Urin produzieren. Dunkelgelb gefärbter, hochkonzentrierter und spärlicher Urin verweist auf ungenügende Flüssigkeitsaufnahme.
Ketonurie: Eine Ketose, die Ansammlung von Ketonen infolge der Metabolisierung von Fettreserven bei gleichzeitig fehlenden Kohlehydraten, ist meist die Folge übermäßiger Kraftanstrengung und von Fasten. Die Frage, ob eine Ketonurie unter der Geburt ein Gefahrenzeichen ist, bleibt umstritten (Toohill et al., 2008).
Emesis: Viele Frauen müssen sich unter der Geburt übergeben. Bei anhaltendem und hartnäckigem Erbrechen kann es zur Dehydratation kommen. Die dabei verlorene Flüssigkeit

muss durch vermehrtes Trinken oder intravenöse Flüssigkeitszufuhr ersetzt werden.
Flüssigkeitsverlust durch Schwitzen: Frauen, die in einer warmen Umgebung entbinden, insbesondere in einem warmen Wannenbad, haben einen erhöhten Flüssigkeitsbedarf. Sie sollen erinnert, jedoch nicht gedrängt werden, ihren Durst zu löschen. Es ist besser, ihr nach jeder oder jeder zweiten Wehe ein Getränk anzubieten, als sie zu fragen, ob sie etwas trinken möchte.
Emotionaler Distress: Frauen, die ernsthaft gefährdet sind, weil sie zu wenig essen und trinken, fühlen sich ängstlich, erschöpft und elend. Schwere Dehydratation kann Übelkeit und Erbrechen verstärken und eine intravenöse Flüssigkeitszufuhr notwendig machen.

Die psychische Situation der Frau

Über die positiven Auswirkungen von Vertrauen und Wohlbefinden und die negativen Auswirkungen von psychischem Stress auf den Geburtsfortschritt ist schon viel geschrieben worden (Kobayashi et al., 2017). Zwischen der Psyche der Frau und den körperlichen und hormonellen Parametern der Geburt besteht ein enger Zusammenhang (Buckley, 2015). Ein langsamer Geburtsfortschritt kann psychischem Stress geschuldet sein, psychischer Stress wiederum das Ergebnis einer langen schwierigen Geburt. Gibt es keine offensichtlichen körperlichen Gründe für den mangelhaften Geburtsfortschritt, sollte an eine psychische Ursache gedacht werden.

Ausgeprägte Kommunikationsfertigkeiten der Betreuungskräfte sind in solchen Fällen unabdingbar. Eine positive Kommunikation gelingt nur, wenn durch gute Unterstützung und den Aufbau eines Vertrauensverhältnisses bereits der Boden bereitet wurde. Am besten gelingt das, wenn sich beide Seiten bereits vor der Entbindung kennengelernt haben, wobei es viele erfahrene professionelle Geburtsbegleiterinnen gibt, die auch mit einer Frau, der sie zum ersten Mal begegnen, einen guten Rapport herstellen können.

Weshalb es so wichtig ist, den psychischen Stress gebärender Frauen möglichst gering zu halten, wie man eine unterstützende Geburtsatmosphäre schafft, den Gemütszustand der Frau ermittelt und durch gute Kommunikation Vertrauen aufbaut, wird an anderer Stelle dieses Werks erläutert.

Die Qualität der Wehen

Das Kennzeichen einer normalen Geburt sind Uteruskontraktionen von steigender Frequenz, Dauer und Intensität. Man kann sich jede Wehe als dreiphasige Glockenkurve vorstellen: Anstieg (der Druck wird aufgebaut), Akme (der Höhepunkt), Abstieg oder Entspannung (der Druck nimmt ab).

Bei einer normalen Koordination der Uterusmuskulatur unter der Geburt teilt sich der Uterus in ein dickes, muskuläres oberes Segment und ein dünner werdendes dehnbares unteres Segment. Durch Retraktion, d.h. die kontinuierliche Verkürzung der vertikalen Muskelfasern, verkleinert sich der intra-uterine Raum, dadurch öffnet sich die Zervix, das Kind wird nach unten gedrückt und ausgestoßen. Im Falle einer Dystokie muss die Uterusaktivität beurteilt werden. Ursache können unwirksame Wehen sein, also eine Wehenschwäche, aber auch die Reaktion des Uterus auf ein anderes Problem, z.B. eine Infektion (Zackler et al., 2019), Dehydratation (Garite et al., 2000) oder ein fehleingestelltes Köpfchen (Fitzpatrick et al., 2001). Passt das Kind nicht optimal durchs Becken, nehmen die Wehen als Reaktion auf dieses relative Hindernis ab (Blankenship et al., 2019). Folgende Wehenmerkmale lassen sich durch Beobachtung der Gebärenden ermitteln:
Wehenfrequenz. Die Frequenz der Wehen wird vom Beginn einer Kontraktion bis zum Beginn der nächsten gemessen. Manche Betreuungskräfte messen das Intervall von Wehenbeginn zu Wehenbeginn in Minuten, notieren also z.B. „Wehen alle 5 Minuten“. Andere dokumentieren die Anzahl der Kontraktionen im Zeitraum von 10 Minuten. In der aktiven Geburtsphase sind 2 bis 5 Wehen in 10 Minuten normal.

Hat die Frau innerhalb von 10 Minuten mehr als 5 Wehen (Tachysystolie), wird es bedenklich. Da die Durchblutung der Plazenta während der stärksten Geburtswehen erheblich reduziert ist, sollte nach jeder Wehe eine Wehenpause von mindestens 30 Sekunden erfolgen, um eine ausreichende Sauerstoffversorgung des Kindes zu gewährleisten. Bei mehr als 5 Kontraktionen pro 10 Minuten hat es gegebenenfalls nicht genügend Zeit, um sich zu erholen. Dieses Problem tritt bei spontanen und natürlichen Geburten selten auf, bei eingeleiteten Geburten und künstlicher Wehenverstärkung, insbesondere mit hochdosierten Prostaglandinen, muss jedoch an diese Gefahr gedacht werden, wobei alle Medikamente zur Unterstützung der Wehentätigkeit mit diesem Risiko einhergehen (Hobson et al., 2019).

Wehendauer. Die Dauer einer Wehe wird von ihrem Beginn bis zu ihrem Ende gemessen. Abhängig von der jeweiligen Geburtsphase variiert die Dauer erheblich. Zu Geburtsbeginn dauern die Wehen häufig nur 20 bis 30 Sekunden, in der Austreibungsperiode dann 60 bis 90 Sekunden.

Wehenpause. Sie errechnet sich, indem man die Wehendauer von der Wehenfrequenz abzieht. Treten die Wehen z. B. alle 3 Minuten auf und dauern 80 Sekunden, beträgt die Wehenpause vom Ende einer Wehe bis zum Beginn der nächsten 100 Sekunden. Frequenz, Dauer und Pause können durch manuelles Palpieren der Uterusmuskulatur oder, objektiver, mit einem Wehenschreiber (CTG) durch interne oder externe Tokographie ermittelt werden.

Wehenstärke. Sie ist definiert als Anstieg des intra-uterinen Drucks über den Ruhetonus bei jeder Kontraktion. Da sich das Schmerzempfinden von Frau zu Frau stark unterscheidet, ist das Schmerzempfinden allein kein guter Indikator für die Wehenqualität. Dennoch können Gebärende angeben, ob die Wehen mit der Zeit stärker werden, was bei einer normal fortschreitenden aktiven Geburtsphase der Fall ist. Bei einer Dystokie werden die Wehen seltener, kürzer und schwächer.

Viele werdende Eltern laden eine Wehen-App auf ihr Smartphone oder ihren Computer, um die Frequenz und Dauer der Wehen zu verfolgen. Sie brauchen nur am Anfang und am Ende der Kontraktionen auf den Bildschirm zu tippen und die App berechnet Frequenz und Dauer. Die Wehenstärke lässt sich so allerdings nicht ermitteln, die Eltern können jedoch relevante Anzeichen dokumentieren, etwa die wahrgenommene Intensität der Wehen, den Abgang von Blut und Schleim (das „Zeichnen“) und von Fruchtwasser und vieles mehr. Eine Internetsuche zeigt die vielen verfügbaren Apps an.

Weitere Informationen über die Qualität der Wehen lassen sich durch sorgfältiges Palpieren des mütterlichen Abdomens gewinnen. Dafür legt die untersuchende Person die Finger mit mäßigem, aber ausreichenden Druck auf den Uterusfundus und misst mit Hilfe einer Uhr mit Sekundenzeiger Wehenstärke, Wehenfrequenz, Wehendauer und Wehenpause.

Oft lässt sich der Beginn einer Wehe tasten, noch bevor die Frau etwas spürt. Auf dem Höhepunkt einer guten Wehe lässt sich der Fundus nicht eindrücken und fühlt sich fest an. Für unerfahrene Fachkräfte ist zur Ermittlung der Wehenstärke die „Nase-Kinn-Stirn-Analogie“ hilfreich: Fühlt sich der Uterus wie die eigene Nasenspitze an, ist die Wehe schwach, fühlt er sich wie das Kinn an, ist die Wehe mittelstark, fühlt er sich wie die Stirn an, ist die Wehe stark. Mit einiger Übung können geburtshilfliche Fachkräfte die unterschiedliche Wehenqualität wahrnehmen.

Sie registrieren das Nachlassen und das Ende der Wehe oft noch bevor das Schmerzgefühl der Frau verebbt. Sie spürt die Stimulation der Nervenfasern an der Zervix und im unteren Uterussegment länger. Auch die Wehenpause kann durch Palpation ermittelt werden – ein wichtiger Bestandteil des Assessments. Zwischen den Kontraktionen soll sich der Fundus weich und entspannt anfühlen. Bei Frauen mit mäßigem oder dickem Fettgewebe über der Gebärmutterwand kann die Beurteilung schwieriger sein. Ruhetonus und Wehenintensität können zwar extern, durch Abtasten der mütterlichen Bauchdecke ermittelt werden, präzise Messungen sind jedoch nur mit einem intra-uterinen Druckkatheter möglich.

Vitalzeichen

Nachdem die Betreuungsperson durch visuelle Assessments und einfühlsames Befragen der Frau Informationen gesammelt hat, kann sie ihr Wohlbefinden auch durch Überwachung der Vitalzeichen ermitteln.

Die Vitalzeichen sollen unter der Geburt in regelmäßigen Abständen zwischen den Kontraktionen kontrolliert und beurteilt werden. Sind Blutdruck, Puls oder Atemfrequenz erhöht, muss dies dokumentiert und behandelt werden. Ein leichter Temperaturanstieg unter der Geburt ist normal, eine um 0,5 °C erhöhte Temperatur bei protrahiertem Verlauf kann ein Zeichen für Dehydratation sein. In der aktiven Geburtsphase ist ein leichter Temperaturanstieg möglicherweise ein Hinweis auf eine dorso-posteriore Stellung (Osborne et al., 2011). Hyperthermie ist auch eine häufige Nebenwirkung der Periduralanästhesie. Ein deutlicher Temperaturanstieg (> 38 °C), insbesondere bei erfolgtem Blasensprung, kann auf eine Infektion hinweisen, eine ernste Komplikation unter der Geburt. Sind die Vitalzeichen von Mutter und Kind normal, kann ohne Sorge geduldig abgewartet werden.

Die Purpurlinie (purple line)

In der Hebammenliteratur wird von mehreren kleinen Studien berichtet, die sich mit der Purpurlinie beschäftigt haben, die als rötlich-lilafarbene Linie am Analrand der Gebärenden erscheint und im Laufe der Geburt zwischen den Gesäßbacken zum Steißbein wandert. Byrne und Edwards (1990) waren die Ersten, die in einem Artikel der medizinischen Fachzeitschrift *The Lancet* darüber geschrieben und sogar einen Zusammenhang zwischen Länge der Linie und Erweiterung des Muttermunds hergestellt haben. Inzwischen ist allerdings nachgewiesen, dass es nur begrenzt möglich ist, von der Länge der Linie auf die Erweiterung des Muttermunds in Zentimetern zu schließen (Nunes et al., 2018). Einige Fachkräfte fanden jedoch einen relativ starken Zusammenhang zwischen dem *Fortschritt* der Geburt in der Eröffnungsperiode und der aktiven Geburtsphase und einer wachsenden Purpurline (Farrag et al., 2021; Irani et al., 2018; Kordi et al., 2013; Kordi et al., 2014; Narchi et al., 2011; Nunes et al., 2018). Sie erscheint nicht bei allen Frauen; einige Studien geben 56 % an (Narchi et al., 2011), andere 86 % (Nunes et al., 2018), wobei zwischen Erstgebärenden und Mehrgebärenden kein Unterschied besteht. Bei Frauen, die tatsächlich eine Purpurlinie entwickeln, erscheint sie nicht immer bereits am Beginn der Geburt; sie kann sich auch erst zu einem späteren Zeitpunkt zeigen (Nunes et al., 2018). Studien haben voneinander unabhängige Zusammenhänge zwischen Länge der Purpurlinie und Geburtsfortschritt in der Eröffnungsperiode (zunehmende Zervixerweiterung) (Farrag et al., 2021; Kordi et al., 2013; Narchi et al., 2011; Nunes et al., 2018) und dem Fortschritt in der Austreibungsperiode (Eintritt des Köpfchens ins Becken) (Farrag et al., 2021; Irani et al., 2018; Nunes et al., 2018) gefunden.

4.2.2 Assessment des Kindes

In den meisten Fällen tolerieren termingerechte Kinder einer gesunden Frau eine protrahierte oder anderweitig dysfunktionale Geburt recht gut. Deuten sämtliche Befunde darauf hin, dass es dem Kind gut geht, können sich Eltern und Betreuungspersonal darauf konzentrieren, mit den Schwierigkeiten zurechtzukommen und die Störung zu beheben. Gibt es jedoch Anzeichen für eine gesundheitliche Beeinträchtigung des Kindes, handelt es sich um eine Notlage von höchster Priorität. Die meisten Eltern sind sich der Gefährdung des Kindes unter der Geburt sehr bewusst und wollen von den Fachkräften genau informiert werden, wenn es Grund zur Besorgnis gibt.

Folgende Faktoren zur Beurteilung des kindlichen Wohlergehens werden hier erläutert: Kindsbewegungen, Schwangerschaftsalter, Mekoniumabgang ins Fruchtwasser und fetale Herzfrequenz.

Kindsbewegungen: Normale Kindsbewegungen, die von der untersuchenden Fachkraft und/oder der Schwangeren bemerkt werden, sind meist ein Zeichen, dass das Ungeborene ausreichend mit Sauerstoff versorgt ist (Housseine et al., 2019). Fehlende Kindsbewegungen unter der Geburt sind nicht zwangsläufig besorgniserregend, da sich der fetale Schlafzyklus auch während der Wehen nicht verändert. Plötzliche hektische Kindsbewegungen, die dann ganz aufhören, sollen auf dem Krankenblatt vermerkt und sofort überprüft werden, da sie eine schwere fetale Hypoxie anzeigen können (Heazell et al., 2017). Manchmal sind die fetalen Positionsveränderungen unter der Geburt auch auf der mütterlichen Bauchdecke sichtbar.

Schwangerschaftsalter: Sowohl zu früh geborene (< 37 vollendete Wochen) als auch übertragene Kinder (> 42 vollendete Wochen) sind anfälliger für Schädigungen unter der Geburt als termingerechte. Frühgeburten sind je nach Ursache zusätzlichen Risiken ausgesetzt (z.B. Infektion, Plazentaablösung). Übertragene Kinder haben ein erhöhtes Risiko für Oligohydramnion, Mekoniumabgang, Mekonium-Aspirationssyndrom und Nabelschnurkompression (ACOG, 2014). Bei übertragenen Kindern ist die Wahrscheinlichkeit einer Makrosomie, samt den damit verbundenen Risiken (Kopf-Becken-Missverhältnis, Einstellungsanomalie, Schulterdystokie, medizinische Interventionen wie Instrumentengeburt und Schnittentbindung) erhöht (ACOG, 2014). Schließlich steigt bei übertragenen Kindern auch die Gefahr einer Plazenta-Insuffizienz, mit der Folge von Wachstumseinschränkungen und steigenden Totgeburtsraten (ACOG, 2014).

Mekonium: Dass das Ungeborene Mekonium ins Fruchtwasser absetzt, ist nicht ungewöhnlich, da bei einer kurzen Hypoxieperiode der Sauerstoffmangel den Analschließmuskel entspannt. Mekonium im Fruchtwasser („grünes Fruchtwasser") ist meist ein normales Reifezeichen, das häufig in oder nach der 40. Schwangerschaftswoche (SSW) auftritt. Es kann aber auch ein Hinweis auf eine Gefährdung des Kindes sein, wenn es zusammen mit suspekten fetalen Herztönen auftritt, wenn die Frau Fieber oder andere Infektionssymptome hat, das Fruchtwasser breiartig ist oder feste Mekoniumbestandteile enthält.

Fetale Herzfrequenz (FHF): Die beste Informationsquelle für den Zustand des Kindes unter der Geburt ist die fetale Herzfrequenz, weil sie anzeigt, wie es auf Kontraktionen reagiert. Deshalb wird das geburtshilfliche Personal in der Interpretation von Herzfrequenzmustern ständig weitergebildet, wie es die aktuellen Leitlinien der Berufsorganisationen des jeweiligen Landes, die International Federation of Gynecology und Obstetrics (FIGO) und die WHO verlangen. Die aktuellen US-amerikanischen Protokolle folgen den im Jahr 2008 veröffentlichten Leitlinien des National Institute of Child Health and Human Development (NICHD) (Macones et al., 2008). Sie beruhen weitgehend auf den Empfehlungen der einschlägigen Berufsverbände (Ärztekammer, Pflege- und Hebammenverbände) (ACNM, 2015; ACOG, 2010; Association of Women's Health, Obstetric and Neonatal Nurses [AWHONN], 2015). Die kanadischen Leitlinien (Dore & Ehman, 2020), die britischen Leitlinien (National Institute for Health and Care Excellence [NICE], 2017) und die der International Federation of Gynecology & Obstetrics (Ayres-de-campos et al., 2015) sind zwar recht ähnlich, dennoch sollen sich geburtshilfliche Fachkräfte über die spezifischen, in ihrem Land gültigen Leitlinien informieren.

Intermittierende Auskultation

Die intermittierende Auskultation (IA) erfordert die persönliche Überwachung der fetalen Herztöne in kurzen Zeitabständen. Diese Methode zur Beurteilung des kindlichen Zustands wird bei Hausgeburten und in Geburtshäusern angewandt. Aus vielen Kliniken ist sie weitgehend verbannt, obwohl sie bei risikoarmen Entbindungen nachweislich eine verlässliche Methode zur Kontrolle des fetalen Wohlergehens ist (Alifirevic et al., 2017; Devane et al., 2017). Die oben genannten Fachverbände unterstützen oder empfehlen die intermittierende Auskultation als der telemetrischen Herztonüberwachung (CTG) gleichwertig oder überlegen, sofern es sich um risikoarme Geburten und gesunde Schwangere handelt (ACOG, 2009; Liston et al., 2007; NICE, 2017). Die spezifischen Protokolle der intermittierenden Auskultation der Fachverbände ähneln sich und enthalten strenge Vorgaben für Situationen, die eine kontinuierliche CTG-Überwachung erfordern. Die kanadische Society of Obstetricians and Gynecologists rät bei Schwangeren, die keiner Risikogruppe angehören, zur intermittierenden Auskultation.

Die folgenden Empfehlungen bezüglich der intermittierenden Auskultation sind den publizierten Leitlinien des American College of Nurse-Midwives (2015), des American College of Obstetricians and Gynecologists (2010), der Association of Women's Health, Obstetric and Neonatal Nurses (2015) und der Society of Obstetricians and Gynecologists of Canada (Dore & Ehman, 2020) entnommen. Diese Organisationen veröffentlichen regelmäßig ihre aktualisierten Versionen.

Die intermittierende Auskultation ist für Frauen geeignet (Maude et al., 2016):

- die gesund und am Termin sind und keine medizinischen oder gynäkologischen Risikofaktoren aufweisen
- bei denen keine medizinischen Interventionen stattgefunden haben, z. B. eine Oxytocingabe oder PDA
- die von einer Fachkraft betreut werden, die die intermittierende Auskultationstechnik beherrscht.

Die Grundlagen der intermittierenden Auskultation

Häufigkeit der Auskultation: Es gibt keine verlässlichen Daten, die bestätigen, dass das Auskultieren der fetalen Herzfrequenz in der Latenzphase notwendig ist. Dennoch wird als Vorsichtsmaßnahme empfohlen, in der Latenzphase den Fetus zu überwachen und etwa stündlich zu auskultieren (ACNM, 2015). In der Eröffnungsperiode wird alle 15 bis 30 Minuten auskultiert (ACNM, 2015; ACOG, 2010; AWHONN, 2015; Macones et al., 2008). In der aktiven Geburtsphase soll vor Beginn der Presswehen alle 15 Minuten (ACOG, 2010; AWHONN, 2015; Macones et al., 2008) und in der aktiven Pressperiode alle 5 Minuten auskultiert werden (ACNM, 2015; AWHONN, 2015), bei Abweichungen von der normalen Herzfrequenz noch häufiger.

Zeitpunkt der Auskultation: Man tastet die Kontraktionen und beginnt mit der Auskultation der fetalen Herztöne zwischen zwei Kontraktionen, wenn sich das Ungeborene nicht bewegt (ACOG, 2010; AWHONN, 2015). Die Basalfrequenz der FHF soll in regelmäßigen Abständen den gesamten Geburtsverlauf über überwacht werden. Was den besten Zeitpunkt für die Ermittlung der Zunahme oder Abnahme der FHF während der Wehen betrifft, gehen die Meinungen auseinander. Manche Fachleute empfehlen, die fetalen Herztöne nach einer Wehe abzuhören (ACNM, 2015; Macones et al., 2008) und kurz nach Abklingen der Wehe damit zu beginnen (AWHONN, 2015), andere befürworten das Abhören vor, während und nach der Wehe (ACOG, 2010).

Zählmethode: Wird die FHF volle 60 bis 120 Sekunden lang gezählt, erhält man die genaueste Basalfrequenz (ACNM, 2015). Für Assessments während oder nach den Kontraktionen kann 30 oder 60 Sekunden lang gezählt werden, wobei sich die 60-Sekunden-Zählung als verlässlicher erwiesen hat (ACOG, 2010). Ist eine Zunahme oder Abnahme der Frequenz hörbar, kann die FHF auch in 5- oder 15-Sekundenschritten ermittelt werden, um Höchstwert und Nadir exakter zu erfassen (ACOG, 2010; AWHONN, 2015). Zur Bestätigung, dass tatsächlich die kindliche Herzfrequenz und nicht die der Frau gemessen wird, sollen die mütterliche Pulsschläge regelmäßig gezählt werden. Diese Unterscheidung wird dann im Krankenblatt vermerkt.

Die Technik der intermittierenden Auskultation, wie sie viele Hebammen besonders bei Hausgeburten und in Geburtshäusern (ACNM, 2015) gerne anwenden, wird nun im Detail beschrieben.

Wie eine intermittierende Auskultation durchgeführt wird

Man verwendet einen Taschendoppler, ein Herztonhörrohr oder ein Pinar-Hörrohr, dass in **Abbildung 4-13** dargestellt ist. Die Ultraschallwellen des Dopplers ermitteln die Bewegungen der Herzklappen und wandeln sie in einen künstlichen Ton um, der den fetalen Herzschlag abbildet. Das Herztonhörrohr ist so konstruiert, dass mit Hilfe der Knochenleitung über den Schädel und die Kopfhörer der untersuchenden Person leise Töne der fetalen Herzaktivität hörbar sind. Dies erfordert mehr Übung als die Verwendung eines Dopplers.

Die Auskultationstechnik (AWHONN, 2015):

- Wenden Sie die Leopold-Handgriffe an, um den Rücken des Ungeborenen und den zum Abhören der FHF günstigsten Punkt zu finden.
- Palpieren Sie die Kontraktionen.
- Fühlen Sie den Puls der Frau.
- Halten Sie das Hörrohr oder den Doppler auf den fetalen Rücken an den Punkt der maximalen Intensität.
- Ermitteln Sie die Basisfrequenz der FHF, indem Sie die Herztöne zwischen zwei Wehen 60 Sekunden lang abhören.
- Dokumentieren Sie die Untersuchungsergebnisse, einschließlich der Akzelerationen und Dezelerationen.

Beruhigende Anzeichen des kindlichen Wohlbefindens, die ohne CTG ermittelt werden können:

- normale Basisfrequenz der FHF
- keine Dezelerationen
- keine Anzeichen von Arrhythmien
- Akzelerationen der FHF mit oder ohne Stimulierung des fetalen Köpfchens oder vibroakustische Stimulierung (Maude et al., 2016)
- Kindsbewegungen, die von der Frau angegeben oder von der untersuchenden Person getastet werden
- klares Fruchtwasser.

Die Vorteile des Dopplers verglichen mit dem Hörrohr:

- leichtere Auskultation in verschiedenen Positionen der Mutter
- leichtere Auskultation während der Kontraktionen

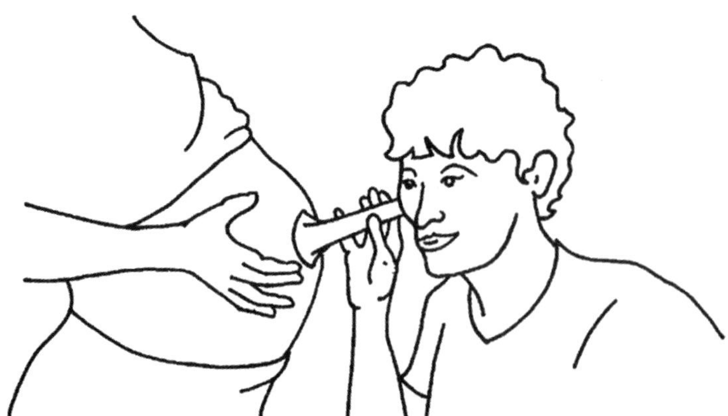

Abbildung 4-13: Auskultation der kindlichen Herztöne mit einem Pinar-Hörrohr

- auch die Eltern und andere Personen können die kindlichen Herztöne hören
- da kein Druck auf den Bauch der Frau ausgeübt werden muss, ist diese Methode angenehmer
- kann auch im Wasser angewandt werden (mit einer speziellen wasserdichten Aufnahmesonde)

Die Vorteile des Hörrohrs verglichen mit dem Doppler:

- Es ermittelt echte Töne des kindlichen Herzens, einschließlich Dysrhythmien, ohne Risiko von Störungen durch Artefakte oder einer fälschlichen Ableitung des mütterlichen Pulses.
- Es braucht keine Batterien und keine anderen störanfälligen mechanischen Teile.
- Es kann auch zur Ermittlung der kindlichen Einstellung und Haltung verwendet werden (s. oben in diesem Kapitel).

Kontinuierliche Kardiotokographie

Die* Kriterien für den Einsatz einer kontinuierlichen Kardiotokographie (CTG) variieren zwar von Land zu Land (American College of Nurse-Midwives, 2015; ACOG, 2014; Ayres-de-campos et al., 2015; Dore & Ehman, 2020; NICE, 2017), dennoch wird sie sehr häufig angewandt, v. a. bei Frauen mit Risikofaktoren und Feten mit besorgniserregenden Herzfrequenzmustern. Wichtig ist dabei v. a. sicherzustellen, dass es stets die fetale Herzfrequenz ist, die überwacht wird und auf dem CTG-Streifen erscheint und nicht die der gebärenden Frau (Hanson, 2010). Das National Institut of Child Health and Human Development (NICHD) hat 2008 seine überarbeiteten Leitlinien publiziert, die „spezifische Empfehlungen zur Klassifikation der FHF-Muster und zum intra-partalen Management" enthalten (Macones et al., 2008). Sie liefern zudem „ein dreigliedriges System zur Interpretation der fetalen Herzfrequenz" (Macones et al., 2008), das eine standardisierte Interpretation des fetalen Status unter der Geburt erlaubt, und enthalten Empfehlungen für Interventionen. Es folgen nun die NICHD-Definitionen dieser Komponenten zur Beurteilung der FHF. Die Leitlinien der NICHD sind zwar CTG-spezifisch, gelten aber meist auch für die intermittierende Auskultation (ausgenommen die Leitlinien für die drei verschiedenen Dezelerationsformen, die zur Beurteilung eine visuelle Aufzeichnung erfordern).

Definitionen der Basalfrequenz:

- Die normale Basalfrequenz beträgt 110 bis 160 Schläge pro Minute (SpM).
- Bei einer Basalfrequenz über 160 SpM liegt eine Tachykardie liegt vor.
- Bei einer Basalfrequenz unter 110 SpM liegt eine Bradykardie vor.

Definition der Variabilität:

- Sie wird definiert als „unregelmäßige Fluktuationen der Amplitude und Frequenz FHF-Basalfrequenz" (Macones et al., 2008). Die Variabilität kann nur mit dem CTG, nicht aber mit der intermittierenden Auskultation ermittelt werden (Dore & Ehman, 2020).
- Klassifikationen der Variabilität (Macones et al., 2008):
  - ohne: keine Variabilität erkennbar
  - minimal: weniger als 5 SpM
  - moderat: 6 bis 25 SpM
  - deutlich: über 25 SpM.

Definition der Akzeleration:

- Den Leitlinien der NICHD zufolge ist eine Akzeleration ein visuell feststellbarer abrupter Anstieg der FHF von 15 oder mehr SpM für 15 Sekunden oder länger (Macones et al., 2008). Bei Frühgeburten (< 37 SSW) spricht man von einer Akzeleration bei 10 oder mehr SpM für 10 Sekunden oder länger (Macones et al., 2008).
- Akzelerationen gelten als positive Anzeichen des kindlichen Wohlbefindens.
- Um festzustellen, ob Akzelerationen stattfinden, wird die FHF in Abschnitten über 5 bis 15 Sekunden hinweg gezählt. Die FHF zwischen den Abschnitten kann dann auf eine Steigerung hin verglichen werden, was eine

Akzeleration bedeutet (AWHONN, 2015). Akzelerationen sind auch bei einer intermittierenden Auskultation hörbar; sie sollen bemerkt und dokumentiert werden.

Definition der Dezelerationen:

- Dezelerationen sind periodische Veränderungen der FHF unter das Basalfrequenzniveau und werden auf dem CTG-Streifen je nach Beginn, Zeitpunkt und Form definiert. Mit dem Hörrohr lassen sich die einzelnen Dezelerationsmuster nicht gut voneinander unterscheiden.
- *Frühe Dezelerationen* unter der Geburt gelten als normal. Dabei fällt die FHF mit Wehenbeginn in weniger als 30 Sekunden in gleichmäßigen Schritten bis zum tiefsten Punkt ab (Macones et al., 2008). Abfall und Rückkehr zur Basalfrequenz finden früh am Wehenbeginn und früh am Wehenende statt. Diese Dezelerationen verlaufen spiegelbildlich zur Wehe. Sie werden mit der Stimulierung des Vagusnervs durch den Druck des kindlichen Köpfchens erklärt. Frühe Dezelerationen treten deshalb meist in der späten aktiven Geburtsphase und in der Austreibungsperiode auf.
- *Variable Dezelerationen* verlaufen V-förmig, treten unregelmäßig und abrupt auf. Die FHF fällt in weniger als 30 Sekunden vom Höhepunkt zum Nadir ab. Der Abfall beträgt mehr als 15 SpM, dauert länger als 15 Sekunden und weniger als 2 Minuten. Variable Dezelerationen verweisen auf eine mechanische Kompression der Nabelschnur und können das Ungeborene gefährden. Die Frau soll ihre Position verändern, um den Druck auf die Nabelschnur zu reduzieren – das ist der erste Schritt hin zu einer angemessenen Betreuung. Die Bedeutung variabler Dezelerationen hängt vom Kontext der CTG-Aufzeichnungen ab und orientiert sich am dreigliedrigen Interpretationssystem (Macones et al., 2008).
- *Späte Dezelerationen* verlaufen langsam und gleichmäßig, wobei die FHF den Nadir über 30 Sekunden nach dem Wehenbeginn erreicht (Macones et al., 2008). Charakteristisch ist ihr Zeitpunkt: Sie setzen spät am Wehenende ein und kehren erst nach Wehenende wieder zur Basalfrequenz zurück. Diese Dezelerationen gelten als Hinweis auf eine mögliche Uterus- und Plazentainsuffizienz (ungenügende Sauerstoffversorgung des Kindes). Die Bedeutung später Dezelerationen hängt vom Kontext der CTG-Aufzeichnungen ab und orientiert sich am dreigliedrigen Interpretationssystem (Macones et al., 2008).

Das dreigliedrige Interpretationssystem der fetalen Herzfrequenz. Dieses System wird in **Tabelle 4-2** beschrieben. Es wurde entwickelt, um die CTG-Interpretationen und die Kommunikation der Befunde zu verbessern, sowie die Anzahl der Maßnahmen zur Verbesserung des fetalen Status zu erhöhen. Es obliegt den geburtshilflichen Betreuungskräften, die für dieses Assessmentsystem und die Dokumentation des fetalen Status notwendigen Fertigkeiten zu erwerben. Das System lässt sich auch auf die intermittierende Auskultation anwenden.

King (2019) hat ein Schema zur Interpretation der Ergebnisse der intermittierenden Auskultation vorgelegt und mit dem dreigliedrigen Interpretationsschema verglichen. Die Ergebnisse des Vergleichs sind in **Tabelle 4-3** gegenübergestellt. Dabei fällt auf, dass lediglich die Kategorien I und II mit der intermittierenden Auskultation erfasst werden können. Kategorie III der fetalen Herztöne (gezeigt in **Abbildung 4-13**) fehlt in dieser Tabelle, da sich abwesende Variabilität mit der intermittierenden Auskultation nicht ermitteln lässt.

Aufzeichnung der FHF bei der Aufnahme in die Klinik. In vielen klinischen Settings findet zum Screening des fetalen Wohlbefindens bei der Aufnahme eine kurze etwa 20-minütige Messung der fetalen Herzfrequenz statt. Das Team um Devane (2017) hat klinische Studien systematisch ausgewertet, an denen 13 000 Schwangere, die keiner Risikogruppe angehörten, teilgenommen haben. Die Autor*innen der

Tabelle 4-2: Das dreigliedrige System zur Interpretation der FHF (Macones, 2008, adaptiert. Elsevier, mit freundlicher Genehmigung)

Kennzeichen	Folgen/Bedeutung
Kategorie I	
Basalfrequenz: 110–160 SpM Basalfrequenzvariabilität: moderat Akzelerationen: vorhanden oder nicht Dezelerationen: • frühe Dezelerationen: vorhanden oder nicht • späte oder variable Dezelerationen: keine	• normal • sehr wahrscheinlich normaler Säure-Basen-Status am Zeitpunkt der Beobachtung • keine spezifischen Maßnahmen erforderlich
Kategorie II (umfasst alle FHF-Aufzeichnungen, die nicht zu den Kategorien I oder III gehören. Beispiele s. u.)	
Basalfrequenzvariabilität: • minimale Variabilität • keine Variabilität, nicht begleitet von wiederkehrenden Dezelerationen • ausgeprägte Variabilität Akzelerationen: • keine induzierten Akzelerationen nach Stimulierung des Fetus Periodische Dezelerationen oder Dezelerationsepisoden • wiederkehrende variable Dezelerationen mit minimaler oder moderater Basalfrequenzvariabilität • prolongierte Dezeleration (> 2 min aber <10 min) • wiederkehrende späte Dezelerationen mit moderater Basalfrequenzvariabilität • variable Dezelerationen mit anderen Merkmalen, wie langsame Rückkehr zur Basisfrequenz, „*Overshots*" und „Schultern"	• unbestimmt, unklar • kein Hinweis auf einen unnormalen Säure-Basen-Status • Evaluation, fortlaufende Überwachung und erneute Evaluation erforderlich • sämtliche damit einhergehenden klinischen Umstände berücksichtigen
Kategorie III	

Basalfrequenzvariabilität:
keine Basalfrequenzvariabilität
UND
eines der folgenden Symptome:
• Dezelerationen:
  • wiederkehrende späte Dezelerationen
  • wiederkehrende variable Dezelerationen
• Bradykardie
• sinusförmiges Muster
  • gleichmäßiges, sinuswellenförmiges, welliges Basisfrequenzmuster
  • mit regelmäßiger Frequenz von 3 bis 5 Zyklen/min
  • das > 20 min anhält
	• lässt auf einen anormalen Säure-Basen-Status schließen
	• sofortige Evaluation erforderlich
	• sofortiges Eingreifen erforderlich, um das anormale FHF-Muster zu korrigieren, einschließlich einer intra-uterinen Wiederbelebung, außerdem:
	  • Sauerstoffgabe an die Mutter
	  • Positionswechsel der Mutter Wehenstimulierung abbrechen
	  • Bluthochdruck behandeln

Tabelle 4-3: Interpretation der Auskultationsergebnisse verglichen mit dem dreigliedrigen System des NICHD

Kategorie I **Kennzeichen der FHF bei Auskultation**	**Kategorie II** **Kennzeichen der FHF bei Auskultation**
FHF-Basalfrequenz zwischen 110 und 160 SpM mit regulärem Rhythmus	Tachykardie (Basalfrequenz > 160 SpM) oder Bradykardie (Basalfrequenz < 110 SpM)
keine FHF-Dezelerationen ausgehend von der Basalfrequenz	hörbarer unregelmäßiger Rhythmus
Anstiege der FHF (Akzelerationen) von 15 sec Dauer, eine Basalfrequenzamplitude kann vorhanden sein oder nicht, muss aber, falls vorhanden, beurteilt und dokumentiert werden	Verlangsamung der FHF oder Dezelerationen unter das Basalfrequenzniveau

Abkürzungen: FHF, fetale Herzfrequenz; NICHD, National Institute of Child Health and Human Development

Studie fanden keine Belege dafür, dass die Aufzeichnung der FHF bei der Aufnahme die Outcomes verbesserte. Im Gegenteil: Sie ging mit höheren CTG-Raten und einem Anstieg der Kaiserschnittrate von 20 % einher.

Intermittierendes elektronisches fetales Monitoring. Es gibt geburtshilfliche Fachkräfte, die kein gutes Gefühl haben, wenn sie nur auskultieren oder mit dem Doppler arbeiten; sie verlassen sich vielmehr auf das Intermittierende Elektronische Fetale Monitoring (IEFM), d.h. auf die CTG-Überwachung. Dabei wird einfach der Kopf des Ultraschallgeräts in den empfohlenen Intervallen eine Minute oder länger auf den Bauch der gebärenden Frau gehalten. Dann erscheint die fetale Herzfrequenz auf dem Monitor und/oder dem Computer-Bildschirm und kann bei Bedarf ausgedruckt werden. Manchen fällt die Interpretation leichter, wenn ihnen neben der reinen Auskultation der Herztöne ein CTG-Streifen zur Verfügung steht. Auch der CTG-Streifen ermöglicht die Anwendung des dreigliedrigen Interpretationssystems.

Intermittierende Auskultation und kontinuierliche Kardiotokographie im Vergleich

Es besteht ein Zielkonflikt zwischen den Vorteilen mütterlicher Mobilität einerseits und den Vorteilen einer kontinuierlichen Kardiotokographie (CTG-Überwachung) andererseits, bei der die Frau überwiegend im Bett liegen oder in halb-sitzender Position ausharren muss. Es gibt mehrere Möglichkeiten, diesen Konflikt zu lösen. Eine besteht darin, sich von der Praxis der routinemäßigen CTG-Überwachung zu verabschieden. Für ein Cochrane-Review hat das Team um Alfirevic (2017) die Effektivität und Sicherheit der CTC-Überwachung zur Ermittlung des fetalen Wohlbefindens unter der Geburt mit der intermittierenden Auskultation verglichen. In diese Meta-Analyse flossen die Ergebnisse von 13 Studien mit 3700 Teilnehmerinnen ein. Verglichen mit der intermittierenden Auskultation hat die CTG-Überwachung die Raten der Zerebralparesen und neonatalen Todesfälle nicht reduziert, die Raten der Schnittgeburten und Instrumentengeburten dagegen deutlich erhöht. Ein Dauer-CTG hat den kleinen Vorteil, dass es die Rate der neonatalen Krampfanfälle von etwa 1 von 500 auf 1 von 250 Fälle reduzierte. Das bedeutet, dass es bei 661 Geburten in einem Fall einen neonatalen Krampfanfall verhindert (95 % CI 484–1667) (Alifirevic et al., 2017). Weitere Nachteile der kontinuierlichen Kardiotokographie sind die unterschiedlichen Interpretationen der beobachtenden Fachkräfte selbst und untereinander sowie die inkonsistente Terminologie (ACOG, 2009).

Ungeachtet des deutlichen Trends hin zur intermittierenden Auskultation und ungeachtet fehlender wissenschaftlicher Evidenzen für die Vorteile der CTG-Überwachung, ist sie in den meisten Kliniken in den USA, Großbritannien, Kanada und anderen Ländern nach wie vor fest etabliert. Sie gehört zur Standardversorgung, selbst wenn die Frau keiner Risikogruppe angehört. Viele in der CTG-Befundung ausgebildete Fachkräfte haben bei der reinen Auskultation kein gutes Gefühl. Dazu kommt, dass sie oft in Institutionen arbeiten, in denen die kontinuierliche CTG-Überwachung vorgeschrieben ist, trotz der gesetzlichen Verpflichtung, die Frauen aufzuklären, sie um ihre Einwilligung zu bitten und ihnen als Alternative die intermittierende Auskultation anzubieten. Die oxytocin-induzierte Geburtsbeschleunigung oder Dosiserhöhung des Oxytocins sind die häufigsten Indikationen für ein Dauer-CTG. Es gibt zahlreiche Hochrisiko-Indikationen für diese Art der Überwachung.

Beweglich bleiben trotz CTG

Bei einer CTG-Überwachung müssen Gebärende weder in der vorgeschriebenen Position noch im Bett liegend ausharren. Sie können auf der Seite liegen, sich aufsetzen, kniend nach vorne lehnen, vom Bett aufstehen und sich in einen Schaukelstuhl setzen, sich stehend über das Bett oder einen Gymnastikball auf dem Bett lehnen und mit ihrer Begleitperson neben dem CTG-Gerät langsame Tanzbewegungen machen, wie in **Abbildung 4-14** dargestellt, sie können einen Ausfallschritt machen, ja sogar in der Badewanne sitzen. Auch wenn die fetale Herzfrequenz in einer bestimmten Lage besser abgeleitet werden kann, soll die Frau, um mobil zu bleiben und den Geburtsfortschritt zu unterstützen, niemals länger in einer Position verweilen. Man kann beispielsweise die Begleitperson bitten, die Ultraschallsonde festzuhalten – gezeigt in **Abbildung 4-15**, wenn die Frau steht, den Vierfüßlerstand oder in eine andere Position einnimmt. Eine interne Skalpelektrode bleibt im Gegensatz zu einer externen Sonde eher am Platz und verrutscht nicht, wenn sich die Frau umdreht, wenn sie kniet oder hockt. Sie verliert auch nicht so leicht das Signal, wenn sich das Ungeborene bewegt. Eine solche Elektrode ist allerdings invasiver und erfordert eine gesprungene Frucht-

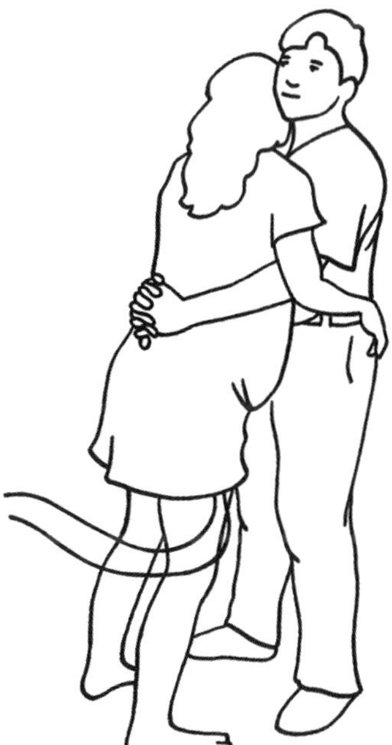

Abbildung 4-14: Langsame Tanzbewegungen mit CTG

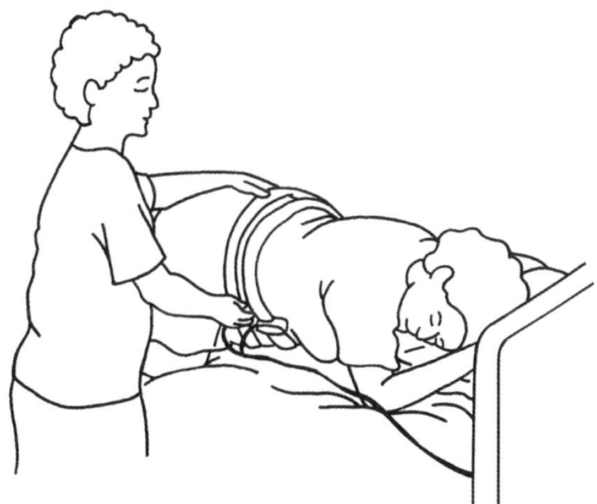

Abbildung 4-15: Begleitperson hält die Ultraschallsonde fest

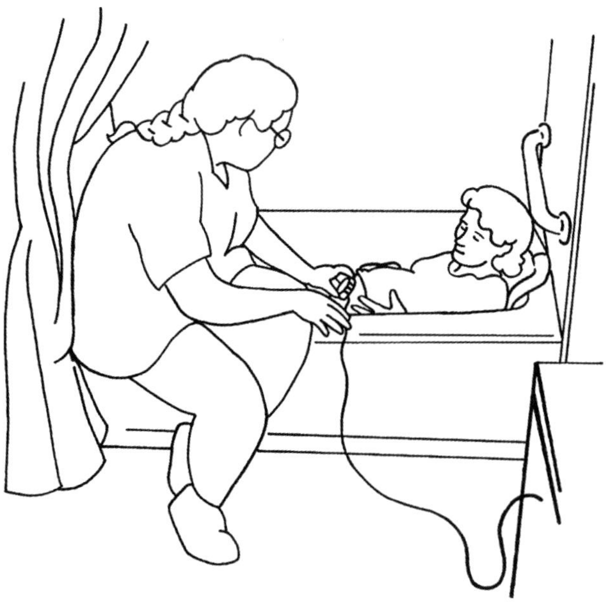

Abbildung 4-16: CTG-Überwachung mit einem wasserdichten Dopplergerät

blase mit allen damit verbundenen Risiken (Übertragung von Infektionserregern, Nabelschnurkompression und persistierende fetale Fehleinstellung). Ist das Signal der Ultraschallsonde undeutlich oder bewegt sich der Fetus, soll sie neu positioniert werden. Eine abgebrochene oder unklare Überwachung erfüllt den Zweck der kontinuierlichen Kardiotokographie nicht, sie erschwert vielmehr eine fehlerfreie Interpretation und löst Sicherheitsprobleme und Haftungsfragen aus.

Intra-uterine Druckmessungen werden vorgenommen, um bei bestimmten klinischen Indikationen die Wehenintensität genau zu bestimmen, etwa wenn Wehen verstärkt oder ausgelöst werden, und in Situationen, in denen der Zeitpunkt der Dezelerationen des fetalen Herzens (frühe vs. späte) verglichen mit den Uteruskontraktionen mithilfe einer externen Ultraschallsonde nicht sicher bestimmt werden kann. Auch bei einer intra-uterinen Druckmessung kann die Frau aufrechte Positionen einnehmen. Zur korrekten Bestimmung der Druckwerte bei einer Lageveränderung muss das Gerät jeweils neu eingestellt werden, damit der genaue Ausgangswert erhalten bleibt und Druckspitzen erkannt werden.

CTG-Überwachung in der Badewanne. Für Frauen, die einen Teil der Geburt gerne in der Badewanne zubringen möchten wie in **Abbildung 4-16** dargestellt, gibt es wasserdichte Dopplergeräte. Stehen sie in der Klinik nicht zur Verfügung, lassen sich auch gewöhnliche Ultraschallsonden eines CTG-Gerätes im Wasser verwenden (sofern der Gerätehersteller die Wasserdichtigkeit bestätigt). Eine andere Möglichkeit besteht darin, die Frau zu bitten, in regelmäßigen Abständen aus der Wanne zu steigen, damit das Ungeborene mit einem Fetoskop, einem Doppler oder einem Ultraschallkopf wie in **Abbildung 4-17** gezeigt überwacht werden kann.

Schnurlose Telemetrie. Angesichts der erwiesenen Vorteile von freier Bewegung, von verschiedenen Positionen (Lawrence et al., 2013) und Hydrotherapie (Cluett et al., 2018) zur Beschleunigung protrahierter Geburtsverläufe oder Schmerzlinderung, ist die Telemetrie eine optimale Überwachungsmethode, wenn eine kontinuierliche Überwachung erforderlich ist. Die Frau kann im Zimmer oder draußen herumgehen, sogar ein Bad nehmen oder duschen, wie in den **Abbildungen 4-18** bis **4-20** dargestellt. Beim Telemetriesystem sind im Herztonknopf

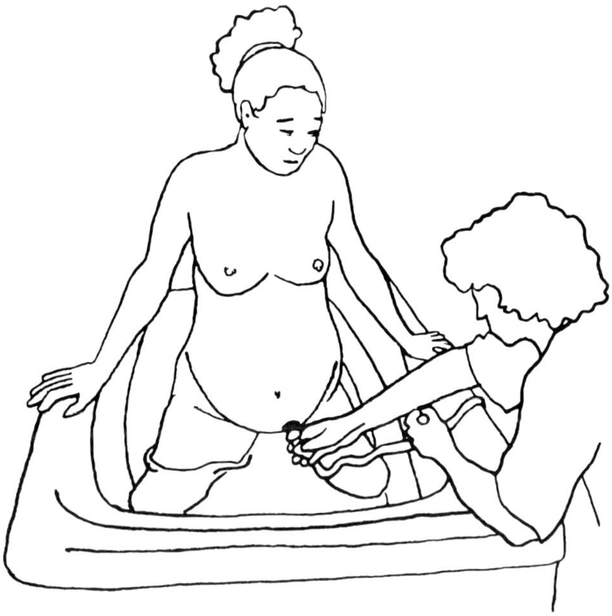

Abbildung 4-17: CTG-Überwachung außerhalb des Wassers

(a) (b)

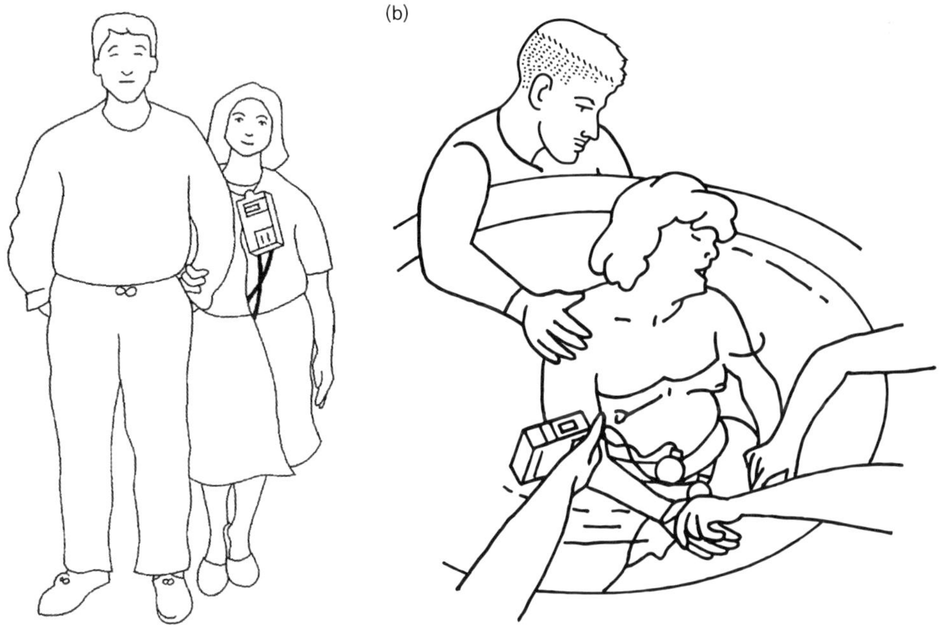

Abbildung 4-18a-b: a) Gehen mit der Telemetrie, b) Telemetrie in der Badewanne

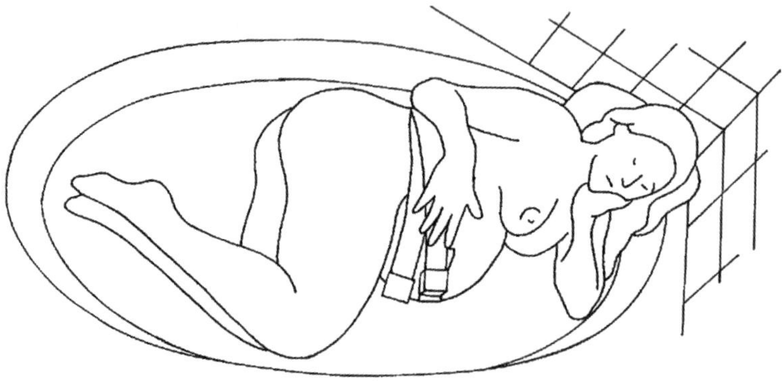

Abbildung 4-19: Schnurlose Telemetrie in der Badewanne

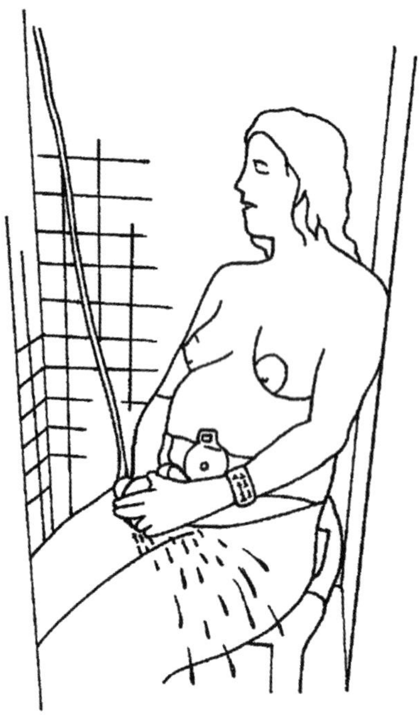

Abbildung 4-20: Schnurlose Telemetrie in der Dusche

und Wehenknopf kleine Sender integriert, die mit elastischen Gurten am Bauch der Frau befestigt werden. Wasserdichte Telemetriegeräte können in der Badewanne, wasserbeständige in der Dusche genutzt werden, gezeigt in den **Abbildungen 4-19** und **4-20**.

4.2.3 Interne Assessments

Oft lässt sich der Geburtsfortschritt allein durch visuelle und externe Assessments exakt ermitteln. Manchmal ist allerdings eine interne Untersuchung erforderlich, um mehr Informationen zu sammeln oder die Ergebnisse externer Beurteilungen zu bestätigen. Veränderungen der Zervix zusammen mit Rotation und Tiefertreten des fetalen Köpfchens sind sichere Zeichen für einen Geburtsfortschritt, während externe Zeichen nur indirekte Hinweise liefern.

Vaginale Untersuchungen – Indikationen und Timing

Da jede gebärende Frau als Individuum betrachtet werden soll, sollen auch vaginale Untersuchungen individualisiert werden. Das bedeutet, dass vaginale Untersuchungen nicht bei allen Geburten und in vorgegebenen Intervallen durchgeführt werden dürfen, vielmehr dann, wenn sie erforderlich sind, weil Informationen über den Muttermund und den Fetus benötigt werden – im Einvernehmen und mit Zustimmung der Frau. Die untersuchende Fachkraft soll sich Zeit nehmen, vor der Untersuchung einen guten Rapport mit der Frau herstellen und sie um Erlaubnis bitten – schließlich handelt es sich dabei um einen invasiven Eingriff. Eine Gebärende, die blutet, darf nicht vaginal untersucht werden, es sei denn bei bekannter Lage der Plazenta (Ausschluss einer Placenta praevia).

Eine vaginale Untersuchung unter der Geburt ist indiziert:

- bei Beginn der Betreuung, um den vorangehenden Teil des Kindes, den Ausgangswert der Dilatation und Stellung der Zervix zu ermitteln, damit der Geburtsfortschritt oder fehlende Fortschritt später besser beurteilt werden kann
- wenn nach einer gewissen Zeit der aktiven Geburtsphase, in der Regel nach etwa drei Stunden, das Wehenmuster unverändert wirkt (keine längeren, häufigeren oder stärkeren Wehen) oder äußere Anzeichen für einen Geburtsfortschritt fehlen (plötzliche Erregung der Gebärenden, spontaner Pressdrang etc.) und wenn die Entscheidung ansteht, die Dystokie mithilfe bestimmter Maßnahmen zu beheben
- wenn eine Maßnahme eine Zeit lang durchgeführt wurde (z. B. Treppensteigen, zur besseren Einstellung des kindlichen Köpfchens oder längere Zeit in der Badewanne), um festzustellen, ob der erwünschte Effekt eingetreten ist
- wenn die Frau bittet, den Geburtsfortschritt zu beurteilen, wenn sie entmutigt ist oder den Wunsch nach Schmerzmitteln oder einer Anästhesie äußert
- wenn die Frau einen spontanen Pressdrang verspürt ohne weitere Anzeichen für das Tiefertreten des vorangehenden Teils
- bei suspekten fetalen Herztönen oder anderen beunruhigenden Anzeichen
- wenn ein internes Monitoring (interne Skalpelektrode oder intra-uterine Druckmessung) indiziert ist.

Durchführung einer vaginalen Untersuchung unter der Geburt

Vorbereitung. Bitten Sie die Frau zunächst, die Harnblase zu entleeren. Erklären Sie ihr dann das Vorgehen Schritt für Schritt und bitten Sie sie um ihr Einverständnis. Dann soll sie sich auf eine feste, bequeme Unterlage legen, am besten auf den Rücken mit einem Kissen unter dem Kopf, gezeigt in **Abbildung 4-21a**. Die Beine sollen ebenfalls gut abgestützt sein, die Knie gebeugt und weit geöffnet, die Fußsohlen entweder aneinander liegend oder flach auf dem Bett. Ist die Rückenlage zu unbequem, kann die Frau auch eine halb sitzende Position einnehmen, den Rücken anlehnen und ein Kissen unter eine der Hüften legen, das oben liegenden Knie und die Hüfte sind gebeugt, dargestellt in **Abbildung 4-21b**. Praxiserfahrene Fachkräfte führen die Untersuchung auch in anderen Positionen der Frau durch (im Vierfüßlerstand, im Stehen, Sitzen oder Hocken). Auch so lassen sich Zervixdilatation und Zervixreifung beurteilen. Weitere Informationen, z. B. über die Einstellung und Haltung des vorangehenden Teils, erhält man in diesen Positionen allerdings kaum. Werden detailliertere Informationen benötigt, bitten Sie die Frau lieber, sich kurz auf den Rücken zu legen, da die Untersuchung sonst vielleicht wiederholt werden muss.

Wichtig ist, dass sich die Frau dabei entspannen kann, denn nur so lassen sich die gewünschten Informationen ermitteln, wobei es aber auch um eine gute Pflegequalität geht. Eine gute pflegerische Betreuung zeichnet sich dadurch aus, dass sowohl sensibel auf die Bedürfnisse der Gebärenden eingegangen wird als auch sämtliche notwendigen Befunde erhoben werden. Manche Frauen haben Angst vor einer vaginalen Untersuchung und können sie kaum ertragen, insbesondere dann nicht, wenn sie von einer unbekannten Person oder ohne Rücksicht auf ihr Unbehagen durchgeführt wird. Solche Frauen sind häufig bereits traumatisiert, sei es durch sexuellen Missbrauch oder frühere grobe oder rücksichtslose vaginale Untersuchungen. Um sie für die Untersuchung zu gewinnen, muss man ihnen geduldig, freundlich und verständnisvoll gegenübertreten und ihnen das Gefühl vermitteln, dass sie selbst bestimmen können, ob, wann, von wem und wie die Untersuchung durchgeführt wird (Neumann, 2004).

Die vaginale Untersuchung Schritt für Schritt. Die untersuchende Person wäscht und wärmt sich die Hände und bittet die Frau um Erlaubnis, mit der vaginalen Untersuchung be-

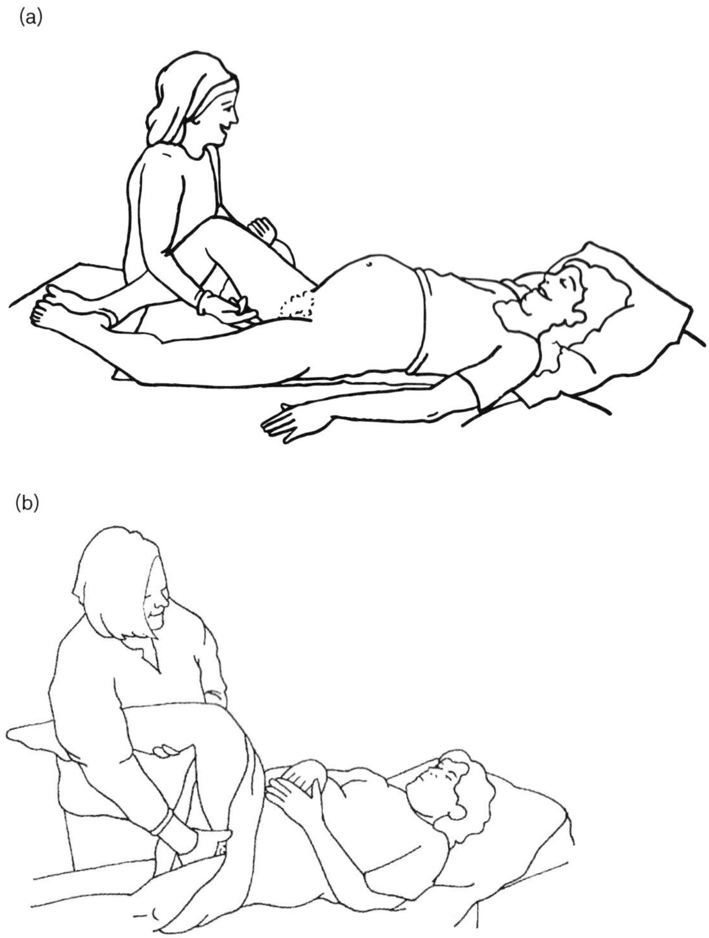

Abbildung 4-21a-b:
a) Position der Gebärenden bei einer vaginalen Untersuchung in Rückenlage, b) in Seitenlage

ginnen zu dürfen. Erteilt sie die Erlaubnis nicht, unterbleibt sie selbstverständlich. In der Wehenpause führt sie zunächst einen Finger (Zeigefinger), dann den zweiten Finger (Mittelfinger) in die Scheide ein, übt dabei leichten Druck auf die hintere Scheidenwand aus und vermeidet Druck auf die Harnröhre. Gleichzeitig wird die Frau gebeten, die Scheidenmuskulatur zu entspannen. Ohne die Kooperation der Schwangeren mit aktiver Entspannung kann die Untersuchung unangenehm bis schmerzhaft und ein präzises Assessment schwierig oder unmöglich sein.

Wenn die Finger der untersuchenden Person mit der Handfläche nach unten etwa drei bis vier Zentimeter in die Scheide eingeführt sind, erklärt sie, dass sie nun die Finger drehen wird, sodass das die Innenseite des Handgelenks nach oben zeigt. In dieser Haltung können der Muttermund, der vorangehende Teil, die Vagina und das Becken besser abgetastet werden.

Assessment der Portio bzw. der Zervix

Position: Ist die Zervix nach vorne, nach hintern oder zentriert ausgerichtet? Liegt die Portio sakral, kann man sie manchmal nur knapp erreichen, die Dilatation jedoch nicht bestimmen. In dem Fall kann die untersuchende Person leichten gleichmäßigen Druck ausüben und die Portio mit den Fingern nach vorne holen. Man kann die Frau aber auch bitten, die Fäuste unter das Gesäß zu legen oder eine mit einem

Handtuch abgedecktes Steckbecken zu verwenden, damit das Becken nach vorne kippt und die Portio leichter erreichbar wird.

Konsistenz: Ist der Muttermund weich und dehnbar oder rigide? Mit Fortschreiten der Geburt sollte die Portio weicher und nachgiebiger werden. Eine dicke, rigide Zervix ist dann nicht normal.

Verkürzung der Portio: Wie lang ist der Zervikalkanal? Es ist schwierig, wenn nicht gar unmöglich, die Länge der Portio zu beurteilen, wenn nicht wenigstens ein Finger in die Zervix eingeführt werden kann. Da die Länge der Portio vor Geburtsbeginn zwischen ein und vier Zentimetern variiert, misst man die Verkürzung am besten anhand der noch vorhandenen Länge des Zervixkanals in Zentimetern oder Zentimeterbruchteilen. Sie kann auch in Prozenten ausgedrückt werden (Goldberg et al., 1997; Neumann, 2004). Ob man in Zentimetern oder Prozenten rechnet, hängt von den Gepflogenheiten des Geburtssettings ab. Eine vollständig aufgebrauchte Zervix ist sehr dünn und ausgezogen.

Dilatation: Wie weit ist der Muttermund offen, gemessen in Zentimetern, ohne manuelle Dehnung? Mit den ersten 6–7 cm wird angegeben, wie weit die Zervix geöffnet ist. Es erfordert etwas Erfahrung, um zu wissen, wie viele Fingerbreiten oder wieviel Abstand zwischen den Fingern einer bestimmten Dilatation entsprechen. Zur Übung gibt es für diesen Zweck hergestellte Plastikmodelle, oder man nutzt verschiedene Haushaltsgegenstände, z. B. Gefäße mit verschieden großen Öffnungen. Die letzten 3 cm (von 7 cm bis vollständig dilatiert) sind leichter zu ermitteln. Jetzt wird beurteilt, wie viel von der Zervix auf *einer* Seite übrigbleibt, d. h. zwischen dem Rand des dilatierten Muttermunds und dem Punkt, an dem er ins untere Uterussegment übergeht. Obwohl man sich darauf verständigt hat, dass 10 cm eine vollständige Dilatation bedeuten, kann eine messbare vollständige Dilatation zwischen 9 und 12 Zentimetern liegen, je nach Größe des fetalen Köpfchens. Dabei lässt sich auch feststellen, ob der Muttermund ungleichmäßig erweitert ist, und wenn ja, an welcher Stelle und wie ausgeprägt. Dieses Detail kann Hinweise auf Stellung und Winkel des fetalen Köpfchens geben.

Fruchtblase: Ist die Fruchtblase intakt oder gesprungen? Eine pralle Vorblase ist leicht zu tasten, erschwert aber die Beurteilung der fetalen Stellung und Haltung. Ist keine pralle Blase tastbar, muss die untersuchende Person zwischen Fruchtblase und Schädel unterscheiden können. Ein mit glitschigen Eihäuten überzogener Schädel fühlt sich anders an als ein Schädel bei gesprungener Fruchtblase.

Wehenstärke: Hat die Betreuungskraft den Verdacht, dass die Wehen nicht stark genug sind, um den Muttermund zu öffnen, kann die interne Untersuchung der Zervix unter der Geburt während einer Kontraktion Aufschluss über die Wehenintensität geben. Sie ist für die Frau wesentlich unangenehmer als die vaginale Untersuchung in der Wehenpause. Deshalb ist es wichtig, ihr zu erklären, weshalb diese Untersuchung notwendig ist, und braucht es dafür ihr Einverständnis. Die untersuchende Person führt dann in einer Wehenpause die Finger vorsichtig in die Scheide ein und legt die Fingerspitzen an den Muttermund. Mit Beginn einer wirksamen Wehe dehnen sich die Ränder der Portio, tritt das Köpfchen tiefer und drückt gegen die Zervix. Ist die Vorblase noch intakt, füllt sie sich und wird prall. Bei unzureichender Wehenstärke kommt es zu keiner dieser Veränderungen und kann nur eine geringe Dehnung palpiert werden. Dann fühlt sich die Zervix womöglich an wie ein „leerer Ärmel“, weil der Kopf nicht mit der Zervix in Kontakt kommt.

Ungewöhnliche Portio- bzw. Zervixbefunde:

- Die „Reißverschluss-Portio“: Die Zervix ist dünn ausgezogen, die Portio jedoch verklebt und geschlossen. Manchmal lässt sich dieser Zustand folgendermaßen beheben: Nachdem die Portio fast vollständig aufgebraucht ist, legt man einen oder zwei Finger an den Muttermund und dehnt ihn mit einer Wehe auf. Dabei löst sich die Verklebung und die Portio öffnet sich wie ein Reißverschluss, manchmal von 1 auf 3 oder 4 Zentimeter in einer Wehe! Da bei der Dehnung Kapillargefäße reißen, kann es zu leichten Blutungen kommen.

- Der rigide Muttermund: Die Portio kann teilweise dilatiert sein, weist jedoch dicke Stellen auf und fühlt sich unelastisch an. Sie gibt während der Kontraktionen kaum nach. Das kann ein Hinweis auf eine primäre Zervixdystokie (Friedman, 1978) oder die Folge einer ödematösen Zervix sein, die durch einen schlecht eingestellten Kopf oder ungleichmäßigen Druck auf die Zervix während der Kontraktionen verursacht wurde. Bei einer Dystokie wird die Zervix auch mit der Zeit nicht weich und verkürzt sich nicht. Ist ein Ödem vorhanden, war die Zervix in der Latenzphase oder der frühen aktiven Phase vielleicht dünner und dilatiert und ist erst in der späten aktiven Phase angeschwollen.
- Persistierende Muttermundslippe: Der Großteil der Zervix hat sich hinter den Kopf zurückgezogen (seitlich und hinten am Kopf ist kein Zervixrand mehr tastbar), doch vorne hat sich ein Teil der Zervix zwischen Kopf und Symphyse eingeklemmt. In der Regel lässt sich dieses Problem durch Positionswechsel der Mutter, Zeit und Geduld beheben. Fühlt sich das Gewebe weich und dehnbar an, kann es vielleicht auch manuell zurückgeschoben werden.

Ermittlung des vorangehenden Teils (VT)

Ist es der Kopf? Eine durchaus berechtigte Frage, da der Gedanke, dass es auch *nicht* der Kopf sein könnte, stets präsent sein muss; sonst riskiert man eine nicht diagnostizierte Beckenendlage. Bei einer reinen Beckenendlage ist der Steiß durchaus mit einem extrem schlecht eingestellten Köpfchen zu verwechseln: Es sind keine Schädelnähte und keine Fontanellen zu tasten, und der VT fühlt sich weich und schwammig an, wie ein Caput succedaneum (Kopfgeschwulst). Steht kein Ultraschallgerät zur Verfügung, lässt sich dieser Zweifel mit einer sterilen Spekulumeinstellung ausräumen: Sind Haare zu sehen, handelt es sich eindeutig um den Kopf.

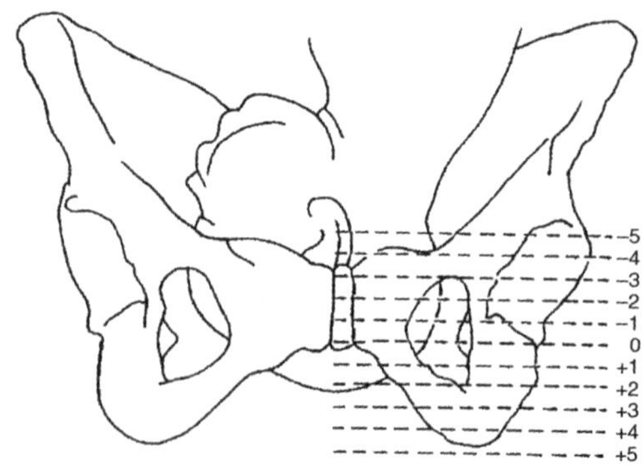

Abbildung 4-22: Höhenstände

Wie ist der fetale Höhenstand? Der Höhenstand der Leitstelle wird in Zentimetern oberhalb bzw. unterhalb der Interspinalebene (I-Ebene) angegeben; die I-Ebene = 0 – dargestellt in **Abbildung 4-22**. Ist der Kopf noch nicht ins kleine Becken eingetreten, lässt sich die Leitstelle noch bewegen.

Um den Höhenstand mithilfe einer vaginalen Untersuchung zu ermitteln, ertastet die untersuchende Person zunächst eine Spina ischiadica (Sitzbeindorn). Am einfachsten gelingt dies, wenn mit der dominanten Hand diagonal durch das Becken der Frau getastet wird (Rechtshänder tasten also die rechte Spina ischiadica der Frau). Meist sind die Sitzbeinstachel stumpf und nicht leicht auffindbar, weshalb die Ermittlung einiger Übung bedarf. Leichter geht es oft, wenn man zunächst das Ligamentum sacrospinale aufsucht und dann von der Mitte kommend mit zwei Fingen entlang gleitet, bis es in die Seitenwand des Beckens eintritt, wie in **Abbildung 4-23** gezeigt. Da an dem Punkt auch der Pudendusnerv eintritt, meldet die Frau einen leichten Schmerz, wenn man mit dem Finger dagegen drückt.

Dann wird der Höhenstand der Leitstelle des Kopfes mit der Höhe der Spinae ischiadiacae verglichen, indem man den Mittelfinger an den Sitzbeindorn legt und den Zeigefinger zum tiefsten Teil des fetalen Kopfes ausstreckt. Dabei muss ausreichend Druck auf den Schädel ausgeübt werden, um wirklich den Schädelknochen

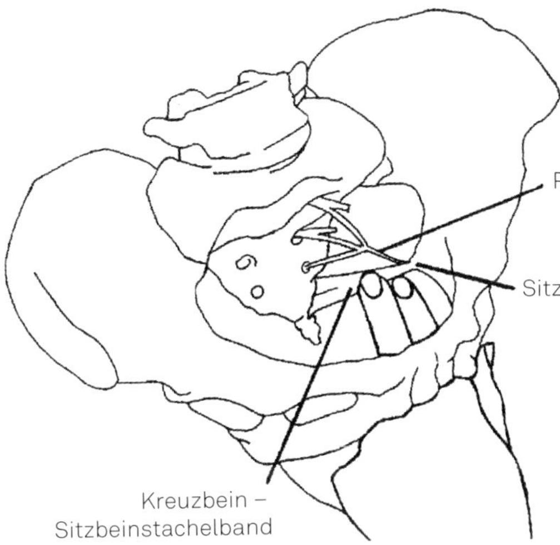

Abbildung 4-23:
Auffinden des Ligamentum sacrospinale

zu tasten, nicht etwa eine ausgeprägte spongiöse tief stehende Kopfgeschwulst. Eine auffallende, zunehmende Kopfgeschwulst kann auf ein echtes Kopf-Becken-Missverhältnis hinweisen. In dem Fall muss der Höhenstand durch sorgfältige abdominale Palpation ermittelt werden.

Die folgende Messmethode ist weniger präzise, aber hilfreich für Fachkräfte, die in der Höhenstandsdiagnose noch nicht so geübt sind. Bei einer durchschnittlichen Fingerlänge wird kontrolliert, wie tief die Finger der untersuchenden Person in die Scheide eingeführt werden müssen, bis der Kopf ertastet wird (Malapati et al., 2013).

- Ist der Kopf noch beweglich über dem Beckeneingang, können die Finger ganz in die Scheide eingeführt werden, ohne die Leitstelle zu erreichen – siehe **Abbildung 4-24a**.
- Beginnt der Kopf Bezug zum Becken aufzunehmen, liegt aber noch oberhalb der Interspinalebene, können die Finger die Leitstelle erreichen, wenn sie ganz in die Scheide eingeführt werden.
- Befindet sich der Kopf noch tiefer oder auf der Höhe der Spinae ischiadiacae, ist er leicht mit den Fingern zu erreichen, wie **Abbildung 4-24b** zeigt. Befindet er sich etwa auf Interspinalebene, müssen die Finger nur etwa zur Hälfte oder noch weniger in die Scheide eingeführt werden, um den Kopf zu erreichen, dargestellt in **Abbildung 4-24c**.

Die Beurteilung der Höhenstände, wie übrigens viele andere vaginale Befunde auch, ist niemals eindeutig und variiert von einer untersuchenden Person zur anderen. Bei einer protrahierten Austreibungsperiode kann die Geburt durchaus fortschreiten, jedoch eher in Millimetern als in Zentimetern. Ist der Geburtsfortschritt fraglich, kommt es sehr darauf an, dass die Untersuchungen möglichst immer von der gleichen Person durchgeführt werden. Ein hoher Höhenstand in der aktiven Geburtsphase, insbesondere bei Erstgebärenden, kann für eine Einstellungsanomalie oder ein echtes Kopf-Becken-Missverhältnis sprechen.

Bestimmung der fetalen Lage: Die Bestimmung der fetalen Lage mit Hilfe der vaginalen Untersuchung ist wohl der schwierigste, unter der Geburt zu erhebende Befund. Meist wird dafür die knöcherne Struktur des kindlichen Schädels durch eine angemessen dilatierte Zervix hindurch palpiert, um die Lage des Hinterhaupts im Verhältnis zum mütterlichen Becken zu ermitteln.

Was weiß man über die Zuverlässigkeit dieser vaginalen Untersuchungen? Simkin (2010) hat Studien ausgewertet, die digitale Assess-

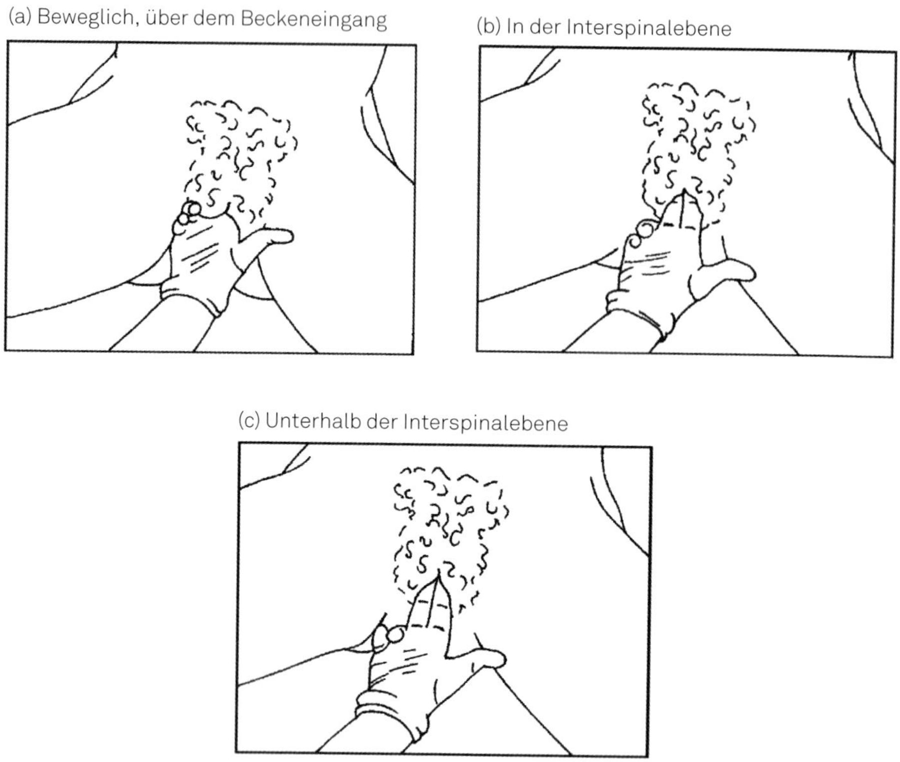

Abbildung 4-24a-c: Vaginale Untersuchung zur Beurteilung des Höhenstands, a) beweglich, über dem Beckeneingang, b) in der Interspinalebene, c) unterhalb der Interspinalebene

ments der fetalen Lage mit Ultraschalluntersuchungen verglichen hatten, mit dem Ergebnis, dass digitale Bestimmungen oft gar nicht möglich waren, insbesondere in der Eröffnungsperiode. In einer der Studien waren die Befunde bei dorso-posteriorer oder dorso-lateraler fetaler Einstellung nur in 54 % der Fälle korrekt (Flint, 1986). Die Forschung konnte belegen, dass digitale Untersuchungen zur Bestimmung der fetalen Lage unter der Geburt nutzlos sind, und plädiert für Ultraschalluntersuchungen als Goldstandard. Gleichwohl hat das Team um Akmal (2003) festgestellt, dass etwa 10 % der von hochqualifizierten Fachkräften unter der Geburt durchgeführten Ultraschalluntersuchungen „nicht interpretierbar" waren, was die Frage aufwirft, ob diese Technik, von weniger qualifizierten Fachkräften angewandt, überhaupt einen Nutzen hat. Im Übrigen gilt, dass geburtshilfliche Fachkräfte bei der Beurteilung der fetalen Lage nachweislich zwar häufig irren, es aber auch Expertinnen und Experten geben mag, die die digitale Beurteilung sicher beherrschen. Dennoch liegt die Fehlerquote von 10 % bei Ultraschalluntersuchungen weit unter der Fehlerquote digitaler Assessments.

Dass digitale Untersuchungen zur Beurteilung der fetalen Lage keinerlei nachweisbaren Vorteile haben, können erfahrene Geburtshelfer*innen schwer akzeptieren. Simkin (2010) schlägt ihnen deshalb vor, einige Ergebnisse ihrer digitalen Assessments mit den Ergebnissen der Ultraschalluntersuchungen auf ihre Richtigkeit oder Unrichtigkeit hin zu vergleichen und ihr Können anhand dieser Vergleiche zu verfeinern und zu verbessern. Eine Fehldiagnose der fetalen Lage kann mehr Schaden anrichten als keine Diagnose, da eine Fehldiagnose unangemessene Eingriffe nach sich zieht.

Ungeachtet dieser Vorbehalte und der nachgewiesenen Unzuverlässigkeit ihrer Ergebnisse, wird die Technik der digitalen Ermittlung der fetalen Einstellung hier beschrieben – und zwar so, wie sie an führenden Hebammenschulen der USA gelehrt wird. Wir tun dies in der Hoffnung, dass alle, die die hier genannten Erkenntnisse nur zögernd akzeptieren, diese achtsame und methodische Herangehensweise mit einer gesunden Portion Skepsis und mit Objektivität praktizieren, im Wissen um die sehr reale Möglichkeit, dass ihre Beurteilungen falsch sein können. Sie sollen bereit sein, ihre Befunde zu hinterfragen, sie möglichst mit Ultraschalluntersuchungen zu untermauern sowie mit Versuch und Irrtum zu arbeiten, falls ihre korrigierenden Maßnahmen den Geburtsfortschritt nicht verbessern.

Es folgt eine Schritt-für-Schritt-Anleitung zur digitalen Beurteilung der Lage des kindlichen Kopfes:

Zunächst sucht man den einfachsten Orientierungspunkt – die Pfeilnaht. In der Anfangsphase der Geburt ist ein gewisser Asynklitismus (Einstellungsanomalie im Beckeneingang mit Abweichung des kindlichen Kopfes nach vorne oder hinten durch seitliche Flexion in der Halswirbelsäule) normal, da sich der Kopf am Beckenrand ins Becken hineinschiebt. Hat sich der Kopf schließlich gut eingestellt, ist die Pfeilnaht nahezu während der gesamten Geburt im linken oder rechten schrägen Durchmesser tastbar, und zwar in der Beckenmitte, zu sehen in **Abbildung 4-25**. Die Pfeilnaht kann aber auch quer verlaufen. In der Austreibungsperiode findet normalerweise die innere Rotation statt, wobei sich der Kopf 45 bis 90 ° in den geraden Beckendurchmesser dreht.

Ist die Pfeilnaht knapp unterhalb des Schambogens tastbar, weist dies auf eine asynklitische Einstellung des Kopfes hin, wie in **Abbildung 4-26** dargestellt.

Kann die Pfeilnaht überhaupt nicht getastet werden, liegt wahrscheinlich eine extreme asynklitische Einstellung vor, meist eine posteriore, wobei das hintere Scheitelbein, das nahe der mütterlichen Wirbelsäule liegt, unter der Symphyse verschwunden ist.

Anschließend werden die Fontanellen untersucht, indem man die Pfeilnaht entlang von der Mitte aus in beide Richtungen tastet. Die hintere Fontanelle ist kleiner und hat drei Ecken. Sie fühlt sich eigentlich nicht wie eine dreieckige Lücke an, eher wie das Zusammentreffen von drei Nähten. Die vordere Fontanelle ist deutlich größer, hat vier Ecken und ist rautenförmig. Die **Abbildungen 4-27a-f** stellen die Einstellungen des kindlichen Kopfes aus der Sicht von unten und vorne dar.

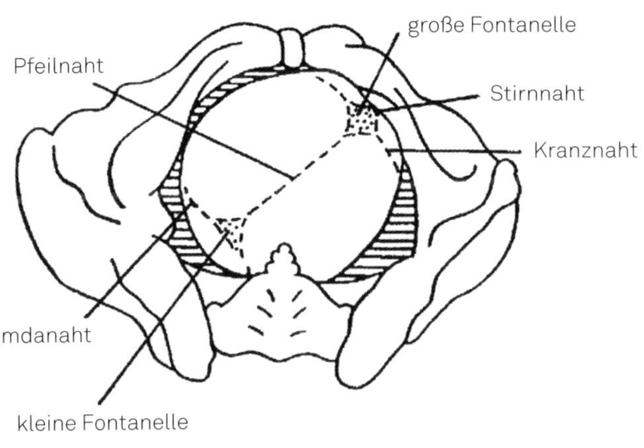

Abbildung 4-25:
Orientierungspunkte auf dem kindlichen Kopf (Kind in dorsoposteriorer Stellung, Pfeilnaht im schrägen Durchmesser

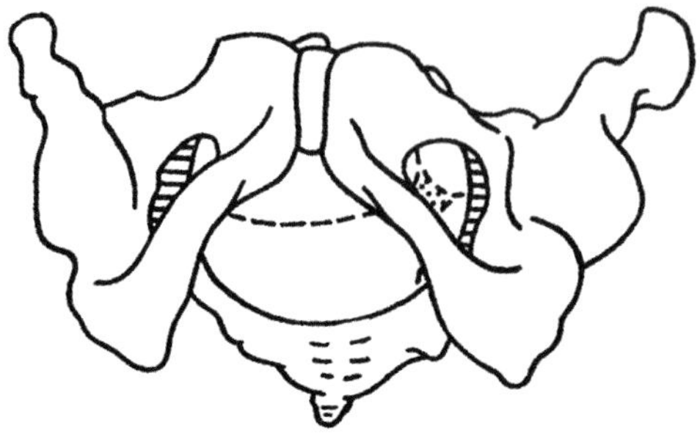

Abbildung 4-26: Asynklitische Einstellung, quer verlaufende Pfeilnaht

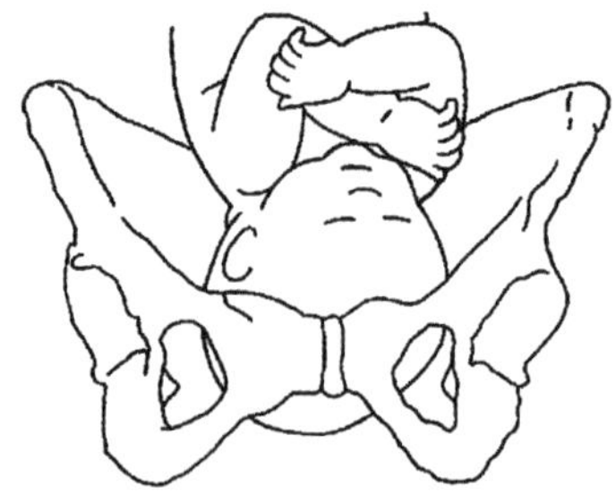

Abbildung 27d: Einstellungen des kindlichen Kopfes: II. HHL Sicht vorne

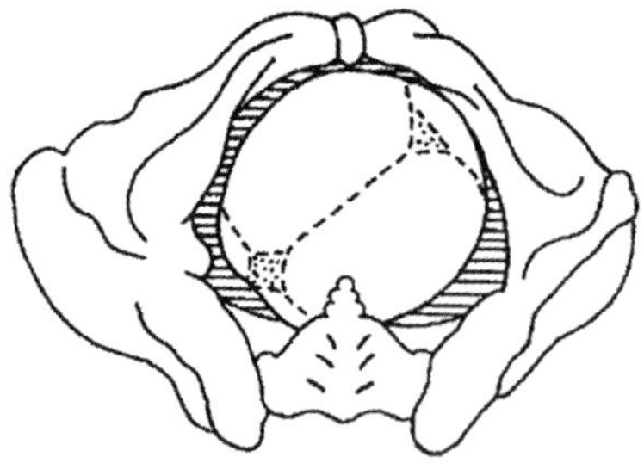

Abbildung 27a: Einstellungen des kindlichen Kopfes, I. HHL Sicht von unten (vaginal)

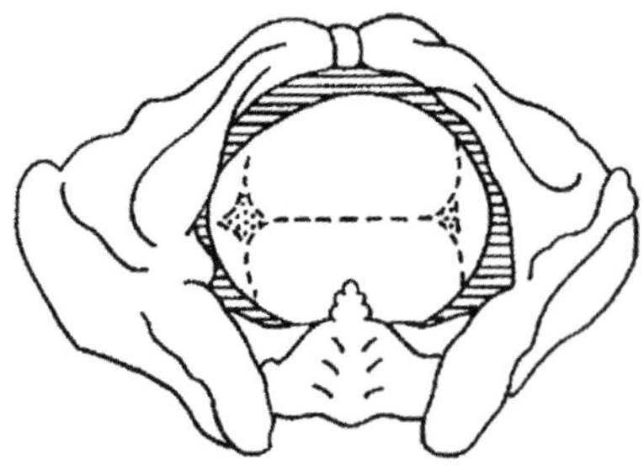

Abbildung 27e: Einstellungen des kindlichen Kopfes: I. Lage, Pfeilnaht quer, Sicht von unten (vaginal)

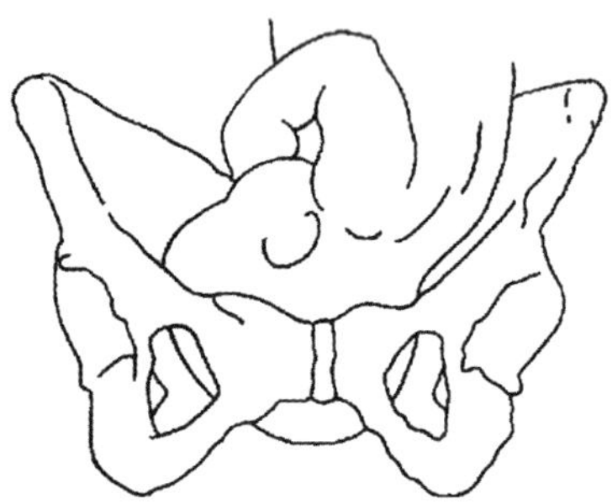

Abbildung 27b: Einstellungen des kindlichen Kopfes, I. HHL Sicht von vorne

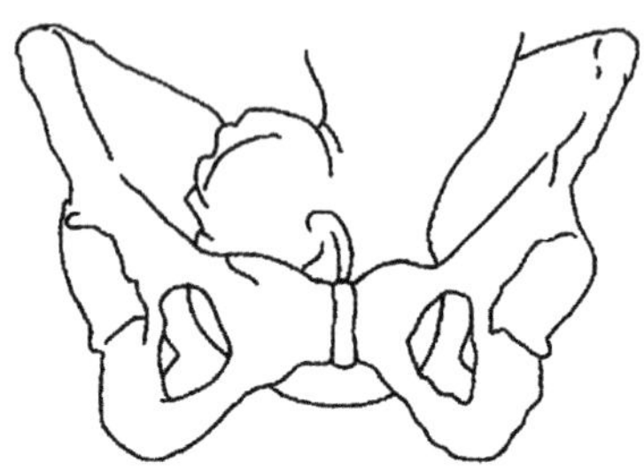

Abbildung 27f: Einstellungen des kindlichen Kopfes: Pfeilnaht quer, Sicht von vorne

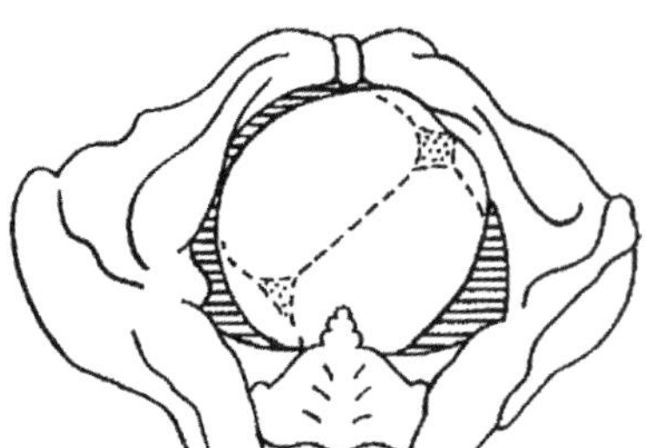

Abbildung 27c: Einstellungen des kindlichen Kopfes: II. HHL Sicht von unten (vaginal)

Selbst wenn man die Fontanellen nicht exakt bestimmen kann, lässt sich oft feststellen, ob eine Einstellungsanomalie vorliegt. Wichtig ist es, zu erkunden, ob der Kopf mehr oder weniger symmetrisch im Becken liegt. Ein schlecht eingestellter Kopf füllt das Becken nicht aus. Bei der vaginalen Untersuchung fühlt es sich an, als säße der Kopf auf der Symphyse, während im hinteren Beckenbereich viel Platz ist, wie in **Abbildung 4-28** gezeigt.

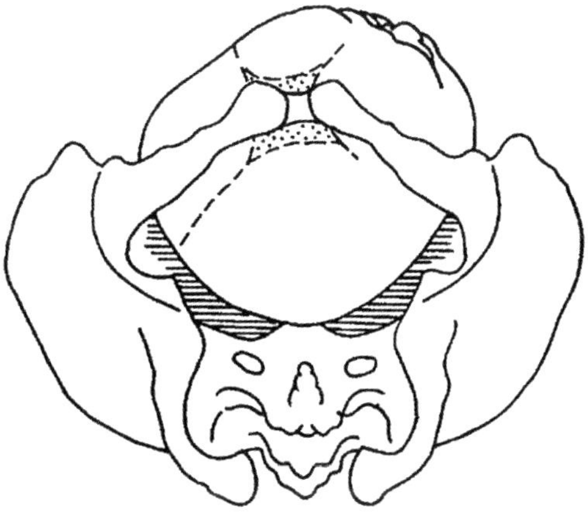

Abbildung 4-28: Asynklitische Einstellung bei dorso-posteriorer vorderer Hinterhauptslage

Feten mit vermutlich persistierender hinterer Hinterhauptslage (dorso-posteriore Stellung) identifizieren

Im Wissen, dass sich die meisten Ungeborenen in hinterer Hinterhauptslage im Laufe der Zeit schließlich drehen (Vitner et al., 2015) und die, die sich nicht drehen, die schlechtesten Outcomes haben (Cheng et al., 2006; Fitzpatrick et al., 2001; Pilliod & Caughey, 2017; Simpson et al., 2015), wäre es dann nicht gut, vorab feststellen zu können, welche sich in die richtige Geburtsposition drehen werden und welche nicht?

Einer Studie (Vitner et al., 2015) zufolge reduziert der Eintritt des kindlichen Kopfes ins mütterliche Becken ein wenig die Chance auf eine Rotation von der dorso-posterioren in die dorso-anteriore Einstellung. 89 % der Kinder in posteriorer Hinterhauptslage, die sich anschickten, ins mütterliche Becken einzutreten (Ebene -2 oder höher) drehten sich zur Geburt irgendwann in die anteriore Hinterhauptslage. Kinder in dorso-posteriorer Einstellung in der Beckenmitte (Ebene -2 bis 0) hatten mit 74 % etwas niedrigere Rotationsraten, von den Kindern am Beckenausgang (an oder unter der Ebene 0) drehten sich 63 %. Eine ähnliche Studie, an der nur Erstgebärende teilnahmen, hat den gleichen Trend beobachtet: 77 % der Kinder in dorso-posteriorer Einstellung auf einer hohen Ebene drehten sich schließlich, von denen in der Beckenmitte drehten sich 55 % und von denen, die sich auf der Ebene +1 oder niedriger befanden, drehten sich 40 % (Hjartardóttir et al., 2021). Die Ebene mag zwar eine Rolle spielen, dennoch können und werden sich viele Kinder auf ihrem Weg in die Welt irgendwann drehen.

Mehrere Studien haben bestätigt, dass die Position des kindlichen Rückens ein wichtiger Faktor ist, wenn vorhergesagt werden soll, bei welchen Feten die hintere Hinterhauptslage bis zur Entbindung persisitiert (Gizzo et al., 2014; Peregrine et al., 2007; Svelato et al., 2017). Liegt der kindliche Rücken irgendwo am Abdomen der Frau, ist die Wahrscheinlichkeit sehr hoch, dass sich der Kopf in eine anteriore Hinterhauptslage dreht. Liegt der kindliche Rücken dagegen an der Wirbelsäule der Frau, ist die Wahrscheinlichkeit hoch, dass das Kind in der hinteren Hinterhauptslage verharrt (Svelato et al., 2017). In diesen Fällen ist die Wahrscheinlichkeit einer operativen vaginalen Entbindung und eines Kaiserschnitts signifikant höher als bei Kindern, deren Rücken anders liegt.

Beurteilung der Beugung des kindlichen Kopfes. Ist der Kopf gut gebeugt und nach vorn gerichtet, lässt sich die kleine Fontanelle rechts oder links im schrägen Durchmesser des Beckens tasten, die große Fontanelle dagegen nicht. Ist die große Fontanelle leicht tastbar, liegt das Kind wohl mit deflektiertem Kopf in dorso-posteriorer Stellung.

Beurteilung der Konfiguration des kindlichen Kopfes. Konfiguration, d.h. das Übereinanderschieben der Schädelknochen an den Schädelnähten, ist die normale Reaktion auf den Druck unter der Geburt. Dadurch passt das fetale Köpfchen besser durch das enge mütterliche Becken. Konfiguration ist für das Tiefertreten des Kopfes und seine Rotation unter das Schambein oft ein notwendiger Vorgang. Schieben sich die Schädelknochen jedoch bereits am Anfang der Geburt und sehr stark übereinander, kann das Probleme anzeigen (Talaulikar & Arulkumaran, 2015). Die Beurteilung des Konfigurationsgrades zusammen mit der Geburtsphase, dem Höhenstand, der geschätzten kindlichen Größe und anderen Variablen kann das Assessment eines schwierigen Geburtsverlaufs erleichtern. Die Konfiguration des Kopfes lässt die Fontanellen fast verschwinden und die Schädelnähte deutliche hervortreten. Mit einer Magnetresonanztomographie kann das Ausmaß der Konfiguration des kindlichen Kopfes in der Austreibungsperiode quantifiziert werden (Bamberg et al., 2014).

Beurteilung des Caput succedaneum. Auch die Bildung eines Caput succedaneum, d.h. die Ansammlung von Flüssigkeit in der Kopfschwarte, ist eine Folge des Drucks auf den kindlichen Kopf. Es tritt normalerweise in der Austreibungsperiode mit dem Tiefertreten des Köpfchens auf, kann aber auch bereits in der aktiven Phase der Eröffnungsperiode, wenn die Fruchtblase gesprungen ist, entstehen. Tastet man ein Caput succedaneum bei noch hochstehendem VT, weist dies eher auf eine nicht diagnostizierte Beckenendlage (weich und spongiös) hin als auf eine Kopfgeschwulst. Es kann auch ein Hinweis auf eine dorso-posteriore Stellung oder ein Kopf-Becken-Missverhältnis sein. Ein ausgeprägtes Caput succedaneum erschwert die Beurteilung der fetalen Stellung und des Höhenstands des VT und wird manchmal mit dem Tiefertreten des Kopfes verwechselt. Bei der Bildung eines Caput succedaneum breitet sich die Schwellung im unteren Beckenbereich aus, der Kopf selbst ist aber möglicherweise überhaupt nicht tiefer getreten (Talaulikar & Arulkumaran, 2015).

Beurteilung des Kopfdrucks auf die Zervix. Drückt der Kopf gleichmäßig auf die Zervix oder fühlt sie sich an wie ein „leerer Ärmel"? Bei einem schlecht im Becken eingestellten Kopf kommt es häufig vor, dass die Zervix zwar weich und dehnbar ist, der Kopf während der Wehen jedoch nicht auf den Muttermund drückt. Dies deutet eher auf eine schlechte Kopfeinstellung als auf eine rigide Zervix hin.

Vagina und knöchernes Becken

Die Scheidenmuskeln sollen sich weich und dehnbar anfühlen, nicht fest und unnachgiebig. Auffälligkeiten des knöchernen Beckens (z.B. ein platt-rachitisches Becken, kurze schräge Durchmesser, vorstehende Sitzbeinhöcker (Spinae ischiadicae), ein spitzer Schambogenwinkel oder ein vorstehendes Steißbein) sollen beachtet werden. Sind all diese Punkte normal, kann die Betreuungsperson beruhigt sein.

4.3 Zusammenfassung

Nachfolgend werden das Assessment des Geburtsfortschritts in der Vorwehen- und Latenzphase sowie in der Austreibungsperiode in einem Überblick zusammengefasst.

4.3.1 Assessment des Geburtsfortschritts in der Vorwehen- und Latenzphase

Für die Beurteilung des Geburtsfortschritts in der Latenzphase und die Beurteilung in der aktiven Geburtsphase sollen unterschiedliche Kriterien herangezogen werden. In der Latenzphase sind die Wehen regelmäßig und bewirken Veränderungen, auch wenn die Veränderungen langsam erfolgen und manchmal nur geringfügig sind. Kennzeichen der aktiven Geburtsphase sind stärkere und häufigere Wehen sowie zunehmend schnellere Veränderungen.

Kennzeichen einer normalen Latenzphase

- Die Zervix wird weicher und verkürzt sich langsam, aber stetig.
- Der Höhenstand des Kindes kann sich verändern oder auch nicht.
- Der Muttermund öffnet sich langsam bis zu 6 cm (Zhang et al., 2010).
- Die Wehen können regelmäßig oder unregelmäßig sein, wobei Dauer und Frequenz variieren; meist sind sie leicht bis mittelstark.

- Sie dauert im Durchschnitt zwischen 20 und 24 Stunden (Friedman, 1978). Für die Mehrzahl der Erstgebärenden ist die Latenzphase die längste Phase im Geburtsverlauf. Die Frau kann sich zwischen den Wehen meist ablenken und ihren Alltagsaktivitäten nachgehen.
- Sie wird dabei nicht müde oder erschöpft.

Kennzeichen der normalen aktiven Geburtsphase

- Die Zervix wird vollständig aufgebraucht.
- Die Veränderungen von Zervix und Muttermund gehen mit fortschreitender Zeit schneller voran, wobei der stündliche Fortschritt nicht gleichbleibend sein muss.
- Der Muttermund dilatiert bis zur vollständigen Öffnung, wobei die Geschwindigkeit von Frau zu Frau sehr stark variiert.
- Der Kopf des Kindes stellt sich im Becken ein, insbesondere bei Erstgebärenden.
- Der Kopf des Kindes tritt tiefer, besonders gegen Ende der Eröffnungsperiode.
- Das Verhalten der gebärenden Frau verändert sich: Sie wird ernster und konzentrierter, sowohl während der Wehen als auch in den Wehenpausen. Zur Bewältigung der Wehenschmerzen kann sie sich laut und dramatisch verhalten.
- Hat sie Rückenschmerzen, wandert der Schmerz mit der Zeit weiter nach unten.
- Normale Symptome bei einer schnellen Eröffnung des Muttermunds sind: verstärktes Zeichnen (Abgang von blutigem Schleim aus der Vagina), Übelkeit, Erbrechen, Zittern, Reizbarkeit, Wut oder Verzweiflung.
- Die Phase dauert unterschiedlich lang, ist bei Erstgebärenden, aber stets länger als bei Mehrgebärenden.

4.3.2 Assessment des Geburtsfortschritts in der Austreibungsperiode

Auf die vollständige Eröffnung des Muttermunds folgt häufig eine Latenzphase, bevor das Kind so weit tiefer tritt, dass es einen spontanen Pressdrang auslöst. Die Definition der aktiven Phase der Austreibungsperiode orientiert sich an der vollständigen Eröffnung des Muttermunds und an den spontanen Pressanstrengungen, die Definition des Geburtsfortschritts in dieser Periode am gleichmäßigen Tiefertreten des Köpfchens, das mit der Geburt des Kindes endet.

Kennzeichen einer normalen Austreibungsperiode

- Die Frau verspürt einen spontanen Pressdrang (außer im Falle einer PDA oder regionalen Analgesie).
- Die Wehen werden stärker bzw. bleiben stark und intensiv, können jedoch kürzer und seltener sein als im Spätstadium der Eröffnungsperiode.
- Das fetale Köpfchen kann sich drehen und an die Beckenform anpassen, die Schädelnähte können sich übereinander schieben, manchmal bildet sich eine Kopfgeschwulst.
- Sämtliche Geburtsmechanismen werden abgeschlossen: Tiefertreten, Beugung, innere Rotation, Geburt des Kopfes, äußere Rotation, Geburt der Schultern und des Körpers.
- Die Obergrenze einer normalen Geburtsdauer variiert, bei Erstgebärenden liegt sie jedoch höher als bei Mehrgebärenden.

4.4 Fazit

In diesem Kapitel wurden für die Diagnose und das Management von Dystokien sowie für die Beurteilung der gebärenden Frau und des Kindes zentral wichtige Assessmentmethoden vorgestellt. Mit diesen Techniken können geburtshilfliche Fachkräfte nicht nur Dystokien, sondern auch die spezifischen Ursachen identifizieren.

4.5 Literatur

Akmal, S., Kametas, N., Tsoi, E., Hargreaves, C. & Nicolaides, K.H. (2003). Comparison of transvaginal digital examination with intrapartum sonography to determine fetal head position before instrumental delivery. *Ultrasound in Obstetrics & Gynecology, 21*(5), 437–440. https://doi.org/10.1002/uog.103

Al-Amin, A., Hingston, T., Mayall, P., Araujo Júnior, E., Fabrício Da Silva, C. & Friedman, D. (2015). The utility of ultrasound in late pregnancy compared with clinical evaluation in detecting small and large for gestational age fetuses in low-risk pregnancies. *The Journal of Maternal-Fetal & Neonatal Medicine, 28*(13), 1495–1499. https://doi.org/10.3109/14767058.2014.961007

Alfirevic, Z., Devane, D., Gyte, G.M. & Cuthbert, A. (2017). Continuous cardiotocography (CTG) as a form of electronic fetal monitoring (EFM) for fetal assessment during labour. *The Cochrane Database of Systematic Reviews, 2*(2), CD006066. https://doi.org/10.1002/14651858.CD006066.pub3

American College of Nurse-Midwives. (2015). Intermittent auscultation for intrapartum fetal heart rate surveillance. *Journal of Midwifery & Women's Health, 60*(5), 626–632. https://doi.org/10.1111/jmwh.12372

American College of Obstetricians and Gynecologists. (2009). Practice bulletin no. 106: Intrapartum fetal heart rate monitoring: Nomenclature, interpretation, and general management principles. *Obstetrics and Gynecology, 114*(1), 192–202.

American College of Obstetricians and Gynecologists. (2010). Practice bulletin no. 116: Management of intrapartum fetal heart rate tracings. *Obstetrics and Gynecology, 116*(5), 1232–1240.

American College of Obstetricians and Gynecologists. (2014). Practice bulletin no. 146: Management of late-term and postterm pregnancies. *Obstetrics and Gynecology, 124*(2 Pt 1), 390–396.

Association of Women's Health, Obstetric and Neonatal Nurses. (2015). *Fetal Heart Monitoring Principles and Practices* (6. Aufl.). Kendall Hunt.

Ayres-de-Campos, D., Spong, C.Y., Chandraharan, E. & FIGO Intrapartum Fetal Monitoring Expert Consensus Panel. (2015). FIGO consensus guidelines on intrapartum fetal monitoring: Cardiotocography. *International Journal of Gynaecology and Obstetrics, 131*(1), 13–24. https://doi.org/10.1016/j.ijgo.2015.06.020

Bamberg, C., Sindhwani, N., Teichgraeber, U., Dudenhausen, J.W., Deprest, J. & Henrich, W. (2014). Fetal head molding: Changes of fetal head diameters during active second stage of labour on open MRI scanner. *Ultrasound in Obstetrics & Gynecology, 44*(S1), 318. https://doi.org/10.1002/uog.14437

Bishop, E.H. (1964). Pelvic scoring for elective induction. *Obstetrics and Gynecology, 24*, 266–268.

Blankenship, S.A., Woolfolk, C.L., Raghuraman, N., Stout, M.J., Macones, G.A. & Cahill, A.G. (2019). First stage of labor progression in women with large-for-gestational age infants. *American Journal of Obstetrics and Gynecology, 221*(6), 640.e1–640.e11. https://doi.org/10.1016/j.ajog.2019.06.042

Buckley, S.J. (2015). *Hormonal Physiology of Childbearing: Evidence and Implications for Women, Babies, and Maternity Care*. National Partnership for Women & Families.

Byrne, D. & Edmonds, D.K. (1990). Clinical method for evaluating progress in first stage of labour. *The Lancet, 335*(8681), 122. https://doi.org/10.1016/0140-6736(90)90600-A

Caughey, A.B., Cahill, A.G., Guise, J.M., Rouse, D.J. & American College of Obstetricians and Gynecologists. (2014). Safe prevention of the primary cesarean delivery. *American Journal of Obstetrics and Gynecology, 210*(3), 179–193. https://doi.org/10.1016/j.ajog.2014.01.026

Cheng, Y.W., Shaffer, B.L. & Caughey, A.B. (2006). Associated factors and outcomes of persistent occiput posterior position: A retrospective cohort study from 1976 to 2001. *The Journal of Maternal-Fetal & Neonatal Medicine, 19*(9), 563–568. https://doi.org/10.1080/14767050600682487

Ciardulli, A., Saccone, G., Anastasio, H. & Berghella, V. (2017). Less-restrictive food intake during labor in low-risk singleton pregnancies: A systematic review and meta-analysis. *Obstetrics and Gynecology, 129*(3), 473–480. https://doi.org/10.1097/AOG.0000000000001898

Cluett, E.R., Burns, E. & Cuthbert, A. (2018). Immersion in water during labour and birth. *Cochrane Database of Systematic Reviews, 5*(5). CD000111. https://doi.org/10.1002/14651858.CD000111.pub4

Coates, D., Makris, A., Catling, C., Henry, A., Scarf, V., Watts, N., Fox, D., Thirukumar, P., Wong, V., Russell, H. & Homer, C. (2020). A systematic scoping review of clinical indications for induction of labour. *PloS One, 15*(1), e0228196. https://doi.org/10.1371/journal.pone.0228196

Crichton, D. (1974). A reliable method of establishing the level of the fetal head in obstetrics. *South African Medical Journal, 47*(4), 784–787.

Devane, D., Lalor, J. G., Daly, S., McGuire, W., Cuthbert, A. & Smith, V. (2017). Cardiotocography versus intermittent auscultation of fetal heart on admission to labour ward for assessment of fetal wellbeing. *The Cochrane Database of Systematic Reviews, 1*(1), CD005122. https://doi.org/10.1002/14651858.CD005122.pub5

Dore, S. & Ehman, W. (2020). No. 396: Fetal health surveillance: Intrapartum consensus guideline. *Journal of Obstetrics and Gynaecology of Canada: Journal d'Obstetrique et Gynecologie du Canada, 42*(3), 316–348.e9.

Ezebialu, I. U., Eke, A. C., Eleje, G. U. & Nwachukwu, C. E. (2015). Methods for assessing pre-induction cervical ripening. *The Cochrane Database of Systematic Reviews, 2015*(6), CD010762. https://doi.org/10.1002/14651858.CD010762.pub2

Farrag, R. E. & Eltohamy, N. A. E. (2021). Accuracy of purple line to monitor labour progress: Longitudinal study. *Egyptian Journal of Health Care, 12*(1), 30–44. https://doi.org/10.21608/ejhc.2021.135120

Fitzpatrick, M., McQuillan, K. & O'Herlihy, C. (2001). Influence of persistent occiput posterior position on delivery outcome. *Obstetrics and Gynecology, 98*(6), 1027–1031.

Flint, C. (1986). *Sensitive Midwifery*. Butterworth-Heinemann.

Friedman, E. A. (1978). Normal labor. In E. A. Friedman (Hrsg.), *Labor: Clinical Evaluation and Management* (2. Aufl., S. 45–60). Appleton-Century-Crofts.

Garite, T. J., Weeks, J., Peters-Phair, K., Pattillo, C. & Brewster, W. R. (2000). A randomized controlled trial of the effect of increased intravenous hydration on the course of labor in nulliparous women. *American Journal of Obstetrics and Gynecology, 183*(6), 1544–1548. https://doi.org/10.1067/mob.2000.107884

Gizzo, S., Andrisani, A., Noventa, M., Burul, G., Di Gangi, S., Anis, O., Ancona, E., D'Antona, D., Nardelli, G. B. & Ambrosini, G. (2014). Intrapartum ultrasound assessment of fetal spine position. *BioMed Research International, 2014*(1), 783598.

Goldberg, J., Newman, R. B. & Rust, P. F. (1997). Interobserver reliability of digital and endovaginal ultrasonographic cervical length measurements. *American Journal of Obstetrics and Gynecology, 177*(4), 853–858. https://doi.org/10.1016/S0002-9378(97)70282-5

Hanley, G. E., Munro, S., Greyson, D., Gross, M. M., Hundley, V., Spiby, H. & Janssen, P. A. (2016). Diagnosing onset of labor: A systematic review of definitions in the research literature. *BMC Pregnancy and Childbirth, 16*, 71. https://doi.org/10.1186/s12884-016-0857-4

Hanson, L. (2010). Risk management in intrapartum fetal monitoring: Accidental recording of the maternal heart rate. *The Journal of Perinatal & Neonatal Nursing, 24*(1), 7–9. https://doi.org/10.1097/JPN.0b013e3181cc3a95

Heazell, A., Warland, J., Stacey, T., Coomarasamy, C., Budd, J., Mitchell, E. A. & O'Brien, L. M. (2017). Stillbirth is associated with perceived alterations in fetal activity: Findings from an international case control study. *BMC Pregnancy and Childbirth, 17*(1), 369.

Hjartardóttir, H., Lund, S. H., Benediktsdóttir, S., Geirsson, R. T. & Eggebø, T. M. (2021). When does fetal head rotation occur in spontaneous labor at term? Results of an ultrasound-based longitudinal study in nulliparous women. *American Journal of Obstetrics and Gynecology, 224*(5), 514.e1–514.e9.

Hobson, S. R., Abdelmalek, M. Z. & Farine, D. (2019). Update on uterine tachysystole. *Journal of Perinatal Medicine, 47*(2), 152–160. https://doi.org/10.1515/jpm-2018-0175

Housseine, N., Punt, M. C., Browne, J. L., van 't Hooft, J., Maaløe, N., Meguid, T., Theron, G. B., Franx, A., Grobbee, D. E., Visser, G. H. A. & Rijken, M. J. (2019). Delphi consensus statement on intrapartum fetal monitoring in low-resource settings. *International journal of gynaecology and obstetrics, 146*(1), 8–16.

Hughey, M. J., McElin, T. W. & Bird, C. C. (1976). An evaluation of preinduction scoring systems. *Obstetrics and Gynecology, 48*(6), 635–641.

Irani, M., Kordi, M. & Esmaily, H. (2018). Relationship between length and width of the purple line and foetal head descent in active phase of labour. *Journal of Obstetrics and Gynaecology, 38*(1), 10–15. https://doi.org/10.1080/01443615.2017.1322044

King, T. L. & Jevitt, C. M. (2019). Appendix 21A: Abdominal examination during pregnancy. In T. L. King, M. C. Brucker, K. Osborne & C. M. Jevitt (Hrsg.), *Varney's Midwifery* (6. Aufl., S. 741–748). Jones & Bartlett Learning.

Kobayashi, S., Hanada, N., Matsuzaki, M., Takehara, K., Ota, E., Sasaki, H., Nagata, C. & Mori, R. (2017). Assessment and support during early labour for improving birth outcomes. *The Cochrane Database of Systematic Reviews, 4*(4), CD011516. https://doi.org/10.1002/14651858.CD011516.pub2

Kordi, M., Irani, M., Esmaily, H. & Tara, F. (2013). Relationship between length of purple line and cervical dilation in active phase of labor. *The Iranian Journal of Obstetrics, Gynecology and Infertility, 15*(37), 6–13.

Kordi, M., Irani, M., Tara, F. & Esmaily, H. (2014). The diagnostic accuracy of purple line in prediction of labor progress in Omolbanin Hospital, Iran. *Iranian Red Crescent Medical Journal, 16*(11). https://doi.org/10.5812/ircmj.16183

Kotaska, A. & Menticoglou, S. (2019). No. 384: Management of breech presentation at term. *Journal of Obstetrics and Gynaecology of Canada: Journal D'obstetrique et Gynecologie du Canada, 41*(8), 1193–1205.

Laughon, S.K., Zhang, J., Troendle, J., Sun, L. & Reddy, U.M. (2011). Using a simplified Bishop score to predict vaginal delivery. *Obstetrics and Gynecology, 117*(4), 805–811. https://doi.org/10.1097/AOG.0b013e3182114ad2

Lawrence, A., Lewis, L., Hofmeyr, G.J. & Styles, C. (2013). Maternal positions and mobility during first stage labour. *Cochrane Database of Systematic Reviews, 2013*(8), CD003934.

Liston, R., Sawchuck, D., Young, D., Society of Obstetrics and Gynaecologists of Canada & British Columbia Perinatal Health Program. (2007). Fetal health surveillance: Antepartum and intrapartum consensus guideline. *Journal of Obstetrics and Gynaecology of Canada: Journal d'Obstetrique et Gynecologie du Canada, 29*(9, S4), S3–S56.

Lydon-Rochelle, M., Albers, L., Gorwoda, J., Craig, E. & Qualls, C. (1993). Accuracy of Leopold maneuvers in screening for malpresentation: A prospective study. *Birth, 20*(3), 132–135. https://doi.org/10.1111/j.1523-536X.1993.tb00437.x

Macones, G.A., Hankins, G.D., Spong, C.Y., Hauth, J. & Moore, T. (2008). The 2008 National Institute of Child Health and Human Development workshop report on electronic fetal monitoring: Update on definitions, interpretation, and research guidelines. *Journal of Obstetric, Gynecologic, and Neonatal Nursing, 37*(5), 510–515. https://doi.org/10.1097/AOG.0b013e3181841395

Madden, J.V., Flatley, C.J. & Kumar, S. (2018). Term small-for-gestational-age infants from low-risk women are at significantly greater risk of adverse neonatal outcomes. *American Journal of Obstetrics and Gynecology, 218*(5), 525.e1–525.e9. https://doi.org/10.1016/j.ajog.2018.02.008

Malapati, R., Vuong, Y.N. & Nguyen, T.M. (2013). Reporting cervical effacement as a percentage: How accurate is it? *Open Journal of Obstetrics and Gynecology, 3*(7), 569–572. https://doi.org/10.4236/ojog.2013.37102

Malin, G.L., Bugg, G.J., Takwoingi, Y., Thornton, J.G. & Jones, N.W. (2016). Antenatal magnetic resonance imaging versus ultrasound for predicting neonatal macrosomia: A systematic review and meta-analysis. *An International Journal of Obstetrics and Gynaecology, 123*(1), 77–88. https://doi.org/10.1111/1471-0528.13517

Martin, J.A., Hamilton, B.E., Osterman, M. & Driscoll, A.K. (2021). Births: Final data for 2019. *National Vital Statistics Reports: From the Centers for Disease Control and Prevention, National Center for Health Statistics, National Vital Statistics System, 70*(2), 1–51.

Matthews, K.C., Williamson, J., Gupta, S., Lam-Rachlin, J., Saltzman, D.H., Rebarber, A. & Fox, N.S. (2017). The effect of a sonographic estimated fetal weight on the risk of cesarean delivery in macrosomic and small for gestational-age infants. *The Journal of Maternal-Fetal & Neonatal Medicine, 30*(10), 1172–1176. https://doi.org/10.1080/14767058.2016.1208744

Maude, R.M., Skinner, J.P. & Foureur, M.J. (2016). Putting intelligent structured intermittent auscultation (ISIA) into practice. *Women and Birth, 29*(3), 285–292. https://doi.org/10.1016/j.wombi.2015.12.001

McFarlin, B.L., Engstrom, J.L., Sampson, M.B. & Cattledge, F. (1985). Concurrent validity of Leopold's maneuvers in determining fetal presentation and position. *Journal of Nurse-Midwifery, 30*(5), 280–284. https://doi.org/10.1016/0091-2182(85)90043-6

Meier, K., Parrish, J. & D'Souza, R. (2019). Prediction models for determining the success of labor induction: A systematic review. *Acta Obstetricia Et Gynecologica Scandinavica, 98*(9), 1100–1112.

Mishanina, E., Rogozinska, E., Thatthi, T., Uddin-Khan, R., Khan, K.S. & Meads, C. (2014). Use of labour induction and risk of cesarean delivery: A systematic review and meta-analysis. *Canadian Medical Association Journal: Journal de l'Association Medicale Canadienne, 186*(9), 665–673. https://doi.org/10.1503/cmaj.130925

Narchi, N.Z., da Costa Silveira de Camargo, J., Salim, N.R., de Oliveira Menezes, M. & Bertolino, M.M.

(2011). The use of the „purple line" as an auxiliary clinical method for evaluating the active phase of delivery. *Revista Brasileira de Saúde Materno Infantil, 11*(3), 313–322.

National Institute for Health and Care Excellence. (2017). *Clinical guideline #190: Intrapartum care for healthy women and babies* [aktualisierte Version].

Neumann, Y. (2004). Doing a pelvic exam with a woman who has experienced sexual abuse. In P. Simkin & P. Klaus (Hrsg.), *When Survivors Give Birth* (S. 333–344). Classic Day Publishing.

Nunes, R. D., Locatelli, P. & Traebert, J. (2018). Use of the purple line to diagnose cervical dilatation and fetal head station during labor. *International Journal of Gynecology & Obstetrics, 141*, 250–254. https://doi.org/10.1002/ijgo.12459

Osborne, C., Ecker, J. L., Gauvreau, K., Davidson, K. M. & Lieberman, E. (2011). Maternal temperature elevation and occiput posterior position at birth among low-risk women receiving epidural analgesia. *Journal of Midwifery & Women's Health, 56*(5), 446–451. https://doi.org/10.1111/j.1542-2011.2010.00064.x

Peregrine, E., O'Brien, P. & Jauniaux, E. (2007). Impact on delivery outcome of ultrasonographic fetal head position prior to induction of labor. *Obstetrics and Gynecology, 109*(3), 618–625.

Pilliod, R. A. & Caughey, A. B. (2017). Fetal malpresentation and malposition: Diagnosis and Management. *Obstetrics and Gynecology Clinics of North America, 44*(4), 631–643. https://doi.org/10.1016/j.ogc.2017.08.003

Preyer, O., Husslein, H., Concin, N., Ridder, A., Musielak, M., Pfeifer, C., Oberaigner, W. & Husslein, P. (2019). Fetal weight estimation at term – ultrasound versus clinical examination with Leopold's manoeuvres: A prospective blinded observational study. *BMC Pregnancy and Childbirth, 19*(1), 122. https://doi.org/10.1186/s12884-019-2251-5

Ray, E. M. & Alhusen, J. L. (2016). The suspected macrosomic fetus at term: A clinical dilemma. *Journal of Midwifery & Women's Health, 61*(2), 263–269. https://doi.org/10.1111/jmwh.12414

Simkin, P. & Rohs, K. (2018). *The Birth Partner: A Complete Guide to Childbirth for Dads, Partners, Doulas and Other Labor Companions* (5. Aufl.). The Harvard Common Press.

Simkin, P. (2010). The fetal occiput posterior position: State of the science and a new perspective. *Birth, 37*(1), 61–71. https://doi.org/10.1111/j.1523-536X.2009.00380.x

Simpson, C. N., Chambers, C. N., Sharshiner, R. & Caughey, A. B. (2015). Effects of persistent occiput posterior position on mode of delivery. *Obstetrics & Gynecology, 125*, 82S–83S. https://doi.org/10.1097/01.AOG.0000463233.04675.ad

Sinclair, C. (2004). *A Midwives' Handbook*. Saunders.

Singata, M., Tranmer, J. & Gyte, G. M. (2013). Restricting oral fluid and food intake during labour. *The Cochrane Database of Systematic Reviews, 2013*(8), CD003930. https://doi.org/10.1002/14651858.CD003930.pub3

Sutton, J. & Scott, P. (1996). *Understanding and Teaching Optimal Foetal Positioning* (2. Aufl.). Birth Concepts.

Svelato, A., Ragusa, A., Alimondi, P., Di Tommaso, M., Marci, R., Barbagallo, V., Alampi, R. D., Calagna, G. & Perino, A. (2017). Occiput-spine relationship: Shoulders are more important than head. *European Review for Medical and Pharmacological Sciences, 21*(6), 1178–1183.

Talaulikar, V. S. & Arulkumaran, S. (2015). Malpositions and malpresentations of the fetal head. *Obstetrics, Gynaecology & Reproductive Medicine, 25*(6), 152–159. https://doi.org/10.1016/j.ogrm.2015.03.004

Thorp, J. M., Jr., Jenkins, T. & Watson, W. (1991). Utility of Leopold maneuvers in screening for malpresentation. *Obstetrics and Gynecology, 78*(3 Pt 1), 394–396.

Toohill, J., Soong, B. & Flenady, V. (2008). Interventions for ketosis during labour. *The Cochrane Database of Systematic Reviews, 2008*(3), CD004230. https://doi.org/10.1002/14651858.CD004230.pub2

Tully, G. (2010). *The Belly Mapping Workbook: How Kicks and Wiggles Reveal Your Baby's Position*. Maternity House Publishing.

Tully, G. (2021). *What Is Spinning Babies®? Spinning Babies*. https://www.spinningbabies.com/about/what-is-spinning-babies

Udompornthanakij, P., Kongsomboon, K. & Hanprasertpong, T. (2020). Accuracy and factors influencing Leopold's manoeuvres in determining vertex presentation during late third trimester of pregnancy. *Journal of Obstetrics and Gynaecology, 40*(5), 639–64. https://doi.org/10.1080/01443615.2019.1645102

Vitner, D., Paltieli, Y., Haberman, S., Gonen, R., Ville, Y. & Nizard, J. (2015). Prospective multicenter study of ultrasound-based measurements of fetal head station and position throughout labor. *Ultra-*

sound in Obstetrics & Gynecology, 46(5), 611–615. https://doi.org/10.1002/uog.14821

Watson, W. J., Welter, S. & Day, D. (2004). Antepartum identification of breech presentation. *The Journal of Reproductive Medicine, 49*(4), 294–296.

Yellon, S. M. (2020). Immunobiology of cervix ripening. *Frontiers in Immunology, 10*, 3156. https://doi.org/10.3389/fimmu.2019.03156

Zackler, A., Flood, P., Dajao, R., Maramara, L. & Goetzl, L. (2019). Suspected chorioamnionitis and myometrial contractility: Mechanisms for increased risk of cesarean delivery and postpartum hemorrhage. *Reproductive Sciences, 26*(2), 178–183. https://doi.org/10.1177/1933719118778819

Zhang, J., Landy, H. J., Ware Branch, D., Burkman, R., Haberman, S., Gregory, K. D., Hatjis, C. G., Ramirez, M. M., Bailit, J. L., Gonzalez-Quintero, V. H., Hibbard, J. U., Hoffman, M. K., Kominiarek, M., Learman, L. A., Van Veldhuisen, P., Troendle, J. & Reddy, U. M. (2010). Contemporary patterns of spontaneous labor with normal neonatal outcomes. *Obstetrics & Gynecology, 116*(6),

5 Natürliches und synthetisches Oxytocin im Geburtsverlauf

Elise N. Erickson und Nicole Carlson

Oxytocin, ein Hormon und Neurotransmitter, stimuliert die Wehen unter und nach der Geburt, hat aber auch noch weitere physiologische Funktionen (Arrowsmith & Wray, 2014). In synthetischer Form ist Oxytocin auch ein Medikament, das Uteruskontraktionen auslöst (Pitocin/Syntocinon) und geburtshilfliche Betreuungskräfte in Situationen anbieten, in denen emotionale Unterstützung und physiologische Interventionen den Geburtsfortschritt nicht verbessern (Page et al., 2017). Synthetisch hergestelltes Oxytocin kann auch zusammen mit nicht-medikamentösen Methoden zur Förderung des Geburtsfortschritts eingesetzt werden (z. B. Oxytocingabe zusammen mit Gehen oder während eines Wannenbades). Oxytocin wird vor allem in stationären Geburtssettings verabreicht, weil es eine kontinuierliche fetale CTG-Überwachung erfordert, um sicherzustellen, dass das Ungeborene auf die verstärkte Uterusaktivität richtig reagiert (Clark et al., 2015; Sundin et al., 2018; WHO, 2014).

Pharmazeutisches Oxytocin (das gekühlt aufbewahrt werden muss) steht weltweit zunehmend leichter und in mehr Ländern zur Verfügung und wird heute in wohlhabenden Staaten, auch in den USA (Declercq et al., 2014), bei sehr vielen Geburten eingesetzt, zunehmend aber auch in Schwellenländern und in den ärmsten Ländern (Litorp et al., 2021). Wie häufig in den USA wehenverstärkende Medikamente eingesetzt werden, wird nicht systematisch erfasst, wobei über 30 % der im Rahmen einer nationalen Studie befragten Frauen angab, die Geburt sei mit Oxytocin beschleunigt worden (Declerq et al., 2014). Eine norwegische Studie ergab, dass zwischen 30–40 % der Erstgebärenden und zwischen 5–12 % der Mehrgebärenden zur Unterstützung der Wehentätigkeit Oxytocin erhalten haben (Rossen et al., 2016). Eine Oxytocininfusion kann ein hilfreiches Instrument sein, wenn es darum geht, eine Dystokie zu verhindern oder zu behandeln, wahr ist aber auch, dass Oxytocingaben eine exzessive Uterusaktivität auslösen können (uterine Tachysystole) (Clark et al., 2015; Sundin et al., 2018), die dann zu einer fetalen Wehenintoleranz führt, was eine rasche Beendigung der Geburt notwendig macht, und Oxytocingaben die Wahrscheinlichkeit einer Uterusatonie und einer postpartalen Blutung erhöhen, weil sie die Rezeptorendichte herabsetzen. Deshalb muss, wenn Oxytocin als Wehenverstärker angeboten wird, stets abgewogen werden zwischen den unmittelbaren klinischen Erfordernissen einerseits, alternativen Strategien zur Förderung des Geburtsfortschritts und der Möglichkeit künftiger Risiken andererseits. In diesem Kapitel geht es um die Funktion von endogenem Oxytocin bei der physiologischen Geburt sowie um den klinischen Gebrauch von synthetischem Oxytocin bei spontanem Geburtsbeginn als Maßnahme zur Förderung des Geburtsfortschritts. Ferner wird erörtert, wie sich wehenverstärkende Oxytocingaben aufgrund mütterlicher Merkmale wie Adipositas und Alter individualisieren lassen.

Uterine Tachysystole: > 5 Kontraktionen innerhalb von 10 Minuten über 30 Minuten verteilt.

Es werden die Dosierung der Oxytocingaben zur Geburtseinleitung sowie die pflegerische Betreuung spezieller Gruppen von Gebärenden dargestellt. Auch das Stillen und die Risiken einer postpartalen Blutung werden thematisiert.

5.1 Oxytocin beim menschlichen Geburtsvorgang: Entdeckung und Anwendung

Henry Dale, ein britischer Physiologe, hat Oxytocin im Jahr 1906 als wichtige biologische Substanz entdeckt (Ottenhausen et al., 2016). Er experimentierte mit einer trächtigen Katze und wies nach, dass die vom Hypophysenhinterlappen ausgeschiedene Substanz auch Uteruskontraktionen auslöst. Seither ist Oxytocin untrennbar mit den menschlichen Geburtsvorgängen verbunden. Im frühen 20. Jahrhundert war diese Substanz auch unter dem Namen Pitressin bekannt und wurde in Einzelfällen bei prolongiertem Geburtsverlauf und zur Austreibung eines toten Föten eingesetzt (Douglas & Bonsnes, 1955). Die Anwendung dieses reinen, im Hypothalamus gebildeten Extrakts wurde nur sehr spärlich dokumentiert und hatte oft schreckliche Folgen (Uterusruptur) (Holmes, 1954), weil der Extrakt, der vermutlich auch Arginin-Vasopressin (AVP) enthielt, dessen Struktur der Struktur von Oxytocin sehr stark ähnelt, völlig unkontrolliert verabreicht wurde. Erst fast 50 Jahre später wurde die arzneiliche Form des Oxytocins synthetisiert und zwar vom US-amerikanischen Biochemiker Vincent du Vigneaud, der für diese Entdeckung den Nobelpreis erhielt (Douglas & Bonsnes, 1955). Die Möglichkeit, stabile und standardisierte Mengen von Oxytocin herzustellen, hat dann zur weiten Verbreitung dieser Medikation bei Geburten geführt, entweder zur Wehenförderung oder zur Verhinderung bzw. Behandlung postpartaler Uterusblutungen.

5.2 Oxytocin – Struktur und Funktion

Oxytocin ist ein kleines Peptin, das aus nur neun Aminosäuren besteht (Insel, 1992). Es wird bei Säugetieren vor allem im Hypothalamus gebildet, im Hypophysenhinterlappen gespeichert und dann in den Kreislauf abgegeben, wo es als Hormon wirkt, indem es sich an die im ganzen Körper vorhandenen Oxytocinrezeptoren bindet (Swaab et al., 1975). Man weiß, dass der Hypophysenhinterlappen das Oxytocin stoßweise freisetzt, meist in Reaktion auf einen externen oder internen Stimulus (Jonas et al., 2009; Neumann et al., 2000). Beim Stillen kann die Stimulation der Brustwarzen zur Freisetzung von Oxytocin aus dem mütterlichen Hypothalamus und Hypophysenhinterlappen führen und den Milchfluss in Gang bringen (Einschießen der Milch) (Bruckmaier, 2005). Oxytocin spielt auch im Gehirn eine Rolle, indem es sich an die Oxytocinrezeptoren der benachbarten Neuronen bindet und in vielen wichtigen Hirnregionen als Neurotransmitter agiert (Feldman et al., 2016; Ludwig, 2014). Endogen produziertes Oxytocin steht deshalb im Ruf, bestimmte Verhaltensweisen zu beeinflussen, nämlich die Sorge für den Nachwuchs und das Sozialverhalten. Oxytocin hält aber auch den Glukosespiegel im Gleichgewicht, beeinflusst das parasympathische Nervensystem (senkt Puls und Blutdruck), reguliert die HPA-Achse (*hypothalamic-pituitary-adrenocortical axis*) (bremst die Sekretion von Cortisol/Glucocorticoid) und verstärkt die Funktion von Serotonin und Dopamin (Carter, 2018; Ding et al., 2019; Quintana & Guastella, 2020).

5.3 Oxytocinrezeptoren

Oxytocin kann seine Wirkung (auf Gehirn und/oder Körper) nur entfalten, wenn Oxytocinrezeptoren vorhanden sind (Arrowsmith & Wray, 2014). Oxytocinrezeptoren werden als ein an G-Protein gekoppelter Rezeptor klassifiziert. Wird

Oxytocin an den Rezeptor gebunden, kommt es v.a. zu zwei wichtigen intrazellulären Veränderungen, nämlich erstens zum Anstieg von intrazellulärem Kalzium, der eine Kontraktion der glatten Muskulatur triggert, wenn der Rezeptor an einer Muskelzelle liegt (oder eine Depolarisation im Falle von Neuronen). Zweitens löst die Bindung an Rezeptoren sekundäre Botenstoffkaskaden aus, die neben anderen Prozessen für die Vasodilatation, die Steuerung des Ionenkanals und die Prostaglandinsynthese notwendig sind (Arrowsmith & Wray, 2014). Der fetale Hypothalamus produziert ebenfalls Oxytocin und bereitet sich durch eine Erhöhung der Rezeptorlevel auch auf die Geburt vor (Endoh et al., 2008; Schubert et al., 1981). Manche Neurowissenschaftlerinnen und Neurowissenschaftler vermuten, dass endogenes Oxytocin zum Schutz des fetalen Gehirns beiträgt, indem es den Zelltod verhindert, den eine unter der Geburt temporär geringe Sauerstoffversorgung verursachen kann; es hemmt nämlich die neurale Aktivierung (Depolarisation), eine Reaktion auf kurzzeitige Sauerstoffunterversorgung (Kenkel et al., 2019; Rokicki et al., 2022; Tyzio et al., 2006). Experimente mit Rattenjungen haben gezeigt, dass endogenes Oxytocin auf neugeborene Ratten auch analgetisch wirkt (Mazzuca et al., 2011).

Sind Oxytocinrezeptoren an Oxytocin gebunden, stehen sie vorübergehend nicht mehr für weitere Bindungen zur Verfügung (sog. Rezeptorsättigung). Sind im Laufe der Zeit die meisten Rezeptoren besetzt, reagiert der Körper auf diese Sättigung, indem er die Zellen anweist, den Rezeptor von der Zellmembran zu lösen; ein Internalisierung genannter Vorgang (Phaneuf et al., 1998; Robinson et al., 2003). Diese Rezeptoren werden dann oft von zelleigenen Lysosomen abgebaut. Bei hohen Oxytocinkonzentrationen reguliert der Zellkern die Zahl der Rezeptoren auch durch Senkung der RNA-Botenstoffe (von der DNA transkribierter Code), die für die Produktion von noch mehr Oxytocinrezeptoren verantwortlich sind (Phaneuf et al., 1995). Diese tatsächlich komplexen Vorgänge sind jedoch wichtig und müssen, weil sie Selbstregulierungsmechanismen des Körpers sind, in die Überlegungen einbezogen werden. Geburtshilfliche Fachkräfte, die unter der Geburt Oxytocin einsetzen, sollen diese Zusammenhänge kennen, da sich die Rezeptorsättigung oder Herabsetzung der Rezeptorendichte auf die Titrierung von Oxytocin bei prolongiertem Geburtsverlauf und auf den postpartalen Uterustonus/die postpartale Hämorrhagie auswirken (Erickson et al., 2017; Robinson et al., 2003). Die Kenntnis dieser Zusammenhänge ist wirklich wichtig, da im Geburtsverlauf der Zeitfaktor oft eine entscheidende Überlegung ist und die Wiederherstellung der herabgesetzten Rezeptordichte oder der unempfindlich gemachten Rezeptoren mehrere Stunden beanspruchen kann. Das Team um McAdow (2020) hat die sog. Oxytocinpause untersucht und festgestellt, dass Frauen nach Weheneinleitung und mit einer verlängerten Latenzphase (mindestens achtstündige Oxytocingabe ohne Zervixveränderung), wenn die Oxytocingabe für mindestens acht Stunden eingestellt wurde, verglichen mit Gebärenden mit fortlaufender Oxytocingabe, eine um 67 % niedrigere Kaiserschnittrate hatten (McAdow et al., 2020). Weitere Untersuchung von Balki und Autorenteam (2016) haben ergeben, dass bei Schnittgeburten entnommenes Uterusgewebe eine herabgesetzte Uterusaktivität aufwies, wenn es anfangs über sechs Stunden hinweg Oxytocin ausgesetzt war (Balki et al., 2016). Jüngere Forschungen mit großen klinischen Datenbanken bestätigen diese Ergebnisse, da bei risikoarmen vaginalen Geburten bereits nach vier Stunden Geburtsbeschleunigung die Rate der postpartalen Blutungen erhöht war (Erickson & Carlson, 2020).

5.4 Oxytocin, spontaner Geburtsbeginn und Geburtsfortschritt

Viele glauben, Oxytocin sei für den normalen physiologischen Geburtsprozess wichtig (Uvnäs-Moberg et al., 2019). Mehrere Untersuchungen brachten diese Überzeugung allerdings ins Wanken. Forscher*innen haben anhand genetisch veränderter Mäuse (die keine Oxytocinrezeptoren haben) bewiesen, dass sie zwar wie erwartet trächtig werden und Nachwuchs bekommen können, allerdings keine Milch produzierten und ihre Jungen nicht angemessen versorgten, weshalb ihr Nachwuchs starb (Takayanagi et al., 2005). Interessant dabei: Die genetisch veränderten Mäuse ohne Oxytocinrezeptoren entwickelten eine Adipositas, was wiederum Anlass war für spannende Forschungsarbeiten über die Verbindung zwischen Oxytocin und Metabolismus (Blevins & Baskin, 2015; Takayanagi et al., 2008). Beim Menschen wurde in vier Fällen schwangerer Frauen mit gestörter Hypophyse festgestellt, dass die Geburt einsetzte, obwohl die normale Oxytocinausschüttung aus dem mütterlichen Hypothalamus fehlte (Shinar et al., 2016). Bei genetisch veränderten Mäusen ohne Prostaglandinrezeptoren setzte der Geburtsvorgang allerdings nicht spontan ein (Yoshida et al., 2019). Da aber auch die Plazenta Oxytocin synthetisieren kann, spielt es möglicherweise lokal eine Rolle für den Geburtsfortschritt, insbesondere für die Produktion von Prostaglandin in der Uterusschleimhaut (Dezidua), die sich in der Frühschwangerschaft bildet, oder weil es uterine Muskelkontraktionen auslöst (Pasca & Penn, 2010). Dieser Nachweis unterstreicht, dass Oxytocin vermutlich den physiologischen Geburts*beginn* unterstützt. Oxytocin *kann* zwar Wehen auslösen, zuvor gibt es jedoch andere fetale/plazentäre Hormonsignale, die die Zahl der Oxytocinrezeptoren, auch das Östradiol, erhöhen und die Bildung von Prostaglandin sowie des Corticotrophin-releasing-Hormons fördern. Der Forschung zufolge produziert der mütterliche Hypothalamus größere Mengen an Oxytocin, wenn die Geburt bereits spürbar im Gang ist, d.h. in der späten Vorwehen- und Latenzphase, besonders aber in der Eröffnungsperiode und aktiven Geburtsphase (Uvnäs-Moberg et al., 2019). Klassische Experimente mit trächtigen Kühen, Schafen und Ziegen haben gezeigt, dass eine Vaginaldistention (keine Zervixdistention) mit einem Ballonkatheter die Freisetzung von Oxytocin aus dem mütterlichen Gehirn in den Blutkreislauf auslöst (i.e. den Ferguson-Reflex) (Peeters et al., 1971). Beim menschlichen Geburtsvorgang erfolgt die vaginale Distention typischerweise in den letzten Minuten/Stunden der Geburt, weshalb dieser Reflex wohl für die Vollendung der aktiven Geburtsphase wichtig ist und die Ablösung der Plazenta beschleunigt. Die allerwichtigste Rolle in der perinatalen Physiologie spielt Oxytocin, zumindest in experimentellen Modellen (Bell et al., 2014), jedoch nach der Geburt, nämlich für den Milchfluss, für das typisch mütterliche Verhalten und die Stressregulierung.

5.5 Förderung der endogenen Oxytocinfunktion bei spontanem Geburtsbeginn

Zahlreiche Studien verbinden die Oxytocinsekretion mit angenehmen und positiven sozialen Interaktionen (Guastella et al., 2008; Portnova et al., 2020). Oxytocin (im Hypothalamus) wird aber auch in stressigen Zeiten freigesetzt und wirkt dem kommenden stressbedingten Hormonausstoß (i.e. Cortisol) entgegen (Cox et al., 2015). Bei exzessiven Stress-, Angst- und Panikzuständen können Hormone wie das Epinephrin (B-adrenergic-receptor antagonist), indem es den Uterus entspannt, allerdings die Wirkung des verfügbaren Oxytocins aufheben (Saxton et al., 2014; Shnider et al., 1979). Der Zusammenhang zwischen Stress und Oxytocin ist Gegenstand zahlreicher psychologischer und neurobiogischer Forschungen, insbesondere im Kontext von Schwangerschaft und postpartaler Versorgung (Babb et al., 2014; Barba-Müller et al., 2019; Slattery & Neumann, 2008). Dabei ist jedoch zu bedenken, dass unser heutiges Wissen über Oxytocinfunktionen größtenteils aus Experimenten an Nagetieren und anderen Tieren stammt und auf den Menschen übertragen wurde, viele dieser Experimente bei schwangeren Frauen jedoch unethisch wären. Bei manchen Säugetieren kann Stress wohl den Geburtsfortschritt verhindern (Martinez-Burnes et al., 2021; Nagel et al., 2019) (sowie die Milchejektion) (Nagel et al., 2022). Dessen ungeachtet kann, aus Sicht der Neurobiologie und im geburtshilflichen Kontext, die Oxytocinsekretion der Frau dem Geburtsstress entgegenwirken und den Geburtsfortschritt etwas unterstützen (Olza et al., 2020; Sakala et al., 2016).

Forscher*innen haben soziale Unterstützung mit besserem Geburtsfortschritt und geringerem Schmerzmittelbedarf in Verbindung gebracht (Bohren et al., 2017; Garfield et al., 2019; Seng, 2010). Manche vermuten, dass intensive Zuwendung die Oxytocinfunktion und Stressreaktionen beeinflusst und das Gleichgewicht zwischen Geburtsstress und Uteruskontraktibilität fördert (Olza et al., 2020). Dagegen können starker Stress, Missbrauch, Angst und Isolation den Geburtsfortschritt beeinträchtigen und das Schmerzempfinden steigern (Grant et al., 2015). Das Fehlen einer unterstützenden Betreuung kann auch die Oxytocinproduktion stören, einen exzessiven Adrenalinausstoß stimulieren und damit den normalen Geburtsfortschritt behindern (Olza et al., 2020).

Zur Förderung einer effektiven Oxytocinfunktion werden Aktivitäten empfohlen, die entweder die Freisetzung von Oxytocin direkt fördern oder Ängste und Befürchtungen lindern. Dazu gehören:

- kontinuierliche soziale Unterstützung
- das Gefühl von Sicherheit; diesbezügliche Sorgen ansprechen
- langsames kontrolliertes Ein- und Ausatmen
- angsteinflößende Reize begrenzen: laute Geräusche, grelles Licht
- leichtes Berühren der Arme oder Beine (wenn die Frau solche Berührungen mag)
- Fußmassage
- Stimulation der Brustwarzen
- Düfte (essenzielle Öle).

Wie die neuro-hormonale Reaktion einer Frau auf eine dieser vorgeschlagenen Maßnahmen ausfällt, hängt vermutlich von ihren Vorerfahrungen mit bestimmten Stimuli ab (Portnova et al., 2020; Shamay-Tsoory & Abu-Akel, 2016). Ein Beispiel: Verknüpft die Gebärende eine leichte Berührung oder Stimulation ihrer Brustwarzen mit einem früheren Trauma, werden diese Körperkontakte Ängste auslösen (triggern), keineswegs lindern. Einige Befunde sprechen dafür, dass Oxytocin bei Frauen mit posttraumatischem Stress anders wirkt als bei Frauen, die nie traumatisiert worden sind (Fragkaki et al., 2019; Heim et al., 2009; Krause et al., 2018; Lara-Cinisomo et al., 2018; Simons et al., 2017; Smearman et al., 2016; Yirmiya et al., 2020).

5.6 Ethische Überlegungen beim Einsatz von Oxytocin

Für über 70 Jahre war synthetisches Oxytocin ein wichtiges Instrument in der Geburtshilfe (Page et al., 2017). Global betrachtet ist diese Medikation allerdings auch ein Beispiel für die Folgen uneinheitlicher Dosierungsempfehlungen und für Defizite in der geburtshilflichen Betreuung (Miller et al., 2016).

Wird eine indizierte Wehenverstärkung zu lange hinausgezögert, kann dies die fetale und mütterliche Gesundheit gefährden durch:

- eine intra-amniotische Infektion (Choreoamnionitis)
- Verlegung des Neugeborenen auf die Intensivstation
- eine schwierigere Kaiserschnittgeburt
- eine Geburtsfistel (häufiger in Gegenden, in denen ein schneller Kaiserschnitt nicht möglich ist)

- eine postpartale Blutung (besonders bei einer Infektion oder einem Kaiserschnitt nach langem Geburtsverlauf).

Der unreflektierte Einsatz von Oxytocin in der Geburtshilfe kann auch bewirken, dass:

- die Geburt schneller und schmerzhafter verläuft als notwendig (und möglicherweise mehr pharmakologisches Schmerzmanagement erfordert)
- die Frau mehr Bewegungseinschränkungen erfährt
- die Überstimulierung des Uterus eine iatrogene fetale Wehenintoleranz auslöst (worauf möglicherweise eine Notfallentbindung stattfindet)
- sich die Wahrscheinlichkeit einer postpartalen Hämorrhagie oder der Bedarf an Uterotonika erhöht.

Folglich widerstrebt es manchen Gebärenden (und manchen Betreuungskräften) Oxytocin einzusetzen, und zwar insbesondere dann, wenn andere nicht-medikamentöse Optionen nicht ausprobiert oder die Oxytocingabe nicht ausreichend begründet und erklärt wurden. Deshalb muss bei einem klinisch indizierten Einsatz von Oxytocin eine Partizipative Entscheidungsfindung stattfinden, ein Prozess, an dem die Frau und ihr Unterstützungsteam beteiligt sind, um über die Gründe des Einsatzes, über Alternativen, die Risiken und Vorteile zu sprechen (Megregian et al., 2020). Lehnt die Frau das Oxytocin daraufhin ab, weil sie den Geburtsfortschritt nicht medikamentös fördern möchte, was ihr Recht ist, soll ihr Wunsch respektiert werden. Eine andere Möglichkeit, die Dosierung von Oxytocin zu individualisieren oder die Dauer der Gabe zu reduzieren (und wohl auch die damit verbundenen Risiken) besteht im Versuch, das Oxytocin nach Erreichen der aktiven Geburtsphase abzusetzen. Diese Strategie muss zwar noch eingehender erforscht werden, Wissenschaftlerinnen und Wissenschaftler haben jedoch bereits nachgewiesen, dass sie die fetale Intoleranz oxytocin-stimulierter Wehen und uterine Tachysystolen dezimieren kann. Die Dauer der aktiven Geburtsphase mag zwar länger sein als im Durchschnitt, die neonatalen Outcomes sind jedoch, was die Azidose des Nabelschnurbluts angeht, nicht schlechter (Boie et al., 2018).

5.7 Der Einsatz von Oxytocin

Für die Entscheidung, unter der Geburt Oxytocin einzusetzen, sind viele der unten genannten Punkte relevant. Je nachdem, wie die Fragen beantwortet werden, kann eine Oxytocingabe die optimale Lösung und der Schlüssel für den Geburtsfortschritt sein oder nicht. **Tabelle 5-1** enthält eine Zusammenstellung der Überlegungen, die bei der Verwendung von Oxytocin eine Rolle spielen. Folgende Fragen sind relevant:

- In welcher Geburtsphase befindet sich die Frau? Die Gabe von Oxytocin sollte der aktiven Geburtsphase vorbehalten sein. Wird in der Latenzphase damit begonnen, ist Oxytocin Teil der Weheneinleitung.
- Wie lange gab es keinen Fortschritt bei der Dilatation, bei der Verkürzung oder beim Höhenstand der Zervix?
- Wie steht es um den fetalen Gesundheitszustand?
- Droht eine intra-amniotische Infektion (Chorioamnionitis)?
- Wie ist der Status der Fruchtblase?
- Wurde bereits eine PDA verabreicht?
- Ist die Frau aufgrund der langen Geburtsdauer erschöpft oder dehydriert?
- Hat die Frau irgendwelche Merkmale, die den Geburtsfortschritt verzögern können, etwa einen überdurchschnittlichen BMI? Wenn ja, kann achtsames Abwarten Teil einer individualisierten Geburtsbetreuung sein.

Eine wichtige Frage beim Angebot von Oxytocin ist, ob die Fruchtblase intakt oder gesprungen ist. Je nach Parität, Geburtsphase, Wehenmuster und Höhenstand des fetalen Köpfchens kann eine Amniotomie eine gute Alternative sein, da sie Prostaglandine freisetzt und die

Tabelle 5-1: Individualisierung der Oxytocingabe – wichtige Überlegungen und Handlungsmöglichkeiten

Indikationen	Überlegungen	Alternativen	Handlungsmöglichkeiten
Fatigue	Welche Definition einer protrahierten Geburt wird zum Assessment eines normalen Geburtsfortschritts herangezogen?	endogene Oxytocinfunktion • Brustwarzen stimulieren • Massage • Sicherheit fördern	Partizipative Entscheidungsfindung; vor Beginn der Wehenförderung Erlaubnis einholen
Fieber		Hydrierung, Ernährung	Dosierungsstrategie individualisieren
verlängerte Vorwehenphase oder Blasensprung	Trifft die Definition eines unnormalen Geburtsfortschritts zu oder wird sie sehr wahrscheinlich zutreffen?	Herumgehen Positionswechsel	Erhöhung der normalen Dosis prüfen (BMI)
protrahierte aktive Geburtsphase	Ist die Zervix reif? Wenn NICHT, erneut den Einsatz von Oxytocin erwägen, um die Reifung zu fördern	Amniotomie (wenn angemessen)	prüfen, ob nach ausreichendem Geburtsfortschritt das Oxytocin abgesetzt werden kann
Wunsch der Mutter	Gibt es Anzeichen einer Gefährdung des Kindes? Wenn JA: Die Risiken einer beschleunigten Geburt bedenken und eine Schnittgeburt oder eine vaginale assistierte Geburt einleiten, wenn angemessen.		auf anormale fetale Herztonaufzeichnungen achten auf eine postnatale Uterusatonie vorbereitet sein

Wehen durch mehr endogen ausgelöste Kontraktibilität stimuliert werden. Eine Massage/Stimulation der Brust oder Brustwarzen kann ebenfalls dem Geburtsfortschritt dienen, indem sie die endogene Oxytocinproduktion anregt, ist aber wohl nicht in allen Situationen wirksam.

5.8 Der Einsatz von Oxytocin in der Latenzphase

Bei einer spontanen Geburt öffnet sich in dieser Phase die Zervix meist langsam, schließlich muss sie erst weicher und kürzer werden, bevor sie dilatiert. Da die Latenzphase (Wehenbeginn und Muttermundsweite 5–6 cm) bei normalgewichtigen Frauen bis zu 18 Stunden und bei adipösen 20 bis 25 Stunden (Kominiarek et al., 2011) dauern kann, ist Oxytocin manchmal aufgrund zeitunabhängiger Faktoren indiziert. Eine Oxytocingabe in der Latenzphase (oder nach Amniotomie/im Prodromalstadium) wird wohl besser als Weheneinleitung und nicht als Wehenverstärkung bezeichnet. Vor dem Einsatz von Oxytocin muss die Zervix beurteilt werden; erst wenn sie reift (mithilfe von Prostaglandinen oder anderer, mechanischer Methoden) und einen Bishop-Score von 6 Punkten (Erstgebärende) oder von 8 Punkten (Mehrgebärende) erreicht hat, wird zur ersten Oxytocingabe geraten (Smith et al., 2016).

Indikationen für eine Geburtseinleitung in der Latenzphase sind:

- eine bis zu 18 Stunden andauernde Latenzphase (20 bis 25 Stunden oder länger bei adipösen Frauen) ohne Erreichen der aktiven Geburtsphase
- Erschöpfung der Gebärenden (Dann ist vermutlich eine therapeutische Ruhepause angezeigt.)
- Fieber, Anzeichen einer intra-amniotischen Infektion
- vorzeitiger Blasensprung
  - *Hinweis*: Bei einem vorzeitigen Blasensprung muss nicht zwingend interveniert werden, er soll aber den Prozess der Partizipativen Entscheidungsfindung auslösen (Committee on Obstetric Practice, 2017). Oft ist eine Zeit des geduldigen aufmerksamen Abwartens angemessen, worauf im besten Fall weniger andere Interventionen (i.e. Oxytocin, PDA) notwendig werden (ACNM, 2012).

5.9 Der Einsatz von Oxytocin in der aktiven Geburtsphase

Zu den Indikationen für eine Unterstützung der Wehentätigkeit mit Oxytocin in der aktiven Geburtsphase (Muttermundsweite 6 cm oder mehr) zählen:

- unzureichende Uteruskontraktionen nach Verabreichung einer PDA (2 Stunden danach)
- wenn sich in der aktiven Geburtsphase über 2 bis 4 Stunden hinweg die Zervix nicht verändert hat und der Zustand von Mutter und Kind zufriedenstellend ist
- Bei Mehrgebärenden (Anamnese früherer Geburtsverläufe) ist zu bedenken, dass bei ihnen die Dilatation in der Regel schneller erfolgt. Deshalb kann man, wenn sich in der aktiven Geburtsphase innerhalb von 2 Stunden nichts verändert hat, von einer langsamen/protrahierten aktiven Geburtsphase ausgehen (Zhang et al., 2010a).

Wichtig ist, dass die Betreuungskräfte den Geburtsfortschritt nicht nur anhand der Muttermundseröffnung beurteilen, vielmehr auch die Zervixreifung und den fetalen Höhenstand berücksichtigen. Sie sollen ferner bedenken, dass die Zervix nicht von allen Untersuchungspersonen gleich beurteilt wird, bevor sie von einem angemessenen oder nicht angemessenen Geburtsfortschritt sprechen.

- Fieber, Anzeichen einer intra-amniotischen Infektion
- Im Normalfall geht die Geburt ab einer Öffnung des Muttermunds von 6 cm schneller voran, deshalb soll, wenn sich die Zervix nicht verändert, bereits nach kürzerer Zeit als in der Latenzphase eine Wehenverstärkung erwogen werden.
- Ein Partogramm (graphische Darstellung des Geburtsverlaufs) hilft zu erkennen, welche Wartezeit in dieser Geburtsphase angemessen ist (Tolba et al., 2018).

5.10 Der Einsatz von Oxytocin in der Austreibungsperiode

Bei Gebärenden ohne PDA schließt sich an die vollständige Eröffnung des Muttermunds manchmal eine Latenzphase an, in der vielleicht auch die Wehenfrequenz abnimmt. Vorausgesetzt dem Ungeborenen geht es gut, kann in dieser Situation eine Zeit des geduldigen aufmerksamen Abwartens, das Angebot einer Ruhepause oder ein Positionswechsel bewirken, dass die Wehen wieder in Gang kommen und der Pressdrang einsetzt. Die Rotation eines fehleingestellten Kindes kann in dieser Phase den Geburtsfortschritt fördern, aber auch die Versorgung der Frau mit Glukose (Energiezufuhr) und Getränken sind Möglichkeiten, das Problem ohne Oxytocingabe zu lösen.

Wenn die aktive Pressphase beginnt:

- wird der Geburtsfortschritt stündlich ermittelt.
- Das Assessment kann visuell erfolgen (Ausstülpung des Perineums/Rektums, Sichtbarkeit des fetalen Schädels); eine vaginale Untersuchung ist nicht immer notwendig.
- Oxytocin kann indiziert sein, wenn die Zeit zwischen den Uteruskontraktionen länger wird (> 5 min Abstand), die Mutter erschöpft wirkt und ihre Kräfte für die Austreibung offensichtlich nicht ausreichen.
- Ist nach einer Stunde des Pressens kein Fortschritt zu verzeichnen, kann das Angebot, die Wehen mit Oxytocin zu unterstützen, einen Kaiserschnitt vermeiden helfen, eine allzu lange Pressphase verkürzen, eine beginnende Infektion verhindern (besonders wenn die Geburt bereits prolongiert ist) und/oder der mütterlichen Erschöpfung zuvorkommen.
- Physiologische Oxytocindosen (< 12 mU/min) in der aktiven Geburtsphase wirken in der Regel recht gut bei Frauen, die bislang keine Wehenverstärkung mit Oxytocin erhalten haben.
- Frauen, die in den ersten Geburtsphasen mehr als 4 Stunden Oxytocin zur Wehenverstärkung erhalten haben, werden in der Austreibungsperiode vermutlich höhere Dosen benötigen.

5.11 Veränderungen in heutigen Populationen und Geburtsfortschritt

Wenn zu entscheiden ist, ob einer bestimmten Frau Oxytocin empfohlen werden soll, muss vor allem überlegt werden, ob ihr Wehenmuster tatsächlich langsamer ist als normal, sofern es keinen anderen Grund für eine Wehenverstärkung gibt (i.e. seit längerer Zeit bestehender Blasensprung, Erschöpfung der Mutter). Die Definitionen eines protrahierten Geburtsverlaufs wurden in jüngster Zeit mit Blick auf heutige Populationen wissenschaftlich überprüft (Zhang et al., 2010). Angesichts der Tatsache, dass Oxytocin als Notfallmedikation gilt, dessen unangemessener Einsatz die Hauptursache für vermeidbare perinatale Schäden ist (Clark et al., 2009; Hayes & Weinstein, 2008), soll Oxytocin nicht aufgrund einer veralteten Definition eines abnormen Geburtsfortschritts verordnet werden; schließlich gilt es, iatrogene Schädigungen wo immer möglich zu verhindern.

Verglichen mit früheren Studien zur Geburtsdauer haben aktuelle Forschungen ergeben, dass Geburten heute langsamer verlaufen und die aktive Geburtsphase später einsetzt, nämlich wenn der Muttermund bereits weiter geöffnet ist. Die Gründe dafür sind vielfältig. In der heutigen Population sind geburtshilfliche Interventionen häufiger, Klinikaufnahmen erfolgen frühzeitiger und werden Epidural- und Periduralanästhesien viel öfter verabreicht als früher. Zwischen PDA und Oxytocineinsatz besteht ein starker Zusammenhang: Eine US-amerikanische Bevölkerungsstudie aus dem Jahr 2003 ergab, dass bei über 75 % der Geburten mit einer PDA die Wehen mit Oxytocin eingeleitet oder verstärkt wurden (Osterman & Martin, 2011).

Der stärkste Einflussfaktor für den langsameren Geburtsfortschritt in der heutigen Zeit ist jedoch das Körpergewicht der Gebärenden. Der Forschung zufolge verlängert ein höherer Body-Mass-Index (BMI) den Geburtsvorgang, wie in **Tabelle 5-2** angegeben. Ein Beispiel: Bei Erstgebärenden mit einem BMI > 35 kg/m² kann die Erweiterung des Muttermunds von 4 auf 10 Zentimeter bis zu 7 Stunden länger dauern als bei Erstgebärenden mit einem BMI < 30 kg/m², während Frauen mit einem BMI zwischen 25 und 30 dafür nur etwa 0,6 Stunden länger brauchen (Kominiarekt et al., 2011). Der natürliche langsamere Geburtsfortschritt hat zur Folge, dass Frauen mit hohem BMI häufiger Oxytocin zur Wehenverstärkung erhalten als Frauen mit niedrigerem Gewicht (Carlson et al., 2017b; Frolova et al., 2018). Der größte Unterschied zwischen adipösen und schlanken Gebärenden, was die Geschwindigkeit der Zervixerweiterung

Tabelle 5-2: Durchschnittliche Geburtsdauer in Stunden je nach Body-Mass-Index (kg/m²)

	BMI bei Geburtsbeginn					p Trendwert
	< 25,0	**25,0–29,9**	**30,0–34,9**	**35,0–39,9**	**≥ 40**	
Erstgebärende	**< 25,0**	5.7 (18.8)	6,0 (19.9)	6,7 (22.2)	7.7(25.6)	< .0001
Mehrgebärende	4,6 (17.5)	4,5 (17.4)	4.7 (17.9)	5.0(19.0)	5.4(20.6)	< .0001

Hinweis: Unter Berücksichtigung von Alter, Größe, Ethnie, Gestationsalter, Wehenverstärkung, PDA (erstes Geburtsstadium), einer operativen vaginalen Entbindung und Geburtsgewicht. „Contemporary Labor Patterns: The Impact of Maternal Body Mass Index", M. A. Kominiarek et al., 2011, *American Journal of Obstetrics and Gynecology*, 205, p. 244.o.1–244.o8, adaptiert.

angeht, betrifft die Latenzphase und frühe Eröffnungsperiode (4–7 cm), während der Übergang und die aktive Geburtsphase bei beiden gleich verlaufen und der BMI dabei keine Rolle spielt. Das bedeutet, dass korpulente Frauen erst bei einer Zervixdilatation von mindestens 6 cm in die aktive Phase der Geburt eintreten.

Der langsamere Geburtsfortschritt von Frauen mit einem BMI über 30 wird mit ihren weniger wirkungsvollen und weniger koordinierten uterinen Zellfunktionen erklärt. Die zahlreichen physiologischen Veränderungen, die Schwangere mit hohem Körpergewicht erfahren, scheinen auch für weniger wirkungsvolle und weniger koordinierte Myometriumkontraktionen (dysfunktionales Myometrium) sowie für eine geringere uterine Muskelmasse (Gam et al., 2017), für Leptin-Resistenz (Padol et al., 2017), Hypercholesterinämie (Padol et al., 2017) und Veränderungen der Fettsäurenaktivierung verantwortlich zu sein (Carlson et al., 2020; Muir et al., 2018). Bei beleibten Frauen kann zudem die endogene Oxytocinproduktion verändert sein; auch genetische Unterschiede der Oxytocinfunktionen sind möglich (Oxytocinrezeptor Genotyp) (Bush et al., 2017; Çatli et al., 2021; Fu-Man et al., 2019; Maestrini et al., 2018).

5.12 Die Oxytocindosierung

Unter der Geburt intravenös verabreichtes Oxytocin wird in milli/Units/pro Minute (m/U/min) dosiert, meist mithilfe einer Infusionspumpe oder, falls keine IV-Pumpe zur Verfügung steht, durch visuelles Zählen der pro Minute infundierten Tropfen (Tab. 5-3). Eine Einheit (1000 mU) entspricht 1,67 Mikrogramm an synthetischem Oxytocin (Uvnäs-Moberg, 2019). Der „physiologische" Spiegel endogen produzierten Oxytocins unter einer Spontangeburt entspricht einer Infusionsrate von synthetischem Oxytocin von 5–10 mU/min. Bei einer Rate von 11–13 mU/min kommt in es den meisten Fällen zu angemessenen Kontraktionen und zur Entbindung (Simpson, 2011; Uvnäs-Moberg, 2019); wobei, wie bereits erwähnt, die endogenen Oxytocinspiegel (und die Rezeptorendichte) im Geburtsverlauf je nach Alter der Mutter, Bishop-Score, Gestationsalter, BMI, genetischen Faktoren und Parität stark variieren (Blanks & Thornton, 2003). Deshalb müssen die gebärende Frau und das Ungeborene während der Oxytocininfusion ständig beobachtet und ihre Reaktionen erfasst werden.

5.12.1 Hochdosis-Schema/Niedrigdosis-Schema

Die Dosierungsempfehlungen für Oxytocin zur Wehenverstärkung fallen in zwei Hauptkategorien: hohe oder niedrige Dosierung. Bei einem Hochdosis-Schema beginnt die Infusionsrate mit 6 mU/min alle 15 bis 40 Minuten. Bei einem Niedrigdosis-Schema – siehe **Tabelle 5-2** – wird mit einer Infusionsrate von 0,5–1 mU/min begonnen und die Dosis dann alle 15 bis 40 Minuten um 1–2 mU/min bis zur Maximaldosis von

20–40 mU/min erhöht. Wenngleich geburtshilfliche Berufsorganisationen diese Dosierungsschemata unterstützen (ACOG, 2009; Simpson, 2020), beruhen sie nicht auf der Pharmakokinetik von synthetischem Oxytocin und verstößt ein Hochdosis-Schema gegen den Grundsatz, die gewünschte Wirkung mit der geringstmöglichen Dosis eines Medikaments zu erzielen. Für eine Cochrane-Meta-Analyse haben Wissenschaftlerinnen und Wissenschaftler Hochdosis-Schemata und Niedrigdosis-Schemata verglichen und festgestellt, dass Hochdosis-Schemata mit einer Uterushyperstimulierung (einem Wehensturm) assoziiert sind, die Kaiserschnittrate und mütterliche/neonatale Morbidität/Mortalität jedoch bei beiden Schemata gleich sind (Budden et al., 2014). Wenn man bedenkt, dass Oxytocin eine Halbwertszeit von 10 bis 12 Minuten hat und nach jeder Dosisveränderung erst 40 bis 60 Minuten danach ein Dauerzustand erreicht wird (Page et al., 2017; Uvnäs-Moberg, 2019), kann hochdosiertes Oxytocin die Gefahren für Mutter und Kind erhöhen, besonders wenn Oxytocin über einen längeren Zeitraum hinweg verabreicht wird. **Tabelle 5-3** enthält Vergleiche der verschiedenen Leitlinien für den niedrigdosierten Einsatz von synthetischem Oxytocin.

Tabelle 5-3: Leitlinien für den Einsatz von synthetischem Oxytocin in der klinischen Praxis (Leduc et al., 2013)

Niedrigdisis-Schemata			
	AWHONN	**ACOG**	**SOGC**
Startdosis (mU/min)	1	0.5-2	1–2
Dosissteigerung	1–2	1.2	1–2
Zeitabstände zwischen den Dosissteigerungen (Minuten)	30-60	15-40	30
maximale Dosis (mU/min)	20	keine	30

Klinische Leitlinien

Der „physiologische“ Spiegel von endogen produziertem Oxytocin während einer Spontangeburt entspricht einer Infusionsrate von 5–10 mU/min von synthetischem Oxytocin.[35,91]

Infusionsraten von 8–13 mU/min führen in den meisten Fällen zu angemessenen Wehen und angemessenen Veränderungen des Muttermunds.

Nach dem Einsatz von Oxytocin in der aktiven Geburtsphase kann eine Oxytocinpause angezeigt sein, d. h. dass die Oxytocininfusion verlangsamt oder beendet wird, um die Gefahr unerwünschter Nebenwirkungen möglichst zu reduzieren.

Mögliche unerwünschte Nebenwirkungen

- uterine Tachystolie
- veränderte fetale Herzfrequenz
- Mekonium im Fruchtwasser
- vorzeitige Plazentalösung
- Fruchtwasserembolie
- Wasserintoxikation und Hyponatriämie (Elektrolytlösung verabreichen, i. v. oder oral).

Abkürzungen: ACOG, American College of Obstetricians and Gynecologists; AWON, Association of Women's Health, Obstetric and Neonatal Nurses; SOGC, The Society of Obstetricians and Gynaecologists of Canada

5.13 Varianten der Oxytocindosierung bei besonderen Bevölkerungsgruppen

Thematisiert werden die Varianten bei einem höheren Body-Mass-Index, bei Erstgebärenden und in Bezug auf das Alter der Mutter.

5.13.1 Höherer Body-Mass-Index

Es gilt als erwiesen, dass übergewichtige Frauen, um vaginal entbinden zu können, über einen längeren Zeitraum hinweg höher dosierte Oxytocininfusionen benötigen (Carlson et al., 2017a; Roloff et al., 2015). Dazu ein Beispiel: Eine retrospektive Analyse der Oxytocindosen, die 118 spontan Gebärenden mit stagnierender Muttermundserweiterung (Soni et al., 2013) verabreicht wurden, ergab, dass krankhaft adipöse Frauen (BMI $\leq$ 35 kg/m²) in den ersten drei Infusionsstunden deutlich mehr Oxytocin benötigten als Frauen mit niedrigeren BMI-Werten (800 mU vs. 500–600 mU, $P = .003$) und nach Unterstützung der Wehentätigkeit mit Oxytocin dennoch die höchsten Raten ungeplanter Kaiserschnitte aufwiesen (69,6 % vs. 11,4–34,3 % bei Frauen mit niedrigeren BMI-Werten).

Einer neueren Studie zufolge (Ramö Isgren et al., 2021) erhöht sich die durchschnittliche Oxytocindosierung zusammen mit der BMI-Gruppe (2278 mU bei normalem BMI, 3108 mU bei Übergewicht, 4082 mU bei Adipositas, $P > .001$), wobei diese Unterschiede aufgrund des höheren fetalen Gewichts, der häufigeren PDAs und der weniger fortgeschrittenen Muttermundserweiterung beim Start der Oxytocingabe vorhersagbar waren. Um zu verhindern, dass adipöse Gebärende exzessiv hohe Oxytocindosen erhalten, kann es hilfreich sein, die PDA hinauszuzögern und den Geburtsfortschritt stattdessen mit physiologischen Maßnahmen zu fördern. Bei adipösen, ansonsten aber gesunden Erstgebärenden beispielsweise hat eine von Hebammen durchgeführte Hydrotherapie beim Übergang von der Latenz- zur aktiven Geburtsphase (4–6 cm Dilatation) die Raten der Oxytocingaben zur Unterstützung der Wehentätigkeit deutlicher reduziert als dies bei adipösen Erstgebärenden, die von medizinischen Fachkräften betreut wurden und weniger Hydrotherapie erhalten hatten, der Fall war (Carlson et al., 2017b).

Zwar werden bei einer Dystokie intra-uterine Druckkatheter empfohlen, um zu prüfen, ob die aufgrund einer Dystokie mit Oxytocin verstärkten Wehen „angemessen“ sind (Spong et al., 2012), dennoch ist bereits bewiesen, dass adipöse Frauen längere Geburtsverläufe haben als nicht adipöse, obwohl sich die beiden Gruppen hinsichtlich der Wehenstärke nicht unterscheiden.

Verläuft die Geburt bei einer adipösen, aber gesunden Frau sehr langsam, besteht der beste Betreuungsansatz in freundlicher Unterstützung, Bestätigung, Beruhigung und geduldigem aufmerksamem Abwarten (Carlson & Lowe, 2014) und im Hinauszögern der ersten Oxytocingabe durch den möglichst langen Einsatz natürlicher physiologischer Maßnahmen. Erst dann wird, um eine sichere vaginale Geburt zu erreichen, über einen längeren Zeitraum hinweg Oxytocin infundiert.

5.13.2 Erstgebärende

Dass die Geburt bei einer Frau, die ihr erstes Kind bekommt (auch bei der ersten vaginalen Geburt nach einem Kaiserschnitt) langsamer voranschreitet als bei Mehrgebärenden, ist allgemein bekannt. Deshalb ist es zentral wichtig, die Wehenverstärkung mit Oxytocin der Parität entsprechend zu individualisieren. Bei einer großen US-amerikanischen Kohorte wurde festgestellt, dass Hochdosis-Schemata verglichen mit Niedrigdosis-Schemata bei Erstgebärenden die Dauer der Eröffnungsperiode verkürzen (betrug die Startdosis 2 mU/min und nicht nur 1 mU/min, verlief die Geburt um 0,8 h schneller [Konfidenzintervall = 0,5–1,1], bei einer Startdosis von 4 mU/min um 1,3 h schneller [1,0–1,7]) (Zhang et al., 2011). Dennoch sollten geburtshilfliche Fachkräfte stets bedenken, dass Oxytocin bei Erstgebärenden mit einem Bishop-Score von ≤ 8 deutlich wirksamer ist (weil dann ausreichend Oxytocinrezeptoren vorhanden sind) (Smith et al., 2016).

5.13.3 Alter der Mutter

Je älter die Mutter, desto signifikant höher ist die Wahrscheinlichkeit eines Kaiserschnitts. Höheres Alter verlängert jedoch nicht unbedingt die Geburt. Im Rahmen einer Studie wurden Frauen untersucht, deren Muttermund sich vollständig geöffnet hatte, wobei sich herausstellte, dass höheres Alter mit einem kürzeren Geburtsverlauf oder einem schnellerem Geburtsfortschritt einherging (in dieser Studie wurden künstlich eingeleitete und spontane Geburten gleichermaßen berücksichtigt). Den Forscherinnen und Forschern zufolge dauerte die Geburt bei unter 20-Jährigen über zwei Stunden länger als bei Frauen zwischen 30 und 40 Jahren (17,2 Stunden in der Gruppe ≤ 20 Jahre vs. 15,1 Stunden in der Gruppe der 30 bis 40-Jährigen, bei 95 % davon erweiterte sich der Muttermund von 4 auf 10 Zentimeter in der durchschnittlichen Zeit) (Zaki et al., 2013). Ein Handicap dieser Studie ist, das sie keine Frauen einschließt, die noch vor der vollständigen Eröffnung des Muttermunds einer Schnittgeburt unterzogen wurden, wir also nicht wissen, ob im höheren Alter tatsächlich alle Geburten schneller voranschreiten. Die Studie lässt sich aber auch so interpretieren, dass Betreuungskräfte mit jüngeren Frauen tendenziell geduldiger sind und sich bei älteren schneller für einen Kaiserschnitt entscheiden. Es gibt allerdings auch Gewebestudien und Tierversuche, die beweisen, dass die Reaktion auf Oxytocin mit fortschreitendem Alter eher abnimmt (Arrowsmith et al., 2012; Crankshaw et al., 2015; Elmes et al., 2015; Patel et al., 2017). Die Forschung führt dies auf stärkere Cholesterin- und Fetteinlagerungen im Gewebe und die davon verursachte geringere Funktionsfähigkeit der Uterusmuskulatur zurück. Angesichts der Tatsache, dass älteren Frauen aus gynäkologischen oder medizinischen Gründen oder um die Gefahr einer unerklärlichen Totgeburt zu verringern (mit dem fortgeschrittenen Alter der Mutter assoziiert), oft eine Geburtseinleitung empfohlen wird, kann bei Gebärenden über 35 oder 40 Jahren eine Hochdosis-Strategie (Steigerung um 2 oder 4 mU/min) durchaus sinnvoll sein.

5.14 Periduralanästhesie

Auf eine Periduralanästhesie in der Latenzphase folgt oft eine Wehenverstärkung mit Oxytocin, weil die PDA die Kontraktionen schwächen oder die Abstände zwischen ihnen vergrößern kann (Arici et al., 2004; Lowensohn et al., 1974; Schellenberg, 1977). Dieses Phänomen ist nicht selten und hat verschiedene Auslöser:

- verminderte Durchblutung des Uterus, weil die PDA die sympathischen Nerven blockiert (T10-L1) und den Katecholaminausstoß hemmt, was den Blutdruck senken und eine fetale Bradykardie auslösen kann (Hawkins, 2010)
- die Absenkung des Oxytocinspiegels im Blutkreislauf (Rahm et al., 2002) (wenn die Wehen nicht verstärkt werden)
- niedrigere Cortisolspiegel, die wohl die Freisetzung von Oxytocin stimulieren (Bell & McFarlin, 2006; Miller et al., 2005)
- große Flüssigkeitsmengen, die beim Legen der PDA intravenös verabreicht werden
- verordnete Immobilität oder Rückenlage.

Manche Fachkräfte entscheiden sich nach dem Legen der PDA für ein aktives Geburtsmanagement, ohne Rücksicht auf objektive Befunde (fehlende Muttermundsveränderung). Neueren Studien zufolge beeinträchtigen patientenkontrollierte Infusionspumpen die Uterusaktivität deutlich weniger (Qian et al., 2017). Deshalb sollten sie nach Möglichkeit eingesetzt werden und soll nach dem Legen einer PDA die Unterstützung der Wehentätigkeit mit Oxytocin erst nach mehreren Stunden erfolgen, damit sich Flüssigkeits- und Oxytocinspiegel normalisieren können. Wird Oxytocin zur Wehenverstärkung erst nach dem Legen der PDA verabreicht, muss sehr vorsichtig dosiert werden, um eine Überstimulierung des Uterus zu vermeiden.

5.15 Probleme bei hochdosierten oder längeren Infusionen von Oxytocin

Beschrieben werden die postpartale Blutung, eine fetale Wehenintoleranz sowie das Stillen.

5.15.1 Postpartale Blutung

Bei protrahierten Geburtsverläufen mit vielstündigen Oxytocingaben kommt es zu einer Rezeptorsättigung und zur Herabsetzung der Rezeptorendichte, weshalb nach der Geburt, um wirksame Uteruskontraktionen zu erreichen, oft höhere Oxytocindosen benötigt werden. Dieses pharmakologische Thema ist zu einem besorgniserregenden modernen Trend der Oxytocinanwendung geworden (Erickson & Carlson, 2020; Graugaard & Maimburg, 2021). Werden unter der Geburt höhere Oxytocindosen verabreicht, kommt es nach der Geburt eher zu einer Uterusatonie und in der Folge zu einer postpartalen Blutung; zudem spricht der Uterus auf eine postpartale Oxytocinbehandlung nicht so gut an (Grotegut, 2011). In der Tat haben neuere Forschungsarbeiten gezeigt, dass bei risikoarmen Geburten, die mit einer vaginalen Entbindung enden, bereits eine nur vierstündige Oxytocingabe zur Unterstützung der Wehentätigkeit die Wahrscheinlichkeit einer postpartalen Blutung 2,4-fach erhöht (Erickson & Carlson, 2020). Das geburtshilfliche Personal muss wissen, dass der Einsatz von Oxytocin zur Prävention oder Therapie einer postpartalen Blutung weniger effektiv sein kann und soll diese Information in die Diskussion einfließen lassen, wenn es darum geht, Oxytocin zu empfehlen und die Vor- und Nachteile einer Wehenverstärkung mit Oxytocin abzuwägen.

5.15.2 Fetale Wehenintoleranz

Eine weitere unerwünschte Folge der Wehenunterstützung mit Oxytocin sind Störungen der fetalen Herzfrequenz (FHF), d.h. eine fetale Wehenintoleranz. Bei jeder Wehe fällt die Durchblutung der mütterlichen Seite der Plazenta, wenn der Druck 35 mmHg erreicht, stark ab und wird bei einem Druck von über 60 mmHg ganz unterbrochen (Li et al., 2003). Logisch, dass bei einer erhöhten Wehenfrequenz durch Wehenverstärkung die Sauerstoffversorgung des Kindes Schritt für Schritt abnimmt und Kohlendioxyd und Laktate im fetalen Blut zunehmen (Wiberg-Itzel et al., 2016). Dann kann der CTG-Streifen, der die fetale Herzfrequenz dokumentiert, erste Anzeichen einer Azidämie aufweisen (i.e. minimale Schwankungen oder wiederkehrende Dezelerationen). Eine Dezeleration Typ II (späte Dezeleration oder Dip II) ist mit Abstand die häufigste Indikation für eine operative Entbindung (Barber et al., 2011; Zhang et al., 2010), hat allerdings, was schlechte Outcomes und eine drohende Azidose angeht, eine geringe Vorhersagekraft. Das bedeutet, dass nach den meisten Kaiserschnitten aufgrund einer Dezeleration Typ II das Neugeborene gesund ist (Shilkrut et al., 2021). Gut möglich, dass ein Fötus, der mit Oxytocin stimulierte Wehen nicht erträgt, auch keine spontane „nicht-stimulierte" Geburt toleriert hätte. Dennoch gilt: Die Wahrscheinlichkeit einer Überstimulierung des Uterus und einer hyperfrequenten Wehentätigkeit ist beim Einsatz von Oxytocin deutlich erhöht. Leider fehlen verlässliche Daten, die die Frage, wie eine Tachystolie angemessen behandelt wird, beantworten könnten (Leathersich et al., 2018). In jüngerer Zeit lag der Schwerpunkt auf der richtigen Dosierung von Oxytocin, um ein angemessenes Wehenmuster zu erreichen und auf den notwendigen Erholungspausen zwischen den Wehen (mindestens 60 Sekunden zwischen einer vollständigen Wehe und dem Beginn der nächsten Wehe).

Hat die Oxytocingabe zwar den Geburtsfortschritt wie gewünscht gefördert, können die fetale Herzfrequenz oder ein hypertoner Uterus besorgniserregend sein und Anlass, die Dosis zu reduzieren (auf die Hälfte der aktuellen Dosis (Page et al., 2017)), um eine angemessene Pause sicherzustellen.

Es gibt noch weitere Möglichkeiten, den Fötus zu unterstützen, wenn die Kontraktionen stärker werden:

- Positionsveränderung der Frau (besonders erweiterte Seitenlage oder Vierfüßlerstand)
- Flüssigkeitsbolus (500 mL Ringerlösung oder Normalsalzlösung)
- Die Frau soll ermutigt werden, langsam ein- und auszuatmen, damit sie ausreichend Sauerstoff bekommt, nicht panisch wird oder den Atem anhält, weil sie Angst oder Schmerzen hat. (Neueren Forschungen zufolge sind exogene Sauerstoffgaben nicht hilfreich) (Raghuraman et al., 2020).
- In manchen Situationen (fetale Bradykardie oder sich verschlechternde repetitive Dezelerationen) soll das Oxytocin abgesetzt werden, bis sich das fetale Herzfrequenzmuster normalisiert hat.

Oxytocinpause

Während der Akzeleration der Austreibungsperiode, wenn die uterinen Oxytocinrezeptoren aktiviert sind, kann die Oxytocininfusion, um das Gefahrenpotenzial zu minimieren, gestoppt oder gedrosselt werden. Diese Strategie wurde zwar im Zusammenhang mit der Geburtseinleitung untersucht (Boie et al., 2018; Bor et al., 2016; Saccone et al., 2017), kann aber auch eine hilfreiche Strategie der Wehenverstärkung zur Senkung der Sectiorate sein, besonders im Fall einer fetalen Wehenintoleranz aufgrund der gesteigerten Uterusaktivität oder einer Tachystolie.

5.15.3 Stillen und mehr

Wir wissen zwar viel über die Desensibilisierung des Uterusgewebes während der Wehenstimulierung mit Oxytocin, recht wenig dagegen über die Reaktionen der Oxytocinrezeptoren in anderen Körpergeweben (Bell et al., 2014). In der Fachliteratur und in populären Medien wurden Oxytocingaben unter der Geburt kritisch betrachtet und wurde über mögliche Langzeitfolgen spekuliert. Auch ungeachtet dieser Diskussionen lässt sich aus der aktuellen Datenlage nur sehr wenig ableiten. Es gibt zwar viele Studien über die Verbindung zwischen Oxytocin und Stillen, was allerdings auffällt, ist, dass keine den Nachweis erbracht hat, dass die Gabe von Oxytocin unter der Geburt das Stillen erleichtert und die Stilldauer verlängert (Erickson & Emeis, 2017). Das bedeutet andererseits nicht, dass die Verabreichung von Oxytocin dem Einsetzen und der Dauer des Milchflusses schadet. Es gibt zahlreiche miteinander verflochtene Variablen, wenn es um die Frage geht, weshalb Wehenverstärkung notwendig ist oder eingesetzt wird und weshalb das Stillen erfolgreich ist oder nicht.

Einige Studien berichten, dass unter der Geburt verabreichtes Oxytocin den Saugreflex des Neugeborenen schwächt und das frühzeitige Anlegen deshalb nicht so gut gelingt (Bell et al., 2013; Brimdyr et al., 2015; Marin Gabriel et al., 2015). Manche Untersuchungen haben diesen Effekt auch mit der verabreichten PDA in Verbindung gebracht. Ob sich die genannten Faktoren dauerhaft auf die gesamte Laktation auswirken, wird derzeit noch untersucht; allerdings haben mehrere Studien keinen Zusammenhang mit frühem Abstillen gefunden, nachdem man andere Faktoren, wie den BMI oder einen Kaiserschnitt ohne vorangehende Wehen berücksichtigt hatte (Gomes et al., 2018; Fernández-Cañadas Morillo, 2019).

Die Rolle von Oxytocin für die Stimmungslage der Mutter und die Entwicklung einer postnatalen Depression wurde ebenfalls untersucht (Stuebe et al., 2012). In Tierversuchen und beim

Menschen wurde tatsächlich ein Zusammenhang zwischen der Funktion/Fehlfunktion von Oxytocin, gedrückter Stimmung und Verhalten der Mutter festgestellt (Kim et al., 2014; Kimmel et al., 2016; Thul et al., 2020). Zwar ist die Verbindung zwischen unter der Geburt verabreichtem Oxytocin und einer postpartalen Depression nachgewiesen (Gu et al., 2016; Kroll-Desrosiers et al., 2017), dennoch ist zu berücksichtigen, dass es möglicherweise bereits vor der Schwangerschaft unterschiedliche Oxytocinfunktionen gegeben hat, die die Tendenz zur Entwicklung einer Stimmungsstörung beeinflusst haben, aber auch für einen erhöhten Bedarf an Oxytocin bei der Geburt verantwortlich sein könnten. Weitere Forschungen auf diesem Gebiet sind nötig, bevor verbindliche Schlüsse gezogen werden können. Was geburtshilfliche Fachkräfte und alle, die eine Geburt begleiten aus den einschlägigen Untersuchungen lernen können, ist, dass Frauen mit komplexen Geburtsverläufen vermutlich mehr Unterstützung brauchen als andere, damit die Milchproduktion in Gang kommt und ihre Stimmung stabil bleibt, und dass sie über weitere Ressourcen und Unterstützungsmöglichkeiten informiert werden sollen.

5.16 Neue Felder der Oxytocinforschung

Inzwischen wird untersucht, wie der Körper Oxytocin steuert; die Ergebnisse könnten eines Tages das Geburtsmanagement beeinflussen. So hat sich die Forschung beispielsweise mit dem Genotyp der Oxytocinrezeptoren beschäftigt (Erickson et al., 2022; Grotegut et al., 2017; Reinl et al., 2017) und herausgefunden, dass manche Frauen aufgrund der genetischen Unterschiede ihrer Rezeptor-Gene bei der Geburt höhere Oxytocindosen benötigen als andere. In der Arzneimittelforschung wurde zudem nach einer potenteren Form von Oxytocin (mit einer sehr viel längeren Halbwertszeit) gesucht, das sich zur Prävention und Behandlung postpartaler Blutungen eignet (Carbetocin) (Jin et al., 2016).

Dann gibt es auch noch Versuche, Oxytocinrezeptoren mit Oxytocinantagonisten (Atosiban) zu blockieren, mit dem Ziel, Frühgeburten zu verhindern. Die Forschung hat die hohe Wirksamkeit von Atosiban in allen Fällen einer Frühgeburt jedoch nicht bestätigt; als Versuch, zu früh einsetzende Wehen zu verlangsamen, darf es allerdings in bestimmten Ländern eingesetzt werden (Romero et al., 2000).

5.17 Fazit

Oxytocin, sowohl in endogenen wie in exogenen Formen, spielt in der Geburtshilfe als Instrument zur Förderung des physiologischen Geburtsfortschritts und zur Behandlung einer Dystokie oder eines protrahierten Geburtsverlaufs eine wichtige Rolle. Die Regulierung der Oxytocinfunktion ist bei physiologischen als auch bei medikamentös stimulierten Wehen von zentraler Bedeutung. Es gibt für den Einsatz von Oxytocin Indikationen und Kontraindikationen, und das Wissen darum maximiert die Wahrscheinlichkeit, dass dieses Medikament sicher angewandt wird sowie die Wahrscheinlichkeit einer gesunden vaginalen Geburt. Die Unterstützung der Wehentätigkeit mit Oxytocin soll in einem Setting stattfinden, in dem die Frau ihre informierte Zustimmung erteilt, die fetale Herzfrequenz kontinuierlich überwacht werden kann und chirurgische Eingriffe möglich sind. Geburtshilfliche Fachkräfte sollen die Oxytocingabe individualisieren, d.h. die am besten geeignete Dosis über die richtige Zeitdauer hinweg verabreichen. Schließlich sollen sie Komplikationen antizipieren und bei Komplikationen richtig reagieren, z.B. im Fall einer uterinen Tachystolie, wenn es Anzeichen einer abnormen fetalen Herzfrequenz gibt oder eine postpartale Blutung auftritt.

5.18 Literatur

American College of Nurse-Midwives. (2012). Supporting healthy and normal physiologic childbirth: A consensus statement by the American college of nurse-midwives, midwives alliance of North America, and the national association of certified professional midwives. *Journal of Midwifery & Women's Health, 57*(5), 529–532.

American College of Obstetricians and Gynecology. (2009). ACOG Practice Bulletin No. 107: Induction of labor. *Obstetrics & Gynecology, 114*(2 Pt 1), 386–397.

Arici, G., Karsli, B., Kayacan, N. & Akar, M. (2004). The effects of bupivacaine, ropivacaine and mepivacaine on the contractility of rat myometrium. *International Journal of Obstetric Anesthesia, 13*(2), 95–98. https://doi.org/10.1016/j.ijoa.2003.10.007

Arrowsmith, S. & Wray, S. (2014). Oxytocin: Its mechanism of action and receptor signalling in the myometrium. *Journal of Neuroendocrinology, 26*(6), 356–369. https://doi.org/10.1111/jne.12154

Arrowsmith, S., Robinson, H., Noble, K. & Wray, S. (2012). What do we know about what happens to myometrial function as women age? *Journal of Muscle Research and Cell Motility, 33*(3–4), 209–217. https://doi.org/10.1007/s10974-012-9300-2

Babb, J. A., Carini, L. M., Spears, S. L. & Nephew, B. C. (2014). Transgenerational effects of social stress on social behavior, corticosterone, oxytocin, and prolactin in rats. *Hormones and Behavior, 65*(4), 386–393. https://doi.org/10.1016/j.yhbeh.2014.03.005

Balki, M., Ramachandran, N., Lee, S. & Talati, C. (2016). The recovery time of myometrial responsiveness after oxytocin-induced desensitization in human myometrium in vitro. *Anesthesia and Analgesia, 122*(5), 1508–1515. https://doi.org/10.1213/ANE.0000000000001268

Barba-Müller, E., Craddock, S., Carmona, S. & Hoekzema, E. (2019). Brain plasticity in pregnancy and the postpartum period: Links to maternal caregiving and mental health. *Archives of Women's Mental Health, 22*(2), 289–299.

Barber, E. L., Lundsberg, L. S., Belanger, K., Pettker, C. M., Funai, E. F. & Illuzzi, J. L. (2011). Indications contributing to the increasing cesarean delivery rate. *Obstetrics & Gynecology, 118*(1), 29–38. https://doi.org/10.1097/AOG.0b013e31821e5f65

Bell, A. & McFarlin, B. L. (2006). Maternal and fetal stress responses during birth: Adaptive or Maladaptive? *Journal of Midwifery & Women's Health, 51*(5), 319–320. https://doi.org/10.1016/j.jmwh.2006.06.005

Bell, A. F., Erickson, E. N. & Carter, C. S. (2014). Beyond labor: The role of natural and synthetic oxytocin in the transition to motherhood. *Journal of Midwifery & Women's Health, 59*(1), 35–42. https://doi.org/10.1111/jmwh.12101

Bell, A. F., White-Traut, R. & Rankin, K. (2013). Fetal exposure to synthetic oxytocin and the relationship with prefeeding cues within one hour postbirth. *Early Human Development, 89*(3), 137–143. https://doi.org/10.1016/j.earlhumdev.2012.09.017

Blanks, A. M. & Thornton, S. (2003). The role of oxytocin in parturition. *BJOG: An International Journal of Obstetrics and Gynaecology, 110*, 46–51. https://doi.org/10.1046/j.1471-0528.2003.00024.x

Blevins, J. E. & Baskin, D. G. (2015). Translational and therapeutic potential of oxytocin as an anti-obesity strategy: Insights from rodents, nonhuman primates and humans. *Physiology and Behavior, 152*, 438–449. https://doi.org/10.1016/j.physbeh.2015.05.023

Bohren, M. A., Hofmeyr, G. J., Sakala, C., Fukuzawa, R. K. & Cuthbert, A. (2017). Continuous support for women during childbirth. *Cochrane Database of Systematic Reviews, 7*, CD003766. https://doi.org/10.1002/14651858.CD003766.pub6

Boie, S., Glavind, J., Velu, A. V., Mol, B. W. J., Uldbjerg, N., de Graaf, I., Thornton, J. G., Bor, P. & Bakker, J. J. (2018). Discontinuation of intravenous oxytocin in the active phase of induced labour. *The Cochrane database of systematic reviews, 8*(8), CD012274. https://doi.org/10.1002/14651858.CD012274.pub2

Bor, P., Ledertoug, S., Boie, S., Knoblauch, N. O. & Stornes, I. (2016). Continuation versus discontinuation of oxytocin infusion during the active phase of labour: a randomised controlled trial. *BJOG : an international journal of obstetrics and gynaecology, 123*(1), 129–135. https://doi.org/10.1097/01.ogx.0000482795.84357.17

Brimdyr, K., Cadwell, K., Widström, A. M., Svensson, K., Neumann, M., Hart, E. A., Harrington, S. & Phillips, R. (2015). The Association Between Common Labor Drugs and Suckling When Skin-to-Skin During the First Hour After Birth. *Birth, 42*(4), 319–328.

Bruckmaier, R. M. (2005). Normal and disturbed milk ejection in dairy cows. *Domestic Animal Endocrino-*

logy, 29(2), 268–273. https://doi.org/10.1016/j.domaniend.2005.02.023

Budden, A., Chen, L. J. & Henry, A. (2014). High-dose versus low-dose oxytocin infusion regimens for induction of labour at term. *The Cochrane database of systematic reviews, 2014*(10), CD009701. https://doi.org/10.1002/14651858.CD009701.pub2

Bush, N. R., Allison, A. L., Miller, A. L., Deardorff, J., Adler, N. E. & Boyce, W. T. (2017). Socioeconomic disparities in childhood obesity risk: Association with an oxytocin receptor polymorphism. *JAMA Pediatrics, 171*(1), 61–67. https://doi.org/10.1001/jamapediatrics.2016.2332

Carlson, N. S. & Lowe, N. K. (2014). A concept analysis of watchful waiting among providers caring for women in labour. *Journal of Advanced Nursing, 70*(3), 511–522. https://doi.org/10.1111/jan.12209

Carlson, N. S., Corwin, E. J. & Lowe, N. K. (2017a). Labor intervention and outcomes in women who are nulliparous and obese: Comparison of nurse-midwife to obstetrician intrapartum care. *Journal of Midwifery & Women's Health, 62*(1), 29–39. https://doi.org/10.1111/jmwh.12579

Carlson, N. S., Corwin, E. J. & Lowe, N. K. (2017b). Oxytocin augmentation in spontaneously laboring, nulliparous women: Multilevel assessment of maternal BMI and oxytocin dose. *Biological Research for Nursing, 19*(4), 382–392. https://doi.org/10.1177/1099800417701831

Carlson, N. S., Frediani, J. K., Corwin, E. J., Dunlop, A. & Jones, D. (2020). Metabolic pathways associated with term labor induction course in African American women. *Biological Research for Nursing, 22*(2), 157–168. https://doi.org/10.1177/1099800419899730

Carter, C. S. (2018). Oxytocin and human evolution. *Current Topics in Behavioral Neurosciences, 35*, 291–319.

Çatli, G., Acar, S., Cingöz, G., Rasulova, K., Yarim, A. K., Uzun, H., Küme, T., Kızıldağ, S., Dündar, B. N. & Abacı, A. (2021). Oxytocin receptor gene polymorphism and low serum oxytocin level are associated with hyperphagia and obesity in adolescents. *International journal of obesity, 45*(9), 2064–2073.

Clark, S. L., Meyers, J. A., Frye, D. K., Garthwaite, T., Lee, A. J. & Perlin, J. B. (2015). Recognition and response to electronic fetal heart rate patterns: Impact on newborn outcomes and primary cesarean delivery rate in women undergoing induction of labor. *American Journal of Obstetrics and Gynecology, 212*(4), 494.e1–6. https://doi.org/10.1016/j.ajog.2014.11.019

Clark, S. L., Simpson, K. R., Knox, G. E. & Garite, T. J. (2009). Oxytocin: New perspectives on an old drug. *American Journal of Obstetrics and Gynecology, 200*(1), 35.e1–6. https://doi.org/10.1016/j.ajog.2008.06.010

Committee on Obstetric Practice. (2017). Committee Opinion No. 687: Approaches to Limit Intervention During Labor and Birth. *Obstetrics and gynecology, 129*(2), e20–e28.

Cox, E. Q., Stuebe, A., Pearson, B., Grewen, K., Rubinow, D. & Meltzer-Brody, S. (2015). Oxytocin and HPA stress axis reactivity in postpartum women. *Psychoneuroendocrinology, 55*, 164–172. https://doi.org/10.1016/j.psyneuen.2015.02.009

Crankshaw, D. J., O'Brien, Y. M., Crosby, D. A. & Morrison, J. J. (2015). Maternal age and contractility of human myometrium in pregnancy. *Reproductive Sciences, 22*(10), 1229–1235.

Declercq, E. R., Sakala, C., Corry, M. P., Applebaum, S. & Herrlich, A. (2014). Major survey findings of listening to mothers(SM) III: New mothers speak out: Report of national surveys of women's childbearing experiences conducted October-December 2012 and January-April 2013. *Journal of Perinatal Education, 23*(1), 17–24. https://doi.org/10.1891/1058-1243.23.1.17

Ding, C., Leow, M. K. S. & Magkos, F. (2019). Oxytocin in metabolic homeostasis: Implications for obesity and diabetes management. *Obesity Reviews, 20*(1), 22–40. https://doi.org/10.1111/obr.12757

Douglas, R. G. & Bonsnes, R. W. (1955). Natural and synthetic oxytocin: Preliminary report on the use of both for the induction and stimulation of labor. *Obstetrics & Gynecology, 6*(3), 254–257. http://journals.lww.com/greenjournal/Abstract/1955/09000/Natural_and_Synthetic_Oxytocin Preliminary_report.2.aspx

Elmes, M., Szyszka, A., Pauliat, C., Clifford, B., Daniel, Z., Cheng, Z., Wathes, C. & McMullen, S. (2015). Maternal age effects on myometrial expression of contractile proteins, uterine gene expression, and contractile activity during labor in the rat. *Physiological reports, 3*(4), e12305. https://doi.org/10.14814/phy2.12305

Endoh, H., Fujioka, T., Endo, H., Inazuka, Y., Furukawa, S. & Nakamura, S. (2008). Stimulation of fetal hypothalamus induces uterine contractions in pregnant rats at term. *Biology of Reproduction,*

79(4), 633–637. https://doi.org/10.1095/biolreprod.108.069120

Erickson, E.N. & Carlson, N.S. (2020). Predicting postpartum hemorrhage after low-risk vaginal birth by labor characteristics and oxytocin administration. *Journal of Obstetric, Gynecologic & Neonatal Nursing, 49*(6), 549–563. https://doi.org/10.1016/j.jogn.2020.08.005

Erickson, E.N. & Emeis, C.L. (2017). Breastfeeding outcomes after oxytocin use during childbirth: An integrative review. *Journal of Midwifery & Women's Health, 62*(4), 397–417. https://doi.org/10.1111/jmwh.12601

Erickson, E.N., Krol, K.M., Perkeybile, A.M., Connelly, J.J. & Myatt, L. (2022). Oxytocin receptor single nucleotide polymorphism predicts atony-related postpartum hemorrhage. *BMC Pregnancy and Childbirth, 22*(1), 884. https://doi.org/10.1186/s12884-022-05205-w

Erickson, E.N., Lee, C.S. & Emeis, C.L. (2017). Role of prophylactic oxytocin in the third stage of labor: Physiologic versus pharmacologically influenced labor and birth. *Journal of Midwifery & Women's Health, 62*(4), 418–424. https://doi.org/10.1111/jmwh.12620

Feldman, R., Monakhov, M., Pratt, M. & Ebstein, R.P. (2016). Oxytocin pathway genes: Evolutionary ancient system impacting on human affiliation, sociality, and psychopathology. *Biological Psychiatry, 79*(3), 174–184. https://doi.org/10.1016/j.biopsych.2015.08.008

Fernández-Cañadas Morillo, A., Durán Duque, M., Hernández López, A.B., Muriel Miguel, C., Pérez Riveiro, P., Salcedo Mariña, A., Royuela Vicente, A., Casillas Santana, M.L. & Marín Gabriel, M.A. (2019). Cessation of breastfeeding in association with oxytocin administration and type of birth. A prospective cohort study. *Women and birth, 32*(1), e43–e48.

Fragkaki, I., Verhagen, M., van Herwaarden, A.E. & Cima, M. (2019). Daily oxytocin patterns in relation to psychopathy and childhood trauma in residential youth. *Psychoneuroendocrinology, 102*, 105–113. https://doi.org/10.1016/j.psyneuen.2018.11.040

Frolova, A.I., Wang, J.J., Conner, S.N. Tuuli, M.G., Macones, G.A., Woolfolk, C.L. & Cahill, A.G. (2018). Spontaneous labor onset and outcomes in obese women at term. *American Journal of Perinatology, 35*(1), 59–64. https://doi.org/10.1055/s-0037-1605574

Fu-Man, D., Hong-Yu, K., Bin-Hong, D., Da-Na, L. & Xin-Yang, Y. (2019). Associations of oxytocin with metabolic parameters in obese women of childbearing age. *Endokrynologia Polska, 70*(5), 417–422. https://doi.org/10.5603/EP.a2019.0028

Gam, C.M.B.F., Larsen, L.H., Mortensen, O.H., Engelbrechtsen, L., Poulsen, S.S., Qvortrup, K., Mathiesen, E.R., Damm, P. & Quistorff, B. (2017). Unchanged mitochondrial phenotype, but accumulation of lipids in the myometrium in obese pregnant women. *The Journal of physiology, 595*(23), 7109–7122. https://doi.org/10.1113/JP274838

Garfield, L., Holditch-Davis, D., Carter, C.S., McFarlin, B.L., Seng, J.S., Giurgescu, C. & White-Traut, R. (2019). Pilot study of oxytocin in low income women with a low birth weight infant: Is oxytocin related to posttraumatic stress? *Advance Neonatal Care Official Journal of National Association Neonatal Nurses, 19*(4), E12–E21. https://doi.org/10.1097/ANC.0000000000000601

Gomes, M., Trocado, V., Carlos-Alves, M., Arteiro, D. & Pinheiro, P. (2018). Intrapartum synthetic oxytocin and breastfeeding: A retrospective cohort study. *Journal of Obstetrics and Gynaecology, 38*(6), 745–749.https://doi.org/10.1080/01443615.2017.1405924

Grant, E.N., Tao, W., Craig, M., McIntire, D. & Leveno, K. (2015). Neuraxial analgesia effects on labor progression: Facts, fallacies, uncertainties, and the future. *BJOG International Journal of Obstetrics and Gynaecology, 122*(3), 288–293. https://doi.org/10.1111/1471-0528.12966

Graugaard, H.L. & Maimburg, R.D. (2021). Is the increase in postpartum hemorrhage after vaginal birth because of altered clinical practice?: A register-based cohort study. *Birth, 48*(3), 338–346. https://doi.org/10.1111/birt.12543

Grotegut, C.A., Ngan, E., Garrett, M.E., Miranda, M.L., Ashley-Koch, A.E. & Swamy, G.K. (2017). The association of single-nucleotide polymorphisms in the oxytocin receptor and G protein-coupled receptor kinase 6 (GRK6) genes with oxytocin dosing requirements and labor outcomes. *American Journal of Obstetrics and Gynecology, 217*(3), 367.e1–367.e9. https://doi.org/10.1016/j.ajog.2017.05.023

Grotegut, C.A., Paglia, M.J., Johnson, L.N.C., Thames, B. & James, A.H. (2011). Oxytocin exposure during labor among women with postpartum hemorrhage secondary to uterine atony. *American Journal of Obstetrics and Gynecology, 204*(1), 56.e1–56.e6. https://doi.org/10.1016/j.ajog.2010.08.023

Gu, V., Feeley, N., Gold, I., Hayton, B., Robins, S., Mackinnon, A., Samuel, S., Carter, C.S. & Zelkowitz, P. (2016). Intrapartum Synthetic Oxytocin and Its Effects on Maternal Well-Being at 2 Months Postpartum. *Birth, 43*(1), 28–35. https://doi.org/10.1111/birt.12198

Guastella, A.J., Mitchell, P.B. & Mathews, F. (2008). Oxytocin enhances the encoding of positive social memories in humans. *Biological psychiatry, 64*(3), 256–258. https://doi.org/10.1016/j.biopsych.2008.02.008

Hawkins, J.L. (2010). Epidural analgesia for labor and delivery. *New England Journal of Medicine, 362*(16), 1503–1513. https://doi.org/10.1056/NEJMct0909254

Hayes, E. & Weinstein, L. (2008). Improving patient safety and uniformity of care by a standardized regimen for the use of oxytocin. *American Journal of Obstetrics and Gynecology, 198*(6), 622.e1–622.e6227. https://doi.org/10.1016/j.ajog.2008.01.039

Heim, C., Young, L.J., Newport, D.J., Mletzko, T., Miller, A.H. & Nemeroff, C.B. (2009). Lower CSF oxytocin concentrations in women with a history of childhood abuse. *Molecular psychiatry, 14*(10), 954–958. https://doi.org/10.1038/mp.2008.112

Holmes, J.M. (1954). The use of continuous intravenous oxytocin in obstetrics. *The Lancet, 264*(6850), 1191–1193.

Insel, T. (1992). Oxytocin–a neuropeptide for affiliation: Evidence from behavioral, receptor autoradiographic, and comparative studies. *Psychoneuroendocrinology, 17*(1), 3–35. https://doi.org/10.1016/0306-4530(92)90073-G

Jin, B., Du, Y., Zhang, F., Zhang, K., Wang, L. & Cui, L. (2016). Carbetocin for the prevention of postpartum hemorrhage: A systematic review and meta-analysis of randomized controlled trials. *Journal of Maternal-Fetal and Neonatal Medicine, 29*(3), 400–407. https://doi.org/10.3109/14767058.2014.1002394

Jonas, W., Johansson, L.M., Nissen, E., Ejdebäck, M., Ransjö-Arvidson, A.B. & Uvnäs-Moberg, K. (2009). Effects of intrapartum oxytocin administration and epidural analgesia on the concentration of plasma oxytocin and prolactin, in response to suckling during the second day postpartum. *Breastfeeding Medicine, 4*(2), 71–82.

Kenkel, W.M., Perkeybile, A.M., Yee, J.R., Pournajafi-Nazarloo, H., Lillard, T.S., Ferguson, E.F., Wroblewski, K.L., Ferris, C.F., Carter, C.S. & Connelly, J.J. (2019). Behavioral and epigenetic consequences of oxytocin treatment at birth. *Science Advances, 5*(5), 1–11. https://doi.org/10.1126/sciadv.aav2244

Kim, S., Soeken, T.A., Cromer, S.J., Martinez, S.R., Hardy, L.R. & Strathearn, L. (2014). Oxytocin and postpartum depression: Delivering on what's known and what's not. *Brain Research, 1580*, 219–232. https://doi.org/10.1016/j.brainres.2013.11.009

Kimmel, M., Clive, M., Gispen, F., Guintivano, J., Brown, T., Cox, O., Beckmann, M.W., Kornhuber, J., Fasching, P.A., Osborne, L.M., Binder, E., Payne, J.L. & Kaminsky, Z. (2016). Oxytocin receptor DNA methylation in postpartum depression. *Psychoneuroendocrinology, 69*, 150–160. https://doi.org/10.1016/j.psyneuen.2016.04.008

Kominiarek, M.A., Zhang, J., Vanveldhuisen, P., Troendle, J., Beaver, J. & Hibbard, J.U. (2011). Contemporary labor patterns: The impact of maternal body mass index. *American Journal of Obstetrics and Gynecology, 205*(3), 244.e1–8. https://doi.org/10.1016/j.ajog.2011.06.014

Krause, S., Boeck, C., Gumpp, A.M., Rottler, E., Schury, K., Karabatsiakis, A., Buchheim, A., Gündel, H., Kolassa, I.T. & Waller, C. (2018). Child Maltreatment Is Associated with a Reduction of the Oxytocin Receptor in Peripheral Blood Mononuclear Cells. *Frontiers in psychology, 9*, 173.

Kroll-Desrosiers, A.R., Nephew, B.C., Babb, J.A., Guilarte-Walker, Y., Moore Simas, T.A. & Deligiannidis, K.M. (2017). Association of peripartum synthetic oxytocin administration and depressive and anxiety disorders within the first postpartum year. *Depress Anxiety, 34*(2), 137–146. https://doi.org/10.1002/da.22599

Lara-Cinisomo, S., Zhu, K., Fei, K., Bu, Y., Weston, A.P. & Ravat, U. (2018). Traumatic events: Exploring associations with maternal depression, infant bonding, and oxytocin in Latina mothers. *BMC Women's Health, 18*(1), 31. https://doi.org/10.1186/s12905-018-0520-5

Leathersich, S.J., Vogel, J.P., Tran, T.S. & Hofmeyr, G.J. (2018). Acute tocolysis for uterine tachysystole or suspected fetal distress. *Cochrane Database of Systematic Reviews, 7*, CD009770. https://doi.org/10.1002/14651858.CD009770.pub2

Leduc, D., Biringer, A., Lee, L., Dy, J. & Clinical Practice Obstetrics Committee and Special Contributors. (2013). Induction of Labour. *Journal of Obstetrics and Gynaecology Canada, 35*, 840-857. https://doi.org/10.1016/S1701-2163(15)30842-2

Li, H., Gudmundsson, S. & Olofsson, P. (2003). Uterine artery blood flow velocity waveforms during uterine contractions. *Ultrasound in Obstetrics and Gynecology, 22*(6), 578–585. https://doi.org/10.1002/uog.921

Litorp, H., Sunny, A. K. & Kc, A. (2021). Augmentation of labor with oxytocin and its association with delivery outcomes: A large-scale cohort study in 12 public hospitals in Nepal. *Acta Obstetricia Et Gynecologica Scandinavica, 100*(4), 684–693. https://doi.org/10.1111/aogs.13919

Lowensohn, R., Paul, R., Fales, S., Yeh, S. & Hon, E. (1974). Intrapartum epidural anesthesia. An evaluation of effects on uterine activity. *Obstetrics & Gynecology, 44*(3), 388–393.

Ludwig, M. (2014). Dendritic release of the neuropeptides vasopressin and oxytocin. In W. E. Armstrong & J. G. Tasker (Hrsg.), *Neurophysiology of Neuroendocrine Neurons* (S. 207–223). John Wiley & Sons. https://doi.org/10.1002/9781118606803.ch9

Maestrini, S., Mele, C., Mai, S., Vietti, R., Di Blasio, A., Castello, L., Surico, D., Aimaretti, G., Scacchi, M. & Marzullo, P. (2018). Plasma Oxytocin Concentration in Pre- and Postmenopausal Women: Its Relationship with Obesity, Body Composition and Metabolic Variables. *Obesity facts, 11*(5), 429–439. https://doi.org/10.1159/000492001

Marín Gabriel, M. A., Olza Fernández, I., Malalana Martínez, A. M., González Armengod, C., Costarelli, V., Millán Santos, I., Fernández-Cañadas Morillo, A., Pérez Riveiro, P., López Sánchez, F. & García Murillo, L. (2015). Intrapartum synthetic oxytocin reduce the expression of primitive reflexes associated with breastfeeding. *Breastfeeding medicine, 10*(4), 209–213.

Martínez-Burnes, J., Muns, R., Barrios-García, H., Villanueva-García, D., Domínguez-Oliva, A. & Mota-Rojas, D. (2021). Parturition in mammals: Animal models, pain and distress. *Animal Open Access Journal MDPI, 11*(10), 2960. https://doi.org/10.3390/ani11102960

Mazzuca, M., Minlebaev, M., Shakirzyanova, A., Tyzio, R., Taccola, G., Janackova, S., Gataullina, S., Ben-Ari, Y., Giniatullin, R. & Khazipov, R. (2011). Newborn Analgesia Mediated by Oxytocin during Delivery. *Frontiers in cellular neuroscience, 5*, 3. https://doi.org/10.3389/fncel.2011.00003

McAdow, M., Xu, X., Lipkind, H., Reddy, U. M. & Illuzzi, J. L. (2020). Association of oxytocin rest during labor induction of nulliparous women with mode of delivery. *Obstetrics & Gynecology, 135*(3), 569–575. https://doi.org/10.1097/AOG.0000000000003709

Megregian, M., Emeis, C. L. & Nieuwenhuijze, M. (2020). The impact of shared decision making in perinatal care: A scoping review. *Journal of Midwifery & Women's Health, 65*(6), 777–788. https://doi.org/10.1111/jmwh.13128

Miller, N. M., Fisk, N. M., Modi, N. & Glover, V. (2005). Stress responses at birth: determinants of cord arterial cortisol and links with cortisol response in infancy. *BJOG : an international journal of obstetrics and gynaecology, 112*(7), 921–926. https://doi.org/10.1111/j.1471-0528.2005.00620.x

Miller, S., Abalos, E., Chamillard, M., Ciapponi, A., Colaci, D., Comandé, D., Diaz, V., Geller, S., Hanson, C., Langer, A., Manuelli, V., Millar, K., Morhason-Bello, I., Castro, C. P., Pileggi, V. N., Robinson, N., Skaer, M., Souza, J. P., Vogel, J. P. & Althabe, F. (2016). Beyond too little, too late and too much, too soon: a pathway towards evidence-based, respectful maternity care worldwide. *Lancet, 388*(10056), 2176–2192.

Muir, R., Liu, G., Khan, R., Shmygol, A., Quenby, S., Gibson, R. A., Muhlhausler, B. & Elmes, M. (2018). Maternal obesity-induced decreases in plasma, hepatic and uterine polyunsaturated fatty acids during labour is reversed through improved nutrition at conception. *Scientific Reports, 8*, 3389. https://doi.org/10.1038/s41598-018-21809-9

Nagel, C., Aurich, C. & Aurich, J. (2019). Stress effects on the regulation of parturition in different domestic animal species. *Animal Reproduction Science, 207*, 153–161. https://doi.org/10.1016/j.anireprosci.2019.04.011

Nagel, E. M., Howland, M. A., Pando, C., Stang, J., Mason, S. M., Fields, D. A. & Demerath, E. W. (2022). Maternal Psychological Distress and Lactation and Breastfeeding Outcomes: a Narrative Review. *Clinical therapeutics, 44*(2), 215–227. https://doi.org/10.1016/j.clinthera.2021.11.007

Neumann, I. D., Wigger, A., Torner, L., Holsboer, F. & Landgraf, R. (2000). Brain oxytocin inhibits basal and stress-induced activity of the hypothalamo-pituitary-adrenal axis in male and female rats: Partial action within the paraventricular nucleus. *Journal of Neuroendocrinology, 12*(3), 235–243. https://doi.org/10.1046/j.1365-2826.2000.00442.x

Olza, I., Uvnas-Moberg, K., Ekström-Bergström, A., Leahy-Warren, P., Karlsdottir, S. I., Nieuwenhuijze, M., Villarmea, S., Hadjigeorgiou, E., Kazmierczak, M., Spyridou, A. & Buckley, S. (2020). Birth as a neuro-psycho-social event: An integrative model of maternal experiences and their relation to neurohormonal events during childbirth. *PloS one, 15*(7), e0230992.

Osterman, M.J. & Martin, J.A. (2011). Epidural and spinal anesthesia use during labor: 27-state reporting area, 2008. *National vital statistics reports, 59*(5), 1–16.

Ottenhausen, M., Bodhinayake, I., Banu, M.A., Stieg, P.E. & Schwartz, T.H. (2016). Vincent du Vigneaud: following the sulfur trail to the discovery of the hormones of the posterior pituitary gland at Cornell Medical College. *Journal of neurosurgery, 124*(5), 1538–1542. https://doi.org/10.3171/2015.5.JNS141952

Padol, A.R., Sukumaran, S.V., Sadam, A., Kesavan, M., Arunvikram, K., Verma, A.D., Srivastava, V., Panigrahi, M., Singh, T.U., Telang, A.G., Mishra, S.K. & Parida, S. (2017). Hypercholesterolemia impairs oxytocin-induced uterine contractility in late pregnant mouse. *Reproduction, 153*(5), 565–576. https://doi.org/10.1530/REP-16-0446

Page, K., McCool, W.F. & Guidera, M. (2017). Examination of the Pharmacology of Oxytocin and Clinical Guidelines for Use in Labor. *Journal of Midwifery & Women's Health, 62*(4), 425–433. https://doi.org/10.1111/jmwh.12610

Pasca, A.M. & Penn, A.A. (2010). The placenta: The lost neuroendocrine organ. *NeoReviews, 11*(2), e64–e77. https://doi.org/10.1542/neo.11-2-e64

Patel, R., Moffatt, J.D., Mourmoura, E., Demaison, L., Seed, P.T., Poston, L. & Tribe, R.M. (2017). Effect of reproductive ageing on pregnant mouse uterus and cervix. *The Journal of physiology, 595*(6), 2065–2084. https://doi.org/10.1113/JP273350

Peeters, G., De Vos, N., Houvenaghel, A., States, U., Code, U.S. & Act, C. (1971). Elimination of the Ferguson reflex by section of the pelvic nerves in the lactating goat. *Journal of Endocrinology, 265*(12), 1529–1529. https://doi.org/10.1677/joe.0.0490125

Phaneuf, S., Asbóth, G., Carrasco, M.P., Liñares, B.R., Kimura, T., Harris, A. & Bernal, A.L. (1998). Desensitization of oxytocin receptors in human myometrium. *Human Reproduction Update, 4*(5), 625–633.

Phaneuf, S., Europe-Finner, G.N., Carrasco, M.P., Hamilton, C.H. & Lopez Bernal, A. (1995). Oxytocin signalling in human myometrium. *Advances in Experimental Medicine and Biology, 395*, 453–467.

Portnova, G.V., Proskurnina, E.V., Sokolova, S.V., Skorokhodov, I.V. & Varlamov, A.A. (2020). Perceived pleasantness of gentle touch in healthy individuals is related to salivary oxytocin response and EEG markers of arousal. *Experimental Brain Research, 238*(10), 2257–2268. https://doi.org/10.1007/s00221-020-05891-y

Qian, X., Li, P., Shi, S.Q., Garfield, R.E. & Liu, H. (2017). Uterine and Abdominal Muscle Electromyographic Activities in Control and PCEA-Treated Nulliparous Women During the Second Stage of Labor. *Reproductive sciences, 24*(8), 1214–1220. https://doi.org/10.1177/1933719116682875

Quintana, D.S. & Guastella, A.J. (2020). An allostatic theory of oxytocin. *Trends in Cognitive Sciences, 24*(7), 515–528. https://doi.org/10.1016/j.tics.2020.03.008

Raghuraman, N., López, J.D., Carter, E.B., Stout, M.J., Macones, G.A., Tuuli, M.G. & Cahill, A.G. (2020). The effect of intrapartum oxygen supplementation on category II fetal monitoring. *American journal of obstetrics and gynecology, 223*(6), 905.e1–905.e7.

Rahm, V., Hallgren, A., Hogberg, H., Hurtig, I. & Odlind, V. (2002). Plasma oxytocin levels in women during labor with or without epidural analgesia: A prospective study. *Acta Obstetricia Et Gynecologica Scandinavica, 81*(11), 1033–1039. https://doi.org/10.1034/j.1600-0412.2002.811107.x

Ramö Isgren, A., Kjölhede, P., Carlhäll, S. & Blomberg, M. (2021). Maternal body mass index and oxytocin in augmentation of labour in nulliparous women: A prospective observational study. *BMJ Open, 11*(3), e044754.

Reinl, E.L., Goodwin, Z.A., Raghuraman, N., Lee, G.Y., Jo, E.Y., Gezahegn, B.M., Pillai, M.K., Cahill, A.G., de Guzman Strong, C. & England, S.K. (2017). Novel oxytocin receptor variants in laboring women requiring high doses of oxytocin. *American journal of obstetrics and gynecology, 217*(2), 214.e1–214.e8. https://doi.org/10.1097/01.aoa.0000532289.07506.18

Robinson, C., Schumann, R., Zhang, P. & Young, R. (2003). Oxytocin-induced desensitization of the oxytocin receptor. *American Journal of Obstetrics and Gynecology, 188*(2), 497–502. https://doi.org/10.1067/mob.2003.22

Rokicki, J., Kaufmann, T., de Lange, A.G., van der Meer, D., Bahrami, S., Sartorius, A.M., Haukvik, U.K., Steen, N.E., Schwarz, E., Stein, D.J., Nærland, T., Andreassen, O.A., Westlye, L.T. & Quintana, D.S. (2022). Oxytocin receptor expression patterns in the human brain across development. *Neuropsychopharmacology, 47*(8), 1550–1560.

Roloff, K., Peng, S., Sanchez-Ramos, L. & Valenzuela, G.J. (2015). Cumulative oxytocin dose during induction of labor according to maternal body mass index. *International Journal of Gynecology and Obstetrics, 131*(1), 54–58. https://doi.org/10.1016/j.ijgo.2015.04.038

Romero, R., Sibai, B.M., Sanchez-Ramos, L., Valenzuela, G.J., Veille, J.C., Tabor, B., Perry, K.G., Varner, M., Goodwin, T.M., Lane, R., Smith, J., Shangold, G. & Creasy, G.W. (2000). An oxytocin receptor antagonist (atosiban) in the treatment of preterm labor: a randomized, double-blind, placebo-controlled trial with tocolytic rescue. *American journal of obstetrics and gynecology, 182*(5), 1173–1183.

Rossen, J., Østborg, T.B., Lindtjørn, E., Schulz, J. & Eggebø, T.M. (2016). Judicious use of oxytocin augmentation for the management of prolonged labor. *Acta Obstetricia Et Gynecologica Scandinavica, 95*(3), 355–361.

Saccone, G., Ciardulli, A., Baxter, J.K., Quiñones, J.N., Diven, L.C., Pinar, B., Maruotti, G.M., Martinelli, P. & Berghella, V. (2017). Discontinuing Oxytocin Infusion in the Active Phase of Labor: A Systematic Review and Meta-analysis. *Obstetrics and gynecology, 130*(5), 1090–1096.

Sakala, C., Romano, A.M. & Buckley, S.J. (2016). Hormonal physiology of childbearing, an essential framework for maternal-newborn nursing. *Journal of Obstetric Gynecologic and Neonatal Nursing, 45*(2), 264–275. https://doi.org/10.1016/j.jogn.2015.12.006

Saxton, A., Fahy, K. & Hastie, C. (2014). Effects of skin-to-skin contact and breastfeeding at birth on the incidence of PPH: A physiologically based theory. *Women Birth, 27*(4), 250–253. https://doi.org/10.1016/j.wombi.2014.06.004

Schellenberg, J. (1977). Uterine activity during lumbar epidural analgesia with bupivacaine. *American Journal of Obstetrics and Gynecology, 127*(1), 26–31. https://doi.org/10.1016/0002-9378(77)90309-X

Schubert, F., George, J.M. & Rao, M.B. (1981). Vasopressin and oxytocin content of human fetal brain at different stages of gestation. *Brain Research, 213*(1), 111–117. https://doi.org/10.1016/0006-8993(81)91251-8

Seng, J.S. (2010). Posttraumatic oxytocin dysregulation: Is it a link among posttraumatic self disorders, posttraumatic stress disorder, and pelvic visceral dysregulation conditions in women? *Journal of Trauma & Dissociation, 11*(4), 387–406. https://doi.org/10.1080/15299732.2010.496075

Shamay-Tsoory, S.G. & Abu-Akel, A. (2016). The Social Salience Hypothesis of Oxytocin. *Biological psychiatry, 79*(3), 194–202. https://doi.org/10.1016/j.biopsych.2015.07.020

Shilkrut, A.G., Hsu, R.C. & Fuks, A.M. (2021). Fetal heart rate tracing category II: A broad category in need of stratification. *NeoReviews, 22*(2), e88–e94. https://doi.org/10.1542/neo.22-2-e88

Shinar, S., Many, A. & Maslovitz, S. (2016). Questioning the role of pituitary oxytocin in parturition: Spontaneous onset of labor in women with panhypopituitarism – A case series. *European Journal of Obstetrics & Gynecology and Reproductive Biology, 197*, 83–85. https://doi.org/10.1016/j.ejogrb.2015.11.028

Shnider, S.M., Wright, R.G., Levinson, G., Roizen, M.F., Wallis, K.L., Rolbin, S.H. & Craft, J.B. (1979). Uterine blood flow and plasma norepinephrine changes during maternal stress in the pregnant ewe. *Anesthesiology, 50*(6), 524–527. https://doi.org/10.1097/00000542-197906000-00010

Simons, R.L., Lei, M.K., Beach, S.R.H., Cutrona, C.E. & Philibert, R.A. (2017). Methylation of the oxytocin receptor gene mediates the effect of adversity on negative schemas and depression. *Development and psychopathology, 29*(3), 725–736. https://doi.org/10.1017/S0954579416000420

Simpson, K.R. (2020). Cervical Ripening and Labor Induction and Augmentation, 5th Edition. *Nursing for women's health, 24*(4), S1–S41. https://doi.org/10.1016/j.nwh.2020.04.005

Simpson, K.R. (2011). Clinicians' guide to the use of oxytocin for labor induction and augmentation. *Journal of Midwifery & Women's Health, 56*(3), 214–221.https://doi.org/10.1111/j.1542-2011.2011.00052.x

Slattery, D.A. & Neumann, I.D. (2008). No stress please! Mechanisms of stress hyporesponsiveness of the maternal brain. *Journal of Physiology, 586*, 377–385. https://doi.org/10.1113/jphysiol.2007.145896

Smearman, E.L., Almli, L.M., Conneely, K.N., Brody, G.H., Sales, J.M., Bradley, B., Ressler, K.J. & Smith, A.K. (2016). Oxytocin Receptor Genetic and Epigenetic Variations: Association With Child Abuse and Adult Psychiatric Symptoms. *Child development, 87*(1), 122–134. https://doi.org/10.1111/cdev.12493

Smith, H., Peterson, N., Lagrew, D. & Main, E. (2016). *Toolkit to support vaginal birth and reduce primary cesareans: A quality improvement toolkit. Appendix R: Induction of labor algorithm*. California Maternal Quality Care Collaborative.

Soni, S., Chivan, N. & Cohen, W.R. (2013). Effect of maternal body mass index on oxytocin treatment for arrest of dilatation. *Journal of Perinatal Medicine, 41*(5), 517–521. https://doi.org/10.1515/jpm-2013-0024

Spong, C.Y., Berghella, V., Wenstrom, K.D., Mercer, B.M. & Saade, G.R. (2012). Preventing the first cesarean delivery: Summary of a joint eunice kennedy shriver national institute of child health and human development, society for maternal-fetal medicine, and American College of Obstetricians and Gynecologists Workshop. *Obstetrics and Gynecology, 120*(5), 1181–1193. https://doi.org/10.1097/AOG.0b013e3182704880

Stuebe, A.M., Grewen, K., Pedersen, C.A., Propper, C. & Meltzer-Brody, S. (2012). Failed lactation and perinatal depression: Common problems with shared neuroendocrine mechanisms? *Journal of Women's Health, 21*(3), 264–272. https://doi.org/10.1089/jwh.2011.3083

Sundin, C., Mazac, L., Ellis, K. & Garbo, C. (2018). Implementation of an oxytocin checklist to improve clinical outcomes. *MCN American Journal of Maternal/Child Nursing, 43*(3), 133–138. https://doi.org/10.1097/NMC.0000000000000428

Swaab, D., Pool, C. & Nijveldt, F. (1975). Immunofluorescence of vasopressin and oxytocin in the rat hypothalamo-neurohypophypopseal system. *Journal of Neural Transmission, 36*(3–4), 195–215. https://doi.org/10.1007/BF01253126

Takayanagi, Y., Kasahara, Y., Onaka, T., Takahashi, N., Kawada, T. & Nishimori, K. (2008). Oxytocin receptor-deficient mice developed late-onset obesity. *Neuroreport, 19*(9), 951–955. https://doi.org/10.1097/WNR.0b013e3283021ca9

Takayanagi, Y., Yoshida, M., Bielsky, I.F., Ross, H.E., Kawamata, M., Onaka, T., Yanagisawa, T., Kimura, T., Matzuk, M.M., Young, L.J. & Nishimori, K. (2005). Pervasive social deficits, but normal parturition, in oxytocin receptor-deficient mice. *Proceedings of the National Academy of Sciences of the United States of America, 102*(44), 16096–16101. https://doi.org/10.1073/pnas.0505312102

Thul, T.A., Corwin, E.J., Carlson, N.S., Brennan, P.A. & Young, L.J. (2020). Oxytocin and postpartum depression: A systematic review. *Psychoneuroendocrinology, 120*, 104793. https://doi.org/10.1016/j.psyneuen.2020.104793

Tolba, S.M., Ali, S.S., Mohammed, A.M., Michael, A.K., Abbas, A.M., Nassr, A.A. & Shazly, S.A. (2018). Management of Spontaneous Labor in Primigravidae: Labor Scale versus WHO Partograph (SLiP Trial) Randomized Controlled Trial. *American journal of perinatology, 35*(1), 48–54. https://doi.org/10.1055/s-0044-1800984

Tyzio, R., Cossart, R., Khalilov, I., Minlebaev, M., Hübner, C.A., Represa, A., Ben-Ari, Y. & Khazipov, R. (2006). Maternal oxytocin triggers a transient inhibitory switch in GABA signaling in the fetal brain during delivery. *Science, 314*(5806), 1788–1792.

Uvnäs-Moberg, K., Ekström-Bergström, A., Berg, M., Buckley, S., Pajalic, Z., Hadjigeorgiou, E., Kotłowska, A., Lengler, L., Kielbratowska, B., Leon-Larios, F., Magistretti, C.M., Downe, S., Lindström, B. & Dencker, A. (2019). Maternal plasma levels of oxytocin during physiological childbirth – a systematic review with implications for uterine contractions and central actions of oxytocin. *BMC pregnancy and childbirth, 19*(1), 285.

Wiberg-Itzel, E., Pembe, A.B., Järnbert-Pettersson, H., Norman, M., Wihlbäck, A.C., Hoesli, I., Todesco Bernasconi, M., Azria, E., Åkerud, H. & Darj, E. (2016). Lactate in amniotic fluid: predictor of labor outcome in oxytocin-augmented primiparas' deliveries. *PLoS One, 11*(10), e0161546.

World Health Organization (Hrsg.). (2014). *WHO Recommendations for Augmentation of Labour*.

Yirmiya, K., Motsan, S., Zagoory-Sharon, O. & Feldman, R. (2020). Human attachment triggers different social buffering mechanisms under high and low early life stress rearing. *International Journal of Psychophysiology, 152*, 72–80. https://doi.org/10.1016/j.ijpsycho.2020.04.001

Yoshida, M., Takayanagi, Y., Ichino-Yamashita, A., Sato, K., Sugimoto, Y., Kimura, T. & Nishimori, K. (2019). Functional Hierarchy of Uterotonics Required for Successful Parturition in Mice. *Endocrinology, 160*(12), 2800–2810. https://doi.org/10.1210/en.2019-00499

Zaki, M.N., Hibbard, J.U. & Kominiarek, M.A. (2013). Contemporary labor patterns and maternal age. *Obstetrics & Gynecology, 122*(5), 1018–1024. https://doi.org/10.1097/AOG.0b013e3182a9c92c

Zhang, J., Branch, D.W., Ramirez, M.M., Laughon, S.K., Reddy, U., Hoffman, M., Bailit, J., Kominiarek, M., Chen, Z. & Hibbard, J.U. (2011). Oxytocin regimen for labor augmentation, labor progression, and perinatal outcomes. *Obstetrics and gynecology, 118*(2 Pt 1), 249–256. https://doi.org/10.1097/AOG.0b013e31824481d9

Zhang, J., Landy, H.J., Ware Branch, D., Burkman, R., Haberman, S., Gregory, K.D., Hatjis, C.G., Ramirez, M.M., Bailit, J.L., Gonzalez-Quintero, V.H.,

Hibbard, J.U., Hoffman, M.K., Kominiarek, M., Learman, L.A., Van Veldhuisen, P., Troendle, J., Reddy, U.M. & Consortium on Safe Labor (2010a). Contemporary patterns of spontaneous labor with normal neonatal outcomes. *Obstetrics and gynecology, 116*(6), 1281–1287.

Zhang, J., Troendle, J., Reddy, U.M., Laughon, S.K., Branch, D.W., Burkman, R., Landy, H.J., Hibbard, J.U., Haberman, S., Ramirez, M.M., Bailit, J.L., Hoffman, M.K., Gregory, K.D., Gonzalez-Quintero, V.H., Kominiarek, M., Learman, L.A., Hatjis, C.G., van Veldhuisen, P. & Consortium on Safe Labor (2010). Contemporary cesarean delivery practice in the United States. *American journal of obstetrics and gynecology, 203*(4), 326.e1–326.e10.

6 Verlängerte Vorwehen- und Latenzphase in der Eröffnungsperiode

Ellen L. Tilden, Jesse Remer und Joyce K. Edmonds

Vorwehen versus Geburtswehen: Welche Anzeichen weisen auf den Geburtsbeginn hin? Wann ist der richtige Zeitpunkt, in die Klinik zu fahren oder bei einer Hausgeburt die Hebamme zu informieren? Dies zu erkennen ist wichtig für Gebärende und Betreuungspersonen, um rechtzeitig zu reagieren. Beschrieben werden nachfolgend die möglichen Symptome in der verlängerten Vorwehen- und Latenzphase in der Eröffnungsperiode, die antizipatorische Beratung von Schwangeren und Gebärenden und praxiserprobte Tipps für eine sinnvolle Unterstützung und Erleichterung in dieser Phase.

6.1 Der Geburtsbeginn: Schlüsselmerkmale erkennen und richtig reagieren

Wenn die Wehen einsetzen, geht die Schwangerschaft in die aktive Geburtsphase über. Diese Zeit des Übergangs kann den gesamten emotionalen und körperlichen Verlauf der Reise hin zur Entbindung beeinflussen. Den Vorwehen, dem Wehenbeginn und der Latenzphase wird meist weniger wissenschaftliche und klinische Beachtung geschenkt als der Austreibungsperiode; Geburtshelfer*innen, die viel Erfahrung mit physiologischen Geburten haben, wissen jedoch, wie entscheidend wichtig diese Prozesse sind. Wäre das Gebären ein Wettlauf, wären Vorwehen, Wehenbeginn und Latenzphase die überaus wichtigen Dehn- und Aufwärmübungen, die einen erfolgreichen Sprint in der aktiven Geburtsphase erst ermöglichen. Gebärende, denen es mit entsprechender Unterstützung gelingt, in dieser Zeit ihre körperlichen und emotionalen Kräfte zu schonen, sind oft besser vorbereitet und in der Austreibungsperiode und bei der Entbindung belastbarer. Eine Frau, die gut begleitet wird und mit den Vorwehen, dem Wehenbeginn und der Latenzphase gut zurechtkommt, muss sich erst ins Krankenhaus begeben, wenn die aktive Geburtsphase einsetzt – ein Faktor zur Vermeidung unnötiger Kaiserschnitte. Fachkräfte, die gelernt haben, Gebärende in dieser Zeit zu unterstützen und diese Phasen zu erkennen, verfügen über eine entscheidende Fertigkeit zur Förderung „normaler" Geburtsverläufe.

In diesem Kapitel stehen die Symptome des Geburtsbeginns im Fokus, wird beschrieben, was in der Latenzphase geschieht, und werden relevante wissenschaftliche Erkenntnisse und praxiserprobte Tipps gegeben – alles Dinge, die helfen, diese Vorgänge zu leiten oder zu unterstützen.

Eine der größten Herausforderungen, mit denen Schwangere, ihre Angehörigen und Betreuungspersonen konfrontiert sind, ist das Erkennen des Geburtsbeginns. Geburtshilfliche Fachkräfte und Begleitpersonen wissen, dass die Anzeichen und Symptome, die auf den Beginn der Geburt hinweisen, oft fast unmerklich sind und sich von Frau zu Frau unterscheiden, weshalb es schwierig ist, präzise Anweisungen zu geben und den Verlauf vorherzusagen. Aus fachlicher Sicht gleicht die Definition des Geburtsbeginns dem Malen eines Bildes oder einem Puzzle – jedes Zeichen fügt dem Gesamtbild etwas hinzu, bis definitiv feststeht, dass die Geburt begonnen hat. Ein Beispiel: Vielleicht teilt die Schwangere ihrer Doula mit, sie habe das eindeutige Gefühl, das Ende der Schwangerschaft sei gekommen, sie sei „reif", habe den Drang zu putzen und zu kochen und Krämpfe im Unterleib, worauf sie die Hebamme aufsucht, die feststellt, dass der Schleimpfropf abgegangen und der Muttermund weicher und dünner geworden ist. Nicht selten schickt eine Frau ihrer Hebamme, dem/der Ärzt*in oder Doula ein Foto mit der Frage „Ist das mein Schleimpfropf?" Schwangere, ihre Angehörigen und Betreuungspersonen haben die Aufgabe, sich mit den verschiedenen Puzzleteilen zu befassen und die Teile zusammenzusetzen, damit die professionellen Geburtshelfer*innen Vorwehen, Geburtsbeginn und Latenzphase leichter identifizieren können. Wird der Geburtsbeginn anhand von Kontraktionen definiert, die zur Erweiterung des Muttermunds führen, fällt es meist schwer zu sagen, in welchem Moment dieser Prozess begonnen hat. Trotz intensiver Forschungen ist weiterhin unklar, was genau die Geburt auslöst und wie der Mechanismus funktioniert. Die jüngsten Evidenzen kamen zustande, indem man die Sichtweise der schwangeren Frau, die von körperlichen und emotionalen Veränderungen berichtet, mit der Sichtweise ihrer professionellen Betreuungskraft, die Zervixveränderungen feststellt, verbunden hat.

Uteruskontraktionen kommen die gesamte Schwangerschaft über gelegentlich vor, bis sie gegen Ende der Schwangerschaft stärker und häufiger werden, bis sich die Frau im Geburtsprozess befindet und schließlich entbindet. Das Einsetzen der Wehen und der Geburtsfortschritt werden von komplexen und dynamischen biologischen, neurohormonellen und physiologischen Prozessen gesteuert, die die Transition der Schwangerschaft zur Spätschwangerschaft und zur Geburt vorantreiben. Der Körper der Frau entwickelt und verändert sich dabei, bis die Geburt beginnt. Da es fast unmöglich ist, zeitlich exakt zu bestimmen, wann die Zervix anfängt sich zu erweitern, kommt es bei der Ermittlung des Geburtsbeginns v.a. darauf an, wie die Frau ihre Symptome empfindet, denn ihre Wahrnehmung bestimmt, wie sie die Geburt erlebt und welche klinischen Entscheidungen daraufhin getroffen werden (Hundley et al., 2020). Die Schwierigkeit, den genauen Geburtsbeginn zu erkennen und zu wissen, wann der Wechsel ins Geburtssetting angezeigt ist, kann beunruhigend sein und löst nicht selten emotionale Unsicherheit aus (Eri et al., 2015). Die Frau kann beispielsweise aufgeregt und ängstlich sein, wie sie es im ersten Trimester gewesen ist, als sich die Schwangerschaft bestätigte. Oft tauchen dann Fragen auf, wie: „Sind das Wehen? Bleiben die Wehen und fängt die Geburt an? Wird die Geburt fortschreiten?" In diesem Stadium des Assessments brauchen Schwangere die Unterstützung ihrer Begleitpersonen oder geburtshilflicher Fachkräfte. Viele Frauen sind hin- und hergerissen zwischen der Sorge „zu spät" in die Klinik zu gehen und der Sorge vor einer verfrühten Klinikaufnahme, die womöglich eine Lawine unnötiger Interventionen auslöst (Eri et al., 2015).

6.1.1 Den Geburtsbeginn definieren

Die Latenzphase der Eröffnungsperiode beginnt mit regelmäßigen Kontraktionen, die stärker, länger und häufiger werden und Zervixveränderungen bewirken. Die zur Diagnose des Geburtsbeginns herangezogenen Kriterien sind erst in jüngerer Zeit wissenschaftlich untersucht und auf ihre Verlässlichkeit hin bewertet worden. Im Rahmen einer prospektiven Studie wurde versucht, die Verlässlichkeit der üblicherweise herangezogenen Kriterien zu bewerten (Ragusa et al., 2005). Die Autor*innen der Studie evaluierten bekannte Kriterien, die keine medizinische Untersuchung erfordern: Kontraktionen in regelmäßigen Intervallen, kürzere Intervalle zwischen den Kontraktionen, zunehmende abdominale Schmerzen, Rückenschmerzen, Schmerzlinderung durch Herumgehen, Erbrechen, Veränderungen des gewohnten Verdauungsmusters in den letzten 24 Stunden sowie Veränderungen des Atemmusters und der Körperhaltung während der Wehen. Dabei stellte sich heraus, dass die einzigen, konsistent zur Klinikaufnahme führenden Kriterien die Intervallverkürzung und die zunehmende Schmerzintensität waren. Es wurde aber nicht nur nach Hinweisen und Symptomen gesucht, auch die realen Anzeichen wurden geprüft: vorzeitiger Blasensprung, Abgang von blutigem Schleim (nicht aufgrund einer Untersuchung), erweiterte und vollständig aufgebrauchte Zervix. Von all diesen Kriterien waren lediglich die verstrichene und dilatierte Zervix positiv mit dem Geburtsbeginn assoziiert.

6.1.2 Anzeichen des baldigen Geburtsbeginns

Oft sind es allgemein bekannte Veränderungen des Verhaltens und körperliche Veränderungen, die den unmittelbar bevorstehenden Geburtsbeginn anzeigen. Dazu gehören Schmerzen im unteren Rücken, der zunehmende Abgang von blutig-wässrigem Schleim aus der Vagina (das „Zeichnen"), Diarrhö, Abgang des Schleimpfropfs, Nervosität und/oder Aufgeregtheit und veränderte Schlafmuster (Edmonds & Zabbo, 2017). Manche Frauen berichten von einem Energieschub, von Anspannung, Befürchtungen und Ängsten, manchmal begleitet vom Wunsch, das „Nest" vorzubereiten (Gross et al., 2003). Nesting gilt als Instinkt, der schwangere Frauen bewegt, ihre Umgebung auf die bevorstehende Geburt vorzubereiten, oft begleitet von einem Gefühl der Dringlichkeit, alles für den Neuankömmling zu organisieren und planen. Anderson und Rutherford haben das Verhalten schwangerer und nicht-schwangerer Frauen in Kanada studiert und festgestellt, dass sich Frauen in der Spätschwangerschaft am liebsten an vertrauten, nicht weit von ihrer Wohnung entfernten Orten aufhalten und sich kurz vor der Geburt auffallend gern mit Familienangehörigen und engen Freundinnen und Freunden umgeben (Anderson & Rutherford, 2011).

6.1.3 Vorwehen

In der Vorwehenphase, manchmal auch Prodromalstadium genannt, treten sog. Übungswehen, „falsche" Wehen oder unwirksame Kontraktionen auf, die den Muttermund nicht erweitern. Die Dauer der Vorwehenphase ist unberechenbar; sie kann sich über viele Stunden oder Tage hinziehen. Es ist auch nicht ungewöhnlich, dass die Symptome immer wieder kommen und gehen. Schwangere mit Vorwehen sind vielleicht der Meinung, die Geburt habe begonnen, während geburtshilfliche Fachkräfte nicht nur auf die Kontraktionen achten, sondern meist weitere Anzeichen und Symptome abwarten, z. B. die Zervixdilatation oder Veränderungen der Natur der Kontraktionen (d. h. zunehmende Intensität, Dauer und Frequenz) und erst dann vom Geburtsbeginn sprechen. Sobald sich die Zervix mit den Kontraktionen zunehmend öffnet (mehr als die ersten paar Zentimeter, die sie sich oft in der Spätschwangerschaft öffnet), hat die Latenzphase begonnen.

6.1.4 Vorwehen vs. Geburtswehen: das Dilemma

Das verlässlichste Symptom zur Unterscheidung zwischen Vorwehen und Geburtswehen sind regelmäßige Wehen, der verlässlichste Indikator für den Geburtsbeginn ist die zunehmende Zervixdilatation. Während regelmäßig auftretende Wehen oft mit den Anzeichen eines sich nach und nach öffnenden Muttermunds einhergehen, kommt es nicht selten vor, dass die Schwangere zwar regelmäßige Wehen wahrnimmt, diese den Muttermund aber nicht erweitern. Dann kommt es darauf an, die Frau respektvoll und freundlich auf die Diskrepanz zwischen ihrem Verständnis vom Geburtsbeginn und dem der klinischen Fachkräfte hinzuweisen. Frauen, die ihre Vorwehen irrtümlich für Geburtswehen halten, können sich missachtet, beschämt, entmutigt oder verunsichert fühlen, wenn ihnen ihre geburtshilflichen Betreuungspersonen widersprechen (Eri et al., 2015). Solche Empfindungen können bewirken, dass sich die Frau allein gelassen, erschöpft und/oder ängstlich fühlt, sie können der zwischenmenschlichen Beziehung schaden und die generelle Zufriedenheit der Frau mit der Geburtserfahrung reduzieren. Um solchen negativen Erfahrungen und Empfindungen vorzubeugen, wird empfohlen, die Frauen bereits bei der Schwangerenberatung/in der Hebammensprechstunde über die verschiedenen Symptome aufzuklären, die in der Vorwehenphase, bei Geburtsbeginn und in der Latenzphase auftreten, und ihnen diese Vorgänge zu erklären. Es hilft den Frauen, ihre Unsicherheit in dieser Übergangszeit zu normalisieren und ihnen zu sagen, dass es völlig normal ist, früher als nötig in die Klinik zu fahren und dort zu hören, dass sie wieder nach Hause gehen sollen, weil sie sich erst in der Vorwehen- oder Latenzphase befinden.

Klinikaufnahmen wegen latenter Wehen hinausschieben

Bei einer Hausgeburt müssen die Eltern entscheiden, wann sie die Hebamme rufen – nicht zu früh und nicht zu spät – worauf die Hebamme anhand der ihr telefonisch übermittelten Informationen entscheidet, ob der richtige Zeitpunkt für ihren Einsatz gekommen ist. Das Dilemma Vorwehen vs. Geburtswehen wird jedoch komplexer, wenn über das Timing der Fahrt in die Klinik oder zum Geburtshaus entschieden werden muss. Hat eine Frau den Eindruck, dass die Entbindung bevorsteht, ruft sie vermutlich ihre Betreuungsperson an und bitten um Rat. Sie wird fragen, wann sie die Klinik aufsuchen soll und wie sie bis dahin mit den Vorwehen am besten zurechtkommt. Ziel ist es, entscheiden zu können, wann die richtige Zeit ist, am gewählten Geburtsort zu erscheinen. Diese Entscheidung treffen zu müssen empfinden viele Eltern als stressig (Ragusa et al., 2005). Sie orientiert sich meist an der Art, wie die schwangere Frau mit den Unannehmlichkeiten zurechtkommt, die mit latenten Wehen verbunden sind, an den Wahrnehmungen und Wünschen derer, die an ihrer Seite sind sowie an der jeweiligen Fahrzeit bis zu Klinik.

Viele Schwangere kommen in die Klinik oder ins Geburtshaus und werden wieder weggeschickt, weil die Geburt noch nicht so weit fortgeschritten ist, dass eine stationäre Aufnahme erforderlich wäre (Beebe & Humphreys, 2006; Nyman et al., 2011). Bei normalen Geburten mit guten Outcomes dauert die Vorwehen- und Latenzphase oft sehr viel länger als gedacht und beginnt die aktive Geburtsphase erst bei einer Muttermundsweite von 5–6 cm (Zhang et al., 2010). Der optimale Zeitpunkt für die Fahrt in die Klinik kann also unnötige geburtshilfliche Interventionen verhindern, während „zu frühes" Erscheinen eine Lawine unnötiger Interventionen und negativer Erfahrungen auslösen kann (Bailit et al., 2005; Miller et al., 2020). Dazu kommt, dass geburtshilfliche Fachkräfte, die auf einer voll ausgelasteten Entbindungsstation arbeiten, es als ineffizient empfinden, ihre begrenzte Arbeitszeit und ihre begrenzen Ressourcen für die Triage von Frauen einzusetzen, die sich noch nicht in der aktiven Geburtsphase befinden. Was aber alle Beteiligten am meisten belastet, ist, dass die Vorwehenphase sehr lange dauern kann. Dann wird manchmal unnötigerweise interveniert, um eine eigentlich normale Vorwehenphase zu beschleunigen. Aufgrund einschlägiger klinischer Erfahrungen wird deshalb dringend zu einem offenen Gespräch mit der Schwangeren geraten, damit sie lernt, Vorwehen von Geburtswehen zu unterscheiden. Dabei soll besonders betont werden, dass eine zu Hause überstandene Vorwehenphase eine *Schutzfunktion* erfüllt und die Klinik erst aufgesucht werden soll, wenn die aktive Geburtsphase fest etabliert ist. Dann versteht sie auch, dass es ein Zeichen hoher Pflegequalität ist, bei Vorwehen wieder nach Hause geschickt zu werden und keineswegs eine Kritik an ihrer Person.

6.2 Antizipatorische Beratung

Die wichtigsten Merkmale einer antizipatorischen Beratung in Bezug auf Vorwehen, Geburtsbeginn und Latenzphase sind in **Kasten 6-1** genannt (Berghella & Di Mascio, 2020). Darüber können die Frauen zwar jederzeit informiert werden, eine kürzlich erfolgte Überprüfung evidenzbasierter Methoden hat allerdings ergeben, dass sie besser nicht erst bei Einsetzen der Wehen, vielmehr bereits in der Schwangerschaft, d.h. antizipatorisch aufgeklärt und beraten werden sollen (Beake et al., 2018). Die Beratung sollte mit dem Hinweis auf den immensen Wert der Vorwehen, der ersten Geburtswehen und der Latenzphase beginnen. Schwangere und Gebärende müssen wissen, dass diese Elemente für die Geburt essenziell sind. Es gilt, die Unsicherheit, die viele vor Beginn der aktiven Geburtsphase empfinden, als *erwartbar* und *normal* zu erklären, um im Vorfeld der aktiven Geburtsphase den von Unsicherheit verursachten Stress zu lindern. Zur antizipatorischen Beratung können auch Informationen über Penny Simkins „Sechs Bedingungen für den Geburtsfortschritt" gehören, Antworten auf die Frage, wie man angemessene Copingstrategien erkennt und einsetzt, sowie die Vorstellung der Neujahrsabend-Technik von Mary Sommers – sie werden nachfolgend beschrieben (s. auch **Kap. 6.2.2**).

Kasten 6-1: Was Schwangere und ihre Angehörigen wissen müssen

Informationen für werdende Eltern, damit sie rechtzeitig in die Klinik/zum Geburtshaus fahren oder bei einer Hausgeburt die Hebamme rechtzeitig eintrifft:

1. Wie man Uteruskontraktionen erkennt (regelmäßige wellenartige Anspannungen des gesamten Abdomens, begleitet von Schmerzen, meist im Unterbauch oder Rücken, selten in den Oberschenkeln).
2. Wie man die Kontraktionen korrekt misst und aufzeichnet – mit Papier und Bleistift, mit dem Sekundenzeiger einer Uhr oder einer der vielen Wehen-Apps für Computer oder Smartphones (im Internet danach suchen):
   a. Zahl der Minuten vom Beginn einer Wehe bis zum Beginn der nächsten
   b. Wehendauer dokumentieren (in Sekunden)
   c. ob in der Wahrnehmung der Frau die Intensität der Kontraktionen im Laufe der Zeit zunimmt
3. Fünf oder sechs aufeinanderfolgende Wehen messen und dokumentieren, um ein Muster zu erkennen, dann warten, bis sich das Muster verändert hat (längere, intensivere, häufigere Kontraktionen), dann nochmal fünf oder sechs Wehen messen, um Veränderungen aufzuspüren.
4. Die Wehen immer wieder messen, bis sich ein Muster bildet, das eindeutig zeigt, dass die Kontraktionen zunehmen, d.h. konsistent mindestens zwei der folgenden Merkmale aufweisen:
   a. kontinuierlich zunehmende Intensität (wie von der Gebärenden wahrgenommen)
   b. kontinuierlich zunehmende Dauer
   c. kontinuierlich zunehmende Frequenz (weniger Minuten zwischen dem Beginn der einen bis zum Beginn der nächsten Wehe). Diese Kontraktionen schreiten fort und sind ein Zeichen für den Beginn der Muttermundserweiterung.
5. Welche spezifischen Maßnahmen das Wohlbefinden fördern und bei früh fortschreitenden Wehen beruhigend wirken (s. auch Abschnitt 6.2.1 Antizipatorische Coping-Beratung vor Beginn der Vorwehen).
6. Wen man bei entsprechendem Wehenmuster (Betreuungsperson oder Entbindungsstation) wann anrufen muss; die Telefonnummern bereithalten.
7. Welche Informationen am Telefon weitergegeben werden sollen: Wehenmuster und wie es sich im Laufe der Zeit verändert hat, jeder Ausfluss von Flüssigkeit oder Blut.

Simkins „Sechs Bedingungen für den Geburtsfortschritt"

Wehen, die keine Eröffnung des Muttermunds bewirken, entmutigen die gebärende Frau und ihre Betreuungspersonen, weil sie möglicherweise glauben, die fehlende Eröffnung bedeute, dass die Geburt nicht fortschreitet. Penny Simkin hat „Sechs Bedingungen für den Geburtsfortschritt" genannt, die einen Fortschritt neu definieren. Diese sechs Bedingungen müssen vor Beginn der aktiven Geburtsphase erfüllt sein und sollen im Zuge der antizipatorischen Beratung der Schwangeren und ihren Begleitpersonen mitgeteilt werden:

Die sechs Bedingungen:

1. Ausrichtung der Zervix nach vorne, d. h. von einer posterioren (zum Rücken der Frau weisenden) Position zu einer anterioren (zum Bauch der Frau weisenden) Position
2. Die Zervix reift und wird weicher.
3. Verkürzung der Zervix
4. Eröffnung der Zervix
5. Der kindliche Kopf bereitet sich auf das Tiefertreten vor (Rotation, Flexion, Anpassung an das mütterliche Becken).
6. Das Kind tritt tiefer, dreht sich erneut und wird geboren.

Die ersten drei Schritte bereiten den Muttermund auf die Öffnung vor. Verzögert sich die Öffnung trotz regelmäßiger Wehen, braucht die Frau die Bestätigung und Versicherung ihrer Betreuungsperson, dass diese Kontraktionen die wichtige Aufgabe haben, die Zervix auf die Dilatation vorzubereiten. Vor allem soll die Schwangere an die physiologischen Schritte erinnert werden, die in den vielen Schwangerschaftswochen, die bereits hinter ihr liegen, stattgefunden haben. Bitten Sie die Frau, die Hände auf den Bauch zu legen und sich vorzustellen, sie sei im ersten Trimester: Konnte sie sich einen so großen Bauch vorstellen? Sie soll an die kleinen Veränderungen denken, z. B. an die Entwicklungsschritte des Fötus in jedem Trimester, die Großes bewirkt haben, sie die gesamte Schwangerschaft gesund erhalten und ihren Körper befähigt haben, das Baby bis zum Geburtstermin zu ernähren und zu behüten. Und jetzt passiert genau das Gleiche: Kleine Veränderungen in der Vorwehenphase öffnen den Muttermund Schritt für Schritt, sie bereiten den Körper auf die kommende ganz große Öffnung vor und sorgen dafür, dass er gebären kann. Bitten Sie die Frau, dem Prozess der kleinen Veränderungen zu vertrauen.

Pragmatisch gesagt bedeutet Unterstützung hier, der Frau, in der Zeit bis die Kontraktionen zunehmen und die Dilatation beginnt, die „Sechs Bedingungen für den Geburtsfortschritt" zu erläutern, sie zu ermuntern, sich mit Alltagsaktivitäten abzulenken, sich in Geduld zu üben und den langsamen Fortschritt in der Anfangsphase der Geburt als normal zu akzeptieren, ihre Kräfte zu schonen, bei Bedarf zu essen und zu trinken und es sich bequem zu machen. Die ersten fünf Faktoren des Bishop-Score sind die gleichen wie die ersten vier Bedingungen für den Geburtsfortschritt. Das sind wertvolle Informationen für eine Frau, die Wehen hat. Ist die Zervix gereift oder hat sie sich nach vorn ausgerichtet (selbst wenn das die einzigen Veränderungen sind), schreitet die Geburt voran, und dieses Wissen kann die Schwangere ermutigen und ihr Vertrauen stärken. Schritt 5 – Rotation/Flexion – und Schritt 6 – Anpassung und Tiefertreten des kindlichen Kopfes – finden in der aktiven Geburtsphase statt.

6.2.1 Antizipatorische Copingberatung vor Beginn der Vorwehen

Strategien, die der schwangeren Frau helfen, ihre körperlichen und emotionalen Bedürfnisse sowie ihr Informationsbedürfnis zu erfüllen, erleichtern ihr in der Zeit vor Beginn der aktiven Geburtsphase das Coping. Am erfolgreichsten sind Strategien, die ihren persönlichen Vorlieben entsprechen – das können gemeinsam verbrachte Zeit, Berührungen, kleine Gefälligkeiten, liebe Worte oder Geschenke sein. Zu den *körperlichen Strategien* gehören: Herumgehen, Ausruhen, eine Massage, bequeme Körperpositionen, ein Bad nehmen, singen, tanzen, kochen und jede andere körperliche Aktivität, die ihr guttut. Bitte beachten: Vornübergeneigtes Sitzen und Körperhaltungen, die das Becken öffnen, können eine optimale fetale Positionierung fördern. In manchen Fällen sorgen Intimitäten mit dem Partner – schmusen, kuscheln, Brustwarzenstimulation – für einen Oxytocinausstoß sowie, kombiniert mit Geschlechtsverkehr (bei noch intakter Fruchtblase), für einen weicheren Muttermund, da Sperma Prostaglandine enthält. Wichtig ist allein, dass die Frau den Körperkontakt genießt; der mögliche Nutzen des Geschlechtsverkehrs ist nachrangig.

Die klinische Praxis lehrt, dass in der Anfangsphase der Geburt exzessives Gehen vermieden werden soll. Es gibt Schwangerschaftsratgeber, die das Gehen empfehlen, um die Geburt zu beschleunigen, was aber manche als Aufforderung interpretieren, vor der aktiven Geburtsphase möglichst viel zu gehen. Das kann dazu führen, dass die Frau, wenn die aktive Phase der Geburt beginnt, bereits erschöpft ist. *Emotionale Strategien* sind soziale Aktivitäten, wie Gesellschaftsspiele, das Zusammensein mit Angehörigen, Freunden und Freundinnen, kreative Tätigkeiten wie malen oder zeichnen, sowie das Vorbereiten von Kleidung, Bettwäsche etc. für das Baby. *Strategien zur Erfüllung der Informationsbedürfnisse* sind z. B. Kontaktaufnahmen mit dem Unterstützungsteam oder Gesundheitsdienstleister*innen, um sich zu vergewissern, dass tatsächlich Veränderungen stattgefunden haben, zu erfahren, wie weit die Schwangerschaft bereits fortgeschritten ist oder sich Anregungen für ablenkende Tätigkeiten zu holen. Zu den *Ablenkungsstrategien* gehören aufwändigere Koch- und Backprojekte, einen Film anschauen oder die Beschäftigung mit einer angefangenen Sache, etwa mit einem 1000-Teile-Puzzle. Eine Tätigkeit, die der Frau besonders viel Spaß macht oder sie besonders fasziniert, hilft, zwischen Vorwehenphase und aktiver Geburtsphase zu unterscheiden, weil sich die meisten Frauen in der aktiven Geburtsphase für solche Dinge nicht mehr interessieren. Dazu ein Beispiel: Sind die Wehen so schwach, dass die Frau nur eine kurze Pause braucht und sich nach Wehenende wieder für die ablenkende Tätigkeit interessiert, ist das ein Hinweis, dass sie sich in der Vorwehenphase befindet. Verliert sie dagegen jedes Interesse an solchen Aktivitäten, kann das ein Zeichen für den Geburtsbeginn sein.

6.2.2 Sommers' Neujahrsabend-Technik

Während sich viele Schwangere darauf konzentrieren, sich auf die Geburtsschmerzen vorzubereiten, beschäftigen sich nur wenige vorab mit der Frage, wie sie mit der Erschöpfung umgehen sollen, die im Laufe der Geburt eintritt. Dann kann eine antizipatorische Beratung nützlich sein, eine, die Gelegenheiten zum Ausruhen aufzeigt, um in der Vorwehenphase, bei Geburtsbeginn und in der Latenzphase Kräfte zu sparen, besonders wenn ein langer Geburtsverlauf absehbar ist. Mary Summers, eine hochqualifizierte Hebamme, hat die Neujahrsabend-Technik erfunden, die Betroffenen diesen Aspekt der antizipatorischen Beratung leicht verständlich nahebringt und eine Merkhilfe ist (M. Sommers, persönliche Kommunikation, 10. Dezember 2021). Sinn dieser Technik ist es, Schwangeren, die erste Vorwehen verspüren, zu helfen, ihre körperlichen und psychischen Kräfte zu schonen, und zwar indem sie sich vorstellen, bald eine Sylvesterparty zu besuchen. Es folgt ein Beispiel für das Skript einer solchen Beratung:

„Wenn Sie die ersten leichten Krämpfe spüren, stellen Sie sich bitte vor, es sei Neujahrsabend und dass Sie die ganze Nacht aufbleiben werden. Dann sollten Sie vor allen Dingen schlafen, oder, wenn Sie nicht einschlafen können, sich zumindest an einem dunklen ruhigen Ort ausruhen. Wenn die Krämpfe Ihren Schlaf stören, versuchen Sie es mit einem warmen Bad oder einer Dusche und legen Sie sich dann ins

Bett. Schlafen Sie möglichst lang oder ruhen Sie sich so lang wie irgend möglich aus. Falls machbar, bitten Sie Ihren Partner, Ihre Partnerin oder Unterstützungsperson, sich ebenfalls auszuruhen. Alle, die zur Sylvesterparty eingeladen sind, sollen sich möglichst gut und lange ausruhen! Wenn Sie wirklich nicht mehr länger im Bett liegen können, stehen Sie bitte auf und essen Sie etwas Nahrhaftes. In vielen Kliniken ist die Nahrungsaufnahme während der aktiven Phase der Geburt nur begrenzt erlaubt, und viele Frauen haben in dieser Zeit auch kaum Hunger. Nutzen Sie also diese Zeit für eine gute Mahlzeit. Suchen Sie sich anschließend irgendeine Tätigkeit, die Sie interessiert oder ablenkt. Was Sie in dieser Zeit nicht tun sollten: 1. Jede Wehe schriftlich dokumentieren, 2. Familienangehörige und befreundete Leute anrufen und verkünden, dass „es jetzt losgeht", 3. In den Sozialen Medien posten, dass Sie „in Wehen liegen", und 4. Keine der Ressourcen nutzen, die eigentlich für die aktive Geburtsphase gedacht sind – diese Pläne und Ressourcen sollten ausschließlich der aktiven Geburtsphase vorbehalten sein. Die Zeit dient einzig und allein der ruhigen, besonnenen Vorbereitung auf einen späteren Energieschub. Verschwinden die Symptome, widmen Sie sich einfach wieder Ihrem Alltag, im Wissen, dass Ihr Körper wichtige Schritte getan hat und sich auf die Geburt vorbereitet. Verändern sich die Symptome und bildet sich ein konstantes Wehenmuster heraus, kontaktieren Sie Ihre geburtshilfliche Betreuungskraft. Betrachten Sie diese besondere Zeit als eine Zeit des Rückzugs und des Kräftesammelns für den späteren Energieausbruch und als Vorbereitung auf all das, was in der aktiven Geburtsphase geschieht."

6.3 Verlängerte Vorwehen- und Latenzphase

Wann ist eine lange Vorwehen- und Latenzphase zu lang? Diese Frage verwirrt Forscherinnen und Forscher, klinische Fachkräfte und Gebärende. Eindeutige Antworten gibt es nicht. Es ist schwierig, genau zu bestimmen, wann die Geburt beginnt und diesen Zeitpunkt von der Vorwehenphase zu unterscheiden. Das macht die durchschnittliche Stundenzahl oder die durchschnittliche Dauer zu ungenauen diagnostische Kriterien. Eine im Jahr 2016 durchgeführte systematische Überprüfung der internationalen Literatur zum Thema Geburtsbeginn fand unterschiedliche Definitionen (Hanley et al., 2016). Die Autor*innen der Studie empfahlen, sich bei künftigen Forschungen zur Identifikation des Geburtsbeginns an der Selbstauskunft der Frau zu orientieren, d. h. an ihren Schilderungen der Symptome der Vorwehen- und Latenzphase. Dieser Empfehlung folgend, haben Tilden et al. (2019) 1281 spontan gebärende Frauen mit geringem Risiko zur ihrer Latenzphase befragt. Das Ergebnis: Die durchschnittliche Dauer der Latenzphase betrug bei Erstgebärenden 9,0 Stunden, bei Mehrgebärenden 6,8 Stunden, wobei die Dauer ungeachtet der Parität erheblich variierte.

Neueren Schätzungen zufolge dauerte bei der 95stigsten Perzentile die Latenzphase 30,0 Stunden bei Erstgebärenden und 24,5 Stunden bei Mehrgebärenden (Tilden et al., 2019; Tilden et al., 2023). Daraufhin haben Tilden und Team ein größeres schwedisches Sample von 67 267 spontan gebärenden Frauen analysiert. Dieser Studie zufolge dauerte die Latenzphase der Geburt bei Erstgebärenden im Durchschnitt 16,0 Stunden und bei der 95sten Perzentile 57,0 Stunden, bei Mehrgebärenden dagegen im Durchschnitt 9,4 Stunden und bei der 95sten Perzentile 33,0 Stunden. Weitere Replikationsstudien sind nötig, bis diese Ergebnisse die klinische Betreuungspraxis verändern. Während die Wissenschaft noch keine spezifischen klinischen Empfehlungen geben kann, raten praxiserfahrene Expert*innen, sich bei einer prolongierten Vorwehen- oder Latenzphase auf die unmittelbaren körperlichen und emotionalen Bedürfnisse der Frau zu konzentrieren und zu überlegen, welche Gründe es für die ungewöhnlich lange Dauer geben mag. Es kann z. B. sein, dass die Frau in der Zeit nicht ausreichend hydriert oder ernährt wird. Dann hilft es, die Frau daran zu erinnern, dass sie genug trinken soll (Flüssigkeitszufuhr oral oder als Infusion). Wichtig ist auch, die Unsicherheit ernst zu nehmen, die viele Frauen in dieser Phase verspüren. Um herauszufinden, was die Frau emotional am besten unterstützt, bedarf es einer individuellen personalisierten Betreuung. In dieser frühen Phase der Geburt können Doulas, die Frauen eine emotionale Stütze sind und für ihr körperliches Wohlbefinden sorgen, eine entscheidende Rolle spielen. Inzwischen gibt es landesweit zunehmend mehr Doula-Programme sowie die Forderung, Frauen den gesamten Geburtsvorgang über kontinuierlich zu betreuen und eine Fürsprecherin zur Seite zu stellen.

Eine therapeutische Ruhepause ist eine bewährte klinische Möglichkeit, eine prolongierte Vorwehen- oder Latenzphase zu behandeln; neuere Studien bestätigen die Wirksamkeit, Sicherheit und Zufriedenheit mit diesem Ansatz. Man kann auch nach Faktoren suchen, die zur Verlängerung dieser Geburtsphase beitragen. Die Verbindungen zwischen prolongierter Latenzphase und Chorioamnionitis und fetaler Fehleinstellung erfordern Wachsamkeit und, wenn möglich, die Korrektur der Fehleinstellung unter der Geburt (Tilden et al., 2019; Tilden et al., 2023). Ein weiterer Tipp aus der Praxis: Denken Sie an die Möglichkeit der Anwesenheit einer Person im Raum, die der Frau unangenehm ist. Anekdotischen Berichten zufolge kann sich der Geburtsfortschritt verlangsamen oder die Geburt zum Stillstand kommen, wenn die Gebärende nicht allen Menschen in ihrer Nähe vertraut und sich nicht mit allen wohlfühlt.

6.3.1 Fetale Faktoren, die die Vorwehenphase verlängern können

Manchmal lässt sich bereits vor der Geburt sagen, dass gewisse Situationen die Anfangsphasen der Geburt vermutlich verlängern. Dazu gehören z.B. die dorso-posteriore Stellung, auch hintere Hinterhauptslage genannt, die transversale Präsentation des Feten sowie sämtliche Deflektionshaltungen (Scheitel-, Vorderhaupts-, Stirn-, Gesichtshaltung), oft in Verbindung mit einem großen nicht-flexierten Kopf. Das führt oft dazu, dass das Kind nicht gut ins mütterliche Becken passt (*poor fit*) (Simkin, 2010). Dorso-posteriore und dorso-transversale Stellungen gehen oft mit einer wesentlich längeren Latenzphase einher. Unklar ist bislang, ob die fetale Fehleinstellung die längere Latenzphase verursacht oder die längere Latenzphase die fetale Fehleinstellung (Tilden et al., 2019; Tilden et al., 2023). Wenngleich sich die meisten Fehleinstellungen vor der Geburt spontan normalisieren, erfordern solche Entbindungen in der Regel mehr Zeit und mehr Kontraktionen.

6.3.2 „Optimale Fetale Positionierung“: pränatale Kennzeichen

Das Konzept der „Optimalen fetalen Positionierung“ (OFP), wie von Sutton und Scott (1996) und Scott (2003) vertreten, bezieht sich auf die Positionen und Bewegungen, die in der Spätschwangerschaft sowie unter der Geburt empfohlen werden, um die Wahrscheinlichkeit zu erhöhen, dass sich der Fötus bei Geburtsbeginn und den gesamten Geburtsverlauf über in der hinteren Hinterhauptslage oder linken transversalen Stellung befindet. Das OFP-Konzept beruht auf einem theoretischen Verständnis der Anatomie und Geburtsphysiologie sowie auf den klinischen Erfahrungen der beiden Hebammen. Zu ihren Grundsätzen gehört es, Frauen in der Spätschwangerschaft zu empfehlen, möglichst wenig auf dem Rücken zu liegen und möglichst selten eine halb sitzende Haltung einzunehmen. Sie gehen davon aus, dass diese Positionen den Fötus geradezu animieren, die dorso-posteriore Stellung einzunehmen. Sie raten Frauen in der Spätschwangerschaft, die meiste Zeit in vorwärts geneigter Haltung, aufrechtstehend oder in Seitenlage zu verbringen.

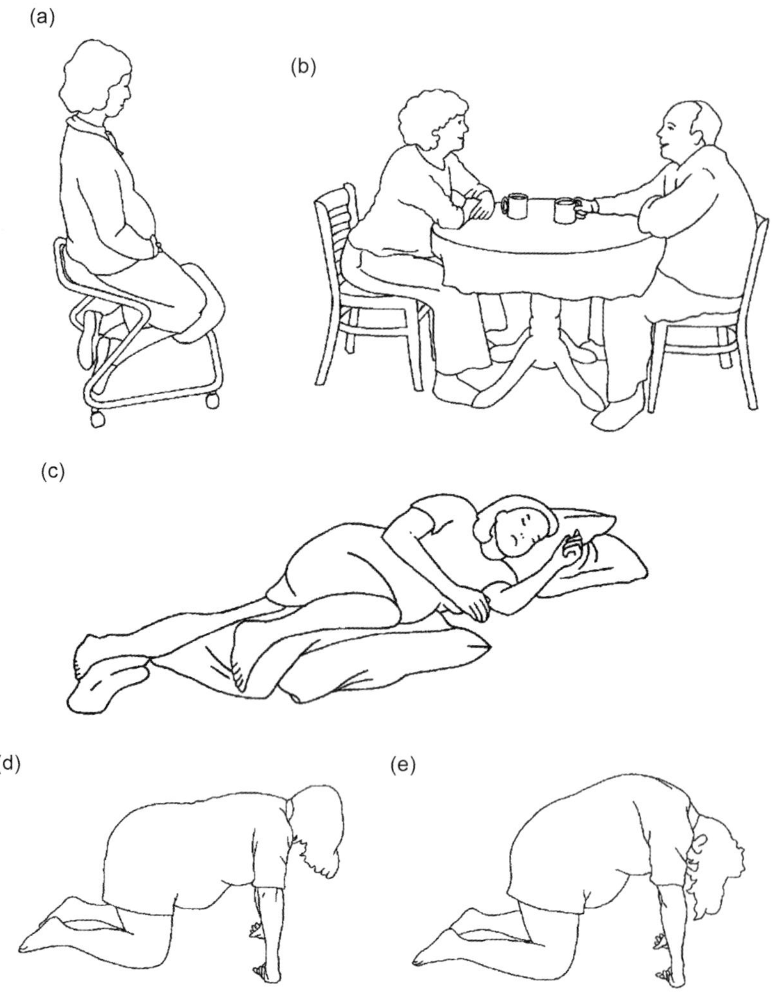

Abbildung 6-1a-e: Hilfreiche Positionen in der Spätschwangerschaft: a) aufrechtes Sitzen, b) vorwärts geneigtes Sitzen, c) Halbseitenlage, d) und e) Beckenschaukeln (im Yoga „Katze-Kuh“)

Diese Positionen machen sich die Schwerkraft zunutze, um sowohl den Durchmesser als auch den Ausgang des Beckens zu erweitern. Dem OFP-Konzept zufolge sollen sich Schwangere viel bewegen, z. B. zügig gehen, brustschwimmen und Yoga machen, während von Hockstellungen und langen Autofahrten im Schalensitz abgeraten wird. Die **Abbildungen 6-1a-e** zeigen hilfreiche Positionierungen in der späten Schwangerschaft.

Dieser Ansatz zur Optimierung der fetalen Positionierung wird zwar von vielen Hebammen praktiziert, kann in Einzelfällen hilfreich sein und ist bestimmt unschädlich, dennoch sei darauf hingewiesen, dass wissenschaftliche Evidenzen für den Nutzen dieser Methode weitgehend fehlen. Es gibt lediglich zwei Studien, die einen Aspekt dieser alternativen Praktiken untersucht haben (Andrews & Andrews, 1983; Kariminia et al., 2004). Beide haben neben anderen Mängeln den Nachteil, dass sie die von Sutton und Scott so vehement vertretenen Positionen und alternativen Lehren nicht genauer untersucht haben. Keine hat nachgewiesen, dass es auf lange Sicht Vorzüge hat (z. B. eine anhaltende dorso-anteriore Stellung bei der Geburt), wenn sich die Frau in der Spätschwangerschaft immer wieder kurz in den Vierfüßlerstand begibt, oder dass tägliches

Beckenschaukeln und Streichen über den Bauch tatsächlich hilfreich sind. Fehlende Evidenz hat das Royal College of Midwives veranlasst, Sutton und Scotts Empfehlungen und Methoden nicht zu unterstützen (Munro & Jokinen, 2012). Frühere Analysen von Gardberg und Team (1998) und Simkin (2010) ergaben, dass man von der fetalen Position bei Geburtsbeginn nicht auf die fetale Position unter der Geburt schließen kann. Studien zu Positionen in Seitenlage hatten gemischte Ergebnisse. Das Team um Le Ray (2016) hat untersucht, was geschieht, wenn die gebärende Frau eine Stunde lang auf der Seite liegt, und zwar dem kindlichen Rücken gegenüber, das unten liegende Bein gestreckt und das oben liegende Bein von einer Beinstütze, einem Gymnastikball oder Kissen gestützt hoch angewinkelt. Bueno-Lopez und Kollegen (2018) wiederum haben untersucht, was geschieht, wenn die gebärende Frau 40 Minuten lang auf der „richtigen" Seite des kindlichen Rückens liegt und festgestellt, dass sich die Hälfte der Kinder in die dorso-anteriore Stellung drehte, verglichen mit der Kontrollgruppe, in der sich nur 22 % drehten. An dieser Studie nahmen nur Frauen ohne Periduralanästhesie teil, weshalb sie wohl nichts über auf Frauen mit einer Periduralanästhesie aussagt.

Eine neuere systematische Review und Meta-Analyse zu diesem Thema hat die Ergebnisse früherer Studien bestätigt: Vor der Geburt ergriffene Maßnahmen zur Optimalen Fetalen Positionierung führten zu keiner optimalen fetalen Positionierung bei der Geburt (Levy et al., 2021). Deshalb wird geburtshilflichen Fachkräften, die dem Konzept der Optimalen Fetalen Positionierung folgen und das Thema in der Schwangerschaftsberatung ansprechen wollen, Zurückhaltung empfohlen. Manche Frauen sind gern bereit, alles zu tun, was ihnen die Fachkräfte empfehlen und führen die OFP-Maßnahmen vor der Geburt womöglich allzu gewissenhaft durch. Das kann ihnen das Gefühl geben, versagt zu haben, wenn ihr Kind trotz eifrigen Übens in einer ungünstigen Stellung verharrt. Wer also diese Schritte in Erwägung zieht, soll wissen, dass die OFP-Maßnahmen nicht evidenzbasiert sind, dass sie nicht schaden, ihr Erfolg aber nicht garantiert ist.

Die Miles-Drehung

Eine weitere Möglichkeit, die fetale Einstellung und Haltung zu optimieren, ist die Miles-Drehung,), d.h. die langsame Rotation um die eigene Achse (*rollover*), dargestellt in **Abbildung 6-2a-d.** Sie kann in der Vorwehen- und Latenzphase eingesetzt werden. Sie besteht aus drei verschiedenen Positionen, die jeweils 30 Minuten lang eingenommen werden, wenn die Wehen seltener werden oder zum Stillstand kommen, um das Kind in eine optimale Position zu bringen (Miles et al., o. D.). Zuerst verbringt die schwangere Frau 30 Minuten in der offenen Knie-Ellbogen-Lage. Die nächsten 30 Minuten in der erweiterten Sims-Lage (d.h. Halb-Bauchlage), die Knie mit Kissen unterstützt. Die letzten 30 Minuten macht sie asymmetrische Bewegungen, wie Ausfallschritte und Treppensteigen, um das Becken zu erweitern (s. https://www.milescircuit.com). Die Miles-Drehung wurde bislang nicht wissenschaftlich untersucht.

6.4 Unterstützung zu Hause während der Vorwehen- und Latenzphase

Sofern keine medizinischen Kontraindikationen vorliegen, helfen die folgenden Vorschläge schwangeren Frauen, den normalen Geburtsfortschritt zu erhalten und Ruhe zu bewahren. Schließlich soll sie ihre emotionalen und körperlichen Kräfte schonen, damit sie ihr später in der aktiven Geburtsphase zur Verfügung stehen.

Die Schwangere soll:

- sich möglichst lang ihren Alltagstätigkeiten widmen, sich dabei aber nicht überanstrengen und nachts, wenn sie nicht schlafen kann, zumindest ruhen
- von ihren wichtigsten Begleitpersonen (Partner, Freundin, Verwandte, Doula) körper-

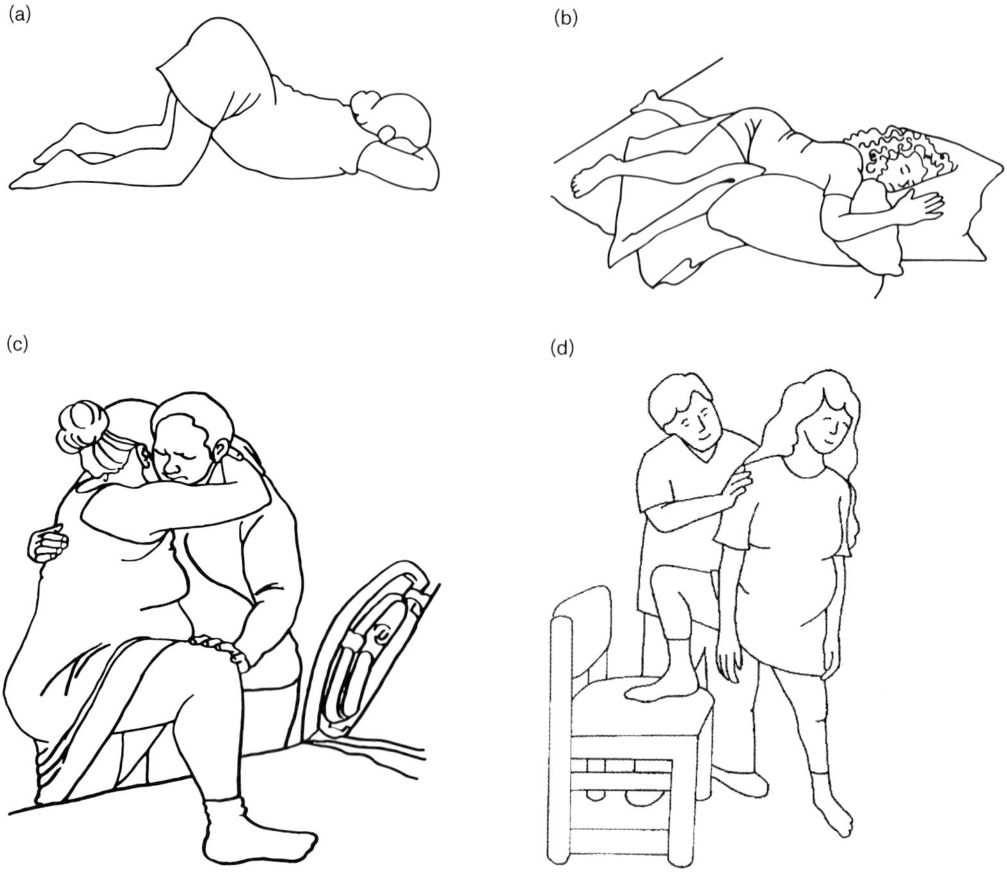

Abbildung 6-2a-d: Die Miles-Drehung. a) offene Knie-Ellbogen-Lage, b) erweiterte Sims-Lage, c) Ausfallschritt auf dem Bett, d) Ausfallschritt im Stehen.

lich, emotional und mit Informationen unterstützt werden und engen Kontakt mit ihnen halten

- sich nachts im Bett oder auf der Couch möglichst lang ausruhen, sich auf der Yogamatte, in der Badewanne oder in einer angenehmen, gut ausgestatteten Umgebung entspannen (Bitte beachten, dass ein Vollbad im Anfangsstadium der Geburt die Wehen vorübergehend stoppen und der Frau somit eine Ruhepause verschaffen kann (Cluett & Burns, 2009; Kelly et al., 2013; Odent, 1997). Soll die Geburt jedoch besser voranschreiten, etwa weil der Geburtstermin überschritten oder der Blasensprung bereits länger zurückliegt, ist ein Bad ungünstig.)
- spontan entwickelte Entspannungstechniken, rhythmische Bewegungen und Rituale praktizieren dürfen
- über die „Sechs Bedingungen für den Geburtsfortschritt" informiert werden
- essen und trinken nach Bedarf
- Übungen zur Optimalen Fetalen Positionierung und/oder die Miles-Drehung durchführen, sofern sie ihr guttun und weil sich das Kind dadurch möglicherweise dreht
- wehenstimulierende Dinge tun, z. B. Intimitäten austauschen, die Brustwarzen stimulieren, Geschlechtsverkehr (bei intakter Fruchtblase), einen Orgasmus haben
- sich mental ablenken, z. B. mit Gesellschaftsspielen, Fernsehen, Singen, lautem Vorle-

sen, Tanzen, Kochen, Zeichnen oder Malen, Einkaufen, mit Besuchen von Freunden/Freundinnen oder Angehörigen, einer kurzen Spazierfahrt, sich in einer ruhigen friedlichen Umgebung, im Wald oder in der Natur aufhalten

- körperlich unterstützt werden, z.B. durch eine Massage oder Bewegung. Es gibt viele Parks und Spazierwege, die geeignet sind, Wehen in Gang zu bringen, vielleicht gibt es am Ort ein Labyrinth oder eine Gartenanlage, die einen Besuch lohnen und für Ablenkung sorgen.
- im Haus herumgehen oder nach vorne gelehnt auf einem Stuhl sitzen, rittlings auf einem Gymnastikball sitzen – auch das sind hilfreiche Bewegungen. Übereifrige Schwangere sollen daran erinnert werden, sich in den frühen Geburtsphasen nach dem Gehen auszuruhen (**Kap. 6.2**). Auch tröstende Berührungen, Anker-Techniken, Akupressur, leichtes Streicheln, eine Klopfmassage der Wirbelsäule und das manuelle Ausstreichen von Verspannungen können hilfreich sein. Beruhigend wirken auch Dinge wie Haare flechten oder bürsten und Körperpflege, etwa eine Maniküre oder Pediküre, eine Hand- oder Fußmassage.
- emotional unterstützt werden, um Ängste zu lindern und Vertrauen aufzubauen, z.B. durch verbale Affirmationen, Humor, Hypnotherapie, Meditation, Visualisierungen, engen Kontakt mit dem Partner/der Partnerin, Helferinnen und Helfern oder durch Kontakt mit Haustieren
- mit ihren Betreuungskräften bestimmte Kontaktzeiten vereinbaren („Wir sprechen uns morgen früh wieder, außer es treten neue Symptome auf oder die Kontraktionen verändern sich.") und eine mögliche Überprüfung des Geburtsfortschritts einplanen
- an die Leitlinien der Klinik/des Geburtshauses bezüglich des Zeitpunkts der stationären Aufnahme erinnert werden. Wenn es die Leitlinien erlauben, evtl. den Muttermund untersuchen, falls diese Information der Frau eine Entscheidung erleichtert und/oder sie beruhigt.
- Die Zeit für gezieltere Copingtechniken ist gekommen, wenn sich die Frau nicht mehr ablenken und während der Wehen kaum noch gehen und sprechen kann. Dann sind Entspannungstechniken, Beruhigungsübungen, bewusstes Atmen und das Fokussieren der Aufmerksamkeit angezeigt. Beispiele sind: Atemzüge zählen, das Atmen mit Farben verbinden, in cinen Körperteil atmen, sich auf das Ausatmen konzentrieren, sich auf ein Objekt konzentrieren, das Schmerzzentrum finden, den Rücken mit Wärme und Kälte behandeln, Massagewerkzeug einsetzen, Aromatherapie, Mantras, Hypnotherpieanleitungen, Gegendruck auf die Hüften durch eine Unterstützungsperson ausüben, langsame Tanzbewegungen, sich über einen Gymnastikball lehnen, Vierfüßlerstand, unterstütztes Hocken. Diese und zahlreiche andere Positionen werden immer wichtiger, um die Geburt Schritt für Schritt zu steuern.

Nehmen die Wehenschmerzen deutlich zu, werden die Kontraktionen regelmäßig mit der Uhr gestoppt, um Dauer, Frequenz und Intervall zu ermitteln und festzustellen, ob sie „stärker, länger und häufiger" werden und einen Geburtsfortschritt anzeigen. Wehenapps sind online abrufbar. Die Begleitpersonen brauchen dann keine Berechnungen anstellen, um ein Wehenmuster zu finden und können sich auf andere Dinge konzentrieren. Das Wehenschema erscheint als einfache Grafik auf dem Bildschirm. Die Praxis zeigt, dass es Gebärenden hilft, zu wissen, dass die Wehen nur in bestimmten Intervallen überwacht werden müssen und nur wenn sich die Symptome verstärken. Eifriges und fortlaufendes Monitoring der Wehen kann manche Frauen am *Cocooning* hindern, d.h. an Aktivitäten der Selbstfürsorge, die während der Vorwehen- und Latenzphase so eindringlich empfohlen werden.

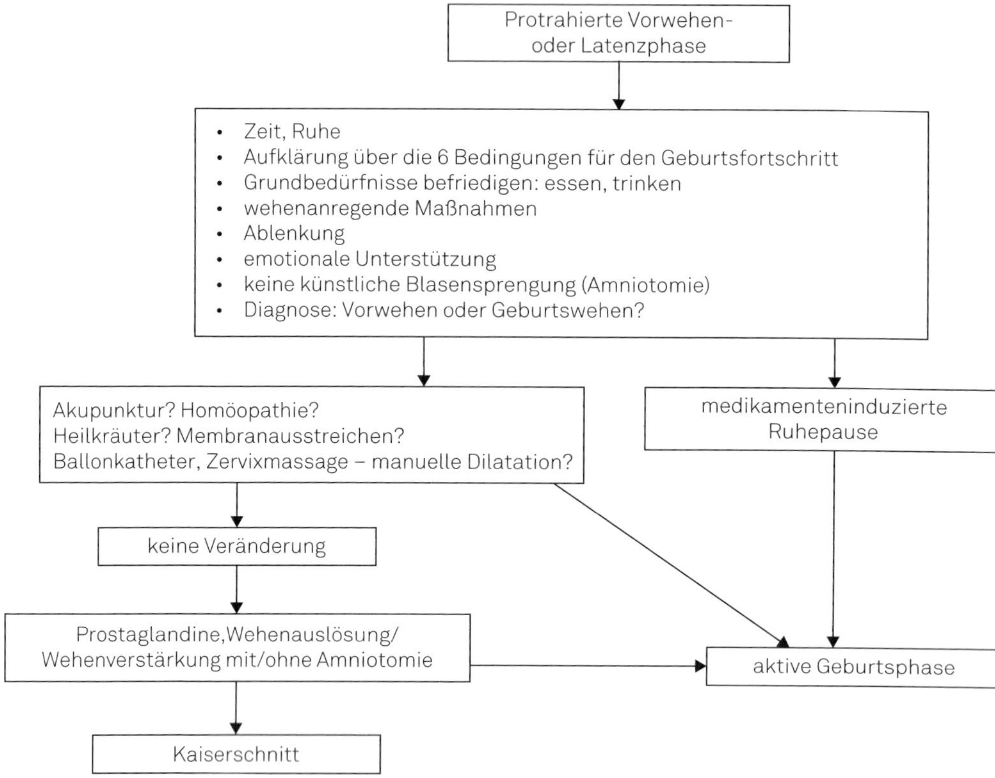

Abbildung 6-3: Vorgehen während der Vorwehen- und Latzenzphase

6.5 Übermäßige Schmerzen in dieser Phase

Für manche Frauen ist die Vorwehen- bzw. Latenzphase aus unterschiedlichen Gründen schmerzhaft und verlängert, z. B. aufgrund iatrogener und zervikaler Faktoren und bestimmter Faktoren des Bindegewebes. In Fällen einer extrem schmerzhaften und langanhaltenden Latenzphase wird häufig angenommen, die Geburt sei viel weiter fortgeschritten, als sie es tatsächlich ist. Die Wehen können so stark sein, dass Betroffene auf Copingstrategien zurückgreifen, die andere Frauen erst gegen Ende der Eröffnungsperiode einsetzen. Verständlich, dass diese Frauen, wenn sie merken, dass die Geburt nicht so weit fortgeschritten ist wie gedacht, erschöpft, enttäuscht und entmutigt sind. Dann kommt es sehr darauf an, dass ihre Betreuungskräfte die richtigen Worte und den richtigen Ton finden. Sie sollen Mitgefühl zeigen und Geduld haben mit Frauen, die unter ungewöhnlich starken Schmerzen und einer ungewöhnlich langen Vorwehen- und Latenzphase leiden. Sie sollen das Coping der Gebärenden keinesfalls als „schlecht" bezeichnen, ihr eine „geringe Schmerztoleranz" bescheinigen oder ihre Schmerzen in irgendeiner anderen Form bagatellisieren und herunterspielen. Das hilft ihr nicht bei der Bewältigung der Schmerzen und führt lediglich dazu, dass sie sich schlecht betreut fühlt.

6.5.1 Iatrogene Faktoren

Es gilt als erwiesen, dass Herumgehen und aufrechte Körperhaltung geeignet sind, die Dauer der ersten Geburtsphasen zu verkürzen (Lawrence et al., 2013; Ondeck, 2019; Ulmsten, 1994). Mancherorts gibt es veraltete Vorschriften, Protokolle und Praktiken, die die Bewegungsfreiheit gebärender Frauen einschränken und ihnen Bettruhe verordnen. Oft geschieht dies wegen des mütterlichen und fetalen Monitorings (z.B. kontinuierliche fetale Überwachung) aufgrund von Schwangerschaftskomplikationen der Mutter (z.B. Gestationshypertonie) und wegen klinikinterner Regelungen und Praktiken (z.B. intravenöse Hydratation). Dennoch: Bettruhe ist meist unnötig und kann sogar schädlich sein, besonders für Frauen mit geringem Risiko und spontan einsetzender Geburt (Lawrence et al., 2013).

6.5.2 Zervikale Faktoren

Eine unreife Zervix am Geburtstermin kann auf eine unzureichende Umformung des Bindegewebes hinweisen, weshalb sich der Widerstand der Zervix erhöht, selbst wenn der uterine Druck mit den Kontraktionen zunimmt (Oláh, 1991; Oláh et al., 1993; Tantengco & Menon, 2020; Tantengco et al., 2021). Es kann aber auch ein Hinweis auf zervikale Muskelfasern sein, die sich bei Uteruskontraktionen ebenfalls zusammenziehen (Oláh & Neilson, 1994; Ulmsten, 1994). Die ganze Schwangerschaft über zieht sich mit dem Uterus auch die Zervix zusammen. Dank dieser Kontraktionen bleibt die Zervix hart, geschlossen und lang und vor vorzeitigen Wehen geschützt. In der Spätschwangerschaft nehmen die Zervixkontraktionen in der Regel ab, weil die Muskelzellen den Umformungsprozess durchlaufen. Die hormonell gesteuerte Umformung des Zervixgewebes bewirkt, dass die Zervix reift, sich verkürzt und erweitert. Setzen die Kontraktionen ein, noch bevor die Transformation stattgefunden hat, ist der Muttermund noch nicht bereit oder reif. Diese frühen Veränderungen, die den Muttermund auf die Erweiterung vorbereiten, können die Vorwehen- und Latenzphase verlängern. Manchmal erklärt der Zervixbefund, weshalb sich der Muttermund trotz spürbarer Wehen nicht öffnet (weil die Zervix immer noch Muskelzellen enthält). In anderen Fällen setzen die Geburtswehen vorzeitig ein, ohne dass zuvor spürbare Uteruskontraktionen stattgefunden haben (weil die Zervix den Umwandlungsprozess früher als erwünscht abgeschlossen hat).

6.5.3 Management einer Zervixstenose oder „Reißverschluss"-Zervix

Ein weiterer zervikaler Faktor, der die Vorwehen- und Latenzphase verlängern kann, ist eine vernarbte Zervix, etwa aufgrund früherer operativer Eingriffe (z.B. Kauterisation, Kältechirurgie, Konusbiopsie, elektrochirurgische Schlingenexzision oder andere Verfahren). Narben können den Widerstand der Zervix erhöhen und ihre Verkürzung und ihre erste Öffnung um wenige Zentimeter erschweren (Davis, 2012). Um den anfänglichen Widerstand zu überwinden, sind oft stundenlange, ja sogar tagelange sehr kräftige Wehen erforderlich. Gebärende, ihre Unterstützungspersonen und Doulas interpretieren solche Kontraktionen manchmal fälschlicherweise als Geburtsfortschritt, nur um bei der Untersuchung der Zervix festzustellen, dass sie sich kaum verändert hat! Kommt es trotz Unterstützung, Zeit, Geduld und angemessener Interventionen (z.B. einer therapeutischen Ruhepause) zu keiner Veränderung, kann eine vorsichtige Massage der Zervix das Narbengewebe lockern, vielleicht ist zur Überwindung des Widerstands auch Prostaglandin erforderlich. Oft vollzieht sich nach solchen Maßnahmen die Dilatation ganz normal.

Zervixmassage im Fall einer Stenose
Ist die Zervix vollständig verkürzt, kann eine vorsichtige kreisende Massage der Zervix Ver-

klebungen lösen und das Narbengewebe lockern. Das geschieht am besten zwischen zwei Wehen – dann ist die Maßnahme für die Gebärende weniger unangenehm. Man kann auch einen oder zwei Finger an die Zervix legen und sie vorsichtig aufdehnen. Sind die Verklebungen gelöst, öffnet sich die Zervix wie ein Reißverschluss, manchmal sogar um mehrere Zentimeter während einer einzigen Wehe.

6.5.4 Bindegewebefaktoren (Ligamente, Muskeln, Faszien)

Das Ausmaß der Unterstützung, die das Bindegewebe bietet (d.h. dessen Flexibilität, Spannung und Drehkraft), das paarige Ligamente, Muskeln und Faszienstrukturen in und um Becken und Uterus bieten, sowie die Frage, ob die Unterstützung ausgewogen und symmetrisch erfolgt, all das spielt vermutlich eine wichtige Rolle für die Position und Mobilität des Kindes im Uterus und Becken. Diese Faktoren wurden bislang zwar kaum wissenschaftlich untersucht, praxiserfahrene Fachleute (z.B. Hebammen, Physiotherapeut*innen, Chiropraktiker*, med. Masseur*innen und ähnliche Berufsgruppen) haben dennoch Methoden entwickelt, vom Bindegewebe ausgehende Faktoren, die den Geburtsfortschritt verzögern, zu ermitteln und zu korrigieren (Calais-Germain & Parés, 2012; Phillips, 2001; Shah et al., 2015; Tully, 2021). Ihre Verfahren beruhen auf gründlichen Kenntnissen der Anatomie und Kinesiologie sowie auf dem Wissen, dass die kindliche Position von den mütterlichen Bindegewebsstrukturen beeinflusst wird, die mütterlichen Bindegewebsstrukturen wiederum die kindliche Position beeinflussen können. Manuelle Techniken und bestimmte Bewegungen und Körperhaltungen der Frau können Spannungen lösen, muskuloskelettale Schmerzen lindern und die Flexibilität oder Balance und Funktion dieser Strukturen im Körper der Frau verbessern. Ziel ist es, körperliche Bedingungen herzustellen, die dem Kind den nötigen Raum und dem Bindegewebe die nötige Belastbarkeit verschaffen, damit es die Windungen des Geburtskanals bewältigt.

6.5.5 Emotionale Dystokie

Übermäßige Angst, Besorgnis, Einsamkeit, Stress und Ärger könnten zum Anstieg von Katecholaminen führen und den Geburtsfortschritt behindern (Alehagen et al., 2005; Buckley, 2015). Die Angst vor Schmerzen und entsprechende Befürchtungen führen manchmal dazu, dass sich Frauen den Geburtsvorgang schwarzmalen (Clark et al., 2022). Frauen, die emotional nicht unterstützt werden, bereits schwierige Geburten erlebt und traumatische Erfahrungen gemacht haben, etwa emotionalen, körperlichen oder sexuellen Missbrauch, die häufige Klinikaufenthalte hatten, die Drogen konsumiert oder andere schlimme Dinge erfahren haben, empfinden den Geburtsbeginn häufig als unerwartet schmerzhaft, ja traumatisch (Alehagen et al., 2006; Lowe, 2007; Nahaee et al., 2020; Nieminen et al., 2009; Seng, 2015; Sydsjö et al., 2014; Waldenström et al., 2006). Eine lange Vorwehen- bzw. Latenzphase kann zu Erschöpfung, Entmutigung und Hoffnungslosigkeit führen. Wenn die Zeit ohne erkennbaren Fortschritt vergeht, nehmen Optimismus und Copingvermögen der Gebärenden womöglich ab, und ihre Schmerztoleranz sinkt. Dann empfiehlt es sich, die Frau zu fragen, wie sie sich fühlt und wie es ihr geht. Ihre Antwort kann Hinweise auf emotionalen Distress geben (Wuitchik et al., 1989). In den Wehenpausen gestellte Fragen, wie „Was ging Ihnen während dieser Wehe durch den Kopf?", „Wie fühlen Sie sich jetzt?" oder „Warum glauben Sie, lassen die Wehen nach?" können bestimmte Sorgen und Probleme aufdecken. Kennt die Betreuungskraft die Sorgen der Frau, kann sie sie viel besser beruhigen und/oder emotional unterstützen.

Nachfolgend werden Maßnahmen vorgeschlagen, die den Geburtsfortschritt und das mütterliche Wohlbefinden im Anfangsstadium der Geburt verbessern. Liegt eine Makrosomie oder ein fetaler Stresszustand vor, sind Einstellungs- oder Haltungsanomalien, Wehenschwäche oder andere Komplikationen das Problem, müssen die Unterstützungsmaßnahmen der jeweiligen Situation angepasst werden.

6.6 Sofortmaßnahmen bei einer schmerzhaften protrahierten Vorwehen- bzw. Latenzphase

Zu den Sofortmaßnahmen gehören:

- Bei eingeleiteten Geburten und einer unreifen oder vernarbten Zervix können starke Schmerzen auftreten und die Frau entmutigen. Versichern Sie ihr deshalb, dass unter diesen Umständen die Anfangsphase der Geburt oft anstrengender ist, dies jedoch nicht zwingend auch für die aktive Geburtsphase gilt (Wuitchik et al., 1989). Frauen mit diesem Wehenmuster brauchen Bestätigung, intensive emotionale Unterstützung und eine angenehme Umgebung, in der sie sich körperlich erholen können. Geburtshilfliche Fachkräfte sollten die Selbstzweifel und Sorgen der Gebärenden nicht verstärken, in dem sie den Verlauf als ungewöhnlich und ihr Verhalten als falsch oder kontraproduktiv bezeichnen.
- Ist die Frau wegen der langsamen Muttermundseröffnung oder ineffektiver Wehen entmutigt, soll sie daran erinnert werden, dass die Zervix erst reifen, sich zentrieren und verkürzen muss, bevor sie sich öffnen kann, und jede einzelne dieser Veränderungen ein Zeichen für den Geburtsfortschritt ist. Bitte achten Sie darauf, die Frau nach jeder vaginalen Untersuchung über die Anzeichen zu informieren und nennen Sie ihr die oben genannten „Sechs Bedingungen für den Geburtsfortschritt".
- Vermeiden Sie den Begriff „falsche Wehen", weil er impliziert, dass die Kontraktionen irgendwie „nicht echt" sind und deshalb den Muttermund nicht eröffnen und keinen erkennbaren Fortschritt bewirken. Solche Implikationen sind für die Frau, die unter den Symptomen einer verlängerten Vorwehen- und Latenzphase leidet, äußerst demotivierend. Tatsächlich bereitet jede kleine Veränderung und jede Vorwehe die Zervix auf die Eröffnung vor.
- Ermutigen Sie die Frau, nach Positionen oder Bewegungen zu suchen, die ihr angenehmer sind und Linderung verschaffen.
- Bieten Sie ihr zur temporären Entspannung und Schmerzbekämpfung ein Vollbad, eine Dusche oder eine Massage an.
- Die Transkutane Elektrische Nervenstimulation (TENS) lindert insbesondere Rückenschmerzen (andere Geburtsschmerzen weniger) und wird am besten im Anfangsstadium der Geburt eingesetzt.
- Vermeiden Sie es möglichst, der Frau Bettruhe zu verordnen und ihre Bewegungsfreiheit einzuschränken. Dass Rückenlage einen Nabelschurvorfall verhindert, ist nicht bewiesen. Es gibt also keinen Grund, die Frau zum Liegen anzuweisen, selbst bei gesprungener Fruchtblase. Ist Bettruhe eine Vorgabe der Klinik oder hat eine Frau Bedenken, nach dem Blasensprung zu gehen oder aufrecht zu stehen, kann man die fetalen Herztöne abhören und die Kindsbewegungen beurteilen, auch wenn die Frau dabei steht. Eine aufrechte Haltung kann sogar ein Vorfallen der Nabelschnur abwenden, da der kindliche Kopf durch die Schwerkraft ständig auf die Zervix drückt, was verhindert, dass die Nabelschnur zwischen Kopf und Zervix rutscht.
- Ermitteln Sie in der Anfangsphase der Geburt die emotionale Verfassung der Frau. Ist sie verzweifelt oder bekümmert, versuchen Sie, ihre Sorgen zu thematisieren und/oder ihre Stimmungslage mit geeigneten Maßnahmen zu verbessern.
- Ist die Frau erschöpft, entmutigt und verzweifelt, können Sie ihr einen Ortswechsel oder eine andere Ablenkung vorschlagen: die Lage alle 20 Minuten verändern, ein Bad

nehmen, Haare kämmen, Zähne putzen, einen kleinen Spaziergang machen oder beschwingte Musik hören. Solche Dinge sind besonders nach einer langen Nacht ohne ersichtlichen Geburtsfortschritt sehr wirksam und können die Moral heben. Ein neuer Tag mit neuer Hoffnung!

- Führen Sie ein aufmerksames Gespräch mit der Frau und ihrer Begleitperson und ermutigen Sie beide, über ihre Gefühle sprechen. Validieren Sie diese Gefühle, ihre Frustration, Enttäuschung, Erschöpfung, gegebenenfalls auch ihre Wut auf das Fachpersonal, das „nichts tut", um die Situation zu verbessern.
- Bleiben die oben genannten Maßnahmen erfolglos, kann ein Schlafmittel, das eine therapeutische Ruhepause ermöglicht, oder eine Schmerzmedikation die richtige Wahl sein.

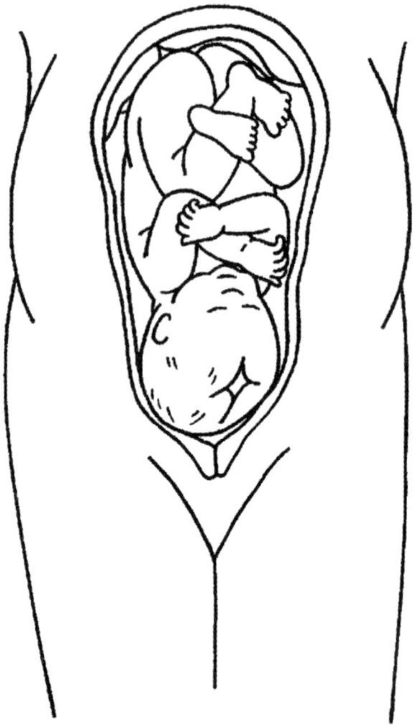

Abbildung 6-4: Dorso-posteriore Stellung, Rücken rechts mit Tendenz nach hinten – Vorderansicht

6.7 Maßnahmen bei schmerzhaften, ineffektiven Wehen in der Vorwehen- bzw. Latenzphase

Bei schmerzhaften und unregelmäßigen Wehen in der Anfangsphase der Geburt, die zudem den Muttermund nicht oder nur geringfügig eröffnen, sollte an eine persistierende asynklitische Einstellung, ein deflektiertes Köpfchen oder eine andere ungünstige Stellung oder Haltung des Kindes gedacht werden, z.B. an eine dorsoposteriore Stellung, wie in **Abbildung 6-4** dargestellt.

6.7.1 Synklitismus und Asynklitismus

Bei Geburtsbeginn ist das fetale Köpfchen in der Regel asynklitisch eingestellt, d.h. der Kopf ist angewinkelt und es führt nicht der Scheitel, sondern eines der beiden Scheitelbeine im Beckeneingang, wie **Abbildung 6-5** zeigt. Diese Haltung erleichtert das Passieren des Beckeneingangs. Später, wenn das Köpfchen tiefer tritt, stellt sich meist der Scheitel in die Führungslinie ein, wie in **Abbildung 6-6** dargestellt. Manchmal persistiert die asynklitische Einstellung und verhindert die Rotation und das Tiefertreten des Köpfchens (Malvasi et al., 2015). Bleibt das Tiefertreten aus, nimmt der Kopf keinen Bezug zur Zervix auf, weshalb die Wehen oft unregelmäßig und unwirksam werden. In dieser Phase der Geburt ist die Beurteilung des Winkels und der Position des Köpfchens schwierig, wenn nicht unmöglich (und gilt zudem als klinisch recht unbedeutend). Sind die Wehen jedoch über einen längeren Zeitraum bereits unregelmäßig und ineffektiv, kann Bewegung oder ein Positionswechsel der Frau dieses Problem eventuell beheben und das Wehenmuster verbessern.

Bei Erstgebärenden und Mehrgebärenden mit guter Bauchmuskulatur kann ein Vorwärtsbeugen bewirken, dass sich der Schwerpunkt des Kindes nach vorn verlagert und sich der

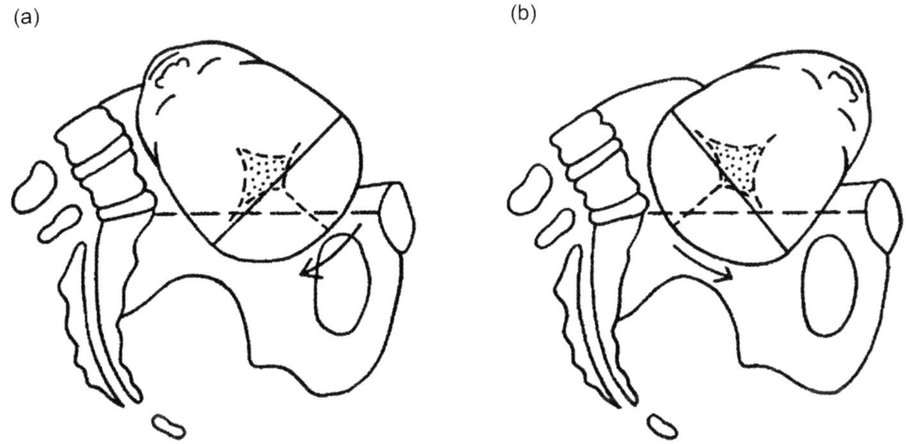

Abbildung 6-5a-b: Asynklitische Haltung, a) hintere Scheitelbeineinstellung, b) vordere Scheitelbeinstellung

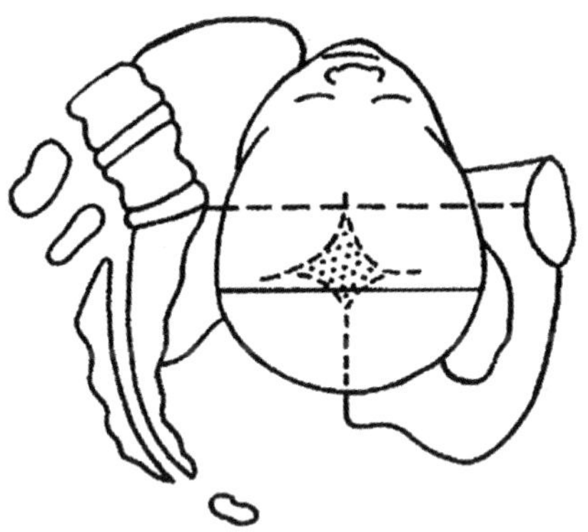

Abbildung 6-6: Synklitische Haltung

Kopf in eine günstigere Position manövriert, wie in den **Abbildungen 6-7** bis **6-10** dargestellt. Der vom Kopf auf die Zervix ausgeübte Druck wird dadurch gleichmäßig verteilt oder verstärkt, was die Wehen regelmäßiger und effektiver macht.

Bei schwacher Bauchmuskulatur oder Hängebauch verlagert sich der Schwerpunkt des Kindes so weit nach vorne, dass es nicht gut auf den Beckeneingang ausgerichtet ist. Dem kann eine halb sitzende Position abhelfen, zu sehen in **Abbildung 6-10.** Durch Zurücklehnen verlagert sich der Schwerpunkt des Kindes in Richtung Rücken, was eine günstigere Kopfhaltung bewirken kann. Dann übt der Kopf während der Wehen einen stärkeren Druck auf die Zervix aus, wodurch die Wehen stärker und effektiver werden.

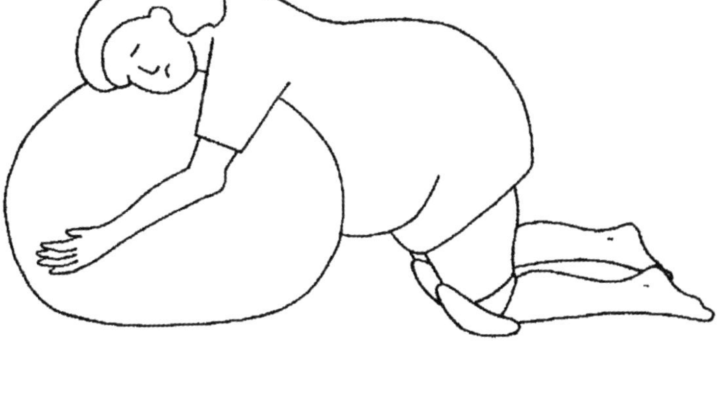

Abbildung 6-7: Kniend mit Gymnastikball und Knieschonern zur Korrektur einer hinteren Scheitelbeineinstellung

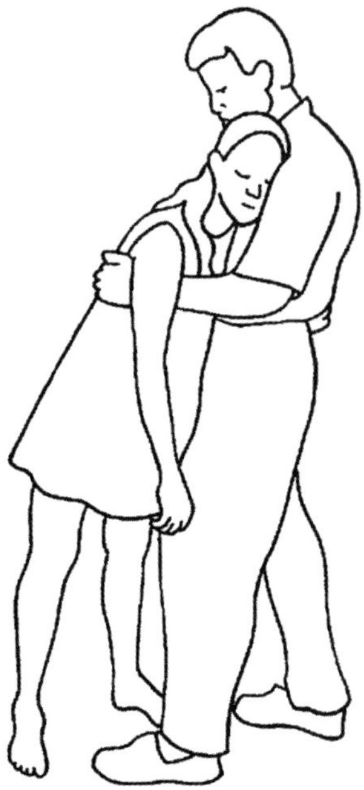

Abbildung 6-8: Stehend, nach vorne an die Begleitperson gelehnt

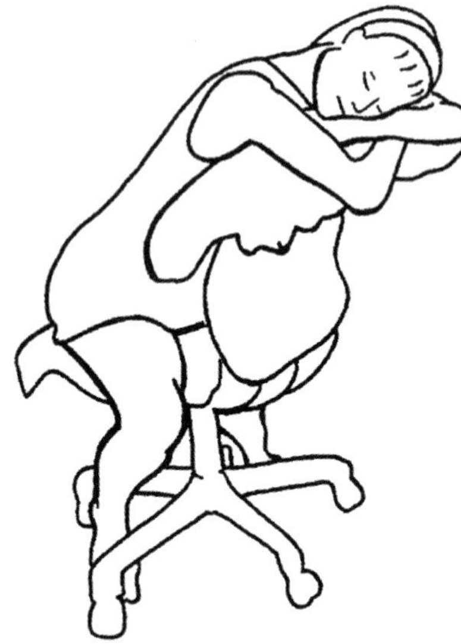

Abbildung 6-9: Rittlings auf einem Stuhl

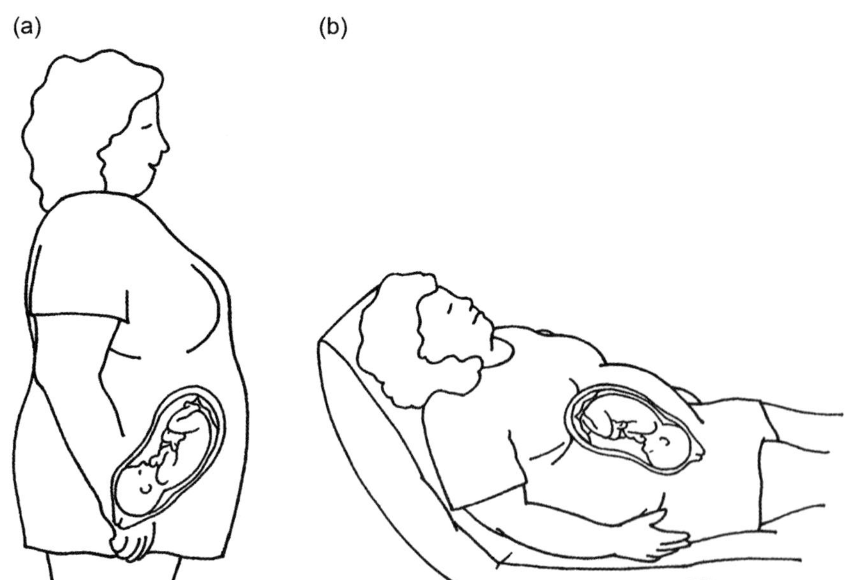

Abbildung 6-10a-b: a) Schwangere mit schwacher Bauchmuskulatur und Pendelbauch, stehend. Der Schwerpunkt des Kindes liegt außerhalb des Beckenrands. b) Schwangere mit schwacher Bauchmuskulatur und Pendelbauch, halb sitzend. Der Schwerpunkt des Kindes liegt auf dem Beckenrand

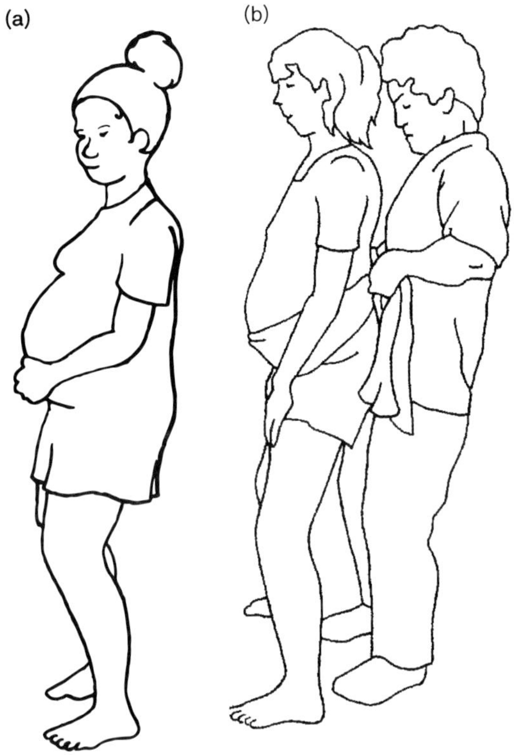

Abbildung 6-11a-b: a) Anheben des Bauches, b) Anheben des Bauches mit einem Tuch

King empfiehlt in jeder Geburtsphase während der Wehen den Bauch anzuheben und das Becken zu kippen, falls die Frau Rückenschmerzen, eine schlaffe Bauchmuskulatur oder eine kurze Taille hat, bei Zustand nach Rückenverletzung und bei einer Einstellungsanomalie (King, 1993). Das Anheben des Bauches – dargestellt in **Abbildung 6-11** – soll einer erfahrenen geburtshilflichen Fachkraft überlassen werden. Bei erfolgreicher Anwendung wird der Winkel zwischen kindlichem Körper und Beckeneingang der Mutter günstiger (Tully, 2020). Die Wehen werden effektiver, da der Kopf kontinuierlich auf die Zervix drückt. Wir empfehlen beim Anheben des Bauches das Auskultieren der kindlichen Herztöne während der Wehen. Sollte eine Dezeleration auftreten (was äußerst selten passiert), könnte dies ein Hinweis auf eine vorliegende Nabelschnur sein. Dann wird der Fetus deutlich aktiver und die Herzfrequenz sinkt. Da der Druck auf den Unterbauch die Nabelschnur komprimieren könnte, soll die Maßnahme abgebrochen werden.

6.8 Offene Knie-Ellenbogen-Lage

El Halta (1995), eine amerikanische Hebamme, empfiehlt bei bestimmten Symptomen in der Vorwehen- bzw. Latenzphase die offenc Knie-Ellenbogen-Lage, nämlich bei häufigen, unregelmäßigen und kurzen Wehen über einen längeren Zeitraum, die von starken Rückenschmerzen begleitet werden und den Muttermund nicht oder kaum erweitern. **Abbildung 6-12** zeigt die Knie-Ellenbogen-Lage. El Halta geht davon aus, dass dieses Wehenmuster häufig mit einer fetalen Einstellungsanomalie korreliert. Bei der offenen Knie-Ellbogen-Lage kippt das Becken nach vorne und hilft die Schwerkraft, den kindlichen Kopf wieder aus dem mütterlichen Becken herauszuheben, damit er rotieren und sich dann in einer günstigeren Stellung wieder ins Becken einstellen kann.

Halta weist die Gebärende (sofern sie einen leeren Magen hat, um Reflux zu vermeiden) an, 30 bis 45 Minuten in der Knie-Ellenbogen-Lage zu verbringen, wobei die Hüfte im Winkel von > 90 ° angewinkelt ist, wie **Abbildung 6-12a** zeigt. Oft lassen dann die Rückenschmerzen deutlich nach. Weil es anstrengend ist, 30 bis 40 Minuten in dieser Position zu verharren, können der Frau folgende Maßnahmen Erleichterung verschaffen:

1. Die Begleitperson steht neben dem Bett der Frau, die sich in offener Knie-Ellenbogen-Lage befindet. Sie legt die Hände auf deren Schultern, lehnt sich zurück und zieht mit dem Gewicht ihres Oberkörpers die Schultern der Frau zurück, was ihr Gewicht reduziert und es ihr erleichtert, in dieser Haltung zu verharren – siehe in **Abbildung 6-12b**.
2. Die Begleitperson sitzt auf einem Stuhl mit gerader Lehne und stellt die Füße leicht aus-

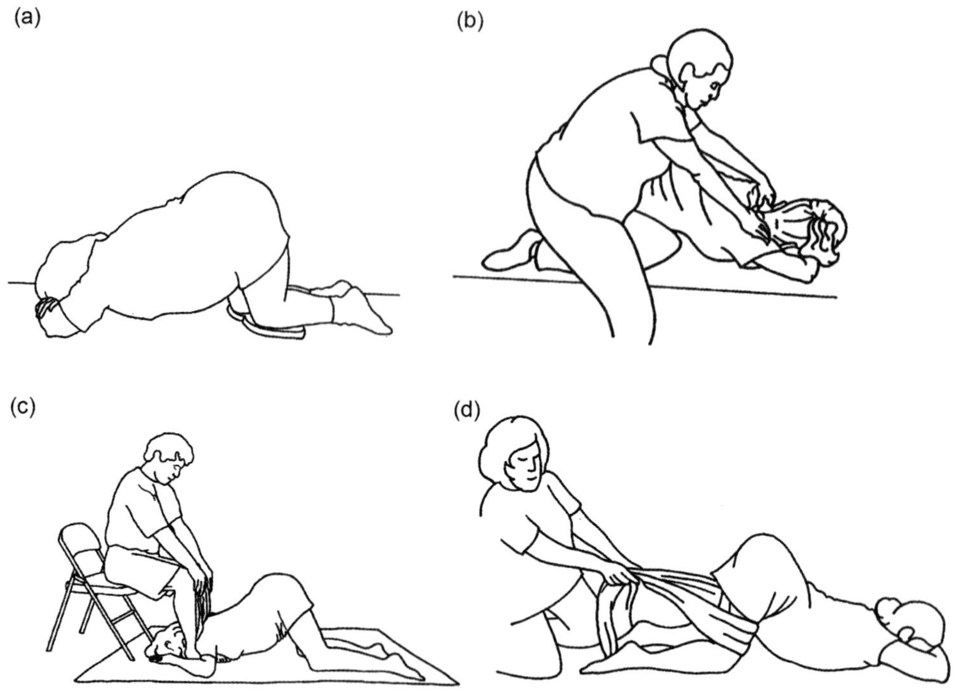

Abbildung 6-12a-d: a) Offene Knie-Ellbogen-Lage, b) Begleitperson hilft, die Position zu halten, c) offene Knie-Ellbogen-Lage, die Schultern ruhen auf den Schienbeinen der Begleitperson, d) offene Knie-Ellbogen-Lage, Begleitperson schlingt ein Tuch hüftnah um die Oberschenkel und zieht es nach hinten

einander fest auf den Boden. Die Frau geht in den Vierfüßlerstand, lehnt sich nach vorn und legt den Kopf zwischen die Knöchel der Begleitperson. Die Schultern ruhen auf deren mit kleinen Handtüchern gepolsterten Schienbeinen, die so einen Großteil des Oberkörpergewichts der Frau aufnehmen, veranschaulicht in **Abbildung 6-12c.** Sie kann sich mit den Händen an den Fußknöcheln der Begleitperson festhalten und den Kopf auf die Hände legen.

3. Die Frau liegt in offener Knie-Ellbogen-Lage auf dem Bett. Die Begleitperson oder Doula schlingt ein Tuch, ein Stoffband oder ein gefaltetes Laken hüftnah um ihre Oberschenkel und zieht das Band vorsichtig nach hinten, dargestellt in **Abbildung 6-12d**.

Achtung: Das Tuch darf nicht zu einem schmalen Band gefaltet und unter dem Bauch über die Leisten gelegt werden. Druck auf die Leistengegend kann die Durchblutung behindern, besonders wenn die Position für eine halbe Stunde oder länger eingenommen wird. Ein breiteres Tuch verteilt den Druck gleichmäßig und sichert die Durchblutung.

In der offenen Knie-Ellenbogen-Lage kippt das Becken nach vorne, wobei der Beckenausgang tiefer liegt als der Beckeneingang. So kann der deflektierte kindliche Kopf mit Hilfe der Schwerkraft etwas aus dem Becken herausrutschen, sich in eine günstigere Haltung drehen (in die dorso-anteriore Stellung) und wieder im Becken einstellen.

6.9 Geschlossene Knie-Ellenbogen-Lage

In der geschlossenen Knie-Ellbogen-Lage sind Knie und Hüften der Frau so stark angewinkelt, dass die Oberschenkel den Bauch berühren; der Beckeneingang liegt höher als der Beckenausgang. In dieser Position kann die Schwerkraft nicht wirken und ist die Wahrscheinlichkeit, dass der kindliche Kopf aus dem Becken herauskommt, gering. **Abbildung 6-13** zeigt die geschlossene Knie-Ellenbogen-Lage.

6.10 Entspannte Seitenlage

Die in **Abbildung 6-14** dargestellte entspannte Seitenlage geht auf Gail Tully und ihren Spinning Babies- Ansatz® zurück. Sie empfiehlt Positionen in der Seitenlage in vielen Situationen, u.a. bei Hüft- und Rückenschmerzen in der Schwangerschaft, bei fetalen Fehleinstellungen oder Fehllagen und unproduktiven Wehen. Dabei liegt die Frau auf einer festen Unterlage, das obere Bein baumelt seitlich frei und wird nicht unterstützt. In der Position werden die tiefen Strukturen (Muskeln, Ligamente, Faszien) in der Hüfte und im unteren Rücken passiv gedehnt und gelockert. Diese Lage soll abwechselnd auf beiden Körperseiten eingenommen werden. Sie erfordert zwei Personen und detaillierte Anweisungen (Tully, 2021).

Eine protrahierte Vorwehen- bzw. Latenzphase allein weist selten auf eine Komplikation unter der Geburt hin, ist jedoch für die Gebärende sehr entmutigend und erschöpfend. Es folgen Vorschläge zum Umgang mit Entmutigung und Enttäuschung sowic die Beschreibung frühzeitiger Maßnahmen zur Korrektur möglicher fetaler Fehleinstellungen. Die meisten dieser Maßnahmen werden von den Frauen gern angewandt und gut toleriert. Sollten sie einer Frau jedoch unangenehm oder zu anstrengend sein, soll sie ermuntert werden, einfach zu tun, was ihr am besten hilft.

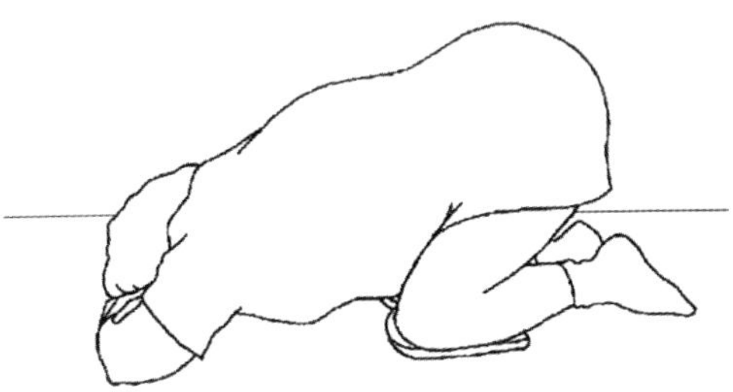

Abbildung 6-13: Geschlossene Knie-Ellbogen-Lage mit Knieschützern. Der Druck auf die Oberschenkel kann die fetale Rotation behindern.

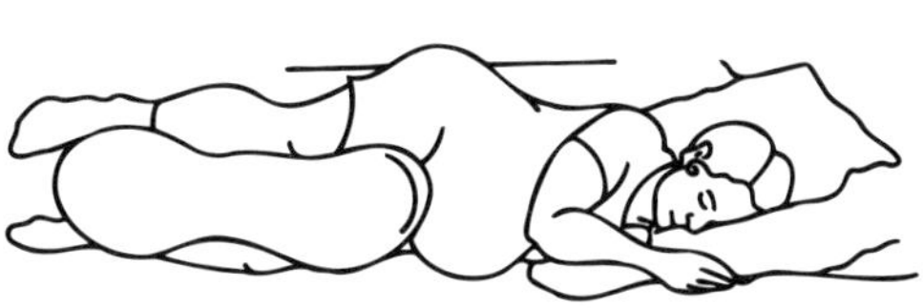

Abbildung 6-14: Entspannte Seitenlage

6.11 Strategien mit verzögertem Geburtsfortschritt

Schreitet die Geburt in der Vorwehen- bzw. Latenzphase besonders langsam voran, können, wenn es die Situation erfordert, verschiedene Strategien eingesetzt werden. Inzwischen weiß man, dass die Latenzphase länger dauert als früher angenommen und Frauen entmutigen und erschöpfen kann (Tilden et al., 2019; Tilden et al., 2023). Hier werden folgende Strategien beschrieben: therapeutische Ruhepause, Brustwarzenstimulation, Membranausstreichen und die Vermeidung einer Amniotomie.

6.11.1 Therapeutische Ruhepause

Wurden bereits verschiedene Strategien vergeblich ausprobiert, ist die Frau vielleicht erschöpft, entmutigt und frustriert. Angenommen die Latenzphase der Geburt hält ungewöhnlich lange an, verläuft aber ansonsten normal, kann die Betreuungskraft Medikamente einsetzen, um der Frau eine sog. therapeutische Ruhepause zu ermöglichen, damit sie sich erholen kann und die Geburt fortschreitet. Zwar ist nicht klar definiert, was man unter einer therapeutischen Ruhepause versteht, meist ist jedoch der Einsatz von Medikamenten gemeint, die in der Latenzphase Wehenschmerzen und andere Schmerzen lindern, Erholung ermöglichen und Ängsten und Schlafmangel entgegenwirken (Glavind et al., 2020). Ziel ist es, der Frau eine Ruhepause – nicht Schmerzfreiheit – zu verschaffen. Dafür stehen verschiedene Medikamente zur Verfügung, deren Wahl vom jeweiligen klinischen Setting abhängt (Glavind et al., 2020). Die Medikation muss sehr sorgfältig gewählt werden, damit sie mehr nützt als schadet, zumal es keine klare Indikation für deren Einsatz gibt und wir nur wenig über mögliche Nebenwirkungen bei Mutter und Kind wissen (Glavind et al., 2020). Allerdings hat eine prospektive Kohortenstudie mit 66 Probandinnen, denen in der Anfangsphase der Geburt ambulant intramuskulär Morphinsulfat und Promethazin injiziert wurde, ergeben, dass die therapeutische Ruhepause gut toleriert wird und in der Anfangsphase der Geburt in nicht-klinischen Settings eine effektive Option der Schmerzbehandlung sein kann (Maykin et al., 2021).

6.11.2 Stimulation der Brustwarzen

Zur Anregung der Wehentätigkeit und bei unproduktiven Wehen kann die Stimulation der Brustwarzen nützlich sein. Für ein Cochrane-Review wurden zehn Studien mit insgesamt 719 Schwangeren ausgewertet, die Geburten mit und ohne Brustwarzenstimulation verglichen haben sowie zwei weitere Studien ausgewertet, die Brustwarzenstimulation mit Oxytocingaben verglichen haben (Kavanagh et al., 2005). War die Zervix bereits reif und wurde Bruststimulation mit Nichteingreifen verglichen, war die Zahl der Schwangeren, die innerhalb von 72 Stunden keine Wehen hatten, mit Stimulation der Brustwarzen signifikant niedriger. Auch die Rate postpartaler Blutungen war deutlich reduziert. Keine wesentlichen Unterschiede gab es bei den Kaiserschnittraten, bei der Zahl der Fälle von mekoniumhaltigem (grünem) Fruchtwasser und bei der Uterushyperstimulierung. Beim Vergleich von Bruststimulierung mit Oxytocingaben wurden keine wesentlichen Unterschiede beim Wehenbeginn innerhalb von 72 Stunden, bei der Kaiserschnittrate und bei Fällen von mekoniumhaltigem Fruchtwasser festgestellt. Nach der Publikation dieser Cochrane-Review haben Demirel und Guler (2015) in der Türkei eine randomisierte kontrollierte Studie mit 390 Schwangeren durchgeführt. Die Teilnehmerinnen wurden randomisiert in drei Gruppen eingeteilt: Eine Gruppe mit Brustwarzenstimulation, eine mit Uterusstimulation und eine ohne jede Intervention (Demirel & Guler, 2015). Bei den ersten beiden Gruppen war die Geburtsdauer verkürzt, sie benötigten seltener Oxytocin zur Anregung der Wehentätigkeit und seltener einen Kaiserschnitt als Frauen in der Kontrollgruppe (Demirel & Guler, 2015). Demnach ist Brustwarzenstimulation einen Versuch wert, bevor zur Wehenverstärkung Oxytocin eingesetzt wird. Da an einer der Studien auch Hochrisikoschwangere teilnahmen und in dieser Studie von mehreren Totgeburten berichtet wurde, zogen die Autor*innen des Cochrane-Reviews den Schluss, dass Bruststimulation in dieser Untergruppe unterbleiben sollte, und zwar so lange, bis weitere Forschungen die Sicherheit dieser Intervention verifiziert haben. Brustwarzenstimulation birgt ein gewisses Risiko für Uterusüberstimulation und Tachystolie, da die Menge des freigesetzten Oxytocins nicht steuerbar ist. Es gibt bereits Protokolle, die diese Risiken zu minimieren versuchen, indem sie Stimulationspausen anregen und empfehlen, die Stimulation zu beenden, wenn eine Wehe beginnt und sie wieder aufzunehmen, wenn die Wehe abklingt.

Zwar ist die Stimulation der Brustwarzen offenbar geeignet, Wehen in Gang zu setzen, dennoch gibt es je nach Quelle unterschiedliche Regeln dafür und fehlt eine standardisierte Definition (Razgaitis & Lyvers, 2010). Im Rahmen von Forschungsarbeiten wurden mehrere spezifische Behandlungsschemata erstellt. Eine Möglichkeit ist der 15-minütige Gebrauch einer elektrischen Brustpumpe an jeder Brust (Stein et al., 1990). Alternativ wird eine zehnminütige manuelle Stimulation einer Brust oder der zehnminütige Gebrauch einer elektrische Brustpumpe (auf niedrigster Stufe eingestellt), gefolgt von einer fünfminütigen Pause empfohlen (Curtis et al., 1999). Der Vorgang wird bis zu viermal wiederholt oder so lange, bis der Abstand zwischen zwei Kontraktionen unter drei Minuten liegt. Die Stimulation der Brustwarzen kann durch die Frau selbst oder ihren Partner/ihre Partnerin durchgeführt werden, entweder direkt durch sanftes Massieren der Brustwarze oder indirekt durch die Kleidung.

Aus der klinischen Praxis sind Protokolle bekannt, die die Frau anweisen, die Brustwarzenstimulation abzubrechen, sobald eine Wehe auftritt oder anweisen, die Brustwarzen nur zwischen zwei Wehen zu stimulieren (Razgaitis & Lyvers, 2010). Um die Frage beantworten zu können, welches der beiden Protokolle das wirksamere ist, sind weitere wissenschaftliche Untersuchungen erforderlich (Razgaitis & Lyvers, 2010).

6.11.3 Membranausstreichen

Das Ausstreichen oder Aufdehnen der Zervix ist eine mechanische Methode der Weheninduktion oder Wehenverstärkung. Dabei legt die geburtshilfliche Fachkraft einen oder zwei Finger in die Zervix und streicht sie mit kreisförmigen Bewegungen aus, um verklebte Membrane oder die Fruchtwasserblase von der Zervix zu lösen. Ziel des Manövers ist es, Prostaglandin freizusetzen und eine leichte Blutung (Zeichnen) auszulösen und damit die Zervixreifung oder Kontraktionen nicht-medikamentös zu stimulieren. Eine Cochrane-Review des Teams um Finucane aus dem Jahr 2020 kam zu dem Schluss, dass der Erfolg von Membranausstreichen zwar nicht ausreichend wissenschaftlich belegt ist, diese Technik jedoch durchaus spontane Wehen auslösen kann (Finucane et al., 2020). Schwangere, die dafür infrage kommen, sollen am Geburtstermin sein, keine Anzeichen einer Placenta praevia aufweisen und aktuell nicht mit Herpesviren oder HIV infiziert sein. Ein vorangegangener Kaiserschnitt und eine geplante vaginale Geburt nach einem Kaiserschnitt und/oder die Besiedelung mit Gruppe-B-Streptokokken sind zwar keine Kontraindikationen, dennoch wird ein individuelles Assessment möglicher Kandidatinnen empfohlen. Für Schwangere, die eine medikamentöse Weheninduktion vermeiden möchten, kann Membranausstreichen das Mittel der Wahl sein. Unklar ist bislang, wie oft und in welchen Zeitabständen die Zervix ausgestrichen werden soll. Manche Gesundheitsdienstleister bieten diesen Eingriff bereits am Ende der Schwangerschaft ambulant in ihrer Praxis an, um den Geburtsbeginn anzuregen. Membranausstreichen und Muttermundmassage sind auch in der frühen Latenzphase zur Wehenverstärkung geeignet. Die Betreuungskraft muss der Frau vor Beginn der Maßnahme den Vorgang erklären, Nutzen und Risiken nennen und sich ihre Zustimmung erteilen lassen. Sie muss der Frau ferner zusichern, dass sie die Maßnahme jederzeit abbrechen kann. Manche Schwangere empfinden das Membranausstreichen als übergriffig und höchst unangenehm, andere tolerieren den Eingriff gut.

6.11.4 Künstliche Eröffnung der Fruchtblase bei latenten Wehen

Bei einer Amniotomie wird die Fruchtblase mit einem Häkchen eingeschnitten, damit das Fruchtwasser ablaufen kann und die Geburt beschleunigt wird. Man spricht auch von einer künstlichen Eröffnung der Fruchtblase oder vom künstlichen Blasensprung. Die Amniotomie soll bei Frauen mit normal fortschreitender Geburt oder mit prolongiertem Geburtsverlauf nicht routinemäßig erfolgen (Smyth et al., 2013). Hauptziel der Amniotomie ist zwar die

Beschleunigung des Geburtsverlaufs und die Verkürzung der Geburtsdauer, dennoch rät die WHO (2018) wegen unzureichender Evidenzen ab, sie zum geburtshilflichen Standard zu machen. Bei latenten Wehen kann sie den physiologischen Geburtsvorgang stören und eine Lawine unnötiger Interventionen auslösen (Petersen et al., 2013; Rossignol et al., 2014). Weil die künstliche Eröffnung der Fruchtblase die Wehen verstärkt und schmerzhafter macht, was die Copingfähigkeit der Frau möglicherweise übersteigt, wird sie Schmerzmittel brauchen. Nach einer Amniotomie muss die Frau engmaschig überwacht und der Geburtsvorgang zeitlich begrenzt werden. Manche Frauen reagieren auf die Amniotomie auf unerwartete Art, sie birgt Risiken, etwa die Dezeleration der fetalen Herzfrequenz, die wiederum die Kaiserschnittrate erhöht, sie begünstigt aufsteigende Infektionen sowie einen Nabelschnurvorfall und ist für die Frau unangenehm und schmerzhaft (Ingvarsson et al., 2020). Gebärende dürfen keineswegs gedrängt werden, einer Amniotomie zuzustimmen; sie darf auch nie ohne ihre Erlaubnis erfolgen. Geben weder der mütterliche noch der fetale Zustand Anlass zur Besorgnis, sollte man nicht in den Geburtsverlauf eingreifen und keine Amniotomie vornehmen.

6.12 Pränatale Maßnahmen durch Fachkräfte und zur Selbstdurchführung

Dieses Kapitel beschäftigt sich mit der Frage, ob pränatale Maßnahmen übertragene Schwangerschaften, protrahierte Wehen oder vorzeitige Wehen verhindern können. Vorgestellt werden Maßnahmen zur Zervixreifung und Geburtseinleitung, die die Frau selbst durchführen kann, sowie Alternative und komplementäre Ansätze zur Förderung der Zervixreifung oder Weheninduktion, die das Fachwissen für entsprechende Intervention einer Fachkraft erfordern.

6.12.1 Pränatale Vorbereitung der Zervix auf die Dilatation

Die Vorstellung, nach dem errechneten Geburtstermin immer noch schwanger zu sein und der Gedanke an eine verlängerte Vorwehenphase oder an vorzeitige Wehen beunruhigt die werdenden Eltern und ihre Unterstützungspersonen. Statt geduldig abzuwarten, werden sie ungeduldig und/oder von anderen gedrängt, die Zervixreifung, ja den Geburtsbeginn selbst, zu beschleunigen und mit entsprechenden Ratschlägen bedacht. Jüngeren Untersuchungen zufolge erhöht eine Geburtseinleitung in der 39. oder 40. SSW die Chance auf eine vaginale Geburt (Erickson et al., 2021; Grobman et al., 2018). Diese Befunde verstärken das Interesse an pränatalen Interventionen zur Beschleunigung der Zervixreifung. Dazu kommt, dass eine Geburtseinleitung in manchen Fällen von ärztlicher Seite empfohlen wird und/oder auf Wunsch der Frau erfolgt. Man sollte allerdings nicht vergessen, dass manche Schwangere, bei denen eine Geburtseinleitung geplant ist oder denen sie empfohlen wird, weiter darauf hoffen, ohne Weheninduktion auszukommen und eine „normalere" Geburt mit weniger Interventionen anstreben. Wir konzentrieren uns hier auf Situationen, in denen eine Geburtseinleitung indiziert und geplant ist.

Gut möglich, dass Schwangere zu naturheilkundlichen oder komplementärmedizinischen Maßnahmen greifen, um die Reifung und Öffnung der Zervix zu beschleunigen oder die Geburt in Gang zu setzen. Viele dieser nicht-medikamentösen Methoden wurden nie ausreichend wissenschaftlich untersucht, um sicher sagen zu können, dass sie die Zervixreifung tatsächlich fördern oder den Verlauf der Vorwehenphase und ersten Geburtsphasen verbessern. Viele naturheilkundliche Maßnahmen können die Frauen selbst durchführen, andere nur unter Anleitung einer Fachkraft mit entsprechender Expertise. In **Tabelle 6-1** und **Tabelle 6-2** werden einige nicht-medikamentöse Techniken beschrieben, die vermuteten Wirkmechanismen und potenziellen Risiken genannt sowie der wissenschaftlichen Literatur entnommene Angaben zu ihrer Effektivität gemacht. Einige der angeführten Techniken wurden nie wissenschaftlich untersucht; sie fallen in die Kategorie der Hausmittel oder sind traditionelles Heilwissen.

Gelingt es mit naturheilkundlichen und komplementärmedizinischen Methoden nicht, die Zervix ausreichend zu öffnen oder Wehen auszulösen, können folgende Techniken erwogen werden:

- mechanische Stimulation der Zervix, etwa Dilatation des Muttermunds mit einem Ballonkatheter oder mit Laminaria-Sticks (getrocknete Seetangstängel)
- Membranausstreichen
- Amniotomie
- orale oder vaginale Prostaglandin-Gabe
- i.v. Infusion von synthetischem Oxytocin

Eine fundierte Darstellung dieser Methoden würde über den Rahmen dieses Werks hinausgehen.

Tabelle 6-1: Maßnahmen zur Zervixreifung und Geburtseinleitung, die die Frau selbst durchführen kann

Methode und Durchführung	Vermuteter Wirkmechanismus	Effektivität
Akupressur Intermittierender Fingerdruck auf die traditionellen Akupunkturpunkte. Oft wird zur Weheninduktion und -verstärkung Druck auf den Unterschenkel ausgeübt, etwa vier Fingerbreit oberhalb des Knöchels. Die Protokolle variieren, doch meist drückt die Hebamme oder Betreuungskraft während der Kontraktionen fest auf diesen Punkt. *Hinweis*: Frauen, die noch nicht am Termin sind, sollen auf diese Stimulierung verzichten, sofern noch kein Plan zur medikamentösen Induktion vorliegt. Erfolgt die Akupressur zu früh, ist theoretisch eine vorzeitige Wehenauslösung möglich.	Akupressur stimuliert die von der traditionellen chinesischen Medizin definierten Meridiane. Man nimmt an, dass Meridian 6 die Wehen verstärkt und Ängste lindert. Akupressur soll in den frühen 1900er Jahren in Japan erfunden worden sein (Schlaeger et al., 2017). *Mehr dazu im Kapitel 11.*	Einem Cochrane-Review aus dem Jahr 2017 zufolge, haben weder Akupressur noch Akupunktur die Zahl der geburtshilflichen Interventionen gesenkt, auch nicht die Sectiorate (Smith et al., 2017). Laut einem Cochrane-Review aus dem Jahr 2020 gibt es Hinweise auf eine leichte Linderung der Geburtsschmerzen durch Akupressur und Akupunktur (Smith et al., 2020). Hierzu werden mehr Studien benötigt. Dennoch gilt: Akupressur ist eine risikoarme und stets verfügbare Option zur Wehenverstärkung und Schmerzlinderung bei einer langen Latenzphase.
Stimulation der Brust/ Brustwarzen Leichtes Streicheln oder Pumpen einer Brust oder beider Brüste; bei Wehenbeginn pausieren, bei Wehenende wieder aufnehmen.	Steigert die Oxytocinproduktion zur Wehenauslösung.	Ein Cochrane-Review aus dem Jahr 2005 ergab, dass Brustwarzen-stimulation verglichen mit Placebo und Non-Intervention die Zahl der Frauen, die innerhalb von 72 Stunden keine Wehen hatten, signifikant reduzierte, eine geburtsreife Zervix vorausgesetzt. Auch postpartale Blutungen waren seltener (Kavanagh et al., 2005). Für risikoarme Frauen ist die Technik sicher, für Hochrisikosschwangere vermutlich unsicher. Eine kleine Studie (n = 42) ergab, dass Bruststimulation das Oxytocin im Speichel erhöht (Takahata et al., 2019).
Sexuelle Aktivitäten (Geschlechtsverkehr, Fellatio, Stimulierung der Klitoris) Einen Orgasmus auslösende Ejakulation von Sperma in die Vagina oder in den Mund, manuelle Stimulierung der Klitoris. Bei gesprungener Fruchtblase ist Geschlechtsverkehr riskant.	Sperma enthält Prostaglandine, die die Zervixreifung fördern. Klitoris- stimulierung und Orgasmus verstärken die Freisetzung von Oxytocin.	Zwar werden Kontraktionen oft von sexuellen Aktivitäten ausgelöst, eine jüngere systematische Überprüfung und eine Meta-Analyse randomisierter kontrollierter Studien haben jedoch nicht belegt, dass sexuelle Aktivitäten die Zahl spontan einsetzender Geburten erhöht (Carbone et al., 2019).

Tabelle 6-2: Alternative und komplementäre Ansätze zur Förderung der Zervixreifung oder Weheninduktion. Diese Techniken erfordern Fachwissen und/oder die Intervention einer Fachkraft

Methode	Vermuteter Wirkmechanismus	Effektivität
Akupunktur Erfordert eine zertifizierte Fachkraft, die die Nadeln schmerzlos in die vielen Stimulationspunkte des Körpers einsticht. Manchmal werden die Nadeln (auch schmerzlos) mit einer glimmenden Kräutermischung oder mit elektrischem Strom erhitzt (was ein Kribbeln erzeugt). Am Termin erfolgt die Behandlung täglich oder jeden zweiten Tag.	Werden bestimmte Punkten der Meridiane stimuliert, wird Energie (Chi) freigesetzt. In der fernöstlichen Medizin wird Akupunktur bei vielen verschiedenen Zuständen angewandt, auch zur Geburtseinleitung. Akupunktur soll den Energiefluss den Meridianen entlang verändern. Die westliche Medizin versucht, den Erfolg von Akupunktur mit westlichen Begriffen zu erklären, z. B. mit einer erhöhten Endorphinproduktion oder mit Entzündungshemmung oder anderen Erklärungen.	Einem Cochrane-Review aus dem Jahr 2017 zufolge, hat Akupunktur die Zahl der geburtshilflichen Interventionen nicht gesenkt, auch nicht die Sectiorate (Smith et al., 2017). Laut einem Cochrane-Review aus dem Jahr 2020 gibt es Hinweise auf eine leichte Linderung der Geburtsschmerzen durch Akupressur und Akupunktur (Smith et al., 2020). Hierzu werden mehr Studien benötigt. Akupunktur ist wohl unschädlich und vermutlich hilfreich.
Homöopathie Beruht auf dem Ähnlichkeitsprinzip, wonach Ähnliches mit Ähnlichem geheilt wird. Es werden hochverdünnte Dosen einer Substanz verabreicht, die unverdünnt negative Reaktionen auslösen würden, um damit die Regulierungsprozesse des Körpers zu verstärken. Zur Zervixreifung werden meist Caulophyllum und Pulsatilla eingesetzt. Caulophyllum soll Vorwehen in dilatierende Wehen verwandeln. Cimicifuga wird bei einer rigiden oder fest verschlossenen Zervix empfohlen. Es wird auch eingesetzt, um die Ängste von Frauen zu lindern, die bereits eine traumatische Geburt, eine Fehlgeburt oder einen Abort erlebt haben (Takahata et al., 2019). Homöopathische Arzneimittel werden meist als Pillen oder in flüssiger Form verabreicht.	Diese Substanzen können zur Verhinderung unproduktiver und unregelmäßiger Wehen am Termin zur „Tonisierung" des Uterus eingesetzt werden und zu produktiven Wehen verhelfen.	Es gibt nicht ausreichend viele Evidenzen, die eine Empfehlung von Homöopathie als Induktionsmethode rechtfertigen (Mallory, 2018; Smith, 2003)." Die Studien waren von geringer Qualität, klinisch bedeutsame Outcomes wurden nicht gemessen. Von Schäden wurde nicht berichtet.
Rizinusöl (manchmal mit zugesetztem Eisenkrautöl): „Wehencocktail"	Rizinusöl gilt seit Jahrhunderten als wehenauslösend, wohl weil es durch starke Darmkontraktionen die Prostaglandinproduktion anregt. Es führt zu Übelkeit, Krämpfen und Diarrhö, manchmal auch zu Wehen. Kürzlich wurde entdeckt, dass Rizinusöl als aktiven Bestandteil Rizinoidsäure enthält, das die Kontraktion der glatten Muskelzellen (die es im Darm und im Uterus gibt) stimuliert (Carbone et al., 2019).	Einer kleinen Beobachtungsstudie (n = 293) zufolge haben 90 % der Frauen, die Rizinusöl getrunken haben, vaginal entbunden (DeMaria et al., 2018). Einer kleinen randomisierten kontrollierten Studie (n = 81) zufolge hat der Konsum von Rizinusöl bei Mehrgebärenden die Chance auf einen spontanen Geburtsbeginn signifikant erhöht, nicht jedoch bei Erstgebärenden (Gilad et al., 2018; Tunaru et al., 2012). Die Sicherheit und Wirksamkeit von Eisenkrautöl wurde nicht untersucht.

Tabelle 6-2: Fortsetzung

Methode	Vermuteter Wirkmechanismus	Effektivität
Nachtkerzenöl Wird als Kapsel in die Vagina eingeführt, damit die Zervix in der letzten Schwangerschaftswoche ganz von diesem Öl umgeben ist. Wird oft zusammen mit anderen hier genannten Methoden angewandt.	Hebammen verwenden es gern zur Zervixreifung. Kann Entzündungen lindern und fördert die Reifung und Öffnung der Zervix. Enthält Gamma-Linolsäure, einen Prostaglandin-Vorläufer. Soll nicht oral eingenommen werden, gilt vaginal verabreicht als sicher.	Effizienz und Sicherheit von Nachtkerzenöl sind unklar. Eine kleine randomisierte kontrollierte Studie (n = 40) hat keinen Zusammenhang zwischen Nachtkerzenöl und höheren Bishop-Scores gefunden (Kalati et al., 2018), während eine andere Studie (n = 86) mit Erstgebärenden zeigte, dass vaginal verabreichtes Nachtkerzenöl die Bishop-Scores signifikant erhöht (Najafi et al., 2019). Dieses Verfahren hat eine lange Tradition, wurde aber nie wissenschaftlich überprüft.
Kräutertees, Tinkturen, Nahrungsmittel Es gibt viele Kräuter, die als Tinkturen und Tees genutzt werden. Manche Teemischungen unterstützen die Reifung und Öffnung der Zervix, wenn sie über 5 oder 6 Wochen hinweg vor Geburtsbeginn getrunken werden (z. B. Tee aus den Blättern von Benediktenkraut, Wanzenkraut, Flohkraut, Himbeeren, Lobelien). Andere werden eingesetzt, um die Geburt in Gang zu bringen. Diese und viele anderer Kräuter dienen der Weheninduktion. Inzwischen ist auch wissenschaftlich nachgewiesen, dass der Verzehr von Datteln, den Geburtsbeginn fördern kann (Nasiri et al., 2019).	Die Wirkmechanismen sind weitgehend unbekannt. Versuch-und-Irrtum, d. h. praktisches Ausprobieren und empirische Beobachtung der Effekte sind wohl die wichtigsten Gründe für deren Akzeptanz.	Die meisten dieser Naturheilmittel fallen in die Kategorie der Hausmittel oder des traditionellen Heilwissens. Ihre Effektivität und Wirkmechanismen wurden bislang kaum wissenschaftlich untersucht. Einer Studie zufolge hat Himbeerblättertee schwangeren Frauen weder geholfen noch geschadet (Bowman et al., 2021) Eine systematische Übersichtsarbeit aus dem Jahr 2019 dagegen stellt einen Zusammenhang zwischen Himbeerblättertee und der erhöhten Gefahr eines Kaiserschnitts her sowie einen Zusammenhang zwischen der afrikanischen Heilpflanze Mwanaphepo und mütterlicher Erkrankung und neonatalen Todesfällen (Muñoz Balbontín et al., 2019). Werden Kräuter eingesetzt, soll eine medizinische oder pflegerische Fachkraft mit entsprechender Zusatzausbildung beteiligt sein, da unerwünschte Nebenwirkungen auftreten können, falls Wahl, Timing und Dosierung des Produkts unangemessen sind. Eine systematische Review und eine Meta-Analyse aus dem Jahr 2019 belegen, dass der Verzehr von Datteln die Zervixdilatation bei der Klinikaufnahme signifikant erhöht hatte, auch die Zahl der Frauen mit spontanem Geburtsbeginn war höher und die aktive Geburtsphase kürzer (Nasiri et al., 2019).

6.13 Literatur

Alehagen, S., Wijma, B. & Wijma, K. (2006). Fear of childbirth before, during, and after childbirth. *Acta Obstetricia et Gynecologica Scandinavica, 85*(1), 56–62. https://doi.org/10.1080/00016340500334844

Alehagen, S., Wijma, B., Lundberg, U. & Wijma, K. (2005). Fear, pain and stress hormones during childbirth. *Journal of Psychosomatic Obstetrics and Gynaecology, 26*(3), 153–165. https://doi.org/10.1080/01443610400023072

Anderson, M.V. & Rutherford, M.D. (2011). Recognition of novel faces after single exposure is enhanced during pregnancy. *Evolutionary Psychology: An International Journal of Evolutionary Approaches to Psychology and Behavior, 9*(1), 47–60. https://doi.org/10.1177/147470491100900107

Andrews, C.M. & Andrews, E.C. (1983). Nursing, maternal postures, and fetal position. *Nursing Research, 32*(6), 336–341. https://doi.org/10.1097/00006199-198311000-00004

Bailit, J.L., Dierker, L., Blanchard, M.H. & Mercer, B.M. (2005). Outcomes of women presenting in active versus latent phase of spontaneous labor. *Obstetrics and Gynecology, 105*(1), 77–79. https://doi.org/10.1097/01.AOG.0000147843.12196.00

Beake, R., Chang, B.Y. S., Cheyne, R.M., Spiby, H., Sandall, H. & Bick, D. (2018). Experiences of early labour management from perspectives of women, labour companions and health professionals: A systematic review of qualitative evidence. *Midwifery, 57*, 69–84. https://doi.org/10.1016/j.midw.2017.11.002

Beebe, K.R. & Humphreys, J. (2006). Expectations, perceptions, and management of labor in nulliparas prior to hospitalization. *Journal of Midwifery & Women's Health, 51*(5), 347–353. https://doi.org/10.1016/j.jmwh.2006.02.013

Berghella, V. & Di Mascio, D. (2020). Evidence-based labor management: Before labor (Part 1). *American Journal of Obstetrics & Gynecology MFM, 2*(1), 100080. https://doi.org/10.1016/j.ajogmf.2019.100080

Bowman, R., Taylor, J., Muggleton, S. & Davis, D. (2021). Biophysical effects, safety and efficacy of raspberry leaf use in pregnancy: A systematic integrative review. *BMC Complementary Medicine and Therapies, 21*(1), 56. https://doi.org/10.1186/s12906-021-03230-4

Buckley, S. (2015). *Hormonal physiology of childbearing: Evidence and implications for women, babies and maternity care*. National Partnership for Women & Families. https://www.nationalpartnership.org/our-work/resources/health-care/maternity/hormonal-physiology-of-childbearing.pdf https://doi.org/10.1891/1058-1243.24.3.145

Bueno-Lopez, V., Fuentelsaz-Gallego, C., Casellas-Caro, M., Falgueras-Serrano, A.M., Crespo-Berros, S., Silvano-Cocinero, A.M., Alcaine-Guisado, C., Zamoro Fuentes, M., Carreras, E. & Terré-Rull, C. (2018). Efficiency of the modified Sims maternal position in the rotation of persistent occiput posterior position during labor: A randomized clinical trial. *Birth, 45*(4), 385–392.

Calais-Germain, B. & Parés, N. (2012). *Preparing for a gentle birth: The pelvis in pregnancy*. Healing Arts Press.

Carbone, L., De Vivo, V., Saccone, G., D'Antonio, F., Mercorio, A., Raffone, A., Arduino, B., D'Alessandro, P., Sarno, L., Conforti, A., Maruotti, G.M., Alviggi, C. & Zullo, F. (2019). Sexual intercourse for induction of spontaneous onset of labor: A systematic review and meta-analysis of randomized controlled trials. *The Journal of Sexual Medicine, 16*(11), 1787–1795.

Clark, C.J., Kalanaviciute, G., Bartholomew, V., Cheyne, H. & Hundley, V.A. (2022). Exploring pain characteristics in nulliparous women: A precursor to developing support for women in the latent phase of labour. *Midwifery, 104*, 103174. https://doi.org/10.1016/j.midw.2021.103174

Cluett, E.R. & Burns, E. (2009). Immersion in water in labour and birth. *The Cochrane Database of Systematic Reviews*, (2), CD000111. https://doi.org/10.1002/14651858.CD000111.pub3

Curtis, P., Resnick, J.C., Evens, S. & Thompson, C.J. (1999). A comparison of breast stimulation and intravenous oxytocin for the augmentation of labor. *Birth, 26*(2), 115–122. https://doi.org/10.1046/j.1523-536x.1999.00115.x

Davis, E. (2012). *Heart and Hands a Midwife's Guide to Pregnancy and Birth* (5. Aufl.). Ten Speed Press.

DeMaria, A.L., Sundstrom, B., Moxley, G.E., Banks, K., Bishop, A. & Rathbun, L. (2018). Castor oil as a natural alternative to labor induction: A retrospective descriptive study. *Women and Birth: Journal of the Australian College of Midwives, 31*(2), e99–e104. https://doi.org/10.1016/j.wombi.2017.08.001

Demirel, G. & Guler, H. (2015). The effect of uterine and nipple stimulation on induction with oxytocin and the labor process. *Worldviews on Evidence-Based Nursing, 12*(5), 273–280. https://doi.org/10.1111/wvn.12116

Edmonds, J. K. & Zabbo, G. (2017). Women's descriptions of labor onset and progression before hospital admission. *Nursing for Women's Health, 21*(4), 250–258. https://doi.org/10.1016/j.nwh.2017.06.003

el Halta, V. (1995). Posterior labor: A pain in the back. *Midwifery Today*, (36), 19–21.

Eri, T.S., Bondas, T., Gross, M.M., Janssen, P. & Green, J.M. (2015). A balancing act in an unknown territory: A metasynthesis of first-time mothers' experiences in early labour. *Midwifery, 31*(3), e58–e67. https://doi.org/10.1016/j.midw.2014.11.007

Erickson, E.N., Bailey, J.M., Colo, S.D., Carlson, N.S. & Tilden, E.L. (2021). Induction of labor or expectant management? Birth outcomes for nulliparous individuals choosing midwifery care. *Birth, 48*(4), 501–513. https://doi.org/10.1111/birt.12560

Finucane, E.M., Murphy, D.J., Biesty, L.M., Gyte, G.M., Cotter, A.M., Ryan, E.M., Boulvain, M. & Devane, D. (2020). Membrane sweeping for induction of labour. *The Cochrane Database of Systematic Reviews, 2*(2), CD000451. https://doi.org/10.1002/14651858.CD000451.pub3

Gardberg, M., Laakkonen, E. & Sälevaara, M. (1998). Intrapartum sonography and persistent occiput posterior position: A study of 408 deliveries. *Obstetrics and Gynecology, 91*(5 Pt 1), 746–749.

Gilad, R., Hochner, H., Savitsky, B., Porat, S. & Hochner-Celnikier, D. (2018). Castor oil for induction of labor in post-date pregnancies: A randomized controlled trial. *Women and birth, 31*(1), e26–e31. https://doi.org/10.1016/j.wombi.2017.06.010

Glavind, J., Greve, T., de Wolff, M.G., Hansen, M.K. & Henriksen, T.B. (2020). Medication used in Denmark in the latent phase of labor – do we know what we are doing? *Sexual & Reproductive Healthcare, 25*, 100515. https://doi.org/10.1016/j.srhc.2020.100515

Grobman, W.A., Rice, M.M., Reddy, U.M., Tita, A., Silver, R.M., Mallett, G., Hill, K., Thom, E.A., El-Sayed, Y.Y., Perez-Delboy, A., Rouse, D.J., Saade, G.R., Boggess, K.A., Chauhan, S.P., Iams, J.D., Chien, E.K., Casey, B.M., Gibbs, R.S., Srinivas, S.K. & Macones, G.A. (2018). Labor induction versus expectant management in low-risk nulliparous women. *The New England Journal of Medicine, 379*(6), 513–523.

Gross, M.M., Haunschild, T., Stoexen, T., Methner, V. & Guenter, H.H. (2003). Women's recognition of the spontaneous onset of labor. *Birth, 30*(4), 267–271. https://doi.org/10.1046/j.1523-536X.2003.00257.x

Hanley, G.E., Munro, S., Greyson, D., Gross, M.M., Hundley, V., Spiby, H. & Janssen, P.A. (2016). Diagnosing onset of labor: A systematic review of definitions in the research literature. *BMC Pregnancy and Childbirth, 16*, 71. https://doi.org/10.1186/s12884-016-0857-4

Hundley, V., Downe, S. & Buckley, S.J. (2020). The initiation of labour at term gestation: Physiology and practice implications. *Best Practice & Research Clinical Obstetrics & Gynaecology, 67*, 4–18. https://doi.org/10.1016/j.bpobgyn.2020.02.006

Ingvarsson, S., Schildmeijer, K. & Oscarsson, M. (2020). Swedish midwives' experiences and views of amniotomy: An interview study. *Midwifery, 91*, 102840. https://doi.org/10.1016/j.midw.2020.102840

Kalati, M., Kashanian, M., Jahdi, F., Naseri, M., Haghani, H. & Sheikhansari, N. (2018). Evening primrose oil and labour, is it effective? A randomised clinical trial. *Journal of Obstetrics and Gynaecology, 38*(4), 488–492. https://doi.org/10.1080/01443615.2017.1386165

Kariminia, A., Chamberlain, M.E., Keogh, J. & Shea, A. (2004). Randomised controlled trial of effect of hands and knees posturing on incidence of occiput posterior position at birth. *BMJ (Clinical Research Ed.), 328*(7438), 490. https://doi.org/10.1136/bmj.37942.594456.44

Kavanagh, J., Kelly, A.J. & Thomas, J. (2005). Breast stimulation for cervical ripening and induction of labour. *The Cochrane Database of Systematic Reviews, 2005*(3), CD003392.

Kelly, A.J., Kavanagh, J. & Thomas, J. (2013). Castor oil, bath and/or enema for cervical priming and induction of labour. *The Cochrane Database of Systematic Reviews, 2013*(7), CD003099. https://doi.org/10.1002/14651858.CD003099.pub2

King, J. (1993). *Back labor no more!! What every woman should know before labor*. Plenary Systems.

Lawrence, A., Lewis, L., Hofmeyr, G.J. & Styles, C. (2013). Maternal positions and mobility during first stage labour. *The Cochrane Database of Systematic Reviews*, (8), CD003934. https://doi.org/10.1002/14651858.CD003934.pub3

Le Ray, C., Lepleux, F., De La Calle, A., Guerin, J., Sellam, N., Dreyfus, M. & Chantry, A.A. (2016). Lateral asymmetric decubitus position for the rotation of occipito-posterior positions: Multicenter randomized controlled trial EVADELA. *American*

Journal of Obstetrics and Gynecology, 215(4), 511.e1–511.e5117. https://doi.org/10.1097/OGX.0000000000000415

Levy, A. T., Weingarten, S., Ali, A., Quist-Nelson, J. & Berghella, V. (2021). Hands-and-knees posturing and fetal occiput anterior position: A systematic review and meta-analysis. *American Journal of Obstetrics & Gynecology MFM, 3*(4), 100346. https://doi.org/10.1016/j.ajogmf.2021.100346

Lowe, N.K. (2007). A review of factors associated with dystocia and cesarean section in nulliparous women. *Journal of Midwifery & Women's Health, 52*(3), 216–228. https://doi.org/10.1016/j.jmwh.2007.03.003

Mallory, D.J. (2018). *Integrative medicine* (Kap. 53 – Postdates Pregnancy, 4. Aufl.). Elsevier.

Malvasi, A., Barbera, A., Di Vagno, G., Gimovsky, A., Berghella, V., Ghi, T., Di Renzo, G.C. & Tinelli, A. (2015). Asynclitism: A literature review of an often forgotten clinical condition. *The Journal of Maternal-Fetal & Neonatal Medicine, 28*(16), 1890–1894. https://doi.org/10.3109/14767058.2014.972925

Maykin, M.M., Ukoha, E.P., Tilp, V., Gaw, S.L. & Lewkowitz, A.K. (2021). Impact of therapeutic rest in early labor on perinatal outcomes: A prospective study. *American Journal of Obstetrics & Gynecology MFM, 3*(3), 100325. https://doi.org/10.1016/j.ajogmf.2021.100325

Miles, M., Muza, S. & Dewey, K. (o. D.). *About The Miles Circuit*. The Miles Circuit. https://www.milescircuit.com

Miller, Y.D., Armanasco, A.A., McCosker, L. & Thompson, R. (2020). Variations in outcomes for women admitted to hospital in early versus active labour: An observational study. *BMC Pregnancy and Childbirth, 20*(1), 469. https://doi.org/10.1186/s12884-020-03149-7

Muñoz Balbontín, Y., Stewart, D., Shetty, A., Fitton, C.A. & McLay, J.S. (2019). Herbal medicinal product use during pregnancy and the postnatal period: A systematic review. *Obstetrics and Gynecology, 133*(5), 920–932.

Munro, J. & Jokinen, M. (2012). Persistent lateral and posterior fetal positions at the onset of labour. In Royal College of Midwives (Hrsg.), *Evidence Based Guidelines for Midwifery-led Care in Labour*.

Nahaee, J., Abbas-Alizadeh, F., Mirghafourvand, M. & Mohammad-Alizadeh-Charandabi, S. (2020). Pre- and during-labour predictors of dystocia in active phase of labour: A case-control study. *BMC Pregnancy and Childbirth, 20*(1), 425. https://doi.org/10.1186/s12884-020-03113-5

Najafi, M., Loripoor, M., Saghafi, Z. & Kazemi, M. (2019). The effect of vaginal evening primrose on the Bishop score of term nulliparous women. *Nursing Practice Today, 6*(4), 202–211. https://doi.org/10.18502/npt.v6i4.1942

Nasiri, M., Gheibi, Z., Miri, A., Rahmani, J., Asadi, M., Sadeghi, O. & Maleki, V. (2019). Effects of consuming date fruits (Phoenix dactylifera Linn) on gestation, labor, and delivery: An updated systematic review and meta-analysis of clinical trials. *Complementary Therapies in Medicine, 45*, 71–84. https://doi.org/10.1016/j.ctim.2019.05.017

Nieminen, K., Stephansson, O. & Ryding, E.L. (2009). Women's fear of childbirth and preference for cesarean section: A cross-sectional study at various stages of pregnancy in Sweden. *Acta Obstetricia et Gynecologica Scandinavica, 88*(7), 807–813. https://doi.org/10.1080/00016340902998436

Nyman, V., Downe, S. & Berg, M. (2011). Waiting for permission to enter the labour ward world: First time parents' experiences of the first encounter on a labour ward. *Sexual & Reproductive Healthcare, 2*(3), 129–134. https://doi.org/10.1016/j.srhc.2011.05.004

Odent, M. (1997). Can water immersion stop labor? *Journal of Nurse-Midwifery, 42*(5), 414–416. https://doi.org/10.1016/S0091-2182(97)00051-7

Oláh, K. (1991). Measurement of the cervical response to uterine activity in labour and observations on the mechanism of cervical effacement. *Journal of Perinatal Medicine, 19*(S2), 245.

Oláh, K.S. & Neilson, J.P. (1994). Failure to progress in the management of labour. *British journal of obstetrics and gynaecology, 101*(1), 1–3. https://doi.org/10.1111/j.1471-0528.1994.tb13000.x

Oláh, K.S., Gee, H. & Brown, J.S. (1993). Cervical contractions: The response of the cervix to oxytocic stimulation in the latent phase of labour. *British Journal of Obstetrics and Gynaecology, 100*(7), 635–640. https://doi.org/10.1111/j.1471-0528.1993.tb14229.x

Ondeck, M. (2019). Healthy birth practice #2: Walk, move around, and change positions throughout labor. *The Journal of Perinatal Education, 28*(2), 81–87. https://doi.org/10.1891/1058-1243.28.2.81

Petersen, A., Poetter, U., Michelsen, C. & Gross, M.M. (2013). The sequence of intrapartum interventions: A descriptive approach to the cascade of interventions. *Archives of Gynecology and Obstetrics, 288*(2), 245–254. https://doi.org/10.1007/s00404-013-2737-8

Phillips, C.J. (2001). *Hands of love: Seven steps to the miracle of birth.* New Dawn Publishing.

Ragusa, A., Mansur, M., Zanini, A., Musicco, M., Maccario, L. & Borsellino, G. (2005). Diagnosis of labor: A prospective study. *MedGenMed: Medscape General Medicine, 7*(3), 61.

Razgaitis, E.J. & Lyvers, A.N. (2010). Management of protracted active labor with nipple stimulation: A viable tool for midwives? *Journal of Midwifery & Women's Health, 55*(1), 65–69. https://doi.org/10.1016/j.jmwh.2009.05.002

Rossignol, M., Chaillet, N., Boughrassa, F. & Moutquin, J.M. (2014). Interrelations between four antepartum obstetric interventions and cesarean delivery in women at low risk: A systematic review and modeling of the cascade of interventions. *Birth (Berkeley, Calif.), 41*(1), 70–78. https://doi.org/10.1111/birt.12088

Schlaeger, J.M., Gabzdyl, E.M., Bussell, J.L., Takakura, N., Yajima, H., Takayama, M. & Wilkie, D.J. (2017). Acupuncture and acupressure in labor. *Journal of Midwifery & Women's Health, 62*(1), 12–28. https://doi.org/10.1111/jmwh.12545

Scott, P. (2003). *Sit up and Take Notice! Positioning Yourself for a Better Birth.* Great Scott Publications.

Seng, J. (2015). How does traumatic stress affect pregnancy and birth? In J. Seng & J. Taylor (Hrsg.), *Trauma informed care in the perinatal period* (S. 57–73). Dunedin Academic Press.

Shah, S., Banh, E.T., Koury, K., Bhatia, G., Nandi, R. & Gulur, P. (2015). Pain Management in Pregnancy: Multimodal Approaches. *Pain research and treatment, 2015*, 987483. https://doi.org/10.1155/2015/987483

Simkin, P. (2010). The fetal occiput posterior position: State of the science and a new perspective. *Birth, 37*(1), 61–71. https://doi.org/10.1111/j.1523-536X.2009.00380.x

Smith, C.A. (2003). Homoeopathy for induction of labour. *The Cochrane Database of Systematic Reviews, 4*, CD003399. https://doi.org/10.1002/14651858.CD003399

Smith, C.A., Armour, M. & Dahlen, H.G. (2017). Acupuncture or acupressure for induction of labour. *The Cochrane Database of Systematic Reviews, 10*(10), CD002962. https://doi.org/10.1002/14651858.CD002962.pub4

Smith, C.A., Collins, C.T., Crowther, C.A., Levett, K.M., Armour, M., Dahlen, H.G., Tan, A.L. & Mesgarpour, B. (2020). Acupuncture or acupressure for pain management in labour. *The Cochrane Database of Systematic Reviews*, (2), CD009232. https://doi.org/10.1002/14651858.CD009232.pub2

Smyth, R.M., Markham, C. & Dowswell, T. (2013). Amniotomy for shortening spontaneous labour. *The Cochrane Database of Systematic Reviews, 6*, CD006167. https://doi.org/10.1002/14651858.CD006167.pub3

Stein, J.L., Bardeguez, A.D., Verma, U.L. & Tegani, N. (1990). Nipple stimulation for labor augmentation. *The Journal of Reproductive Medicine, 35*(7), 710–714.

Sutton, J. & Scott, P. (1996). *Understanding and Teaching Optimal Foetal Positioning.* Birth Concepts.

Sydsjö, G., Bladh, M., Lilliecreutz, C., Persson, A.M., Vyöni, H. & Josefsson, A. (2014). Obstetric outcomes for nulliparous women who received routine individualized treatment for severe fear of childbirth – a retrospective case control study. *BMC pregnancy and childbirth, 14*, 126.

Takahata, K., Horiuchi, S., Tadokoro, Y., Sawano, E. & Shinohara, K. (2019). Oxytocin levels in low-risk primiparas following breast stimulation for spontaneous onset of labor: A quasi-experimental study. *BMC Pregnancy and Childbirth, 19*(1), 351. https://doi.org/10.1186/s12884-019-2504-3

Tantengco, O.A.G. & Menon, R. (2020). Contractile function of the cervix plays a role in normal and pathological pregnancy and parturition. *Medical hypotheses, 145*, 110336. https://doi.org/10.1016/j.mehy.2020.110336

Tantengco, O.A.G., Vink, J.Y. & Menon, R. (2021). Trends, gaps, and future directions of research in cervical remodeling during pregnancy: a bibliometric analysis. *The journal of maternal-fetal & neonatal medicine, 35*(25), 8355–8363. https://doi.org/10.1080/14767058.2021.1974387

Tilden, E.L., Caughey, A.B., Ahlberg, M., Lundborg, L., Wikström, A.K., Liu, X., Ng, K., Lapidus, J. & Sandström, A. (2023). Latent phase duration and associated outcomes: a contemporary, population-based observational study. *American Journal of Obstetrics and Gynecology, 228*(5S), S1025–S1036.e9.

Tilden, E.L., Phillippi, J.C., Ahlberg, M., King, T.L., Dissanayake, M., Lee, C.S., Snowden, J.M. & Caughey, A.B. (2019). Describing latent phase duration and associated characteristics among 1281 low-risk women in spontaneous labor. *Birth, 46*(4), 592–601. https://doi.org/10.1111/birt.12428

Tully, G. (2020). *Abdominal lift and tuck.* Spinning Babies. https://www.spinningbabies.com/pregnancy-birth/techniques/abdominal-lift-tuck

Tully, G. (2021). *Quick Reference Digital Download *new Edition!**. Spinning Babies. https://www.spinningbabies.com/product/quick-reference-digital-download-2021

Tunaru, S., Till, F., Althoff, A., Nüsing, R., Diener, M. & Offermanns, S. (2012). Castor oil induces relaxation and uterus contraction via ricinoleic acid activating prostaglandin EP3 receptors. *Proceedings of the National Academy of Sciences of the USA, 109*(23), 9179–9184.

Ulmsten, U. (1994). The forces of labor, resistance of the cervix and the contractions of the myometrium. *European Journal of Obstetrics & Gynecology and Reproductive Biology, 55*(1), 7. https://doi.org/10.1016/0028-2243(94)90178-3

Waldenström, U., Hildingsson, I. & Ryding, E.L. (2006). Antenatal fear of childbirth and its association with subsequent caesarean section and experience of childbirth. *BJOG: An International Journal of Obstetrics and Gynaecology, 113*(6), 638–646.

World Health Organization. (2018). *WHO recommendations: Intrapartum care for a positive childbirth experience: Transforming care of women and babies for improved health and well-being: Executive summary*. https://apps.who.int/iris/bitstream/handle/10665/272447/WHO-RHR-18.12-eng.pdf

Wuitchik, M., Bakal, D. & Lipshitz, J. (1989). The clinical significance of pain and cognitive activity in latent labor. *Obstetrics and Gynecology, 73*(1), 35–42.

Zhang, J., Landy, H.J., Ware Branch, D., Burkman, R., Haberman, S., Gregory, K.D., Hatjis, C.G., Ramirez, M.M., Bailit, J.L., Gonzalez-Quintero, V.H., Hibbard, J.U., Hoffman, M.K., Kominiarek, M., Learman, L.A., Van Veldhuisen, P., Troendle, J., Reddy, U.M. & Consortium on Safe Labor. (2010). Contemporary patterns of spontaneous labor with normal neonatal outcomes. *Obstetrics and Gynecology, 116*(6), 1281–1287.

7 Protrahierte aktive Geburtsphase

Amy Marowitz

Dieses Kapitel beschreibt zunächst die aktive Geburtsphase und den Unterschied zwischen einer protrahierten aktive Geburtsphase und einem Geburtsstillstand. Thematisiert werden die möglichen Ursachen und geeigneten Interventionen eines verzögerten Geburtsverlaufs.

7.1 Die aktive Geburtsphase: Beschreibung, Definition, Diagnose

Unser heutiges Verständnis von den Phasen oder Stadien der Geburt geht größtenteils auf Emmanuel Friedman zurück. Er stellte zahlreiche Geburtsverläufe graphisch dar und setzte die Dauer der Dilatation und des Tiefertretens des kindlichen Köpfchens in Relation zur bis dahin vergangene Zeit. Er beobachtete, dass die Linien für Dilatation und Tiefertreten in den meist auf vorhersehbare Weise anstiegen: Anfangs vollzog sich die Zervixdilatation langsam, dann folgte eine Zeit der schnelleren Dilatation und schließlich das Tiefertreten des Kopfes. Das führte zur Einteilung der Geburten in eine Vorbereitungsphase, eine Dilatationsphase und eine Austreibungsphase. Diese Einteilung entspricht der Latenzphase oder dem ersten Stadium der Geburt, der aktiven Phase des ersten Stadiums und dem zweiten Stadium der Geburt (Friedman, 1954).

Friedman definierte den Zeitpunkt des steilen Anstiegs der Dilatationsgeschwindigkeit (Akzelerationsphase) als Beginn der aktiven Geburtsphase; ein für die allermeisten Geburten zutreffender Befund. In seiner Originalstudie nennt Friedman eine durchschnittliche Dilatation von etwa 3 cm, sobald sich die Geburt beschleunigt (Friedman, 1954). Die Fachwelt hat sich seine Definition des Beginns der aktiven Geburtsphase zu eigen gemacht. Inzwischen weiß man aber, dass sich die meisten Frauen erst in der aktiven Geburtsphase befinden, wenn die Muttermundsweite 5 oder 7 Zentimeter beträgt (Zhang et al., 2010). Der American Congress of Obstetricans and Gynecologists (ACOG), die Society für Maternal Fetal Medicine (SMFM) sowie die World Health Organization (WHO) teilen die Auffassung, dass die Muttermundsweite von 5–6 cm der Zeitpunkt ist, an dem für die meisten Gebärenden die aktive Geburtsphase beginnt (ACOG & SMFM, 2014; WHO, 2018).

7.2 Protrahierte aktive Geburtsphase oder Geburtsstillstand?

Friedman hat nicht nur die Geburtsstadien und -phasen, sondern auch die Geburtsdauer studiert. Er entwickelte Kriterien für einen normalen Geburtsfortschritt, indem er für jede Phase und jedes Stadium der Geburt die langsamste, schnellste und durchschnittliche Fortschrittsgeschwindigkeit errechnete. Aufgrund seiner Forschungen legte er für einen normalen Geburtsfortschritt eine Muttermundserweiterung von 1,2 cm/h bei Erstgebärenden und von 1,5 cm/h bei Mehrgebärenden fest (Friedman, 1978). Schritt eine Geburt langsamer voran, galt sie als protrahiert. Blieb die Muttermundsweite zwei Stunden lang unverändert, sprach er von einem Geburtsstillstand – eine recht willkürliche Einschätzung (Friedman, 1978).

Aufgrund neuer wissenschaftlicher Erkenntnisse wurden diese Kriterien einer Neubewertung unterzogen. Besonders aussagekräftig sind zwei Studien zum Geburtsfortschritt, die große Datenmengen verarbeitet haben: das Collaborative Perinatal Project (CPP) von 1959 bis 1966 und das Consortium on Safe Labor (CSL) von 2002 bis 2008 (Zhang et al., 2010). Die Analyse der beiden Datenbestände ergab, dass Friedman die Kriterien für einen normalen Geburtsfortschritt viel zu eng gefasst hatte. Als Ergebnis dieser und anderer Studien wurde der normale Geburtsfortschritt bei Erstgebärenden auf mindestens 0,5–0,7 cm/h, bei Mehrgebärenden auf 0,5–1,3 cm/h festgelegt (Zhang et al., 2010). Die Bandbreite dieser Daten zeigt, dass mit Fortschreiten der Geburt die Geschwindigkeit der Muttermundserweiterung zunimmt. ACOG und SMFM (2014) und die WHO (2018) unterstützen diese Neueinschätzung.

Aktuelle Studien belegen, dass eine über zwei Stunden unveränderte Muttermundsweite keine Seltenheit ist und deshalb nicht als unnormal gelten sollte (Zhang et al., 2010). Forschungs- und Fachgesellschaften empfehlen folgende Definition des Geburtsstillstands: keine Zervixeröffnung (Dilatation von mindestens 6 cm) innerhalb von vier Stunden in der aktiven Geburtsphase (ACOG & SMFM, 2014; Neal & Lowe, 2012).

7.3 Mögliche Ursachen einer protrahierten aktiven Geburtsphase

Feto-pelvische Faktoren: Missverhältnis zwischen kindlichem Kopf und mütterlichem Becken, weil das Köpfchen verglichen mit dem Becken zu groß ist oder aufgrund der Diskrepanz zwischen fetaler Kopfform und Größe oder Durchmesser des Beckens. Weitere mögliche Ursachen sind Einstellungs-, Lage- oder Haltungsanomalien, eine persistierende querlaufende Pfeilnaht oder ein persistierender Asynklitismus, oft verbunden mit einem deflektierten Kopf.

Störung der hormonellen Geburtsphysiologie: Umgebungsfaktoren können die Ursache sein, z. B. fehlende Privatsphäre, Lärm, grelles Licht, mangelhafte Unterstützung, emotionale Faktoren wie Sorgen und Ängste.

Unzureichende Uterusaktivität (Wehenschwäche): Mögliche Ursachen sind Immobilität, Medikamente, Störungen der hormonellen Geburtsphysiologie und, bei langen Geburtsverläufen, eine uterine Laktatproduktion.

Bindegewebefaktoren (Zervix, Muskeln, Ligamente, Faszien) und muskuloskelettale Faktoren:

Zervixstenose, muskuloskelettale Probleme wie eine Lendenlordose kombiniert mit fehlender lumbarer Mobilität, Hängebauch, Pendelbauch, andere Probleme des Stütz- und Bewegungsapparats

Kombination verschiedener Ursachen oder unbekannte Ätiologie: Manchmal hat ein mangelhafter Geburtsfortschritt mehrere Ursachen gleichzeitig, z. B. anhaltende Fehleinstellung eines sehr großen Kindes, eine erschöpfte Mutter mit unzureichenden Wehen. Manchmal bleiben die Gründe unklar.

7.4 Behandlung protrahierter Geburtsverläufe

Es gibt zwar keine belastbaren Evidenzen oder Expertenmeinungen zur optimalen Behandlung einer prolongierten Geburt, jedoch eine ganze Reihe möglicher Maßnahmen, angefangen von risikolosen Techniken zur Unterstützung des natürlichen Geburtsprozesses, wie sie bei jeder Geburt angebracht sind, bis zu mehr oder weniger riskanten hochtechnisierten medizinischen und pharmakologischen Interventionen. Dass zunächst weniger invasive Maßnahmen und erst danach je nach Bedarf invasivere ergriffen werden, versteht sich von selbst. Derzeit fehlt es allerdings an soliden Evidenzen, um den besten Zeitpunkt und die beste Abfolge der verschiedenen non-invasiven Behandlungsansätze zur Förderung des Geburtsfortschritts bestimmen zu können und zu wissen, wann der Wechsel zu medizinischen und/oder pharmakologischen Behandlungen angezeigt ist, etwa eine Amniotomie oder Oxytocinsteigerung. Neal und Lowe raten zur Steigerung der Oxytocindosis, wenn sich die Zervix in der aktiven Geburtsphase vier Stunden lang nicht verändert (Neal & Lowe, 2012). ACOG und SMFM (2014) geben lediglich an, eine Oxytocinsteigerung sei „üblich", wenn die aktive Geburtsphase verlängert ist oder stagniert.

Die Behandlungsstrategie soll im Rahnen eines Partizipativen Entscheidungsprozesses mit der Gebärenden gemeinsam ausgewählt werden. Eine gründliche Datensammlung kann Erkenntnisse über Bereiche liefern, die den Geburtsverlauf verlängern oder zur Verlängerung beitragen. Die Behandlungsempfehlungen sollen auf den Ergebnissen dieser Datensammlung beruhen. Oft gibt es mehr als einen vernünftigen Ansatz, wobei auch die Vorlieben der Mutter zu berücksichtigen sind.

7.5 Fetale Faktoren und Faktoren des mütterlichen Beckens

Ein Kopf-Becken-Missverhältnis liegt vor, wenn kindlicher Kopf und mütterliches Becken nicht gut zusammenpassen. Dieser Zustand wird meist mit einem engen Becken und/oder einem großen Kopf erklärt. Oft ist das ungünstige Größenverhältnis der einzige Grund für den zögerlichen Geburtsfortschritt. Ein Kopf-Becken-Missverhältnis kann aber auch von jedem anderen Faktor ausgelöst sein, der den Durchmesser des Köpfchens beeinflusst oder die Form des mütterlichen Beckens betrifft und die Passage durch das Becken erschwert.

Die **Stellung/Position** bezieht sich auf das Verhältnis zwischen vorangehendem (präsentierendem) fetalen Teil und mütterlichem Becken und auf das Verhältnis des kindlichen Rückens zur Gebärmutterinnenwand. Man unterscheidet eine dorso-posteriore Stellung (hintere Scheitelbeineinstellung) – dargestellt in **Abbildung 7-1,** eine dorso-anteriore Stellung (vordere Scheitelbeineinstellung) und eine dorso-transversale Stellung (Scheitelbeinquerlage, querlaufende Pfeilnaht), dargestellt in **Abbildung 7-2.** Bei einer dorso-anterioren Schädellage ist der Kopfdurchmesser am geringsten.

Die **Haltung** (*attitude*) bezeichnet den Grad der Flexion (Beugung) oder Extension (Streckung) des fetalen Kopfes. Die Haltung kann flexiert sein (physiologische Präsentation am Termin), weder flexiert noch extendiert (Vorderkopflage), teilweise extendiert (Stirnlage) oder vollkommen extendiert (Gesichtslage). Bei einem vollkommen gebeugten Kopf ist der Durchmesser am geringsten und die Passung am besten.

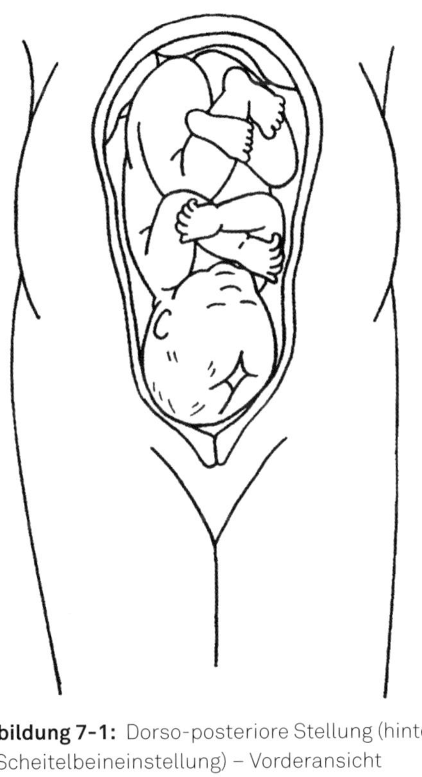

Abbildung 7-1: Dorso-posteriore Stellung (hintere Scheitelbeineinstellung) – Vorderansicht

Asynklitismus bedeutet, dass der kindliche Kopf zur einen oder anderen Schulter abgewinkelt ist. Dabei führt nicht der Scheitel, sondern eines der beiden Scheitelbeine am Beckeneingang, wie in **Abbildung 7-3** und **7-4** zu sehen ist. Ist das fetale Köpfchen nicht abgewinkelt, ist es synklitisch eingestellt wie in **Abbildung 7-5**. Eine asynklitische Haltung, erleichtert das Passieren des Beckeneingangs, weil der Kopfdurchmesser dabei geringer ist als bei synklitischer Haltung. Persistiert jedoch die asynklitische Einstellung, sind Rotation und Tiefertreten des

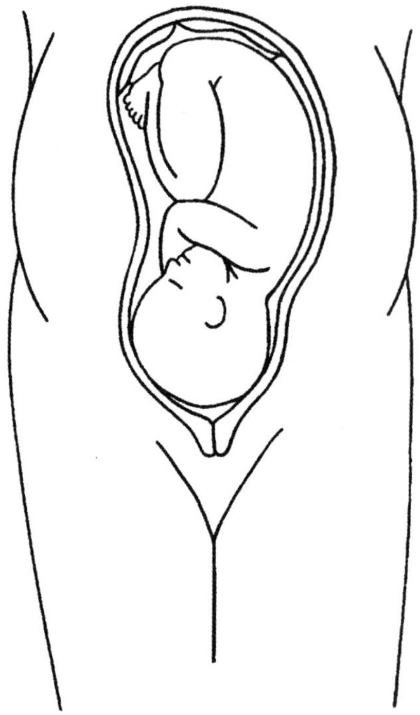

Abbildung 7-2: Dorso-anteriore Stellung mit querlaufender Pfeilnaht

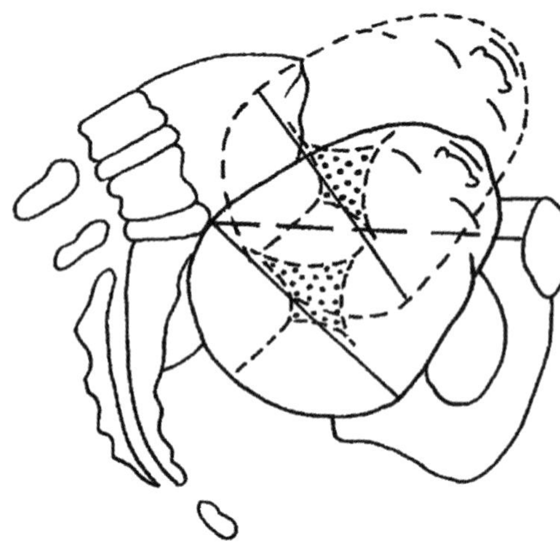

Abbildung 7-4: Anteriorer Asynklitismus (vordere Scheitelbeineinstellung)

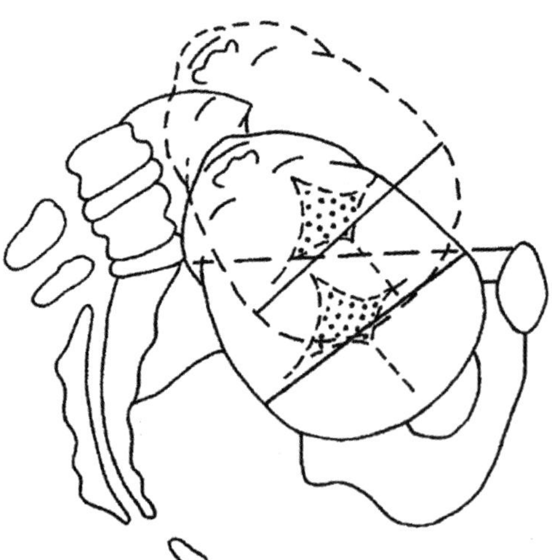

Abbildung 7-3: Posteriorer Asynklitismus (hintere Scheitelbeineinstellung)

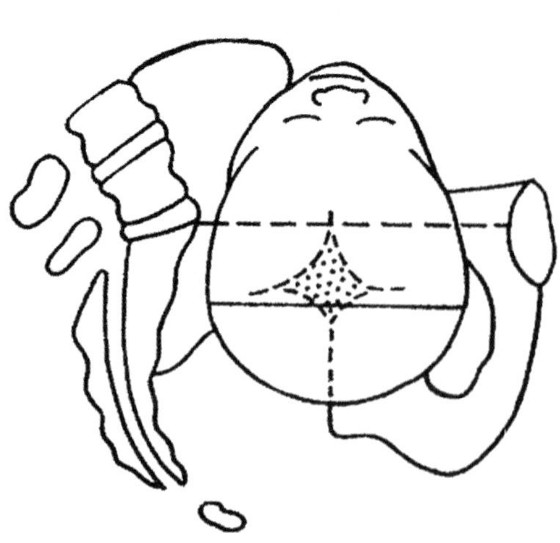

Abbildung 7-5: Synklitische Haltung

Köpfchens erschwert, was den Geburtsfortschritt verlangsamt oder stoppt (Malvasi, 2012; Malvasi et al., 2014b).

All diese Faktoren können dazu führen, dass Köpfchen und Becken nicht gut zusammenpassen und deshalb den Geburtsfortschritt beeinträchtigen. Die genannten Faktoren können einzeln oder zusammen auftreten. Beispiel: Ein Fetus in dorso-posteriorer Stellung kann auch asynklitisch sein.

7.6 Verzögerter Geburtsfortschritt durch fetale Haltungs- und Einstellungsanomalien

Beschrieben werden nachfolgend, wie Lageanomalien des Kindes ermittelt werden und welche Interventionen angebracht sind.

7.6.1 Das Kopf-Becken-Verhältnis ermitteln

Lageanomalien: Es gibt mehrere Möglichkeiten, die Haltung (position) des Kindes zu ermitteln, nämlich die Betrachtung der Bauchform, die Leopold-Handgriffe, die Lokalisierung des Punkts der maximalen Intensität der fetalen Herztöne, die Lokalisierung der Schmerzen, das Wehenmuster und die digitale vaginale Untersuchung zur Bestimmung der fetalen Schädelnähte und Fontanellen. Mehrere Studien weisen allerdings die Unzuverlässigkeit dieser Techniken nach (Gardberg et al., 1998; Liebermann et al., 2005; Malvasi et al., 2014a; Malvasi et al., 2014b; Simkin, 2010). Barros und Kollegen (2019) haben untersucht, was simulationsbasiertes Training bewirkt und ob es die Vorhersagegenauigkeit der Stellung des fetalen Köpfchens unter der Geburt verbessert, konnten jedoch keine signifikant höhere Trefferquote vermelden.

7.6.2 Fehleinstellungen

Auch die Beurteilung der Flexion des fetalen Köpfchens und einer persistierenden asynklitischen Einstellung ist schwierig. Theoretisch lassen sich Einstellung (*presentation*) und Haltung des Ungeborenen mit den Leopold-Handgriffen oder einer digitalen vaginalen Untersuchung bestimmen. Durch Palpieren des fetalen Schädels an der Rückenseite des Kindes lässt sich die Beugung des Köpfchens, d.h. eine Stirn- oder Gesichtslage, ermitteln. Der harte Schädel ist manchmal nicht gut tastbar. Die vaginale Untersuchung ermöglicht die Ermittlung der Stellung und Haltung des Kindes, besonders bei voller Extension oder Gesichtslage. Eine teilweise Extension (Stirnlage) und ein Kopf, der weder flexiert noch extendiert ist, kommen häufiger vor und sind bei der Untersuchung sehr viel schwerer zu erkennen. Asynklitismus lässt sich theoretisch durch eine vaginale Untersuchung anhand des Verlaufs der Schädelnaht in Relation zum mütterlichen Becken ermitteln. Wie Stellung und Haltung, ist auch Asynklitismus manchmal schwer zu ermitteln. Der Grad der Zervixerweiterung, ein fetales Caput succedaneum und/oder übereinander geschobene Schädelknochen oder eine Frau, der die vaginale Untersuchung unangenehm ist – all diese Dinge können dazu führen, dass die untersuchende Person eine Lageanomalie oder Fehleinstellung nicht erkennt.

Lageanomalie und Fehleinstellung sind die Folgen eines größeren fetalen Kopfumfangs; ein ausreichend flexiertes Köpfchen in dorsoanteriorer Stellung kann das Becken leichter passieren. Eine Lage- oder Einstellungsanomalie kann auch die natürlichen Wehen- und Geburtsmechanismen beeinträchtigen. Der Druck des Köpfchens bzw. der Vorblase auf die Zervix, der die Eröffnung normalerweise begünstigt, kann ungleichmäßig verteilt oder vermindert sein. Auch das Tiefertreten des Kopfes kann sich verzögern, da er sich erst drehen, beugen oder anderweitig im Becken ausrichten muss. Ist eine Rotation oder eine Einstellungskorrektur notwendig, verwundert es nicht, dass sich diese Geburt länger hinzieht als eine Geburt mit optimal eingestelltem Köpfchen.

7.6.3 Der Einsatz von Ultraschall

Die Diagnose einer Lage- oder Einstellungsanomalie gelingt am besten mit einer Ultraschalluntersuchung durch eine erfahrene Fachkraft (Bellussi et al., 2017; Hjartardóttir et al., 2021; Malvasi et al., 2014a; Malvasi et al. 2015). Befürworter dieser Untersuchungsmethode zur Ermittlung der fetalen Lage und Einstellung oder eines Asynklitismus argumentieren, eine Ultraschalluntersuchung unter der Geburt mögliche es, die beste Primärintervention zu wählen, etwa bestimmte mütterliche Positionen oder Bewegungen oder manuelle Techniken, die die Rotation des Ungeborenen erleichtern, und anschließend den Erfolg der Maßnahme zu ermitteln. Bislang wurde allerdings nicht erforscht, ob die aufgrund einer Ultraschalluntersuchung durchgeführten Primärinterventionen bei Verdacht auf eine Lage- oder Einstellungsanomalie zu besseren Outcomes führen als Primärinterventionen aufgrund von Versuch-und-Irrtum. Positionen und Bewegungen zur Verbesserung des Kopf-Becken-Verhältnisses sind in der Regel für alle Gebärenden sicher. Ohne bestätigende Ultraschalluntersuchung sollen geburtshilfliche Betreuungskräfte die Möglichkeit einer fetalen Einstellungs- oder Lageanomalie als Ursache einer protrahierten aktiven Geburtsphase nicht ausschließen.

7.6.4 Amniotomie bei einer fetalen Lage- oder Einstellungsanomalie

Zur Beschleunigung einer verzögerten aktiven Geburtsphase wird oft eine künstliche Eröffnung der Fruchtblase (*Amniotomie*) durchgeführt. Die künstliche Eröffnung der Fruchtblase soll den Geburtsfortschritt verbessern, indem sie den Druck auf die Zervix und das untere Uterussegment erhöht, was die Freisetzung wehenverstärkender Prostaglandine und von Oxytocin stimuliert (Penfield & Wing, 2017). Ob eine Amniotomie bei Lage- und Einstellungsanomalien tatsächlich von Vorteil ist, wird inzwischen bezweifelt, weil sie die anschließende Rotation in die optimale Geburtsposition möglicherweise erschwert. Die Erklärung: Hat sich der kindliche Kopf schlecht eingestellt, wird er von einer intakten Fruchtblase geschützt, was ihm auch die für eine günstigere Einstellung nötige Bewegungsfreiheit bietet. Wird dagegen die Vorblase entfernt, ist das Ungeborene einer ungleichmäßigen Kopfkompression, übermäßiger Konfiguration, einem stärker ausgeprägten Caput succedaneum und der erhöhten Gefahr einer operativen Entbindung ausgesetzt. Evidenzen dazu sind spärlich. Eine Studie hat untersucht, welche Faktoren, Amniotomie eingeschlossen, zu einer persistierenden dorso-posterioren Stellung beitragen und keine Korrelation zwischen dieser Fehleinstellung und künstlicher Eröffnung der Fruchtblase gefunden (Cheng et al., 2006). Ein Cochrane-Review aus dem Jahr 2013 hat spontane Geburtswehen mit der routinemäßigen Amniotomie und dem Plan, die Membran intakt zu lassen verglichen, allerdings ohne dabei die Wirksamkeit dieser Maßnahme bei einer bekannten Haltungs- und Einstellungsanomalie zu berücksichtigen (Smyth et al., 2013). Die Studie hat gezeigt, dass eine Amniotomie die Geburtsdauer nicht verändert, die Kaiserschnittrate jedoch leicht erhöht. Weitere umfassende Untersuchungen zur Amniotomie unter der Geburt sind notwendig, um zu ermitteln, ob Einstellungs- und Lageanomalien besser bei stehender oder besser bei gesprungener Fruchtblase korrigiert werden oder ob sie sich mehr oder weniger spontan normalisieren.

7.6.5 Periduralanästhesie und Lage- und Einstellungsanomalie

Mehrere Beobachtungsstudien haben eine Korrelation zwischen Periduralanästhesie (PDA) und vorhandenen und persistierenden Einstellungs- oder Haltungsanomalien festgestellt (Cheng et al., 2006; Liebermann et al., 2005; Menichini et al., 2022; Sizer & Nirmal, 2000). Andere Studien belegen diesen Zusammenhang nur, wenn die PDA vor dem Tiefertreten des Köpfchens gesetzt wird (Le Ray et al., 2005; Robinson et al., 1996). Unklar bleibt, ob der Zusammenhang das Ergebnis der PDA ist, die Lage- und Einstellungsanomalien begünstigt oder Gebärende, deren Ungeborenes eine Lage- oder Einstellungsanomalie aufweist, häufiger eine PDA verlangen.

7.7 Mütterliche Positionen und Bewegungen bei fetaler Haltungs- oder Einstellungsanomalie

Das Kapitel thematisiert, welchen Einfluss die mütterliche Position und ihre Bewegungen auf Lage- und Haltungsanomalien des ungeborenen Kindes oder auf ein anderes Problem mit der Passung (*poor fit*) haben. Vorgestellt werden Interventionen zur Veränderung der fetalen Einstellung bzw. Haltung.

7.7.1 Übersicht und Evidenz

Die Positionen und Bewegungen der gebärenden Frau verändern die Schwerkraft, den Beckendurchmesser, die Druckverhältnisse im Uterus sowie den Druck auf Zervix und Beckengelenke (Siccardi et al., 2021; Siccardi et al., 2019). Die Kräfteveränderungen sollen die Geburtsmechanik verbessern und die Kopf-Becken-Verhältnisse positiv beeinflussen – so der Gedanke. Viele in der Geburtshilfe Tätige, insbesondere Hebammen, propagieren und praktizieren diese Techniken, wenn eine Haltungs- oder Einstellungsanomalie vorliegt, oder zur Förderung des Geburtsfortschritts bei einer verlängerten aktiven Geburtsphase. Die Hebamme und Autorin Gail Tully beispielsweise hat sich mit diesem Thema intensiv beschäftigt (Tully, 2016, 2020) und mit Spinning Babies® eine Website kreiert, auf der sie viele ihrer Grundgedanken darstellt und beschreibt, wie mütterliche Positionen und andere Maßnahmen den Geburtsfortschritt fördern (Spinning Babies, https://www.spinningbabies.com) (Spinning Babies, 2023). Es fehlt nicht an anekdotischen Evidenzen zur Effektivität dieses Ansatzes und an Berichten, dass es dank der empfohlenen Techniken gelang, eine Haltungs- oder Einstellungsanomalie zu korrigieren und die Geburt daraufhin schnell vonstattenging.

Wissenschaftliche Studien über mütterliche Positionen zur Korrektur einer Einstellungs- oder Haltungsanomalie erbrachten gemischte Ergebnisse. In **Tabelle 7-1** werden fünf randomisierte kontrollierte Studien (RCTs) beschrieben, die untersucht haben, ob spezifische Positionen der Mutter die Rotation des Ungeborenen von einer dorso-posterioren in eine dorso-anteriore Stellung auslösen. Lediglich eine Studie (Bueno-Lopez et al., 2018) hat einen statistisch signifikanten Unterschied zwischen Kontrollgruppen und Interventionsgruppen belegt. Die Frauen in der Interventionsgruppe verbrachten mindestens 40 min/h in Seitenlage auf der Seite des kindlichen Rückens, bis zur Rotation des Kindes in die dorso-anteriore Stellung oder bis zur Entbindung.

In sämtlichen Studien (Stremler et al., 2005), mit einer Ausnahme, betrug die PDA-Rate bei allen Teilnehmerinnen 90 % und die Rate der Membranrupturen 100 % (Bueno-Lopez, 2018; Desbriere et al., 2013; Le Ray et al., 2016) oder um die 90 % (Guittier et al., 2016). Da jedoch Membranruptur und epidurale Analgesie mit höheren Einstellungs- und Haltungsanomalie-Raten verbunden sind, können die Ergebnisse nicht auf alle Frauen mit einem Un-

Tabelle 7-1: Mütterliche Positionen bei Einstellungs- oder Haltungsanomalie – wissenschaftliche Evidenzen

Studie	Studien-design	N	Intervention	% PDA I vs. K[a]	% Membran-ruptur I vs. K[a]	% Rotation in dorso-ante-riore Stellung I vs. K[a]
Stremler et al., 2005	RCT	147	Vierfüßlerstand für mindestens 30 min	19 % vs.22 %	43 % vs. 48 %	16 % vs. 7 % [b,e]
Desbriere et al., 2013	RCT	220	eine von drei Positionen je nach Höhenstand bis zur Rotation in dorso-anteriore Stellung[d]	93 % vs. 95 %	beide 100 %	78,2 % vs. 76,4 %[c,e]
Guittier et al., 2016	RCT	439	Vierfüßlerstand für mindestens 10 min	94 % vs. 93,1 %	88.6 % vs. 93.1 %	17,2 % vs. 11,5 %[b,e]
Le Ray et al., 2016	RCT	322	Seitenlage auf der dem Rücken des Kindes gegenüberliegenden Seite für 1 h	90 % vs. 89.5 %	beide 100 %	21,9 % vs. 21,6 %[b,e]
Bueno-Lopez et al., 2018	RCT	120	Seitenlage auf der Seite des kindlichen Rückens für 40 min/h bis zur Rotation oder Entbindung	beide100 %	beide 100 %	50,8 % vs. 21,7 %[f]

Hinweise: a. Interventionsgruppe vs. Kontrollgruppe; b. 1h nach Randomisierung; c. bei der Geburt; d. –3 bis –5 Ebene: Vierfüßlerstand –2 bis 0 Ebene/Höhenstand: Seitenlage auf der Seite des kindlichen Rückens, unteres Bein angewinkelt, oberes Bein gestreckt innerhalb der Körperaxe > 0 Ebene/Höhenstand: Seitenlage auf der Seite des kindlichen Rückens, unteres Bein gestreckt, oberes Bein unterstützt 90° abgewinkelt; e. statistisch nicht signifikant; f. Timing des Assessments der Rotation nicht spezifiziert

geborenen in dorso-posteriorer Stellung generalisiert werden. Dazu kommt, dass die Autorinnen einer Studie vermuten, die kurze Dauer der Positionen in der Interventionsgruppe entwerte die Ergebnisse der Gruppenvergleiche (Le Ray et al., 2016).

In all diesen Studien bestätigt die hohe Rate der Rotation des kindlichen Körpers in die dorso-anteriore Stellung sowohl in den Kontrollgruppen als in den Interventionsgruppen die Ergebnisse anderer Studien (Blanc-Petitjean et al., 2018; Hjartardóttir et al., 2021), nämlich dass sich die meisten Kinder, die sich in den frühen Stadien der Geburt in einer posterioren Stellung befinden, schließlich in eine anteriore Stellung drehen. Umfragen zum Wohlbefinden der Frauen ergaben, dass ihnen Positionen im Vierfüßlerstand am angenehmsten sind (Guittier et al., 2016; Stremler et al., 2005).

Es ist interessant, die Ergebnisse dieser Studien mit Studien zu vergleichen, die sich mit den Aktivitäten gebärender Frauen generell beschäftigt haben. Ein systematisches Cochrane-Review aus dem Jahr 2013 hat die Geburten von Frauen, die in aufrechter Körperhaltung entbunden haben, mit den Geburten von Frauen verglichen, die in Rückenlage entbunden haben (Lawrence et al., 2013). In den Gruppen mit aufrechter Körperhaltung waren die Geburten kürzer, gab es weniger Kaiserschnitte und waren epidurale Analgesien weniger wahrscheinlich (Lepleux et al., 2014). „Aktive" Geburten schnitten im Vergleich mit „nicht-aktiven" besser ab. Als „aktiv" wurde eine Geburt bezeichnet, wenn während des gesamten Geburtsverlaufs mindestens drei Positionswechsel nach jeweils 20 Minuten stattfanden. Aktive Geburten hatten signifikant niedrigere Kaiserschnittraten, kürzere Geburtsverläufe und erhöhten die Zufriedenheit der Frauen mit dem Geburtserlebnis. Wenngleich die Bestimmung der fetalen Haltung nicht Teil dieser Studien war, hat die verstärkte mütterliche Aktivität während der Geburt die Kind-Becken-Beziehungen vermutlich verbessert.

Heute weiß man so viel über mütterliche Positionen und Aktivitäten unter der Geburt, dass es bei einem protrahierten Geburtsfortschnitt vernünftig ist, Frauen zu empfehlen, aktiv zu bleiben und verschiedene Positionen auszuprobieren, besonders wenn eine Einstellungs- oder Haltungsanomalie bekannt ist oder vermutet wird. In Ausnahmefällen, wenn sich die Fehleinstellung oder Lageanomalie nicht spontan oder mithilfe der genannten einfachen Maßnahmen korrigiert, sind zusätzliche Interventionen angezeigt. Weitere Studien werden benötigt, um zu wissen, welche spezifischen Positionen geeignet sind, diese Anomalien zu korrigieren, besonders bei Gebärenden mit intakter Fruchtblase und ohne Periduralanästhesie.

7.7.2 Positionen zur Förderung der optimalen fetalen Einstellung

Vorwärtsgeneigte Positionen: Nach vorne geneigte Körperpositionen, wie die in der **Abbildung 7-6** dargestellten Beispiele, können das Ungeborene bei einer besseren Einstellung im Becken unterstützen (Guittier et al., 2016; Scott, 2003). Sie werden insbesondere von Tully (2020), Scott (2003), Sutton (2001) und anderen vehement vertreten, da sie zur optimalen Einstellung des Kindes im Becken beitragen.

7.7.3 Seitenlagen

Die Schwerkraft wirkt sich auf das Kind unterschiedlich aus, je nachdem, ob die Frau ganz auf der Seite oder in Sims-Lage, d.h. halber Bauchlage liegt. Wird vermutet (oder durch Ultraschall bestätigt), dass das Kind in dorso-posteriorer Stellung liegt, soll die Frau in Seitenlage auf der „richtigen" Seite liegen (der Rücken des Kindes zeigt Richtung Bett) (Bueno-Lopez et al., 2018). Die **Abbildung 7-7** stellt die richtige Seitenlage dar, die **Abbildung 7-8** zeigt die falsche Seitenlage. Das soll die Drehung in eine dorso-anteriore Stellung bewirken. Auch in halber Bauchlage soll sie auf der dem kindlichen Rücken *gegenüberliegenden* Seite liegen (der Rücken des Kindes zeigt Richtung Decke) (Grant, 2014), zu sehen in **Abbildung 7-9.** Bei der Seitenlage mit hoch angewinkeltem Bein – wie in den **Abbildungen 7-9** und **7-10a/b** – wird kontinuierlich leichter Druck auf die Fußsohle des angewinkelten Beines in Richtung Kopf ausgeübt. Das verstärkt die Beugung der Hüfte und die Abduktion des Beines, wodurch sich das Becken weitet, und die Wahrscheinlichkeit einer fetalen Rotation erhöht. Die Seitenlage mit angewinkeltem Bein, das von einer anderen Person, mit Kissen oder einem Gymnastikball in Erdnussform unterstützt wird, ist für Frauen mit einer PDA hilfreich, da sie ihre Beinhaltung nicht selbst steuern können.

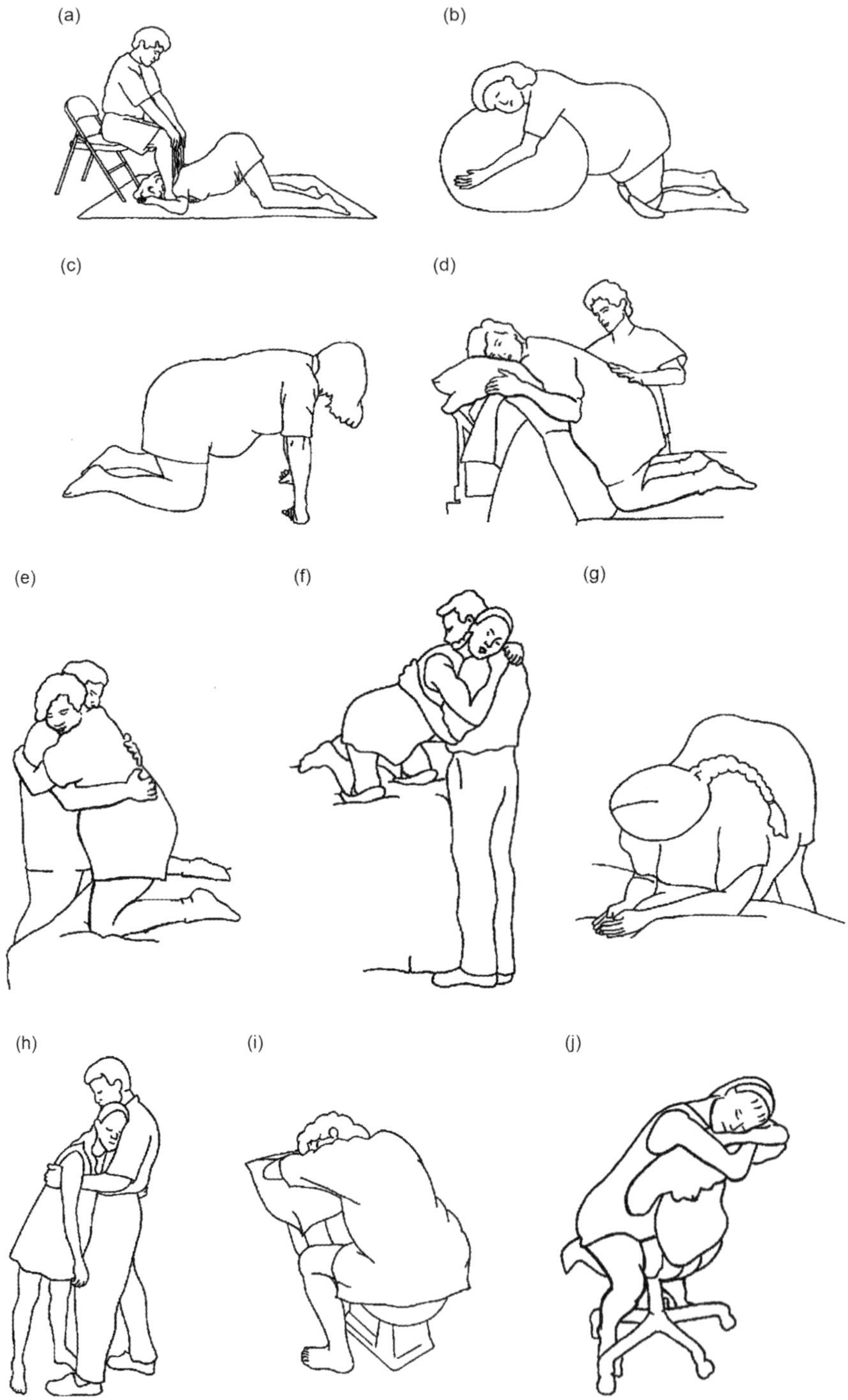

Abbildung 7-6: Vorwärtsgeneigte Positionen: a) offene Knie-Ellbogen-Lage, die Schultern ruhen auf den Schienbeinen der Begleitperson; b) kniend mit Knieschonern auf einen Gymnastikball gelehnt; c) Vierfüßlerstand; d) kniend, über das Kopfteil des Bettes gelehnt; e) kniend, an die Begleitperson gelehnt; f) auf dem Bett kniend mit Knieschonern, an die Begleitperson gelehnt; g) stehend, nach vorn auf das Bett gelehnt; h) stehend, nach vorn an die Begleitperson gelehnt; i) rittlings auf der Toilette; j) rittlings auf einem Stuhl

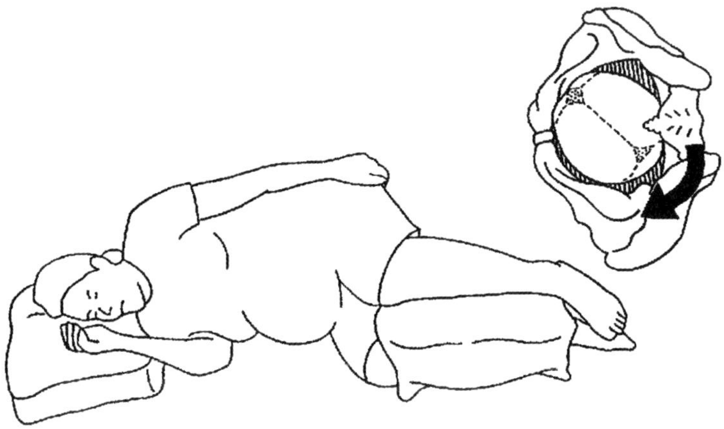

Abbildung 7-7:
Kind in dorso-posteriorer Stellung, Frau in Seitenlage auf der „richtigen" Seite; der fetale Rücken zeigt Richtung Bett

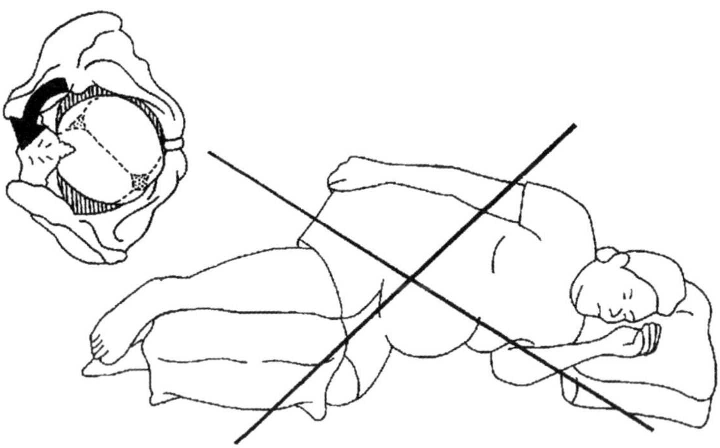

Abbildung 7-8:
Kind in dorso-posteriorer Stellung. Frau in Seitenlage auf der „falschen" (linken) Seite; der fetale Rücken zeigt Richtung Decke

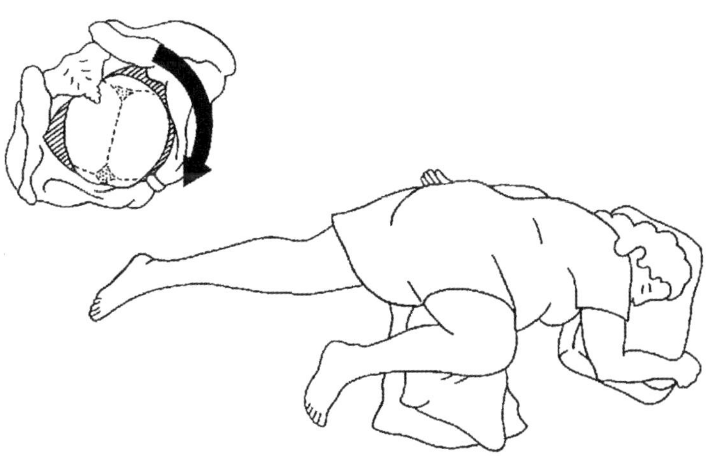

Abbildung 7-9:
Kind in dorso-posteriorer Stellung. Frau in Sims-Lage auf der „richtigen" Seite; der fetale Rücken zeigt Richtung Decke.

(a) (b)

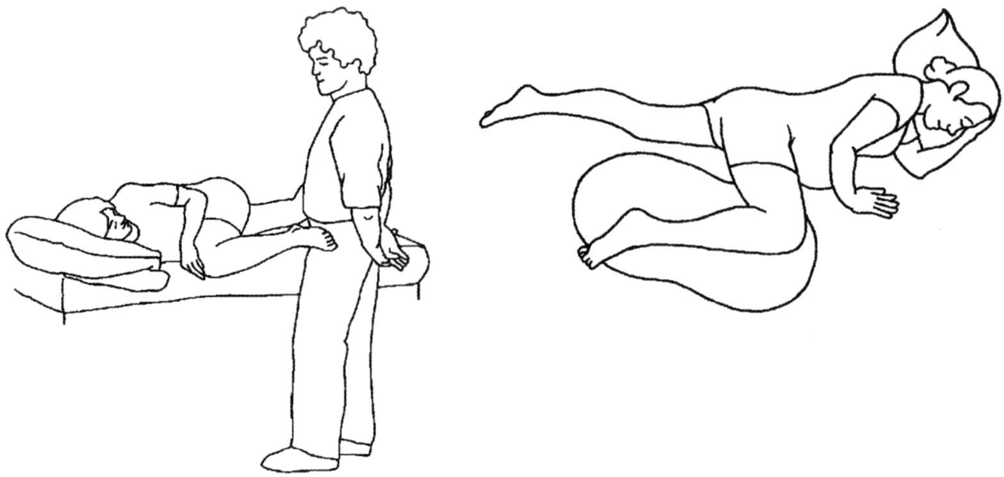

Abbildung 7-10a-b: a) Seitenlage mit hochangewinkeltem Bein; b) Seitenlage mit Gymnastikball in Erdnussform

Der Druck soll leicht sein, weil die Frau nicht spürt, ob das Hüftgelenk zu stark gestreckt ist. Der Gymnastikball, zu sehen in **Abbildung 7-10b** – unterstützt das oben liegende Bein und hält es o hne Unterstützung einer anderen Person stärker gebeugt (Tully, 2020; Tussey et al., 2015). Die halbe Seitenlage nimmt die Spannung oder Anspannung des Beckens und des benachbarten Bindegewebes passiv auf, wodurch mehr Platz für die Kopfrotation entsteht, veranschaulicht in **Abbildung 7-10c**. Diese Position soll auf beiden Körperseiten eingenommen werden.

(c)

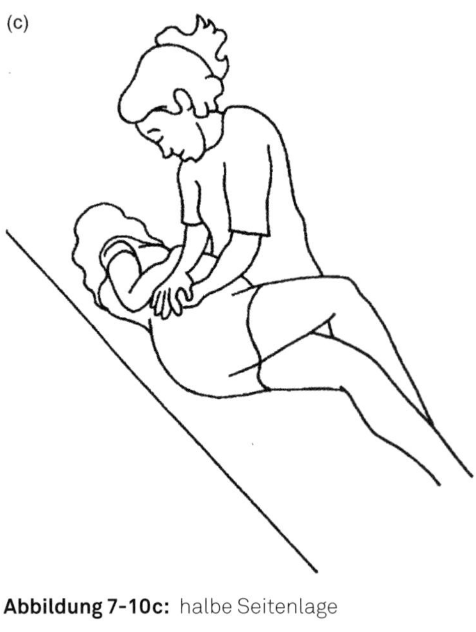

Abbildung 7-10c: halbe Seitenlage

7.7.4 Asymmetrische Positionen und Bewegungen

Asymmetrische Positionen, wie in den **Abbildungen 7-10, 7-11** und **7-12** dargestellt, können den Beckenraum auf der Seite des angehobenen Beines vergrößern. Das fördert die Rotation des fetalen Köpfchens in eine dorso-anteriore Stellung oder die Streckung eines asynklitisch eingestellten Köpfchens. Asymmetrische Positionen sollen abwechselnd auf beiden Körperseiten eingenommen werden.

Besonderheiten der halb sitzenden Haltung bei dorso-posteriorer Stellung werden im Kasten 7-1 beschrieben.

(a) (b) (c)

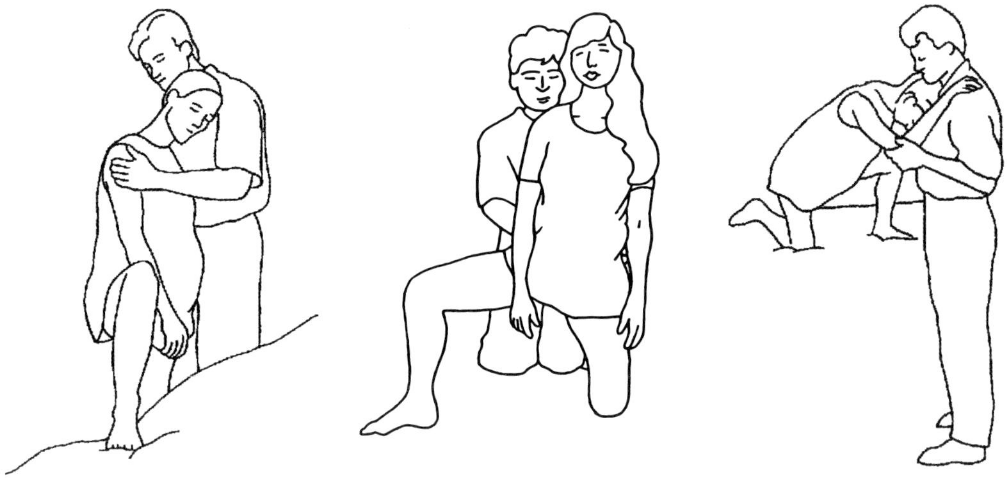

Abbildung 7-11a-c: Assymetrische Positionen. a) stehend, ein Bein angehoben; b) asymmetrisches Knien; c) asymmetrisches Knien, an die Begleitperson gelehnt

(a) (b)

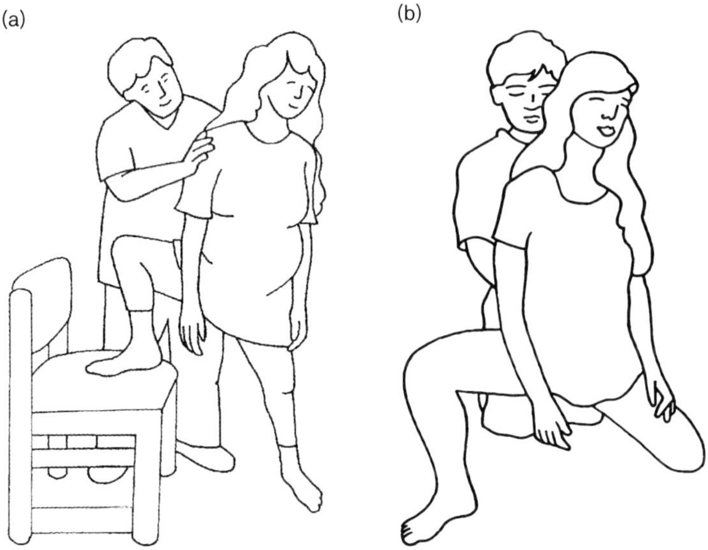

Abbildung 7-12: Assymmetrische Bewegungen. a) Ausfallschritt im Stehen; b) Ausfallschritt im Knien

Kasten 7-1: Rückenlage und halb sitzende Haltung bei dorso-posterioren Stellungen

Befindet sich die Frau in Rückenlage oder halb sitzender Position, legt sich der kindliche Rücken bei einer dorso-posterioren Stellung aufgrund der Schwerkraft neben ihre Wirbelsäule. Das erhöht die Gefahr einer Vena-cava-Kompression und vermindert die Wahrscheinlichkeit einer Rotation in eine dorso-anteriore Stellung. Diese Positionen erhöhen zudem den Druck des kindlichen Köpfchens auf das Kreuzbein der Frau und verstärken so ihre Rückenschmerzen. Die Wahrscheinlichkeit einer Rotation und geringerer Rückenschmerzen ist in aufrechter Sitzhaltung oder bei nach vorn geneigtem Oberkörper weitaus höher (Cheng et al., 2006; Guittier et al., 2016). In aufrechter Position wird der flexierte kindliche Kopf durch das Aufrichten des Uterus während einer Wehe in die Beckenhöhle gedrückt.

Hinweis: Hat die Gebärende einen Pendel- oder Hängebauch, muss sie vielleicht eine halb sitzende Haltung einnehmen, damit der kindliche Kopf mit dem Beckenrand auf einer Linie liegt. Die **Abbildungen 13a-d** stellen die Positionen dar.

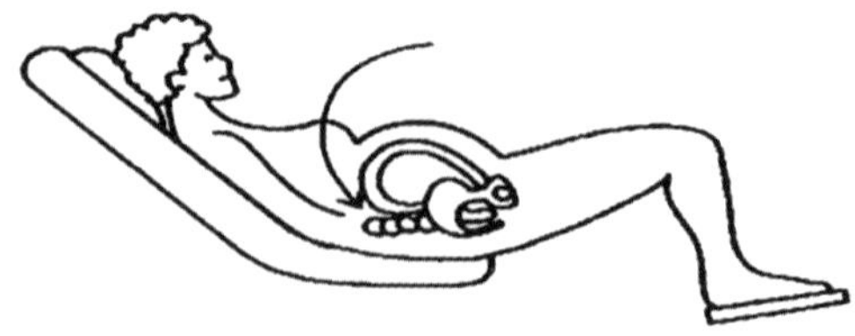

Abbildung 7-13a-d: a) halb sitzende Position. Das Gewicht des Uterus liegt auf der Wirbelsäule. b) aufrechte Sitzhaltung. Der Uterus richtet sich in der Wehe nach vorne. c) Frau in halb sitzender Position. Fetaler Kopf bei dorso-posteriorer Stellung drückt gegen die Symphyse. d) Frau in aufrechter Sitzposition. Fetaler Kopf drückt in die Beckenhöhle

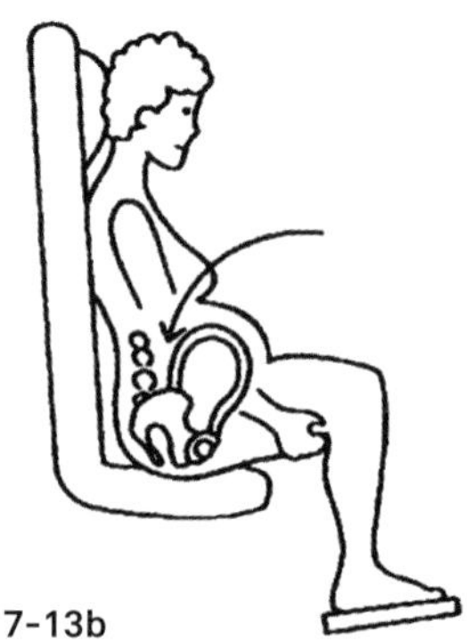

Abbildung 7-13b

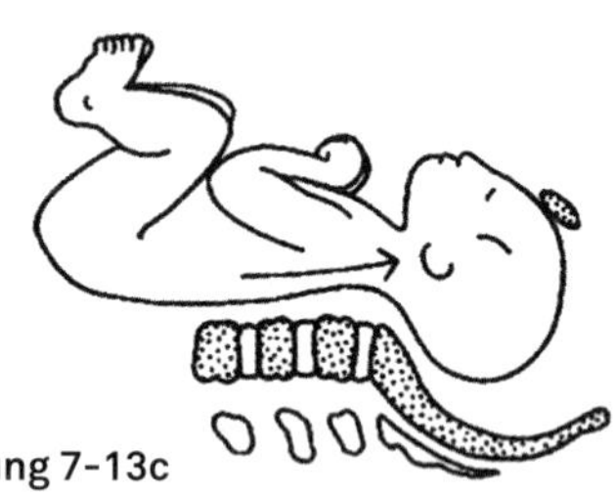

Abbildung 7-13c

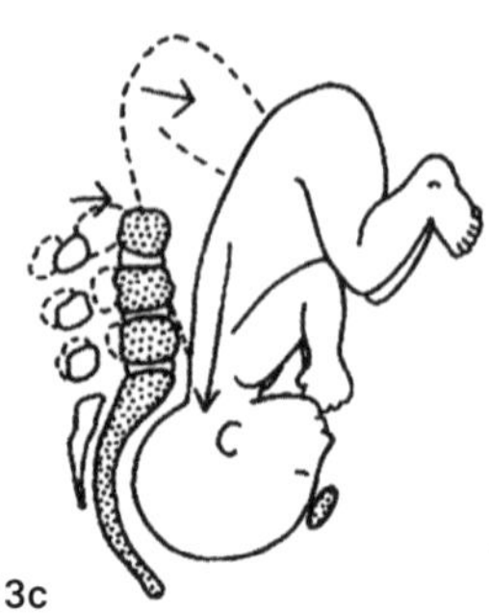

Abbildung 7-13c

7.7.5 Den Bauch anheben

Dieses Manöver soll die Ausrichtung des Kindes auf die Achse des Geburtskanals verbessern. Die Frau legt die Hände unter den Bauch, hebt ihn während einer Wehe an, kippt das Becken nach vorne und beugt die Knie, zu sehen in **Abbildung 7-14** (Lawrence et al., 2013). Mit einem elastischen Tuch oder Schal (Breite ca. 45 cm, Länge 150–180 cm) kann eine andere Person beim Anheben des Bauches behilflich sein (Cohen & Thomas, 2015).

Achtung: In seltenen Fällen liegt die Nabelschnur tief und an der vorderen Uteruswand und kann durch das Anheben des Bauches komprimiert werden. Deshalb sollen die kindlichen Herztöne hin und wieder während einer Wehe,

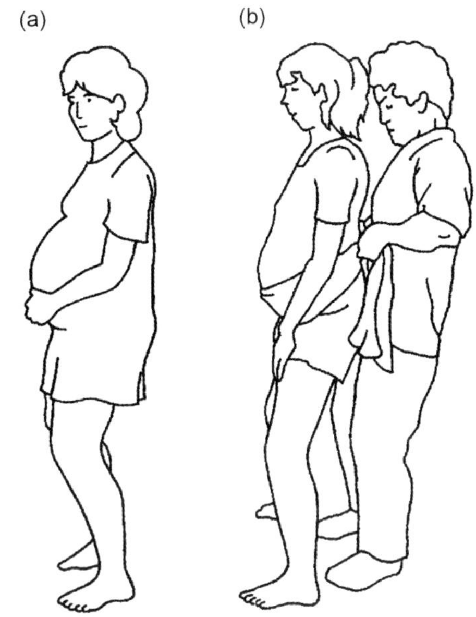

Abbildung 7-14a-b: a) Anheben des Bauches; b) Anheben des Bauches mit einem Tuch/Schal

wenn der Bauch angehoben wird, auskultiert werden. Fällt die fetale Herzfrequenz ab, wird die Maßnahme beendet.

7.7.6 Walcher'sche Hängelage

Sie soll den Beckenraum weiten, um das Tiefertreten des kindlichen Köpfchens zu erleichtern (Tully, 2016) und wird bei hohem Höhenstand empfohlen und wenn der Kopf noch nicht ins Becken eingetreten ist. Die Frau soll auf dem Rücken liegen und die Beine über das Ende eines hochgestellten Geburtsbetts oder einer Unterlage hängen lassen. Das Gewicht der Beine zieht die Symphyse weg von der Wirbelsäule und erweitert den Durchmesser des hinteren Beckenrands. Tully (2016) zufolge soll diese Haltung nur relativ kurz zwischen mehreren Wehen eingenommen werden (**Abb. 7-15**).

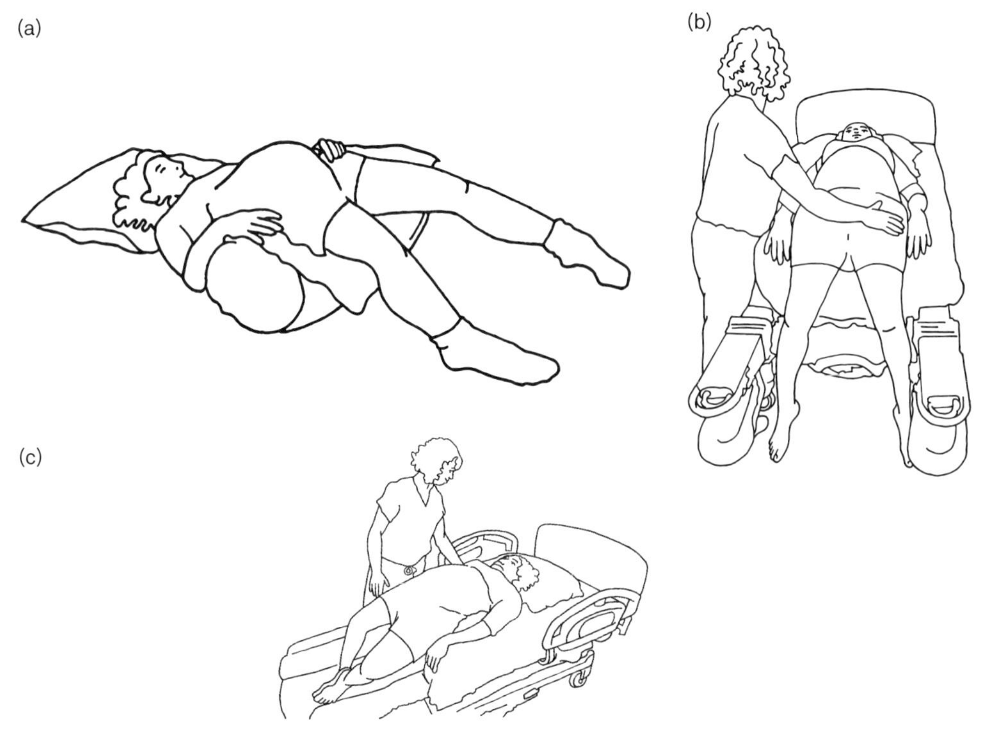

Abbildung 7-15: Walcher'sche Hängelage. a) mit fester Unterlage; b) auf dem Geburtsbett, Ansicht von oben; c) auf dem Geburtsbett, Seitenansicht

Steht kein Bett zur Verfügung, kann sich die Frau auch rücklings auf den Boden legen, mit einer dicken festen Rolle unter dem Trochanter (direkt oberhalb der Oberschenkel).

7.7.7 „Flying cowgirl“

Diese Seitenlage ist eigentlich eine Variation der Walcher'schen Hängelage. Sie eignet sich gut für Gebärende mit Periduralanästhesie. Die Frau liegt mit möglichst weit nach hinten abgewinkelten Beinen auf der Seite. Die Knie werden mit einem erdnussförmigen Gymnastikball oder mit Kissen möglichst weit auseinandergehalten, wie in Abbildung **7-16** dargestellt.

7.7.8 Einfache klinische Ansätze zur Veränderung der fetalen Einstellung

Schreitet eine Geburt in der aktiven Phase besonders langsam voran, stehen einige Strategien zur Verfügung, die je nach Situation eingesetzt werden können. Hier werden folgende Maßnahmen beschrieben: Hydrotherapie/Vollbad, künstliche Eröffnung der Fruchtblase, manuelle Reduktion einer persistierenden Muttermundslippe, digitale oder manuelle Rotation des kindlichen Kopfes.

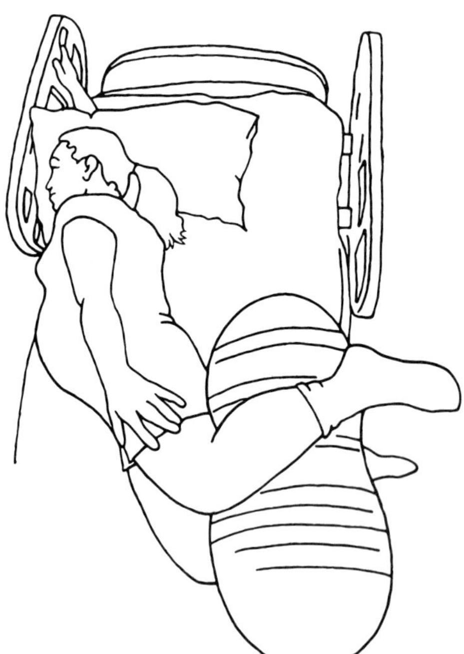

Abbildung 7-16: „Flying cowgirl“

Digitale oder manuelle Rotation des kindlichen Kopfes

Die Hälfte aller Mehrgebärenden und mindestens ein Viertel aller Erstgebärenden mit langem Geburtsverlauf und einem Kind in einer persistierenden dorso-posterioren oder dorsotransversalen Stellung entbinden schließlich spontan. Wenn die Geburt jedoch stagniert und die hier vorgeschlagenen Interventionen erfolglos sind, kann die geburtshilfliche Fachkraft versuchen, das fetale Köpfchen mit einer digitalen oder manuellen Rotation in eine anteriore Stellung zu bringen. Komplikationen sind dabei zwar selten, dennoch gibt es Risiken, z. B. einen Nabelschnurvorfall, den Vorfall kleiner fetaler Körperteile und Verletzungen der Zervix (nur bei manueller Rotation) (Elmore et al., 2020). Heute stehen zunehmend mobile Ultraschallgeräte zur Verfügung, mit denen man vor der Rotation feststellen kann, wo sich Rücken und Augen des Ungeborenen befinden (Bellussi et al., 2017; Masturzo et al., 2017). Elmore et al. (2020) zufolge sind Ultraschalluntersuchungen durchaus hilfreich, jedoch nicht zwingend erforderlich, wobei dazu weitere Forschungen notwendig sind. Wichtig ist die Sicherstellung des fetalen Wohlbefindens vor, während und nach den Rotationsversuchen. In der Fachliteratur findet sich auch die Auffassung, dass anormale fetale Herztonaufzeichnungen einen manuellen oder digitalen Rotationsversuch erfordern, um die Geburt zu beschleunigen. Deuten die Herztonaufzeichnungen während des Manövers auf einen fetalen Stresszustand hin, wird der Rotationsversuch sofort abgebrochen (Shaffer et al., 2011).

In geburtshilflichen Lehrbüchern werden die digitale und manuelle Rotation zwar beschrieben, auch haben sich in jüngerer Zeit einige Studien damit befasst, dennoch zählen sie weder in den USA und noch anderswo zu den geläufigen klinischen Interventionen. Cargill und Team verweisen auf die Society of Obstetricians and Gynecologists of Canada, die eine manuelle Rotation „allein oder im Zusammenhang mit einer Instrumentengeburt nur empfiehlt, wenn sie die schwangere Frau und den Fetus kaum oder nicht gefährdet" (Cargill et al., 2004, S. 749). Möchte eine geburtshilfliche Fachkraft dieses Verfahren erlernen, soll sie zunächst an Modellen üben und ihren ersten Rotationsversuch am besten unter Anleitung einer mit diesem Manöver vertrauten Person unternehmen.

Um eine manuelle oder digitale Rotation durchführen zu können, muss die Hebamme oder die Fachärzt*innen die anatomischen Orientierungspunkte des fetalen Schädels kennen und wissen, wie man sie ertastet, was Geschick und Erfahrung erfordert. Vor dem Rotationsversuch soll das mütterliche Abdomen sorgfältig palpiert werden, um sich bezüglich der fetalen Einstellung und Haltung sicher zu sein. Manche Fachkräfte empfehlen zur Visualisierung der kindlichen Kopfhaltung zwar eine Ultraschalluntersuchung, verpflichtend ist sie jedoch nicht (Cargill et al., 2004). Mit zunehmender Verbreitung preisgünstiger Ultraschallgeräte, die am Bett eingesetzt werden können, fühlt sich das geburtshilfliche Team vermutlich sicherer und ist vielleicht eher bereit, einen Rotationsversuch zu unternehmen. Die manuelle oder digitale Rotation des kindlichen Kopfes soll erst bei einer Zervixdilatation von 7 cm oder mehr durchgeführt werden (Shaffer et al., 2011).

Reichman et. al (2008) haben die Outcomes einer Gruppe von 61 Frauen untersucht, deren Kinder am Beginn der aktiven Geburtsphase dorso-posterior eingestellt waren. Bei der einen Hälfte der Teilnehmerinnen wurde nicht interveniert – sie bildeten die Kontrollgruppe – bei der anderen Hälfte wurde eine digitale oder manuelle Rotation durchgeführt. In der Interventionsgruppe gab es signifikant mehr vaginale Entbindungen in dorso-anteriorer Stellung, war die Länge der aktiven Geburtsphase signifikant kürzer, gab es weniger Episiotomien und Kaiserschnitte und war der Krankenhausaufenthalt kürzer.

Die Frage, ob eine digitale Rotation einer manuellen vorzuziehen ist oder nicht, wird in klinischen Handbüchern und in der wissenschaftlichen Literatur nicht behandelt. Die digitale Rotation mag bei hohen Höhenständen leichter fallen als die manuelle, weil dafür nur zwei Finger eingesetzt werden. Eine manuelle Rotation ist in der späten ersten und frühen aktiven Geburtsphase angezeigt bei niederem Höhenstand, wenn sich das Köpfchen leicht mit der ganzen Hand fassen lässt. In beiden Fällen gehört zu den vorbereitenden Schritten die Einwilligung der Frau, ein Gespräch über die potenziellen Vorteile und Risiken des Manövers und die damit verbundenen Unannehmlichkeiten sowie die Nennung möglicher Alternativen. Das Wohlbefinden und die Entspannung der Gebärenden soll mit entsprechenden Maßnahmen gefördert werden, auch mit Körperhaltungen, die den Beckendurchmesser vergrößern, bei Bedarf mit i.v. verabreichten Schmerzmitteln, mit Lachgas, einem Pudendusblock oder einer Epiduralanästhesie (Elmore et al., 2020). Die Frau soll vor Beginn des Verfahrens die Blase entleeren (per Katheter, falls nötig), sich dann mit Unterstützung der Betreuungsperson auf den Rücken legen und körperlich und emotional gut auf die Rotation vorbereitet werden. Während des Manövers wird eine kontinuierliche fetale Überwachung empfohlen, um zu kontrollieren, wie das Kind die Maßnahme toleriert (Le Ray et al., 2007). Beide Techniken werden in den folgenden Abschnitten beschrieben und bildlich dargestellt. Die Doula kann assistieren, indem sie die Frau beruhigt und auf Anweisung der Hebamme oder der Fachärzt*innen zum Pressen animiert, wenn die Wehen einsetzen.

Digitale Rotation

Die Rotation des kindlichen Kopfes erfolgt mit den Spitzen von Zeige- und Mittelfinger einer Hand. Die Finger werden in die Vagina eingeführt und palpieren die Lambdanaht, d.h. die

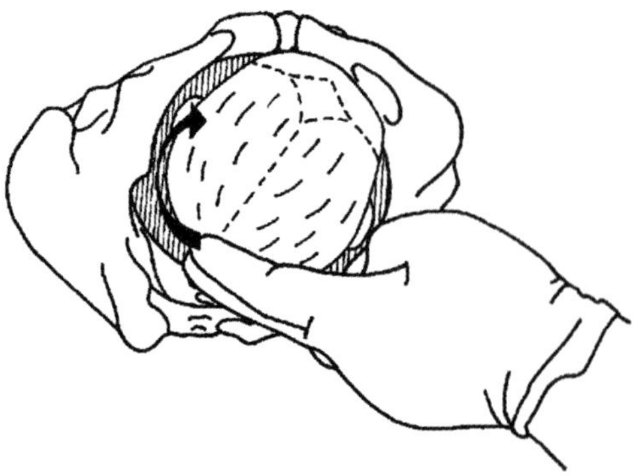

Abbildung 7-17: Digitale Rotation

Verbindung zwischen dem Hinterhauptbein und den beiden Scheitelbeinen (Reichmann et al., 2008). Dann wird mit den Fingern Druck nach oben ausgeübt, um die hintere Fontanelle mit einer Drehbewegung der Hand und des Unterarms unter die Symphyse zu drücken (Reichmann et al., 2008). Cargill und Kollegen (2004) empfehlen, das fetale Köpfchen über mehrere Wehen hinweg in der gewünschten Position zu halten, damit es nicht spontan wieder die dorso-posteriore Stellung einnimmt, wie in **Abbildung 7-17** dargestellt. Masturzo und Kollegen (2017) zufolge ist eine erfolgreiche Rotation wahrscheinlicher, wenn man nach dem Manöver die Ausrichtung des fetalen Köpfchens und der fetalen Wirbelsäule ermittelt.

Manuelle Rotation

Die manuelle Rotation des kindlichen Kopfes kann mit oder ohne Analgesie durchgeführt werden; spezifische Empfehlungen dazu fehlen. Dennoch gilt, dass das Manöver sehr unangenehm sein kann, dass Entspannung den Eingriff erleichtert und eine epidurale Analgesie oder der Einsatz von Lachgas angemessen sein können. Tatsächlich weigern sich viele Fachkräfte, eine manuelle Rotation ohne Analgesie der Gebärenden durchzuführen (Cargill et al., 2004).

Die manuelle Rotation erfolgt mit der dem fetalen Kopf gegenüberliegenden Hand der Geburtshelferin/des Geburtshelfers. Liegt das Kind beispielsweise in einer linken dorso-posterioren oder linken dorso-transversalen Stellung, setzt die Fachkraft die rechte Hand ein. Zwischen den Kontraktionen legt sie die ganze Hand (Handfläche nach oben) hinter das fetale Ohr und schiebt das Köpfchen leicht nach oben, damit es sich löst und flexiert (Cargill et al., 2004). Die Finger werden unter das hintere Scheitelbein gelegt, der Daumen ans vordere Scheitelbein, wie **Abbildung 7-18** zeigt. Bei der nächsten Kontraktion, während die Frau presst, wird das Köpfchen in anteriore Stellung gedreht. Je nach Situation muss dafür das Handgelenk oder der ganze Unterarm gedreht werden. Wie bei der digitalen Drehung auch, wird empfohlen, das fetale Köpfchen über mehrere Wehen hinweg in der gewünschten Position zu halten, damit es nicht spontan wieder die dorso-posteriore Stellung einnimmt (Cargill et al., 2004). Gelingt die manuelle Rotation beim ersten Versuch nicht, kann das Manöver wiederholt werden, vorausgesetzt die Frau toleriert die damit verbundenen Unannehmlichkeiten (Le Ray et al., 2007).

Die Outcomes manueller Rotationen wurden wissenschaftlich untersucht (Le Ray et al., 2007). Am häufigsten gelang das Manöver bei mehrfach gebärenden Frauen (mindestens zwei Geburten), bei Frauen unter 35 Jahren und mit einem BMI unter 28. Rotationsversuche in den frühen Stadien der Geburt waren mit dreifach erhöhter Wahrscheinlichkeit erfolglos als Rotationen bei vollständiger Zervixdilatation. Prophylaktische Rotationen gelangen natürlich häufiger als Rotationen, die wegen des mangelhaften Geburtsfortschritts durchgeführt wurden (Le Ray et al., 2007; Phipps et al., 2014). Nach einer erfolgreichen Rotation betrug die Kaiserschnittrate 2 %, nach erfolgloser Rotation 34 % (Phipps et al., 2014). Eine jüngere Untersuchung der Outcomes der gleichen retrospektiven Kohorte (Fetus in persistierender dorso-posterioren Stellung) ergab, dass die manuelle Rotation verglichen mit einem abwartenden Geburtsmanagement die Gefahr eines Kaiserschnitts signifikant reduzierte, ebenso die Zahl schwerer Dammverletzungen und post-

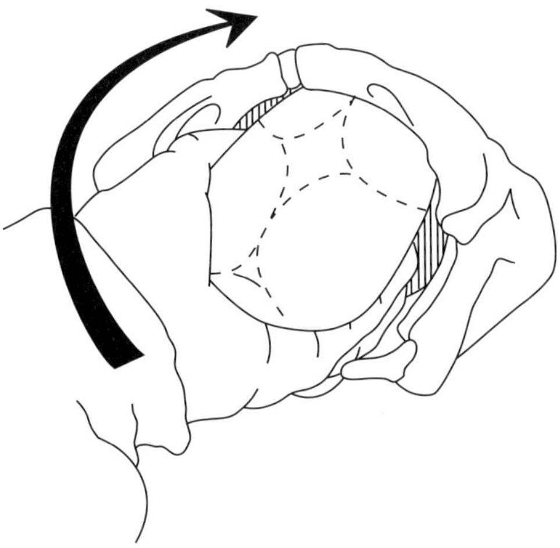

Abbildung 7-18: Manuelle Rotation

partaler Blutungen sowie die Fälle von Chorioamnionitis (Shaffer et al., 2011).

Liegt eine Fehlstellung vor, sind manuelle und digitale Rotationsverfahren eine Möglichkeit, den Geburtsfortschritt ohne Medikamente und Technikeinsatz zu fördern. Sie können erfolgreiche vaginale Entbindung ermöglichen und sollten besser erforscht, verstärkt gelehrt und häufiger durchgeführt werden.

7.8 Vorzeitiger Pressdrang, Zervixödem und persistierende Muttermundslippe

Der Pressdrang, auch *Ferguson-Reflex* genannt, wird durch den vom vorangehenden fetalen Teil (VT) ausgeübten Druck auf Zervix und Vagina ausgelöst. Der Druck stimuliert Nerven, die einen plötzlichen Oxytocinanstieg und einen unkontrollierbaren Pressdrang verursachen. Nicht selten verspüren Gebärende den unwiderstehlichen Drang zu pressen, noch bevor der Muttermund komplett erweitert ist. Viele Geburtshelfer*innen glauben, vorzeitiges Pressen führe zu Komplikationen, z. B. zu einem geschwollenen oder eingerissenen Muttermund. Es gibt jedoch keine Evidenz, die einen Zusammenhang zwischen diesen Komplikationen und vorzeitigem Pressen belegt.

Eine kleinere Studie hat sich mit diesem Thema befasst (Roberts et al., 1987). Dafür wurden 31 Frauen, die keinen formellen Geburtsvorbereitungskurs absolviert hatten, bei ihren unwillkürlichen Pressversuchen beobachtet, jedoch ohne sie dabei anzuleiten. Als der Pressdrang einsetzte, war der Muttermund zwischen 5 und 10 Zentimetern, im Durchschnitt 9 cm dilatiert. Bei den allermeisten Frauen lag der VT in dem Moment auf der +1-Ebene oder einer tieferen Ebene. Von den 31 Frauen hatten 20 bereits vor der kompletten Dilatation den Drang zu pressen. Bei drei Frauen kam es zu Verletzungen des Muttermunds, zwei davon fingen erst nach kompletter Dilatation an zu pressen. Die dritte begann bei einer Zervixerweiterung von 6,5 cm mit Pressen und hatte schließlich eine vaginale Zangengeburt. Da bei einer Zangengeburt die Gefahr einer Zervixverletzung erhöht ist, weiß man nicht, ob das Timing des Pressens der Verursachungsfaktor war.

Es fehlt nicht an anekdotischen Berichten über den vorzeitigen Pressdrang und über Zervixödeme bei einer Lage- oder Einstellungsanomalie (Perez-Bortella & Downe, 2006). Manchmal verursacht die Anomalie sowohl den vorzeitigen Pressdrang als auch das Zervixödem. Möglicherweise liegt dabei das Köpfchen nicht richtig im mütterlichen Becken und drückt auf Muttermund und Vagina, was den vorzeitigen Pressdrang erklären könnte. Der ungleichmäßige Druck, den der VT auf den Muttermund ausübt, kann bewirken, dass der Bereich, der weniger Druck ausgesetzt ist, anschwillt. Das geburtshilfliche Personal macht womöglich das Zervixödem für den langsamen Geburtsverlauf oder den Geburtsstillstand verantwortlich, wo in Wirklichkeit die Fehlstellung die Ursache ist.

Oft kann die Frau dem starken Drang nicht widerstehen und nicht aufhören zu pressen. Wenn sie dann ermahnt wird, sich dem Reflex, der ja unkontrollierbar ist, zu entziehen, wird sie das vermutlich irritieren. Als Lösung bieten sich ein Positionswechsel an, z. B. der Vier-

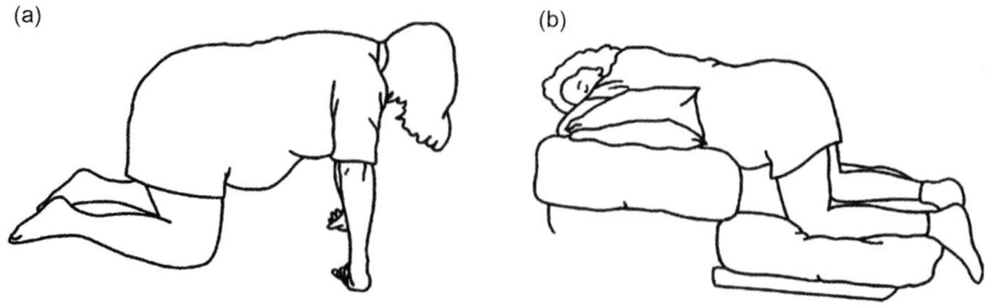

Abbildung 7-19: a) Vierfüßlerstand; b) auf dem abgesenkten Fußteil des Bettes kniend

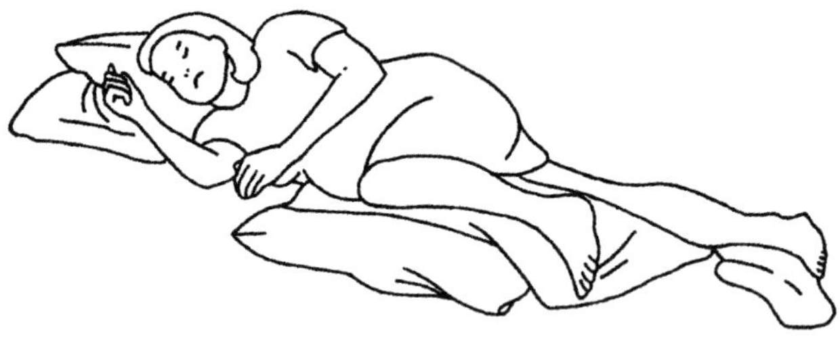

Abbildung 7-20: Erweiterte Sims-Lage

füßlerstand wie in **Abbildung 7-19**, die halbe Bauchlage wie in **Abbildung 7-20** (erweiterte Sims-Lage) und die offene Knie-Ellbogen-Lage wie in **Abbildung 7-21**. Diese Positionen können eine Fehleinstellung oder Fehlhaltung beseitigen oder den Pressdrang verringern, da der fetale Kopf durch die Schwerkraft von der Zervix weggeführt und Druck von der hinteren Vaginawand genommen wird.

Positionswechsel sind auch hervorragend geeignet, eine persistierend vorliegende Muttermundslippe und ein Zervixödem zu reduzieren. Seitenlagen, die halbe Seitenlage und aufrechte Körperhaltungen verteilen den Druck auf den Muttermund und können die Schwellung der Muttermundslippe verringern. Eine weitere Option ist ein Vollbad in der Geburtswanne. Die relative Schwerelosigkeit und der Auftrieb im Wasser vermindern die Wirkung der Schwerkraft und damit den Druck auf den Muttermund. Reichen Geduld, Positionswechsel und ein Vollbad nicht aus, um das Problem der persistierenden Muttermundslippe zu beheben, kann eine manuelle Reduktion angezeigt sein. Die **Abbildungen 7-22** und **7-23** stellen Positionswechsel dar.

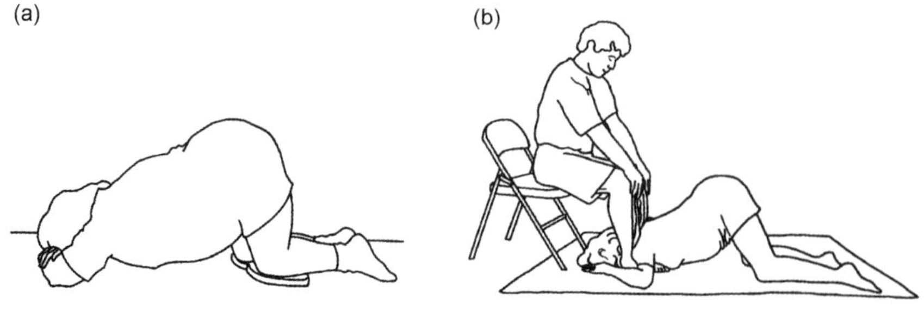

Abbildung 7-21: a) offene Knie-Ellenbogen-Lage; b) offene Knie-Ellenbogen-Lage. Die Schultern ruhen auf den gepolsterten Schienbeinen der Begleitperson

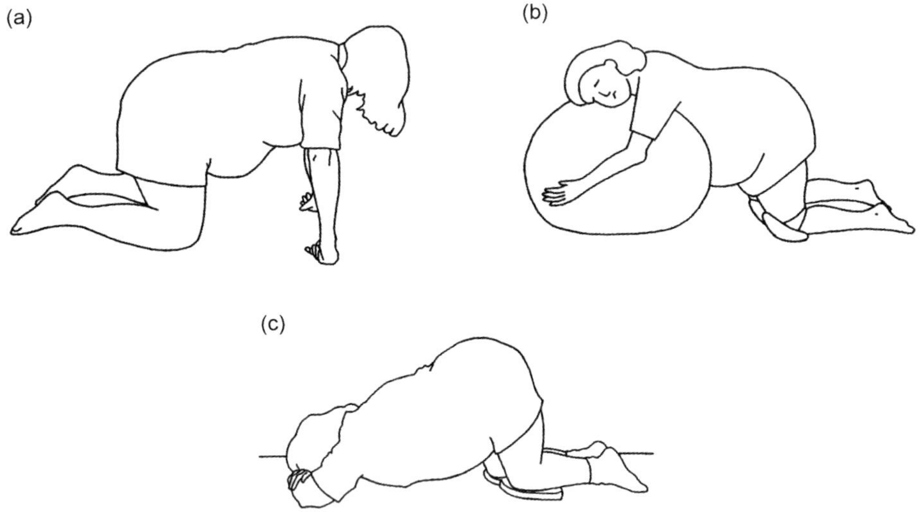

Abbildung 7-22a-c: a) Vierfüßlerstand; b) kniend mit Knieschonern auf einen Gymnastikball gelehnt; c) offene Knie-Ellbogen-Lage

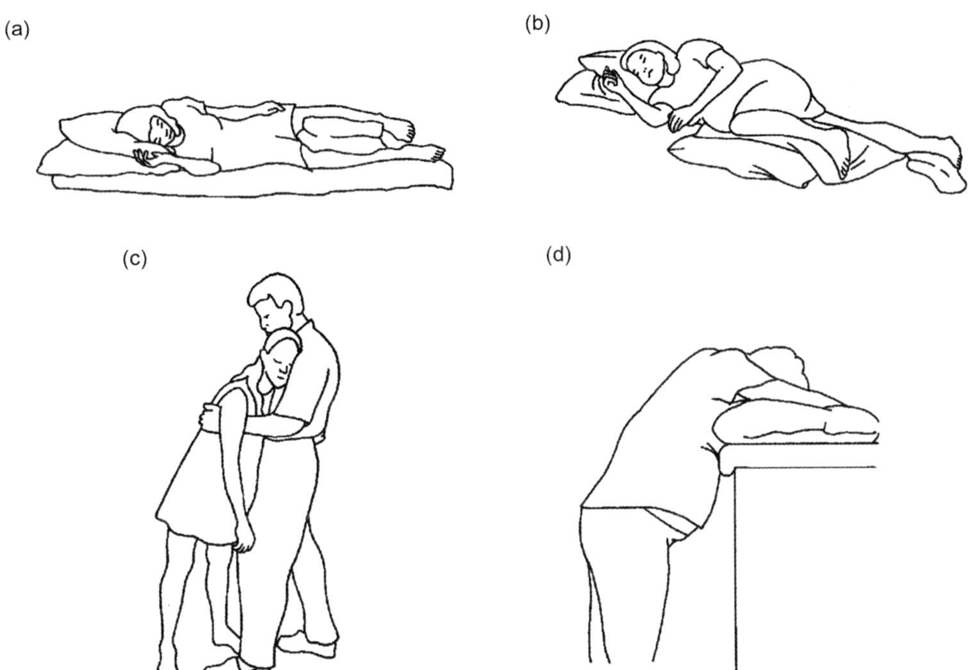

Abbildung 7-23a-d: a) Seitenlage; b) erweiterte Sims-Lage, unterer Arm liegt vor dem Körper; c) stehend, nach vorn an die Begleitperson gelehnt; d) stehend, nach vorn auf einen Tresen gelehnt

7.8.1 Manuelle Reduktion einer persistierenden Muttermundslippe

Manchmal weist eine vorliegende Muttermundslippe auf eine dorso-posteriore oder asynklitischen Haltung des Fetus hin. Lässt sich das Problem nicht mit Geduld, Positionswechsel und einem Vollbad beheben, kann eine manuelle Reduktion der Muttermundslippe angezeigt sein. Besonders hilfreich ist dieses Verfahren bei besorgniserregenden fetalen Herztönen, wenn der Pressdrang noch vor der kompletten Dilatation einsetzt sowie bei starken und unkoordinierten Wehen. Im folgenden Abschnitt wird die von vielen Hebammen und Fachärzt*innen angewandte Technik beschrieben:

- Erklären Sie der Frau das Verfahren, sagen Sie ihr, dass es schmerzhaft sein kann, und nennen Sie ihr die erwarteten Vorteile, nämlich die schnellere vollständige Eröffnung des Muttermunds und/oder Verbesserung des Pressvorgangs, und holen Sie ihr Einverständnis ein. Betonen Sie, dass das Verfahren nur erfolgreich sein kann, wenn sie kooperiert.
- Verwenden Sie ein wasserlösliches Gleitmittel und schieben Sie in der Wehenpause zwei leicht gespreizte Finger zwischen das fetale Köpfchen und die Muttermundslippe (Frye, 2013).
- Weisen Sie die Frau an, *nicht* zu drücken, bis Sie das Kommando geben. (Manche spüren einen spontanen Pressdrang, andere nicht.)
- Wenn Sie merken, dass eine Wehe kommt, schieben Sie die Lippe hinter den Kopf des Babys (als würden Sie Ihre Oberlippe hochziehen, um die Zähne zu zeigen).

Lässt sich die Muttermundslippe leicht bewegen, soll die Frau pressen, damit das Köpfchen vorankommt, die Muttermundslippe hinter sich lässt und Ihre Finger aus der Vagina schiebt.

- Kontrollieren Sie nach der Wehe, ob die Muttermundslippe nicht etwa erneut aufgetreten ist.
- Wiederholen Sie den Vorgang, wenn nötig und die Gebärende das Manöver toleriert.
- Falls die Geburt nicht wie erhofft voranschreitet, wird der Muttermund nach einigen weiteren Wehen vorsichtshalber erneut untersucht, um sicherzugehen, dass der Muttermund vollständig eröffnet geblieben und die Lippe nicht erneut einklemmt und angeschwollen ist.

7.8.2 Reduzierung der Schwellung an Zervix oder Muttermundslippe

Auch eine geschwollene Zervix oder Muttermundslippe kann den kontinuierlichen Geburtsfortschritt behindern. Zur Reduzierung der Schwellung kann Arnika in homöopathischer Dosierung oral verabreicht oder Nachtkerzenöl in Kapselform in die Vagina eingeführt oder Eis direkt an den Muttermund gelegt und dort gehalten werden (Frye, 2013). Diese Verfahren sind allerdings nicht wissenschaftlich untersucht.

Eine weitere Option besteht in der intravenösen Gabe von Benadryl, eine klinische Praxis mit allerdings nur anekdotischer Evidenz. Manche geburtshilflichen Fachkräfte verabreichen niedrigdosiertes Benadryl (12,5–25 mg), wenn der Geburtsvorgang stagniert, weil der Muttermund ödematös oder die Lippe geschwollen ist. Es ist gängige Praxis, der Frau Benadryl i. v. zu verabreichen und sie dann zu bitten, sich 1 bis 2 Stunden im Vierfüßlerstand oder in Seitenlage auszuruhen.

7.9 Störungen der hormonellen Geburtsphysiologie im Überblick

Die neurobiologischen Prozesse, die Wehen auslösen und den Geburtsfortschritt fördern, werden als hormonelle Geburtsphysiologie bezeichnet. Dabei kommt es zu komplexen Interaktionen zwischen mehreren Hormonsystemen:

Oxytocin, Beta-Endorphine und Stresshormone wie Epinephrin und Nor-Epinephrin. Diese Prozesse haben sich über Jahrmillionen hinweg entwickelt, um die Geburtsergebnisse zu optimieren, und sind auch allen Säugetieren eigen (Buckley, 2015; Olza et al., 2020).

Das feine Zusammenspiel der Hormonsysteme ist ein wichtiger Faktor, der bei einem verlängerten Geburtsverlauf zu beachten ist. Dazu ein Beispiel: Körpereigenes Oxytocin wird für die Uteruskontraktionen benötigt, lindert aber auch Sorgen, Ängste und Schmerzen. Wenn bestimmte Ereignisse oder Stimuli Besorgtheit und Ängste verursachen und Schmerzen verstärken, werden Stresshormone im Übermaß produziert. Das wiederum senkt den Oxytocinspiegel, kann den Geburtsvorgang stören und die Oxytocinwirkungen abschwächen, die vor Befürchtungen, Ängsten und Schmerz schützen, was wiederum die Produktion von Stresshormonen antreibt und das Oxytocin vermindert. Vermutlich hemmt die Überstimulierung der Neocortex den „primitiven" Teil des Gehirns, der die für wirksamen Wehen notwendige Hormonkaskade in Gang setzt (Odent, 1999; Wuitchik et al., 1989).

In modernen geburtshilflichen Settings gibt es zahlreiche Praktiken, die zur Überstimulierung der Neokortex beitragen, die das Sicherheitsgefühl und die Entspannung der Gebärenden stören, ihren Stress verstärken und den Geburtsvorgang potenziell erschweren.

Zu den Umgebungsfaktoren, die die hormonelle Geburtsphysiologie stören können, gehören:

- Lärm
- grelles Licht
- fehlende Privatsphäre
- Begegnungen mit Fremden
- schmerzhafte Prozeduren (Legen einer i.v.-Infusion, vaginale Untersuchungen)
- eingeschränkte Aktivität/Bewegungsfreiheit
- Einschränkungen der Nahrungs- und Flüssigkeitsaufnahme
- fehlende Unterstützung
- Unterhaltungen/Gespräche
- viele Fragen an die gebärende Frau
- eine hektische Umgebung (Odent, 1999; Wuitchik et al., 1989).

Nur wenn wir wissen, was Gebärende für Störungen der hormonellen Geburtsphysiologie anfällig macht, können wir gegensteuern und eine dem hormonellen Milieu zuträgliche Umgebung schaffen.

Strategien zur Optimierung der Oxytocin- und Beta-Endorphin-Produktion und Minimierung der Produktion von Stresshormonen sind:

- Berührung
- Unterstützung
- Privatsphäre
- kleine Räume
- gedämpftes Licht
- ruhiges Verhalten der Betreuungskräfte und der anderen Anwesenden
- uneingeschränkte Bewegungsfreiheit
- warmes Vollbad (**Kap. 7.12.3**)

7.10 Verdacht auf eine emotionale Dystokie

Manche Betreuungskräfte sprechen von einer „emotionalen Dystokie", wenn Befürchtungen, Ängste und andere Emotionen zunehmen und den Geburtsablauf stören. Die Dystokie kann von einem der oben genannten Faktoren ausgelöst werden, theoretisch aber auch von jedem anderen prä-existierenden, den Gemütszustand der Frau beeinflussenden Faktor.

7.10.1 Faktoren, die eine emotionale Dystokie begünstigen

Dazu gehören:

- frühere schwierige Geburten, Verletzung oder Tod des Babys
- frühere traumatische Klinikaufenthalte
- Missbrauch oder Vernachlässigung in der Kindheit: körperlich, sexuell oder emotional (Simkin & Klaus, 2004)

- eine dysfunktionale Ursprungsfamilie (Geisteskrankheiten, Drogen- oder Medikamentenmissbrauch, Streitigkeiten zwischen den Eltern oder andere Familienprobleme)
- Angst aufgrund eigener aktueller schwerer gesundheitlicher Probleme oder Angst vor gesundheitlichen Problemen des Babys
- häusliche Gewalt (in der Vergangenheit oder aktuell)
- kulturelle Faktoren, z. B. extremes Schamgefühl bei Nacktheit oder weil Männer bei der Geburt anwesend sind oder wenn sich die Frau nicht den Erwartungen ihrer Kultur entsprechend verhält
- Sprachbarriere; die Frau hört oder versteht möglicherweise nicht, was in ihrer Nähe gesprochen wird oder vorgeht.
- Tod der eigenen Mutter (insbesondere bei der eigenen Geburt oder als die Frau noch jung war)
- Angst vor der Geburt.

7.10.2 Anzeichen einer emotionalen Dystokie in der aktiven Geburtsphase

Frauen mit einer emotionalen Dystokie weisen die verschiedensten Symptome auf. Dazu einige Beispiele:

- Sie sprechen über ihre Ängste, wirken besorgt oder erschöpft.
- Sie verarbeiten die Wehen nicht mit Rhythmus und Ritualen.
- Sie stellen viele Fragen und beobachten ihre Umgebung extrem wachsam.
- Sie sind äußerst zuwendungsbedürftig.
- Sie sind extrem bescheiden und anspruchslos.
- Sie reagieren sehr stark auf leichte Wehen und Untersuchungen.
- Ihre Muskulatur ist sehr angespannt.
- Sie sind dem Personal gegenüber fordernd oder misstrauisch, wirken wütend oder verärgert.
- Sie sind hypervigilant, äußerst aufmerksam und schreckhaft.
- Sie haben das starke Bedürfnis, alle Betreuungsmaßnahmen zu überwachen.
- Sie geraten während einer Wehe völlig außer Kontrolle, krümmen sich vor Schmerzen, verfallen in Panik, schreien und reagieren nicht auf gut gemeinte Vorschläge oder Fragen.
- Sie fürchten, die Kontrolle über sich zu verlieren, wenn die Wehen stärker werden.

Hier ist der Hinweis wichtig, dass den meisten Frauen vor den Wehen, vor der Entbindung und den Veränderungen, die das Leben mit einem Kind erfordern etwas bange ist. Solche Befürchtungen verlängern aber nicht zwingend die Geburt. Bei manchen Frauen sind die emotionalen Faktoren jedoch so stark, dass sie das Wehenmuster beeinträchtigen. Nicht alle Betroffene zeigen ihre Schwierigkeiten äußerlich, viele verstummen, bewegen sich kaum, sind ängstlich und wollen nicht über ihre Nöte sprechen. Das Betreuungspersonal soll Frauen erkennen, die sich ihren Stress und ihre emotionale Notlage nicht anmerken lassen, und in der Lage sein, deren negative Auswirkungen in Grenzen zu halten. Sensible und achtsame Betreuungskräfte tragen dazu bei, dass sich die Frau gut versorgt und aufgehoben fühlt.

7.10.3 Maßnahmen zur Bewältigung formulierter Ängste

Zu diesen Maßnahmen gehören:

- Wiederholen Sie die Äußerung der Frau zur Bestätigung, dass Sie sie richtig verstanden haben.
- Gehen Sie auf die Angst der Frau ein, statt sie einfach zu übergehen: „Ja, auch andere Frauen sind besorgt darüber“ oder „Das ist wirklich beängstigend. Auch wir sorgen uns um die Babys unter der Geburt. Deshalb kontrollieren wir häufig die Herztöne Ihres Babys.“
- Geben Sie ihr ermutigende Informationen (ohne leere Versprechungen zu machen): „Die Herztöne klingen normal, dem Baby

geht es im Moment gut. Möchten Sie wissen, wie sich Babys bei der Geburt an die Wehen anpassen? Sie verfügen nämlich über erstaunliche Bewältigungsmechanismen ..."

- Informieren Sie sie in den Wehenpausen über die zahlreichen Stellen, die nach der Entbindung Unterstützung anbieten. Ist sie beispielsweise besorgt, keine gute Mutter sein zu können, erleichtert es sie wahrscheinlich zu erfahren, dass es Elternschulungen und Kinderpflegekurse gibt sowie eine 24-h-Hotline für alle Fragen rund um das Leben mit einem Säugling. Wenn Sie sich um die geäußerten Sorgen der Frau kümmern, kann sie sich vielleicht so weit entspannen, dass der „primitivere" Teil des Gehirns dominiert und den Geburtsvorgang vorantreibt.
- Machen Sie ihr (neutrale) Vorschläge zur Verbesserung der Situation. Fühlt sich die Frau z. B. im Liegen hilflos, ermuntern Sie sie zum Aufstehen. Im Stehen fühlt sie sich vielleicht stärker und aktiv.
- Machen heftige, häufige und unbeherrschbare Wehen ein Gespräch unmöglich, gilt es, mit ganz einfachen Anweisungen durch die schwierige Zeit zu kommen: „Jetzt kommt es nur darauf an, den Rhythmus der Wehen aufzunehmen. Ich helfe Ihnen dabei. Folgen Sie den Bewegungen meiner Hand, atmen oder stöhnen Sie rhythmisch und bleiben Sie in diesem Rhythmus. Zusammen schaffen wir das."

7.11 Hypokontraktile Uterusaktivität

Beschrieben werden Faktoren, die zu einer verringerten Kontraktionsfähigkeit der Gebärmutter führen können und welche Maßnahmen die Uterusaktivität fördern.

7.11.1 Unzureichende Wehenintensität und/oder Wehenfrequenz – begünstigende Faktoren

Dazu gehören:

- Immobilität
- emotionale Faktoren und Umgebungsfaktoren
- uterine Laktatproduktion
- BMI > 30
- Epiduralanalgesie.

7.11.2 Immobilität

Bewegung und aufrechte Positionen verkürzen die Geburtsdauer und reduzieren die Zahl der Kaiserschnitte und Epiduralanalgesien (Lawrence et al., 2013; Lepleux et al., 2014; Scott, 2003). Der Wechsel in eine aufrechte Körperhaltung kann die Wehen verstärken, entweder infolge der Gewichtsverlagerung des Kindes oder der besseren Durchblutung des Uterus. Geht eine Geburt langsam voran, sind Bewegung wie Herumgehen und Lageveränderungen angemessene Interventionen. Verglichen mit anderen Haltungen korreliert die Rückenlage meist mit schwächeren Wehen (Kibuka et al., 2021).

Auch Gebärende, die im Bett liegen müssen (z. B. wegen Bluthochdruck, einer Analgesie oder Anästhesie, schlechter fetaler Herzfrequenzmuster oder weil es in der Klinik so üblich ist), können durch einen Positionswechsel den Geburtsfortschritt verbessern. Leidet die Frau z. B. unter Rückenschmerzen oder liegen andere Anzeichen einer Einstellungs- oder Haltungsanomalie vor, wird die Seitenlage empfohlen. Gibt es keine Anzeichen dafür oder ist es schwierig, die Lage des fetalen Rückens zu eruieren, soll sie die „langsame Drehung um die eigene Achse" (*rollover*) ausprobieren, dargestellt in **Abbildung 7-24**. Bei diesem Manöver nimmt die Frau für jeweils 20 bis 30 Minuten die folgenden Positionen ein: halb sitzend, linke Seitenlage, halbe Bauchlage (Sims-Lage), Vierfüßlerstand, rechte Seitenlage, halb sitzend und wieder von vorn.

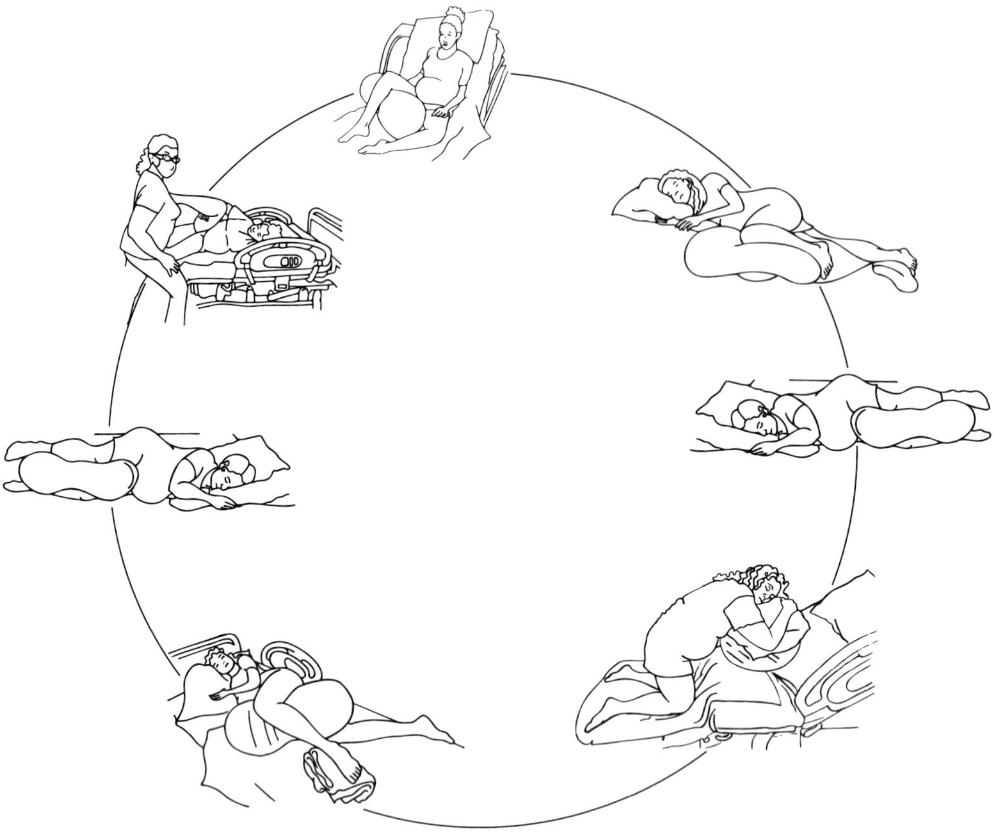

Abbildung 7-24: Langsame Drehung um die eigene Achse (*rollover*). Dieses Manöver wird eingesetzt, wenn es keine Anzeichen von Einstellungs- oder Haltungsanomalien gibt oder die Lage des fetalen Rückens nicht eindeutig ist

7.11.3 Umgebungsfaktoren und emotionale Faktoren

Zahlreiche Einflüsse können die hormonelle Geburtsphysiologie stören. Werden die Umgebungsfaktoren und emotionalen Faktoren berücksichtigt, erhöht sich die Produktion von Oxytocin und sinkt die Produktion der Stresshormone. Das kann zu stärkeren und häufigeren Wehen führen. Optimal ist ein geschützter, ruhiger, dezent beleuchteter Raum. Manche Frauen reagieren gut auf einen begrenzten Raum, wie etwa das Badezimmer. Dusche oder Bad werden als Schutzraum empfunden, in dem warmes Wasser seine beruhigende Wirkung entfalten kann. Manche Frauen stört die Anwesenheit zu vieler Personen, andere sind gern von einer Gruppe vertrauter Menschen umgeben. Auch Zuwendung und Berührung können Oxytocin freisetzen. Gelingt es, die Gebärende beim Umgang mit ihren Emotionen zu unterstützen, ihr etwa bei der Bewältigung ihrer Angst zur Seite zu stehen, reduziert dies möglicherweise die Produktion wehenhemmender Stresshormone.

7.11.4 Uterine Laktatazidose bei langen Geburtsverläufen

Laktat (Milchsäure) ist eine Substanz, die als Endprodukt des anaeroben Stoffwechsels im Muskel anfällt (Muskelkontraktion ohne Sauerstoff als Energiequelle). Zum anaeroben Stoffwechsel kommt es meist durch anstrengende Aktivitäten und anhaltende körperliche Belastungen. Eine Anhäufung von Milchsäure schwächt die Uterusmuskulatur und führt zu unproduktiveren Wehen (Westerblad et al., 2002).

Laktat wird im Myometrium (in der Uterusmuskulatur) produziert und ist im Fruchtwasser nachweisbar. Das hat Forschungen über den Zusammenhang zwischen Laktase im Fruchtwasser und Sectiorate bei prolongierten Geburten ausgelöst. Eine gewisse uterine Laktatproduktion scheint normal zu sein, was wohl mit der einzigartigen Funktion des Myometriums zu tun hat. Wissenschaftlich belegt ist jedoch der Zusammenhang zwischen prolongierten Geburten und hohen uterinen Laktatspiegeln (Murphy et al., 2015; Wiberg-Itzel et al., 2016). Zudem haben Laborversuche an Ratten ergeben, dass eine uterine Laktatazidose die Kontraktionsfähigkeit des Uterus reduziert (Hanley et al., 2015). Die Evidenz reicht derzeit noch nicht aus, um mit Sicherheit sagen zu können, dass uterines Laktat die Ursache für lange Geburtsverläufe ist. Dennoch soll an diese Möglichkeit gedacht werden und kann eine uterine Laktazidose die Erklärung sein, wenn sich bei langen Geburten die Wehen verlangsamen (Murphy et al., 2015; Quenby et al., 2004).

Natriumbikarbonat

Eine kostengünstige und einfache Option, die man bei einer prolongierten frühen Geburtsphase in Erwägung ziehen kann, ist eine Dosis Natriumbikarbonat. Manche Sportler*innen trinken eine Stunde, bevor sie trainieren und eine Laktatazidose zu erwarten ist, in Wasser aufgelöstes Backpulver (Bikarbonat 0,3 g/kg Körpergewicht) (Wiberg-Itzel et al., 2018). Da der Uterus ein großer, von den Geburtswehen stark beanspruchter Muskel ist, könnte bei dysfunktionalen Wehen Natriumbikarbonat hilfreich sein. Wiberg-Itzel, Wray und Akerud (2018) haben 200 Erstgebärende mit gestörten Geburtsverläufen und Bedarf an Oxytocin randomisiert in zwei Gruppen aufgeteilt. Bei der einen Gruppe wurde sofort Oxytocin verabreicht, die Frauen der anderen Gruppe bekamen zunächst eine Dosis Natriumbikarbonat („SamarinVR", das 2,13 mg Natriumbikarbonat enthält, sowie Weinsäure, Zitronensäure, Natrium, Kalium und Kieselsäure gemischt mit 200 ml Wasser); die erste Oxytocingabe erfolgte dann nach einstündiger Pause. Von den Frauen, die zuerst Natriumbikarbonat erhielten, hatten 84 % eine vaginale Geburt, von den Frauen, die sofort Oxytocin erhielten, 67 % ($p = .007$). Dazu kommt, dass die Neugeborenen der Natriumbikarbonat-Gruppe bessere Geburtsergebnisse hatten (höherer arterieller pH-Wert) ($p = < .01$) und fünf Minuten postpartal keinen Apgar-Score unter 7 (Wiberg-Itzel et al., 2018). Möglicherweise hat die Natriumbikarbonat-Gruppe zusätzlich auch von der einstündigen Ruhepause profitiert. Einer weiteren Studie mit 142 Erstgebärenden zufolge, die zur Geburtsbeschleunigung oral Natriumbikarbonat erhielten, kann diese Maßnahme die Geburtsdauer verkürzen und die Zahl der Instrumentengeburten senken (Seyedi et al., 2021).

Kalziumkarbonat

In manchen Gegenden wird bei gestörten Geburtsverläufen oral 1000 mg Tums (rezeptfreies Medikament zur Reduzierung von Magensäure) oder Kalziumkarbonat verabreicht, wobei dieses Verfahren nicht wissenschaftlich untersucht wurde. Der Gedanke dabei: Kalziumkarbonat kann die Kontraktibilität der Uterusmuskulatur verbessern.

Natriumbikarbonat- und Kalziumbikarbonatgaben sind kostengünstige, für Gebärende mit pronlongiertem Geburtsverlauf geeignete Interventionen ohne bekannte Nebenwirkungen. Weitere wissenschaftliche Studien sind angezeigt, um den Zusammenhang zwischen uterinen Laktaten, Kalziumkarbonat und prolongierten Geburten besser zu verstehen und zu ermitteln, wie eine Laktatazidose am besten behandelt wird.

7.11.5 Maßnahmen bei Wehenschwäche unbekannter Ursache

Ist die Ursache der Wehenschwäche unbekannt, können die nachfolgend beschriebenen Maßnahmen die Wehen verstärken: Stimulation der Brust, Gehen und Positionswechsel sowie Akupressur und Akupunktur.

Stimulation der Brust

Seit Jahrhunderten ist die Stimulation der Brust und Brustwarzen zur Auslösung der Geburt oder zur Wehenverstärkung bekannt und wird von Hebammen und anderen geburtshilflichen Betreuungskräften insbesondere bei außerklinischen Geburten häufig praktiziert. Sie ermuntern die Frau oder deren Begleitperson, eine oder beide Brustwarzen sanft zu streicheln oder die Brüste leicht zu massieren, um die Oxytocinausschüttung und damit die Wehen zu steigern. Alternativ kann auch eine Brustpumpe eingesetzt werden (Stein et al., 1990).

In den vergangenen drei Jahrzehnten haben lediglich zwei kleine Studien die Bruststimulation mit Oxytocingabe zur Wehenverstärkung verglichen (Curtis et al., 1999; Stein et al., 1990). Wegen ihrer methodischen Mängel können jedoch keine zuverlässigen Schlüsse bezüglich der Effektivität der beiden Maßnahmen gezogen werden (Razgaitis & Lyvers, 2010). Andere Studien galten der Frage, ob Brustwarzenstimulation einen Wehenbelastungstest erleichtert oder eine geeignete Methode zur Geburtseinleitung ist (Mozurkewich et al., 2011). Ein Cochrane-Review hat die Geburtseinleitung durch Brustwarzenstimulation mit keiner Intervention verglichen und festgestellt, dass Brustwarzenstimulation die Wahrscheinlichkeit von Geburtswehen innerhalb der nächsten drei Tage erhöht, eine geburtsreife Zervix vorausgesetzt (Stein et al., 1990). Verglichen mit Oxytocin zur Geburtseinleitung hatte die Brustwarzenstimulation die gleiche Erfolgsrate. Diese Ergebnisse belegen, dass Brust- und Brustwarzenstimulation geeignet sind, Wehen zu verstärken.

In Fallgeschichten über Hochrisikoschwangere, bei denen als Teil des Wehenbelastungstests eine Brustwarzenstimulation durchgeführt wurde, wird von krampfartigen Wehen berichtet (Curtis et al., 1999). In der heutigen klinischen Praxis sind Wehenbelastungstests nicht mehr üblich; sie wurden durch biophysikalische Profile ersetzt. In keiner der von dem Cochrane-Review erfassten Studien kam es bei risikoarmen Frauen zu einer Uterushyperstimulierung (Stein et al., 1990). Werden die Brustwarzen stimuliert, müssen das fetale Wohlbefinden und die fetale Herzfrequenz per CTG überwacht werden.

Gehen und Positionswechsel

Gehen und Positionswechsel sowie aufrechte Körperhaltungen verbessern die Wehenwirksamkeit und verkürzen die Anfangsphase der Geburt um 1 bis 1½ Stunden, und zwar ohne zunehmende geburtshilfliche Interventionen oder negative Auswirkungen. Bewegungsfreiheit, diese so einfache Praxis, verbessert die Zufriedenheit der Frau mit der Geburtserfahrung (Simkin & O'Hara, 2002) und oft auch ihr Wohlbefinden und ihr Gefühl von Kontrolle.

Akupressur und Akupunktur

Diese traditionellen fernöstlichen Heilmethoden können zur Stimulierung der Wehenfrequenz eingesetzt werden. Die Wirksamkeit der Akupressur zur Linderung von Geburtsschmerzen und Förderung des Geburtsfortschritts wurde wissenschaftlich untersucht. Ein Cochrane-Review, für die 13 Studien über Akupressur und Akupunktur unter der Geburt ausgewertet wurden, belegt, dass Akupunktur (verglichen mit der üblichen Betreuung) die Schmerzintensität reduziert (Smith et al., 2011), wobei weitere Untersuchungen notwendig sind. Eine neuere Stu-

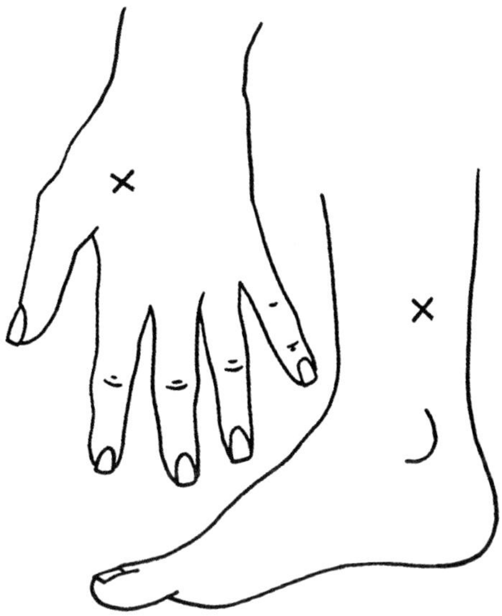

Abbildung 7-25: Akupunktur-Punkte

die kam zu dem Ergebnis, dass Akupunktur die Schmerzintensität stärker reduziert als Akupressur, sowie den Einsatz von Schmerzmitteln und die Rate der Instrumentengeburten verringert (Yesilcicek & Komurcu, 2014). Sie erhöht auch die Zufriedenheit der Gebärenden mit der Schmerzlinderung. Bei richtiger Anwendung haben beide Techniken keine schädlichen Nebenwirkungen (Smith et al., 2011). Akupunktur unter der Geburt erfordert eine spezielle Ausbildung oder die Konsultation einer qualifizierten Fachkraft. Die **Abbildung 7-25** zeigt Akkupunkturpunkte.

7.12 Coping und Comfort

Ungeachtet der Ursache des prolongierten Geburtsverlaufs muss auf Coping (Bewältigungsverhalten) und Comfort (Wohlgefühl/Wohlergehen) der Frau geachtet werden. Maßnahmen zur Verbesserung von Coping und Comfort sollen nicht nur verhindern, dass Gebärende leiden, sie optimieren auch die hormonelle Geburtsphysiologie (Buckley, 2015). Das allein kann den Geburtsfortschritt fördern.

7.12.1 Individuelle Copingstile

Geburtsvorbereitungskurse wurden erstmals in den 1940er Jahren angeboten, als man noch wenig über die machtvollen und multisensorischen Möglichkeiten wusste, die Frauen zur Bewältigung des Geburtsgeschehens spontan zur Verfügung stehen. Seither haben wir zwar viel gelernt, dennoch hat das alte Gedankengut dem westlichen Kulturkreis seinen Stempel aufgedrückt und werden frühere Vorstellungen in den populären Medien schier endlos wiederholt. So glauben viele Leute noch immer, dass eine Frau die Geburt gut meistert, wenn sie keinen Ton von sich gibt und sich während der Wehen nicht bewegt. Weit verbreitet ist der Irrglaube, dass Frauen, die körperlich aktiv sind und Vokalisieren indem sie tönen, stöhnen und schreien, schlecht mit den Wehen zurechtkommen. Viele professionelle Betreuungskräfte weisen Gebärende auch heute noch an, still zu liegen und leise zu sein. Inzwischen wissen wir, dass Frauen, zu deren Copingstil es gehört, den Geburtsschmerz kinästhetisch und lautstark zu verarbeiten, Schmerz und Stress oft besser bewältigen als Frauen, die versuchen, leise zu sein und sich nicht zu bewegen.

7.12.2 Simkins 3 Rs: Copingelemente in der Eröffnungsperiode

Penny Simkin (2016) hat ihre 3 Rs – *relaxation, rhythm, ritual* (Entspannung, Rhythmus, Ritual) – ausführlich erläutert. Wenn wir Gebärende beobachten, die körperlich aktiv sind und Laute von sich geben, stellen wir fest, dass manche dabei einem Rhythmus folgen, andere dagegen unregelmäßig stöhnen oder schreien und sich ruckartig bewegen. Frauen, die ihren Rhythmus gefunden haben, kommen mit den Wehen in der Regel gut zurecht, auch wenn sie laut werden und ihrem Bewegungsdrang folgen.

Rhythmus ist das verbreitete Copingelement in der Eröffnungsperiode der Geburt. Auch beim Ausdauersport ist Rhythmus der Schlüssel zum Erfolg, genau wie bei manchen Meditationsarten, beim Yoga und bei Selbstberuhigungstechniken. Rhythmisches Atmen, Vokalisieren, sich im Takt wiegen, rhythmisch klopfen, sich streicheln – selbst mentale Aktivitäten, wie das Zählen der Atemzüge während der Wehen, ein Mantra oder einen Reim innerlich wiederholen, laut oder im Geist ein Lied singen – all das sind Beispiele für Rhythmus als Copingtechnik. Befindet sich die Frau in der aktiven Geburtsphase, wird sie vermutlich aus dem Rhythmus kommen und die im Geburtsvorbereitungskurs gelernten, in früheren Phasen hilfreichen Copingtechniken nicht mehr einsetzen. Rhythmische Aktivitäten in der aktiven Geburtsphase sind einzigartig und ungeplant. Sie entstehen spontan, wenn die Frau nicht ängstlich ist, wenn sie nicht gestört und ihr Verhalten nicht eingeschränkt wird. Sobald spontane rhythmische Verhaltensweisen auftreten, nehmen die Aktivitäten der kognitiven Gehirnareale ab und wird das Verhalten stärker instinktgeleitet. Tatsächlich sind viele Frauen überrascht und erfreut, wenn sie sich später an ihr repetitives, rhythmisches Verhalten erinnern, das sie unter der Geburt entwickelt haben, und daran denken, wie hilfreich es gewesen ist.

Andere spontane Copingtechniken sind Entspannung während und/oder zwischen den Wehen sowie Routinen oder die rituelle Wiederholung der stets gleichen rhythmischen Aktivitäten bei vielen Wehen nacheinander. In Copingrituale sind oft andere Personen eingebunden (z. B. Partner/Partnerin, Doula). Vielleicht möchte die Frau, dass ihre Begleitperson bei jeder Wehe das gleiche wohltuende Verhalten praktiziert. Sie könnte die Frau halten, streicheln oder wiegen, mit ihr sprechen oder leise in ihrem Rhythmus mitstöhnen und ihr helfen, wieder in den Rhythmus zu kommen, wenn sie ihn verloren hat. Diese drei Copingmechanismen – *relaxation, rhythm, ritual* (Entspannung, Rhythmus, Ritual) werden die 3 Rs genannt. Sie sind die Essenz von Coping in der Eröffnungsperiode.

Die geburtshilfliche Fachkraft soll, wenn sie das Wohlbefinden der Frau unter der Geburt einschätzt, auch auf ihr Bewältigungsverhalten achten. Wenn, was immer sie tut, rhythmisch geschieht, kommt sie mit den Wehen gut zurecht. Verliert sie den Rhythmus, braucht sie Hilfe, um ihn wieder zu erlangen. Zusammengefasst lässt sich sagen, dass gutes Coping im Geburtsverlauf oft mit instinktivem Vokalisieren, mit Bewegung und selbstberuhigendem Verhalten verbunden ist. In der Eröffnungsperiode sind Entspannung, Rhythmus und Ritual (die 3 Rs) verlässliche Anzeichen von gutem Coping.

7.12.3 Hydrotherapie: warmes Vollbad oder Dusche

Hydrotherapie, z. B. ein warmes Bad in der Eröffnungsperiode, ist eine einfache Intervention zur Schmerzlinderung, die keinen Technikeinsatz erfordert und dazu Ängste, Stress und Anspannung dämpft. In der Eröffnungsperiode können Gebärende jederzeit ein Vollbad nehmen.

In einigen Studien wurde Hydrotherapie unter der Geburt mit der konventionellen Betreuung verglichen, mit dem Ergebnis, dass diese nicht-medikamentöse wohltuende Maßnahme die Zahl der Epiduralanalgesien und anderer Schmerzmedikationen reduzierte, die Frauen von weniger Schmerzen und Ängsten berichteten und, den Ergebnissen des *Childbirth Experience Questionaire* (Fragebogen zur Erfassung der Geburtserfahrung) zufolge, mit dem Geburtserlebnis insgesamt zufriedener waren (Cluett & Burns, 2009; Shaw-Battista, 2017). Wasserauftrieb, der hydrostatische Druck, Wärme, Stimulation der Haut und andere Faktoren wirken entspannend, reduzieren vorübergehend die Schmerzempfindlichkeit und wohl auch die Produktion von Stresshormonen. Eine Dusche kann ebenfalls effektiv sein, allerdings fehlen dabei der Wasserauftrieb und hydrostatische Druck eines Wannenbades. Da Hydrotherapie stets in einem kleinen, vor fremden Blicken geschützten Raum stattfindet, kann auch die verbesserte Privatsphäre ein förderlicher Faktor sein. Manche Fachkräfte empfehlen, bei unzureichenden Wehen den Wasserstrahl auf die Brustwarzen zu richten. In **Abbildung 7-26** sind die hydrotherapeutischen Maßnahmen unter der Geburt dargestellt.

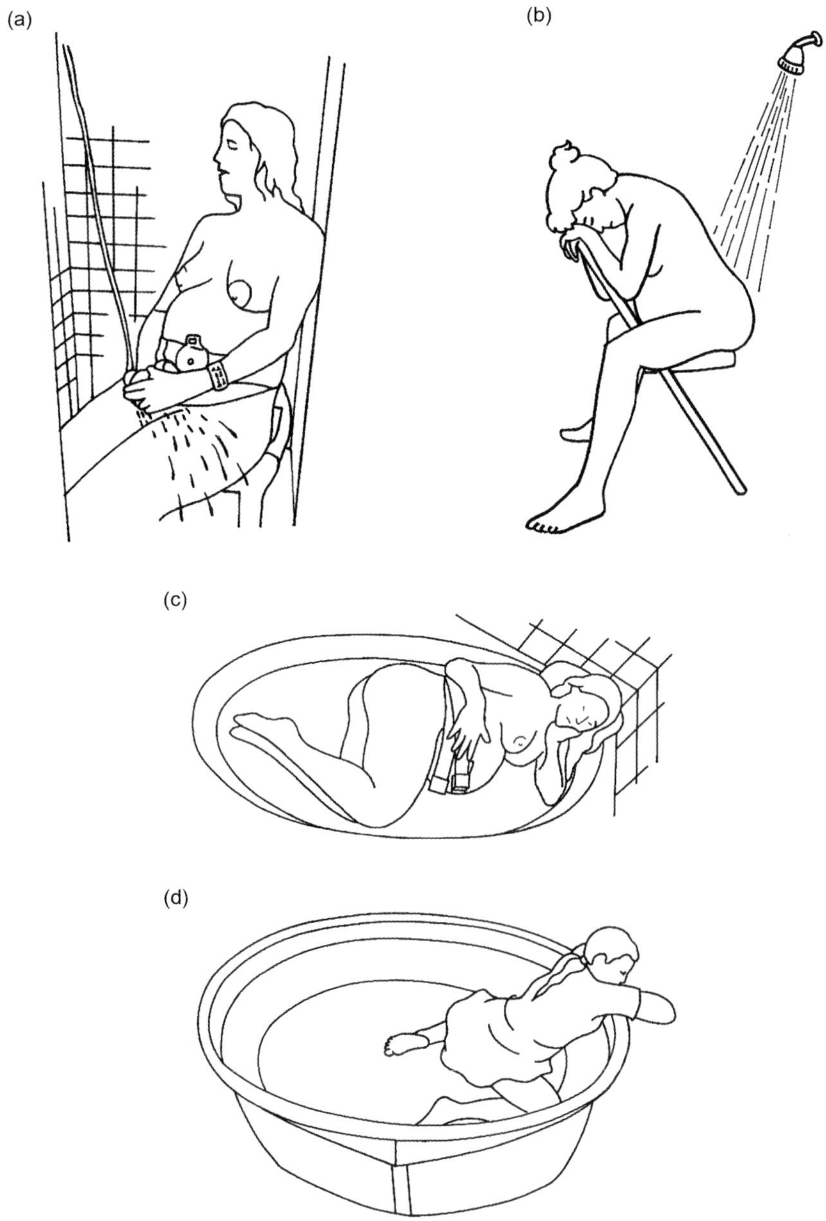

Abbildung 7-26: Hydrotherapie unter der Geburt. a) Dusche auf den Bauch; b) Dusche auf den Rücken; c) aktive Geburtsphase in der Badewanne mit kontinuierlicher CTG-Überwachung; d) aktive Geburtsphase in der Geburtswanne

7.12.4 Hilfsmittel zur Linderung von Rückenschmerzen

Ein Vollbad, eine Dusche, Druck auf die schmerzende Stelle und Massage, Druck auf die Knie, hin- und herwiegen auf dem Gymnastikball, Transkutane elektrische Nervenstimulation (TENS), kalte und warme Kompressen und die intrakutane oder subkutane Injektion von sterilem Wasser – all das sind wirksame Mittel gegen Rückenschmerzen.

7.12.5 Erschöpfung

Müdigkeit und Erschöpfung sind für Frauen mit langen Geburten ein großes Problem, insbesondere für sehr ängstliche oder belastete Frauen. Ihnen können Massage, Musik, gedämpftes Licht, Aromatherapie, gelenkte Imagination, ein Vollbad oder andere beruhigende und wohltuende Maßnahmen ihrer Wahl helfen, sich zu entspannen und den langsamen Geburtsfortschritt zu akzeptieren. Gutes Zureden einer ge-

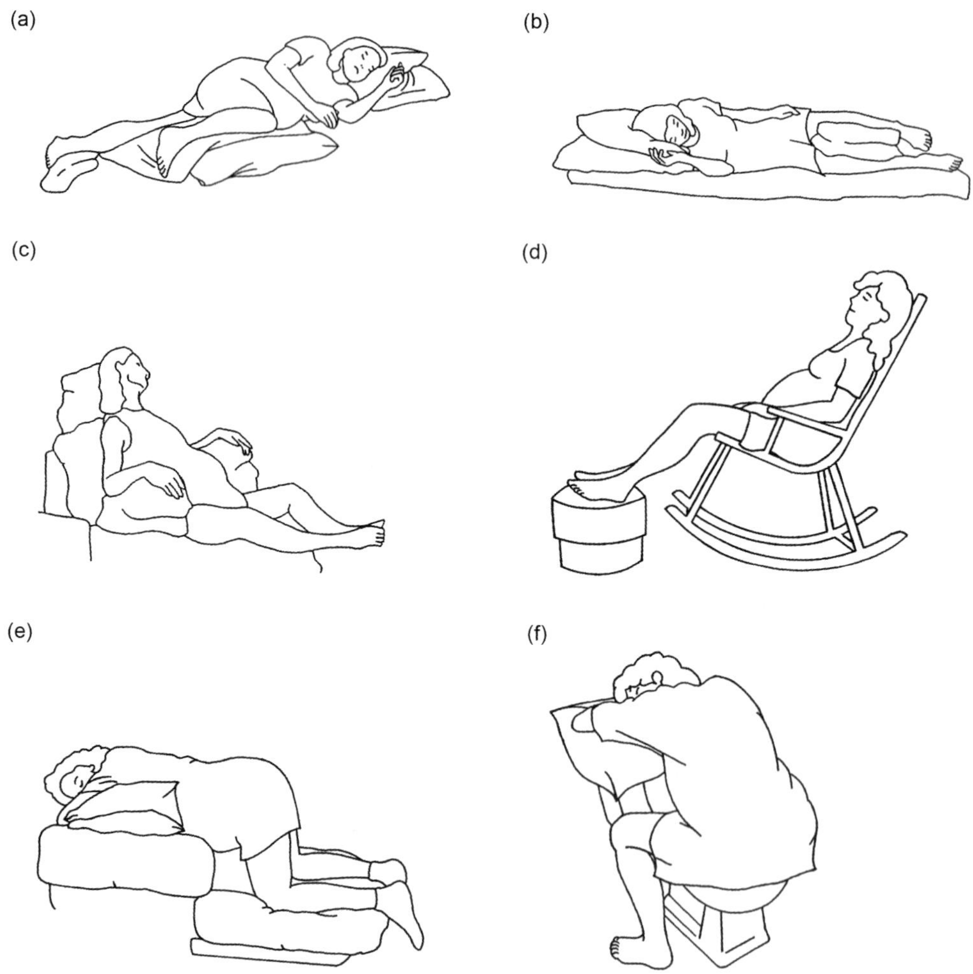

Abbildung 7-27a-f: Positionen für müde Frauen. a) Sims-Lage; b) Seitenlage; c) halb sitzend; d) im Schaukelstuhl; e) kniend auf dem abgesenkten Fußteil des Bettes; f) rittlings auf der Toilette duldigen und einfühlsamen Betreuungsperson und/oder Doula kann ihre Sorgen und Ängste lindern. **Abbildung 7-27** zeigt besonders erholsame Positionen für sehr müde Frauen, die auch eine willkommene Abwechslung sein können.

7.12.6 Injektionen von Aqua ad injectabile (Wasserblockade)

Bei einer dorso-posterioren fetalen Stellung hat die Frau oft extrem starke Schmerzen am unteren Rücken. Mit einem nicht-medikamentösen Ansatz, nämlich mit intradermalen oder intrakutanen Injektionen von sterilem Wasser an vier bestimmten Punkten am Rücken der Gebärenden, lassen sich die Schmerzen deutlich lindern. Die Wirkmechanismen dieser Methode sind bislang nicht vollständig geklärt, werden jedoch mit der sog. Gate-Control-Theorie in Verbindung gebracht, d.h. mit einer Blockade der Schmerzwahrnehmung (Martensson et al., 2000; Simkin & Klein, 2015). Die Injektion von sterilem Wasser ist schmerzhaft und damit leicht reizauslösend. Eine Wasserblockade schließt eine PDA nicht aus. Sie ist deshalb für Frauen hilfreich, die eine PDA vermeiden oder verzögern wollen und unter überwältigenden Rückenschmerzen leiden; man kann auch versuchen, schrittweise vorzugehen. Früher wurden intrakutane Injektionen von 0,05–0,1 ml Aqua ad injectabile vorgenommen, was etwa 30 Sekunden lang starke Schmerzen verursachte, gefolgt von einer 60- bis 90-minütigen Schmerzlinderung (Martensson et al., 2000; Simkin & Klein, 2015). Alternativ kann mit der gleichen Technik eine einmalige Injektion erfolgen. Die Injektionspunkte liegen dort, wo die Frau die Schmerzen am stärksten spürt. Lee und Kollegen haben eine randomisierte kontrollierte klinische Studie durchgeführt, an der 305 Frauen mit starken Rückenschmerzen teilnahmen, und die Technik der vier intradermalen Injektionen mit der Gabe einer Einzeldosis verglichen (Lee et al., 2013). Während die Injektion an einer einzigen Stelle deutlich weniger schmerzhaft war, führte die Injektion an vier Stellen nach 30 Minuten zu einer signifikant stärkeren Schmerzlinderung.

Mit einer randomisierten kontrollierten Studie wurden subkutane Injektionen (0,5 ml) mit intrakutanen verglichen. Dafür injizierte man 0,5 ml steriles Wasser subkutan an allen vier Einstichpunkten und verglich diese Technik mit der intrakutanen Injektion von 0,1 ml an jedem Einstichpunkt und mit der Injektion von 1 ml eines Placebos (Salzlösung) an diesen Stellen. Die subkutanen Injektionen haben die Rückenschmerzen genauso effektiv gelindert wie die intrakutanen, waren bei der Verabreichung jedoch deutlich weniger schmerzhaft (Martensson et al., 2000). Eine jüngere Studie hat dieses Ergebnis bestätigt (Bahasadri et al., 2006). Deshalb wird heute empfohlen, bei Rückenschmerzen unter der Geburt Aqua ad injectabile subkutan und nicht intradermal zu spritzen (Martensson et al., 2000). Hutton und Kollegen (2009) haben für eine Meta-Analyse acht randomisierte kontrollierte Studien ausgewertet, die sich mit Wasserblockaden beschäftigt hatten. Dabei stellte sich heraus, dass Frauen, denen Aqua ad injectabile gespritzt wurde, eine deutlich niedrigere Kaiserschnittrate hatten. Dieses Ergebnis lässt auf weitere Vorteile dieser Maßnahme schließen, die allerdings noch genauer untersucht werden muss. Eine von Genç und Kollegen (2018) durchgeführte randomisierte Kontrollstudie ergab, dass Frauen, denen Aqua ad injectabile verabreicht wurde, weniger Rückenschmerzen hatten und, den Ergebnissen des *Childbirth Experience Questionaire* zufolge, mit dem Geburtserlebnis zufriedener waren als Frauen in der Kontrollgruppe.

Subkutane Injektionen von sterilem Wasser – die Technik

Kochsalzlösungen sind wirkungslos und für dieses Verfahren ungeeignet (Martensson et al., 2000). In eine oder mehrere Tuberkulinspritzen wird Aqua ad injectabile aufgezogen (eine für vier Injektionen à 0,5 ml ausreichende Menge) (Martensson & Wallin, 1999). Nach

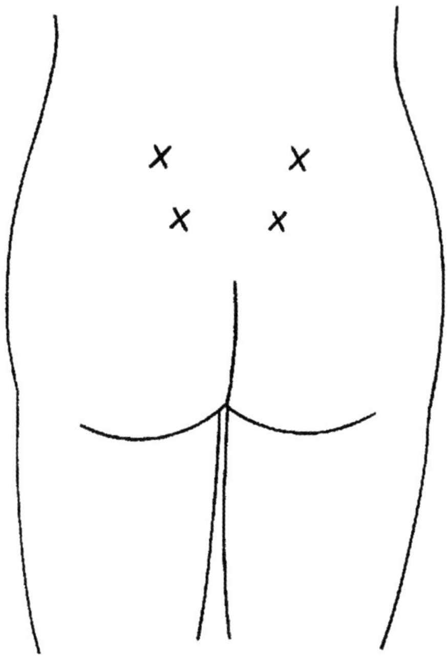

Abbildung 7-28: Injektionspunkte für die intrakutane Injektion von sterilem Aqua ad injectabile

dem Säubern der vier Injektionspunkte an der Kreuzbeinregion mit Isopropylalkohol wird das sterile Wasser subkutan gespritzt. Subkutane Injektionen sind zwar weniger schmerzhaft als intrakutane, die damit verbundenen Schmerzen lassen sich dennoch weiter reduzieren, wenn zwei Personen gleichzeitig injizieren, und zwar während einer Wehe und nicht zwischen den Wehen. Meist lässt der Schmerz innerhalb weniger Minuten nach. **Abbildung 7-28** zeigt die Injektionspunkte.

7.12.7 Hydrierung und Ernährung

Dass die gastrointestinale Mobilität in der Schwangerschaft, unter der Geburt und bei einer intrapartalen Analgesie herabgesetzt ist, ist allgemein bekannt. Erstaunlich wenig weiß man dagegen über die Ernährungs- und Hydrierungsbedürfnisse gebärender Frauen. Wissenschaftliche Erkenntnisse über optimale Ernährung beim Leistungssport sowie mehrere neuere Studien über den Energiebedarf bei Geburten führen – wenig überraschend – zu der Erkenntnis, dass eine Geburt zu den anstrengenden Unternehmungen mit hohem Kalorien- und Flüssigkeitsbedarf zählt (ACNM, 2016).

Dessen ungeachtet war in Nordamerika und Großbritannien zwischen 1940 und 1950 das Gebot der Nahrungs- und Flüssigkeitskarenz weit verbreitet und ist vielerorts heute noch in Kraft (Declercq et al., 2013). Grundlage für diese Standardmaßnahme war das erhöhte Risiko bei einer eventuell erforderlichen Vollnarkose. Eine schwangere Frau, die gegessen hat, neigt bei einer Intubation zum Erbrechen, und unter Narkose besteht die Gefahr der Aspiration von Erbrochenem, d. h. von Nahrungspartikeln und Magensäure. Nahrungs- und Flüssigkeitskarenz löst dieses Problem jedoch nachweislich nicht. Im Gegenteil: Bei Menschen, die lange nichts gegessen haben, ist die Magensäure, da nicht mit Nahrung vermischt, sehr viel saurer und somit bei einer Aspiration wesentlich schädlicher (ACNM, 2016). Eine sichere Anästhesietechnik ist wohl der beste Schutz gegen Aspiration unter Narkose. Zudem wird bei Kaiserschnittgeburten die Vollnarkose vermehrt durch eine Peridural- oder Spinalanästhesie ersetzt. Bei einer Vollnarkose unter der Geburt ist die Aspirationsgefahr extrem gering (Singata et al., 2013).

Die Evidenzen für den besten Ansatz zur Deckung des Flüssigkeits- und Kalorienbedarfs gebärender Frauen sind gemischt. Theoretisch können Infusionen beide Bedürfnisse erfüllen. Es gibt gewisse Hinweise auf eine Verkürzung der Geburt um etwa 30 Minuten, wenn 250 ml/h Flüssigkeit intravenös verabreicht werden, ein Effekt, der bei 125 ml/h intravenös verabreichter Flüssigkeit und bei einer nur oralen Flüssigkeitsaufnahme nicht beobachtet wurde (Dawood et al., 2013). Die Autor*innen des Cochrane-Reviews weisen dennoch darauf hin, das intravenöse Flüssigkeitsgaben nicht ohne Risiko sind und bei der Frau zu Hyperhydrierung und beim Neugeborenen in den ersten Lebenstagen zu exzessivem Gewichtsverlust führen können. Auch die mit einem intravenösen Zugang verbundenen Unannehmlichkeiten und die eingeschränkte Beweglichkeit können sich negativ auf den Geburtsverlauf auswirken.

Eine Meta-Analyse unreglementierter Nahrungs- und Flüssigkeitsaufnahmen unter der Geburt ergab, dass auch diese Praxis die Geburt um etwa 30 Minuten verkürzt (Ciardulli et al., 2017). Es gibt zwar keine Studien über die Zufriedenheit mit den verschiedenen Ess- und Trinkvorschriften, man kann aber davon ausgehen, dass Restriktionen, besonders was die Flüssigkeitsaufnahme betrifft, lästig und quälend sein können. Die World Health Organization (WHO), das American College of Nurse-Midwives (ACNM) und die Society of Obstetricians and Gynecologists of Canada (Lee et al., 2016) empfehlen, nicht aspirationsgefährdeten Frauen die orale Nahrung- und Flüssigkeitsaufnahme selbst regeln zu lassen. Die einfachste Möglichkeit, Dehydratation zu verhindern und für Ernährung zu sorgen, besteht darin, der Frau – wenn sie Durst hat – Wasser, elektrolythaltige Getränke, Brühe oder Obstsaft anzubieten und sie nach Wunsch essen zu lassen. Bei sehr langen Geburten ist das besonders wichtig.

7.13 Fazit

In der aktiven Geburtsphase kann sich die Geburt aus verschiedenen Gründen verzögern. Im ersten Schritt soll die Ursache bzw. die Ursachen ermittelt werden. Geht es der Frau und dem Ungeborenen gut, kann je nach Ursache mit spezifischen Interventionen und Aktionen versucht werden, das Problem zu beheben. Ein langsamer Geburtsverlauf kann mehr als eine Ursache haben und mehrere Maßnahmen erfordern.

7.14 Literatur

American College of Nurse-Midwives. (2016). Providing oral nutrition to women in labor. *Journal of Midwifery & Women's Health*, *61*(4), 528–534. https://doi.org/10.1111/jmwh.12515

American College of Obstetricians and Gynecologists & Society for Maternal-Fetal Medicine. (2014). Obstetric care consensus no. 1: Safe prevention of the primary cesarean delivery. *Obstetrics and Gynecology, 123*(3), 693–711.

Bahasadri, S., Ahmadi-Abhari, S., Dehghani-Nik, M. & Habibi, G.R. (2006). Subcutaneous sterile water injections for labour pain: A randomised controlled trial. *Australian and New Zealand Journal of Obstetrics and Gynaecology, 46*(2), 102–106. https://doi.org/10.1111/j.1479-828X.2006.00536.x

Barros, J.G., Gomes-da-Costa, A., Afonso, M., Carita, A.I., Ayres-de-Campos, D., Graça, L.M. & Clode, N. (2019). Effect of simulation-based training on the accuracy of fetal head position determination in labor. *European Journal of Obstetrics, Gynecology, and Reproductive Biology, 242*, 68–70. https://doi.org/10.1016/j.ejogrb.2019.09.019

Bellussi, F., Ghi, T., Youssef, A., Salsi, G., Giorgetta, F., Parma, D., Simonazzi, G. & Pilu, G. (2017). The use of intrapartum ultrasound to diagnose malpositions and cephalic malpresentations. *American journal of obstetrics and gynecology, 217*(6), 633–641. https://doi.org/10.1016/j.ajog.2017.07.025

Blanc-Petitjean, P., Le Ray, C., Lepleux, F., De La Calle, A., Dreyfus, M. & Chantry, A.A. (2018). Factors affecting rotation of occiput posterior position during the first stage of labor. *Journal of Gynecology Obstetrics and Human Reproduction, 47*(3), 119–125. https://doi.org/10.1016/j.jogoh.2017.12.006

Buckley, S.J. (2015). *Hormonal Physiology of Childbearing: Evidence and Implications for Women, Babies, and Maternity Care*. National Partnership for Women & Families.

Bueno-Lopez, V., Fuentelsaz-Gallego, C., Casellas-Caro, M., Falgueras-Serrano, A.M., Crespo-Berros, S., Silvano-Cocinero, A.M., Alcaine-Guisado, C., Zamoro Fuentes, M., Carreras, E. & Terré-Rull, C. (2018). Efficiency of the modified Sims maternal position in the rotation of persistent occiput posterior position during labor: A randomized clinical trial. *Birth, 45*(4), 385–392.

Cargill, Y.M., MacKinnon, C.J., Arsenault, M.Y., Bartellas, E., Daniels, S., Gleason, T., Iglesias, S., Klein, M.C., Lane, C.A., Martel, M.J., Sprague, A.E.,

Roggensack, A., Wilson, A.K. & Clinical Practice Obstetrics Committee. (2004). Guidelines for operative vaginal birth. *Journal of Obstetrics and Gynaecology Canada: JOGC = Journal D'obstetrique Et Gynecologie du Canada, 26*(8), 747–761.

Cheng, Y.W., Shaffer, B.L. & Caughey, A.B. (2006). Associated factors and outcomes of persistent occiput posterior position: A retrospective cohort study from 1976 to 2001. *The Journal of Maternal-Fetal & Neonatal Medicine, 19*(9), 563–568. https://doi.org/10.1080/14767050600682487

Ciardulli, A., Saccone, G., Anastasio, H. & Berghella, V. (2017, März). Less-restrictive food intake during labor in low-risk singleton pregnancies: A systematic review and meta-analysis. *Obstetrics & Gynecology, 129*(3), 473–480. https://doi.org/10.1097/AOG.0000000000001898

Cluett, E.R. & Burns, E. (2009, 15. April). Immersion in water in labour and birth. *Cochrane Database of Systematic Reviews*, (2), CD000111. https://doi.org/10.1002/14651858.CD000111.pub3

Cohen, S.R. & Thomas, C.R. (2015). Rebozo technique for fetal malposition in labor. *Journal of Midwifery & Women's Health, 60*(4), 445–451. https://doi.org/10.1111/jmwh.12352

Curtis, P., Resnick, J.C., Evens, S. & Thompson, C.J. (1999). A comparison of breast stimulation and intravenous oxytocin for the augmentation of labor. *Birth, 26*(2), 115–122. https://doi.org/10.1046/j.1523-536x.1999.00115.x

Dawood, F., Dowswell, T. & Quenby, S. (2013, 18. Juni). Intravenous fluids for reducing the duration of labour in low-risk nulliparous women. *Cochrane Database of Systematic Reviews*, (6), CD007715. https://doi.org/10.1002/14651858.CD007715.pub2

Declercq, E.R., Sakala, C., Corry, M.P., Applebaum, S. & Herrlich, A. (2013, Mai). *Listening to Mothers III: Pregnancy and Birth*. Childbirth Connection.

Desbriere, R., Blanc, J., Le Dû, R., Renner, J.P., Carcopino, X., Loundou, A. & d'Ercole, C. (2013). Is maternal posturing during labor efficient in preventing persistent occiput posterior position? A randomized controlled trial. *American Journal of Obstetrics and Gynecology, 208*(1), 60.e1–60.e608. https://doi.org/10.1016/j.ajog.2012.10.882

Elmore, C., McBroom, K. & Ellis, J. (2020). Digital and manual rotation of the persistent occiput posterior fetus. *Journal of Midwifery & Women's Health, 65*(3), 387–394. https://doi.org/10.1111/jmwh.13118

Friedman, E. (1954). The graphic analysis of labor. *American Journal of Obstetrics & Gynecology, 68*, 1568–1575. https://doi.org/10.1016/0002-9378(54)90311-7

Friedman, E. (1978). *Labor: Clinical evaluation and management* (2. Aufl.). Appleton-Century-Crofts.

Frye, A. (2013). *Healing Passage* (6. Aufl.). Labrys Press.

Gardberg, M., Laakkonen, E. & Sälevaara, M. (1998). Intrapartum sonography and persistent occiput posterior position: A study of 408 deliveries. *Obstetrics and Gynecology, 91*(5 Pt 1), 746–749.

Genç Koyucu, R., Demirci, N., Ender Yumru, A., Salman, S., Ayanoğlu, Y.T., Tosun, Y. & Tayfur, C. (2018). Effects of Intradermal Sterile Water Injections in Women with Low Back Pain in Labor: A Randomized, Controlled, Clinical Trial. *Balkan medical journal, 35*(2), 148–154.

Grant, C.H. (2014). *Peanut Ball Positions*. M & W Productions.

Guittier, M.J., Othenin-Girard, V., de Gasquet, B., Irion, O. & Boulvain, M. (2016). Maternal positioning to correct occiput posterior fetal position during the first stage of labour: A randomised controlled trial. *BJOG: An International Journal of Obstetrics and Gynaecology, 123*(13), 2199–2207. https://doi.org/10.1111/1471-0528.13855

Hanley, J.A., Weeks, A. & Wray, S. (2015, 15. Oktober). Physiological increases in lactate inhibit intracellular calcium transients, acidify myocytes and decrease force in term pregnant rat myometrium. *Journal of Physiological, 593*(20), 4603–4614. https://doi.org/10.1113/JP270631

Hjartardóttir, H., Lund, S.H., Benediktsdóttir, S., Geirsson, R.T. & Eggebø, T.M. (2021). When does fetal head rotation occur in spontaneous labor at term: Results of an ultrasound-based longitudinal study in nulliparous women. *American Journal of Obstetrics and Gynecology, 224*(5), 514.e1–514.e9.

Hutton, E.K., Kasperink, M., Rutten, M., Reitzma, A. & Wainman, B. (2009). Sterile water injection for labour pain: A systematic review and meta-analysis of randomised controlled trials. *British Journal of Obstetrics and Gynaecology, 116*, 1158–1166. https://doi.org/10.1111/j.1471-0528.2009.02221.x

Kibuka, M., Price, A., Onakpoya, I., Tierney, S. & Clarke, M. (2021). Evaluating the effects of maternal positions in childbirth: An overview of Cochrane systematic reviews. *European Journal of Midwifery, 5*, 57. https://doi.org/10.18332/ejm/142781

Lawrence, A., Lewis, L., Hofmeyr, G.J. & Styles, C. (2013). Maternal positions and mobility during first stage labour. *The Cochrane Database of Systematic Reviews, 10*, CD003934. https://doi.org/10.1002/14651858.CD003934.pub3

Le Ray, C., Carayol, M., Jaquemin, S., Mignon, A., Cabrol, D. & Goffinet, F. (2005). Is epidural analgesia a risk factor for occiput posterior or transverse positions during labour? *European Journal of Obstetrics, Gynecology, and Reproductive Biology, 123*(1), 22–26. https://doi.org/10.1016/j.ejogrb.2005.02.009

Le Ray, C., Lepleux, F., De La Calle, A., Guerin, J., Sellam, N., Dreyfus, M. & Chantry, A.A. (2016). Lateral asymmetric decubitus position for the rotation of occipito-posterior positions: Multicenter randomized controlled trial EVADELA. *American Journal of Obstetrics and Gynecology, 215*(4), 511.e1–511.e5117. https://doi.org/10.1097/OGX.0000000000000415

Le Ray, C., Serres, P., Schmitz, T., Cabrol, D. & Goffinet, F. (2007). Manual rotation in occiput posterior or transverse positions: Risk factors and consequences on the cesarean delivery rate. *Obstetrics and Gynecology, 110*(4), 873–879. https://doi.org/10.1097/01.AOG.0000281666.04924.be

Lee, L., Dy, J. & Azzam, H. (2016). Management of spontaneous labour at term in healthy women. *Journal of Obstetrics and Gynaecology Canada, 38*(9), 843–865. https://doi.org/10.1016/j.jogc.2016.04.093

Lee, N., Webster, J., Beckmann, M., Gibbons, K., Smith, T., Stapleton, H. & Kildea, S. (2013). Comparison of a single vs. a four intradermal sterile water injection for relief of lower back pain for women in labour: a randomised controlled trial. *Midwifery, 29*(6), 585–591.

Lepleux, F., Hue, B., Dugué, A.E., Six, T., Riou, C. & Dreyfus, M. (2014). Données obstétricales dans une population bénéficiant de variations posturales en cours de travail et d'accouchement [Obstetric data in a population with postural changes during labor and delivery]. *Journal de Gynécologie Obstétrique et Biologie de la Reproduction, 43*(7), 504–513.

Lieberman, E., Davidson, K., Lee-Parritz, A. & Shearer, E. (2005). Changes in fetal position during labor and their association with epidural analgesia. *Obstetrics and Gynecology, 105*(5 Pt 1), 974–982. https://doi.org/10.1097/01.AOG.0000158861.43593.49

Malvasi, A. (Hrsg.). (2012). *Intrapartum ultrasonography for labor management*. Springer.

Malvasi, A., Barbera, A., Di Vagno, G., Gimovsky, A., Berghella, V., Ghi, T., Di Renzo, G.C. & Tinelli, A. (2015). Asynclitism: a literature review of an often forgotten clinical condition. *The journal of maternal-fetal & neonatal medicine, 28*(16), 1890–1894. https://doi.org/10.3109/14767058.2014.972925

Malvasi, A., Bochicchio, M., Vaira, L., Longo, A., Pacella, E. & Tinelli, A. (2014a). The fetal head evaluation during labor in the occiput posterior position: The ESA (evaluation by simulation algorithm) approach. *The Journal of Maternal-Fetal & Neonatal Medicine, 27*(11), 1151–1157. https://doi.org/10.3109/14767058.2013.851188

Malvasi, A., Tinelli, A., Barbera, A., Eggebø, T.M., Mynbaev, O.A., Bochicchio, M., Pacella, E. & Di Renzo, G.C. (2014b). Occiput posterior position diagnosis: Vaginal examination or intrapartum sonography? A clinical review. *The Journal of Maternal-Fetal & Neonatal Medicine, 27*(5), 520–526.

Martensson, L. & Wallin, G. (1999). Labour pain treated with cutaneous injections of sterile water: A randomised controlled trial. *British Journal of Obstetrics and Gynaecology, 106*, 633–637. https://doi.org/10.1111/j.1471-0528.1999.tb08359.x

Martensson, L., Nyberg, K. & Wallin, G. (2000). Subcutaneous versus intracutaneous injections of sterile water for labour analgesia: A comparison of perceived pain during administration. *British Journal of Obstetrics and Gynaecology, 107*, 1248–1251. https://doi.org/10.1111/j.1471-0528.2000.tb11615.x

Masturzo, B., Farina, A., Attamante, L., Piazzese, A., Rolfo, A., Gaglioti, P. & Todros, T. (2017). Sonographic evaluation of the fetal spine position and success rate of manual rotation of the fetus in occiput posterior position: A randomized controlled trial. *Journal of clinical ultrasound, 45*(8), 472–476. https://doi.org/10.1002/jcu.22477

Menichini, D., Mazzaro, N., Minniti, S., Ricchi, A., Molinazzi, M.T., Facchinetti, F. & Neri, I. (2022). Fetal head malposition and epidural analgesia in labor: A case-control study. *The Journal of Maternal-Fetal & Neonatal Medicine, 35*(25), 5691–5696. https://doi.org/10.1080/14767058.2021.1890018

Mozurkewich, E.L., Chilimigras, J.L., Berman, D.R., Perni, U.C., Romero, V.C., King, V.J. & Keeton, K.L. (2011, 27. Oktober). Methods of induction of labour: A systematic review. *BMC Pregnancy and Childbirth, 11*, 84. https://doi.org/10.1186/1471-2393-11-84

Murphy, M., Butler, M., Coughlan, B., Brennan, D., O'Herlihy, C. & Robson, M. (2015, November). Elevated amniotic fluid lactate predicts labor disorders and cesarean delivery in nulliparous women at term. *American Journal of Obstetrics and Gynecology, 213*(5), 673.e1–673.e8.

Neal, J.L. & Lowe, N.K. (2012). Physiologic partograph to improve birth safety and outcomes among low-risk, nulliparous women with spontaneous labor onset. *Medical Hypotheses, 78*(2), 319–326. https://doi.org/10.1016/j.mehy.2011.11.012

Odent, M. (1999). *The Scientification of Love*. Free Association Press.

Olza, I., Uvnas-Moberg, K., Ekström-Bergström, A., Leahy-Warren, P., Karlsdottir, S. I., Nieuwenhuijze, M., Villarmea, S., Hadjigeorgiou, E., Kazmierczak, M., Spyridou, A. & Buckley, S. (2020). Birth as a neuro-psycho-social event: An integrative model of maternal experiences and their relation to neurohormonal events during childbirth. *PloS one, 15*(7), e0230992.

Penfield, C.A. & Wing, D.A. (2017). Labor induction techniques: Which is the best? *Obstetrics and Gynecology Clinics of North America, 44*(4), 567–582. https://doi.org/10.1016/j.ogc.2017.08.011

Perez-Bortella, M. & Downe, S. (2006). Stories as evidence: The premature urge to push. *British Journal of Midwifery, 14*(11), 636–642.

Phipps, H., de Vries, B., Hyett, J. & Osborn, D.A. (2014). Prophylactic manual rotation for fetal malposition to reduce operative delivery. *The Cochrane Database of Systematic Reviews*, (12), CD009298. https://doi.org/10.1002/14651858.CD009298.pub2

Quenby, S., Pierce, S.J., Brigham, S. & Wray, S. (2004, April). Dysfunctional labor and myometrial lactic acidosis. *Obstetrics & Gynecology, 103*(4), 718–723. https://doi.org/10.1097/01.AOG.0000118306.82556.43

Razgaitis, E.J. & Lyvers, A.N. (2010). Management of protracted active labor with nipple stimulation: A viable tool for midwives? *Journal of Midwifery & Women's Health, 55*(1), 65–69. https://doi.org/10.1016/j.jmwh.2009.05.002

Reichman, O., Gdansky, E., Latinsky, B., Labi, S. & Samueloff, A. (2008). Digital rotation from occipito-posterior to occipito-anterior decreases the need for cesarean section. *European Journal of Obstetrics, Gynecology, and Reproductive Biology, 136*(1), 25–28. https://doi.org/10.1016/j.ejogrb.2006.12.025

Roberts, J.E., Goldstein, S.A., Gruener, J.S., Maggio, M. & Mendez-Bauer, C. (1987). A descriptive analysis of involuntary bearing-down efforts during the expulsive phase of labor. *Journal of Obstetric, Gynecologic, & Neonatal Nursing, 16*(1), 48–55. https://doi.org/10.1111/j.1552-6909.1987.tb01438.x

Robinson, C.A., Macones, G.A., Roth, N.W. & Morgan, M.A. (1996). Does station of the fetal head at epidural placement affect the position of the fetal vertex at delivery? *American Journal of Obstetrics and Gynecology, 175*(4 Pt 1), 991–994. https://doi.org/10.1016/S0002-9378(96)80039-1

Scott, P. (2003). *Sit up and Take Notice! Positioning Yourself for a Better Birth*. Great Scott Publications.

Seyedi, M., Ghorashi, Z. & Sedighi Darijani, T. (2021). Randomized controlled trial of oral bicarbonate treatment for labor stagnation. *The Journal of Obstetrics and Gynaecology Research, 47*(1), 114–118. https://doi.org/10.1111/jog.14438

Shaffer, B.L., Cheng, Y.W., Vargas, J.E. & Caughey, A.B. (2011). Manual rotation to reduce caesarean delivery in persistent occiput posterior or transverse position. *The Journal of Maternal-Fetal & Neonatal Medicine, 24*(1), 65–72.

Shaw-Battista, J. (2017). Systematic review of hydrotherapy research: Does a warm bath in labor promote normal physiologic childbirth? *Journal of Perinatal and Neonatal Nursing, 31*(4), 303–316. https://doi.org/10.1097/JPN.0000000000000260

Siccardi, M., Valle, C. & Di Matteo, F. (2021). Dynamic external pelvimetry test in third trimester pregnant women: Shifting positions affect pelvic biomechanics and create more room in obstetric diameters. *Cureus, 13*(3), e13631. https://doi.org/10.7759/cureus.13631

Siccardi, M., Valle, C., Di Matteo, F. & Angius, V. (2019). A postural approach to the pelvic diameters of obstetrics: The dynamic external pelvimetry test. *Cureus, 11*(11), e6111. https://doi.org/10.7759/cureus.6111

Simkin, P. & Klaus, P. (2004). *When Survivors Give Birth: Understanding and Healing the Effects of Early Sexual Abuse on the Childbearing Woman*. Classic Day Publishing.

Simkin, P. & Klein, M.C. (2015). Nonpharmacological approaches to management of labor pain. *UpToDate, 17*(3), 1–14.

Simkin, P. (2010). The fetal occiput posterior position: State of the science and a new perspective.

Birth, 37(1), 61–71. https://doi.org/10.1111/j.1523-536X.2009.00380.x

Simkin, P. (2016). Relaxation, Rhythm, Ritual: The 3 Rs of Childbirth [Video]. Penny Simkin. https://www.pennysimkin.com/project/three-rs-of-labor/

Simkin, P.P. & O'Hara, M. (2002). Nonpharmacologic relief of pain during labor: Systematic reviews of five methods. *American Journal of Obstetrics and Gynecology, 186*(5), S131–S159.

Singata, M., Tranmer, J. & Gyte, G.M. (2013, 22. August). Restricting oral fluid and food intake during labour. *Cochrane Database of Systematic Reviews*, (8), CD003930. https://doi.org/10.1002/14651858.CD003930.pub3

Sizer, A.R. & Nirmal, D.M. (2000). Occipitoposterior position: Associated factors and obstetric outcome in nulliparas. *Obstetrics and Gynecology, 96*(5 Pt 1), 749–752. https://doi.org/10.1097/00006250-200011000-00019

Smith, C., Collins, C., Crowther, C. & Levett, K. (2011). Acupuncture or acupressure for pain management in labour (review). *Cochrane Database of Systematic Reviews*, (7), CD009232. https://doi.org/10.1002/14651858.CD009232

Smyth, R.M., Markham, C. & Dowswell, T. (2013). Amniotomy for shortening spontaneous labour. *The Cochrane Database of Systematic Reviews*, (6), CD006167. https://doi.org/10.1002/14651858.CD006167.pub3

Spinning Babies. (2023). *Home – Spinning Babies.* https://www.spinningbabies.com

Stein, J.L., Bardeguez, A.D., Verma, U.L. & Tegani, N. (1990). Nipple stimulation for labor augmentation. *The Journal of Reproductive Medicine, 35*(7), 710–714.

Stremler, R., Hodnett, E., Petryshen, P., Stevens, B., Weston, J. & Willan, A.R. (2005). Randomized controlled trial of hands-and-knees positioning for occipitoposterior position in labor. *Birth, 32*(4), 243–251. https://doi.org/10.1111/j.0730-7659.2005.00382.x

Sutton, J. (2001). *Let Birth Be Born Again: Rediscovering and Reclaiming Our Midwifery Heritage.* Birth Concepts.

Tully, G. (2016). Opening the pelvic brim with Walcher's position. *Midwifery Today with International Midwife*, (117), 26–27.

Tully, G. (2020). *Changing Birth on Earth: A Midwife and Nurse's Guide to Using Physiology to Avoid Another Unnecessary Cesarean.* Maternity House Publishing.

Tussey, C.M., Botsios, E., Gerkin, R.D., Kelly, L.A., Gamez, J. & Mensik, J. (2015). Reducing length of labor and cesarean surgery rate using a peanut ball for women laboring with an epidural. *The Journal of Perinatal Education, 24*(1), 16–24. https://doi.org/10.1891/1058-1243.24.1.16

Westerblad, H., Allen, D.G. & Lännergren, J. (2002). Muscle fatigue: Lactic acid or inorganic phosphate the major cause? *News in Physiological Sciences, 17*, 17–21.

Wiberg-Itzel, E., Pembe, A.B., Järnbert-Pettersson, H., Norman, M., Wihlbäck, A.C., Hoesli, I., Todesco Bernasconi, M., Azria, E., Åkerud, H. & Darj, E. (2016). Lactate in amniotic fluid: Predictor of labor outcome in oxytocin-augmented primiparas' deliveries. *PLoS One, 11*(10), e0161546.

Wiberg-Itzel, E., Wray, S. & Åkerud, H. (2018). A randomized controlled trial of a new treatment for labor dystocia. *The Journal of Maternal-Fetal & Neonatal Medicine, 31*(17), 2237–2244. https://doi.org/10.1080/14767058.2017.1339268

World Health Organization. (2018). *WHO recommendations: Intrapartum care for a positive childbirth experience.* https://apps.who.int/iris/handle/10665/272447

Wuitchik, M., Bakal, D. & Lipshitz, J. (1989). The clinical significance of pain and cognitive activity in latent labor. *Obstetrics & Gynecology, 73*(1), 35–42. https://doi.org/10.1097/00006250-198906000-00038

Yesilcicek Calik, K. & Komurcu, N. (2014). Effects of SP6 acupuncture point stimulation on labor pain and duration of labor. *Iranian Red Crescent Medical Journal, 16*(10), e16461.

Zhang, J., Troendle, J., Mikolajczyk, R., Sundaram, R., Beaver, J. & Fraser, W. (2010). The natural history of the normal first stage of labor. *Obstetrics and Gynecology, 115*(4), 705–710. https://doi.org/10.1097/AOG.0b013e3181d55925

8 Prävention und Behandlung einer protrahierten aktiven Geburtsphase

Kathryn Osborne, Lisa Hanson und Emily Malloy

Eine protrahierte Geburt bezeichnet einen längeren Geburtsverlauf als üblich. Bei manchen Gebärenden gibt es in der Austreibungsperiode eine Latenzphase, in der trotz komplett dilatierter Zervix kein unmittelbarer Pressdrang besteht. Beschrieben werden in diesem Kapitel der Beginn und die Stadien der Ausreibungsperiode und welche Interventionen bei einer anhaltenden Latenzphase in der Austreibungsperiode angebracht sind. Thematisiert werden die Auswirkungen verschiedener Formen des Pressens auf Mutter und Kind, die Dauer der Austreibungsperiode im Zusammenhang mit dem mütterlichen und fetalen Wohlbefinden sowie das Einnehmen erleichternder Körperhaltungen bzw. Körperpositionen. Weitere Themen sind Manöver zur Behandlung einer Nabelschnurumschlingung und der Lösung einer Schulterdystokie. Wichtig ist zudem, die Gebärende in der Austreibungsperiode emotional zu unterstützen, damit Coping und Comfort erhalten werden können.

8.1 Die aktive Geburtsphase: Definitionen

Anatomisch betrachtet beginnt die aktive Geburtsphase (Austreibungsperiode) mit der vollständig dilatierten Zervix und endet mit der Geburt des Babys. Über die klinische Bedeutung der vollständigen Zervixdilatation gehen die Meinungen auseinander. Zwei unterschiedliche Denkrichtungen bestimmen die Gestaltung dieser Geburtsphase. Der eine Ansatz ist an den Bedürfnissen der geburtshilflichen Betreuungspersonen orientiert, war in Nordamerika und anderen Regionen, in denen man schnelle Geburten schätzte, üblich und hat die Geburtshilfe über Jahrzehnte geprägt. Dabei wird die Frau, wenn feststeht, dass ihr Muttermund vollständig eröffnet ist, aufgefordert, tief Luft zu holen, die Luft anzuhalten und mit aller Kraft nach unten zu drücken, egal ob sie einen Pressdrang verspürt oder nicht. Tritt der Pressdrang jedoch auf, bevor der Muttermund vollständig eröffnet ist, wird die Frau angewiesen, dem Drang zu widerstehen, bei jeder Wehe zu hecheln und den Drang zu veratmen. Spürt die Frau keinen Pressdrang, obwohl der Muttermund vollständig eröffnet ist, kann der Wunsch nach einer schnellen Geburt die Betreuungskraft veranlassen, die Frau dazu aufzufordern, unter ihrer Anleitung mit Pressen zu beginnen: Sie soll, wenn die Wehe kommt, tief einatmen, die Luft anhalten und nach unten schieben während andere im Raum mitzählen. Diese Prozedur wird mehrmals wiederholt. Langes Luftanhalten und ausdauernde, zielgerichtete Pressanstrengungen sind zwar allgemein üblich – auch bekannt als Valsalva-Pressdruckversuch (*purple pushing*) – wegen möglicher schädlicher Auswirkungen auf Mutter und Kind allerdings nicht ganz unproblematisch. Deshalb soll die Frau bei angeleitetem Pressen zur Geburtsbeschleunigung die Luft nur kurz und nie länger als 6 Sekunden anhalten (Hanson, 2009).

Bei stabilem Zustand von Mutter und Kind ist ein weniger hastiges Vorgehen, d.h. eine abwartende Haltung der bessere Ansatz. Dabei ist ein vollständig eröffneter Muttermund allein kein ausreichender Grund, mit Pressen zu beginnen. Eine physiologische Herangehensweise orientiert sich am normalen Verlauf der Austreibungsperiode und beruht auf dem Wissen, dass die Wehen kurz vor und nach der vollständigen Eröffnung des Muttermunds manchmal vorübergehend nachlassen (Latenzphase der Austreibungsperiode). Das erklärt, weshalb nicht alle Gebärende mit vollständiger Zervixdilatation sofort einen Pressdrang spüren. In Europa und fast überall auf der Welt wurden die physiologischen Bedingungen lange Zeit berücksichtigt, besonders von Hebammen. Bei diesem personzentrierten, abwartenden Ansatz beginnt die Austreibungsperiode oft später und dauert nicht so lang wie beim forcierten angeleiteten Pressen.

8.2 Stadien der Austreibungsperiode

Die Austreibungsperiode kann genau wie die Eröffnungsperiode in zwei Phasen eingeteilt werden – in Latenzphase und aktive Phase. Jede Phase ist von bestimmten mütterlichen Verhaltensmustern und bestimmten physiologischen Veränderungen geprägt.

8.2.1 Latenzphase

Kurz vor oder nach der vollständigen Zervixdilatation scheint die Uterusaktivität nachzulassen, was als „Wehenpause", „Ruhepause" oder „Latenzphase der Austreibungsperiode" bezeichnet wird (Aderhold & Roberts, 1991; Simkin, 1984, 2013). Wie häufig die Wehenpause tatsächlich auftritt, wurde noch nicht untersucht, obwohl das Phänomen den meisten Fachleuten in Geburtshilfe und Forschung wohlbekannt ist. Wie und weshalb es dazu kommt, ist noch nicht ganz geklärt. Eine These lautet, dass das Einsetzen des mütterlichen Pressdrangs vom Höhenstand und der Einstellung des fetalen Köpfchens abhängt.

Während der Eröffnungsperiode liegt der Uterus die meiste Zeit eng am Körper des Kindes an. Die Kontraktionen eröffnen nicht nur den Muttermund, sie verkürzen auch die Fasern der Uterusmuskulatur, wodurch sich der intrauterine Raum allmählich verkleinert und das Kind nach unten gedrückt wird. Mit den letzten 2 cm der Erweiterung zieht sich auch die Zervix über das Köpfchen (oder den VT) zurück und beginnt das Tiefertreten in den Vaginalkanal, wie in **Abbildung 8-1** dargestellt (Cohen & Friedman, 1983; Vasicka et al., 1978). Simkin hat dazu folgende These: Hat sich der Kopf (also ein Viertel des gesamten Uterusinhalts) erst einmal durch die Zervix nach außen geschoben, erschlafft die Uterusmuskulatur zunächst, da sie nicht mehr eng am ganzen fetalen Körper anliegt. An diesen neuen Zustand muss sich die Muskulatur erst anpassen. Das geschieht durch Verkürzung der uterinen Muskelfasern (wie in der Latenz- und Vorwehenphase), wodurch der intrauterine Raum schrumpft, bis der Uterus wieder eng am fetalen Körper anliegt. Dieser Vorgang kann wenige Minuten aber auch deutlich länger dauern. In der Zeit sind die Wehen oft schwach oder kaum spürbar, und die Frau kann sich ausruhen. Wenn die Wehen wieder einsetzen, verspürt die Frau einen immer stärker werdenden Pressdrang, nachweislich begleitet von einem starken Oxytocinausstoß (Beynon, 1957; Fuchs et al., 1991; Rahm et al., 2002). Doch nicht alle Frauen erleben eine solche Wehenpause. Haltung und Höhenstand des Kindes sind wohl zwei der Faktoren, die bestimmen, ob, wann und wie lange der Gebärenden diese Ruhepause vergönnt ist.

Eine davon leicht abweichende These zur Erklärung der Wehenpause am Beginn der Austreibungsperiode stammt von Roberts (2002). Wehen sind auch während der Latenzphase der aktiven Geburtsphase elektronisch messbar, auch wenn sie unterhalb der Wahrnehmungsschwelle der Frau liegen. Dabei kann sich der kindliche Kopf drehen, ausrichten und tiefertreten. Friedman zufolge empfindet die Frau das Zurückziehen der Zervix über das tiefer treten-

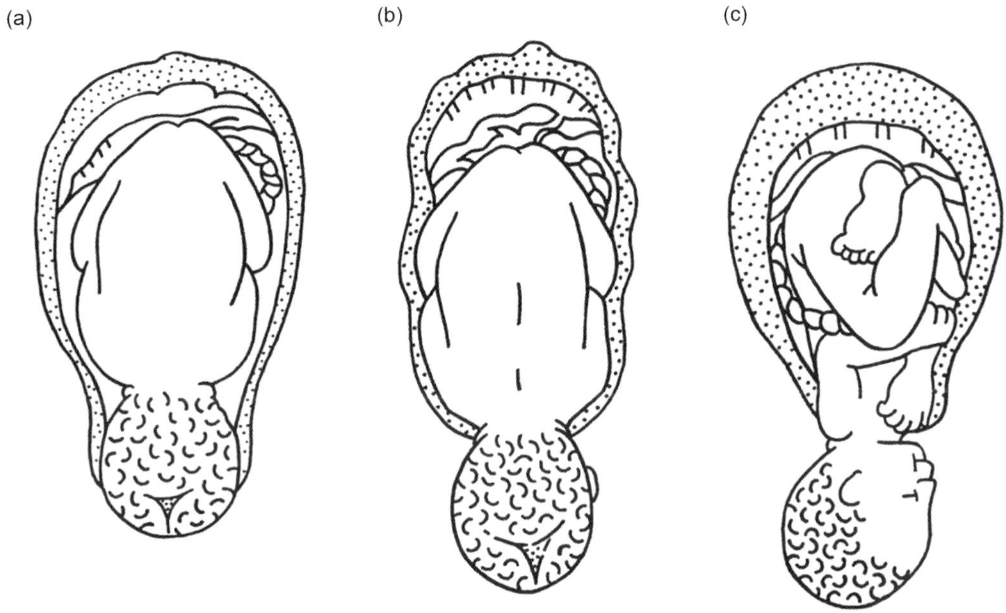

Abbildung 8-1a-c: Latenzphase in der Austreibungsperiode. Das fetale Köpfchen schlüpft durch den Muttermund und die Uterusmuskulatur erschlafft. Die Fasern der Uterusmuskulatur verkürzen sich, bis der Uterus wieder eng am kindlichen Körper anliegt. a) Kind im Uterus bei vollständig eröffnetem Muttermund; b) Kopf außerhalb des Uterus, Uterusmuskulatur erschlafft; c) verkürzter Uterus mit dicker Uteruswand liegt eng am Körper des Kindes an

de Köpfchen weniger schmerzhaft und belastend als frühere Wehen (Friedman, 1978). Frauen spüren den spontanen Pressdrang, wenn das fetale Köpfchen auf der +1-Ebene liegt, wenn es sich in die dorso-anteriore Stellung gedreht hat und die Wehen die Stärke von 30 mmHg erreicht haben und halten. Das bedeutet, dass der Pressdrang den „physiologischen" Beginn der aktiven Geburtsphase anzeigt (Kopas, 2014; Roberts, 2002).

Beide Hypothesen stimmen überein mit dem, was wir über die Physiologie des Uterus unter der Geburt wissen, aber auch mit Friedmanns klassischen Beobachtungen des normalen Geburtsfortschritts sowie mit den zahlreichen Beobachtungsstudien, die belegen, dass der spontane Pressdrang mit der Zeit und mit dem Tiefertreten des vorangehenden Teils zunimmt (Clark et al., 2009; Rooks, 2009).

8.2.2 Evidenzbasierte Unterstützung in Latenzphase und Austreibungsperiode

In der Latenzphase, wenn der Uterus deutlich inaktiver ist, sind die kindlichen Herztöne meist unauffällig. Die Dauer die Latenzphase in der Austreibungsperiode variiert zwar, dennoch ist wissenschaftlich belegt, dass die Wehen ohne jedes Eingreifen nach 15 bis 45 Minuten verstärkt und von Pressdrang begleitet wieder einsetzen (Friedman, 1978). In dieser Phase hat die Frau Gelegenheit, sich zu erholen, während das Ungeborene spontan tiefertritt und bis der Pressdrang wieder zunimmt (Kopas, 2014).

Betreuungspersonen, die davon ausgehen, dass Frauen bei ihren Pressanstrengungen angeleitet werden müssen, interpretieren diese Latenzphase häufig falsch. Sie vermuten einen

Geburtsstillstand und intervenieren, um die Geburt zu beschleunigen. Es gibt zwei häufig praktizierte Interventionen zur Förderung einer schnellen Geburt. Eine ist das angeleitete, zielgerichtete Pressen, wobei die Frau angewiesen wird, die Luft anzuhalten und ausdauernd zu pressen, auch wenn sie weder ausreichend starke Wehen noch einen spontanen Pressdrang hat. Die andere Intervention besteht in der Verordnung einer Oxytocininfusion (Pitocin) zur Wehensteigerung. Oxytocin ist zwar das Standardmedikament zur Wehenverstärkung, allerdings nicht frei von möglichen Nebenwirkungen. Es kann beispielsweise hypertone Wehen und fetale Stresszustände auslösen, was oft zu einem Kaiserschnitt führt (Fraser & Cooper, 2009; Rosevear & Stirrat, 1996).

Es gibt aber auch Betreuungspersonen, die beide Phasen der Austreibungsperiode berücksichtigen, die mit einem personzentrierten physiologischen Ansatz arbeiten und Gebärende ermuntern, ihren natürlichen Empfindungen in der Austreibungsperiode folgend zu Pressen (Osborne & Hanson, 2012). Sie werden der Frau wohl kaum Anweisungen erteilen und ihr sagen, wann und wie sie mit dem Pressen beginnen soll. Sie werden vielmehr abwarten, bis sie einen Pressdrang verspürt und ihre spontanen Pressanstrengungen unterstützen (Osborne & Hanson, 2012). Bei Gebärenden ohne PDA mit komplikationslosem Geburtsverlauf ist der unwiderstehliche Pressdrang meist der beste Indikator dafür, dass die Zeit zum Mitdrücken gekommen ist (Roberts & Hanson, 2007).

8.2.3 Was tun, wenn die Latenzphase anhält?

Hält die Wehenpause länger als 20 oder 30 Minuten an, kann man die Frau weiter abwartend überwachen oder mit bestimmten Maßnahmen dafür sorgen, dass die Wehen wieder einsetzen und der Pressdrang ausgelöst wird. Dazu gehören z. B. der Wechsel in eine aufrechte Sitzhaltung (im Bett oder auf der Toilette), Hockstellungen oder Umhergehen sowie Pressversuche der Frau (Luft anhalten und nach unten schieben), Akupressur und Brustwarzenstimulation. In Anbetracht der vielen Studien, die sich mit dem Pressen unter Periduralanästhesie befasst haben, wird empfohlen, abzuwarten und gesunde Gebärende ohne Periduralanästhesie erst dann zum Mitdrücken aufzufordern, wenn sie zumindest einen leichten Pressdrang verspüren (Roberts & Hanson, 2007; Szu et al., 2021).

Geburtshilfliche Fachkräfte, die die Latenzphase berücksichtigen, warten Anzeichen des spontanen Pressdrangs ab, bevor sie die Zervix untersuchen (Osborne & Hanson, 2012). Der Beginn der Austreibungsperiode wird inzwischen nicht mehr an der vollständigen Zervixdilatation festgemacht, man bevorzugt vielmehr die Doppel-Definition: vollständige Eröffnung des Muttermunds bei gleichzeitigem spontanem Pressdrang. Gut möglich, dass geburtshilfliche Betreuungskräfte, die dem spontanen Pressen den Vorzug geben, ihre Herangehensweise den anderen Teammitgliedern sehr deutlich machen müssen, um sicherzustellen, dass angeleitetes Pressen nicht aus reiner Gewohnheit weiter praktiziert wird.

8.2.4 Die aktive Phase der Austreibungsperiode

Kennzeichen dieser Phase sind der unwillkürliche Pressdrang und das Tiefertreten des Kindes. Sie wird auch „Beckenphase“ (Friedman, 1978), „Pressperiode“ (Roberts & Hanson, 2007) oder „Dezensusphase“ (Simkin, 1984) genannt. Bei der Geburt spielen mehrere Kräfte zusammen: Uteruskontraktionen, Austreibungskräfte, Körperhaltung der Frau sowie die Kräfte des Kindes.

Archäologische Funde bestätigen, dass sich Frauen früher aktiv und kraftvoll an der Geburt beteiligten. Die entbanden in aufrechten Körperhaltungen und pressten im Stehen oder Hocken, wohl weil sie den natürlichen Drang dazu verspürten (Isaacs Ashford, 1988). Erst seit Geburten nicht mehr zu Hause, sondern vermehrt in Krankenhäusern stattfanden, gibt es Beweise (Kunstwerke, frühe Lehrbücher, medizinische Gerätschaften) für die passive Rolle gebärender Frauen in der Austreibungsperiode, dass sie in Rückenlage entbanden und dabei oft ohnmächtig waren (Isaacs Ashford, 1988; Leavitt, 1983). Unklar ist bislang, wann oder weshalb man begann, Frauen in der Austreibungsperiode zum Mitdrücken aufzufordern, also auf Kommando tief Luft zu holen und die Luft 10 Sekunden lang anzuhalten. Manche führen die Technik der maximalen Anstrengung auf die frühen Vertreter*innen der natürlichen Geburt zurück, die das Kind schnell auf normalem Weg zur Welt bringen wollten, um Instrumentengeburten (Zangengeburten) und andere Interventionen zu vermeiden (Caldeyro-Barcia, 1979). Obwohl forciertes angeleitetes Pressen keine sichere Technik ist, worauf bereits vor über 50 Jahren hingewiesen wurde, wird sie in den Kreißsälen der USA und anderswo heute noch praktiziert, nämlich überall dort, wo Geburtsbeschleunigung zur Norm geworden ist (Caldeyro-Barcia, 1979; Fuchs et al., 1991).

In diesem Kapitel werden zwei verschiedene Handlungsansätze erläutert: forciertes angeleitetes Pressen und spontanes Pressen. Beim angeleiteten Pressen wird die Frau angewiesen, sich flach auf den Rücken zu legen, dann soll sie tief einatmen, die Luft anhalten und pressen, bis die Hebamme auf 10 gezählt hat. Diese Prozedur wird wiederholt, bis die Wehe vorbei ist. Dagegen werden beim spontanen Pressen die Veränderungen und Bewegungen der Frau, mit denen sie auf den physiologischen Pressdrang und ihre natürlichen Empfindungen reagiert, unterstützt. Sie wird ermutigt, im Raum umherzugehen und die Körperhaltung regelmäßig zu verändern, um das Tiefertreten des Kindes und ihr Wohlbefinden zu fördern.

8.2.5 Physiologische Auswirkungen von längerem Luftanhalten und forciertem Pressen

Untersuchungen der in der Austreibungsperiode aktiven Kräfte (Positionen, Atmung, Pressen) haben dazu geführt, dass die Meinungen geburtshilflicher Fachkräfte über das richtige Pressen und ihre Rolle dabei auseinander gehen. Langes Luftanhalten und forciertes Pressen (Valsalva-Manöver) haben mehrere physiologische Auswirkungen auf Mutter und Kind. Zudem verkürzt diese Form des Pressens die Austreibungsperiode oder die Zeit des aktiven Mitdrückens nicht immer signifikant (Bloom et al., 2006; Rooks, 2009).

8.2.6 Auswirkungen auf die gebärende Frau

Durch langes Luftanhalten und forciertes ausdauerndes Mitpressen kommt es zu einem geschlossenen Drucksystem in der Brust, was den intrathorakalen und intra-abdominalen Druck erhöht und eine ganze Reihe von Folgen hat:

- verminderter venöser Rückfluss und erhöhter Venendruck
- Abfall des arteriellen Blutdrucks und beschleunigter Puls
- Verminderung des Sauerstoffgehalts im mütterlichen Blut und verminderte Blutversorgung der Plazenta
- Anstieg des Kohlendioxydspiegels im mütterlichen Blut
- plötzlicher Blutdruckanstieg, wenn die Frau nach Luft schnappt, wodurch sich die physiologischen Veränderungen, die beim Pressen aufgetreten sind, umkehren und eine Bradykardie eintritt, bis Blutdruck und Puls wieder ihre Ausgangswerte erreicht haben
- Laktatazidose, die die fetale Herzfrequenz beeinträchtigen, eine langanhaltende postpartale Azidose auslösen und die Apgar-Scores verschlechtern kann
- schnelle Erweiterung des Vaginalkanals und Dehnung der Beckenmuskulatur und ihrer

stützenden Bänder, wodurch es zu Verletzungen des Perineums und Stressinkontinenz kommen kann

- Erschöpfung der Mutter
- längere Pressphase (Roberts & Hanson, 2007).

8.2.7 Auswirkungen auf das Kind

Wenn die Frau dem Valsalva-Manöver entsprechend presst, können unklare fetale Herzfrequenzmuster die Folge sein. Ausdauerndes forciertes Pressen kann auch den Druck auf den kindlichen Kopf verstärken. Erfolgen die Pressanstrengungen zudem in Rückenlage, sinkt der mütterliche Blutdruck, was wiederum die fetalen Herzfrequenzmuster ernsthaft beeinträchtigt. Das Absinken des mütterlichen Blutdrucks und des Sauerstoffgehalts im mütterlichen Blut sowie die verminderte Blutversorgung der Plazenta führen beim Kind zum Sauerstoffmangel (fetale Hypoxie und Azidose) (Aldrich et al., 1995; Simpson & James, 2005). Diese Folgen werden von einem gesunden, reifen und eutrophen Kind – ausgenommen bei einer Nabelschnurkompression – meist gut toleriert, können aber ein Kind vor der 37. SSW, ein hypotrophes oder bereits vorgeburtlich belastetes Kind und eines mit komprimierter Nabelschnur in schwere Bedrängnis bringen. Dazu kommt, dass angeleitetes Pressen die neonatalen Outcomes nicht verbessert (Aldrich et al., 1995; Simpson & James, 2005).

8.2.8 Spontanes Pressen

Beobachtungsstudien haben gezeigt, dass Frauen, die keine Pressanleitung erhalten, bei den Presswehen mehr atmen und weniger stark pressen als Frauen, die immer wieder aufgefordert werden, mit aller Kraft zu pressen und sich maximal anzustrengen (Beynon, 1957; Kopas, 2014). Beim spontanen Pressen ohne Anleitung ändert die Frau auch öfter die Positionen (Roberts & Hanson, 2007). Beim spontanen Pressen kommt es in der Regel auch nicht zu den unerwünschten Nebenwirkungen des Valsalva-Manövers in Rückenlage.

Die meisten Gebärenden verspüren einen unwillkürlichen Pressdrang, der während jeder Wehe kommt und geht. Das spontane Mitdrücken dauert meist 5 bis 7 Sekunden, und die Frau atmet dabei mehrmals aus und ein (Fraser & Cooper, 2009; Roberts & Hanson, 2007). Mit fortschreitender Austreibungsperiode und mit dem Tiefertreten des Kindes werden die Pressanstrengungen der Frau meist spontan stärker und häufiger (Roberts & Hanson, 2007). Wird sie unterstützt und ermutigt, probiert sie wahrscheinlich verschiedene Positionen aus (Seitenlage, halb-sitzende Position, Stehen, abgestützte Hocke, Vierfüßlerstand, Knien auf beiden oder auf einem Knie, Hockstellung). Sie wird die Position wählen, die ihr am angenehmsten ist, die ihr das Pressen erleichtert und den Geburtsfortschritt fördert.

Die Rolle der Hebamme oder geburtshilflichen Fachkraft beim spontanen Pressen in physiologischen Positionen ist eine andere als die beim maximalen Pressen in Rückenlage. Sie soll die spontan mitdrückende Frau ermutigen, ihr Verhalten loben, ihr versichern, dass ihre Empfindungen normal sind und betonen, dass es wichtiger ist, den Beckenboden zu entspannen, als die Luft anzuhalten oder bis zur Zahl 10 zu drücken. **Abbildung 8-2** zeigt Schritt für Schritt, wie die Fachkraft vorgehen soll, wenn der Muttermund vollständig eröffnet ist.

Dieser Ansatz wird auch „selbstgesteuertes Pressen" genannt, weil die Betreuungsperson der Frau hilft, ihren Pressdrang zu steuern. Diese Form der Anleitung, die Geburtshelfer*innen anbieten, die spontanes Pressen propagieren, gilt als Intervention zur Vermeidung potenzieller Probleme (Hanson, 2009; Roberts & Hanson, 2007). Oft kommt die Geburt mit diesen einfachen Maßnahmen wieder in Gang, und zwar ohne, dass fetale Stresszustände und ernsthafte Dammverletzungen auftreten.

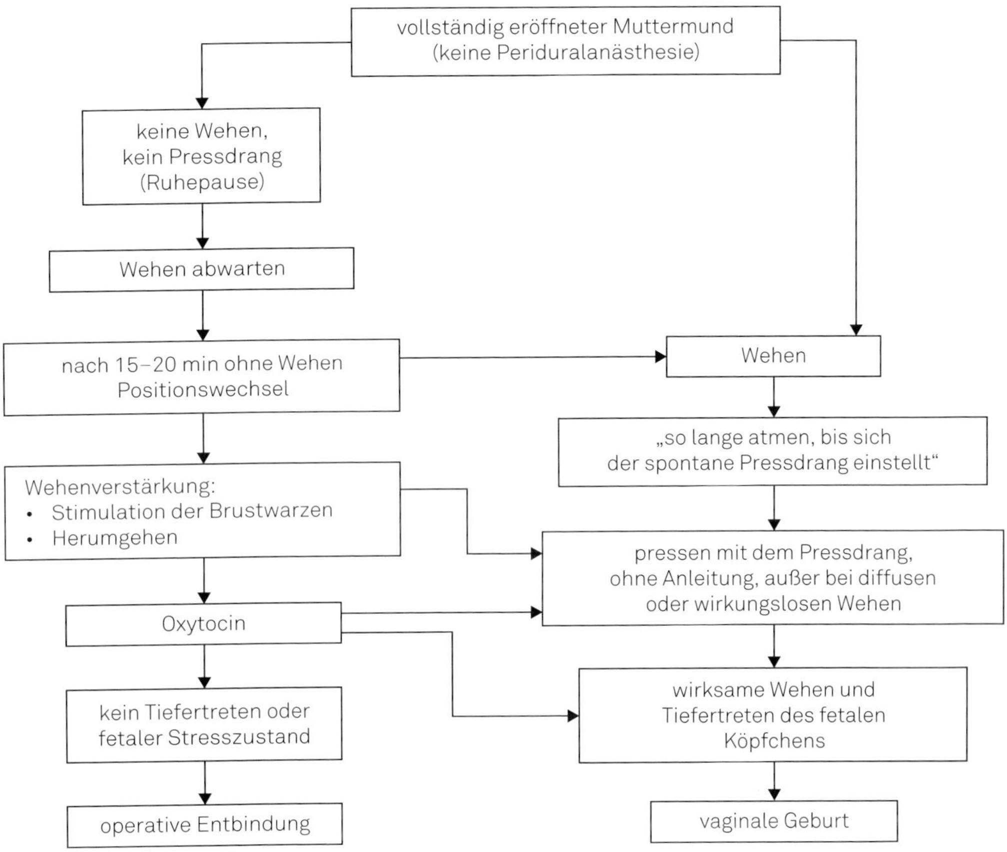

Abbildung 8-2: Spontanes Pressen: Vorgehen Schritt für Schritt bei vollständig eröffnetem Muttermund

Diese Herangehensweise erfordert Geduld und ist eine sinnvolle Alternative zur herkömmlichen Praxis des angeleiteten ausdauernden Pressens. Luftanhalten und bei jeder Presswehe bis 10 zählen war jahrzehntelang ein Ritual, das Gebärenden auferlegt wurde. Die Unterstützung spontaner Pressanstrengungen ist der physiologischere und natürlichere Ansatz. Geburtshilfliche Fachkräfte sind oft versucht, relativ früh mit der Pressanleitung zu beginnen. Halten sie dies für unbedingt erforderlich, sollten sie nicht vergessen, dass der Fetus die Pressperiode meist besser übersteht, wenn die Frau jeweils weniger als 6 Sekunden die Luft anhält und presst (Aldrich et al., 1995; Roberts, 2002; Roberts, 2003). Bitte daran denken: Haben diese Maßnahmen keinen Erfolg, kann psychischer Stress die Ursache sein.

8.2.9 Diffuses Pressen

Manche Frauen haben einen unwiderstehlichen Pressdrang, ihr spontanes Mitdrücken ist aber nicht zielgerichtet, vielmehr „diffus" und bewirkt keinen erkennbaren Fortschritt, wie in **Abbildung 8-3** gezeigt. Fast scheint es, als breiteten sich ihre geballten Anstrengungen in verschiedene Richtungen aus. Diffuses Pressen liegt vor, wenn die Frau die Augen fest geschlossen hält und nach 20 bis 30 Minuten kein Fortschritt festzustellen ist. Das kann bedeuten,

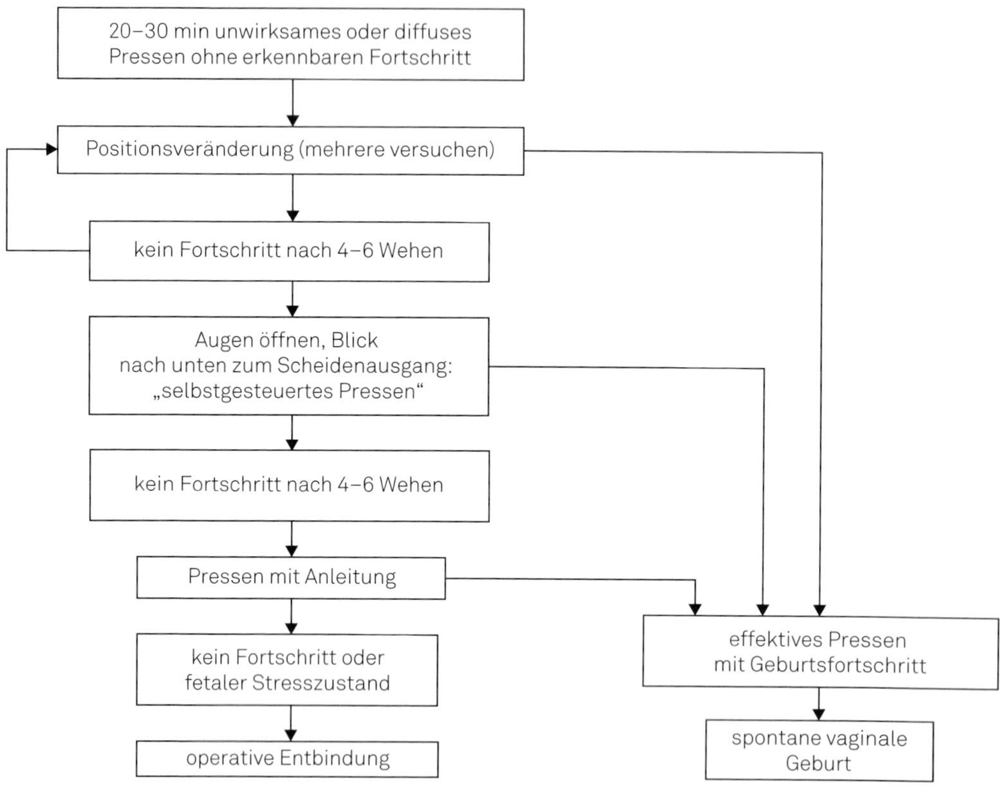

Abbildung 8-3: Diffuses Pressen ohne Fortschritt

dass die Bedingungen für das Tiefertreten des Kindes noch nicht erfüllt sind (Roberts, 2002; Roberts & Hanson, 2007). Die eigentliche Ursache für diffuses Pressen kann beispielsweise eine fetale Fehllage oder eine komplizierte Einstellung sein. Geht die Geburt indes voran, gibt es keinen Grund einzugreifen, es sei denn, die Frau quält sich und leidet. Andernfalls oder wenn die Frau um mehr Anleitung bittet, soll ihr die Betreuungsperson einen Positionswechsel oder eine Ruhepause vorschlagen. Diese Maßnahmen können für Entspannung sorgen, während sich der Pressdrang aufbaut. Hilft das nicht, kann man die Frau ermuntern, die Augen offen zu halten, ihre Pressanstrengungen in Richtung Vagina zu lenken und sich vorzustellen, das Baby hinauszuschieben. Oft werden ihre Wehen dann fokussierter und effektiver. Manchmal hilft es auch, die Frau daran zu erinnern, dass sie mit dem Pressen das Baby nach unten drückt und aus ihrem Körper schiebt.

8.2.10 Zeitliche Begrenzung der Austreibungsperiode

Das American College of Obstetricians and Gynecologists (ACOG) hat im Jahr 2003 für die Austreibungsperiode ein Zeitlimit vorgeschlagen, das jedoch Kontroversen auslöste, weil es sich an der Zeit orientiert und nicht am Geburtsfortschritt der einzelnen Frau (Le Goueff & Garite, 2003; Oppenheimer & Black, 2013). Zhang et al. (2010) haben die zeitliche Obergrenze für eine normale aktive Geburtsphase von Frauen mit spontanem Geburtsbeginn definiert. Die

95zigste Perzentile der Dauer der Austreibungsperiode von Erstgebärenden mit PDA beträgt 3,6 Stunden, ohne PDA 2,8 Stunden. Bei Mehrgebärenden beträgt die 95zigste Perzentile mit PDA 1,6 Stunden, ohne PDA 1,1 Stunden. Im Jahr 2012 haben das ACOC und die Society für Maternal-Fetal Medicine (SMFM) in einem Workshop zur Prävention primärer Kaiserschnitte zusammengearbeitet (Spong et al., 2012). Daraufhin publizierten sie neue liberalere Leitlinien zur Beurteilung eines Geburtsstillstands in der Austreibungsperiode. Diese Leitlinien und Empfehlungen stimmen mit dem von Oppenheimer und Black (2013) erläuterten Ottawa-Protokoll überein. ACOC und SMFM (2014) haben im Jahr 2014 ein entsprechendes Konsensusdokument veröffentlicht (Oppenheimer & Black, 2013; Spong et al., 2012).

Das Ottawa-Protokoll überträgt die heutigen Evidenzen und Empfehlungen in die Praxis und berücksichtigt die Erkenntnis, dass die akzeptable Dauer der Austreibungsperiode bei Frauen mit und ohne PDA länger ist als bislang angenommen (Hanson, 2009). **Tabelle 8-1** beschreibt die Betreuung in der Austreibungsperiode nach dem Ottawa-Protokoll. Bis vor Kurzem stimmte das Protokoll mit den Empfehlungen der ACOG bezüglich der erlaubten Ruhepause am Beginn der Austreibungsperiode überein. Doch dann veröffentlichte die ACOC im Jahr 2019 die aktualisierte Meinung des Fachausschusses zur Begrenzung geburtshilflicher Interventionen (*Committee Opinion on Approaches to Limit Interventions During Labor and Birth*) (ACOG, 2019). Die Publikation enthält zwar viele der auch im vorliegenden Handbuch beschriebenen Praktiken zur Unterstützung einer spontanen Austreibungsperiode, ihre frühere Meinung über verzögertes Pressen bei Erstgebärenden mit einer PDA haben die Autor*innen allerdings revidiert. Diese Entscheidung beruht wohl auf den Ergebnissen einer einzigen randomisierten kontrollierten Studie, die bei erstgebärenden Frauen mit einer PDA, die das Pressen 60 Minuten hinausschieben durften, ein erhöhtes Risiko für eine Chorioamnionitis, eine postpartale Hämorrhagie und Neugeborenenazidose festgestellt hat. Der revidierten Meinung des Ausschusses zufolge sollen Erstgebärende mit PDA am Anfang

Tabelle 8-1: Das Ottawa-Protokoll – Betreuung in der Austreibungsperiode

Betreuungsempfehlung					Empfohlene maximale Dauer der Periode
	Stunde	**Stunde**	**Stunde**	**Stunde**	
Erstgebärende mit PDA	verzögertes Pressen	verzögertes Pressen	verzögertes Pressen/spontanes Pressen unterstützen*	spontanes Pressen unterstützen	4
Erstgebärende ohne PDA	verzögertes Pressen	verzögertes Pressen	spontanes Pressen unterstützen		3
Mehrgebärende mit PDA	verzögertes Pressen	verzögertes Pressen	spontanes Pressen unterstützen		3
Mehrgebärende ohne PDA	verzögertes Pressen	verzögertes Pressen			2

* Schreitet die Geburt in der Latenzphase der Austreibungsperiode kontinuierlich fort, kann man auch eine dritte Stunde abwarten. (Osborne and Hansen, 2012; Openheimer and Black, 2013, adaptiert)

der Austreibungsperiode mit Pressen beginnen; Frauen, die erst zu einem späteren Zeitpunkt mit Pressen beginnen wollen, sollen über die damit verbundenen Risiken aufgeklärt werden (ACOG, 2019).

Kürzlich haben eine systematische Review und eine Meta-Analyse randomisierter kontrollierter Studien ergeben, dass verzögertes Pressen verglichen mit frühem Pressen die Austreibungszeit leicht verlängert, die Pressperiode insgesamt jedoch verkürzt (Szu et al., 2021). Ferner wurde wissenschaftlich belegt, dass verzögertes Pressen den Grad der mütterlichen Erschöpfung signifikant reduziert und die fetalen und mütterlichen Outcomes nicht negativ beeinflusst (Szu et al., 2021). Dennoch scheinen die Kontroversen und Fragen über das Wann und Wie des Pressens in der Austreibungsperiode anzuhalten. Partizipative Entscheidungsfindung bietet Gebärenden und kli-

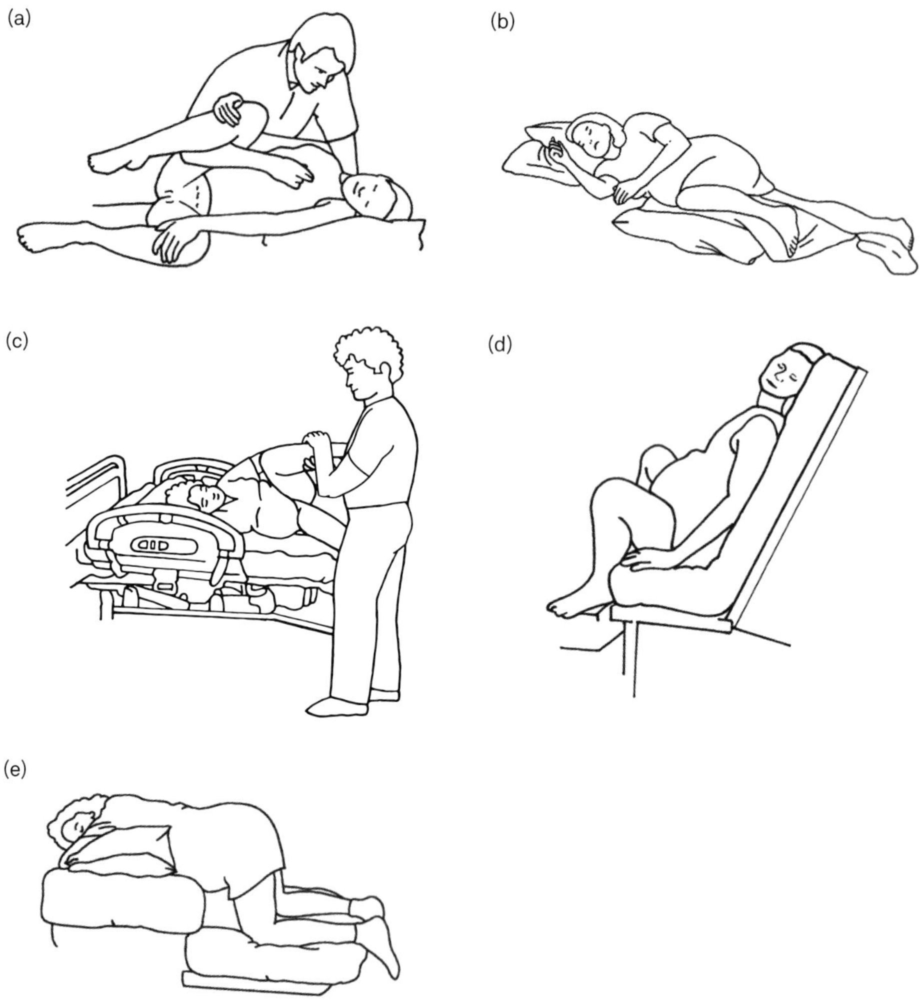

Abbildung 8-4a-e: Presspositionen für Frauen mit PDA. a) Seitenlage; b) Sims-Lage, unterer Arm liegt vor dem Körper; c) Seitenlage mit hoch angewinkeltem Bein; d) halb sitzend; e) kniend auf dem abgesenkten Fußteil des Bettes nischen Fachkräften die Möglichkeit, über die Vor- und Nachteile der einzelnen Betreuungsansätze zu sprechen. Entscheidungen über mögliche Handlungsoptionen treffen die Frau und ihre Betreuungsperson gemeinsam, wobei alle verfügbaren Evidenzen aber auch die Wünsche und Überzeugungen der Frau berücksichtigt werden. Die meisten Forschenden haben allerdings nicht spezifiziert, mit welchem Ansatz die Studienteilnehmerinnen betreut wurden, also ob sie früh unter Anleitung gepresst haben oder spontan pressen durften. Deshalb sind diese Outcomes möglicherweise die Folgen von Rückenlagen und/oder angeleitetem Pressen und nicht auf verzögertes Pressen und eine länger andauernde Austreibungsperiode zurückzuführen.

Es gibt Belege dafür, dass geduldiges Abwarten und eine längere Austreibungsperiode bei Frauen mit Periduralanästhesie die Wahrscheinlichkeit einer Spontangeburt erhöhen und das Wohlbefinden der Neugeborenen nicht gefährdet. Solange es Mutter und Kind gut geht und beide die Austreibungsperiode gut tolerieren, sehen viele Hebammen und professionelle Geburtshelfer*innen keine medizinische Notwendigkeit zum Eingreifen, selbst wenn die fetale Rotation und das Tiefertreten des Köpfchens langsam vonstattengehen (Hanson, 2009; Osborne & Hanson, 2014; Roberts & Hanson, 2007). Auch ein Wechsel der mütterlichen Position alle 20 bis 30 Minuten kann den Geburtsfortschritt verbessern. **Abbildung 8-4** zeigt Presspositionen für Frauen mit PDA, orientiert an der Stärke des Pudendusblocks.

8.3 Dystokie-Ursachen in der Austreibungsperiode und physiologische Lösungen

Die Herausforderung für das geburtshilfliche Team bei einer langen Austreibungsperiode besteht darin, die Ursachen des langsamen Verlaufs zu erkennen und korrigierende Maßnahmen einzuleiten. Die Entscheidung, früh zu intervenieren, hängt in gewissem Maße von den vermuteten Ursachen ab. Manchmal muss man aber auch mit Versuch und Irrtum arbeiten und verschiedene Maßnahmen ausprobieren.

8.3.1 Positionswechsel bei Verdacht auf dorso-posteriore Stellung und persistierenden Querstand

Die für das Tiefertreten des Kindes optimale Position ist die dorso-anteriore Stellung. Das fetale Köpfchen kann zwar auch in anderen Stellungen das Becken durchqueren, die dorso-posteriore und dorso-transversale Stellung (querlaufende Pfeilnaht) verursachen aber stärkere Schmerzen und verzögern die Austreibungsperiode. **Abbildung 8-5** zeigt die Vorderansicht und die Ansicht von unten auf eine dorso-posteriore Stellung und einen Querstand. Haltungsveränderungen der Gebärenden können bewirken, dass sich das Köpfchen dreht und tiefertritt. Solange die Frau optimal unterstützt wird, keine medizinischen Probleme oder Probleme mit der Skelettmuskulatur dagegensprechen und das Ungeborene kardiotokographisch überwacht wird, kann die Frau mit vielen verschiedenen Positionen die Rotation und das Tiefertreten unterstützen.

8.3.2 Rückenlagen

In den USA und weltweit sind Entbindungen in Rückenlage üblich. Diese Gebärposition ist für die geburtshilflichen Betreuungspersonen bequemer, dem Wunsch der Frau entspricht sie eher nicht (Thies-Lagergren et al., 2013). In Rückenlage kann die Schwerkraft nicht wirken und können Bewegungen die Geburt nicht erleichtern (Fenwick & Simkin, 1987). Wir raten von der Rückenlage als Gebärposition ab; sie soll nicht aus reiner Gewohnheit eingenommen werden.

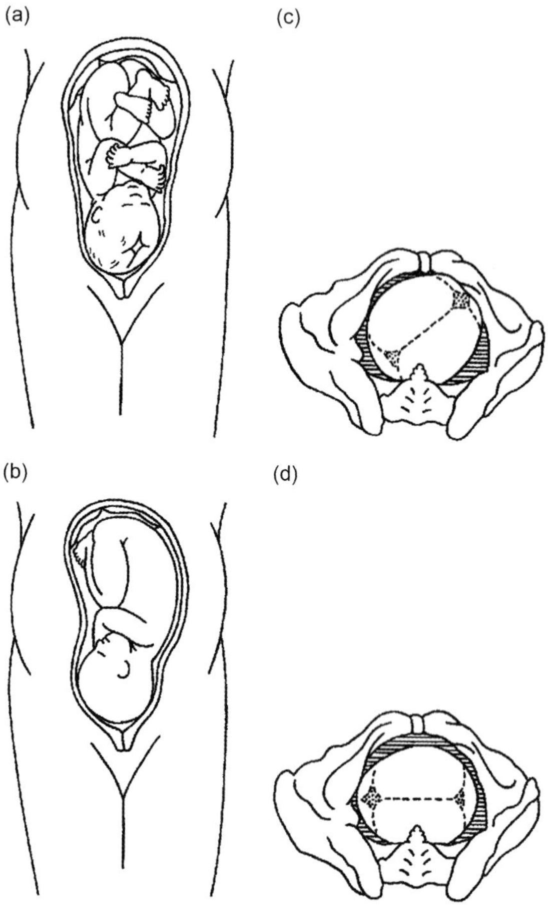

Abbildung 8-5a-d: a) dorso-posteriore Stellung, Vorderansicht; b) dorso-transversale Stellung, Vorderansicht; c) dorso-posteriore Stellung, synklitische Stellung, Sicht von unten; d) dorso-transversale Stellung, Sicht von unten

8.3.3 Weshalb keine Rückenlagen?

Rückenlagen haben die Tendenz, fetale Fehleinstellungen zu verstärken, weil sie die Schwerkraft nicht berücksichtigen. In einigen Spezialfällen können die Vorteile einer extremen Steinschnittlage allerdings schwerer wiegen als die Risiken einer Rückenlage. Die in **Abbildung 8-6** gezeigten Positionen begünstigen die Rotation und das Tiefertreten des fetalen Köpfchens und sind für die Frau angenehmer als die Rückenlage. Ein Positionswechsel alle 20 Minuten (alle fünf oder sechs Kontraktionen) kann einen protrahierten Geburtsfortschritt beschleunigen. Auch wenn diese Maßnahmen das Köpfchen nicht in eine günstigere Position drehen, können sie bei dorso-posteriorer Stellung oder persistierend querlaufender Pfeilnaht eine vaginale Geburt ermöglichen.

In Rückenlage oder halb sitzender Position kann die Schwerkraft das Tiefertreten des Köpfchens nicht fördern – siehe **Abbildung 8-6a** und **8-6b**. Dazu kommt, dass in Rückenlage der Uterus auf die untere Hohlvene (Vena cava inferior) und die Aorta drückt, was den venösen Rückfluss und die Herzleistung beeinträchtigt (Vena-cava-Kompressionssyndrom). Das drosselt den Blutfluss zur Plazenta, weshalb es beim Kind zur Hypoxie und Sauerstoffmangel kommen kann, insbesondere bei gleichzeitigem Luftanhalten und forciertem Pressen (Roberts & Hanson, 2007). Außerdem reduziert in Rückenlage das Gewicht des Uterus den Winkel des Uterus zur mütterlichen Wirbelsäule, was eine ungünstige Geburtslinie bewirkt (Michel et al., 2002; Thies-Lagergren et al., 2013). Rückenlagen erhöhen auch die Gefahr schwerer Dammverletzungen (Elvander et al., 2015).

Bei einer persistierenden dorso-posterioren Stellung, Asynklitismus oder anderen Fehleinstellungen soll die Frau nicht in Rückenlage oder in halb sitzender Position pressen, vielmehr eine andere Position einnehmen. Ironischerweise sind es die beiden sehr weit verbreiteten Praktiken – langes Luftanhalten und forciertes Pressen in Rückenlage – die zumindest teilweise für die häufig auftretenden Bradykardien und protrahierten Austreibungsperioden verantwortlich sind und das geburtshilfliche Team schließlich zu Interventionen veranlassen, um die aktive Geburtsphase zu verkürzen. Eine weitere Ironie ist, dass Frauen, wenn sie zu instinktivem Verhalten ermuntert würden, unter der Geburt nicht auf dem Rücken liegen, nicht lange die Luft anhalten und auch nicht mit aller Kraft pressen würden (Thomson, 1995). Schließlich käme es nicht zu Langzeitschäden des Beckenbodens, die

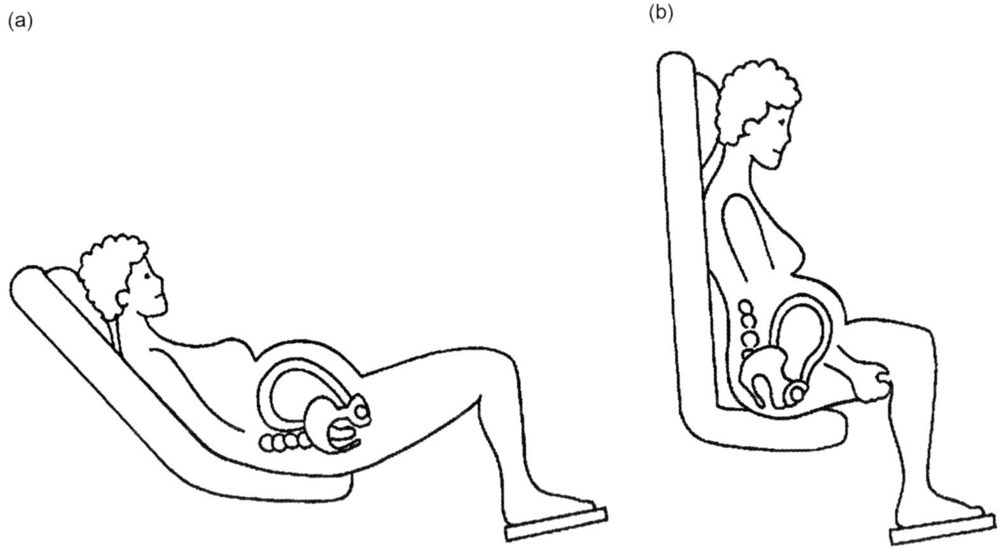

Abbildung 8-6a-b: Geburtslinie. a) in Rückenlage; b) in aufrechter Position (Fenwick L., Simkin P, adaptiert)

oft der vaginalen Geburt zugeschrieben werden, vermutlich aber überwiegend diesen beiden eingefahrenen Praktiken – Rückenlage und frühes angeleitetes Pressen – sowie den weit verbreiteten Episiotomien zuzuschreiben sind (Roberts & Hanson, 2007; Schaffer et al., 2006). Fehlgeleitete Bemühungen, die Geburtsergebnisse zu verbessern, haben die Outcomes nur verschlechtert. Schädlichen Praktiken zu ändern hat sich zudem als extrem schwierig erwiesen, so dass das Problem weiterbesteht.

8.3.4 Extreme Steinschnittlage (McRoberts-Lage)

Als Routinemaßnahme werden die Steinschnittlage und andere Rückenlagen nicht empfohlen und Hebammen zufolge auch nur selten angewandt (< 1% der Fälle) (Hanson, 1998a, 1998b). Die bekannteste der extremen Steinschnittlagen ist die McRoberts-Lage. Sie kann das Tiefertreten des VT ermöglichen, wenn es in allen anderen Positionen nicht gelungen ist. Dabei liegt die Frau flach auf dem Rücken und zieht die Knie (entweder selbst oder mit Unterstützung) so weit zu sich heran, dass sich das Gesäß leicht von Bett abhebt und die Hüften maximal gebeugt sind – siehe in **Abbildung 8-7**. In dieser Position verlagert sich die Symphyse nach oben Richtung Kopf der Mutter und bringt die Beckeneingangsebene in die normale Austreibungsrichtung (Baxley & Gobbo, 2004; Odent, 1999).

Die extreme Steinschnittlage zusammen mit den Pressanstrengungen der Frau kann die Passage des fetalen Köpfchens unter den Schambogen ermöglichen. Verzögert sich das Tiefertreten zu sehr, kann dieser Vorteil die Nachteile eines möglichen Vena-cava-Kompressionssyndroms und der nicht genutzten Schwerkraft aufwiegen. Hier ist eine Warnung angebracht: Diejenigen, die die Beine der Frau unterstützen, müssen darauf achten, dass sie ihre Beine nicht zu weit nach außen bzw. nach oben in Richtung Schultern der Frau ziehen. Andernfalls kann es zu Verletzungen der Symphyse, der Iliosakralgelenke und der Hüftgelenke oder zu Nervenschädigungen kommen (Wong et al., 2003). Bei Frauen mit PDA wird die extreme Steinschnitt-

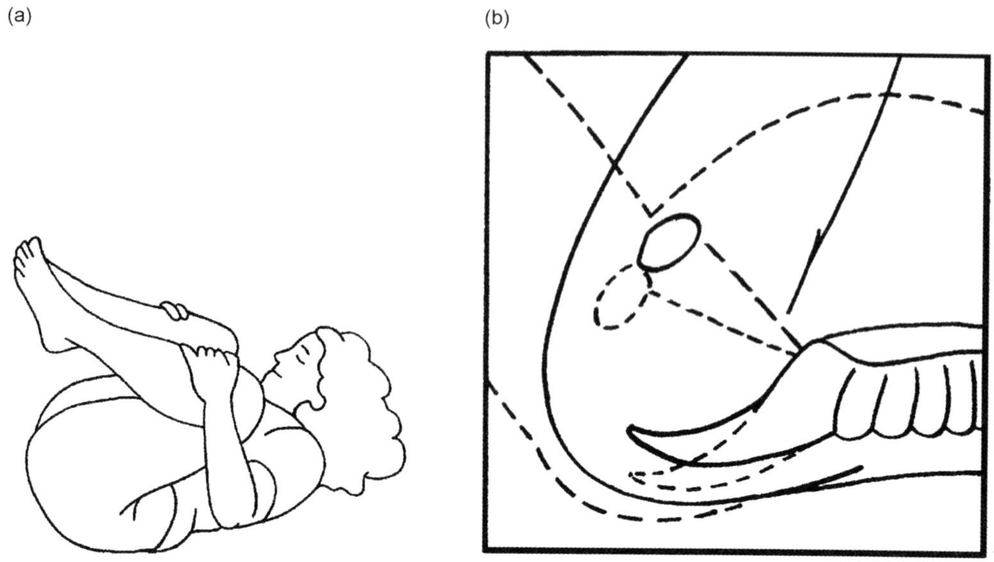

Abbildung 8-7a-b: a) extreme Steinschnittlage; b) extreme Steinschnittlage (Detailansicht). Die gestrichelte Linie zeigt die Beckeneingangsebene, wenn die Beine der Frau auf dem Bett liegen, die durchgezogene Linie zeigt die Beckeneingangsebene der Frau bei maximaler Beugung

lage (oder die McRoberts-Lage) nicht empfohlen, weil sie den Lumbosakralnerv schädigen kann (Wong et al., 2003). Außerdem soll die extreme Steinschnittlage wegen der damit verbundenen Risiken nur für die Dauer weniger Wehen eingenommen werden.

8.3.5 Zwischen Presspositionen und Gebärpositionen unterscheiden

Wie der **Abbildung 8-8** zu entnehmen ist, sind manche Positionen der Mutter, die den Geburtsfortschritt begünstigen, für die Hebamme oder Betreuungsperson äußerst ungünstig und unbequem. Deshalb wird empfohlen, „Presspositionen" von „Gebärpositionen" zu unterscheiden, wozu Hebammen auch schnell bereit waren (Hanson, 1998a). Die Frau kann also all die verschiedenen Presspositionen einnehmen, um das Baby nach unten zu schieben, steht die Geburt dann unmittelbar bevor, nimmt sie eine Gebärposition ein, bei der die Betreuungsperson gut sehen, den Damm schützen und das Baby bequem „auffangen" kann, ohne dabei den Rücken zu belasten.

8.3.6 Sitzpositionen

In sitzenden und halb sitzenden Positionen wirkt die Schwerkraft und kann die Frau ihr Unterstützungsteam besser sehen und sich besser mit ihm verständigen. Diese Positionen einzunehmen, erfordert wenig körperliche Anstrengung, weshalb sie für Gebärende mit PDA und sehr erschöpfte Frauen wohl am hilfreichsten sind. Der Geburtsfortschritt wird gefördert, wenn die Betreuungsperson, während die Frau presst, vorsichtig ein Bein oder beide Beine unterstützt. Sind ihre Beine beim Einschneiden des Köpfchens und der Entbindung entspannt, verringert sich der Druck auf den Damm, was ihn weniger verletzungsanfällig macht.

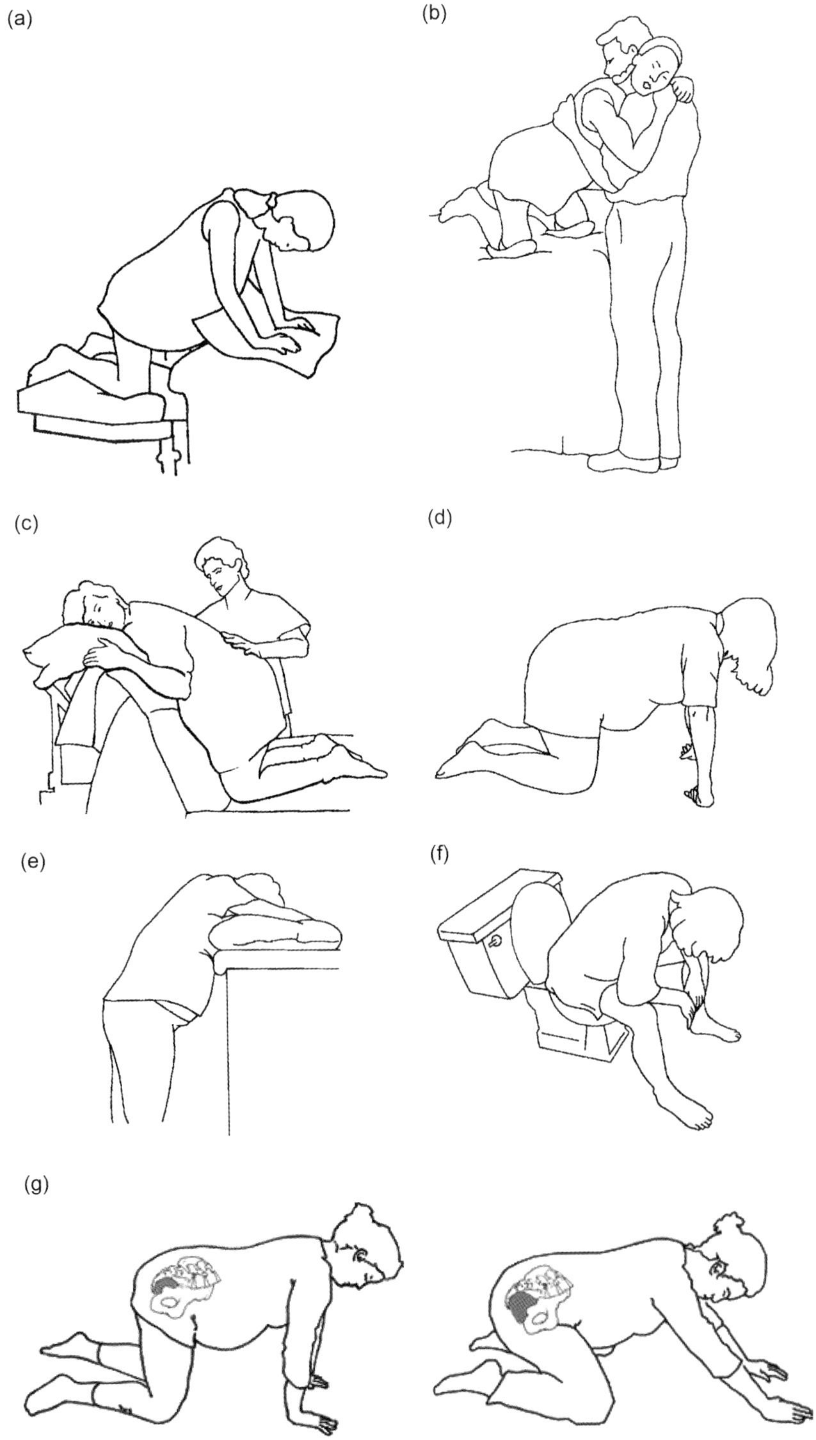

Abbildung 8-8a-g: Presspositionen zur Förderung der Rotation und des Tiefertretens des fetalen Köpfchens. a) auf dem abgesenkten Fußteil des Bettes kniend; b) kniend, an die Begleitperson gelehnt; c) kniend, auf das Kopfende des Bettes gestützt; d) Vierfüßlerstand; e) stehend, auf einen Tresen gelehnt; f) vorwärts auf der Toilette sitzend; g) Flexion und Beckenschaukeln im Vierfüßlerstand, links Ausgangsposition, rechts voll flexierte Hüften und Knie

8.3.7 Positionen zur Verbesserung der sakralen Mobilität

Wenn sich die Frau aufsetzt, wird das Kreuzbein weniger mobil, es kann sich nach vorn bewegen und den Beckenausgang verkleinern. Mit fortschreitender Austreibungsperiode kommt es aber darauf an, den Beckenausgang möglichst zu vergrößern, damit das Kind leichter tiefertreten und geboren werden kann. Deshalb sind Positionen günstig, die das Kreuzbein möglichst beweglich halten (z. B. Seitenlage, Stehen, Knien, Vierfüßlerstand, Hocken). Berta und Kollegen (2019) haben mit einer systematischen Review die verschiedenen Gebärpositionen untersucht (P < 000). Dabei stellte sich heraus, dass Positionen, die die Mobilität des Kreuzbeins nicht beeinträchtigen, die Austreibungsperiode signifikant verkürzen (21 Minuten, CI: 11, 839–30, 396).

8.3.8 Pressen mit geschlossenen Knien

Tully und andere haben kürzlich vorgeschlagen, mit geschlossenen Knien zu pressen. Die Gebärende legt die Knie aneinander und hält die Fersen auseinander, wie in **Abbildung 8-9** dargestellt. Diese Haltung eignet sich für die Austreibungsperiode und für Situationen, in denen die Geburt stagniert. Beim Pressen mit geschlossenen Knien vergrößert sich der Abstand zwischen den Sitzbeinhöckern, wodurch sich der Beckenausgang erweitert.

8.3.9 Vornübergeneigtes Knien, Stehen oder Sitzen

Die Positionen aus **Abbildung 8-8** (Kap. 8.3.5) nutzen die Schwerkraft und fördern die Rotation des kindlichen Körpers von einer dorso-posterioren in die dorso-anteriore Stellung. Sie lindern auch die bei einer dorso-posterioren Stellung häufig auftretenden Rückenschmerzen, indem sie den Druck des fetalen Köpfchens auf das Kreuzbein reduzieren.

8.3.10 Hockpositionen

Beim Hocken sorgt die Belastung der Hüften für eine Erweiterung des Beckenausgangs, was den Beckenraum insgesamt vergrößert und so die Rotation und das Tiefertreten des Kopfes erleichtert. Die **Abbildung 8-10** stellt verschiedene Hockpositionen vor.)

(a)

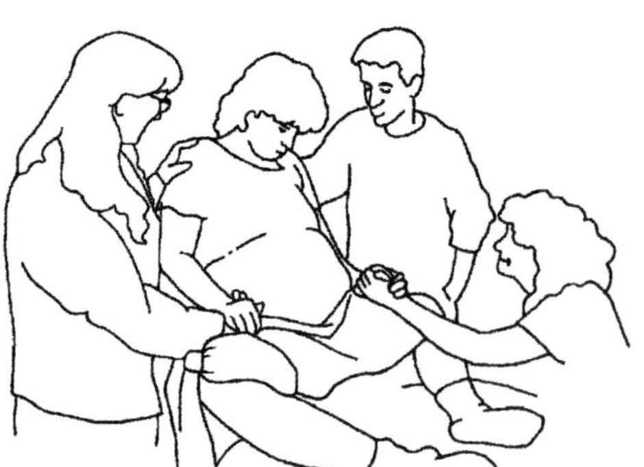

(b)

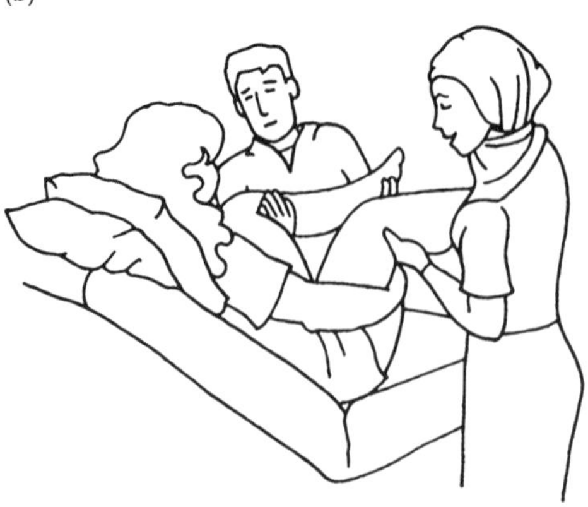

Abbildung 8-9: a) Pressen in halb sitzender Position; b) halb sitzend, mit Beinunterstützung durch zwei Personen

(a) (b) (c)

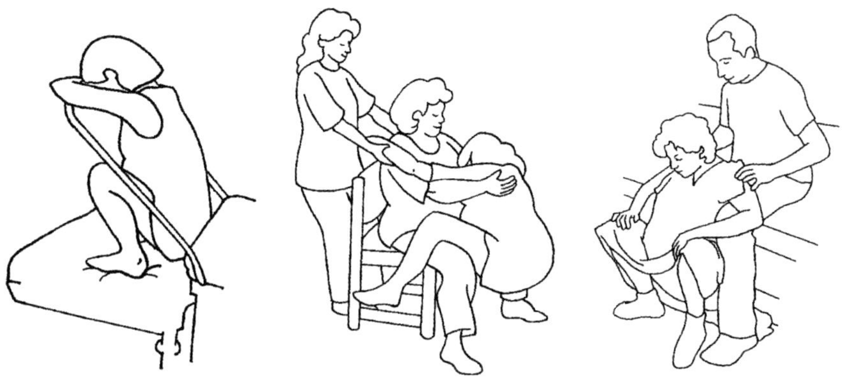

Abbildung 8-10: Hockpositionen. a) Hocken mit Hilfe einer Stange; b) Hocke auf dem Schoß der Begleitperson; c) Hocken, auf die Beine der Begleitperson gestützt

(a) (b)

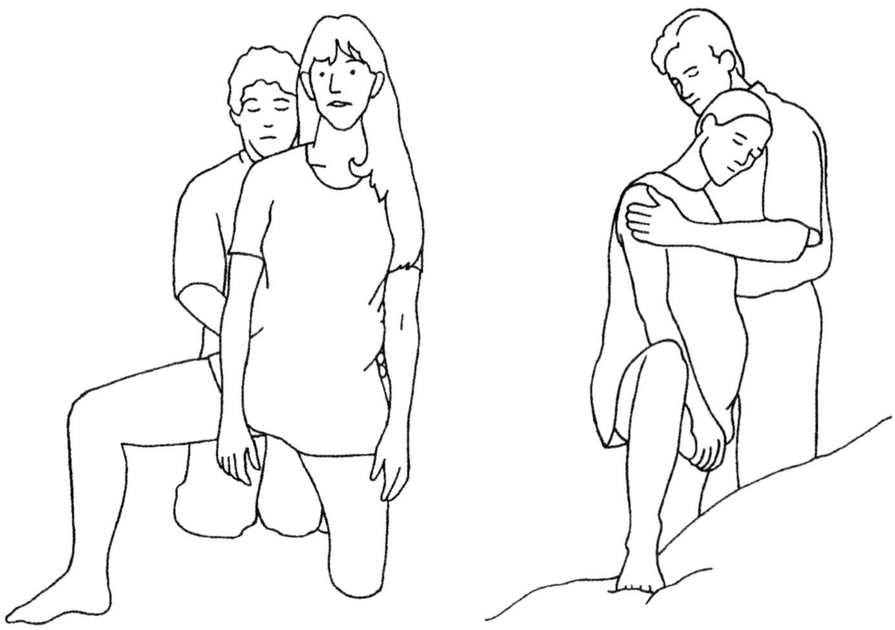

Abbildung 8-11a-b: a) asymmetrisches Knien; b) asymmetrisches Stehen

8.3.11 Asymmetrische Positionen

In asymmetrische Positionen (Stehen, Knien, Sitzen) steht ein Bein höher als das andere (z.B. ist ein Knie gebeugt, das andere nicht), wie **Abbildung 8-11** zeigt. Das verändert die Beckenform anders als es symmetrische Positionen tun, etwa Hockpositionen oder der Vierfüßlerstand. Dabei erweitern sich die Beckengelenke auf einer Seite stärker als auf der anderen. Manchmal fördern asymmetrische Positionen die Rotation des Kindes. Ist die fetale Position mit einiger Sicherheit bekannt, soll die Frau eine Position einnehmen, die ihr Becken auf der Seite weitet, zu der das kindliche Köpfchen weist. Ist die fetale Position unbekannt, soll die Frau über mehrere Wehen hinweg mal das eine mal das andere Knie anheben. Fühlt sich das Heben eines Beins deutlich besser an als das Heben des anderen, ist es sicher ratsam, diese Position länger einzunehmen. Unser von Praxiserfahrungen gestützte Gedanke dabei: Verschafft die Position der Frau dem Kind mehr Raum, um sich zu drehen und tieferzutreten, wird sie weniger Schmerzen haben. Dieses Feld sollte näher erforscht werden.

8.3.12 Positionen in Seitenlage

Für Frauen, die erschöpft sind oder Bettruhe einhalten müssen, sind die reine Seitenlage – wie in **Abbildung 8-12a** zu sehen – oder erweiterte Sims-Lage bzw. Halb-Bauchlage, abgebildet in **Abbildung 8-12b,** gute Alternativen zu Rückenlagen und zur halb sitzenden Position. Befindet sich der Fetus mit einiger Sicherheit in dorso-posteriorer Stellung, soll die Frau auf *derselben* Seite liegen, auf der sich der Rücken des Kindes befindet, nimmt sie die erweiterte Sims-Lage ein, soll sie auf der dem kindlichen Rücken *gegenüberliegenden* Seite liegen, wie **Abbildung 8-12b** zeigt.

Ist die fetale Position unsicher, soll die Frau abwechselnd mal auf der einen und mal auf der anderen Seite liegen, da, zumindest theoretisch, zu langes Liegen auf der „falschen" Seite mehr schaden als nützen kann.

8.3.13 Abgestützte Hock- oder Hängepositionen

In diesen Positionen wird die Frau unter den Armen gestützt, sodass auf ihren Beinen und Füßen kein oder nur wenig Gewicht lastet. **Abbildung 8-13** stellt die Positionen vor. Das sind die einzigen Positionen, in denen der Oberkörper der Frau untergestützt wird. Wir erklären uns die Verbesserung der fetalen Lage durch Hängepositionen mit folgenden Mechanismen:

Das Eigengewicht der Frau dehnt ihren Körper und übt Zug auf die Wirbelsäule aus. Diese Haltung vergrößert den vertikalen Raum für das Kind und seine Bewegungen. Bei den meisten Haltungen in der Austreibungsperiode müssen Körper und Hals der Frau gebeugt sein, wodurch Druck auf den Uterusfundus ausgeübt und das Tiefertreten des Kindes erleichtert wird. Dieser Druck ist jedoch nicht erwünscht, wenn sich der Kopf nicht gut ans Becken anpasst, weil er asynklitisch eingestellt oder deflektiert ist. Hängepositionen geben dem Kopf Raum, sich neu zu auszurichten.

Während sitzende, liegende oder hockende Positionen oder in Positionen mit angezogenen Beinen die Beckengelenke dehnen, wird in Hängepositionen keinerlei Druck von außen auf das Becken ausgeübt. Fehlt der äußere Druck und scheint der Kopf in einer ungünstigen Position festzustecken, kann der vom kindlichen Kopf ausgeübte Druck (vermutlich auch die Kopfbewegungen) die Form der Beckenhöhle verändern und den Bedürfnissen des Kindes anpassen, das dann den Weg des geringsten Widerstands durch das Becken findet.

8.3.14 Weitere Strategien bei Fehleinstellungen und Rückenschmerzen

In manchen Fällen ist die Beckenpresse eine Hilfe, z. B. bei tiefem Querstand, einer dorsoposterioren Stellung oder wenn das fetale Köpfchen einfach festzustecken scheint. Sie weitet die Beckenmitte und den Beckenausgang, was Platz schafft für die Rotation und das Tiefertreten des vorangehenden Teils (Graseck et al., 2014). Bitte beachten: Die Beckenpresse unterscheidet sich vom beidseitigen Druck auf die Hüften – siehe **Abbildung 8-14**. Der Hauptunterschied besteht im Ansatzpunkt der Hände. Bei der Beckenpresse werden die Hände auf den Beckenkamm (Cristae iliacae) gelegt, beim

(a)

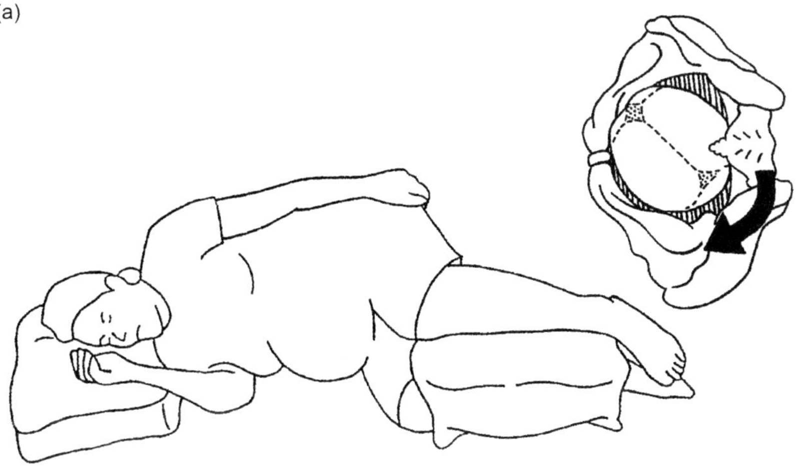

(b)

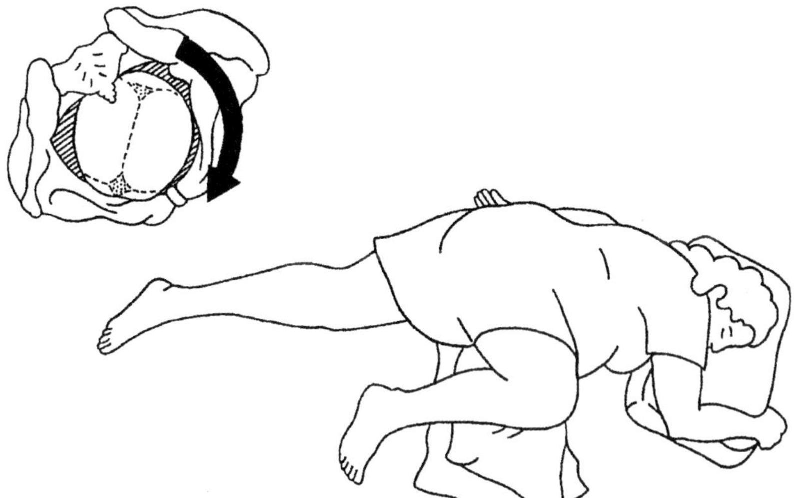

Abbildung 8-12a-b: a) Frau in Seitenlage bei dorso-posteriorer Stellung des Kindes. Der fetale Rücken weist Richtung Bett. Die Frau liegt „richtig" auf der rechten Seite. Die Schwerkraft zieht Kopf und Körper des Kindes in den queren Durchmesser. b) Frau in Sims-Lage auf der „richtigen" Seite. Der fetale Rücken weist Richtung Decke. Bei einer dorso-posterioren Stellung des Kindes liegt die Frau in Sims-Lage auf ihrer linken Seite. Die Schwerkraft zieht Kopf und Körper des Kindes in die dorso-laterale und dann in die dorso-anteriore Stellung. Ist die fetale Position unsicher, soll die Frau alle paar Wehen die Seite wechseln

beidseitigen Druck auf die Hüften über die großen Gesäßmuskeln (Musculus glutaeus) auf die Gesäßbacken, wie in **Abbildung 8-15** dargestellt. Die Beckenpresse dient der Erweiterung des Beckenausgangs in der Austreibungsperiode, der beidseitige Druck auf die Hüften dagegen der Linderung von Rückenschmerzen zu jedem Zeitpunkt unter der Geburt.

Es gibt eine ganze Reihe von Positionen, die die fetale Einstellung erleichtern und zudem

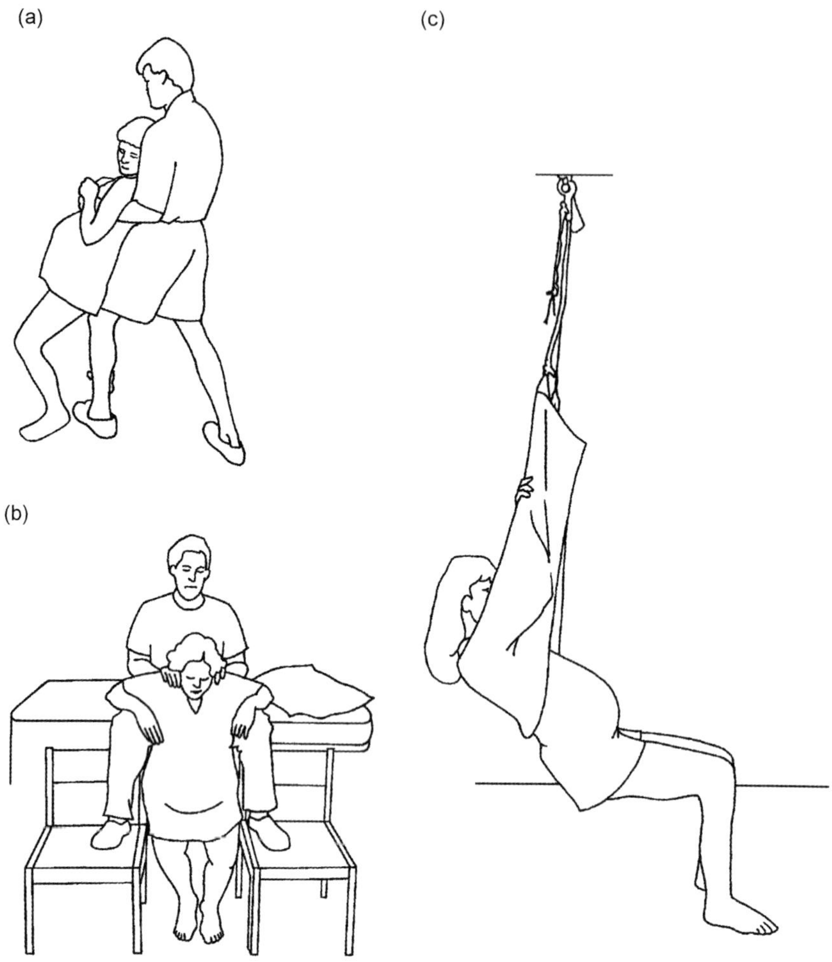

Abbildung 8-13a-c: Positionen mit abgestütztem Oberkörper der Frau. a) abgestützte hohe Hocke; b) Hängeposition; c) Hängen am Seil mit Geburtsschlaufe

Beschwerden lindern. Bei manchen fetalen Stellungen und Lagen, etwa bei einer dorsoposterioren Stellung oder Querlage, wenn eine oder beide Hände des Kindes in Boxerstellung sind und bei bestimmten Veränderungen der Wirbelsäule oder des Beckens, treten starke Rückenschmerzen auf. Dann sollen nach Bedarf Maßnahmen zur Linderung ergriffen werden, wie in den **Abbildungen 8-16** bis **8-26** dargestellt. Wenn sich die Rückenschmerzen in erträglichen Grenzen halten, ist die Frau vielleicht eher bereit und fähig, die Wehen zu ertragen und zu warten, bis sich das Kind neu positioniert hat und tiefertritt.

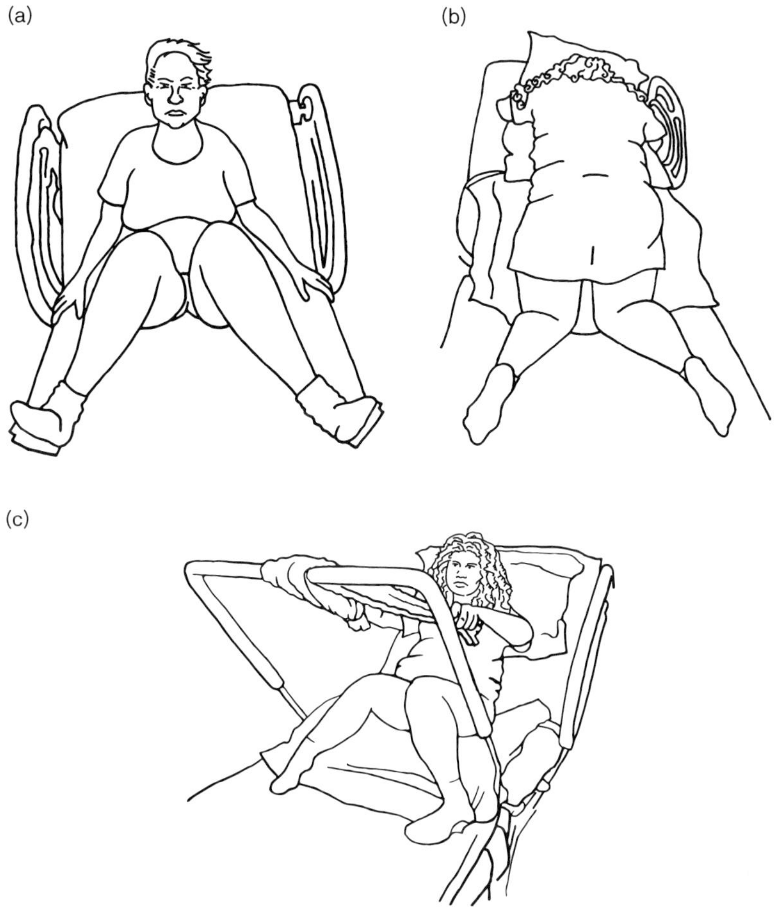

Abbildung 8-14a-c: a) pressen mit geschlossenen Knien; b) pressen mit geschlossenen Knien im Vierfüßlerstand; c) Seilziehen mit geschlossenen Knien

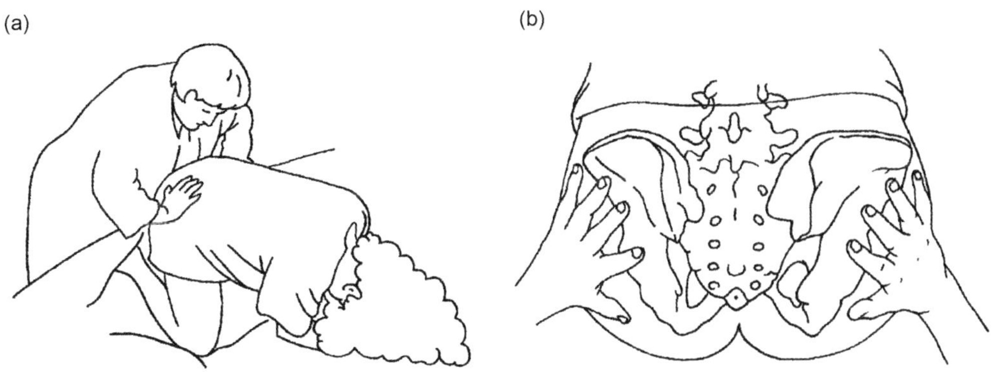

Abbildung 8-15a-b: a) beidseitiger Druck auf die Hüften; b) beidseitiger Druck auf die Hüften (Detailansicht von hinten) zur Linderung von Rückenschmerzen

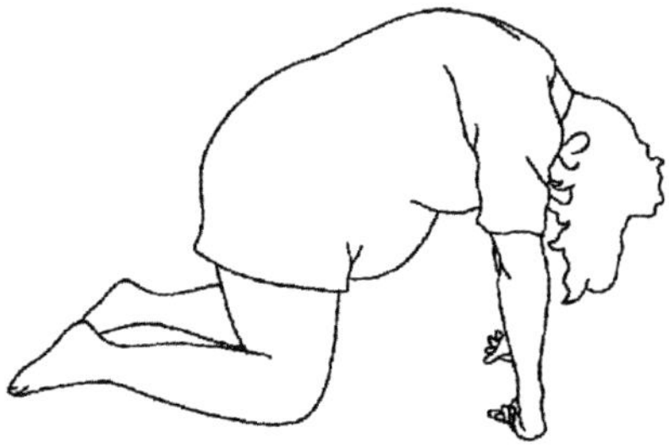

Abbildung 8-16: Beckenschaukeln mit rundem Rücken

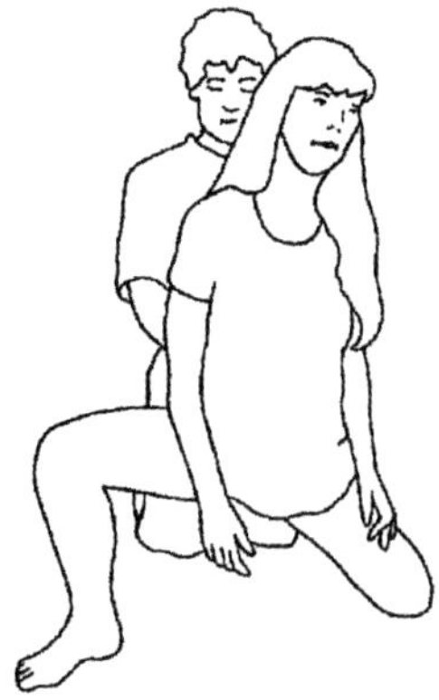

Abbildung 8-18: Ausfallschritt im Knien

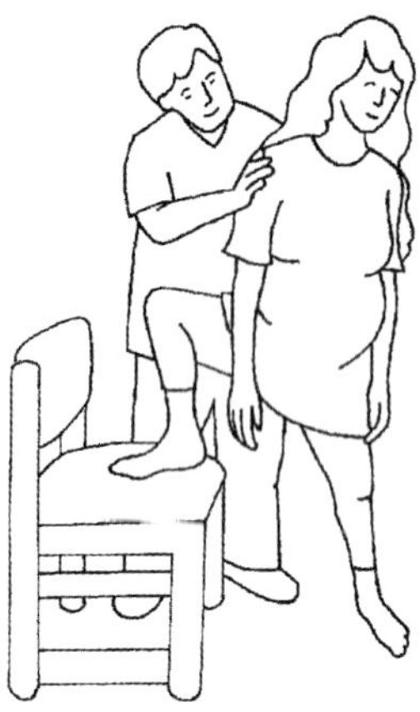

Abbildung 8-17: Ausfallschritt im Stehen

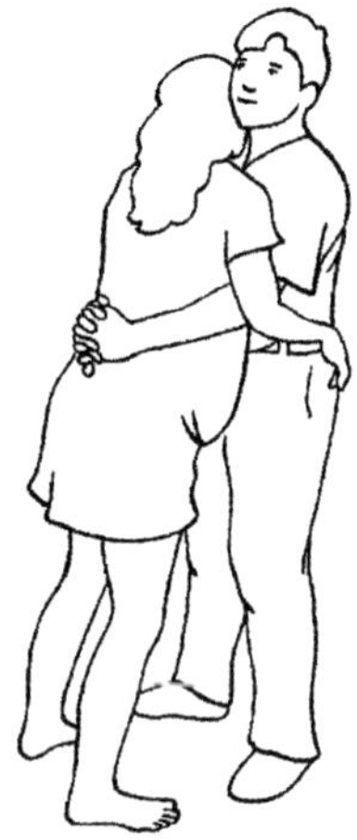

Abbildung 8-19: Langsame Tanzbewegungen

(a) (b)

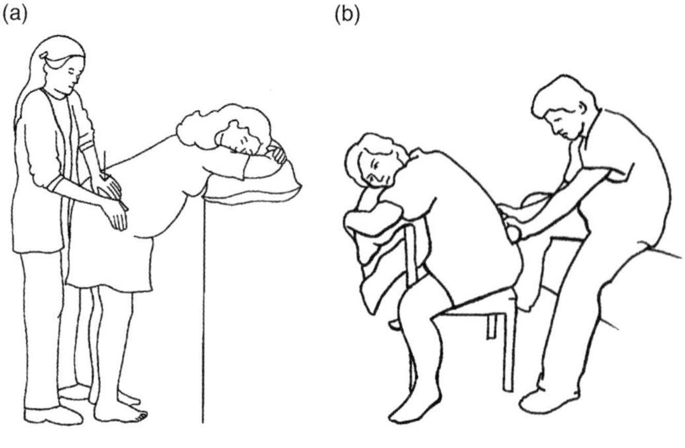

Abbildung 8-20a-b: a) Gegendruck, b) Gegendruck mit Tennisbällen

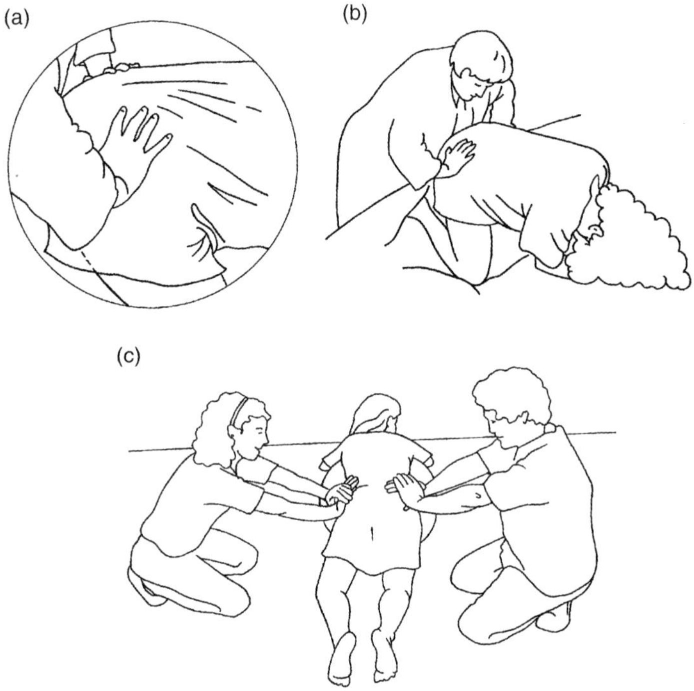

Abbildung 8-21a-c: a) beidseitiger Druck auf die Hüften (Detailansicht); b) beidseitiger Druck auf die Hüften; c) beidseitiger Druck auf die Hüften durch zwei Personen

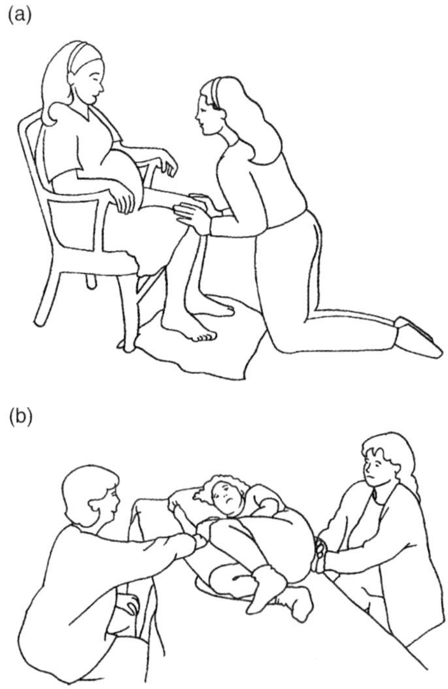

Abbildung 8-22a-b: a) Druck auf die Knie im Sitzen; b) Druck auf die Knie in Seitenlage

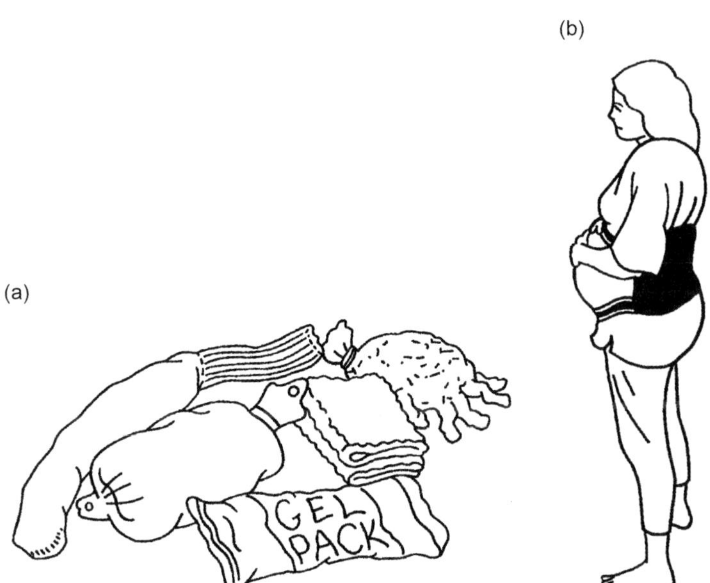

Abbildung 8-23a-b: a) Utensilien zur Kälteanwendung; b) Kältepackung mit Bandage

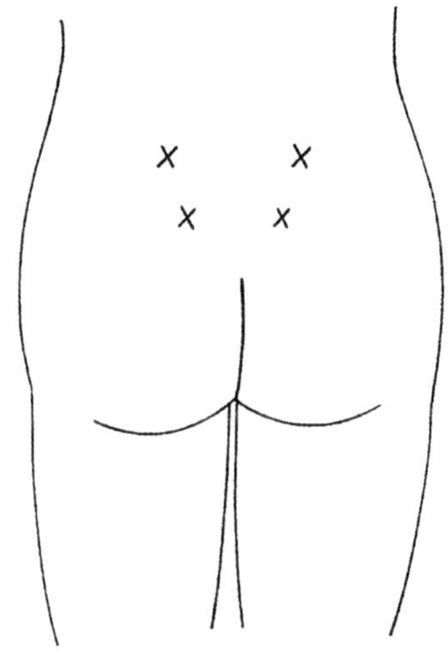

Abbildung 8-24: Injektionspunkte für die intrakutane Injektion von sterilem Aqua ad injectabile

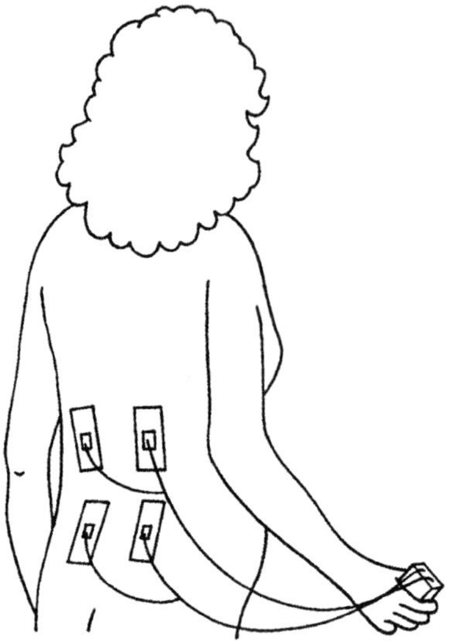

Abbildung 8-25: Transkutane Nervenstimulation (TENS), TENS-Gerät in Gebrauch

8.3.15 Frühe Interventionen bei Verdacht auf persistierenden Asynklitismus

Bei Wehenbeginn ist der kindliche Kopf normalerweise in asynklitischer Haltung, d.h. er ist abgewinkelt und ein Scheitelbein (liegt oberhalb des Ohrs) ist in Führungslinie, was seinen Eintritt in den Beckenraum erleichtert. Mit dem Tiefertreten in die Beckenmitte nimmt er in der Regel spontan eine synklitische Haltung an. Die **Abbildungen 8-27** und **8-28** zeigen asynklitische und synklitische Haltungen in dorso-anteriorer, dorso-posteriorer und dorso-lateraler Stellung, jeweils aus der Sicht von unten. Bleibt die asynklitische Haltung jedoch bis zur Austreibungsperiode erhalten, wirkt sie sich meist negativ auf Flexion, Rotation, Konfiguration und Tiefertreten des Köpfchens aus. Häufig entwickelt sich dann auf einem der Scheitelbeine eine Geburtsgeschwulst.

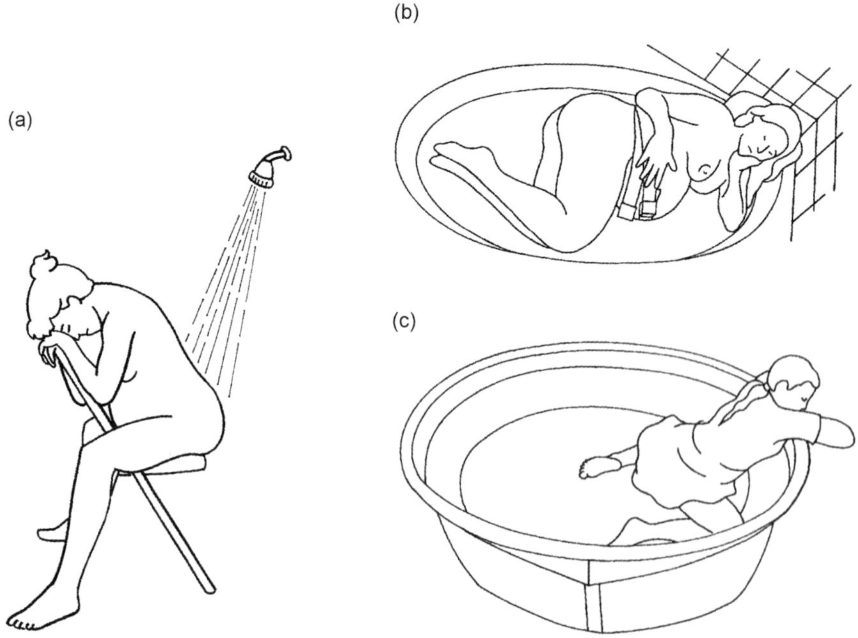

Abbildung 8-26a-c: Hydrotherapie zur Linderung von Rückenschmerzen. a) Wasserstrahl auf das Kreuzbein; b) Seitenlage im Wasser; c) kniend nach vorne gelehnt in der Geburtswanne

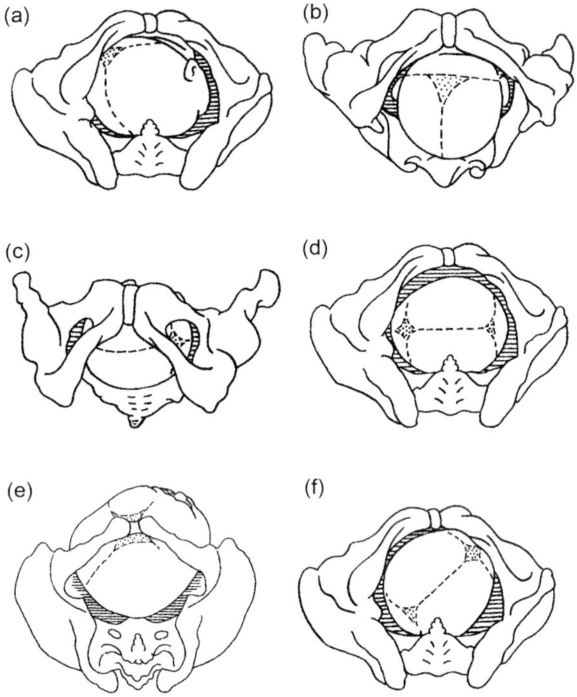

Abbildung 8-27a-f: Asynklitische und synklitische Haltung des kindlichen Kopfes. a) asynklitische Haltung bei dorso-anteriorer Stellung; b) synklitische Haltung bei dorso-posteriorer Stellung; c) asynklitische Haltung bei Pfeilnaht im queren Durchmesser; d) synklitische Haltung bei Pfeilnaht im queren Durchmesser; e) synklitische Haltung bei IIb-Stellung; f) synklitische Haltung bei IIb-Stellung

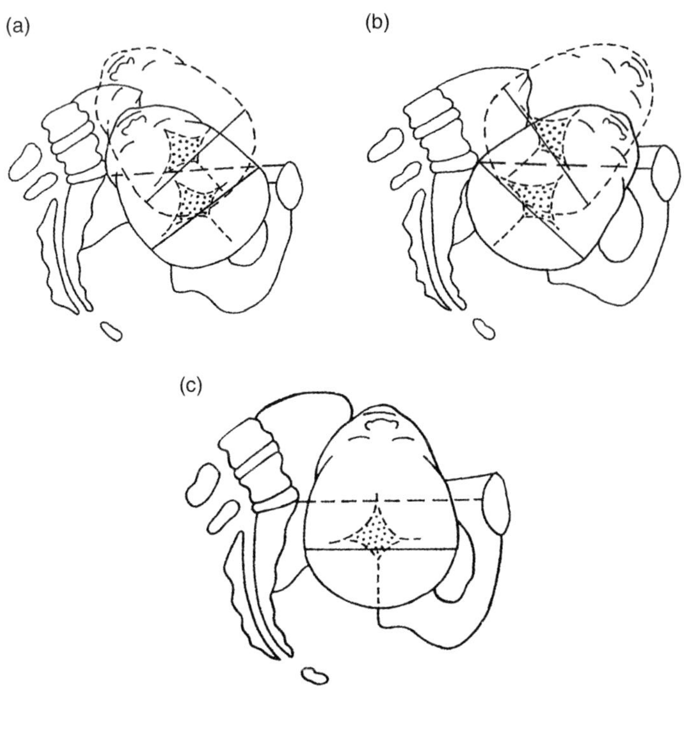

Abbildung 8-28a-c:
a) hintere Scheitelbeineinstellung oder posteriorer Asynklitismus (gestrichelte Linien – fetale Lage) und persistierender posteriorer Asynklitismus, der einen niederen fetalen Höhenstand und Asynklitismus anzeigt (durchgezogene Linien – fetale Lage); b) vordere Scheitelbeineinstellung (anteriorer Asynklitismus) (durchgezogene Linien – fetale Lage) und persistierender Asynklitismus (durchgezogene Linien – fetale Lage); c) synklitische Haltung bei tiefem Höhenstand

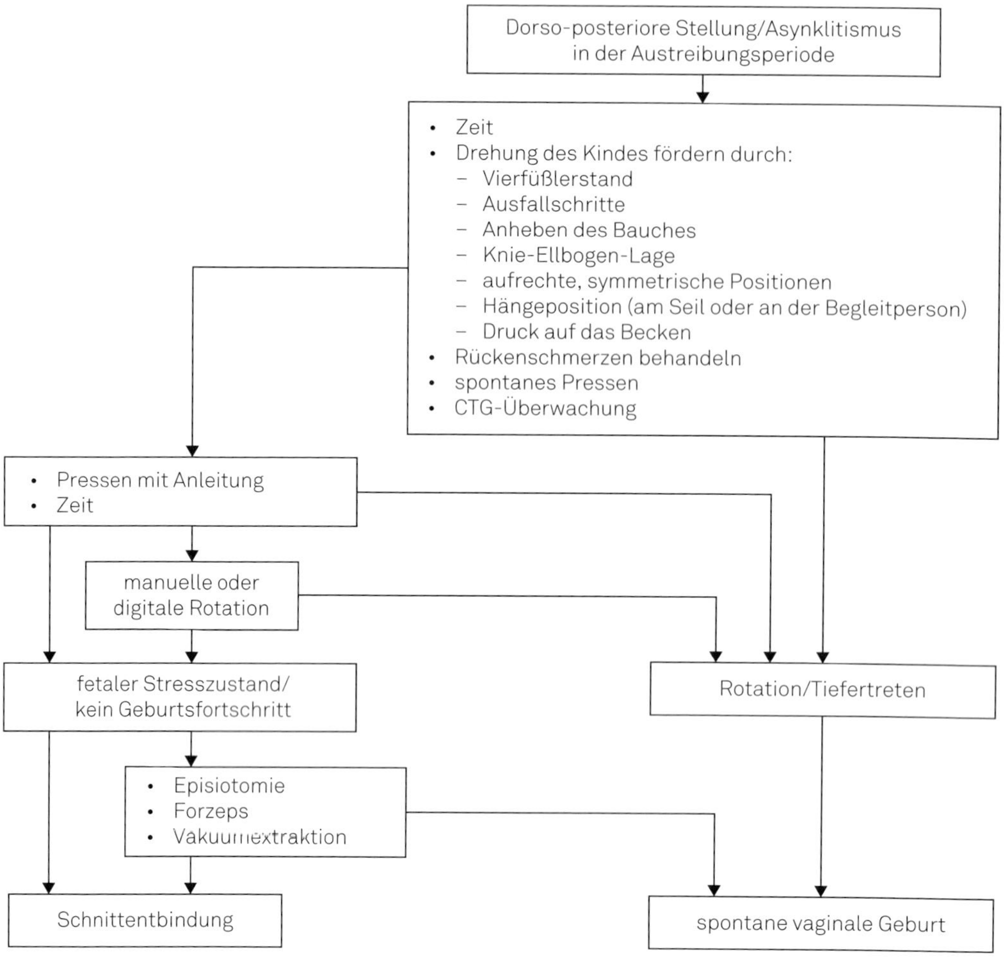

Abbildung 8-29: Hilfreiche Maßnahmen bei dorso-posteriore Stellung/Asynklitismus in der Austreibungsperiode

Mit Geduld und verschiedenen Maßnahmen zu Veränderung des Beckenraums sowie gezielten Bewegungen soll das Ungeborene animiert werden, eine günstigere, synklitische Haltung einzunehmen. **Abbildung 8-29** zeigt, welche Maßnahmen in Fällen einer dorso-posterioren Lage und Asynklitismus in der Austreibungsperiode hilfreich sind. Bei Verdacht auf eine persistierende asynklitische Haltung kann ein Positionswechsel der Frau den Geburtsfortschritt auf dreierlei Weise beeinflussen:

Eine Positionsveränderung der Frau verändert auch die Gewichtsverteilung des kindlichen Körpers, was eine günstigere Lage bewirkt.

Die Veränderung der mütterlichen Haltung kann auch ihre Beckenform leicht verändern, den Beckenraum vergrößern und damit den Winkel des fetalen Köpfchens verbessern.

Die Streckung des Körpers der Frau durch bestimmte Positionen (z. B. Hängeposition, hohe abgestützte Hocke) nimmt etwas Druck vom Becken, was dem kindlichen Kopf mehr

Raum verschafft, sich aus der asynklitischen Haltung herauszuwinden, und dem mütterlichen Becken hilft, seine Form dem kindlichen Kopf anzupassen.

8.3.16 Positionen und Bewegungsformen bei persistierendem Asynklitismus

Generell können bei einer persistierenden asynklitischen Haltung in der Austreibungsperiode die gleichen Positionen, Bewegungsformen und Maßnahmen zur Linderung von Rückenschmerzen eingesetzt werden wie bei Verdacht auf Kopf-Becken-Missverhältnis oder Makrosomie. Besonders erfolgversprechend sind die Beckenpresse, Hängepositionen und die hohe abgestützte Hocke, wobei der Erfolg entscheidend vom Höhenstand des fetalen Köpfchens im Becken und der Relation zwischen Kopf und mütterlichem Becken abhängt. Diese Techniken sollten unbedingt wissenschaftlich untersucht werden, da die ihnen zugeschriebenen Vorteile theoretisch sind und nur auf Beobachtungen beruhen (Simkin, 2003).

8.3.17 Boxerstellung bei normaler Scheitelgeburt

Wer in der medizinischen Fachliteratur und in Hebammenlehrbüchern nach Informationen über die fetale Boxerstellung bei normaler Scheitelgeburt sucht (bei der eines oder beide Fäustchen des Ungeborenen unters Kinn gedrückt sind oder vor dem Gesicht liegen, *nuchal hands*) findet nur ein paar anekdotische Hinweise. Solche Fälle sind jedoch wohlbekannt und können eine spontane vaginale Geburt deutlich erschweren oder verhindern. **Abbildung 8-30** zeigt die Geburt eines Kindes in Boxerstellung. Frauen, die so eine Entbindung erlebt haben (und wie sie in den Sozialen Medien gezeigt wird) berichten unisono von einer schwierigen, äußerst schmerzhaften Geburt und Dammverletzungen. Wir Autorinnen haben beobachtet, dass manche Frauen mit hartnäckigen, übermäßigen Rückenschmerzen schließlich Babys gebären, die ihre Fäustchen unters Kinn oder seitlich an den Kopf drücken. Unter der Geburt ist diese Situation schwer zu erkennen. Deshalb sind die gleichen Maßnahmen zur Linderung von Rückenschmerzen und zur Förderung des Geburtsfortschritts angezeigt, wie sie bei anderen anormalen Stellungen ergriffen werden. Bei der Entbindung unterstützt die Hebamme oder ärztliche Fachkraft die am Köpfchen liegende Hand, damit beide vorsichtig spontan geboren werden können.

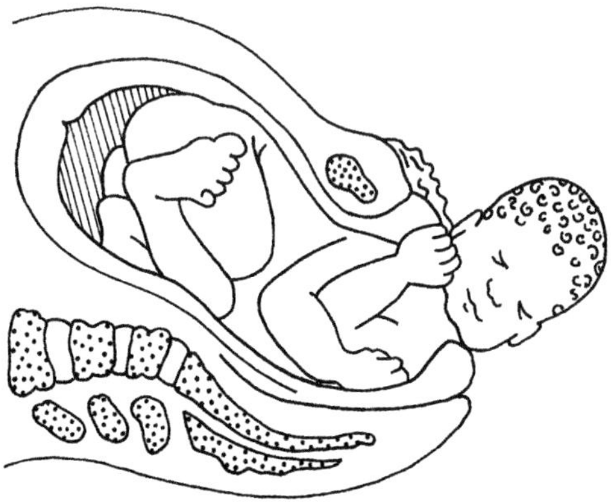

Abbildung 8-30: Geburt eines Kindes in Boxerstellung (Fuchs et al., 1991, adaptiert)

8.3.18 Verdacht auf Kopf-Becken-Missverhältnis oder Makrosomie (poor fit)

Viele Faktoren können dazu beitragen, dass die Geburt in der Austreibungsperiode langsam vorangeht und Zweifel an der ausreichenden Größe des mütterlichen Beckens aufkommen. Dazu gehören: Größe und Form des fetalen Köpfchens, Größe und Form des mütterlichen Beckens, die Haltung des Kindes, Wehenstärke und -frequenz und die Möglichkeit der Frau, sich unter der Geburt zu bewegen.

Hinweis: Größen- und Gewichtsmessungen des Kindes mittels Ultraschalls sind recht unzuverlässig. Bei Kindern mit einem geschätzten Gewicht von über 4000 g können die Messwerte bis zu 10 % nach oben und unten abweichen. Außerdem lässt sich auch bei einer sehr genauen Messung des fetalen Gewichts und Kopfumfangs nicht vorhersagen, ob sich das Köpfchen dem mütterlichen Becken unter der Geburt nicht doch gut anpassen und das Becken problemlos passieren wird (Dudley, 2005; Stubert et al., 2018).

8.3.19 Der Zeitfaktor bei Kopf-Becken-Missverhältnis

Bei Verdacht auf ein Kopf-Becken-Missverhältnis handelt es sich oft nur um eine leichte fetale Fehleinstellung (Asynklitismus, Deflektionshaltung, dorso-posteriore Stellung, persistierender Querstand). Sobald die Anomalie behoben ist, schiebt sich der Kopf problemlos durchs Becken. Auch die mütterliche Beckenform ist für die Rotation und das Tiefertreten des Köpfchens von Bedeutung. Manchmal muss die Frau in verschiedenen Positionen Pressversuche unternehmen, bis sie schließlich die beste Haltung für ein optimales Tiefertreten des vorangehenden Teils findet. Die Lösung von Problemen, die auf ein Kopf-Becken-Missverhältnis zurückgehen, kann allerdings recht zeitaufwändig sein.

Oft passt sich der große kindliche Kopf durch Konfiguration der Scheitelbeine mit der Zeit dem mütterlichen Becken an und kann es dann problemlos passieren. Doch dieser Vorgang dauert eine Weile. Sind weder Mutter noch Kind gefährdet, kann die Zeit zur Verbündeten werden, die den Geburtsfortschritt begünstigt.

8.3.20 Tiefertreten des fetalen Köpfchens

Manche geburtshilflichen Fachkräfte haben genaue Vorstellungen von einem akzeptablen Geburtsfortschritt und vom normalen Tiefertreten (Höhenstand) des fetalen Köpfchens; die entsprechenden Leitlinien haben sich jedoch als trügerisch erwiesen. Das Tiefertreten wurde anhand unnormaler Verläufe definiert und nicht anhand normaler oder durchschnittlicher Geburtsfortschritte (Hanson, 2009; King, 2012). Die Ergebnisse einer aktuellen retrospektiven Kohortenstudie mit insgesamt 4618 vaginal gebärenden Frauen haben zum besseren Verständnis der Parameter eines normalen Geburtsverlaufs beigetragen (Graseck et al., 2014). Die Höhenstandsdiagnose erfolgte durch eine vaginale Untersuchung, die meist von einer Assistenzärztin oder einem Assistenzarzt durchgeführt wurde. Dabei stellte sich heraus, dass sich der Höhenstand innerhalb von knapp zwei Stunden jeweils um 1 cm verringerte, mit signifikanten Zeitunterschieden zwischen Erst- und Mehrgebärenden (Graseck et al., 2014). Bei beiden Gruppen beschleunigte sich das Tiefertreten mit fortschreitender Geburt. Bei einem vollständig eröffneten Muttermund betrug der Höhenstand bei Erst- und Mehrgebärenden +2, zwischen 0 und +3 schwankend (Graseck et al., 2014). Zur Höhenstandsdiagnose bzw. zum normalen Tiefertreten des kindlichen Köpfchens sind noch weitere Forschungen notwendig, besonders bei spontan gebärenden Frauen.

Stagniert der Vorgang, können Interventionen angezeigt sein, z. B. eine Amniotomie, Oxytocingabe oder Episiotomie, der Einsatz der Geburtszange oder Saugglocke oder ein Kaiserschnitt. Auch in dieser Situation ist eine Partizipative Entscheidungsfindung angezeigt, um herauszufinden, ob (und wie) interveniert werden soll oder nicht, vorausgesetzt Mutter und Kind geht es gut und die Frau bereit und im Stande ist, ohne Intervention weiterzumachen. Die Vorteile und Gefahren aller Optionen müssen abgewogen werden, damit die Gebärende und ihre Betreuungspersonen das Vorgehen gemeinsam individualisieren und den für die jeweilige Situation besten Ansatz finden können.

8.3.21 Verbale Unterstützung bei spontanen Presswehen

Die WHO hat im Jahr 2018 eine Stellungnahme veröffentlicht und empfohlen, Gebärende ihrem eigenen Pressdrang folgend pressen zu lassen. Die beste verbale Unterstützung der Frau, die spontane Presswehen hat, sind Bestätigung und ermutigende Worte sowie die Erinnerung daran, Beine und Beckenboden zu entspannen. Am besten ist es, in ruhiger und natürlicher Tonlage zu sprechen, nicht im früher üblichen Kommandoton, der in vielen Kreißsälen heute noch zu hören ist („Jetzt bis 10 zählen!") (Sampselle et al., 2005). Hier einige Beispielsätze:

„Hören Sie auf Ihren Körper. Der weiß, was zu tun ist."

„Sie machen das prima. Bitte weiter so. Das Baby hat genügend Platz."

„Ihr Damm dehnt sich jetzt aus. Das ist ein sehr gutes Zeichen."

„Gut gemacht!"

„Ich sehe das Köpfchen."

„Möchten Sie das Köpfchen mit der Hand fühlen?"

„Mit jeder Wehe schieben Sie das Baby heraus."

„Ruhen Sie sich zwischen den Wehen aus. Gut so."

„Das Brennen, das Sie spüren, ist normal. Damit signalisiert Ihr Körper, dass sich der Damm ausdehnt. Drücken Sie einfach etwas weniger stark, bis das Brennen langsam nachlässt."

8.3.22 Anleitung der Gebärenden beim Einschneiden und Durchtritt des Köpfchens

Für eine Studie wurden Hebammen nach ihren Betreuungspraktiken in der Austreibungsperiode gefragt. Sie gaben an, dass sie die Frau bei ihren spontanen Pressanstrengungen unterstützen und ihre Anleitung oft oder immer intensivieren, wenn das kindliche Köpfchen erscheint, damit der Damm möglichst intakt bleibt (Osborne & Hanson, 2012). Geburtshelfer*innen wird geraten, die Frau zu unterstützen, wenn sie starkes Brennen spürt und die Dehnung der Muskulatur äußerst schmerzhaft ist. Wird das kindliche Köpfchen langsam über den Damm geboren, hat das Gewebe mehr Zeit, sich zu dehnen (Roberts & Hanson, 2007). Viele Hebammen empfehlen der Frau, sich vorzustellen, das Köpfchen aus ihrem Körper „herauszuatmen" und raten von Luftanhalten und langem forciertem Pressen ab. Andere entbinden das Köpfchen zwischen zwei Wehen.

Die Betreuungsperson muss der Frau in jedem Fall spezifische Anweisungen geben, damit sie beim Einschneiden des Köpfchens nicht presst. Wichtig ist v. a., dass sie keine widersprüchlichen Anweisungen bekommt. Deshalb soll das gesamte geburtshilfliche Team mit spontanen Presswehen vertraut sein und wissen, wie eine Frau angemessen verbal angeleitet wird. Sind noch andere Personen anwesend, sollen sie die Frau mit leiser Stimme ermutigen. Wirkt die Gebärende abgelenkt, kann ihr die Hebamme oder Doula ins Ohr flüstern: „Bitte hören Sie auf mich. Ich werde Sie da durchbegleiten." Die Hebamme, die Ärztin/der Arzt kann alle Begleitpersonen in ruhigem und bestimmtem Ton informicren, z. B. sagen: „Alles geht seinen guten Gang. Der Frau und dem Baby geht es gut. Kein Grund zur Eile. Frau [Name der Gebärenden] muss meine Stimme hören, damit ich sie durch diese Phase begleiten kann. Kein Grund, mit Zählen anzufangen oder ihr zu sagen, wie sie zu pressen hat. Sie weiß, wie gebären geht und macht ihre Sache hervorragend."

8.3.23 Dammschutz

Die verschiedenen Methoden der Entbindung des kindlichen Kopfes haben offenbar auch Auswirkungen auf den Zustand des Perineums. In der aktuellen wissenschaftlichen Literatur wird dieses Thema allerdings nicht ausreichend behandelt. Hebammen bedienen sich unterschiedlicher Techniken zur Leitung des durchtretenden Köpfchens und variieren ihre Ansätze, um den individuellen Bedürfnissen der Frau gerecht zu werden. Ist die Durchtrittsgeschwindigkeit hoch, kann sie die Geburt des kindlichen Kopfes mit leichtem Gegendruck verlangsamen und so das Dammgewebe vor Verletzungen schützen. Sie kann z B. das Köpfchen mit drei Fingern leicht pressen und so den Verlauf kontrollieren. Manche Hebammen drücken das Perineum vorsichtig etwas zusammen, damit das empfindliche Gewebe nicht überdehnt wird. Während die Hebamme mit der behandschuhten Hand leicht gegen das Köpfchen drückt, kann sie den Geburtsvorgang gut beobachten.

Befindet sich das Kind in einer dorso-anterioren Stellung, wird das Köpfchen nach unten gedrückt, um es flexiert zu halten. Bei einer dorso-posterioren Stellung wird es zum Erhalt der Flexion nach oben gedrückt. Diese manuellen Flexionstechniken wurden allerdings kritisiert, weil sie dem Extensionsmechanismus der Geburt entgegenwirken, ohne den das Kind die Krümmung des Geburtskanals nicht passieren kann. Auch dieses Thema muss noch besser erforscht werden.

Huang und Kollegen (2020) haben mit einer systematischen Review und einer Meta-Analyse die „Hands-on"-Technik und die „Hands-poised/off"-Technik zum Dammschutz unter der Geburt untersucht. „Hands-on" bedeutet, dass die Hebamme mit der einen Hand das Köpfchen flexiert hält und zugleich mit der anderen das Perineum stützt – wie in **Abbildung 8-31** gezeigt, um dann mit einer lateralen Flexion behutsam und gezielt die kindlichen Schultern zu entbinden. „Hands-poised/off" bedeutet, dass sie die Hände nur nahe am Perineum in Bereitschaft hält (falls die Geburt schnell erfolgt), dabei aber weder Köpfchen noch Perineum berührt und wartet, bis die Schultern spontan geboren werden. In die Meta-Analyse waren neun randomisierte kontrollierte Studien (mit 7112 Teilnehmerinnen) und acht nicht-randomisierte kontrollierte Studien (mit 37786 Teilnehmerinnen) eingeschlossen. Dabei wurden keine Unterschiede bezüglich des Auftretens von Dammrissen, der Dauer des Durchtritts und bei postpartalen Blutungen festgestellt. Neun eingeschlossene nicht-randomisierte Studien belegten bei Anwendung der „Hands-off"-Technik übereinstimmend ein selteneres Auftreten von Dammrissen zweiten Grades (Huang et al., 2020). Albers et al. (2005) nennen drei bewährte Maßnahmen zur Verhinderung von Dammverletzungen:

(a)

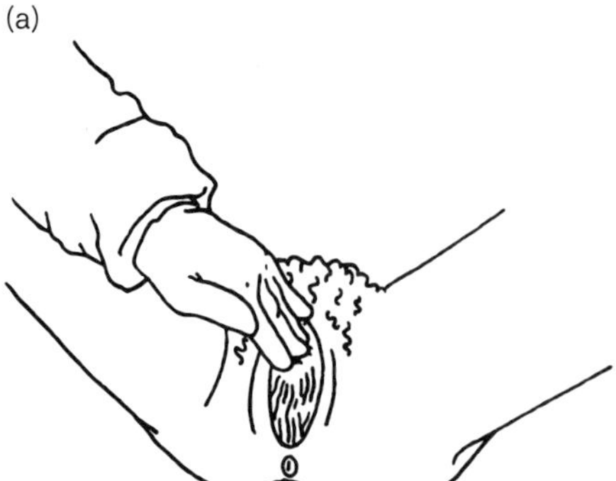

(b)

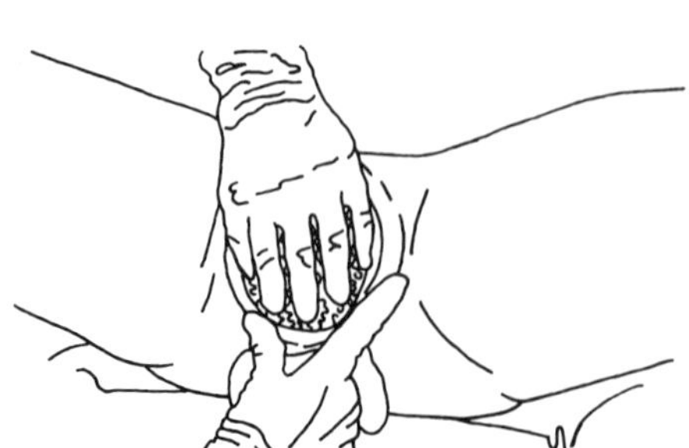

Abbildung 8-31a-b: Dammschutz mit a) „Hands-poised/off"- Technik, b) „Hands-on"-Technik

- warme Kompressen auf den Damm legen
- den Damm leicht massieren: gleitfähig gemachte Finger vorsichtig in die Vagina einführen, hin- und her bewegen und dabei etwas nach unten drücken
- mit der „Hands-off"-Technik den Durchtritt des Köpfchens abwarten.

Das Team um Albers (2005) hat, was Dammverletzungen angeht, keine Unterschiede zwischen den beiden Techniken gefunden. Mit einer systematischen Review acht randomisierter kontrollierter Studien zu Dammschutztechniken sollten die Effektivität der beiden Ansätze und ihre Auswirkungen auf den Zustand des Perineums ermittelt werden (Aasheim et al., 2017). Warme Kompressen und Massagen führten zu signifikant weniger Dammverletzungen zweiten und dritten Grades als die „Hands-off"-Technik, während die „Hands-on"-Technik die Anzahl der Episiotomien signifikant senkte (Aasheim et al., 2017). Eine von Edqvist und Kollegen (2017) durchgeführte Studie hat belegt, dass Hebammen, wenn sie Frauen in der Austreibungsperiode betreuen, mit drei verschiedenen Techniken den Damm vor Verletzungen zweiten Grades zu schützen versuchen:

- Sie ermuntern die Frau, spontan zu pressen.
- Sie empfehlen der Frau Positionen, die die Iliosakralgelenke beweglich halten, z.B. Vierfüßlerstand, Positionen im Knien und Stehen.
- Sie entbinden das Kind in zwei Schritten (s. nachfolgend), mit einer Wehe das Köpfchen, mit der nächsten Wehe Schultern und Körper.

8.3.24 Umgang mit dem Perineum in der Austreibungsperiode

Hebammen und andere Geburtshelfer*innen, die möglichst wenig intervenieren wollen, setzen auf Strategien zur Verhinderung von Dammverletzungen, wie Massagen des Perineums, warme oder kalte Kompressen, die „Hand-off"- oder „Hands-on"-Technik und andere, die Verletzungsgefahr reduzierende Maßnahmen (Aasheim et al., 2017). Wissenschaftliche Evidenzen sprechen gegen den routinemäßigen Einsatz von Episiotomien (Jiang et al., 2017). Wissenschaftlich belegt ist dagegen, dass spontanes Pressen dem angeleiteten forcierten Pressen (Valsalva-Manöver) vorzuziehen ist und die Frau ihrem Pressdrang folgen soll (Bloom et al., 2006). Spontane Pressbemühungen verbessern im Vergleich zu angeleitetem forciertem Pressen (Valsalva-Manöver) die perinealen (Bloom et al., 2006) und fetalen Outcomes – auch dafür gibt es ausreichend Evidenzen (Roberts & Hanson, 2007).

8.3.25 Lokalanästhesie des Perineums

Lidocain-Gel, ein Lokalanästhetikum, hat sich als sicheres und wirksames Mittel gegen Schmerzen im Dammbereich erwiesen (Collins et al., 1994). Empfindet die Gebärende extremes Brennen, das ihre spontanen Pressbemühungen stört, und wenn warme Kompressen offenbar nicht helfen, kann die geburtsbegleitende Fachkraft Gel auf das innere und äußere Vaginalgewebe und den Damm auftragen. Untersuchungen haben ergeben, dass Lidocain-Gel für die Frau und das Kind sicher ist (Collins et al., 1994).

Falls nach der Geburt der Damm genäht werden muss, können ähnliche Lokalanästhetika injizierbare Anästhetika ergänzen.

8.3.26 Perineummassage unter der Geburt

In der Austreibungsperiode können Geburtshelfer*innen den Damm mit ihrer behandschuhten und mit wasserlöslichem Gel versehenen Hand massieren. Mit dem Zeige- oder Mittelfinger wird zwischen den Wehen das Dammgewebe sanft massiert. Bei Massagen während der Wehen ist Vorsicht geboten: Sie können die Beschwerden verstärken und ein Ödem verursachen. Die Frau entscheidet, ob und wie ihr Damm massiert wird. Erwiesen ist, dass eine Perineummassage unter der Geburt die Gefahr schwerer Dammverletzungen (dritten und vierten Grades) signifikant reduziert (Aquino et al., 2020).

Der Begriff „Perineummassage“ wurde manchmal verfälscht, um andere, massivere Eingriffe zu beschreiben, die sich keineswegs als nützlich erwiesen haben. Sie sind Versuche, die Geburt zu beschleunigen, wie etwa der starke Druck auf die hintere Scheidenwand („damit die Frau weiß, wo sie drücken soll“). Wenn die Frau zudem mit angehaltenem Atem presst (Valsalva-Manöver) kann dies den perinealen Outcomes mehr schaden als nützen.

Technik und Ergebnis dieser kombinierten Interventionen unterscheiden sich erheblich von Technik und Ergebnis einer sanften Perineummassage unter der Geburt, wie sie hier beschrieben wurde.

8.3.27 Wassergeburt

Bei einer Wassergeburt befindet sich die Frau während der Wehen und bei der Entbindung in einer Wanne mit warmem Wasser, dargestellt in den **Abbildungen 8-32** bis **8-34**, und nicht wie bei einer Geburt „an Land“ üblich im Kreißsaal oder Geburtsbett. Wassergeburten dienen der Schmerzlinderung. Sie werden deshalb weltweit in vielen Ländern praktiziert; über den ersten Fall einer Wassergeburt wurde schon vor über 200 Jahren berichtet (Dekker & Bertone, 2018). Eine Wassergeburt hat folgende Vorteile: hohe Zufriedenheitswerte und erhöhtes Kontrollgefühl der Gebärenden (Duffin, 2004; Maude & Foureur, 2007; Nutter et al., 2014), verkürzte Geburtsdauer (Cluett et al., 2018; Torkamani et al., 2010), weniger Dammverletzungen, bessere Stimmung und Mobilität der Gebärenden, mehr Geburten in aufrechter Haltung und niedrigerer Blutdruck (Cluett et al., 2018; Dahlen et al., 2013; Nutter et al., 2014;

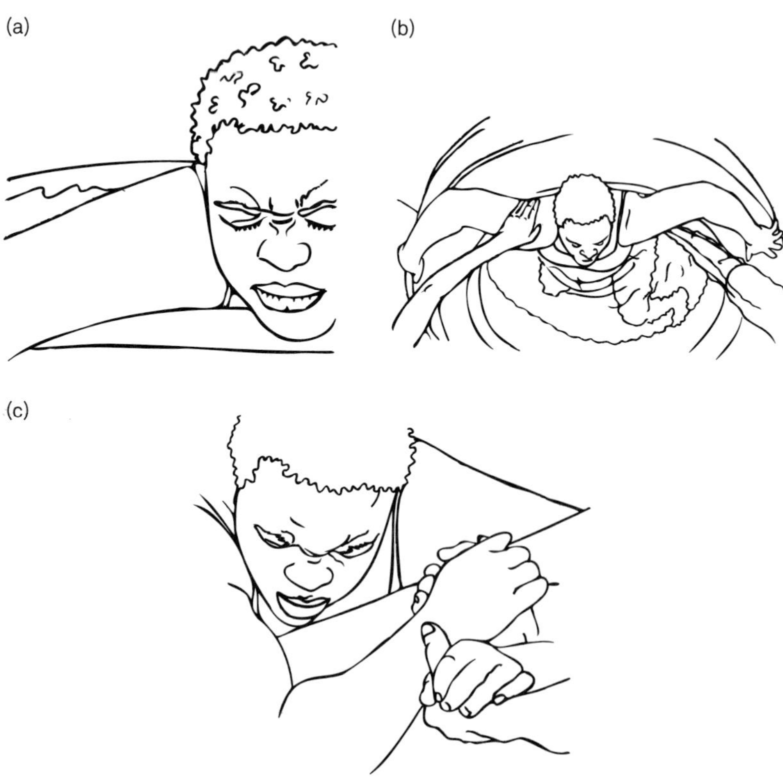

Abbildung 8-32a–c: Wassergeburt. a) Gebärende im Wasser; b) Gebärende im Wasser mit Unterstützung; c) pressen im Wasser

Pagano et al., 2010). Wehen und Geburten im Wasser sind tatsächlich weniger schmerzhaft und sind sogar mit der Wirkung einer Periduralanästhesie vergleichbar (Garland et al., 2004).

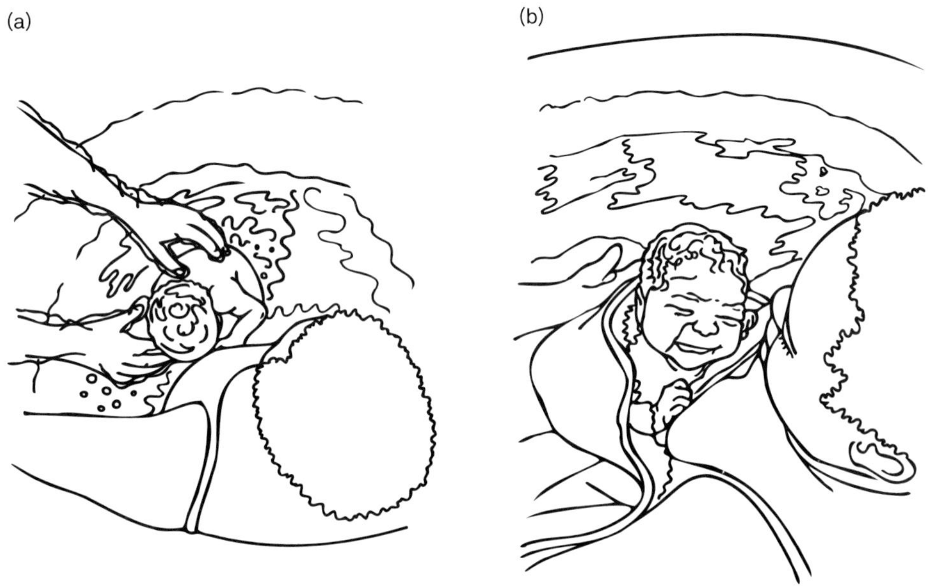

Abbildung 8-33a-b: Wassergeburt**.** a) Das Kind wird aus dem Wasser gehoben; b) Hautkontakt

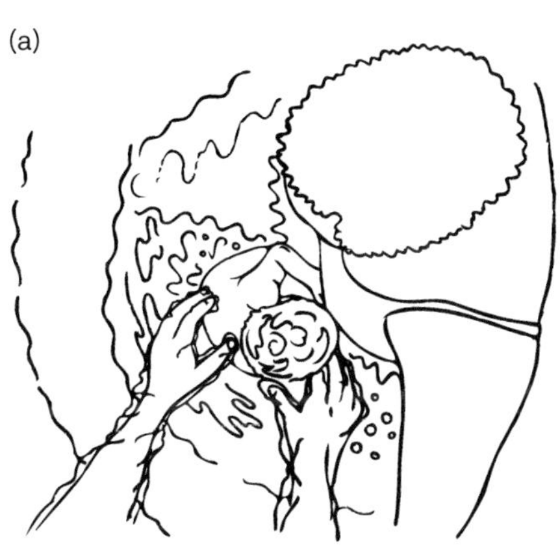

Abbildung 8-34a-d: Wassergeburt. a) Mutter und Neugeborenes teilweise im Wasser mit Hautkontakt; b) Hautkontakt; c) Durchtrennen der Nabelschnur; d) Stillen in der Wanne

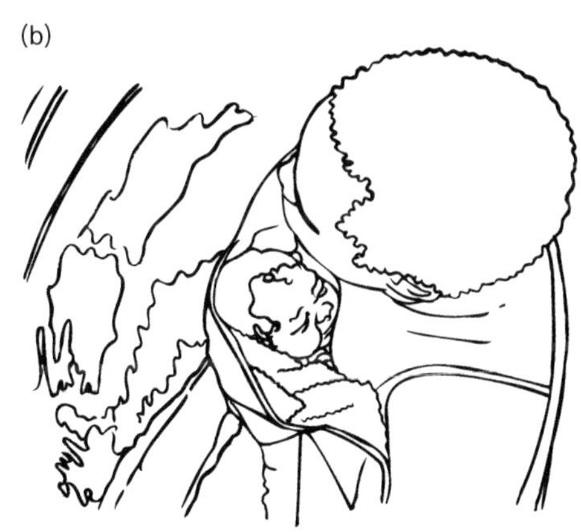

Abbildung 8-34b

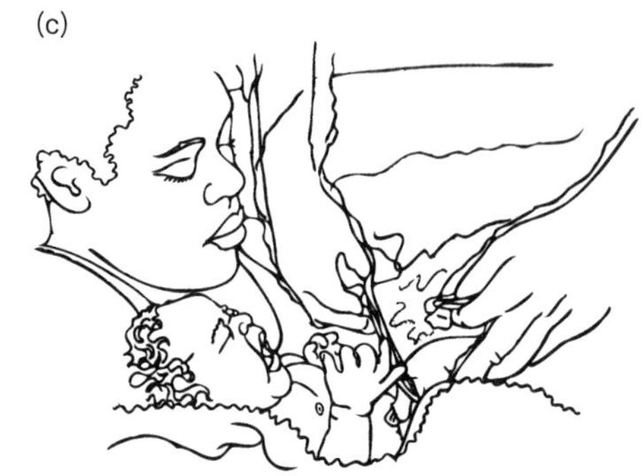

Abbildung 8-34c

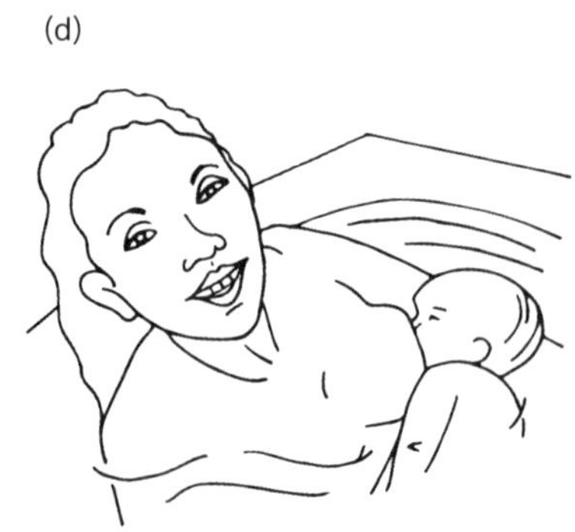

Abbildung 8-34d

Bovbjerg et al. (2016) haben für eine Studie 6000 Wassergeburten mit 10000 Geburten „an Land“ verglichen und bestätigen die Sicherheit häuslicher und klinischer Wassergeburten. In manchen Ländern mit höheren Hebammenzahlen als Großbritannien sie hat, wird risikoarmen Schwangeren stets auch eine Wassergeburt angeboten, während sie in anderen Ländern umstritten bleibt (Aughey et al., 2021). Jüngste Studien zur Wassergeburt im Krankenhaus haben Vorteile für schwangere, risikoarme Frauen und ihre Neugeborenen gezeigt (Aughey et al., 2021; Bailey et al., 2020; Hodgson et al., 2020; Jacoby et al., 2019; Neiman et al., 2020; Sidebottom et al., 2019; Ulfsdottir et al., 2018). Eine umfassende retrospektive Kohortenstudie aus England, für die 6264 Wassergeburten analysiert wurden, fand weder bei Müttern noch bei Neugeborenen einen Anstieg unerwünschter Zwischenfälle (Aughey et al., 2012). Aughey und Kollegen (2021) stellten allerdings eine Chancenungleichheit fest: Bei Frauen mit dunkler Hautfarbe und aus Vierteln mit niedrigem sozio-ökonomischem Status waren Wassergeburten seltener. Bailey und Kollegen (2020) haben eine retrospektive Beobachtungsstudie durchgeführt und die Kohorten von zwei großen Krankenhäusern, in denen Hebammen Wassergeburten anbieten, verglichen. Es gab bei 397 Wassergeburten und 2028 konventionellen Geburten im Gruppenvergleich keine unterschiedlichen neonatalen Apgar-Scores, auch die Zahl der Überweisung auf die Neugeborenen-Intensivstation (NICU) war gleich. In der Wassergeburtsgruppe kam es jedoch seltener zu Dammverletzungen ersten und zweiten Grades (Bailey et al., 2020). Für eine retrospektive Kohortenstudie von Sidebottom und Kollegen (2019) zur Untersuchung von Wassergeburten in US-amerikanischen Krankenhäusern wurden 314 Wassergeburten in acht Krankenhäusern mit herkömmlichen Geburten verglichen. Bei den mütterlichen und neonatalen Outcomes fanden die Forscher*innen keine Unterschiede. In der Wassergeburtsgruppe waren Überweisungen auf die Neugeborenen-Intensivstation und Dammverletzungen seltener. Das Team um Neiman (2020) hat für eine kleine retrospektive Studie drei Gruppen miteinander verglichen: Eine Gruppe, die im Wasser entbunden hatte (n = 58), eine Gruppe, die während der Wehen im Wasser lag (n = 61) und eine Gruppe, bei der kein Wasser im Spiel war (n = 111). Neiman et al. (2020) stellten fest, dass bei Erstgebärenden in der Wassergeburtsgruppe die Austreibungsperiode kürzer (P = .03) und bei allen die Blutungsgefahr erhöht war und alle anderen Outcomes gleich waren. Auch bei den Neugeborenen-Outcomes gab es keine Unterschiede (Neiman et al., 2020). Ulfsdottir und Kollegen (2018) fanden bei Wassergeburten weniger Dammrisse und weniger Interventionen, empfehlen dem geburtshilflichen Team allerdings, auf eine mögliche Nabelschnurumschlingung zu achten.

Einige Expert*innen äußerten Bedenken hinsichtlich der Neugeborenen-Outcomes bei Wassergeburten. Vanderlaan und Kollegen (2018) haben mit einer systematischen Review und einer 39 Studien umfassenden Meta-Analyse die Neugeborenen-Outcomes klinischer Wassergeburten ermittelt. Sie haben bei Wassergeburten verglichen mit klassischen Geburten „an Land“ keine erhöhten Risiken für schlechte Neugeborenen-Outcomes gefunden, auch bei der Analyse anderer Outcomes blieben die Ergebnisse stabil (Vanderlaan et al., 2018). Vanderlaan und Hall haben 2020 eine systematische Review von Fallgeschichten publiziert, die 47 Fälle aus 35 Artikeln umfasste. Sie stellten fest, dass die Fallgeschichten keine Argumente für einen restriktiven Umgang mit Wassergeburten bei risikoarmen Frauen lieferten und Bedenken bezüglich Wasseraspiration und Nabelschnurruptur unbegründet sind. Was die Sicherheit der Neugeborenen anging, äußerten sich die Autor*innen der Studie allerdings besorgt. Sie betonten die Wichtigkeit der Infektionsprävention durch fortlaufende Zufuhr von sauberem Wasser und wiesen auf das erschwerte Management beeinträchtigter oder geschwächter Neugeborener und die Gefahr einer Hyponatriämie hin.

Eine Wassergeburt soll nur gesunden, risikoarmen Schwangeren am Termin angeboten werden, deren Ungeborenes nicht beeinträchtigt ist und normale Vitalzeichen hat. Möchte eine Frau im Wasser entbinden, soll sie Gelegenheit haben, ihre informierte Einwilligung zu erteilen und ansonsten, wie jede andere Gebärende behandelt werden, d.h. so, wie Mutter und Kind im jeweiligen Setting üblicherweise betreut werden, wozu auch die fortlaufende Überwachung des Fötus und seiner Vitalzeichen gehört. Für das Sauberhalten der Geburtswanne, die Infektionsprävention und die Wassertemperatur sollen strenge Regeln gelten. Alle eine Wassergeburt begleitenden Fachkräfte müssen Notfallprotokolle zur Hand haben, um in Notsituationen und bei Normabweichungen richtig reagieren zu können, z.B. bei einer Nabelschnurumschlingung, Schulterdystokie, Blutung, einem Nabelschnurriss, bei Ohnmacht der Frau und der Geburt eines behinderten Kindes. Für gesunde risikoarme Schwangere ist die Wassergeburt eine sichere Möglichkeit der Schmerzlinderung.

8.3.28 Positionen bei Verdacht auf Kopf-Becken-Missverhältnis in der Austreibungsperiode

Neben übermäßigen Geburtsschmerzen und dem verzögerten Tiefertreten des Köpfchens kann auch eine fetale Fehlstellung den Verdacht auf ein Kopf-Becken-Missverhältnis auslösen. Deshalb ist es nur vernünftig, Schwangeren zu raten, verschiedene Positionen und Bewegungen auszuprobieren, die eine dorso-posteriore, dorso-transversale oder asynklitische Position möglicherweise korrigieren, dargestellt in den **Abbildungen 8-35** bis **8-43**.

Das Sitzen auf der Toilette und eine Hydrotherapie können den Geburtsfortschritt begünstigen.

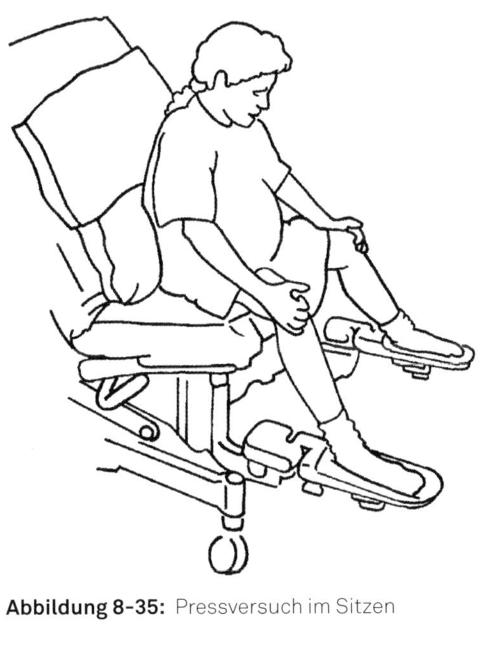

Abbildung 8-35: Pressversuch im Sitzen

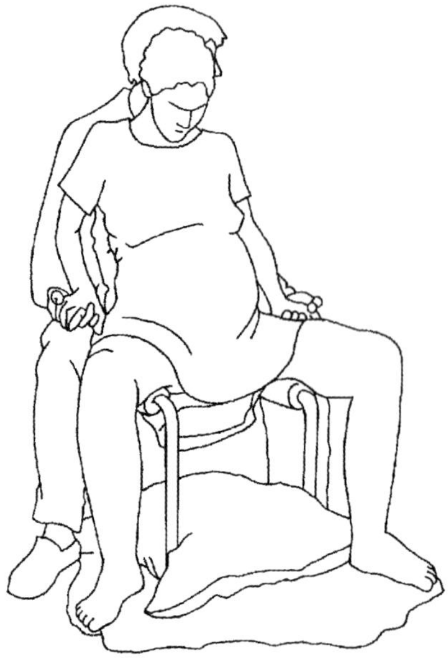

Auch Bewegungen, die Größe und Form des Beckens verändern, können das Tiefertreten des Köpfchens erleichtern, zu sehen in **Abbildung 8-40** und **8-41**. Die **Abbildungen 8-16** und **8-44** zeigen Bewegungen, wie das sog. Beckenschaukeln, die die Beckenmaße verändern.

Abbildung 8-36:
Pressen in aufrechter Sitzhaltung auf dem Geburtshocker (adaptiertes Foto: DeBY Birth Support)

(a)

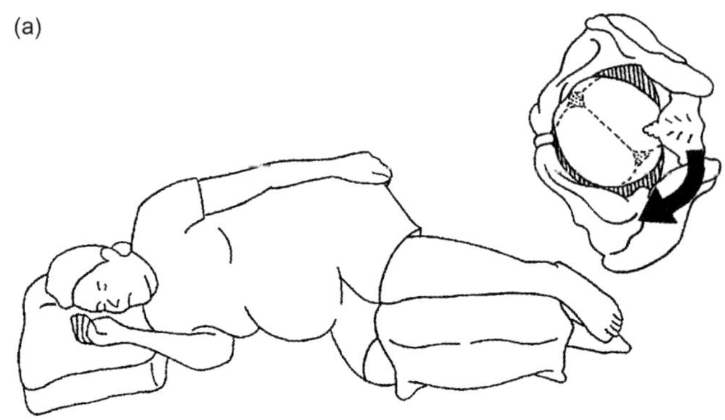

(b)

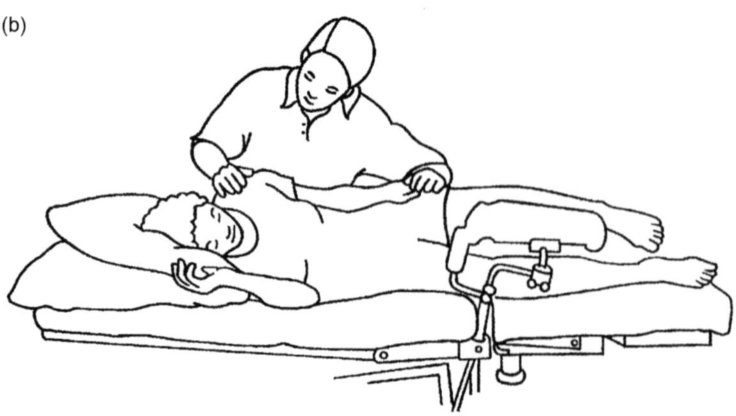

Abbildung 8-37:
a) und (b) Frau in Seiten_ lage auf der „richtigen" Seite. Der fetale Rücken zeigt in Richtung Bett. Bei einer II. dorso-posterioren Stellung liegt die Frau auf der rechten Seite. Dabei bewirkt die Schwerkraft die kindliche Drehung in die dorso-laterale Stellung.

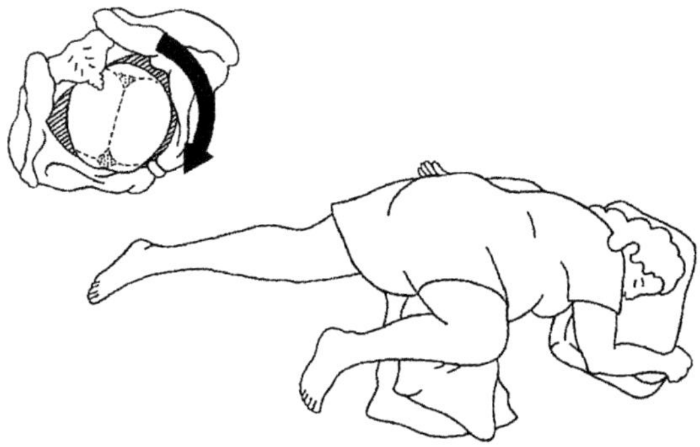

Abbildung 8-38:
Frau in Sims-Lage auf der „richtigen" Seite. Der fetale Rücken zeigt in Richtung Decke. Bei einer II. dorso-posterioren Stellung des Kindes liegt die Frau in Sims-Lage auf ihrer linken Seite. Die Schwerkraft zieht Kopf und Körper des Kindes in die II. dorso-laterale und dann in die II. dorso-anteriore Stellung. Ist die fetale Position unsicher, soll die Frau alle paar Wehen die Seite wechseln.

(a)

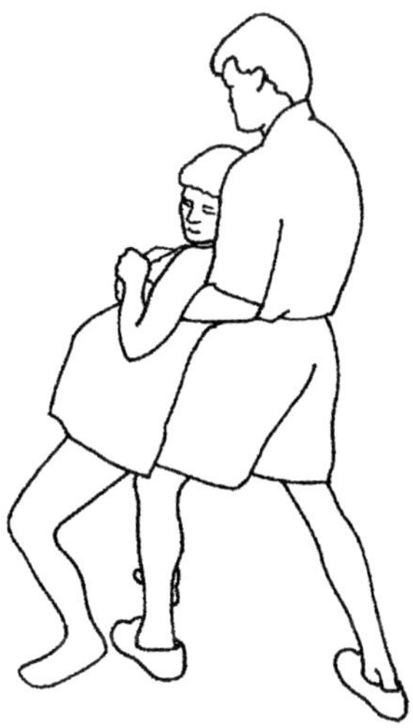

(b)

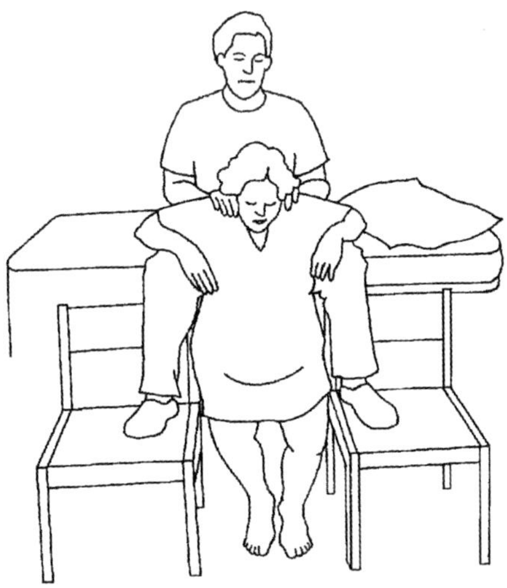

(c)

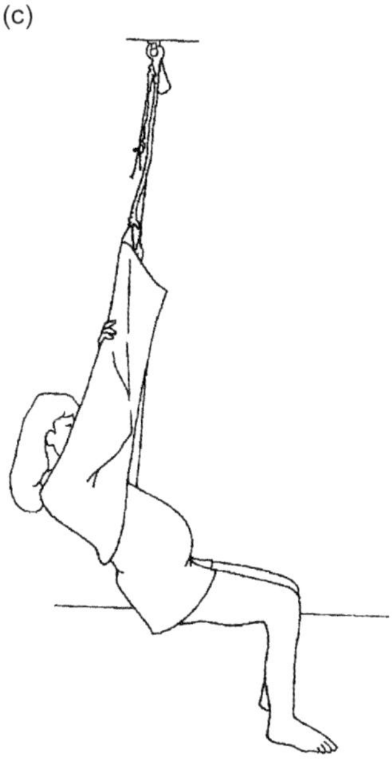

Abbildung 8-39a-c:
Körperpositionen. a) abgestützte hohe Hocke; b) Hängeposition; c) Hängen am Seil mit Geburtsschlaufe

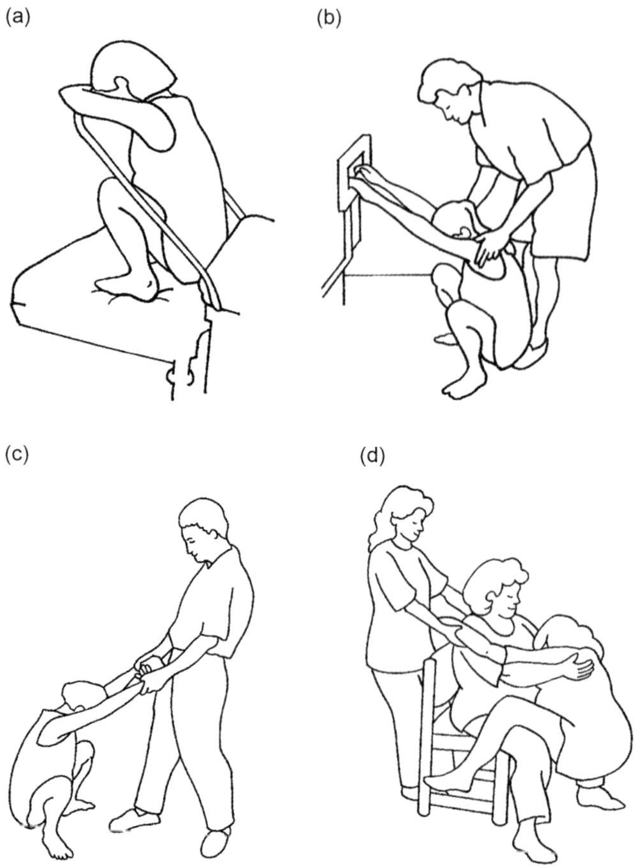

Abbildung 8-40a-d: Körperpositionen. a) Hocken mit Hilfe einer Stange; b) Hocken und am Bettgestell festhalten; c) Hocken mit Hilfe einer Begleitperson; d) Hocken auf dem Schoß der Begleitperson mit Unterstützung einer zweiten Person

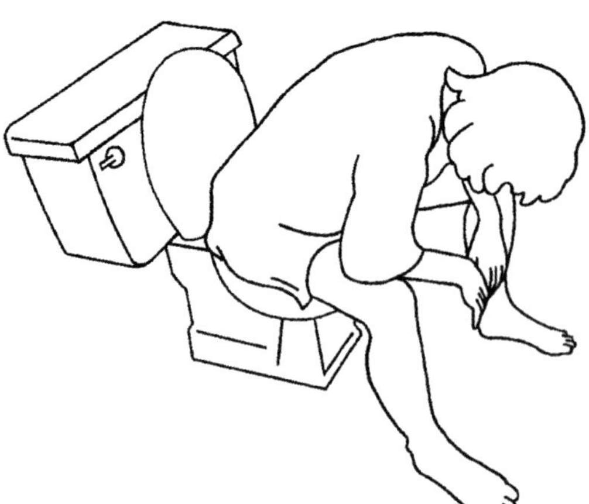

Abbildung 8-41: Körperposition vorwärts gelehnt auf der Toilette sitzend

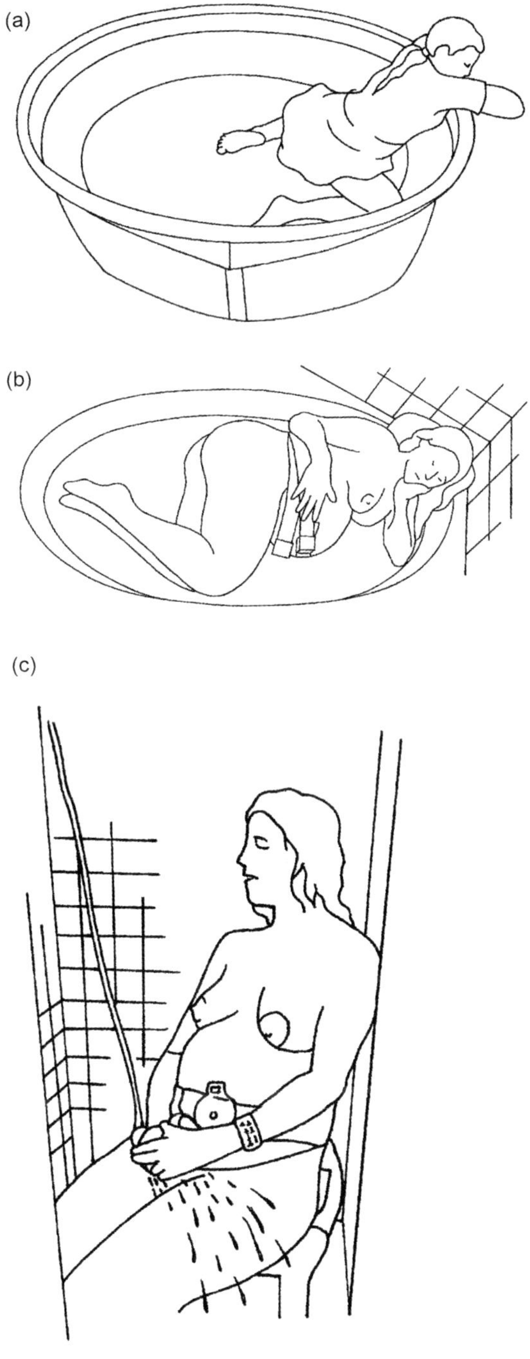

Abbildung 8-42a-c:
Körperpositionen. a) Gebärende kniend in der Geburtswanne; b) Seitenlage in der Wanne mit CTG-Überwachung; c) in der Dusche, Wasserstrahl auf den Bauch der Frau mit Telemetrie

(a) (b)

(c) (d)

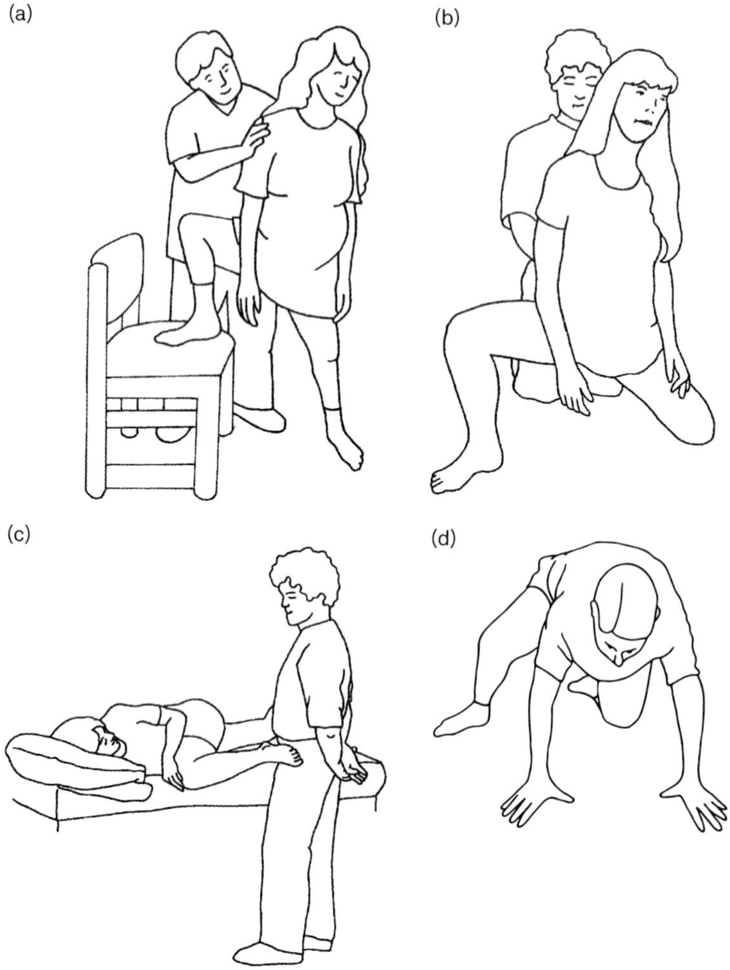

Abbildung 8-43a-d: Körperpositionen. a) Ausfallschritt im Stehen; b) asymmetrisches Knien; c) Seitenlage mit hoch angewinkeltem Bein; d) Sprinter-Ausfallschritt (von vorne)

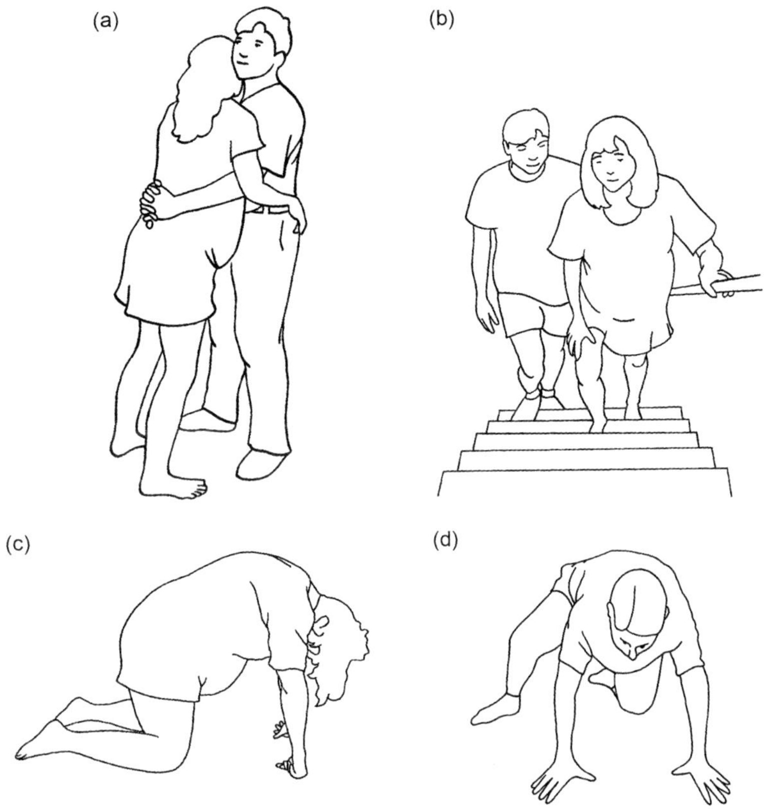

Abbildung 8-44a-d: a) langsame Tanzbewegungen; b) Treppensteigen; c) Beckenschaukeln mit rundem Rücken; d) Sprinter-Ausfallschritt (von vorne)

8.3.29 Schulterdystokie

Eine Schulterdystokie ist eine Geburt, die, nachdem der kindliche Kopf geboren ist, spezielle Handgriffe zur Entbindung der Schultern und des Körpers erfordert (Huang et al., 2020). Bei einer Schulterdystokie liegt meist die vordere Schulter hinter der mütterlichen Symphyse, was die innere Rotation und das Tiefertreten des Kindes stark beeinträchtigt. Eine Schulterdystokie ist ein geburtshilflicher Notfall, auf den alle Fachkräfte vorbereitet sein müssen. Die dafür notwenigen spezifischen Manöver erfordern Wissen und Geschick. Wichtig ist, dass die Betreuungsperson Ruhe bewahrt, damit die Frau und alle anderen Anwesenden zusammenarbeiten und das Problem gemeinsam lösen können. Mit den richtigen Handgriffen und Maßnahmen lassen sich die meisten Schulterdystokien rasch beheben.

Die Inzidenz beträgt 0,2–3 % aller Geburten (American College of Obstetricians and Gynecologists, 2017). Einer Studie von Beta et al. (Beta et al., 2019) zufolge beträgt die Inzidenz von Schulterdystokien bei normalgewichtigen Kinder 0,6 %, 6 % bei Kindern mit einem Geburtsgewicht über 4000 g und 14 % bei Kindern mit einem Geburtsgewicht über 4500 g. Die Gefahr einer Schulterdystokie ist bei sehr großen Kindern generell erhöht, etwa die Hälfte der Kinder mit einer Schulterdystokie wiegt jedoch unter 4000 g (Mehta & Sokol, 2014). Bei Frauen, die bereits vor der Schwangerschaft adipös waren und/oder in der Schwangerschaft übermäßig zugenommen haben, sind Schulterdystokien offenbar häufiger. Bei schwangeren Diabetikerinnen ist das Risiko um 30–70 % erhöht (Hansen & Chauhan, 2014; Mehta & Sokol, 2014). Kinder von Diabetikerinnen haben, unabhängig vom Geburtsgewicht, meist einen überdurchschnittlich großen Brustumfang und einen höheren Körperfettanteil, wobei sich das Fettgewebe vor allem an den oberen Extremitäten befindet (Mehta & Sokol, 2014).

Manche Autor*innen haben eine Verbindung zwischen Schulterdystokien und protrahierten Geburten festgestellt. Die Befunde der verschiedenen Studien sind jedoch inkonsistent, weil es noch andere Risikofaktoren gibt, etwa eine fetale Makrosomie (Mehta & Sokol, 2014). Lag bereits bei einer früheren Schwangerschaft eine Schulterdystokie vor, ist das Risiko einer weiteren Schulterdystokie um das Zehnfache erhöht (Mehta & Sokol, 2014). Auch eine Zangengeburt oder Saugglockengeburt geht mit der signifikanten Gefahr einer Schulterdystokie einher (Hansen & Chauhan, 2014; Mehta & Sokol, 2014).

Eine Kombination der hier genannten Risikofaktoren kann die Gefahr einer Schulterdystokie und einer fetalen Verletzung weiter erhöhen (Mehta & Sokol, 2014). Auch ein rasches Tiefertreten des kindlichen Kopfes begünstigt eine Schulterdystokie, wohl weil der fetalen Schulter nicht genügend Zeit für die richtige Rotation bleibt (Gherman, 2002). Zu den Komplikationen gehören Schädigungen des Kindes, etwa Armplexus-Schäden, die Erb'sche Lähmung, eine Klavikulafraktur und Hypoxie oder Anoxie – wenn die Situation anhält – sogar mit letalem Ausgang (Dajani & Magann, 2014). Um diese negativen Outcomes zu vermeiden oder zu minimieren, muss schnell und richtig interveniert werden.

8.3.30 Vorsichtsmaßnahmen

Wird ein hypertrophes Kind erwartet, kann der Frau auch empfohlen werden, in Seitenlage oder im Vierfüßlerstand zu gebären, abgebildet in **Abbildung 8-45**. Diese Positionen entlasten das Kreuzbein vom Gewicht der Frau. Dabei erweitert sich der Beckenausgang, was beiden, dem Kind und der Betreuungskraft, Platz für Manöver und die Entbindung verschafft. Auch in halb sitzender Position mit Beinunterstützung durch zwei Personen kann sich der Beckenausgang erweitern, dargestellt in **Abbildung 8-46**.

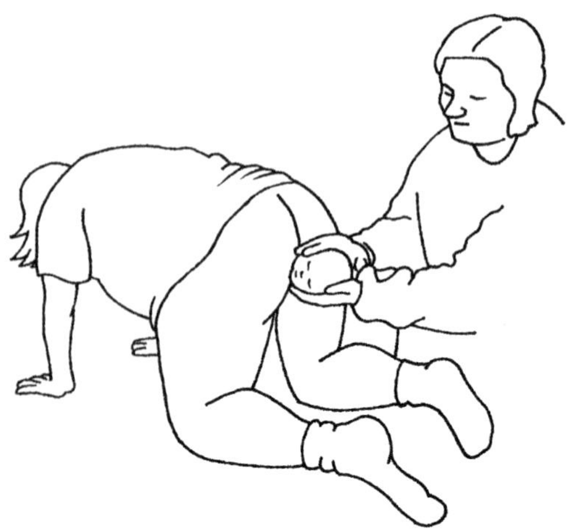

Abbildung 8-45: Entbindung im Vierfüßlerstand

Es ist eine gute Strategie, mit einer Schulterdystokie zu rechnen, um weitere Fachkräfte hinzuziehen zu können, falls es tatsächlich dazu kommt. Viele Hebammen, die ein hypertrophes Kind erwarten, holen eine weitere Fachkraft zu Hilfe, die dann im Notfall den suprapubischen Druck ausübt, gezeigt in Abbildung 8-46. Sie soll sich auf einen Hocker stellen, damit sie an der richtigen Stelle mit aller Kraft nach unten drücken kann. Ferner ist darauf zu achten, dass die Frau vor der Geburt die Blase entleert, damit das Baby möglichst viel Platz hat.

8.3.31 Entbindung des kindlichen Köpfchens in zwei Schritten

Eine weitere vorbeugende Maßnahme mancher Hebammen und Ärzt*innen besteht im Abwarten, bis sich die fetalen Schultern spontan drehen. Nach der Geburt des Kopfes, wird die

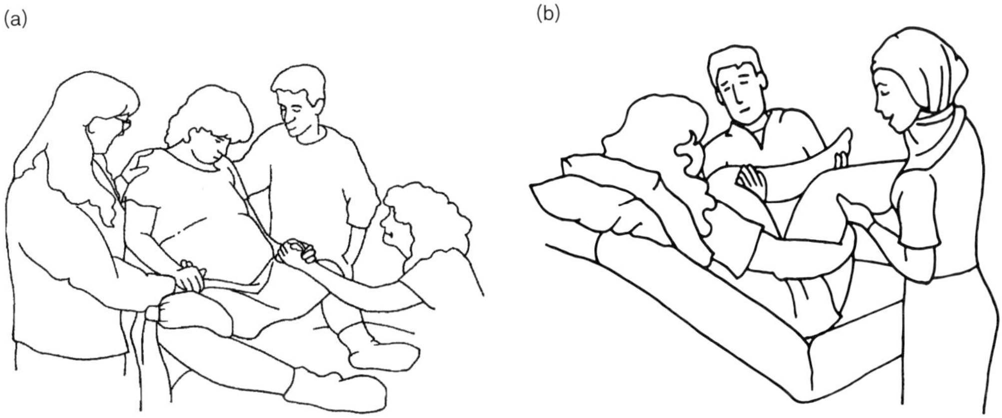

Abbildung 8-46a-b: a) Pressen in halb sitzender Position; b) halb sitzende Position, zwei Personen unterstützen die Beine der Frau

nächste Wehe abgewartet, dann erst werden die Schultern entwickelt. Geburtshilfliche Fachkräfte, die in zwei Schritten vorgehen, halten es nicht für sinnvoll, die vordere Schulter hastig zu entwickeln, weil sie dann eher unter der Symphyse hängenbleibt, was wiederum das Risiko einer Schulterdystokie erhöht. Andere sind der Meinung, dass beim Warten auf die nächste Wehe wertvolle Minuten verloren gehen, die zur Behebung der Schulterdystokie, falls es tatsächlich dazu kommt, dringend benötigt werden. Sie entbinden das kindliche Köpfchen in einem Schritt, weil sie glauben, dass zwischen der Geburt des Köpfchens und der Geburt des Körpers, damit das Kind keinen Schaden nimmt, möglichst wenig Zeit vergehen soll. Neuere Studien haben belegt, dass diese Befürchtung unbegründet ist. Erfolgt die Geburt in zwei Schritten, wird das fetale Köpfchen mit der Wehe oder zwischen zwei Wehen geboren, mit der nächsten Wehe folgen Schultern und Körper. In der Zeit zwischen zwei Wehen kann sich der Fetus etwas erholen und wieder mit Sauerstoff versorgen. Locatelli und Kollegen (2011) haben für eine prospektive Studie 789 Geburten beobachtet. Sie fanden beim Einsatz der Zwei-Schritt-Methode keinen anderen Nabelschnur-pH-Wert, keine höhere Zahl vaginaloperativer Entbindungen und nicht mehr Schulterdystokien als bei Geburten in einem Schritt. Hishikawa und Kollegen (2020) haben im Rahmen einer prospektiven Studie 262 risikoarme Schwangere beobachtet und festgestellt, dass die Geburt in zwei Schritten den fetalen Kreislauf verbessert und Schulterdystokien vorbeugt. Mehrere Autor*innen wiesen darauf hin, dass es unnötig, vielleicht sogar schädlich ist, den kindlichen Kopf nach unten zu senken und dass es gesunde Kinder schützt, wenn nach der Geburt des Kopfes die nächste Wehe abgewartet wird. Wie dieses Beispiel zeigt, bestimmt die Philosophie der geburtshilflichen Fachkraft die klinische Praxis.

8.3.32 Alarmzeichen

Dass eine Schulterdystokie vorliegt, zeigt sich vielleicht erst, wenn die anteriore Schulter nicht mit der nächsten Wehe geboren wird oder die üblichen geburtshilflichen Manöver vergeblich sind. Es gibt jedoch bestimmte Alarmzeichen und Hinweise auf eine bevorstehende Schulterdystokie:

- wenn die Betreuungsperson das Dammgewebe massieren und manuell über das fetale Köpfchen schieben muss, sobald es erscheint

- das „Turtle-Phänomen", bei dem sich das Köpfchen nach der Geburt immer wieder in die Vulva zurückzieht und das Gesicht zyanotisch (blau) wird. Das bedeutet, dass die Schulter hinter der Symphyse feststeckt.

8.3.33 Manöver bei einer Schulterdystokie

Geburtshelfer*innen beheben eine Schulterdystokie mit einer Reihe von Manövern, die in der **Tabelle 8-2** aufgelistet sind. Sie sollen die verschiedenen Manöver beherrschen und eines nach dem anderen ausprobieren, bis das Baby entbunden werden kann – das ist der Schlüssel zum Erfolg. Wichtig ist dabei, ein bestimmtes Manöver nicht mehrmals durchzuführen, wenn der erste Versuch das Problem nicht gelöst hat. Das Akronym HELPERR ist eine Merkhilfe, die professionelle Betreuungskräfte an die zeitliche Abfolge der einzelnen Therapieschritte erinnert. Jeder Buchstabe steht für einen Schritt:

- **H,** Hilfe (*help*) herbeirufen
- **E,** eine Episiotomie erwägen (*evaluate*)
- **L,** die Beine (*legs*) für das McRoberts-Manöver positionieren
- **P,** suprapubischen Druck (*pressure*) ausüben
- **E,** eindringen (*enter maneuvers*), z. B. eine innere Rotation durchführen
- **R,** hinteren Arm lösen (*remove*)
- **R,** die Frau in den Vierfüßlerstand bringen (*roll onto all-fours*).

Tabelle 8-2: Manöver zur Behebung einer Schulterdystokie

Name des Manövers	Handgriffe und Anmerkungen
McRoberts-Manöver	Die Frau liegt mit angewinkelten Beinen auf dem Rücken und zieht die Knie zu den Schultern. Dadurch hebt sich die Symphyse an und kann sich die fetale Schulter lösen.
Sanfter Zug des fetalen Köpfchens nach unten	Kann nach den Manövern wiederholt durchgeführt werden und die Geburt erleichtern.
Suprapubischer Druck (kein Druck auf den Fundus)	Eine Hilfsperson drückt fest hinter der Symphyse und versucht so, die anteriore Schulter zuerst zu entbinden. Wird zusammen mit dem Zug nach unten und dem McRoberts-Manöver durchgeführt.
Vierfüßlerstand (Gaskin-Manöver)	Die Frau wird schnell in den Vierfüßlerstand gebracht. (Man kann auch versuchen, die posteriore Schulter zuerst zu entbinden).
Rubin-Manöver	Die Fachkraft führt zwei Finger in die Vagina ein und versucht, die obenliegende Schulter und den Fetus zu drehen und in den schrägen Durchmesser unterhalb der Symphyse zu drücken.
Wood-Manöver (Schrauben-Manöver)	Wie beim Rubin-Manöver werden zwei Finger in die Vagina eingeführt, dann wird die posteriore Schulter aufgesucht und die fetale posteriore Schulter mit einer Drehbewegung in den schrägen Beckendurchmesser gebracht.
Umgekehrtes Wood-Schrauben-Manöver	Wie beim Wood-Manöver wird die Schulter rotiert, aber in die entgegengesetzte Richtung. Es wird durchgeführt, wenn das Wood-Manöver erfolglos war.
Lösung des posterioren Arms	Mit einem Griff in die Vagina wird die fetale Hand des anterioren Arms über die Brust gelegt und aus der Vagina herausgezogen.

Weil die genannten Schritte so zentral wichtig sind, sollen Kompetenz und Leistungsfähigkeit des geburtshilflichen Teams mithilfe von Checklisten, Protokollen und Simulationstrainings verbessert werden (Grobman, 2014). Hoffman und Kollegen (2011) haben die Krankenakten von 132089 Frauen, die vaginal entbunden hatten, analysiert und in 2018 Fällen (1,5%) eine Schulterdystokie gefunden. Davon kam es in 101 Fällen (5,2%) zu Verletzungen des Neugeborenen. Die Lösung des posterioren Arms hatte die höchste Erfolgsrate und gleiche Neugeborenen-Verletzungsraten (Grobman, 2014). Dieses Vorgehen muss zwar noch gründlicher untersucht werden, die Autor*innen der Studie raten dennoch, nachdem das McRoberts-Manöver stattgefunden hat und der suprapubische Druck ausgeübt wurde, die Lösung des posterioren Arms in Betracht zu ziehen (Grobman, 2014). Dessen ungeachtet wird empfohlen, sich beim Management einer Schulterdystokie vom eigenen guten klinischen Urteilsvermögen leiten zu lassen. Früher gehörte zum Management einer Schulterdystokie selbstverständlich eine (oft sehr ausgedehnte) Episiotomie. In jüngerer Zeit wird diese Praxis kritisch hinterfragt, da es sich bei einer Schulterdystokie ja nicht um eine Obstruktion des Weichteilgewebes handelt. Der Nutzen einer Episiotomie als Behandlungsmöglichkeit einer Schulterdystokie wurde mit 14 klinischen Studien mit insgesamt 9769 Fällen systematisch untersucht (Sagi-Dain & Sagi, 2015). Dabei wurde festgestellt, dass eine Episiotomie die Gefahr schwerer Dammrisse erhöht. Bei der kritischen Überprüfung der Studie wurden keine Evidenzen gefunden, die Episiotomien zum Management von Schulterdystokien gerechtfertigt hätten (Sagi-Dain & Sagi, 2015).

8.3.34 McRoberts-Manöver

Meist wird zuerst das McRoberts-Manöver durchgeführt, und zwar in 40–60% der Fälle mit Erfolg (Mahlmeister, 2008). Wie die **Abbildung 8-47** zeigt, liegt die Frau dabei in extremer Steinschnittlage, d.h. auf dem Rücken mit gegen die Brust gedrückten Knien. Man geht davon aus, dass das McRoberts-Manöver die Austreibungskraft der Wehen verstärkt (Buhimschi et al., 2001), das Kreuzbein abflacht, die Beckeneingangsebene in eine günstigere Stellung bringt und so die Pressbemühungen erfolgreicher macht; die Beckenmaße werden dabei wohl nicht verändert (Gherman et al., 2000).

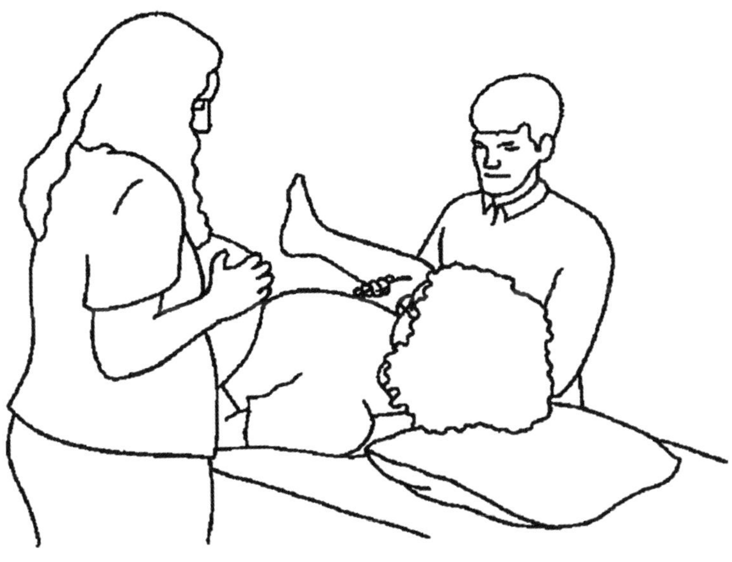

Abbildung 8-47: McRoberts-Manöver (extreme Steinschnittlage, zwei Personen halten die Beine der Frau)

Um das McRoberts-Manöver erfolgreich durchführen zu können, sollen Assistenzkräfte hinzugezogen werden. Werden weitere Fachkräfte in den Kreißsaal gerufen, kann das die Frau und ihre Begleitpersonen erschrecken und von den wichtigen Anweisungen der Hebamme, der Fachärztin oder des Facharztes ablenken. Deshalb soll die geburtshilfliche Fachkraft, wenn sie Hilfe anfordert oder der Frau Anweisungen gibt, versuchen, dies in ruhigem, dennoch entschiedenem Ton zu tun. Die hinzugezogenen Assistenzkräfte sollen auf solche Fälle vorbereitet sein und das Manöver den Instruktionen der Hebamme, der Ärztin oder des Arztes folgend unterstützen. Aufgabe der Doula ist es, der Frau zu helfen, Ruhe zu bewahren, sie zur Kooperation zu ermuntern und ihr bei schnellen Positionswechseln behilflich zu sein.

8.3.35 Suprapubischer Druck

Der suprapubische Druck – wie in **Abbildung 8-48** gezeigt – ist eine wichtige Ergänzung des McRoberts-Manövers. Dabei übt eine Assistenzkraft oberhalb der Symphyse Druck aus, um die Geburt der anterioren fetalen Schulter zu unterstützen. Die oberhalb des Schambeins feststeckende Schulter wird mit leichtem Druck gelöst. Die Hebamme, die Fachärztin oder der Facharzt lenkt den von der Assistenzkraft ausgeübten suprapubischen Druck.

Druck auf den Fundus des Uterus ist vom suprapubischen Druck zu unterscheiden und im Falle einer Schulterdystokie immer kontraindiziert. Der beidhändige Fundusdruck von oben wurde zur Beschleunigung des Geburtsvorgangs eingesetzt. Bei einer Schulterdystokie soll er unterbleiben und zu keinem Zeitpunkt der Geburt als Routinemaßnahme durchgeführt werden. In den meisten entwickelten Ländern gilt diese Praxis inzwischen als obsolet und potenziell gefährlich (Verheijen et al., 2009). Es gibt eine Studie, die besagt, dass Druck auf den Fundus die Austreibungskraft um 28 % erhöht (Buhimschi et al., 2001), Evidenzen für eine schnellere Geburt fehlen jedoch (Verheijen et al., 2009). Zu den mütterlichen Risiken des Drucks auf den Fundus gehören eine Uterusruptur und schwere Dammverletzungen. Beim

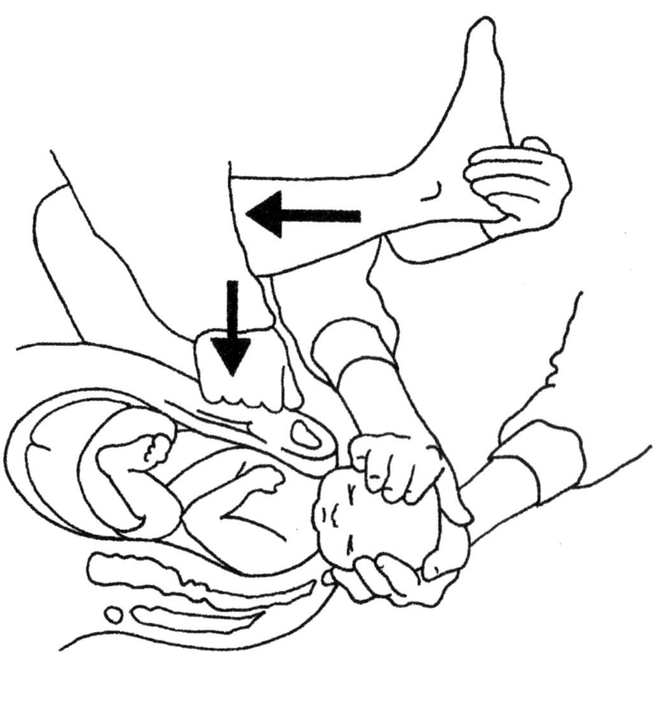

Abbildung 8-48: Suprapubischer Druck. Die Assistenzkraft übt oberhalb der Symphyse Druck aus, während die Geburtshelferin/der Geburtshelfer das Köpfchen mit leichtem Druck entbindet

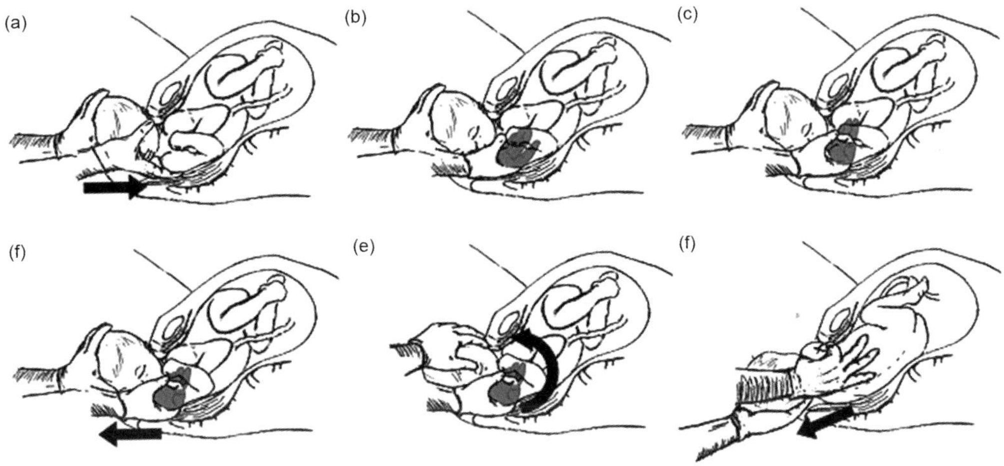

Abbildung 8-49a-f: Durchführung des Schulterhebemanövers (Nachdruck, mit freundlicher Genehmigung)

Neugeborenen besteht die Gefahr eines Knochenbruchs und einer Hirnschädigung (Verheijen et al., 2009).

8.3.36 Vierfüßlerstand oder Gaskin-Manöver

Scheint die fetale Schulter blockiert zu sein, soll der Frau in den Vierfüßlerstand geholfen werden. Dieses Gaskin-Manöver genannte Verfahren hat sich bei Schulterdystokien bewährt (Bruner et al., 1998). Im Vierfüßlerstand wirken mehrere Mechanismen: Das Kreuzbein ist dabei frei beweglich, was den sagitalen Beckendurchmesser um 1–2 cm vergrößert (Bruner et al., 1998), die eingeklemmten Schultern können sich in dieser Position leichter befreien und, falls beide Schultern feststecken, gelingt es der posterioren Schulter dank der Schwerkraft eher, sich nach vorn über den Kreuzbeinvorsprung zu schieben. Dann kann man versuchen, die posteriore Schulter mit leichtem Druck nach unten zuerst zu entbinden.

8.3.37 Schulterhebemanöver

Das Schulterhebemanöver zur Entbindung des posterioren Arms und der posterioren Schulter wurde von Sancetta et al. (2019) in Abwandlung früher angewandter Techniken beschrieben. Hier die einzelnen Schritte: erstens, mit einer Hand den Hals zur anterioren Schulter flexieren, zweitens, die andere Hand hinter die posteriore Schulter schieben, drittens, mit Daumen und Zeigefinger unter die Achsel fassen und das OK-Zeichen (Ring-Zeichen) bilden, viertens, die posteriore Schulter anheben (zu den Ohren hoch ziehen), fünftens, den flexierten Kopf loslassen, damit er wieder eine neutrale Haltung einnehmen kann, mit der OK-Hand die posteriore Schulter fassen und den Fetus um 180° in Richtung seiner Brust drehen (Sancetta et al., 2019). Dann wie bei einer normalen Entbindung verfahren. Das Vorgehen bei dem Schulterhebemanöver wird Schritt für Schritt in der **Abbildung 8-49** dargestellt.

8.3.38 Axillärer Zug (PAST)

Beim axillären Zug (*posterior axilla sling traction*, PAST) wird ein Blasenkatheter oder Absaugschlauch unter die posteriore Schulter des Kindes geschlungen (Taddei et al., 2017). Zuerst faltet man den Schlauch zur Hälfte und bildet eine Schlinge, schiebt diese hinter die posteriore Schulter, macht dann mit dem Zeigefinger eine Schlaufe und übt damit Zug aus, entweder zur Entbindung der posterioren Schulter oder des posterioren Arms. Misslingt die Lösung des posterioren Arms und der posterioren Schulter, kann man mit der Schlinge die Rotation der posterioren Schulter versuchen (Cluver & Hofmeyr, 2015; Taddei et al., 2017). Die Durchführung ist – wie hier im Text beschrieben – auch in **Abbildung 8-50** dargestellt.

8.3.39 Gail Tullys FlipFLOP- Merkhilfe

Tully (2012) hat für dieses Manöver die FlipFLOP-Merkhilfe entwickelt. Es handelt sich dabei um eine einfache Intervention zur Behebung eine Schulterdystokie für bewegliche Schwangere ohne Periduralanästhesie. Manchmal kann das Manöver aber auch bei einer Frau mit PDA durchgeführt werden, falls sie ihre Bewegungen trotzdem ausreichend kontrollieren kann (Tully, 2012). Diese Merkhilfe kann die HELPERR-Merkhilfe ersetzen.

F: die Schwangere in den Vierfüßlerstand drehen (**flip** the mom over)

L: ihr Bein zum Ausfallschritt anheben, möglichst das Bein, das sich auf der Seite des fetalen Rückens befindet (**lift** the leg in an lunge)

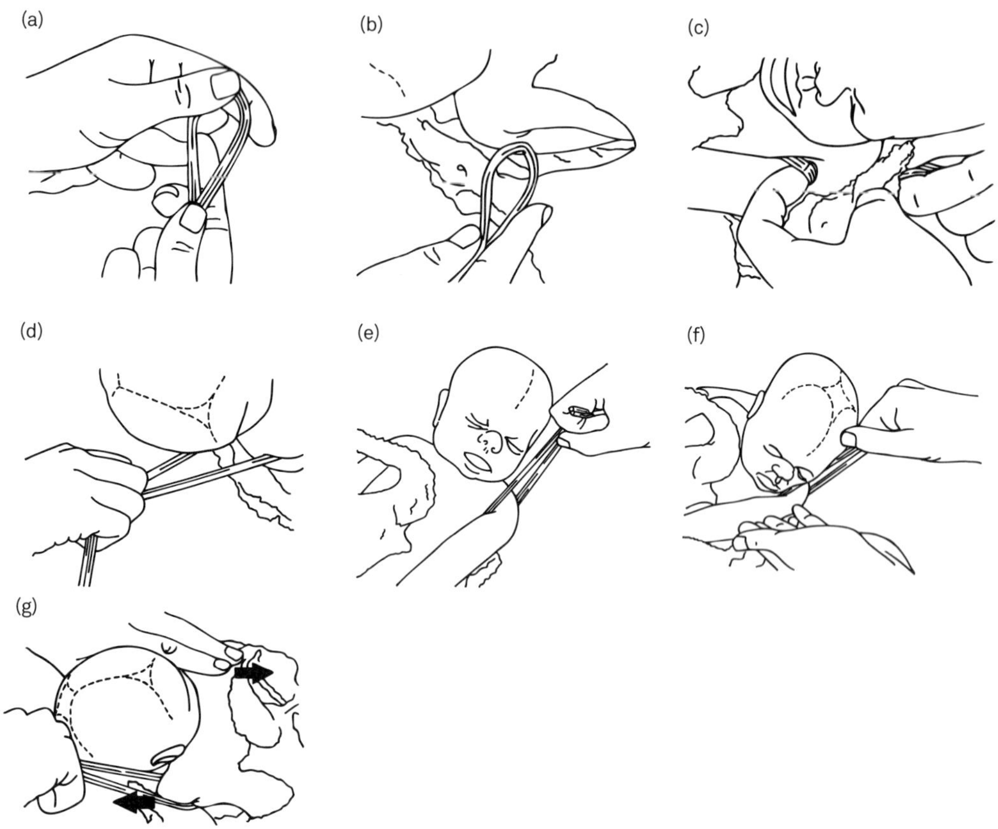

Abbildung 8-50a-g: Axillärer Zug (*Quelle*: Schom und Blanco)

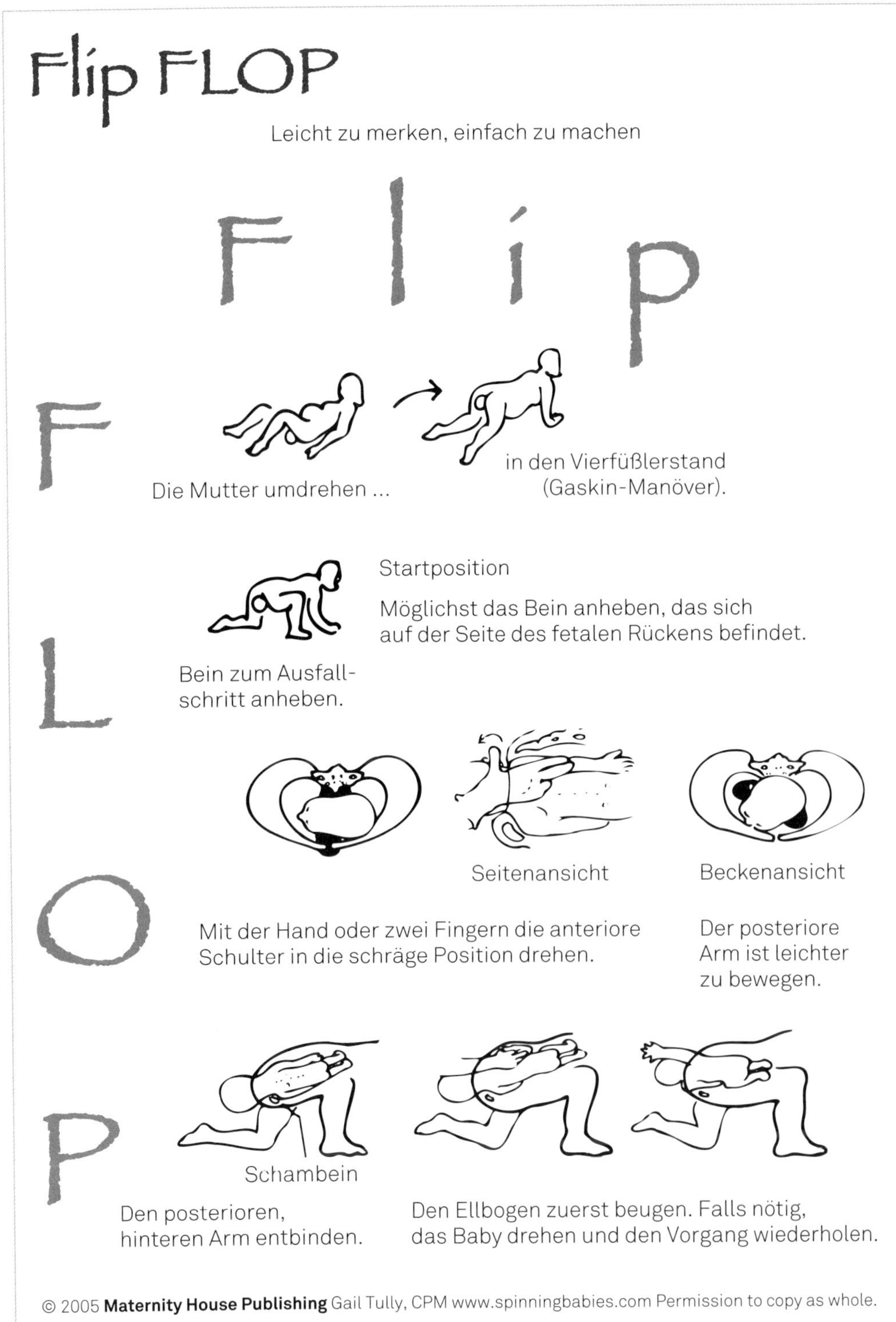

Abbildung 8-51: Gail Tullys FlipFLOP-Merkhilfe (Maternity House Publishing© Gail Tully, CPM)

O: mit der Hand oder zwei Fingern die anterioren Schultern in die Schräge rotieren (**oblique position**)

P: den posterioren Arm entbinden (**posterior arm**)

8.3.40 Salto-Manöver

Fünfundzwanzig Prozent aller Neugeborenen kommen mit der Nabelschnur um den Hals geschlungen zur Welt (Mercer et al., 2005). Dann streift die Geburtshelferin oder der Geburtshelfer die Nabelschnur über das Köpfchen und entbindet anschließend die Schultern, vorausgesetzt die Nabelschnur ist lang genug für dieses einfache Manöver. Bei einem sehr kleinen Prozentsatz liegt die Nabelschnur zu eng am Hals und lässt sich nicht über das Köpfchen streifen. Eine Nabelschnurumschlingung kann den Geburtsfortschritt verzögern und die Sauerstoffversorgung des Feten während der Wehen einschränken, was wiederum verschiedene Arten der Dezeleration, d.h. ein Absinken der fetalen Herzfrequenz, auslösen kann. In sehr seltenen Fällen wird die Nabelschnur an zwei Stellen abgeklemmt, dann dazwischen durchtrennt und das Baby so von diesem Hindernis befreit. Diese Strategie ist zwar effektiv, hat aber den Nachteil, dass das Neugeborene vor der Geburt nicht von der Zufuhr des sauerstoffgesättigten Bluts und nach der Geburt nicht von der Blutzufuhr der Plazenta profitiert, weil die Nabelschnur früh und nicht, wie vielfach empfohlen, erst spät abgeklemmt wird.

Um zu verhindern, dass die eng am Hals anliegende Nabelschnur schon vor der Geburt abgeklemmt und durchtrennt wird, kann das Kind mithilfe des Salto-Manövers entbunden werden. Schorn und Blanco (1991) waren die ersten, die dieses Manöver beschrieben haben. Es erfolgt

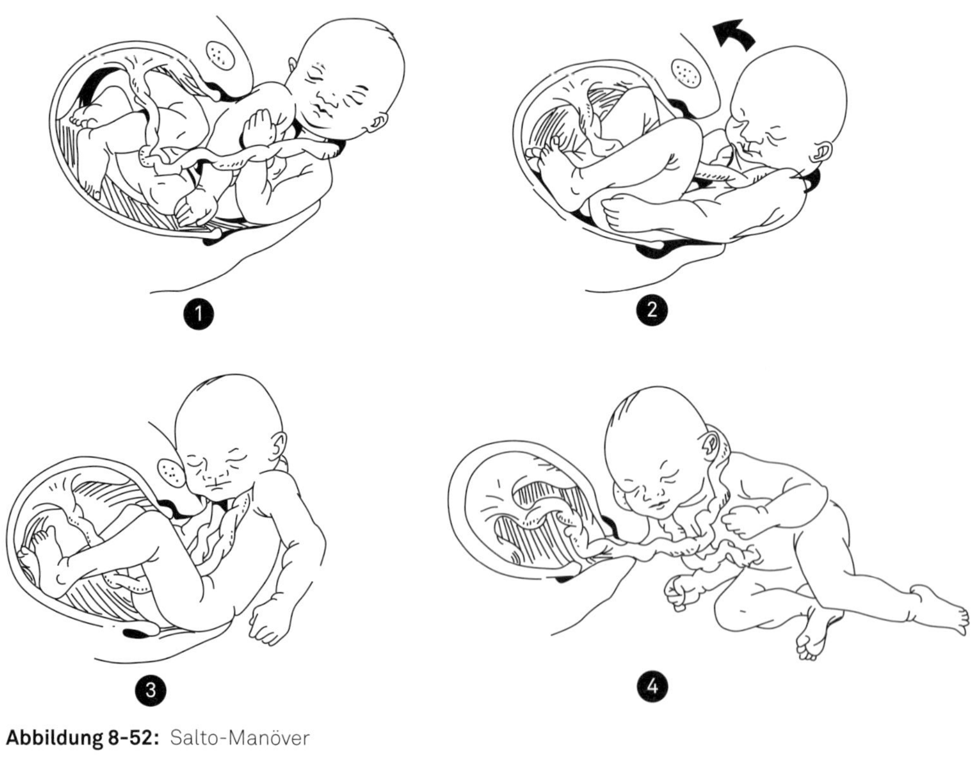

Abbildung 8-52: Salto-Manöver

in vier Schritten – dargestellt in **Abbildung 8-52**: Zuerst ohne Hast die Schulter entbinden, das Köpfchen in Richtung Oberschenkel der Mutter flexieren, das Köpfchen nah am Damm halten, damit der Körper eine Art Salto machen und so entbunden werden kann, schließlich die Nabelschnur vom Baby ablösen. Mit dem Salto-Manöver kann eine enge Nabelschnurumschlingung sicher behoben werden und bleiben zugleich die Vorteile einer intakten Nabelschnur erhalten (Mercer & Erickson-Owens, 2014; Mercer et al., 2005; Schorn & Blanco, 1991). Nach dem Salto-Manöver kann man abwarten und die Nabelschnur erst durchtrennen, wenn sich Färbung und Tonus des Neugeborenen verbessert haben, das so vom Bluttransfer von der Plazenta profitiert; die straffe Nabelschnurumschlingung hat das Kind vielleicht etwas beeinträchtigt.

8.3.41 Nachlassende Wehenfrequenz und -intensität

Wenn in der Austreibungsperiode Wehenfrequenz und -intensität nachlassen, soll nach den Gründen gesucht werden. Immobilität, Medikation, Dehydratation und Erschöpfung – all das können Verursacher sein. Folgende Maßnahmen sind geeignet, die Wehenqualität zu verbessern: Positionswechsel, die Medikation absetzen und die Periduralanästhesie abklingen lassen (sofern von der Frau toleriert), Stimulation der Brustwarzen, Akupressur, Hydrierung, die Gebärende auffordern, während einiger Wehen nicht zu pressen, Wannenbad. Diese Maßnahmen sind fast die gleichen, wie sie bei unzureichenden Wehen in der aktiven Phase der Eröffnungsperiode vorgeschlagen werden.

8.3.42 Gutes Coping in der Austreibungsperiode

Wenn die Austreibungsperiode beginnt, nehmen viele Gebärende, wenn sie weder gestört noch eingeschränkt werden, ihr Umfeld aufmerksamer wahr, sie werden wachsamer und allgemein aktiver (Odent, 1999). Nimmt dann der spontane und unwillkürliche Pressdrang zu, wird die Frau meist intuitiv eine Position suchen, die ihr angenehm ist und in der sie gut nach unten schieben kann. Gut möglich, dass die Frau, während der Fetus den Vaginalkanal passiert, das Kind unbewusst zurückhält (d.h. den Beckenboden anspannt, weil sie den Dehnungsschmerz fürchtet). Doch dann nimmt der Pressdrang überhand, sie wird schließlich loslassen, den Beckenboden entspannen und ihre Kontrollversuche einstellen. Die 3 Rs – *relaxation, rhythm, ritual* – verlieren ihre Bedeutung.

Aufgabe der geburtshilflichen Fachkraft ist es nun, den Zustand von Mutter und Kind möglichst unauffällig zu überwachen, die Frau bei Bedarf zu ermutigen und zu bestätigen und ihr instinktives Copingverhalten so weit wie möglich zu unterstützen. Es gibt zahlreiche sichere und effektive Presspositionen und Arten des Pressens. Solange Mutter und Kind wohlauf sind und die Geburt vorangeht, gibt es keinen Grund zu intervenieren. Sobald die Geburt unmittelbar bevorsteht, kann man die Frau bitten, eine Position einzunehmen, die der Betreuungskraft Zugang zum Perineum und zum Baby gewährt.

Kurz gesagt: Zum „guten Coping" in der Austreibungsperiode gehört, dass die Frau stöhnt und seufzt (und gelegentlich schreit), gehört das unwillkürliche Pressen bei spontanem Pressdrang, das instinktive Atmen zwischen den einzelnen Pressversuchen und dass die Frau Positionen einnimmt, die ihr angenehm sind. All das sind normale Verhaltensweisen und keineswegs Anzeichen von Stress oder übermäßigen Schmerzen.

8.4 Verdacht auf eine emotionale Dystokie

Manchmal ist emotionaler Stress der Grund für den protrahierten Geburtsverlauf in der Austreibungsperiode. Zu den Anzeichen von emotionalem Stress gehören:

- Verbalisierung von Ängsten oder ängstlicher Gesichtsausdruck
- weinen oder Panik
- Unfähigkeit, loszulassen, sich dem Geburtsvorgang hinzugeben und den Beckenboden zu entspannen
- zusammengepresste Beine
- diffuses Pressen (Abschnitt 8.2.9)
- die Betreuungskraft anflehen, das Kind herauszuholen oder sie mit Medikamenten zu betäuben
- Verzweiflung, Unfähigkeit, den Anweisungen und Vorschlägen der Betreuungskraft zu folgen.

8.4.1 Typische Auslöser von emotionalem Stress in Austreibungsperiode

Folgende Faktoren können emotionalen Stress auslösen und das Copingvermögen der Frau in der Austreibungsperiode beinträchtigen:

- Fatigue oder Erschöpfung, von Hoffnungslosigkeit oder Ängsten verursacht
- die intensiven Empfindungen und Gefühle, die die Austreibungsperiode begleiten und bei der manuellen Dehnung der Vagina auftreten. Für Frauen, die in der Vergangenheit sexuell missbraucht oder in der Genitalregion auf andere Weise traumatisiert worden sind, können solche Gefühle besonders beängstigend sein und Flashbacks triggern.
- Angst vor unangemessenem oder beschämendem Verhalten (lautes Stöhnen oder Schreien, Stuhlabgang beim Pressen)
- Angst vor der unmittelbar bevorstehenden Geburt und vor der elterlichen Verantwortung für das Kind, v. a., wenn die eigenen Eltern ihrer Verantwortung nicht gerecht wurden, wenn die Frau ein Kind zur Adoption freigegeben hat oder ihr in der Vergangenheit das Sorgerecht für ein Kind entzogen worden ist
- Sorgen um das Wohlbefinden des Babys, insbesondere wenn ein Geschwisterkind oder ein vorangegangenes Kind perinatal verstarb oder einen Schaden davontrug
- fehlende Privatsphäre oder Schamgefühl, wenn sie von Fremden umgeben ist, die auf ihren Damm blicken
- vorangegangener Kaiserschnitt in der Austreibungsperiode
- unachtsame oder unfreundliche Behandlung durch Angehörige oder das geburtshilfliche Team unter der Geburt.

Eine häufige Reaktion auf derlei Ängste in der Austreibungsperiode ist die extreme Anspannung des Beckenbodens und das „Zurückhalten" des Kindes beim Pressen. Die Frau mag zwar mit aller Kraft nach unten schieben, ihr Pressen bleibt jedoch ineffektiv. Manche Frauen spannen die Beckenboden- und Gesäßmuskulatur unwillkürlich an und pressen mit Hilfe des Zwerchfells und der Bauchmuskulatur. Ein angespannter Beckenboden oder zusammengezogener Anus beim Pressen weisen darauf hin, dass die Frau das Baby wohl unbewusst zurückhält. Diese exzessive und anhaltende Anspannung des Beckenbodens darf nicht mit der normalen Unsicherheit vieler Frauen bei den ersten Pressversuchen verwechselt werden. Viele müssen sich, wenn die Austreibungsperiode einsetzt, erst orientieren und über mehrere Wehen hinweg ausprobieren, wie sie am effektivsten pressen – das ist völlig normal. Das trifft besonders auf Frauen zu, deren Pressdrang nicht besonders stark ist. Oft hilft es, wenn die Frau noch ein wenig ausruht und einen stärkeren Pressdrang abwartet.

Ist diffuses Pressen das Problem oder die Frau außer Stande, den Vorschlägen der Betreuungskraft zur Verbesserung der Situation zu folgen, soll an eine emotionale Dystokie gedacht werden.

Welche Ängste und Sorgen auch immer die dazu Frau bewegen, das Kind zurückzuhalten, meist kann sie diese nicht einfach ablegen und „sich zusammenreißen". Die anwesenden Personen sollen jedoch versuchen, auf ihre Ängste einzugehen und sie zu lindern. Folgende Maßnahmen können dabei helfen:

- Ermutigen Sie die Frau, über ihre Gefühle zu sprechen und fragen Sie sie, was ihr bei der letzten Wehe durch den Kopf gegangen ist. Hören Sie aufmerksam zu, nehmen Sie ihre Ängste und Bedenken ernst und validieren Sie sie. Versuchen Sie, die Frau auf angemessene Art zu beruhigen, ihr Mut zu machen, sie zu informieren und ihr Anregungen zu geben. Oft braucht die Frau nur eine Gelegenheit, ihre Sorgen auszusprechen. Sie muss sicher sein, dass sie gehört wird, wissen, dass ihre Ängste normal sind und dass sie die Situation meistern wird.
- Manchmal, wenn allen, auch der Gebärenden klar ist, dass sich die Geburt verzögert, liefert die Frage: „Warum, glauben Sie, geht die Geburt nicht richtig voran?" hilfreiche Informationen. Antworten wie: „Ich kann nicht richtig pressen" oder „Das Baby will einfach nicht rauskommen" oder „Es tut einfach zu weh." können auf eine emotionale Dystokie hinweisen.
- Geben Sie der Frau die richtigen Informationen. Fürchtet Sie z.B., dass beim Pressen Stuhl abgeht und keine Zeit bleibt, zur Toilette zu gehen, sagen Sie ihr, dass Stuhlabgang ein Zeichen für richtiges Pressen ist, dass das sehr häufig vorkommt und dass Sie den Stuhl sofort wegwischen und entsorgen werden. Das ist im Übrigen einer von vielen guten Gründen, warme Kompressen auf den Damm zu legen: Dann lässt sich der Stuhl unauffällig entfernen. Das kann auch ein guter Zeitpunkt sein, der Frau das Pressen auf der Toilette zu gestatten, sofern das Betreuungsteam mit dieser Option einverstanden ist.
- Hat die Frau Angst, beim Pressen „zu reißen", versichern Sie ihr, dass sich Damm und Scheide entspannen und beim langsamen Herausschieben des Kindes sehr gut dehnen können und ein Riss deshalb weniger wahrscheinlich ist. Toleriert das Kind die Situation gut, lassen Sie die Frau einige Wehen ohne Pressen verarbeiten: „Versuchen Sie mal, die nächste Wehe zu veratmen." Dabei merkt sie, dass sie mehrere Möglichkeiten hat, diesen furchteinflößenden Geburtsabschnitt durchzustehen. Die Frau kann auch selbst eine warme Kompresse an den Damm halten oder ihren Damm einfach mit der Hand stützen. Das beruhigt sie vielleicht und macht ihre Pressanstrengungen effektiver.
- Lassen Sie der Frau Zeit, sich an die intensiven Empfindungen und Gefühle in der Austreibungsperiode zu gewöhnen. Vermeiden Sie Hektik und den Eindruck, es sei Eile geboten. Sprechen Sie mit ruhiger Stimme, in normalem Ton. Meist gibt es keinen Grund, laut zu werden.
- Ermuntern Sie die Frau, den Damm zwischen den Wehen zu entspannen und zuzulassen, dass er sich unter der Wehe ausbeult. Warme Kompressen (ein feucht-warmer Waschlappen) auf dem Damm tun gut und fördern die Entspannung. Die Kompresse soll nicht zu heiß sein, nur so warm, dass man sie gut in der Hand halten kann. Will die Frau nicht pressen, weil das Brennen so intensiv ist, ist eine kalte Kompresse vielleicht angenehmer. Bitten Sie die Frau zu pressen, als blase sie einen Luftballon auf oder wolle ganz schnell Wasser lassen. Geben Sie ihr positive Rückmeldung, sobald es ihr gelingt, effektiv zu pressen. Manchmal bläht sich der Damm dabei sichtbar auf. Wenn die Frau nicht ausreichend lang richtig pressen kann oder will, sagen Sie ihr, dass sie „in den Schmerz und direkt durch den Schmerz pressen" soll und dass sie sich danach besser fühlen wird. Bieten Sie ihr an, die Hand an den Damm zu legen, damit sie merkt, dass die Geburt vorangeht und weshalb sie das Brennen spürt.
- Lassen Sie die Frau einige Male auf der Toilette drücken, besonders wenn sie Angst vor Stuhlabgang hat. Zudem löst das Sitzen auf der Toilette einen konditionierten Reflex aus, nämlich die Entspannung des Beckenbodens. Beobachten Sie die Frau dabei gut. Spürt sie das Baby kommen, soll sie aufste-

hen und einen geeigneteren Geburtsort aufsuchen.

8.5 Fazit

Bei manchen Gebärenden gibt es in der Austreibungsperiode eine Latenzphase, in der trotz komplett dilatierter Zervix kein unmittelbarer Pressdrang besteht. Inzwischen wird der Beginn der Austreibungsperiode neu definiert: Sie beginnt, wenn sich der Pressdrang einstellt. Was die Dauer der Austreibungsperiode angeht, so ist das mütterliche und fetale Wohlbefinden das entscheidende Kriterium; es gibt kein striktes Zeitlimit. Aufrechte Körperhaltungen haben zahlreiche Vorteile und werden von Gebärenden gerne eingenommen. Spontanes Pressen lässt sich unterstützen, indem man der Frau gut zuredet und ihr Mut macht. Beim Einschneiden des fetalen Köpfchens kann mit verschiedenen Maßnahmen versucht werden, ihr die Geburt zu erleichtern und die Schmerzen zu lindern. Professionelle Geburtshelfer*innen können mit bestimmten Manövern eine Nabelschnurumschlingung behandeln und eine Schulterdystokie lösen. In der Austreibungsperiode brauchen Frauen emotionale Unterstützung, damit Comfort und Coping erhalten bleiben.

8.6 Literatur

Aasheim, V., Nilsen, A., Reinar, L.M. & Lukasse, M. (2017). Perineal techniques during the second stage of labour for reducing perineal trauma. *The Cochrane Database of Systematic Reviews,* (6), CD006672. https://doi.org/10.1002/14651858.CD006672.pub3

Aderhold, K.J. & Roberts, J.E. (1991). Phases of second stage labor. Four descriptive case studies. *Journal of Nurse-Midwifery, 36*(5), 267–275.

Albers, L.L., Sedler, K.D., Bedrick, E.J., Teaf, D. & Peralta, P. (2005). Midwifery care measures in the second stage of labor and reduction of genital trauma at birth: A randomized controlled trial. *Journal of Midwifery & Women's Health, 50*(5), 365–372. https://doi.org/10.1016/j.jmwh.2005.05.012

Aldrich, C.J., d'Antona, D., Spencer, J.A. D., Wyatt, J.S., Peebles, D.M., Delpy, D.T. & Reynolds, E.O. R. (1995). The effect of maternal pushing on fetal cerebral oxygenation and blood volume during the second stage of labour. *BJOG: An International Journal of Obstetrics & Gynaecology, 102*(6), 448–453. https://doi.org/10.1111/j.1471-0528.1995.tb11316.x

American College of Obstetricians and Gynecologists & Society for Maternal-Fetal Medicine. (2014). Obstetric care consensus No. 1: Safe prevention of the primary cesarean delivery. *Obstetrics & Gynecology, 123,* 693–711. https://doi.org/10.1097/01.AOG.0000444441.04111.1d

American College of Obstetricians and Gynecologists. (2017). ACOG Practice Bulletin No. 178: Shoulder dystocia. *Obstetrics and Gynecology, 129*(5), e123–e133.

American College of Obstetricians and Gynecologists. (2019). ACOG Committee Opinion: Approaches to limit interventions during labor and birth. *Obstetrics & Gynecology,* e164–e173.

Aquino, C.I., Guida, M., Saccone, G., Cruz, Y., Vitagliano, A., Zullo, F. & Berghella, V. (2020). Perineal massage during labor: A systematic review and meta-analysis of randomized controlled trials. *The Journal of Maternal-Fetal & Neonatal Medicine, 33*(6), 1051–1063. https://doi.org/10.1080/14767058.2018.1512574

Aughey, H., Jardine, J., Moitt, N., Fearon, K., Hawdon, J., Pasupathy, D., Urganci, I., Project Team NMPA & Harris, T. (2021). Waterbirth: A national retrospective cohort study of factors associated with its use among women in England. *BMC Pregnancy and Childbirth, 21*(1), 256. https://doi.org/10.1186/s12884-021-03724-6

Bailey, J.M., Zielinski, R.E., Emeis, C.L. & Kane Low, L. (2020). A retrospective comparison of waterbirth outcomes in two United States hospital settings. *Birth, 47*(1), 98–104. https://doi.org/10.1111/birt.12473

Baxley, E.G. & Gobbo, R.W. (2004). Shoulder dystocia. *American Family Physician, 69*(7), 1707–1714.

Berta, M., Lindgren, H., Christensson, K., Mekonnen, S. & Adefris, M. (2019, 4. Dezember). Effect of maternal birth positions on duration of second stage of labor: Systematic review and meta-analysis. *BMC Pregnancy and Childbirth, 19*(1), 466. https://doi.org/10.1186/s12884-019-2620-0

Beta, J., Khan, N., Khalil, A., Fiolna, M., Ramadan, G. & Akolekar, R. (2019). Maternal and neonatal complications of fetal macrosomia: Systematic review and meta-analysis. *Ultrasound in Obstetrics & Gynecology, 54*(3), 308–318. https://doi.org/10.1002/uog.20279

Beynon, C. (1957). The normal second stage of labour: A plea for reform in its conduct. *Journal of Obstetrics and Gynaecology of the British Commonwealth, 64*(6), 815–820. https://doi.org/10.1111/j.1471-0528.1957.tb08483.x

Bloom, S.L., Casey, B.M., Schaffer, J.I., McIntire, D.D. & Leveno, K.J. (2006). A randomized trial of coached versus uncoached maternal pushing during the second stage of labor. *American Journal of Obstetrics and Gynecology, 194*(1), 10–13. https://doi.org/10.1016/j.ajog.2005.06.022

Bovbjerg, M.L., Cheyney, M. & Everson, C. (2016). Maternal and newborn outcomes following waterbirth: The Midwives Alliance of North America statistics project, 2004 to 2009 cohort. *Journal of Midwifery & Women's Health, 61*(1), 11–20. https://doi.org/10.1111/jmwh.12394

Bruner, J.P., Drummond, S.B., Meenan, A.L. & Gaskin, I.M. (1998). All-fours maneuver for reducing shoulder dystocia during labor. *The Journal of Reproductive Medicine, 43*(5), 439–443.

Buhimschi, C.S., Buhimschi, I.A., Malinow, A. & Weiner, C.P. (2001). Use of McRoberts' position during delivery and increase in pushing efficiency. *Lancet, 358*(9280), 470–471.

Caldeyro-Barcia, R. (1979) The influence of maternal bearing-down efforts during second stage on fetal well-being. *Birth, 6*(1), 17–21. https://doi.org/10.1111/j.1523-536X.1979.tb01298.x

Clark, S.L., Simpson, K.R., Knox, G.E. & Garite, T.J. (2009). Oxytocin: New perspectives on an old drug. *American Journal of Obstetrics and Gynecology, 200*(1), 35.e1-35.e6. https://doi.org/10.1016/j.ajog.2008.06.010

Cluett, E.R., Burns, E. & Cuthbert, A. (2018). Immersion in water during labour and birth. *The Cochrane Database of Systematic Reviews,* (5), CD000111. https://doi.org/10.1002/14651858.CD000111.pub4

Cluver, C.A. & Hofmeyr, G.J. (2015). Posterior axilla sling traction for shoulder dystocia: Case review and a new method of shoulder rotation with the sling. *American Journal of Obstetrics and Gynecology, 212*(6), 784.e1–784.e7847. https://doi.org/10.1016/j.ajog.2015.02.025

Cohen, W. & Friedman, E. (1983). Normal labor. In W. Cohen & E. Friedman (Hrsg.), *Labor: Clinical Evaluation and Management* (2. Aufl., S. 11–23). University Park Press.

Collins, M.K., Proter, K.B., Brook, E., Johnson, L., Williams, M. & Jevitt, C.A. (1994). Vulvar application of lidocaine for pain relief in spontaneous vaginal delivery. *Obstetrics & Gynecology, 84*(3), 335–337.

Dahlen, H.G., Dowling, H., Tracy, M., Schmied, V. & Tracy, S. (2013). Maternal and perinatal outcomes amongst low-risk women giving birth in water compared to six birth positions on land: A descriptive cross-sectional study in a birth centre over 12 years. *Midwifery, 29*(7), 759–764. https://doi.org/10.1016/j.midw.2012.07.002

Dajani, N.K. & Magann, E.F. (2014). Complications of shoulder dystocia. *Seminars in Perinatology, 38*(4), 201–204. https://doi.org/10.1053/j.semperi.2014.04.005

Dekker, R. & Bertone, A. (2018). The Evidence on: Waterbirth. *Evidence Based Birth.* https://evidencebasedbirth.com/waterbirth

Dudley, N.J. (2005). A systematic review of the ultrasound estimation of fetal weight. *Ultrasound in Obstetrics and Gynecology, 25*(1), 80–89. https://doi.org/10.1002/uog.1751

Duffin, C. (2004). Waterbirth findings reveal high levels of satisfaction: Royal College of Midwives annual conference reflects a further move away from medical interventions towards. *Nursing Standard, 18*(37), 8–9. https://doi.org/10.7748/ns.18.37.8.s16

Edqvist, M., Hildingsson, I., Mollberg, M., Lundgren, I. & Lindgren, H. (2017). Midwives' management during the second stage of labor in relation to second-degree tears – an experimental study. *Birth, 44*(1), 86–94. https://doi.org/10.1111/birt.12267

Elvander, C., Ahlberg, M., Thies-Lagergren, L., Cnattingius, S. & Stephansson, O. (2015). Birth position and obstetric anal sphincter injury: A population-based study of 113000 spontaneous births. *BMC Pregnancy and Childbirth, 15*(1), 1–9. https://doi.org/10.1186/s12884-015-0689-7

Fenwick, L. & Simkin, P. (1987). Maternal positioning to prevent or alleviate dystocia in labor. *Clinical Obstetrics and Gynecology, 30*(1), 83–89. https://doi.org/10.1097/00003081-198703000-00012

Fraser, D.M. & Cooper, M.A. (2009). *Myles Textbook for Midwives* (15. Aufl.). Churchill Livingstone.

Friedman, E. (1978). *Labor: Clinical Evaluation and Management* (2. Aufl., S. 45–58). Appleton-Century-Crofts.

Fuchs, A., Romero, R., Keefe, D., Parra, M., Oyarzun, E. & Behnke, E. (1991). Oxytocin secretion and human parturition: Pulse frequency and duration increase during spontaneous labor in women. *Ame-*

rican Journal of Obstetrics and Gynecology, 165(4), 1515–1523. https://doi.org/10.1016/S0002-9378(12)90793-0

Garland, D., Origlia, P. & Dröber, A. (Hrsg.). (2004). *Das Wassergeburten-Buch*. Huber.

Gherman, R. B. (2002). Shoulder dystocia: An evidence-based evaluation of the obstetric nightmare. *Clinical Obstetrics and Gynecology, 45*(2), 345–362. https://doi.org/10.1097/00003081-200206000-00006

Gherman, R. B., Tramont, J., Muffley, P. & Goodwin, T. M. (2000). Analysis of McRoberts' maneuver by x-ray pelvimetry. *Obstetrics and Gynecology, 95*(1), 43–47. https://doi.org/10.1016/S0029-7844(99)00445-7

Graseck, A., Tuuli, M., Roehl, K., Odibo, A., Macones, G. & Cahill, A. (2014). Fetal descent in labor. *Obstetrics & Gynecology, 123*(3), 521–526. https://doi.org/10.1097/AOG.0000000000000131

Grobman, W. A. (2014). Shoulder dystocia: Simulation and a team-centered protocol. *Seminars in Perinatology, 38*, 205–209. https://doi.org/10.1053/j.semperi.2014.04.006

Hansen, A. & Chauhan, S. P. (2014). Shoulder dystocia: Definitions and incidence. *Seminars in Perinatology, 38*, 184–188. https://doi.org/10.1053/j.semperi.2014.04.002

Hanson, L. (1998a). Second-stage positioning in nurse-midwifery practices: Part 1: Position use and preferences. *Journal of Nurse-Midwifery, 43*(5), 320–325. https://doi.org/10.1016/S0091-2182(98)00033-0

Hanson, L. (1998b). Second-stage positioning in nurse-midwifery practices: Part 2: Factors affecting use. *Journal of Nurse-Midwifery, 43*(5), 326–330. https://doi.org/10.1016/S0091-2182(98)00034-2

Hanson, L. (2009). Second stage labor care: Challenges in spontaneous bearing down. *Journal of Perinatal and Neonatal Nursing, 23*, 31–39. https://doi.org/10.1097/JPN.0b013e318196526b

Harper, B. (2020). *Waterbirth certification course for providers*. Birthpedia. https://birthpedia.net/learn-waterbirth-courses

Hishikawa, K., Kusaka, T., Fukuda, T., Kohata, Y. & Inoue, H. (2020). Neonatal outcomes of two-step delivery in low-risk pregnancy: A prospective observational study. *The Journal of Obstetrics and Gynaecology Research, 46*(7), 1090–1097. https://doi.org/10.1111/jog.14272

Hodgson, Z. G., Comfort, L. R. & Albert, A. A. (2020). Water birth and perinatal outcomes in British Columbia: A retrospective cohort study. *Journal of Obstetrics and Gynaecology Canada, 42*(2), 150–155. https://doi.org/10.1016/j.jogc.2019.07.007

Hoffman, M. K., Bailit, J. L., Branch, D. W., Burkman, R. T., Van Veldhusien, P., Lu, L., Kominiarek, M. A., Hibbard, J. U., Landy, H. J., Haberman, S., Wilkins, I., Gonzalez-Quintero, V. H., Gregory, K. D., Hatjis, C. G., Ramirez, M. M., Reddy, U. M., Troendle, J., Zhang, J. & Consortium on Safe Labor (2011). A comparison of obstetric maneuvers for the acute management of shoulder dystocia. *Obstetrics and gynecology, 117*(6), 1272–1278.

Huang, J., Lu, H., Zang, Y., Ren, L., Li, C. & Wang, J. (2020). The effects of hands on and hands off/poised techniques on maternal outcomes: A systematic review and meta-analysis. *Midwifery, 87*, 102712. https://doi.org/10.1016/j.midw.2020.102712

Isaacs Ashford, J. (1988). *Mothers and Midwives: A History of Traditional Childbirth*. Selbstverlag.

Jacoby, S., Becker, G., Crawford, S. & Wilson, R. D. (2019). Water birth maternal and neonatal outcomes among midwifery clients in Alberta, Canada, from 2014 to 2017: A retrospective study. *Journal of Obstetrics and Gynaecology Canada, 41*(6), 805–812. https://doi.org/10.1016/j.jogc.2018.12.014

Jiang, H., Qian, X., Carroli, G. & Garner, P. (2017). Selective versus routine use of episiotomy for vaginal birth. *Cochrane Database of Systematic Reviews*, (2), CD000081. https://doi.org/10.1002/14651858.CD000081.pub3

King, T. L. (2012, Oktober). Preventing primary cesarean sections: intrapartum care. *Seminars in perinatology, 36*(5), 357–364. https://doi.org/10.1053/j.semperi.2012.04.020

Kopas, M. L. (2014). A review of evidence-based practices for management of the second stage of labor. *Journal of Midwifery & Women's Health, 59*(3), 264–276. https://doi.org/10.1111/jmwh.12199

Le Goueff, F. & Garite, T. J. (2003). ACOG Practice Bulletin No. 49: Dystocia and augmentation of labor. *Obstetrics and gynecology, 102*(6), 1445–1454.

Leavitt, J. W. (1983). „Science" enters the birthing room: Obstetrics in America since the eighteenth century. *The Journal of American History, 70*(2), 281–304. https://doi.org/10.2307/1900205

Locatelli, A., Incerti, M., Ghidini, A., Longoni, A., Casarico, G., Ferrini, S. & Strobelt, N. (2011). Head-to-body delivery interval using ‚two-step' approach in vaginal deliveries: Effect on umbilical artery pH. *The Journal of Maternal-Fetal & Neonatal Medicine, 24*(6), 799–803. https://doi.org/10.3109/14767058.2010.531307

Mahlmeister, L. R. (2008). Best practices in perinatal nursing: Risk identification and management of shoulder dystocia. *Journal of Perinatal and Neonatal Nursing, 22*(2), 91–94. https://doi.org/10.1097/01.JPN.0000319093.52049.bc

Maude, R. M. & Foureur, M. J. (2007). It's beyond water: Stories of women's experience of using water for labour and birth. *Women and Birth, 20*(1), 17–24. https://doi.org/10.1016/j.wombi.2006.10.005

Mehta, S. H. & Sokol, R. J. (2014). Shoulder dystocia: Risk factors, predictability, and preventability. *Seminars in Perinatology, 38*, 189–193. https://doi.org/10.1053/j.semperi.2014.04.003

Mercer, J. S. & Erickson-Owens, D. A. (2014). Is it time to rethink cord management when resuscitation is needed? *Journal of Midwifery & Women's Health, 59*(6), 635–644. https://doi.org/10.1111/jmwh.12206

Mercer, J. S., Skovgaard, R. L., Peareara-Eaves, J. & Bowman, T. A. (2005). Nuchal cord management and nurse-midwifery practice. *Journal of Midwifery & Women's Health, 50*(5), 373–379. https://doi.org/10.1016/j.jmwh.2005.04.023

Michel, S. C., Rake, A., Treiber, K., Seifert, B., Chaoui, R., Huch, R., Marincek, B. & Kubik-Huch, R. A. (2002). MR obstetric pelvimetry: effect of birthing position on pelvic bony dimensions. *American journal of roentgenology, 179*(4), 1063–1067. https://doi.org/10.2214/ajr.179.4.1791063

Neiman, E., Austin, E., Tan, A., Anderson, C. M. & Chipps, E. (2020). Outcomes of waterbirth in a US hospital-based midwifery practice: A retrospective cohort study of water immersion during labor and birth. *Journal of Midwifery & Women's Health, 65*(2), 216–223. https://doi.org/10.1111/jmwh.13033

Nutter, E., Meyer, S., Shaw-Battista, J. & Marowitz, A. (2014). Waterbirth: An integrative analysis of peer-reviewed literature. *Journal of Midwifery & Women's Health, 59*(3), 286–319. https://doi.org/10.1111/jmwh.12194

Odent, M. (1999). *The Scientification of Love*. Free Assn Books.

Oppenheimer, L. & Black, A. (2013). The second stage of labor. In G. D. Posner, J. Dy, A. Y. Black & G. D. Jones (Hrsg.), *Oxorn-Foot Human Labor & Birth* (6. Aufl., S. 266–281). McGraw Hill.

Osborne, K. & Hanson, L. (2012). Directive versus supportive approaches used by midwives when providing care during second stage labor. *Journal of Midwifery & Women's Health, 57*(1), 3–11. https://doi.org/10.1111/j.1542-2011.2011.00074.x

Osborne, K. & Hanson, L. (2014). Labor down or bear down: A strategy to translate second-stage labor evidence to perinatal practice. *The Journal of Perinatal & Neonatal Nursing, 28*(2), 117–126. https://doi.org/10.1097/JPN.0000000000000023

Pagano, E., De Rota, B., Ferrando, A., Petrinco, M., Merletti, F. & Gregori, D. (2010). An economic evaluation of water birth: The cost-effectiveness of mother well-being. *Journal of Evaluation in Clinical Practice, 16*(5), 916–919. https://doi.org/10.1111/j.1365-2753.2009.01220.x

Rahm, V. A., Hallgren, A., Högberg, H., Hurtig, I. & Odlind, V. (2002). Plasma oxytocin levels in women during labor with or without epidural analgesia: A prospective study. *Acta Obstetricia et Gynecologica Scandinavica, 81*(11), 1033–1039.

Roberts, J. & Hanson, L. (2007). Best practices in second stage labor care: Maternal bearing down and positioning. *Journal of Midwifery & Women's Health, 52*, 238–245. https://doi.org/10.1016/j.jmwh.2006.12.011

Roberts, J. (2002). The „push" for evidence: Management of the second stage. *Journal of Midwifery & Women's Health, 47*(1), 2–15. https://doi.org/10.1016/S1526-9523(01)00233-1

Roberts, J. (2003). A new understanding of the second stage of labor: Implications for nursing care. *Journal of obstetric, gynecologic, and neonatal nursing, 32*(6), 794–801. https://doi.org/10.1177/0884217503258497

Rooks, J. P. (2009). Oxytocin as a „high alert medication": A multilayered challenge to the status quo. *Birth, 36*(4), 345–348. https://doi.org/10.1111/j.1523-536X.2009.00365.x

Rosevear, S. & Stirrat, G. (1996). *The Handbook of Obstetric Management*. Blackwell Scientific.

Sagi-Dain, L. & Sagi, S. (2015). The role of episiotomy in prevention and management of shoulder dystocia: A systematic review. *Obstetrical and Gynecological Survey, 70*(5), 354–362. https://doi.org/10.1097/OGX.0000000000000179

Sampselle, C. M., Miller, J. M., Luecha, Y., Fischer, K. & Rosten, L. (2005). Provider support of spontaneous pushing during the second stage of labor. *Journal of Obstetrics, Gynecology and Neonatal Nursing, 34*, 695–702. https://doi.org/10.1177/0884217505281904

Sancetta, R., Khanzada, H. & Leante, R. (2019). Shoulder shrug maneuver to facilitate delivery during shoulder dystocia. *Obstetrics and Gynecology, 133*(6), 1178–1181. https://doi.org/10.1097/AOG.0000000000003278

Schaffer, J., Bloom, S., Casey, B., McIntire, D., Nihira, M. & Leveno, K. (2006). A randomized trial of coached versus uncoached maternal pushing during the second stage of labor. *American Journal of Obstetrics and Gynecology, 194*(1), 10–13. https://doi.org/10.1016/j.ajog.2005.06.022

Schorn, M.N. & Blanco, J.D. (1991). Management of the nuchal cord. *Journal of Nurse-Midwifery, 36*(2), 131–132. https://doi.org/10.1016/0091-2182(91)90063-U

Sidebottom, A.C., Vacquier, M., Simon, K., Fontaine, P., Dahlgren-Roemmich, D., Hyer, B., Jackson, J., Steinbring, S., Wunderlich, W. & Saul, L. (2019). Who Gives Birth in the Water? A Retrospective Cohort Study of Intended versus Completed Waterbirths. *Journal of midwifery & women's health, 64*(4), 403–409. https://doi.org/10.1111/jmwh.12961

Simkin, P. (1984). Active and physiologic management of second stage: A review and hypothesis. In S. Kitzinger & P. Simkin (Hrsg.), *Episiotomy and the Second Stage of Labor* (S. 7–21). Penny Press.

Simkin, P. (2003). Maternal positions and pelves revisited. *Birth, 30*(2), 130–132. https://doi.org/10.1046/j.1523-536X.2003.00232.x

Simkin, P. (2013). *The Birth Partner* (4. Aufl.). Harvard Common Press.

Simpson, K.R. & James, D.C. (2005). Effects of immediate versus delayed pushing during second-stage labor on fetal well-being: A randomized clinical trial. *Nursing Research, 54*(3), 149–157. https://doi.org/10.1097/00006199-200505000-00002

Spong, C.Y., Berghella, V., Wenstrom, K.D., Mercer, B.M. & Saade, G.R. (2012). Preventing the first cesarean delivery: summary of a joint Eunice Kennedy Shriver National Institute of Child Health and Human Development, Society for Maternal-Fetal Medicine, and American College of Obstetricians and Gynecologists Workshop. *Obstetrics and gynecology, 120*(5), 1181–1193. https://doi.org/10.1097/AOG.0b013e3182704880

Stubert, J., Peschel, A., Bolz, M., Glass, A. & Gerber, B. (2018). Accuracy of immediate antepartum ultrasound estimated fetal weight and its impact on mode of delivery and outcome – a cohort analysis. *BMC Pregnancy and Childbirth, 18*(1), 1–8. https://doi.org/10.1186/s12884-018-1772-7

Szu, L.T., Chou, P.Y., Lin, P.H., Chen, C., Lin, W.L. & Chen, K.H. (2021). Comparison of maternal and fetal outcomes between delayed and immediate pushing in the second stage of vaginal delivery: Systematic review and meta-analysis of randomized controlled trials. *Archives of Gynecology and Obstetrics, 303*(2), 481–499. https://doi.org/10.1007/s00404-020-05814-w

Taddei, E., Marti, C., Capoccia-Brugger, R. & Brunisholz, Y. (2017). Posterior axilla sling traction and rotation: A case report of an alternative for intractable shoulder dystocia. *Journal of the Institute of Obstetrics and Gynaecology, 37*(3), 387–389. https://doi.org/10.1080/01443615.2016.1264070

Thies-Lagergren, L., Hildingsson, I., Christensson, K. & Kvist, L.J. (2013). Who decides the position for birth? A follow-up study of a randomised controlled trial. *Women and Birth, 26*(4), e99–e104. https://doi.org/10.1016/j.wombi.2013.06.004

Thomson, A. (1995). Maternal behavior during spontaneous and directed pushing in the second stage of labour. *Journal of Advanced Nursing, 22*, 1027–1034. https://doi.org/10.1111/j.1365-2648.1995.tb03101.x

Torkamani, S.A., Kangani, F. & Janani, F. (2010). The effects of delivery in water on duration of delivery and pain compared with normal delivery. *Pakistan Journal of Medical Science, 26*(3), 551–555.

Tully, G. (2012). FlipFLOP: Four steps to remember. *Midwifery Today with International Midwife*, (103), 9–11.

Ulfsdottir, H., Saltvedt, S. & Georgsson, S. (2018). Waterbirth in Sweden – a comparative study. *Acta Obstetricia et Gynecologica Scandinavica, 97*(3), 341–348. https://doi.org/10.1111/aogs.13286

Vanderlaan, J., Hall, P. & Lewitt, M. (2018, April). Neonatal outcomes with water birth: A systematic review and meta-analysis. *Midwifery, 59*, 27–38. https://doi.org/10.1016/j.midw.2017.12.023

Vasicka, A., Kumaresan, P., Han, G. & Kumaresan, M. (1978). Plasma oxytocin in initiation of labor. *American Journal of Obstetrics and Gynecology, 130*(3), 263–273. https://doi.org/10.1016/0002-9378(78)90493-3

Verheijen, E.C., Raven, J.H. & Hofmeyr, G.J. (2009). Fundal pressure during the second stage of labour. *The Cochrane database of systematic reviews*, (4), CD006067. https://doi.org/10.1002/14651858.CD006067.pub2

Wong, C.A., Scavone, B.M., Dugan, S., Smith, J.C., Prather, H., Ganchiff, J.N. & McCarthy, R.J. (2003). Incidence of postpartum lumbosacral spine and lower extremity nerve injuries. *Obstetrics & Gynecology, 101*(2), 279–288. https://doi.org/10.1097/00006250-200302000-00014

Zhang, J., Landy, H.J., Ware Branch, D., Burkman, R., Haberman, S., Gregory, K.D., Hatjis, C.G., Ramirez, M. M., Bailit, J. L., Gonzalez-Quintero, V. H., Hibbard, J. U., Hoffman, M. K., Kominiarek, M., Learman, L. A., Van Veldhuisen, P., Troendle, J., Reddy, U. M. & Consortium on Safe Labor (2010). Contemporary patterns of spontaneous labor with normal neonatal outcomes. *Obstetrics and gynecology, 116*(6), 1281–1287.

9 Optimale Nachgeburtsperiode und Versorgung des Neugeborenen

Emily Malloy, Lisa Hanson und Karen Robinson

Mutter und Kind müssen in der Nachgeburtsperiode und während der Versorgung des Neugeborenen beobachtet und intensiv betreut werden. In dieser Phase brauchen Mutter und das Neugeborene aber auch Zeit, um sich aufeinander einstellen zu können – gefragt ist eine sensible Pflege. Dieses Kapitel beschreibt Nachgeburtsperiode mit der Versorgung des Neugeborenen, den Umgang mit der Plazenta, babyfreundliche Praktiken – auch zum Thema Stillen und die Routineuntersuchung des Neugeborenen. Das Kapitel beginnt mit einer Übersicht zu einer normalen Nachgeburtsperiode.

9.1 Übersicht

Beschreiben werden in diesem Kapitel die normale Nachgeburtsperiode und Versorgung des Neugeborenen bei einer *nicht medikamentösen Behandlung* von Mutter und Kind.

Zur Nachgeburtsperiode gehören die Geburt der Plazenta und die enormen physiologischen Veränderungen, denen die Frau und das Neugeborene ausgesetzt sind. Das Kind, das im Uterus vollständig von der Plazenta abhängig war, die es mit Sauerstoff und lebenswichtigen Nährstoffen versorgt hat, muss jetzt selbstständig atmen und sich selbstständig ernähren. Es nimmt nun Sauerstoff und Nährstoffe auf und verwertet sie. Gleichzeitig passt es sich der neuen Umgebung an, es reguliert die Körpertemperatur und erfüllt alle lebensnotwenigen Aufgaben. Das dramatische Geschehen, das mit der Stimulation des Fötus durch die Wehen begann, setzt sich mit dem ersten Atemzug und dem ersten Schrei des Neugeborenen fort – ein Geräusch, das die Mutter und alle Anwesenden freudig begrüßen. Die Verwandlung des Ungeborenen in ein Neugeborenes ist in vollem Gange und innerhalb weniger Minuten abgeschlossen.

Im Laufe dieser ersten Minuten entfalten sich die Lungen des Neugeborenen und werden zu Atmungsorganen, der Blutkreislauf wird umgelenkt und das Herz umstrukturiert, damit bald alles Blut durch die Lungen strömt und den ganzen Körper mit dem notwendigen Sauerstoff versorgt. Die Haut wird rosig, weil das Blut mehr Sauerstoff enthält. Anfangs ist das Neugeborene nass und voller Blut, Schleim, Fruchtwasser und Käseschmiere. Bald fällt seine Körpertemperatur ab, was das temperaturregulierende System stimuliert. Das System wird zusätzlich stabilisiert, wenn das Baby direkten Hautkontakt mit der Mutter hat, indem es ihr auf den Bauch oder die Brust gelegt wird, sofern die Nabelschnur lang genug dafür ist. Die Hebamme soll das Neugeborene behutsam trockenreiben und beide in eine vorgewärmte Decke hüllen.

Die Sinne des Neugeborenen entwickeln sich zwar bereits im Uterus, werden aber erst nach der Geburt, bei der Anpassung an das extrauterine Leben aktiv. Das Baby beruhigt sich und blickt die Mutter aufmerksam und konzentriert an. Während es den Geburtskanal passiert und dann Haut an Haut auf der Mutter liegt, wird es von Mikroben der Vagina und der mütterlichen Haut „besiedelt", die, zusammen mit den Mikroben anderer Körperregionen für die lebenslange Gesundheit und das Wohlbefinden des Babys eine entscheidende Rolle spielen. Vagina, Rektum und Achselhöhlen sind die am stärksten mit Krankheitskeimen belasteten Regionen – alles Stellen, an denen das Neugeborene Erwachsenenkeimen ausgesetzt ist, zuerst unter der Geburt, dann beim Stillen in den Armen der Mutter.

Nach 15 bis 20 Minuten setzt der sog. *Breast Crawl* ein: Das Neugeborene wird aktiv, macht rudimentäre Krabbelbewegungen, bringt das Händchen zum Mund, bewegt das Köpfchen und interessiert sich für die Mutterbrust (Henderson, 2011). Der Duft von Muttermilch zieht das Baby zur Brust – es scheint, als verfüge es über ein bestimmtes Geheimwissen. Hat es die Brust erreicht, sucht es nach der Brustwarze, dockt dort an und beeindruckt die Mutter mit seiner Kraft und seinem angeborenen Wissen (Widström et al., 2011). Die ersten eineinhalb bis zwei Stunden nach der Entbindung gelten als „goldene Stunde“ oder als „magische Stunde“ in denen das Neugeborene weint, sich entspannt, aufwacht und mit dem Breast Crawl beginnt (Sharma et al., 2017). Für die Frau ist die Nachgeburtsperiode der letzte Akt der Schwangerschaft – die Geburt der Plazenta – und eine Zeit der enormen körperlichen und seelischen Umstellung. War sie bislang für den Erhalt der Schwangerschaft verantwortlich, übernimmt sie ab sofort eine neue komplexe Rolle: die der Mutterschaft. Während sich der Uterus kontraktiert und die Plazenta ausstößt, strömt ein Hormoncocktail in ihren Körper, der ihr gibt, was sie für den Rollenwechsel benötigt (Buckley, 2015). Nachdem die Plazenta geboren ist, beginnt die ein bis zwei Stunden andauernde sog. Erholungs- oder Stabilisierungsphase der Mutter. Es wäre falsch, diese Zeit nur aus Sicht der Mutter oder nur aus Sicht des Babys zu betrachten, da die beiden eng miteinander verbunden und voneinander abhängig sind, wie es auch bei Säugtieren der Fall ist. Da, wie heute üblich, der Kindsvater, die Partnerin, eine andere Bezugsperson oder ein Familienmitglied bei der Geburt dabei ist, sind auch sie an der Nachgeburtsperiode beteiligt.

Die Oxytocinproduktion, die mit der Passage des Babys durch den Geburtskanal begonnen hat, nimmt Fahrt auf, die Endorphine strömen, beide Hormone zusammen versetzen die Mutter in Hochstimmung und lösen ein Gefühl von Liebe und Dankbarkeit aus (Buckley, 2015). Sie drängen auch die Erschöpfung, die Schmerzen und Entmutigung, die sie im Geburtsverlauf gespürt hat, in den Hintergrund.

Liegt das Baby im Arm der Mutter, beginnt eine für beide Seiten förderliche Beziehung: Die Mutter versorgt das Kind mit allem, was es in dieser Zeit braucht, das Kind wiederum sorgt für die Rückbildung des Uterus, den Stillerfolg und die Verbundenheit. Das Baby auf dem Bauch der Mutter regt mit seinen Bewegungen den Uterus an, sich zusammenzuziehen und die Plazenta auszustoßen. Wenn das Baby dann anfängt an der Brust zu schnuppern und zu saugen, wird Oxytocin freigesetzt, das den Uterus kontraktiert, die Glücksgefühle verstärkt und die Hypophyse stimuliert, das für die Milchproduktion notwendige Prolaktin abzusondern (Buckley, 2015).

Die idealen Bedingungen für die Nachgeburtsperiode und die Versorgung des Neugeborenen herzustellen ist für die Hebamme und/ oder ärztliche Fachkraft eine Herausforderung: Sie sollen für eine ruhige, friedliche, intime Umgebung sorgen, zugleich aber wachsam und vorsichtig sein. Sie sollen die Mutter-Kind-Dyade möglichst unauffällig untersuchen und überwachen und dürfen sich nicht von Freude und Erleichterung überwältigen lassen. Sie wissen, wie entscheidend wichtig diese Zeit für das Wohlbefinden von Mutter und Kind ist und sind auf Probleme gefasst, die schnelles Handeln erfordern. Manche sind übermäßig besorgt und stören mit ihren Maßnahmen die normalen Entwicklungsaufgaben von Mutter und Kind in dieser Zeit. Wird die störanfällige hormonelle Interaktion und wechselseitige Regulierung zwischen Mutter und Kind verzögert, gehetzt, behindert, medikamentös verändert oder von einer Operation unterbrochen, gehen Interaktion und Regulierung später, wenn die Unterbrechung vorbei ist, möglicherweise nicht mehr so leicht vonstatten. Eine schwierige Geburt kann die Frau der Gefahr einer Posttraumatischen Belastungsstörung (PTBS) aussetzen (Grekin & O'Hara, 2014). Störungen in den ersten postpartalen Stunden können bei Mutter und Kind emotionalen Stress auslösen, worauf das Baby vielleicht vermehrt weint und seine Körpertemperatur öfter sinkt, Störungen können den uterinen Muskeltonus schwächen, zu Schwierigkeiten beim ersten Anlegen führen und den Bedarf an medizinischen Interventionen erhöhen. Zudem besteht ein Zusammenhang zwischen Stillen und Wochenbettdepression: Schlagen die ersten Stillversuche fehl, ist die Gefahr einer Wochenbettdepression erhöht (Dennis & McQueen, 2009; de Graaff et al., 2018).

In diesem Kapitel werden die normale Nachgeburtsperiode und die Versorgung des Neugeborenen beschrieben, die üblichen Praktiken kritisch betrachtet und Alternativen vorgeschlagen, die die Mutter-Kind-Dyade und die oben beschriebenen Familieninteraktionen fördern. Weitere Themen sind das routinemäßige Absaugen von Mund und Nase des Kindes unter der Geburt, der Umgang mit der Nabelschnur, das evidenzbasiertes Management der Nachgeburtsperiode, die mikrobielle Gesundheit des Kindes, die Förderung eines ununterbrochenen Mutter-Kind-Kontakts und das ungestörte Stillen.

9.2 Die Versorgung des Neugeborenen

Dargestellt wird nachfolgend das Absaugen von Mund und Nase, das routinemäßige Absaugen wird kritisch hinterfragt. Ein weiteres Thema ist das verzögerte Abklemmen und Durchtrennen der Nabelschnur.

9.2.1 Absaugen von Mund und Nase

Seit Jahrtausenden wird die kindliche Brust beim Passieren der Vagina stark komprimiert, und dieser Druck befreit der Luftwege von Fruchtwasser und Schleim. Seit Jahrzehnten werden Babys abgesaugt, um Fruchtwasser und Sekrete aus Rachen, Mund und Nase zu entfernen. Es gibt jedoch keine Evidenz für die Notwendigkeit von routinemäßigem Absaugen der fetalen Mundhöhle und des fetalen Nasen-Rachenraums vor der Geburt der Schultern und keine Beweise für bessere neonatale Outcomes (Mercer et al., 2007; Velaphi & Vidyasagar, 2008). Tatsächlich kann das routinemäßige Absaugen die neonatale Atmung, den neonatalen Herzrhythmus und die Blutsauerstoffsättigung instabilisieren (Mercer et al., 2007; Velaphi & Vidyasagar, 2008). Genau wie das routinemäßige vorgeburtliche Absaugen unnötig und potenziell schädlich ist, hat das routinemäßige kräftige Absaugen von Mund und Nase des Neugeborenen mit einem Ballon unmittelbar nach der Geburt keine bekannten Vorteile, da gesunde Neugeborene ihre Atemwege meist selbst von Sekreten befreien können. Kelleher und Kollegen (2013) haben eine randomisierte Studie mit 503 Neugeborenen durchgeführt, das Ballonabsaugen mit dem vorsichtigen Abwischen von Gesicht, Nase und Mund verglichen und bei normalen Neugeborenen bei beiden Praktiken identische Outcomes festgestellt.

Früher haben Geburtshelfer*innen Neugeborene, deren Fruchtwasser mit Mekonium verunreinigt war, mit verschiedenen Methoden gründlich abgesaugt, was als Routinemaßnahme inzwischen aber nicht mehr empfohlen wird (Weiner & Zaichkin, 2016). Randomisierten kontrollierten Studien zufolge verhindert diese Praxis weder das Mekoniumaspirationssyndrom noch verbessert sie die neonatalen Outcomes (Vain et al., 2004). Kräftige Neugeborene sollen wie üblich versorgt und beobachtet werden. Beeinträchtigte Neugeborene werden sofort unter die Wärmelampe gelegt und sorgfältig auf ihren Bedarf an Reanimationsmaßnahmen evaluiert (Weiner & Zaichkin, 2016). Ist dicke Mekoniumflüssigkeit vorhanden, soll eine Fachkraft für endotrachiale Intubation in Bereitschaft sein. Von einer routinemäßigen endotrachialen Intubation kräftiger Neugeborener bei Verdacht auf Mekonium wird abgeraten (Weiner & Zaichkin,

2016). Empfohlen wird dagegen, stets vor Beginn der Reanimationsmaßnahmen die Mekoniumflüssigkeit aus Mund und Nasenracheraum des Neugeborenen mit einem Ballon abzusaugen (Weiner & Zaichkin, 2016).

9.2.2 Verzögertes Abklemmen und Durchtrennen der Nabelschnur

Früher war es üblich, die Nabelschnur innerhalb von 10 bis 15 Sekunden nach der Geburt abzuklemmen und zu durchtrennen. Inzwischen sind die Vorteile von verzögertem Abklemmen und Durchtrennen der Nabelschnur wissenschaftlich belegt und ist diese Praxis zum Standard geworden. Noch nicht bekannt ist allerdings der optimale Zeitpunkt dafür; die Empfehlungen schwanken zwischen 60 Sekunden, 2 bis 3 Minuten, 5 Minuten bis hin zu dem Moment, an dem die Nabelschnur nicht mehr pulsiert und bleich wird. Die World Health Organization (2014) empfiehlt, die Nabelschnur nach 60 Sekunden oder später abzuklemmen, bis sie von selbst auspulsiert. Sowohl Neugeborene am Termin als auch Frühgeborene profitieren vom verzögerten Abklemmen der Nabelschnur (*delayed clamping, DC*); negative Auswirkungen hat diese jedenfalls Praxis nicht (Mercer & Erickson-Owens, 2012, 2014; Rabe et al., 2019). Verglichen mit frühem Abklemmen und Durchtrennen der Nabelschnur senkt die Verzögerung bei Frühgeborenen das neonatale Mortalitätsrisiko (Jasani et al., 2021).

Nach der Geburt eines reifen Neugeborenen bleiben etwa 30 % des feto-plazentaren Bluts in der Plazenta. Schnelles Abklemmen der Nabelschnur verhindert den Transfer dieses eisenhaltigen Bluts zum Neugeborenen (Mercer & Erickson-Owens, 2012). DC ermöglicht den Transfer von Plazentablut zum Kind. Bei einem 3 kg wiegenden Neugeborenen können das 50 bis 85 Milliliter Blut sein (Mercer & Erickson-Owens, 2014), das Hämoglobin, Eisen und Stammzellen enthält (Mercer & Erickson-Owens, 2012). Das Neugeborene wird dabei mit so viel Hämoglobin und Eisen versorgt, dass es in den ersten sechs Lebensmonaten vor einer Anämie geschützt ist (McDonald et al., 2013; Mercer & Erickson-Owens, 2014).

DC erleichtert durch eine optimale Durchblutung lebenswichtiger Organe den physiologischen Übergang ins extrauterine Leben und scheint bei gefährdeten Neugeborenen das Entzündungs- und Infektionsrisiko zu senken (Mercer & Erickson-Owens, 2012, 2014). Mehr noch: Es gibt eine randomisierte kontrollierte Studie, die nachgewiesen hat, dass die Vorteile dieser Praxis bis zum vierten Lebensmonat anhalten. Neugeborene, deren Nabelschnur verzögert abgeklemmt und durchtrennt wurde, wiesen höhere Ferritin-Spiegel auf, auch die Myelinisierung ihrer Gehirnnerven war weiter fortgeschritten (Mercer et al., 2018).

Ein gesundes reifes Baby kann der Mutter sofort auf den Bauch gelegt und dort, ohne Unterbrechung des Hautkontakts, versorgt und kurz untersucht werden (Weiner & Zaichkin, 2016). Die Geburtshelferin/der Geburtshelfer kann die Herzfrequenz des Neugeborenen unschwer durch Palpieren der Nabelschnur ermitteln und merkt, wenn sie nicht mehr pulsiert. Liegt das Kind beim Hautkontakt etwa 10 cm höher als die Plazenta, ist nach etwa 5 Minuten das gesamte Plazentablut transferiert (Mercer & Erickson-Owens, 2012).

Um die mütterlichen und neonatalen Outcomes bei frühem Abnabeln reifer Kinder am Termin mit den Outcomes bei spätem Abnabeln vergleichen zu können, wurden 15 randomisierte klinische Studien systematisch überprüft (McDonald et al., 2013). Verzögertes Abklemmen und Durchtrennen der Nabelschnur hatte keine signifikanten Auswirkungen auf die Anzahl postpartaler Blutungen und das Ausmaß des mütterlichen Blutverlusts (McDonald et al., 2013). Die Analyse der neonatalen Outcomes beider Gruppen ergab keine signifikanten Unterschiede in Bezug auf neonatale Mortalität, Apgar-Scores und die Überweisung Neugeborener auf die Intensivstation. Die Kinder in der DC-Gruppe waren deutlich schwerer als die in der Gruppe der früh abgenabelten Kinder (101 g schwerer, 95% CI 45–157; Random-Effects-Modell, 12 Studien, 3138 Kinder, I2 62%). Mit sieben klinischen Studien (insgesamt 2324 Neugeborene) wurde untersucht, wie viele Neugeborene eine Phototherapie benötigten. Wenngleich in beiden Gruppen ein klinischer Ikterus etwa gleich häufig auftrat (2098 Kinder; RR 0.84; 95% CI 0.66–1.07), benötigen Kinder in der DC Gruppe häufiger eine Phototherapie als die in der Gruppe der früh abgenabelten Kinder (RR 0.62; 95% C0.41 bis 0.96) (McDonald et al., 2013). In den fünf Studien, die das Auftreten einer Polyzythämie untersucht haben, wurden keine Unterschiede zwischen den beiden Gruppe festgestellt (RR 0.39; 95% CI 0.12–1.27; 1025 Kinder). Allerdings war die Hämoglobinkonzentration 24 und 48 Stunden nach der Geburt in der Gruppe der früh abgenabelten Kinder signifikant niedriger (MD–1.49 g/dL: 95% CI–1.78–1.21). Fünf Studien konnten auf das Vorkommen einer Anämie analysiert werden. DC führte zu verbesserten Eisenwerten, da es die Wahrscheinlichkeit eines Eisenmangels deutlich reduzierte (RR 2.62; 95% CI 1.04–6.73). Wir empfehlen das verzögerte Abnabeln, sofern die Möglichkeit einer Phototherapie besteht (McDonald et al., 2013). Diese Empfehlung ist allerdings umstritten. Expertinnen und Experten kritisieren, die systematische Review habe auch eine Studie berücksichtigt, die man keiner Peer-Review unterzogen hatte, die nicht verblindet und deshalb wertlos war; der Zusammenhang zwischen DC und Hyperbilirubinämie bleibt demnach ungesichert.

Das American College of Obstetricians and Gynecology (ACOG, 2017a) vertritt die Auffassung, und wird darin von der American Academy of Pediatrics unterstützt, dass die Nabelschnur Neugeborener am Termin und Frühgeborener frühestens nach 30 bis 60 Sekunden abgeklemmt und durchtrennt werden soll, da die Vorteile dieser Praxis belegt sind: Verbesserung des feto-maternalen Blutaustauschs, höhere Hämoglobinwerte, seltenere Notwendigkeit einer Bluttransfusion und geringere Inzidenz einer nekrotisierenden Enterocolitis und einer intravaskulären Blutung (ACOG, 2017a).

In der 7. Auflage der Neonatal Resuscitation Guidelines (Leitlinien der Neugeborenenreanimation), die 2020 aktualisiert wurden, wird empfohlen, die Nabelschnur kräftiger Neugeborener am Termin als auch Frühgeborener verzögert, nämlich frühestens nach 30 bis 60 Sekunden abzuklemmen (Weiner & Zaichkin, 2016), AAP 2020 https://www.aappublications.org/news/2020/10/21/nrp102120. Für die Autor*innen der WHO-Leitlinien wiegen die Vorteile von verzögertem Abnabeln schwerer als die Risiken (Bilirubinspiegel, die eine Phototherapie erfordern) (WHO, 2012, 2014).

Ist das Neugeborene wegen einer Nabelschnurumschlingung blass oder leicht zyanotisch, kann man es 30 Sekunden bis 1 Minute lang tiefer als das Perineum halten (damit möglichst viel Blut transfundiert wird), dann der Frau auf den Bauch legen und die Nabelschnur erst mit insgesamt mindestens 3 Minuten Verzögerung abklemmen (Coggins & Mercer, 2009). Diese Strategie fördert den optimalen Übergang ins extrauterine Leben und kann Farbe und den Tonus ansonsten gesunder Neugeborener verbessern. Die WHO-Leitlinien (2012) enthalten zwar keine spezifischen Angaben, die Reanimation eines Neugeborenen mit intakter Nabelschnur kann jedoch auf einer flachen Unterlage in der Nähe der Mutter, z. B. auf dem Bett zwischen ihren Beinen, durchgeführt werden (Evans, 2011). Es gibt speziell für die Reanimation eines Neugeborenen mit intakter Nabelschnur direkt am Bett der Mutter (50 cm von ihrem Damm entfernt) entwickelte Pflegewagen (Weeks et al., 2015). Eine Überprüfung des Einsatzes solcher Pflegewagen bei 78 Geburten von Kindern in der 24 bis 41 SSW ergab, dass sie es ermöglichen, sämtliche Wiederbelebungsmaßnahmen durchzuführen und dabei die Körpertemperatur des Neugeborenen zu erhalten (Thomas et al., 2014). In 18 Fällen war der Pflegewagen nicht hilfreich, weil die Nabelschnur zu kurz war, um das Kind auf den Wagen legen zu können. Eine Studie, die 60 Neugeborene mit intakter Nabelschnur und Reanimationsbedarf untersucht hat, ergab, dass die Eltern nichts gegen den Pflegewagen einzuwenden hatten, einige geburtshilflichen Fachkräfte allerdings den erschwerten Zugang zum Kind bemängelten (Katheria et al., 2018). Die Forschungen zu diesem Thema sind längst nicht abgeschlossen. Eine jüngere Studie hat sich mit dem Einsatz des für die Neugeborenenreanimation entwickelten Pflegewagens bei Vaginalgeburten beschäftigt und alle Fälle von frühem Abnabeln in ihrem Setting ausgeschlossen (Sæther et al., 2020). Zudem laufen derzeit auch Studien zur Optimierung der Reanimationspraktiken bei Neugeborenen mit intakter Nabelschnur (Katheria, 2019).

Das Ausstreichen („Melken") der Nabelschnur ist eine Strategie, die empfohlen wurde, wenn bei reifgeborenen und frühgeborenen Kindern das verzögerte Abnabeln nicht möglich ist. Die Hebamme oder die ärztlichen Geburtshelfer*innen streichen die Nabelschnur vor dem Abklemmen drei- bis viermal zum Baby hin aus (Erickson-Owens et al., 2012). Dadurch wird, wie beim verzögerten Abnabeln, Plazentablut transferiert, nur schneller, innerhalb von 30 Sekunden oder weniger (Mercer & Erickson-Owens, 2012). Das Ausstreichen der Nabelschnur kann bei Kindern am Termin und nah am Termin gefahrlos durchgeführt werden (Basile et al., 2019). In Fällen sehr frühgeborener Kinder hat eine systematische Review und Meta-Analyse allerdings ergeben, dass diese Maßnahme die Gefahr einer intraventrikulären Blutung erhöht (Balasubramanian et al., 2020). Bei am Termin geborenen Kindern wurden keine negativen Folgen festgestellt. Das bedeutet, dass bei einer Kaiserschnittgeburt oder schnell vor dem Abnabeln eines am Termin oder nah am Termin geborenen Kindes, das zur Reanimation den Fachkräften übergeben werden muss, die Nabelschnur ausgestrichen werden kann, bei sehr früh geborenen Kindern jedoch unterbleiben soll (Mercer & Erickson-Owens, 2012, 2014).

9.3 Umgang mit der Plazenta

Die Nachgeburtsperiode beginnt nach der Entbindung des Babys und endet mit der Geburt der Plazenta. Die Plazentalösung folgt einem bekannten Muster: anfangs starke Wehen verkleinern den Uterus, dann lösen die kontraktionsbedingten Scherkräfte die Plazenta von der Uteruswand ab, schließlich wird sie ausgestoßen (Herman et al., 2002). Plazentalösungszeichen sind: a) der Uterus steigt bis unter den mütterlichen Nabel hoch, b) der Uterus verändert die Form und wird kugelförmig, c) die Nabelschnur rückt vor, d) ein kleiner Blutschwall tritt aus der mütterlichen Vagina aus. Die Plazentalösungszeichen müssen erkannt werden, weil sie über das angemessene Management entscheiden. Die Nachgeburtsperiode dauert etwa 10 Minuten, nur bei 3 % der Geburten 30 Minuten oder länger (Schorn, 2019). Das Risiko einer postpartalen Blutung steigt, wenn die Nachgeburtsperiode länger als 30 Minuten dauert (Schorn, 2019).

In dieser Zeit entscheiden sich die geburtshilflichen Fachkräfte für einen von zwei Betreuungsansätzen – für das aktive oder das abwartende Management; manche kombinierten die beiden Ansätze (Fahy, 2009; Schorn, 2019).

9.3.1 Physiologisches (abwartendes) Management

Beim physiologischen, d. h. abwartenden Management der Nachgeburtsperiode wird die Plazenta spontan, ohne routinemäßige Oxytocingabe geboren. Die Definitionen unterscheiden sich jedoch je nach Quelle (Fahy, 2009). Beim abwartenden Management wartet die geburtshilfliche Fachkraft auf die Plazentalösungszeichen. Sind diese erkennbar, wird der Uterus mit einer Hand abgestützt – wie **Abbildung 9-1** zeigt – und mit kontrolliertem Zug an der Nabelschnur die Plazenta geboren. Andere warten ab, bis die Plazenta spontan durch die Schwerkraft ausgestoßen wird. Das abwartende Manage-

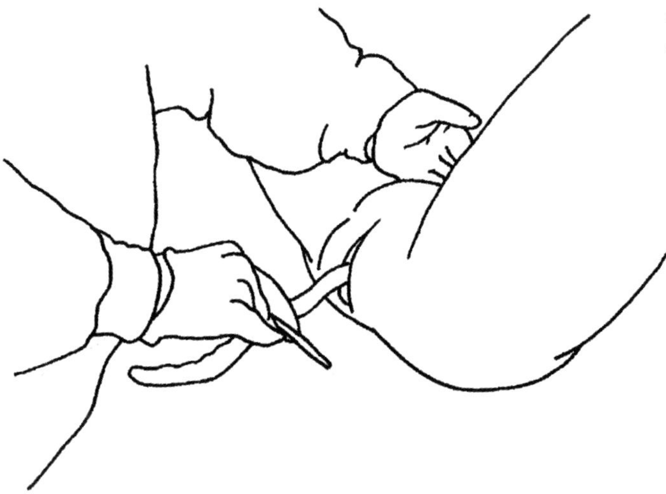

Abbildung 9-1:
Abstützen des Uterus

ment entspricht dem Prinzip der Nichteinmischung, dem sich die meisten Hebammen und manche ärztlichen Fachkräfte verpflichtet fühlen (Tan et al., 2008). Dieses Prinzip wurde allerdings nie angemessen anhand einer Population von Frauen mit geringem Risiko einer postpartalen Blutung und unter Anwendung der von Hebammen definierten Kriterien einer risikoarmen Frau untersucht (Fahy, 2009). Als risikoarm bezeichnen Hebammen eine Situation, die alle der folgenden Kriterien erfüllt:

1. eine gesunde und gut ernährte Mutter
2. Einling am Termin
3. Mutter wünscht eine spontane Plazentageburt und beteiligt sich aktiv, ausgedehnter Hautkontakt und frühes Stillen
4. vertrauensvolle Beziehung zur Geburtshelferin/zum Geburtshelfer
5. ein gut informiertes und unterstützendes geburtshilfliches Team
6. eine Umgebung, in der sich die Frau sicher fühlt
7. eine Hebamme, die das physiologische Management beherrscht
8. ein normaler Schwangerschaftsverlauf
9. ein gesundes Kind
10. die Bereitschaft der Mutter, den Einsatz eines Wehenmittels (Oxytocin) zu akzeptieren, falls indiziert (Fahy, 2009).

Die Kriterien der Hebammen (die von „psychophysiologischem Management" sprechen (Fahy et al., 2010)) zur Definition einer Frau mit geringem Risiko einer postpartalen Blutung sind stringenter als die Kriterien ärztlicher Geburtshelfer*innen: Hebammen berücksichtigen auch psychische Faktoren und Umgebungsfaktoren. An Studien, die abwartendes Management mit aktivem Management verglichen haben, waren Frauen beteiligt, die die ärztlichen Kriterien für ein geringes Blutungsrisiko erfüllten. Hätte man stattdessen die oben genannten Hebammenkriterien angewandt, wären viele der Frauen als Hochrisikofälle eingestuft worden. Die meisten verfügbaren randomisierten Studien zeigten, dass abwartendes Management verglichen mit aktivem Management mit höherem Blutverlust und einer erhöhten Inzidenz postpartaler Blutungen einherging (Fahy, 2009). Da es kaum wissenschaftliche Evidenzen gibt, die bei risikoarmen Frauen ein abwartendes Management der Nachgeburtsperiode unterstützen (Fahy, 2009; Hastie & Fahy, 2009), wurde allen geburtshilflichen Fachkräften zum aktiven Management geraten (Evensen et al., 2017; WHO, 2012). Das Thema bleibt umstritten; Hebammen und ärztliche Fachkräfte, die lieber abwarten als intervenieren, sind in dieser Sache uneins. Klar ist, dass randomisierte kontrollierte Studien, die das „psycho-physiologische" Management mit dem aktiven Management der Nachgeburtsperiode vergleichen, dringend gebraucht werden.

9.3.2 Aktives Management

Das aktive Management der Nachgeburtsperiode wurde seit Jahrzehnten weltweit propagiert, mit dem Ziel, sie zu verkürzen und den mütterlichen Blutverlust zu verringern. Schließlich sind postpartale Blutungen die Hauptursache mütterlicher Todesfälle, besonders in medizinisch unterversorgten Gebieten (Begley et al., 2019). Viele Organisationen haben Leitlinien zur Prävention postpartaler Blutungen publiziert, die auch das aktive Management der Nachgeburtsperiode enthalten (Dahlke et al., 2015; Lalonde & Grellier, 2012; WHO, 2012). Die diesbezüglichen aktuellen evidenzbasierten Empfehlungen haben drei Komponenten: 1. prophylaktische Oxytocingabe (oder Gabe eines anderen Uterotonikums), 2. verzögertes Abklemmen und Durchtrennen der Nabelschnur, 3. kontrollierter Zug an der Nabelschnur (Saccone et al., 2018). Prophylaktisches Oxytocin und kontrollierter Zug an der Nabelschnur waren mit geringem postpartalem Blutverlust assoziiert (Saccone et al., 2018).

Ein von Begley und Kollegen (2019) durchgeführtes Cochrane-Review ergab, dass viele Studien zur Prävention postpartaler Blutungen dem aktiven Management und nicht dem physiologischen Management den Vorzug geben, die Evidenz jedoch von geringer Qualität ist und weitere Untersuchungen erforderlich sind.

Der kontrollierte Zug an der Nabelschnur reduziert die Gefahr einer manuellen Plazentalösung und kann von geübten geburtshilflichen Fachkräften als Routinemaßnahme angeboten werden (Hofmeyr et al., 2015). Der Zug erfolgt, wenn die Plazentalösungszeichen aufgetreten sind. Ein zu energischer Zug an der Nabelschnur kann einen Nabelschnurabriss oder eine lebensbedrohliche Uterusinversion auslösen (Schorn, 2019). Der kontrollierte Zug an der Nabelschnur erübrigt sich, wenn die Frau aufrecht steht oder in Hockstellung ist (Schorn, 2019). Damit er sicher gelingt, wird der Uterus mit der Hand abgestützt – siehe **Abbildung 9-1.** Will eine Frau den kontrollierten Zug an der Nabelschnur möglichst vermeiden, kann sie das gefahrlos tun, sofern ein Uterotonikum eingesetzt wird; dann ist allerdings die Gefahr einer manuellen Plazentalösung erhöht (Hofmeyr et al., 2015).

In der Nachgeburtsperiode sind Uterusmassagen zur Prävention postpartaler Blutungen zwar üblich, Belege für ihren Nutzen jedoch dünn gesät (Saccone et al., 2018). Sie werden nur empfohlen, nachdem die Plazenta bereits ausgestoßen ist (Lalonde & Grellier, 2012) und wenn kein Uterotonikum verabreicht wurde. Wird Oxytocin eingesetzt, nützt die Uterusmassage nichts oder wenig (Abdel-Aleem et al. 2010). Die Autor*innen eines Cochrane-Reviews berichten, was den eigenständigen Wert einer Uterusmassage betrifft, von uneindeutigen Ergebnissen, da alle Frauen, die an den beiden Studien teilgenommen haben, im Zuge des Nachgeburtsmanagements ein Uterotonikum erhalten hatten (Hofmeyr et al., 2013). Sie empfahlen aufgrund ihrer Forschungsergebnisse zwar keine Änderung dieser Praxis, betonten allerdings die Notwenigkeit weiterer Untersuchungen. Eine Uterusmassage, noch bevor sich die Plazenta gelöst hat, ist gefährlich; sie kann bewirken, dass sich die Plazenta nur teilweise löst und die Gefahr einer postpartalen Blutung erhöhen (Schorn, 2019).

Ein wichtiger Bestandteil des aktiven Managements, der in allen geburtshilflichen Settings eine Rolle spielt, ist die prophylaktische Gabe eines Uterotonikums (ICM & FIGO, 2004; Lalonde & Grellier, 2012; WHO, 2012). In der Regel wird synthetisches Oxytocin (z. B. Pitocin), Ergotalkaloid (Methergin), Misoprostol (Cytotec), Carbetocin oder Tranexamsäure verabreicht – alles Medikamente, die Uteruskontraktionen stimulieren und damit einer postpartalen Blutung vorbeugen.

In vielen internationalen Leitlinien zur Verhütung postpartaler Blutungen wird synthetisches Oxytocin als Ersttherapie empfohlen, da es den Blutverlust geringhält (Dahlke et al., 2015; Hofmeyr et al., 2013; Hofmeyr et al., 2015; ICM & FIGO, 2004; Lalonde & Grellier, 2012; Saccone et al., 2018; Salati et al., 2019; WHO, 2012).

Synthetisches Oxytocin kann intramuskulär oder als Lösung intravenös verabreicht werden. Bei Frauen, die zur Geburtseinleitung bereits über längere Zeit hinweg Oxytocin erhalten haben, ist es möglicherweise weniger effektiv; dann soll die Gabe eines anderes Uterotonikums erwogen werden (Schorn, 2019). Intravenös verabreichtes Oxytocin beugt postpartalen Blutungen effektiver vor als intramuskulär verabreichtes (Oladapo et al., 2018). Einer neueren Evidenz zufolge ist die Gabe zweier Uterotonika, etwa von Oxytocin plus Misoprostol oder Oxytocin plus Tranexamsäure wirksamer als die Gabe von Oxytocin allein, was aber die Nebenwirkungen verstärken kann (Gallos et al., 2018). Alle hier genannten Uterotonika sind definitiv besser als gar keine Prävention (Gallos et al., 2018). Dazu kommt, dass Tranexamsäure antifibrinolytisch wirkt und, prophylaktisch verabreicht, die Gefahr einer postpartalen Blutung nachweislich reduziert (Saccone et al., 2020).

Steht synthetisches Oxytocin nicht zur Verfügung, wird Geburtshelfer*innen in medizinisch unterversorgten Gebieten empfohlen, Misoprostol einzusetzen (FIGO, 2017). Mehrere Studien belegen, dass Misoprostol gleich wirksam ist wie synthetisches Oxytocin (Kundodyiwa et al., 2001) und Methergin (Garg et al., 2005) und zudem den Vorteil hat, dass es preiswert ist, oral verabreicht werden kann und nicht gekühlt aufbewahrt werden muss. Misoprostol hat allerdings Nebenwirkungen, nämlich Schüttelfrost und Fieberschübe, was Frauen, die Misoprostol erhalten haben, als zu belastendend empfanden (McDonald, 2007). Wenngleich sich Misoprostol in Schwellenländern als Blutungsprophylaxe bewährt hat (Garg et al., 2005), empfehlen die Leitlinien der WHO (2012), Oxytocin von erfahrenen Fachkräften verabreichen zu lassen und Oxytocin Misoprostol vorzuziehen. Um zu wissen, welches Uterotonikum angemessen ist, muss die Fachliteratur fortlaufend kritisch evaluiert und müssen die Vor- und Nachteile der Optionen in die Entscheidung einbezogen werden.

Wann der optimale Zeitpunkt der Verabreichung von Uterotonika als Teil des aktiven Managements der Nachgeburtsperiode gekommen ist, ist noch nicht geklärt (ICM & FIGO, 2004). Geburtshelfer*innen, die die Nabelschur verzögert abklemmen, werden auch die Medikation bis nach dem Abnabeln verzögern. Ein Cochrane-Review galt der Frage des optimalen Zeitpunkts der prophylaktischen Gabe von Uterotonika (Soltani et al., 2010). Dafür wurden die Daten aus drei klinischen Studien mit 1671 Teilnehmerinnen ausgewertet. Das am häufigsten eingesetzte Uterotonikum war intravenös verabreichtes Oxytocin. Zwar muss das Thema weiter erforscht werden, die Autor*innen zogen dennoch den Schluss, dass das Timing der prophylaktischen Uterotonika-Gabe (nach der Geburt der anterioren Schulter, nach der Geburt des Kindes oder nach der Plazentageburt) keine signifikanten Auswirkungen auf die Outcomes der Nachgeburtsperiode hat, etwa auf die Inzidenz postpartaler Blutungen, auf die Inzidenz von Plazentaretentionen und die Dauer der Nachgeburtsperiode. Da die neueren Leitlinien zur Prävention postpartaler Blutungen empfehlen, das verzögerte Abklemmen der Nabelschnur anzubieten und die Evidenz diese Praxis unterstützt, scheint die verzögerte Gabe von Uterotonika, nämlich bis nach dem Abnabeln, das Risiko einer postpartalen Blutung nicht zu erhöhen.

Das ganze geburtshilfliche Team soll das Management einer postpartalen Blutung sicher beherrschen. Die Inzidenz postpartaler Blutungen wird mit 5–15 % angegeben, wobei die Zahlen je nach Quelle und Populationen variieren (Dahlke et al., 2015). Stärker gefährdet sind Frauen, die ein großes Kind geboren haben, mit langen Geburtsverläufen, mit einer postpartalen Blutung bei einer früheren Geburt, mit einer Mehrlingsgeburt und Frauen, die fünf oder mehr Kinder geboren haben (Bair & Williams, 2007). Dennoch gilt, dass Risikofaktoren nicht zuverlässig vorhersagen, welche Frau tatsächlich eine postpartale Blutung erleidet (Anderson & Etches, 2007; Bair & Williams, 2007). Folglich handelt es sich beim internationalen Fokus auf die oben beschriebene Prävention postpartaler Blutungen im Grunde um eine Public-Health-Maßnahme zur Reduzierung der Müttersterblichkeit. In etwa 80 % der Fälle ist Uterusatonie die Ursache der Blutung, gefolgt von Geburtsverletzungen, Infektionen, einer Plazentaretention und Gerinnungsstörungen (Schorn, 2019). Synthetisches Oxytocin ist zwar das Mittel der Wahl zum Management einer postpartalen Blutung, dennoch soll die Fachkraft, je nach Setting, Hilfe herbeirufen, einen großvolumigen intravenösen Zugang legen lassen, sofern nicht bereits vorhanden, ein zusätzliches Uterotonikum plus Tranexamsäure anfordern und eine kräftige Uterusmassage veranlassen. Kommt es auch dann noch zu keiner Uteruskontraktion, wird der Uterus mit beiden Händen zusammengedrückt, wie in **Abbildung 9-2** dargestellt. In den meisten Fällen führt die Kombination von Medikation und beidhändigem Druck zum Erfolg (Lalonde & Grellier, 2012; Schorn, 2019). Anschließend wird die Plazenta sorgfältig auf ihre Vollständigkeit untersucht und werden Zervix, Vagina und Perineum inspiziert, um festzustellen, ob Verletzungen und/oder ein Hämatom entstanden sind – alles wichtige Aufgaben, die zum Management einer postpartalen Blutung gehören. Die „Vier Ts" (Tonus, Trauma, Tissue (Gewebe), Thrombin) sind eine Merkhilfe, die geburtshilflichen Fachkräften die Suche nach der Blutungsursache erleichtern und die Wahl des richtigen Managements ermöglichen (Lalonde & Grellier, 2012; Schorn, 2019). Um die Blutung zu stoppen, können einige oder alle der oben genannten Uterotonika nacheinander verabreicht werden, letztlich sogar zusätzlich ein anderes Prostaglandin (Carboprost Tromethamin [Hemabate]) (Lalonde & Grellier, 2012; Schorn, 2019). Prostaglandine haben zwar unangenehme Nebenwirkungen, wie Übelkeit, Erbrechen und Diarrhö, können jedoch im Falle einer postpartalen Blutung lebensrettend sein. Ist die Blutung unstillbar, ist die Aortakompression eine lebensrettende Maßnahme (Lalonde & Grellier, 2012). Erfahrenen geburtshilflichen Fachkräften wird empfohlen, die Aortakompression zu erlernen. In ressourcenarmen Settings kann eine Antischockhose (*non pneumatic anti shock trousers*) (sofern vorhanden) Frauen, die während oder nach einer postpartalen Blutung einen hypovolämischen Schock erleiden, das Leben retten (Lalonde & Grellier, 2012).

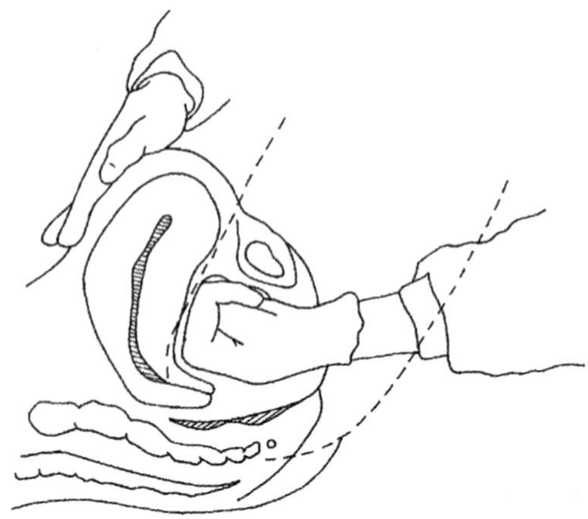

Abbildung 9-2: Beidhändiges Zusammendrücken des Uterus

Das Management einer Blutung kann für die betroffene Frau und ihre Angehörigen erschreckend sein. Die Doula soll die Frau und ihre Begleitpersonen während der dringend notwendigen, manchmal schmerzhaften Notfallmaßnahmen unterstützen.

9.4 Letzte Geburtsphase

Als letzte Geburtsphase gilt die Zeit ab der Geburt der Plazenta bis nach der ersten oder zweiten postpartalen Stunde. Bei den meisten Definitionen steht die Frau im Mittelpunkt –

Stabilisierung der Vitalzeichen, Blutstillung, Versorgung möglicher Verletzungen und erste Anzeichen der Uterusrückbildung. Wie bereits in der Einführung zu diesem Kapitel festgestellt, gehört zu unserer Definition der vierten Geburtsphase auch die Integration der Familie. Die Phase ist erst abgeschlossen, wenn Mutter und Kind beisammen sind, am besten Hautkontakt haben, das Kind erstmals gestillt wird und „beide bereit sind, sich zusammen auf ihre neuen Rollen bei der Weiterführung des Lebenszyklus der Frau und der Familie einzustellen (Gould, 2000)." Anders gesagt: Statt der vierten Geburtsphase einen bestimmten Zeitrahmen vorzugeben, schlagen wir eine Definition vor, die sich an bestimmten Prozessen der Mutter-Kind-Dyade orientiert.

Klaus, Kennel und Kollegen (1972) waren die Ersten, denen es wichtig war, Mutter/Vater und Kind in der ersten postpartalen Stunde beisammenzuhalten und betont haben, dass beide davon profitieren, weil dabei Bindung entsteht. Sie haben zudem über einige Jahrzehnte ihr Konzept der „sensiblen Periode" entwickelt, die etwa eine Stunde nach der Geburt andauert (Klaus & Kennell, 2001). Ihre Arbeit war von zentraler Bedeutung, hat dieses Team doch die Wichtigkeit der letzten beiden Geburtsphasen hervorgehoben als eine Zeit, in der Liebe und Bindungsgefühle (Bonding) entstehen. Früher Mutter/Vater-Kind-Kontakt fördert aber auch noch andere Entwicklungen, nämlich die Adaptation des Neugeborenen, das Stillvermögen und die Erholung der Mutter von der Entbindung. Ein systematisches Cochrane-Review, für die die Daten von 46 randomisierten kontrollierten Studien aus 21 Ländern (38 Studien lieferten Daten) ausgewertet wurden, bestätigte die zahlreichen Vorteile von frühem Hautkontakt, und zwar für beide Seiten (Moore et al., 2016). Inzwischen ermöglichen und fördern zwar viele Krankenhäuser die frühe Kontaktaufnahme von Mutter/Vater und Kind unmittelbar nach der Entbindung und in den folgenden Stunden, dennoch hat eine groß angelegte amerikanische Umfrage ergeben, dass nur 58 % der nach ihren Geburtserfahrungen befragten Frauen angaben, ihr Baby in den ersten Stunden nach der Geburt im Arm gehalten zu haben und 60 % der Frauen von „Rooming-in" berichteten (Declercq et al., 2013). Obwohl die Leitlinien der WHO sehr klar sind und den frühen direkten Hautkontakt ausdrücklich empfehlen, hat eine systematische Review in 28 Ländern nachgewiesen, dass die Praktiken erheblich variieren: Je nach Örtlichkeit findet der frühe Hautkontakt in 1–98 % der Fälle statt (Abdulghani et al., 2018).

In Kliniken, die sich dem Erhalt der Mutter-Kind-Dyade verpflichtet fühlen, gehört es zum Management der dritten und vierten Geburtsphase, das Baby abzutrocknen und samt intakter und pulsierender Nabelschnur direkt auf den nackten Oberkörper der Mutter zu legen. Dann wird über beide eine vorgewärmte Decke gebreitet. Dieses Verfahren gilt auch als wichtige Komponente des Stillerfolgs. Zu den spezifischen Vorteilen dieser Praxis gehören: mehr erfolgreiche erste Stillversuche, längeres Stillen (in Monaten) und verbesserte Stabilität des Neugeborenen (Moore et al., 2016). Negative Folgen hat der frühe Hautkontakt von Mutter/Vater und Kind nicht.

Hautkontakt mit der Mutter/dem Vater stabilisiert die Körpertemperatur des Babys zuverlässiger als jeder elektrische Heizstrahler (Mercer et al., 2007). Dieser Evidenz zufolge gibt es keinen vernünftigen Grund, Heizstrahler dem Hautkontakt vorzuziehen. In der 7. Auflage der Neonatal Resuscitation Guidelines (Leitlinien der Neugeborenenreanimation) wird der frühe direkte Kontakt ausdrücklich empfohlen (Weiner & Zaichkin, 2016).

Känguruhen (*Kangaroo Care, Kangaroo Mother Care*) ist ein Pflegekonzept zur Versorgung von Neugeborenen mit geringem Geburtsgewicht, das frühen und ausgedehnten Hautkontakt zwischen den Brüsten der Mutter vorsieht. Ein systematisches Cochrane-Review hat die herkömmliche Frühchenversorgung mit der Känguruh-Methode verglichen. Sie bestätigt, dass sie die Outcomes verbessert, z. B. die Sterblichkeitsrate und Infektionsgefahr, die Gefahr von Unterkühlung und einer schweren Erkrankung verringert sowie die Dauer des Krankenhausaufenthalts verkürzt (Conde-Agudelo & Díaz-Rossello, 2014). Känguruhen fördert zudem das Wachstum des Babys, das Stillen und das Vertrauen der Eltern in ihre Versorgungskompetenz (Conde-Agudelo & Díaz-Rossello, 2014). Eine randomisierte kontrollierte Studie hat sich mit der Frühchenversorgung in fünf verschiedenen Ländern – Ghana, Indien, Malawi, Nigeria, Tansania – beschäftigt und bei Kindern, die mit der Känguruh-Methode versorgt wurden, eine erhöhte Überlebensrate festgestellt (WHO Immediate KMC Study Group et al., 2021). Känguruhen wird von den besorgten Eltern eines Frühgeborenen, die sich oft hilflos und hoffnungslos fühlen, gern praktiziert (Conde-Agudelo & Díaz-Rossello, 2014). Der direkte Hautkontakt mit ihrem Baby fördert die Bindung und vermittelt ihnen das Gefühl, kompetente Eltern zu sein, die sich aktiv für die Entwicklung des Babys einsetzen. Sie sind in die Versorgung ihres Babys eingebunden und lernen es kennen – das allein rechtfertigt das Känguruhen als gängiges Pflegekonzept, selbst wenn es keine anderen Vorteile haben sollte. In der Tat sind viele Fachleute der Meinung, Känguruhen sollte der Standard der Frühgeborenenversorgung sein und dass auch reif geborene Babys von dieser Methode profitieren (Bergman, 2011).

9.5 Babyfreundliche (Still-) Praktiken

Schätzungen der WHO (2021) zufolge werden drei von fünf Babys in der ersten Stunde ihres Lebens nicht gestillt. Um zu erreichen, dass alle Wöchnerinnen ermutigt und dabei unterstützt werden, das Kind innerhalb der ersten 30 Minuten nach der Entbindung anzulegen, hat die World Health Organization (2018) eine Initiative zur Förderung des frühen Stillens auf den Weg gebracht (World Health Organization's Baby-Friendly Initiative, 2018 aktualisiert). Das instinktive brustsuchende Verhalten des Neugeborenen in der ersten Lebensstunde folgt einem bestimmten Muster (World Health Organization, 2018). Frühes Stillen fördert die Uteruskontraktion und damit die Lösung und Ausstoßung der Plazenta. Der Saugreiz löst im mütterlichen Hypophysenhinterlappen die Oxytocinproduktion aus. Dieses Hormon ist eng mit der Entwicklung von Mutterliebe verbunden (Buckley, 2015; Klaus & Kennell, 2001; Uvnas-Moberg, 2003). Stillen verbindet Mutter und Kind und ist ein körperlicher und emotionaler Gewinn für beide.

Wird das Neugeborene auf den Oberkörper der Mutter gelegt (mit dem Näschen auf Mamillenhöhe) findet es die Brust ganz von allein und fängt ziemlich selbstständig an zu saugen (Varendi, 1994). Das ist der sog. Breast Crawl, ein Vorgang, für den international geworben wird, um Frauen das Stillen nahezulegen (Bergman, 2011). Kinder, die nicht unter dem Einfluss von Medikamenten stehen, die der Mutter verabreicht wurden, zeigen beim Breast Crawl koordiniertere Saugversuche als Kinder, deren Mütter Analgetika erhalten haben (Brimdyr et al., 2015). Für die Frau ist der Breast Crawl von Vorteil, weil er die Plazentageburt fördert und den postpartalen Blutverlust reduziert (Righard & Alade, 1990). Das geschieht mechanisch, indem das Baby mit den Beinchen gegen den Uterus tritt und damit Kontraktionen anregt, sowie hormonell, weil die Stimulierung der Brustwarzen Oxytocin freisetzt und dem mütterlichen Kreislauf zuführt. Dieses instinktive Verhalten nützt also beiden Seiten und bahnt den Stillerfolg an.

Das Baden des Säuglings unmittelbar nach der Entbindung unterbricht den Hautkontakt und die Anbahnung des Stillens; zudem entfernt es die schützende Käseschmiere und die gesunden Keime von der Haut des Neugeborenen. Die WHO (2012) empfiehlt, das Kind erstmals 24 Stunden nach der Geburt zu baden. Ist das aus kulturellen Gründen nicht möglich, soll mindestens sechs Stunden abgewartet werden. Manche Einrichtungen haben das *Wait for 8*-Verfahren eingeführt (Lipka & Schulz, 2012).

Preer et al. (2013) haben die Auswirkungen einer Richtlinie untersucht, die das erste Bad und das erste Stillen des Neugeborenen 12 Stunden nach der Geburt vorsieht und dafür die Krankenblätter von 702 Säuglingen ausgewertet. Vor dem Strategiewechsel wurden sie durchschnittlich 2,4 Stunden nach der Geburt zum ersten Mal gebadet, nach dem Strategiewechsel erst nach durchschnittlich 13,5 Stunden. Späteres Baden hatte einen signifikanten Anstieg erster Stillversuche und höhere stationäre Stillraten zur Folge.

Die nachfolgende Aufzählung enthält die wichtigsten Managementverfahren in 10 Schritte zum Stillerfolg. Hebammen, geburtshilfliche Betreuungskräfte und Doulas, die Wöchnerinnen beim Stillen unterstützen, können sich an diesen Prinzipien orientieren.

Die Einrichtung soll:

1. **a.** alle Regeln des International Code of Marketing of Breast-milk Substitutes einhalten und sich nach den entsprechenden Erlassen des World Health Assembly richten.
   b. die Richtlinien der Neugeborenenernährung schriftlich niederlegen und diese dem Personal und den Eltern routinemäßig kommunizieren.
   c. für fortlaufendes Monitoring und für Daten-Management-Systeme sorgen.
2. sicherstellen, dass das Personal über die zur Unterstützung des Stillens erforderlichen Kenntnisse, Kompetenzen und Fertigkeiten verfügt.

Die wichtigsten klinischen Praktiken:

Die Einrichtung/das geburtshilfliche Personal soll:

1. sicherstellen, dass mit der schwangeren Frau und ihren Angehörigen über die Wichtigkeit des Stillens und den Stillvorgang gesprochen wird.
2. unmittelbar nach der Entbindung direkten und ununterbrochenen Hautkontakt mit der Mutter ermöglichen und das Baby möglichst bald zum ersten Mal anlegen.
3. Mütter beim ersten Stillversuch unterstützen, sie ermuntern, weiter zu stillen und ihnen helfen, die üblichen Stillschwierigkeiten zu überwinden.
4. gestillten Neugeborenen ausschließlich Muttermilch und keine anderen Nahrungsmittel oder Flüssigkeiten anbieten, falls nicht medizinisch indiziert.
5. dafür sorgen, dass Mutter und Kind zusammenbleiben können und 24-Stunden-Rooming-in ermöglichen.
6. die Mütter darüber informieren, wie man erkennt, dass das Kind gefüttert werden will und wie sie auf die Anzeichen reagieren sollen.
7. die Mütter über den Umgang mit Fläschchen, Flaschensauger und Schnuller informieren und auf die damit verbundenen Gefahren hinweisen.
8. die Entlassung koordinieren, damit Eltern und Kinder rechtzeitig und fortlaufend Zugang zu Unterstützung und Betreuung haben.

Der World Health Organization (2018) zufolge erhöht die Umsetzung der 10 Schritte die Stillraten erwiesenermaßen signifikant („There is substancial evidence that implementing the Ten Steps significantly improves breastfeeding rates“). Dieses Vorgehen wird von einer systematischen Review unterstützt, für die 58 Studien ausgewertet wurden (Pérez-Escamilla et al., 2016).

Die 10 Schritte zum Stillerfolg sind eine Zusammenfassung der Leitlinien für geburtshilfliche Einrichtungen und Teil einer Erklärung, die WHO/UNICEF gemeinsam vorgelegt und akzeptiert haben („*Protecting, promoting and supporting breastfeeding in facilities providing maternity and newborn services: The revised Baby-friendly Hospital.*“) (World Health Organization, 2018). Sie nennt die weltweit gültigen Kriterien, die mindestens erfüllt sein müssen, damit eine Einrichtung den Status eines Baby-freundlichen Krankenhauses erreicht (WHO/https://www.who.int/publications/i/item/9789241513807/ last accessed February 22, 2023.WHO, mit freundlicher Genehmigung)

9.6 Unterstützung der mikrobiellen Gesundheit des Neugeborenen

Jahrzehntelang wurde in Entbindungskliniken versucht, den Geburtsvorgang so keimfrei wie irgend möglich zu gestalten, und zwar mithilfe von Darmeinläufen, Schamhaarrasur, verschiedenen Waschungen und sterilen Abdecktüchern. Das Neugeborene wurde unmittelbar nach der Geburt gebadet, um Käseschmiere und Blut zu entfernen. Diese Maßnahmen sind nicht evidenzbasiert und gehören dort, wo sie heute noch praktiziert werden, abgeschafft. Inzwischen weiß man um die Schädlichkeit solcher Praktiken.

Bakterien und andere Mikroben machen einen Großteil der Zellen des menschlichen Körpers aus (Sousa et al., 2014). Das Interesse an der mikrobiellen Gesundheit von Neugeborenen und das Wissen über das menschliche Mikrobiom nimmt deutlich zu und entwickelt sich rapid.

Während der Schwangerschaft und im Laufe einer Vaginalgeburt ist das Kind den mütterlichen Bakterienstämmen ausgesetzt (Hanson & Vandevusse, 2013). **Tabelle 9-1** enthält ein Glossar der Mikrobiom-Terminologie. Der Geburtskanal gesunder Schwangerer ist mit Laktobazillen besiedelt, der Magen-Darm-Trakt mit Bifidobakterien (Hanson & Vandevusse, 2013; VandeVusse et al., 2013). Vaginal geborene Kinder und gesunde Frauen sind mit diesen und anderen „mikrobiellen Gemeinschaften" oder „Kommensalen" d.h. gesunden Mikroben besiedelt. Bei der Vaginalgeburt und beim Stillen findet die erste maximale Mikrobiom-Übertragung statt, die das Immunsystem des Neugeborenen aktiviert und auf die extrauterine Umgebung vorbereitet (Hanson & Vandevusse, 2013).

Muttermilch ist ein symbiotisches Nahrungsmittel und enthält für Babys zentral wichtige Microbiome (Lyons et al., 2020). Beim Stillen bleibt der Säugling in direktem Kontakt mit der mütterlichen Haut und trinkt Muttermilch, die präbiotische Zuckeranteile enthält, die wiederum Mikroben ernähren, die zur Entwicklung des kindlichen Immunsystems gebraucht werden.

Geburtshelfer*innen können zur mikrobiotischen Gesundheit des Neugeborenen beitragen. **Tabelle 9-2** nennt die ungünstigen und günstigen Bedingungen für die Mikrobiom-Übertragung.

Die Bakteriengemeinschaften auf der Haut von Babys nach einem Kaiserschnitt spiegeln das Mikrobiom des Krankenhauses, nicht das der Mutter (Dominguez-Bello et al., 2010). Ungeplante Kaiserschnitte haben geplanten gegenüber einen leichten mikrobiologischen Vorteil. Bei per Kaiserschnitt geborenen und mit

Tabelle 9-1: Mikrobiom-Glossar (Sousa E. Silva/Freitas, 2014; mit freundlicher Genehmigung)

Begriff	Definition
probiotisch	Lebende Mikroorganismen können sich, in ausreichender Menge aufgenommen, günstig auf die Gesundheit auswirken (Food and Agriculture Organization of the United Nations & WHO, 2001). *Laktobazillen* und *Bifidobakterien* sind häufig vorkommende probiotischer Bakterien.
präbiotisch	Keine lebenden Organismen; dienen der Ernährung probiotischer Bakterien.
symbiotisch	Probiotische und präbiotische Mikroorganismen bilden Gemeinschaften und beeinflussen sich gegenseitig.
Pionier-Mikrobiota	Bakterien, die das Neugeborene zuerst besiedeln.

Tabelle 9-2: Mikrobiom-Übertragung – ungünstige und günstige Bedingungen

Praxis/Bedingung	Ungünstige Bedingungen	Günstige Bedingungen
Gestationsalter	Frühgeburt	Geburt am Termin
Untersuchungen während der Wehen	mehrere vaginale Untersuchungen	möglichst wenige vaginale Untersuchungen
Geburtsmodus	Kaiserschnittgeburt	spontane Wehen, die zu einer Vaginalgeburt führen
Medikation	Antibiotika unter der Geburt oder dem Neugeborenen verabreicht	keine Antibiotika
Pflegepraktiken unmittelbar nach der Geburt	Baby wird in eine Krankenhausdecke gewickelt; Trennung von den Eltern (z.B. Verlegung auf die Neugeborenenstation	sofort Hautkontakt mit einem oder beiden Elternteilen; Baby wird mit einer von zuhause mitgebrachter Decke zugedeckt
Erstes Bad	früh (in den ersten Lebensstunden)	Bad erst 24 h nach der Geburt und dann nur mit Wasser, ohne Seife
Ernährung	Formula (Muttermilchersatzprodukt) oder Zuckerwasser	ausschließlich Muttermilch

Formula ernährten Kindern verzögert sich die Reifung des Mikrobioms. Studien zufolge leiden per Kaiserschnitt geborene Kinder signifikant häufiger an immunologischen Krankheiten, z.B. an Typ-1-Diabetes, Asthma und Allergien (Hanson & Vandevusse, 2013). Über eine innovative, als „Vaginal Seeding“ bekannte Methode, deren Ziel die Erneuerung des Mikrobioms nach einer Kaiserschnittgeburt ist, wird derzeit heiß diskutiert (Limaye & Ratner, 2020; Mueller et al., 2020).

Dominguez-Bello und Kollegen (2016) haben mit einer kleineren Studie (18 Mutter-Kind-Dyaden, davon 11 Kaiserschnittgeburten und 7 Vaginalgeburten) nachgewiesen, dass das Mikrobiom bei vier der per Kaiserschnitt geborenen Kinder, bei denen man einen vaginalen Mikrobiomtransfer vorgenommen hatte, erfolgreich erneuert wurde. Die Zusammensetzung des Mikrobioms der Säuglinge aus der Interventionsgruppe entsprach nach einer bzw. zwei Lebenswochen der Zusammensetzung des Mikrobioms vaginal geborener Säuglinge, insbesondere war die Prädominanz von Laktobazillen und Bakteroiden in beiden Gruppen gleich. Die Vorteile des Mikrobiomtransfers waren über die gesamte Studiendauer von 30 Tagen hinweg nachweisbar. Die Forschenden bestätigten, dass der Geburtsmodus das Mikrobiom des Neugeborenen beeinflusst und bestimmt (Dominguez-Bello et al., 2016). Es gibt allerdings eine andere kleinere randomisierte Kontrollstudie, die eine begrenzte Kolonisierung und keine Veränderung der kindlichen Darmflora feststellte und deshalb Zweifel am Sinn dieser Praxis anmeldet (Wilson et al., 2021). Das ACOG (2017a, 2017b) empfiehlt Vaginal Seeding nur als Teil eines genehmigten Forschungsvorhabens. Die Leitlinien enthalten zudem die Aufforderung, eine Frau, die, nachdem sie aufgeklärt wurde und zugestimmt hat, das Vaginal Seeding selbst durchzuführen, auf Gonorrhö, Chlamydien und Gruppe-B-Streptokokken zu untersuchen.

9.7 Routineuntersuchungen des Neugeborenen

In vielen Kliniken hat die gründliche und methodische Untersuchung des Neugeborenen anhand einer Checkliste hohe Priorität – sie soll stattfinden, noch bevor Mutter und Kind für längere Zeit beisammen sind. Die WHO empfiehlt eine Reihe auf wissenschaftlichen Evidenzen (ACOG, 2017a) beruhende Versorgungsmaßnahmen. Den Leitlinien zufolge soll das Stillen möglichst bald nach der Geburt initiiert und soll innerhalb der ersten postpartalen Stunde der direkte Hautkontakt ermöglicht werden, um die Körpertemperatur des Säuglings zu erhalten und das zu Stillen fördern. Die WHO empfiehlt zudem, dem Kind nach der ersten Lebensstunde Vitamin K zu verabreichen.

Es ist weder notwendig noch ratsam, das Neugeborene von der Mutter zu trennen, um es angemessen untersuchen und versorgen zu können. Die Hebamme kann das Baby in der ersten Zeit des Übergangs und der Anpassung an das extrauterine Leben ganz ohne Gerätschaften gut beobachten, indem sie Farbe und Atmung, Muskeltonus und Puls des Neugeborenen überwacht, während es im Arm der Mutter oder des Vaters liegt. Der Puls beispielsweise lässt sich leicht an der Nabelschnur oder, falls sie bereits abgeklemmt und durchtrennt ist, am Nabelschnurrest ertasten. Am besten ist es, bereits vor der Geburt mit der Schwangeren und ihren Angehörigen über die Erstversorgung des Neugeborenen zu sprechen, damit sie sich auf ihre aktive Beteiligung vorbereiten können.

Nach einiger Zeit, wenn sich das Baby angepasst hat und zum ersten Mal angelegt wurde, stehen zahlreiche Routineuntersuchungen und Maßnahmen an, die die Eltern-Kind-Interaktionen stören können, falls sie getrennt von den Eltern unter einem Heizstrahler stattfinden. In manchen Ländern, auch in den USA, werden zur Prävention einer neontalen Konjunktivitis die Augen des Kindes mit Erythromycin behandelt und wird dem Kind zur Prävention des Morbus haemorrhagicus neonatorum Vitamin K injiziert. Auch die gewissenhafte Dokumentation der Identität des Babys mithilfe von Namensbändchen für Mutter und Kind ist eine zeitaufwändige Pflegeaufgabe.

Ist das Neugeborene gesund, lassen sich all die genannten Maßnahmen durchführen, während es in den Armen von Mutter oder Vater liegt, und zwar mit minimaler Störung der elterlichen Interaktionen. Man kann aber auch alle Maßnahmen, die später stattfinden können, aufschieben, um den frühen Hautkontakt und das erste Stillen zu ermöglichen. Eltern, die großen Wert auf einen kontinuierlichen Kontakt mit ihrem Baby legen, sollen dem Personal diesen Wunsch deutlich kommunizieren. Notfalls gibt es immer noch die Möglichkeit, einen mobilen Heizstrahler direkt neben das Geburtsbett zu stellen. Eine Doula kann den Eltern helfen, ihre Wünsche bezüglich des direkten Hautkontakts und der minimalen Trennung vom Kind durchzusetzen, wenn sie sich bereits in der Schwangerschaft danach erkundigt und den Eltern empfohlen hat, das gewünschte Vorgehen im Geburtsplan festzuhalten. Die Doula soll den Eltern nahelegen, ihre Wünsche unter der Geburt zu äußern und nach der Geburt zu wiederholen.

9.8 Fazit

Die dritte und vierte Geburtsphase, d.h. die Nachgeburtsperiode und Versorgung des Neugeborenen ist eine intensive Zeit, weil sowohl die Mutter als auch das Kind versorgt und beobachtet werden müssen, zugleich aber auch die Zeit, in der sich Mutter und Kind aufeinander einstellen und gegenseitig regulieren. Grundlage und Voraussetzung einer optimalen Betreuung von Wöchnerin und Neugeborenem ist der kontinuierliche direkte Hautkontakt. Er fördert die Anpassung des Neugeborenen, die Erholung der Frau und sorgt für eine tiefe emotionale Verbundenheit der Familie. Sensible Betreuung in dieser Zeit bedeutet, dass sich alle Pflegekräfte der Vorzüge des frühen Hautkontakts bewusst sind und alle wissen, wie wichtig es ist, möglichst wenig zu stören und trotzdem wachsam zu sein und die Gesamtsituation im Auge zu behalten.

9.9 Literatur

Abdel-Aleem, H., Singata, M., Abdel-Aleem, M., Mshweshwe, N., Williams, X. & Hofmeyr, G.J. (2010). Uterine massage to reduce postpartum hemorrhage after vaginal delivery. *International journal of gynaecology and obstetrics, 111*(1), 32–36. https://doi.org/10.1016/j.ijgo.2010.04.036

Abdulghani, N., Edvardsson, K. & Amir, L.H. (2018). Worldwide prevalence of mother-infant skin-to-skin contact after vaginal birth: A systematic review. *PLOS ONE, 13*(10), e0205696. https://doi.org/10.1371/journal.pone.0205696

American College of Obstetricians and Gynecologists. (2017a). Committee Opinion No. 684: Delayed Umbilical Cord Clamping After Birth. *Obstetrics & Gynecology, 129*(1), e5–e10. https://doi.org/10.1097/AOG.0000000000001860

American College of Obstetricians and Gynecologists. (2017b). Committee Opinion No. 725: Vaginal Seeding. *Obstetrics and Gynecology, 130*(5), e274–e278. https://doi.org/10.1097/00006250-201711000-00055

Anderson, J.M. & Etches, D. (2007). Prevention and management of postpartum hemorrhage. *American family physician, 75*(6), 875–882.

Bair, M.E. & Williams, J. (2007). Management of the third stage of labor. *Journal of Midwifery & Women's Health, 52*(4), 412–414. https://doi.org/10.1016/j.jmwh.2007.02.019

Balasubramanian, H., Ananthan, A., Jain, V., Rao, S.C. & Kabra, N. (2020). Umbilical cord milking in preterm infants: A systematic review and meta-analysis. Archives of Disease in Childhood. *Fetal and Neonatal Edition, 105*(6), 572–580. https://doi.org/10.1136/archdischild-2019-318627

Basile, S., Pinelli, S., Micelli, E., Caretto, M. & Benedetti Panici, P. (2019). Milking of the umbilical cord in term and late preterm infants. *BioMed Research International, 2019*, 9185059. https://doi.org/10.1155/2019/9185059

Begley, C.M., Gyte, G.M., Devane, D., McGuire, W., Weeks, A. & Biesty, L.M. (2019). Active versus expectant management for women in the third stage of labour. *The Cochrane Database of Systematic Reviews, 2*(2), CD007412. https://doi.org/10.1002/14651858.CD007412.pub5

Bergman, J. (2011). The importance of skin-to-skin contact for every newborn. *Breastfeeding Today, 6*, 4–6.

Brimdyr, K., Cadwell, K., Widström, A.M., Svensson, K., Neumann, M., Hart, E.A., Harrington, S. & Phillips, R. (2015). The association between common labor drugs and suckling when skin-to-skin during the first hour after birth. *Birth, 42*(4), 319–328.

Buckley, S.J. (2015). *Hormonal Physiology of Childbearing: Evidence and Implications for Women, Babies, and Maternity Care*. National Partnership for Women and Families.

Coggins, M. & Mercer, J. (2009). Delayed cord clamping: Advantages for infants. *Nursing for Women's Health, 13*(2), 132–139. https://doi.org/10.1111/j.1751-486X.2009.01404.x

Conde-Agudelo, A. & Díaz-Rossello, J.L. (2014). Kangaroo mother care to reduce morbidity and mortality in low birthweight infants. *The Cochrane Database of Systematic Reviews,* (4), CD002771. https://doi.org/10.1002/14651858.CD002771.pub3

Dahlke, J.D., Mendez-Figueroa, H., Maggio, L., Hauspurg, A.K., Sperling, J.D., Chauhan, S.P. & Rouse, D.J. (2015). Prevention and management of postpartum hemorrhage: A comparison of 4 national guidelines. *American Journal of Obstetrics and Gynecology, 213*(1), 76.e1–76.e10. https://doi.org/10.1016/j.ajog.2015.02.023

de Graaff, L.F., Honig, A., van Pampus, M.G. & Stramrood, C. (2018). Preventing post-traumatic stress disorder following childbirth and traumatic birth experiences: A systematic review. *Acta Obstetricia et Gynecologica Scandinavica, 97*(6), 648–656. https://doi.org/10.1111/aogs.13291

Declercq, E., Sakala, C., Corry, M., Appelbaum, S. & Herrlich, A. (2013). *Listening to Mothers III: Pregnancy and birth*. Childbirth Connection.

Dennis, C.L. & McQueen, K. (2009). The relationship between infant-feeding outcomes and postpartum depression: A qualitative systematic review. *Pediatrics, 123*(4), e736–e751. https://doi.org/10.1542/peds.2008-1629

Dominguez-Bello, M.G., Costello, E.K., Contreras, M., Magris, M., Hidalgo, G., Fierer, N. & Knight, R. (2010). Delivery mode shapes the acquisition and structure of the initial microbiota across multiple body habitats in newborns. *Proceedings of the National Academy of Sciences of the United States of*

America, 107(26), 11971–11975. https://doi.org/10.1073/pnas.1002601107

Dominguez-Bello, M. G., De Jesus-Laboy, K. M., Shen, N., Cox, L. M., Amir, A., Gonzalez, A., Bokulich, N. A., Song, S. J., Hoashi, M., Rivera-Vinas, J. I., Mendez, K., Knight, R. & Clemente, J. C. (2016). Partial restoration of the microbiota of cesarean-born infants via vaginal microbial transfer. *Nature Medicine, 22*(3), 250–253.

Erickson-Owens, D. A., Mercer, J. S. & Oh, W. (2012). Umbilical cord milking in term infants delivered by cesarean section: A randomized controlled trial. *Journal of Perinatology, 32*(8), 580–584. https://doi.org/10.1038/jp.2011.159

Evans, A. (2011). Neonatal resuscitation with intact umbilical cord. *Midwifery Today with International Midwife,* (102), 42–43. https://www.midwiferytoday.com/mt-articles/neonatal-resuscitation

Evensen, A., Anderson, J. M. & Fontaine, P. (2017). Postpartum hemorrhage: Prevention and treatment. *American Family Physician, 95*(7), 442–449.

Fahy, K. M. (2009). Third stage labour care for women at low risk of postpartum hemorrhage. *Journal of Midwifery & Women's Health, 54*(5), 380–386. https://doi.org/10.1016/j.jmwh.2008.12.016

Fahy, K., Hastie, C., Bisits, A., Marsh, C., Smith, L. & Saxton, A. (2010). Holistic physiological care compared with active management of the third stage of labour for women at low risk of postpartum haemorrhage: A cohort study. *Women and Birth, 23*(4), 146–152. https://doi.org/10.1016/j.wombi.2010.02.003

Food and Agriculture Organization of the United Nations & World Health Organization. (2001). *Report of a Joint FAO/WHO expert consultation on evaluation of health and nutritional properties of probiotics in food including powder milk with live lactic acid bacteria*. Zugriff am 7. September 2016 unter http://www.fao.org/3/a-a0512e.pdf

Gallos, I. D., Papadopoulou, A., Man, R., Athanasopoulos, N., Tobias, A., Price, M. J., Williams, M. J., Diaz, V., Pasquale, J., Chamillard, M., Widmer, M., Tunçalp, Ö., Hofmeyr, G. J., Althabe, F., Gülmezoglu, A. M., Vogel, J. P., Oladapo, O. T. & Coomarasamy, A. (2018). Uterotonic agents for preventing postpartum haemorrhage: a network meta-analysis. *The Cochrane database of systematic reviews*, (12), CD011689.

Garg, P., Batra, S. & Gandhi, G. (2005). Oral misoprostol versus injectable methylergometrine in management of the third stage of labor. *International Journal of Gynaecology and Obstetrics, 91*(2), 160–161. https://doi.org/10.1016/j.ijgo.2005.07.005

Gould, D. (2000). Normal labour: A concept analysis. *Journal of Advanced Nursing, 31*(2), 418–427. https://doi.org/10.1046/j.1365-2648.2000.01281.x

Grekin, R. & O'Hara, M. W. (2014). Prevalence and risk factors of postpartum posttraumatic stress disorder: A meta-analysis. *Clinical Psychology Review, 34*(5), 389–401.

Hanson, L. & Vandevusse, L. (2013). The microbiology and immunology of normal physiologic birth: A plea for the nature of mother. *The Journal of Perinatal & Neonatal Nursing, 27*(4), 278–280. https://doi.org/10.1097/JPN.0b013e3182a9c996

Hastie, C. & Fahy, K. M. (2009). Optimising psychophysiology in third stage of labour: Theory applied to practice. *Women and Birth, 22*(3), 89–96. https://doi.org/10.1016/j.wombi.2009.02.004

Henderson, A. (2011). Understanding the breast crawl: Implications for nursing practice. *Nursing for Women's Health, 15*(4), 296–307. https://doi.org/10.1111/j.1751-486X.2011.01650.x

Herman, A., Zimerman, A., Arieli, S., Tovbin, Y., Bezer, M., Bukovsky, I. & Panski, M. (2002). Down-up sequential separation of the placenta. *Ultrasound in Obstetrics & Gynecology, 19*(3), 278–281. https://doi.org/10.1046/j.1469-0705.2002.00557.x

Hofmeyr, G. J., Abdel-Aleem, H. & Abdel-Aleem, M. A. (2013). Uterine massage for preventing postpartum haemorrhage. *The Cochrane Database of Systematic Reviews,* (7), CD006431. https://doi.org/10.1002/14651858.CD006431.pub3

Hofmeyr, G. J., Mshweshwe, N. T. & Gülmezoglu, A. M. (2015). Controlled cord traction for the third stage of labour. *The Cochrane Database of Systematic Reviews,* (1), CD008020.

International Confederation of Midwives & International Federation of Gynaecologists and Obstetricians. (2004). Joint statement: Management of the third stage of labour to prevent post-partum haemorrhage. *Journal of Midwifery & Women's Health, 49*(1), 76–77. https://doi.org/10.1016/j.jmwh.2003.11.005

International Federation of Obstetrics and Gynecology. (2017). *Misoprostol Dosage Chart*. FIGO. https://www.figo.org/news/misoprostol-dosage-chart-2017

Jasani, B., Torgalkar, R., Ye, X. Y., Syed, S. & Shah, P. S. (2021). Association of umbilical cord management strategies with outcomes of preterm infants:

A systematic review and network meta-analysis. *JAMA Pediatrics, 175*(4), e210102. https://doi.org/10.1001/jamapediatrics.2021.0102

Katheria, A.C. (2019). Neonatal resuscitation with an intact cord: Current and ongoing trials. *Children, 6*(4), 60. https://doi.org/10.3390/children6040060

Katheria, A.C., Sorkhi, S.R., Hassen, K., Faksh, A., Ghorishi, Z. & Poeltler, D. (2018). Acceptability of bedside resuscitation with intact umbilical cord to clinicians and patients' families in the United States. *Frontiers in Pediatrics, 6*, 100. https://doi.org/10.3389/fped.2018.00100

Kelleher, J., Bhat, R., Salas, A.A., Addis, D., Mills, E.C., Mallick, H., Tripathis, A., Pruitt, E.P., Roane, C., McNair, T., Owen, J., Ambalavanan, N. & Carlo, W.A. (2013). Oronasopharyngeal suction versus wiping of the mouth and nose at birth: A randomized equivalency trial. *Lancet, 382*(9889), 326–330. https://doi.org/10.1016/S0140-6736(13)60775-8

Klaus, M.H. & Kennell, J.H. (2001). Care of the parents. In M.H. Klaus & A.A. Fanaroff (Hrsg.), *Care of the high-risk neonate* (5. Aufl., S. 195–222). Saunders. https://doi.org/10.1016/B978-0-7216-7729-3.50012-3

Klaus, M.H., Jerauld, R., Kreger, N.C., McAlpine, W., Steffa, M. & Kennel, J.H. (1972). Maternal attachment. Importance of the first post-partum days. *The New England Journal of Medicine, 286*(9), 460–463. https://doi.org/10.1056/NEJM197203022860904

Kundodyiwa, T.W., Majoko, F. & Rusakaniko, S. (2001). Misoprostol versus oxytocin in the third stage of labor. *International Journal of Gynaecology and Obstetrics, 75*(3), 235–241. https://doi.org/10.1016/S0020-7292(01)00498-2

Lalonde, A.B. & Grellier, R. (2012). FIGO saving mothers and newborns initiative 2006–2011. *International Journal of Gynaecology and Obstetrics, 119*(S1), S18–S21. https://doi.org/10.1016/j.ijgo.2012.03.010

Limaye, M.A. & Ratner, A.J. (2020). ‚Vaginal seeding' after a caesarean section provides benefits to newborn children: AGAINST: Vaginal microbiome transfer – a medical procedure with clear risks and uncertain benefits. *BJOG: An International Journal of Obstetrics and Gynaecology, 127*(2), 302. https://doi.org/10.1111/1471-0528.16174

Lipka, D. & Schulz, M. (2012). Wait for eight: Newborn bath delay. *Journal of Obstetric, Gynecologic & Neonatal Nursing, 41*(S1), S46–S47.

Lyons, K.E., Ryan, C.A., Dempsey, E.M., Ross, R.P. & Stanton, C. (2020). Breast milk, a source of beneficial microbes and associated benefits for infant health. *Nutrients, 12*(4), 1039. https://doi.org/10.3390/nu12041039

McDonald, S. (2007). Management of the third stage of labor. *Journal of Midwifery & Women's Health, 52*(3), 254–261. https://doi.org/10.1016/j.jmwh.2007.02.012

McDonald, S.J., Middleton, P., Dowswell, T. & Morris, P.S. (2013). Effect of timing of umbilical cord clamping of term infants on maternal and neonatal outcomes. *The Cochrane Database of Systematic Reviews,* (7), CD004074. https://doi.org/10.1002/14651858.CD004074.pub3

Mercer, J.S. & Erickson-Owens, D.A. (2012). Rethinking placental transfusion and cord clamping issues. *The Journal of Perinatal & Neonatal Nursing, 26*(3), 202–219. https://doi.org/10.1097/JPN.0b013e31825d2d9a

Mercer, J.S. & Erickson-Owens, D.A. (2014). Is it time to rethink cord management when resuscitation is needed? *Journal of Midwifery & Women's Health, 59*(6), 635–644. https://doi.org/10.1111/jmwh.12206

Mercer, J.S., Erickson-Owens, D.A., Deoni, S., Dean, D.C. III, Collins, J., Parker, A.B., Wang, M., Joelson, S., Mercer, E.N. & Padbury, J.F. (2018). Effects of delayed cord clamping on 4-month ferritin levels, brain myelin content, and neurodevelopment: A randomized controlled trial. *The Journal of Pediatrics, 203*, 266–272.e2. https://doi.org/10.1016/j.jpeds.2018.06.006

Mercer, J.S., Erickson-Owens, D.A., Graves, B. & Haley, M.M. (2007). Evidence-based practices for the fetal to newborn transition. *Journal of Midwifery & Women's Health, 52*(3), 262–272. https://doi.org/10.1016/j.jmwh.2007.01.005

Moore, E.R., Bergman, N., Anderson, G.C. & Medley, N. (2016). Early skin-to-skin contact for mothers and their healthy newborn infants. *The Cochrane Database of Systematic Reviews,* (11), CD003519. https://doi.org/10.1002/14651858.CD003519.pub4

Mueller, N.T., Dominguez-Bello, M.G., Appel, L.J. & Hourigan, S.K. (2020). ‚Vaginal seeding' after a caesarean section provides benefits to newborn children: FOR: Does exposing caesarean-delivered newborns to the vaginal microbiome affect their chronic disease risk? The critical need for trials of ‚vaginal seeding' during caesarean section.

BJOG: An International Journal of Obstetrics and Gynaecology, 127(2), 301.

Oladapo, O.T., Okusanya, B.O. & Abalos, E. (2018). Intramuscular versus intravenous prophylactic oxytocin for the third stage of labour. *The Cochrane Database of Systematic Reviews,* (9), CD009332. https://doi.org/10.1002/14651858.CD009332.pub3

Pérez-Escamilla, R., Martinez, J.L. & Segura-Pérez, S. (2016). Impact of the Baby-friendly Hospital Initiative on breastfeeding and child health outcomes: A systematic review. *Maternal & Child Nutrition, 12*(3), 402–417.

Preer, G., Pisegna, J.M., Cook, J.T., Henri, A.M. & Philipp, B.L. (2013). Delaying the bath and in-hospital breastfeeding rates. *Breastfeeding Medicine, 8*(6), 485–490. https://doi.org/10.1089/bfm.2012.0158

Rabe, H., Gyte, G.M., Díaz-Rossello, J.L. & Duley, L. (2019). Effect of timing of umbilical cord clamping and other strategies to influence placental transfusion at preterm birth on maternal and infant outcomes. *The Cochrane Database of Systematic Reviews,* (9), CD003248. https://doi.org/10.1002/14651858.CD003248.pub4

Righard, L. & Alade, M.O. (1990). Effect of delivery room routines on success of first breast-feed. *The Lancet, 336*(8723), 1105–1107.

Saccone, G., Caissutti, C., Ciardulli, A., Abdel-Aleem, H., Hofmeyr, G.J. & Berghella, V. (2018). Uterine massage as part of active management of the third stage of labour for preventing postpartum haemorrhage during vaginal delivery: A systematic review and meta-analysis of randomised trials. *BJOG: An International Journal of Obstetrics and Gynaecology, 125*(7), 778–781. https://doi.org/10.1111/1471-0528.14923

Saccone, G., Della Corte, L., D'Alessandro, P., Ardino, B., Carbone, L., Raffone, A., Guida, M., Locci, M., Zullo, F. & Berghella, V. (2020). Prophylactic use of tranexamic acid after vaginal delivery reduces the risk of primary postpartum hemorrhage. *The Journal of Maternal-Fetal & Neonatal Medicine, 33*(19), 3368–3376.

Sæther, E., Gülpen, F.R., Jensen, C., Myklebust, T.Å. & Eriksen, B.H. (2020). Neonatal transitional support with intact umbilical cord in assisted vaginal deliveries: A quality-improvement cohort study. *BMC Pregnancy and Childbirth, 20*(1), 496.

Salati, J.A., Leathersich, S.J., Williams, M.J., Cuthbert, A. & Tolosa, J.E. (2019). Prophylactic oxytocin for the third stage of labour to prevent postpartum haemorrhage. *The Cochrane Database of Systematic Reviews,* (4), CD001808. https://doi.org/10.1002/14651858.CD001808.pub3

Schorn, M. (2019). The third stage of labor. In T.L. King, M.C. Brucker, K. Osborne & C.M. Jevitt (Hrsg.), *Varney's Midwifery* (6. Aufl., S. 1107–1126). Jones & Bartlett Learning.

Sharma, D., Sharma, P. & Shastri, S. (2017). Golden 60 minutes of newborn's life: Part 2: Term neonate. *The Journal of Maternal-Fetal & Neonatal Medicine, 30*(22), 2728–2733. https://doi.org/10.1080/14767058.2016.1261399

Soltani, H., Hutchon, D.R. & Poulose, T.A. (2010). Timing of prophylactic uterotonics for the third stage of labour after vaginal birth. *The Cochrane Database of Systematic Reviews,* (8), CD006173. https://doi.org/10.1002/14651858.CD006173.pub2

Sousa, E. & Silva, J.P. (Hrsg.). (2014). *Probiotic bacteria: Fundamentals, therapy, and technological aspects.* Taylor & Francis Group; CRC Press.

Tan, W.M., Klein, M.C., Saxell, L., Shirkoohy, S.E. & Asrat, G. (2008). How do physicians and midwives manage the third stage of labor? *Birth, 35*(3), 220–229. https://doi.org/10.1111/j.1523-536X.2008.00243.x

Thomas, M.R., Yoxall, C.W., Weeks, A.D. & Duley, L. (2014). Providing newborn resuscitation at the mother's bedside: Assessing the safety, usability and acceptability of a mobile trolley. *BMC Pediatrics, 14*, 135. https://doi.org/10.1186/1471-2431-14-135

Uvnäs-Moberg, K. (2003). *The oxytocin factor: Tapping the hormone of calm, love and healing.* Da Capo Press.

Vain, N.E., Szyld, E.G., Prudent, L.M., Wiswell, T.E., Aguilar, A.M. & Vivas, N.I. (2004). Oropharyngeal and nasopharyngeal suctioning of meconium-stained neonates before delivery of their shoulders: Multicentre, randomised controlled trial. *Lancet, 364*(9434), 597–602. https://doi.org/10.1016/S0140-6736(04)16852-9

VandeVusse, L., Hanson, L. & Safdar, N. (2013). Perinatal outcomes of prenatal probiotic and prebiotic administration: An integrative review. *The Journal of Perinatal & Neonatal Nursing, 27*(4), 288–301. https://doi.org/10.1097/JPN.0b013e3182a1e15d

Varendi, H., Porter, R.H. & Winberg, J. (1994). Does the newborn baby find the nipple by smell? *The Lancet, 344*(8928), 989–990.

Velaphi, S. & Vidyasagar, D. (2008). The pros and cons of suctioning at the perineum (intrapartum) and post-delivery with and without meconium. *Se-*

minars in Fetal & Neonatal Medicine, 13(6), 375–382. https://doi.org/10.1016/j.siny.2008.04.001

Weeks, A.D., Watt, P., Yoxall, C.W., Gallagher, A., Burleigh, A., Bewley, S., Heuchan, A.M. & Duley, L. (2015). Innovation in immediate neonatal care: Development of the Bedside Assessment, Stabilisation and Initial Cardiorespiratory Support (BASICS) trolley. *BMJ Innovations, 1*(2), 53–58. https://doi.org/10.1136/bmjinnov-2014-000017

Weiner, G.M. & Zaichkin, J. (Hrsg.). (2016). *Textbook of Neonatal Resuscitation (NRP)* (7. Aufl.). American Academy of Pediatrics; American Heart Association.

WHO Immediate KMC Study Group, Arya, S., Naburi, H., Kawaza, K., Newton, S., Anyabolu, C.H., Bergman, N., Rao, S., Mittal, P., Assenga, E., Gadama, L., Larsen-Reindorf, R., Kuti, O., Linnér, A., Yoshida, S., Chopra, N., Ngarina, M., Msusa, A.T., Boakye-Yiadom, A., ... Massawe, A. (2021). Immediate „Kangaroo Mother Care" and survival of infants with low birth weight. *The New England Journal of Medicine, 384*(21), 2028–2038.

Widström, A.M., Lilja, G., Aaltomaa-Michalias, P., Dahllöf, A., Lintula, M. & Nissen, E. (2011). Newborn behaviour to locate the breast when skin-to-skin: A possible method for enabling early self-regulation. *Acta Paediatrica, 100*(1), 79–85.

Wilson, B.C., Butler, É.M., Grigg, C.P., Derraik, J., Chiavaroli, V., Walker, N., Thampi, S., Creagh, C., Reynolds, A.J., Vatanen, T., O'Sullivan, J.M. & Cutfield, W.S. (2021). Oral administration of maternal vaginal microbes at birth to restore gut microbiome development in infants born by caesarean section: A pilot randomised placebo-controlled trial. *EBioMedicine, 69*, 103443.

World Health Organization. (2012). *Guidelines on Basic Newborn Resuscitation*. Zugriff am 20. August 2016 unter https://iris.who.int/bitstream/handle/10665/75157/9789241503693_eng.pdf?sequence=1

World Health Organization. (2014). *Guideline: Delayed Umbilical Cord Clamping for Improved Maternal and Infant Health and Nutrition Outcomes*. World Health Organization. Verfügbar unter https://iris.who.int/bitstream/handle/10665/148793/?sequence=1

World Health Organization. (2018). *Ten steps to successful breastfeeding*. Verfügbar unter https://www.who.int/teams/nutrition-and-food-safety/food-and-nutrition-actions-in-health-systems/ten-steps-to-successful-breastfeeding

10 Periduralanästhesie und andere Formen der neuraxialen Analgesie

Sharon Muza und Robin Elise Weiss

Anmerkung der Autorinnen: Thematisiert werden die Auswirkungen der neuraxialen (epiduralen und spinalen) Analgesie auf die physiologischen Systeme der gebärenden Frau und des Fetus – der Schwerpunkt liegt dabei auf der *Dystokieprävention*. Ferner geht es um die Frage, wie sich durch entsprechendes Management dieser Geburtsphase einige ihrer unerwünschten Nebenwirkungen reduzieren lassen. Jedes Kapitel dieses Werks enthält an geeigneter Stelle weitere Informationen über den Einfluss einer Periduralanästhesie auf den Geburtsfortschritt.

10.1 Analgesie und Anästhesie in der Geburtshilfe

Oberstes Ziel der Geburtshilfe ist eine gesunde Mutter und ein gesundes Kind, doch gleich danach ist das Management der Geburtsschmerzen eines der vordringlichsten Anliegen der Eltern und des Fachpersonals. Der Wunsch, die Geburtsschmerzen zu lindern, hat dazu geführt, dass Geburtshelfer*innen aller therapeutischen Schulen, aber auch die Gesellschaft, erhebliche Anstrengungen unternommen haben, um pharmakologisch und psychophysiologisch sichere Wege der Schmerzreduzierung zu finden. Die Periduralanästhesie (PDA) und alle neuraxialen Behandlungsansätze wurden in industrialisierten Ländern äußerst populär, sind heute in vielen Ländern zentraler Bestandteil der Geburtshilfe und mehr als der Hälfte aller Frauen (oder zumindest die, die sich eine PDA leisten können) nehmen sie in Anspruch. In diesem Kapitel gehen wir der Frage nach, wie sich Wehen und Geburt mit einer PDA von Wehen und Geburt ohne PDA unterscheiden, und zwar in emotionaler wie in körperlicher Hinsicht, wir widmen uns der Sicherheit und den Nebenwirkungen der PDA und erkunden realistische und praktikable Möglichkeiten, die Nebenwirkungen, falls sich die Gebärende für eine PDA entscheidet, zu minimieren, damit die Geburt für alle ein positiveres Erlebnis wird (Simkin, 2012).

10.2 Neuraxiale Analgesie – neue Begriffe für alte Ansätze bei Geburtsschmerzen?

Mit den Begriffen neuraxiale Analgesie und neuraxiale Anästhesie bezeichnet man die verschiedenen pharmakologischen Techniken der Schmerzlinderung mit Hilfe von Opioiden und/oder Lokalanästhetika, die in den intraduralen oder extraduralen Raum und injiziert oder fortlaufend infundiert werden. Zur Neuralachse gehören Hirnstamm und Rückenmark (s. Liste der verschiedenen neuraxialen Analgetika, **Kasten 10-1**).

Seit den 1960er und 1970er Jahren, als epidurale und spinale Analgesien erstmals zur Verfügung standen, wird über die wissenschaftliche Validität von Studien, die die Wirkungen, Vorteile und Nachteile, den Nutzen und Schaden dieser Analgesien untersucht haben, hitzig diskutiert. Was die Vorteile angeht – hervorragende Schmerzlinderung bei wachem Bewusstsein, therapeutische Ruhepause – herrscht weitgehend Einigkeit. Zu den Gefahren gehören Hypotension, Bewegungseinschränkungen, Fieber,

Harnverhalt, verlängerte erste und zweite Geburtsphase, höhere Oxytocindosen, Anstieg der Raten instrumenteller/operativer Vaginalgeburten und mehr Kaiserschnittgeburten aufgrund fetaler Stresszustände, wobei sich die Gesamtkaiserschnittrate nicht erhöht (Anim-Somuah et al., 2018). Für ein Cochrane-Review wurden 40 Studien mit über 11000 Teilnehmerinnen ausgewertet, wobei keine Auswirkungen auf die Kaiserschnittrate, auf anhaltende Rückenschmerzen, neonatale Apgar-Scores und Überweisungen auf die Neugeborenenintensivstation festgestellt wurden (Anim-Somuah et al., 2018). Uneinig ist man sich über andere potenzielle Gefahren, z. B. Stillprobleme oder frühes Abstillen; je nach Studie haben PDAs die Raten gesenkt oder erhöht (French et al., 2016; Newnham et al., 2021). Nur sehr wenige Informationen gibt es über einfache Maßnahmen, die Geburtshelfer*innen ergreifen können, um diese potenziellen Nebenwirkungen zu verhindern oder zu korrigieren.

Während die Vor- und Nachteile der PDA bereits gut erforscht sind, weiß man kaum etwas über die indirekten Vor- und Nachteile und Auswirkungen der Managementtechniken, die um der Sicherheit der PDA willen eingesetzt werden. Anders gesagt: Nicht alle Probleme in Verbindung mit einer PDA sind direkte Folgen der Anästhesie; gut möglich, dass manche vom dafür notwendigen Management verursacht oder verstärkt werden.

Eine PDA und andere neuraxiale Analgesien verändern die Funktionen zahlreicher Körpersysteme (Simkin, 2012). Geburtshilfliche Fachkräfte sollen deshalb:

1. die Physiologie der mütterlich-fetalen-plazentaren Einheit in den Mittelpunkt stellen
2. die von den verschiedenen Formen der epiduralen und spinalen Analgesie ausgelösten Veränderungen der physiologischen Abläufe erkennen
3. einfache Maßnahmen und Interventionen in Betracht ziehen, um einige der unerwünschten Wirkungen zu reduzieren
4. verstehen, dass gebärende Frauen in einer psychisch und emotional herausfordernden Situation sind – selbst, wenn sie kaum oder keine Schmerzen haben – und dass sie Unterstützung brauchen, damit sie sich unter der Geburt besser und danach erfolgreich fühlen und mit ihrem Geburtserlebnis insgesamt zufriedener sind. Die meisten PDAs sind zwar hochwirksam, dennoch gilt: Auch eine schmerzfreie Frau hat emotionale Bedürfnisse und braucht Zuwendung.

Kasten 10-1: Neuraxiale Analgesie

Dazu zählen verschiedene Techniken, die allesamt mit der Neuralachse zu tun haben (Heesen & Klimek, 2017):

- Spinalanästhesie
- intrathekale Opioide
- epidurale Opioide
- Epiduralanästhesie plus Opioide (dazu kann auch die patientenkontrollierte Epiduralanästhesie gehören)
- kombinierte spinal-epidurale Anästhesie.

In diesem Werk liegt der Fokus auf der epiduralen Analgesie, weil sie die in der Geburtshilfe am häufigsten eingesetzte neuraxiale Anästhesie ist und in Fachkreisen und der Öffentlichkeit das Wort „epidural" geläufiger ist als das Wort „neuraxial". Epidurale oder PDAs werden von manchen Frauen zur Schmerzlinderung dringend gewünscht, während andere ebenso dringend wünschen, ohne PDA zu gebären. Jede Schwangere soll unterstützt werden, damit sie eine informierte, für sie passende Entscheidung treffen kann. Die Entscheidung für eine PDA wird manchen Frauen unnötig schwer gemacht. Es ist wichtig, Epidurale und PDAs als das zu betrachten, was sie sind, nämlich hilfreiche Instrumente, die manche Frauen nutzen andere vermeiden wollen.

10.3 Physiologische Veränderungen unterstützen das mütterliche und fetale Wohlbefinden

Schwangerschaft, Geburt und Mutter-Kind-Interaktionen sind hormongesteuerte physiologische Prozesse, die in der Regel dazu führen, dass Mutter und Kind gesund und bereit sind, sich gemeinsam an die neue Lebenssituation anzupassen (Buckley, 2015). Dieser fein abgestimmte Prozess funktioniert meist verlässlich, selbst wenn die Aktivitäten der Gebärenden eingeschränkt werden, sie z. B. nicht herumgehen und sich nicht frei bewegen, nicht nach Wunsch essen und trinken darf, und selbst wenn Interventionen stattfinden, z. B. eine Amniotomie durchgeführt wird, Flüssigkeiten infundiert und synthetisches Oxytocin und eine epidurale Analgesie verabreicht werden. Dennoch sind Nebenwirkungen und Zielkonflikte unvermeidlich. Bei elektiven Interventionen besteht die Herausforderung darin, zu wissen, wie sie den normalen Ablauf verändern und was damit gewonnen und was damit verhindert wird (ACNM et al., 2013). Dank dieser Überlegungen können gewisse unliebsame Nebenwirkungen reduziert oder eliminiert werden, eine Intervention durch eine andere, akzeptablere ersetzt oder schädliche Nebenwirkungen durch ein anderes Vorgehen verhindert werden. Für die epidurale/peridurale Analgesie und alle Formen der neuraxialen Analgesie wäre eine solche Analyse ein großer Gewinn (Goer & Romano, 2012, Kapitel 12; Singata et al., 2013).

10.4 Multisystemeffekte der epiduralen Analgesie und Geburtsfortschritt

Anästhesie kann lokal sein – nur in einem Bereich, regional wirken – oder generell, was bedeutet, dass die Person nicht wach und bei Bewusstsein ist. Epidurale wirken regional schmerzlindernd, können aber auch einige Organsysteme verändern. Da es Ziel dieses Werks ist, Dystokien zu verhindern, wird nun erläutert, wie die epidurale Analgesie den Geburtsfortschritt verlangsamt oder verändert. Es werden folgende Systeme untersucht: das endokrine System, zentrale und periphere Nervensystem, Muskel-Skelett-System und Urogenitalsystem.

10.4.1 Endokrines System

Das subtile Zusammenspiel wichtiger Hormone, wie Oxytocin, Beta-Endorphine und Katecholamine, ist für den Geburtsfortschritt von zentraler Bedeutung. Es beeinflusst den gesamten Geburtsverlauf über den psychischen Zustand der Frau, den Grad ihrer Wachheit, ihre Schmerztoleranz, ihre Kräfte und Energie, ihre Gebärfähigkeit, die wechselseitige Regulierung von Mutter und Kind, das Stillvermögen der Frau und ihre Fähigkeit, eine Bindung zum Baby herzustellen. Diese Vorgänge werden durch emotionalen Stress, eine systemische Erkrankung sowie möglicherweise auch durch bestimmte Medikamente verhindert oder verändert, z. B. durch synthetisches Oxytocin, Epinephrin und Tokolytika. Bekannt ist auch, dass Medikamente wie Sufentanil oder Fentanyl und ähnliche Wirkstoffe, die meist in den epiduralen Raum injiziert werden, diese Hormoninteraktionen stören (Buckley, 2015).

Viele Geburten werden durch eine epidurale Analgesie verlangsamt, da sie die endogene Oxytocinproduktion hemmt. Manchmal ist der Geburtsfortschritt in der Eröffnungsperiode verlangsamt, weil die Frau extrem ängstlich oder besorgt ist, worauf die Katecholaminproduktion ansteigt (die physiologische Kampf-oder-Flucht-Reaktion). In der Austreibungsperiode ist ein erhöhter Katecholaminspiegel zwar normal und nützlich, steigt er jedoch bereits vorher an, weil die Frau äußerst ängstlich, besorgt oder verstört ist, wird die Uterusdurchblutung gestört und der Geburtsverlauf verlängert. Dann hemmt eine PDA die Katecholaminproduktion, insbesondere die Produktion von Epinephrin, und löst tatsächlich einen *mind-body-split* aus, die „Spaltung zwischen Körper und Geist", die, anekdotischen Berichten zufolge, den Geburtsfortschritt unterstützt (Grant et al., 2015).

Dass eine Frau ohne erkennbare Ursache über lange Zeit hinweg starke, aber unwirksame Wehen hat, ist ein häufiges Szenarium. Erhält die Frau dann eine PDA kann sie sich etwas ausruhen, worauf die Geburt wieder in Gang kommt. Dann ist die PDA eine hilfreiche Technik zur Behandlung einer Dystokie.

Eine PDA kann den normalen Geburtsfortschritt verlangsamen, weil sie die endogene Oxytocinproduktion hemmt. Das wiederum verlangsamt die Wehen und verhindert den normalen plötzlichen Oxytocinanstieg in der Austreibungsperiode, der das instinktive Pressen auslöst (Buckley, 2015). Um den Geburtsfortschritt aufrechtzuerhalten, wird synthetisches Oxytocin oft intravenös verabreicht. Manche Geburtshelfer*innen greifen dann zur Methode des langen Luftanhaltens und des kräftigen angeleiteten Pressens, in der Hoffnung, die wenig produktiven Wehen damit zu kompensieren. Neuere Studien stellen diese Praxis allerdings infrage (Lemos et al., 2017).

Manchmal wird zur Geburtsbeschleunigung eine Instrumentengeburt oder ein Kaiserschnitt empfohlen. Der normale starke Katecholaminausstoß in der späten Austreibungsperiode, der bewirkt, dass die Mutter hellwach ist und einen Energieschub erlebt, ohne den sie das Baby nicht gebären kann, wird durch eine epidurale Medikation blockiert. Eine PDA kann auch die Produktion von Beta-Endorphinen blockieren. Beta-Endorphine sind körpereigene narkoseähnliche Schmerzmittel, die das Gefühl von Wohlbefinden auslösen, instinktgeleitetes Verhalten fördern und, wenn die Geburt vorbei ist, Euphorie erzeugen (Buckley, 2015).

Je nach Einstichstelle (in den Duralsack oder extradural) schaltet das Medikament die sensorische und motorische Reizübertragung aus oder vermindert sie, entweder innerhalb des Zentralnervensystems (wie bei intrathekalen Opiaten und bei einer Spinalanästhesie) oder innerhalb des peripheren Nervensystems (wie bei epiduralen Opioiden, der segmentalen oder traditionellen PDA) (Wong, 2009). Die kombinierten Spinal-Periduralanästhesie verändert die Reizübertragung beider Systeme. Opiate (z.B. Fentanyl und Sufentanyl), egal ob intrathekal oder epidural verabreicht, erreichen über den Blutkreislauf auch das Gehirn und können eine Atemdepression auslösen. Übelkeit, Juckreiz und leichte Sedierung lassen sich ebenfalls auf Opiate im Gehirn zurückführen. Diese Medikamente können auch das Ungeborene erreichen und nach der Geburt beeinträchtigen, wobei Neugeborene unter einer PDA oft weniger leiden als unter systemischen Narkotika. Die Auswirkungen sind natürlich dosisabhängig; Studien über neonatale Outcomes kommen allerdings zu widersprüchlichen Ergebnissen (Liu & Wang, 2020).

Die epidurale und intrathekale Anästhesie wirkt analgetisch, indem sie die Übertragung von Schmerzreizen und anderer Reize blockieren, die über sensorische Neuronen Muskeln und Organe mit Rückenmark und Gehirn verbinden. Die untere Körperhälfte wird völlig, der Unterleib weitgehend reizunempfindlich, was den Geburtsschmerz eindämmt. Die damit verbundene motorische Blockade führt jedoch zu Bewegungseinschränkungen. Die Frau kann ihre Beinbewegungen kaum noch steuern, und der Tonus der Beckenbodenmuskulatur lässt nach. Die genannten Veränderungen treten jedoch nicht bei allen Frauen auf; sie hängen von vielen Faktoren ab. Die Blockade des parasympathischen Nervensystems vermindert die uterine Kontraktibilität, verändert die Temperaturregulierung sowie die Vasodilatation in den betroffenen Bereichen und reduziert die Fähigkeit, Wärme abzuleiten, weil sie an diesen Stellen die Schweißproduktion verhindert (Wong, 2009).

Diese Auswirkungen – manche sind von Dosierung und Dauer der Medikation abhängig – können bei Mutter und Kind Fieber und eine fetale Tachykardie auslösen (Segal, 2010; Sharpe & Arendt, 2017; Wong, 2009). Steigt die mütterliche Körpertemperatur auf über 38 °C und wird zum Fieber, müssen die Frau und das Neugeborene auf eine Infektion hin untersucht werden. Weil dafür eine Bakterienkultur angelegt werden muss, deren Ergebnisse erst nach 48 Stunden vorliegen, wird meist sofort mit der Antibiotikatherapie begonnen, mit dem Plan, sie abzusetzen, wenn die Kultur negativ ist. In der Zwischenzeit kann das Neugeborene getrennt von der Familie auf einer Intensivpflegestation beobachtet werden, was Bonding und Laktation möglicherweise beeinträchtigt. (In evidenzbasiert vorgehenden Kliniken bleiben Mutter und Kind in der Wartezeit beisammen.) Je nach Ergebnis der Bakterienkultur, wird die Familie wieder vereint oder das Baby den vorgeschriebenen Therapiezyklus lang mit Antibiotika behandelt. Diese Zeit ist für Eltern und Baby belastend und kann verhindern, dass die Laktation in Gang kommt (Parker et al., 2015). Dennoch gilt, dass, selbst bei einer negativen Blutkultur oder wenn das Fieber nicht über 38 °C steigt, jeder mütterliche Temperaturanstieg unter der Geburt, ob wegen einer Infektion oder aus einem anderen Grund, das Kind gefährden und den Geburtsfortschritt behindern kann.

Selbst ein leichter fetaler Temperaturanstieg erhöht die Wahrscheinlichkeit einer dorso-posterioren Einstellung bei er Geburt erheblich. Osborne et al. haben die Krankenakten von 1438 Erstgebärenden ausgewertet, die alle eine PDA erhalten hatten und die Neugeborenen-Outcomes von Frauen, die nach der PDA eine Hyperthermie entwickelt hatten (37 °C oder höher; n = 669 oder 46 %) verglichen mit den Neugeborenen-Outcomes fieberfreier Frauen. In der Fiebergruppe waren dorso-posteriore Stellungen doppelt so häufig. Die Kaiserschnittrate war zwölfmal höher bei Frauen, die sowohl Fieber hatten als auch einen Fetus in dorso-posteriorer Stellung als bei Frauen, die weder das eine noch das andere hatten (Osborne et al., 2011). Wenngleich über die Ursachen kontrovers diskutiert wird, haben andere Forschende kürzlich berichtet, dass die mütterliche Temperatur oft mit der Dauer der PDA ansteigt (Akerman & Hall, 2012; de Orange et al., 2011; Khanna et al., 2020).

Steigt die Körpertemperatur der Mutter, steigt auch die des Kindes. Die fetale Körpertemperatur liegt etwa 0,5–0,9 °C über der mütterlichen. Im Wissen, dass Kinder, die mit Fieber geboren werden, anfangs hypotonisch sind, gehen Osborne und andere (2011) davon aus, dass die Hypotonie bereits im Uterus vorhanden war und das Ungeborene daran gehindert hat, die für die schwierige Passage durch das Becken erforderlichen Bewegungen zu machen. Forschende dringen auf weitere Untersuchungen dieses Phänomens.

Ist die Temperatur des Ungeborenen/Neugeborenen aufgrund einer PDA erhöht, muss eine Infektion als Ursache ausgeschlossen werden – eine besorgniserregende Situation. Während man auf die Ergebnisse der Blutuntersuchungen wartet, werden Neugeborene oft unnötigen diagnostischen Abklärungsversuchen unterzogen und mit Antibiotika therapiert. Studien haben ergeben, dass die Zahl ungünstiger neonataler Outcomes steigt, wenn die Mutter eine PDA erhalten hat und ihre Temperatur über 38 °C liegt (Greenwell et al., 2012).

Die Auswirkungen von Fieber beweisen, wie wichtig es ist, den Fetus vor einem Temperaturanstieg der Mutter (aufgrund einer PDA, einer Infektion oder eines zu warmen Vollbads) zu schützen.

10.4.2 Muskel-Skelett-System

Die Folgen einer Blockade des motorischen Nervensystems werden von deren Grad bestimmt: Der Körper der Gebärenden kann völlig reizunempfindlich sein, sie kann die Kontrolle über die willkürliche Muskulatur im oberen und unteren Teil des Rumpfs teilweise oder ganz verlieren, die Mobilität ihrer Beine kann vorübergehend eingeschränkt oder völlig verloren sein. Ihre Presswehen sind weniger effektiv, selbst wenn sie aufgefordert wird, die Luft anzuhalten und mit aller Kraft zu drücken.

Auch der Tonus der Beckenmuskulatur ist herabgesetzt, was die fetale Rotation behindert.

Normalerweise stellt der Beckenboden eine elastische jedoch feste Ebene dar, auf der sich das fetale Köpfchen drehen kann. Auch die Muskulatur, die das Becken auskleidet, wirkt wie ein festes Kissen, das die Rotation fördert. Druck auf diese Muskelgruppe löst eine Dehnung aus, die bei den entscheidenden Bewegungen (Flexion, interne Rotation, Streckung, externe Rotation) während des Tiefertretens des Köpfchens eine wichtige Rolle spielt. Bei einer PDA sind diese Muskelgruppen jedoch betäubt, was die Rotation des Kopfes erschwert und die Gefahr einer dorso-posterioren Stellung bei der Geburt erhöht (Bonica et al., 1995; Lieberman et al., 2005). Die falsche Lösung besteht darin, die Frau aufzufordern, bei jeder Wehe die Luft anzuhalten und möglichst stark und lange zu pressen. Unglücklicherweise erhöht diese Technik die Wahrscheinlichkeit einer schwierigen Geburt, weil die Fehleinstellung anhält oder die Geburt wegen eines tiefen Querstands zum Stillstand kommt.

Werden die Pressbemühungen für ein bis zwei Stunden, oder bis das Köpfchen am Scheideneingang erscheint, ausgesetzt, bleibt dem Kind mehr Zeit, sich im Becken zurechtzufinden und eine dorso-anteriore Stellung einzunehmen, was eine Entbindung in dorso-posteriorer Stellung unwahrscheinlicher macht (Goer, 2014). Dieser Effekt wird von manchen Studien infrage gestellt, andere verweisen auf die Vorteile einer PDA, und sei es auch nur, dass sie die Zufriedenheit der Mutter erhöht und/oder ihrem Wunsch entspricht – beides durchaus bedenkenswerte Punkte (Brancato et al., 2008; Cahill et al., 2018; Goer, 2018; Hofmeyr & Singata-Madliki, 2020; Lemos et al., 201; Roberts & Hanson, 2007).

Neueren Studien zufolge haben Pressanstrengungen mit einer PDA, verglichen mit sofortigem Pressen bei vollständiger Zervixdilatation, keinerlei Vorteile. Erfahrene Hebammen und andere Geburtshelfer*innen berichten immer wieder, dass es die Kraftreserven Erstgebärender schont, wenn sie dank einer PDA das Pressen aufschieben, bis das Ungeborene einen tieferen Höhenstand erreicht hat, und dieses Vorgehen die mütterliche Zufriedenheit steigert. Die Ausnahme kann ein Ungeborenes in dorso-posteriorer Stellung sein. Eine kleine randomisierte kontrollierte Studie hat nachgewiesen, dass eine PDA mit der Gefahr einer fetalen Fehleinstellung einhergeht (Menichini et al., 2021).

Bestimmte Positionen und Bewegungsformen, die sich die Schwerkraft zunutze machen, können unter dem Einfluss einer PDA unmöglich oder nur mit Unterstützung möglich sein. Das Ausmaß dieser Folgen variiert, je nach Typ der verabreichten neuraxialen Analgesie, je nach Wahl und Dosierung der Medikation und der Liegedauer des PDA-Katheters, und ob sich die Frau kleine Mengen des Medikaments zusätzlich selbst zuführen kann (Brancato et al., 2008).

Frühes angeleitetes Pressen (langes maximales Luftanhalten und angestrengtes Pressen) kann zu Verletzungen der Beckenbodenmuskulatur führen, Stuhl- und Harninkontinenz und eine Flatus Inkontinenz verursachen (Cahill, 2017). Auch fetale Fehleinstellungen kommen unter einer epiduralen Analgesie häufiger vor, die dann womöglich eine instrumentelle Entbindung notwendig machen. Für eine Fallkontrollstudie wurden die Daten von 500 Frauen ausgewertet, von denen 250 die PDA-Gruppe und 250 die Kontrollgruppe bildeten. Sie hat belegt, dass eine PDA das Risiko einer fetalen Fehleinstellung erhöht (Menichini et al., 2021), die wiederum eine Dammverletzung verursachen kann (Albers & Borders, 2007; Brancato et al., 2008; Lieberman et al., 2005).

10.4.3 Urogenitalsystem

Da die Blase der Frau reizunempfindlich ist und sie nicht spontan Wasser lassen kann, besteht während und nach der Geburt die Gefahr eines Harnverhalts und einer Blasenerweiterung (Kearney & Cutner, 2008; ObsGyae & Midwifery News, 2011). Eine volle, erweiterte Blase verkleinert den Beckenraum und kann den Geburtsfortschritt hemmen, die Wehenwirksamkeit beeinträchtigen sowie Rotation und Tiefertreten des Ungeborenen behindern. Die Gebärende muss sorgfältig auf eine Blasenerweiterung hin beobachtet und ihre Flüssigkeitszufuhr und Ausscheidungsmenge muss überwacht werden, sie muss zur Blasenentleerung regelmäßig katheterisiert oder mit einem Dauerkatheter versorgt werden, was wiederum die Gefahr katheterassoziierter Harnwegsinfektionen (HWI) erhöht (Richens, 2016). Eine erweiterte Blase erhöht auch die Gefahr einer postpartalen Blutung. Im Rahmen einer randomisierten kontrollierten Studie, an der 252 Erstgebärende mit PDA teilgenommen haben, wurden die Frauen dem Zufallsprinzip folgend in zwei Gruppen eingeteilt. Eine Gruppe wurde intermittierend katheterisiert, die andere bekam einen Dauerkatheter: Es wurden keine Unterschiede festgestellt (Dempsey et al., 2020). Auch bei einer Meta-Analyse zum Vergleich kontinuierlicher vs. intermittierender Katheterisierung mit 850 Teilnehmerinnen waren die Raten postpartaler Harnwegsinfekte, postpartaler Harnverhalte und postpartaler Blutungen die gleichen (Li et al., 2019). Ungeachtet dieser Daten soll bei risikoarmen Gebärenden mit PDA eine intermittierende Blasenkatheterisierung bevorzugt werden, um Positionsveränderungen und Bewegungen zu erleichtern. Die Gefahr einer Dammverletzung ist erhöht, weil oft eine instrumentelle Geburt erforderlich ist, die Dammrisse 3. und 4. Grades verursachen kann. Nach einer Instrumentengeburt nimmt die Wahrscheinlichkeit einer Harn- und Stuhlinkontinenz zu (Albers & Borders, 2007).

10.5 Problemreduktion der PDA durch ein verändertes Geburtsmanagement?

Zwar wird und soll die Diskussion über die tatsächlichen Auswirkungen einer PDA anhalten, dennoch sollte anderen Fragen mehr Aufmerksamkeit gewidmet werden. Lassen sich einige Störungen der Geburtsphysiologie durch eine Veränderung des Geburtsmanagements verhindern oder beheben? Könnte eine andere Herangehensweise einige unerwünschte Nebenwirkungen der PDA reduzieren, die Outcomes verbessern, die Kosten senken und dabei die Mitwirkung und Zufriedenheit gebärender Frauen verbessern? Es kann von Vorteil sein, nicht-medikamentöse Ansätze zum Erhalt des Geburtsfortschritts und zur Linderung anderer Symptome in die übliche Betreuung gebärender Frauen zu integrieren. Es folgt ein vierteiliger Managementvorschlag für Geburtshelfer*innen, die sich aktiv für die Müttergesundheit einsetzen. Bei dem 4. Managementvorschlag wird das **angeleitete physiologische Pressen mit PDA** beschrieben.

1. Managementvorschlag: Schwangere vorab informieren

Die Schwangere wird zeitig vor der Entbindung informiert und zwar in Geburtsvorbereitungskursen, mithilfe vertrauenswürdiger Informationsquellen und durch Gespräche mit geburtshilflichen Fachkräften, die sie (a) allgemein über die Vor- und Nachteile einer PDA und über Alternativen informieren, die ihr (b) umfassend und realistisch erklären, wie die Analgesie erfolgt und (c) mitteilen, welche Routinemaßnahmen notwendig sind (was die Frau in dem Moment überraschen mag), um zu gewährleisten, dass die PDA sicher ist (z. B. intravenöse Flüssigkeitszufuhr, synthetisches Oxytocin, kontinuierliche fetale Überwachung, Bewegungseinschränkungen, Blasenkatheterisierung, regelmäßiges Blutdruckmessen, Pulsoxymetrie u. a.). Die Schwangere soll vorab auch über häufig auftretende, potenziell beängstigende Nebenwirkungen und die klinischen Gegenmaßnahmen aufgeklärt werden, z.B. über mütterliche Hypotension und fetale Bradykardie, unzureichende oder nur punktuelle Schmerzlinderung, darüber, dass das Pressen ohne oder mit wenig Empfindungen schwierig oder frustrieren sein kann und wie das Neugeboren versorgt wird, falls sie Fieber bekommt. Die Frau wird die oft plötzlich notwendigen Gegenmaßnahmen vermutlich weniger belastend empfinden, wenn sie nicht überraschend kommen.

2. Managementvorschlag: Die Dauer der PDA möglichst kurzhalten

Die PDA soll möglichst hinausgezögert werden, weil sie unerwünschte Nebenwirkungen hat, die sich mit der Zeit verschlimmern. Zu den Nebenwirkungen gehören: langsamer Geburtsfortschritt, mütterliches Fieber, fetale Bradykardie, zunehmender Verlust der Beweglichkeit der unteren Extremitäten (weil die Blockade zunimmt), anhaltende fetale Fehleinstellung, fetale Wehenintoleranz und verzögerter Stillerfolg. Machen sich die Frau oder ihre Betreuungsperson Sorgen wegen möglicher Nebenwirkungen, können sie versuchen, die PDA möglichst spät verabreichen zu lassen (Goer, 2014). Das gelingt am besten und ohne dass die Frau leiden muss, wenn die Geburtsschmerzen mit bewährten nicht-medikamentösen Methoden gelindert werden. Geburtsvorbereitungskurse, in denen schmerzlindernde Maßnahmen gelehrt werden, die das Wohlbefinden verbessern, können sehr hilfreich sein, weil bestimmte Techniken vor der Geburt eingeübt werden müssen. Manche Maßnahmen können auch von einer erfahrenen Doula, von der Partnerin oder dem Partner oder der Betreuungskraft durchgeführt werden. Ist der Wehenschmerz jedoch überwältigend, soll die PDA nicht aufgeschoben werden (Simkin & Hull, 2011). Einigen Untersuchungen zufolge kann sie bereits in frühen Geburtsphasen verabreicht werden (Lipschuetz et al., 2020). Eine Ausnahme bilden Frauen mit hohem BMI, weil Übergewicht das Legen des PDA-Katheters erschwert. Für die meisten von ihnen ist eine frühe PDA vorteilhaft, weil sie eine Vollnarkose vermeiden hilft, sollte eine Schnittentbindung notwendig werden. Je höher der BMI desto höher die Komplikationsgefahr (Dalbye et al., 2021; González-Tascón, 2021).

3. Managementvorschlag: Frauen mit PDA möglichst wie Frauen ohne PDA behandeln

Praktiken wählen, die Verhaltensweisen erhalten oder fördern, die denen nicht-anästhesierter Gebärender ähnlich sind. Beispiele:

- Mit kalten Kompressen für Kühlung sorgen, sobald die Temperatur der Frau ansteigt (nicht erst, wenn sie Fieber hat). Die Kompressen auf Körperstellen legen, die noch reizempfindlich sind, einen Ventilator aufstellen, die Zimmertemperatur senken und wärmende Decken abnehmen. (Diese Vorschläge beruhen auf anekdotischen Berichten. Die Praktiken wurden nicht wissenschaftlich evaluiert. Die Outcomes, wie Fieber der Mutter und des Neugeborenen, Überweisung des Neugeborenen auf die Intensivstation, fetale dorso-posteriore Stellungen und Antibiotikagaben sollten mit kontrollierten Studien untersucht werden.) (Goer & Romano, 2012, Kapitel 12; Osborne et al., 2011)
- Der Frau kleine Mengen eines kalorienhaltigen Getränks anbieten, um ihr Wohlbefinden zu verbessern und das Gefühl von Normalität zu vermitteln (Carlson & Barukh, 2016; Harty et al., 2015; Wong, 2009).
- Die Frau in Bewegung halten, sofern dies gefahrlos möglich ist. Sie kann z.B. das Rollover-Manöver, wie in **Abbildung 10-1** dargestellt, eine langsame Drehung um die eigene Achse, durchführen, wobei sie jeweils für 20 bis 30 Minuten folgende Positionen einnimmt: halb sitzend mit dem erdnussförmigen Gymnastikball, rechte Seitenlage mit dem Ball zwischen den Beinen, erweiterte rechte Sims-Lage mit dem Ball zwischen den Beinen, im Vierfüßlerstand über den Gymnastikball gelehnt, der auf dem abgesenkten

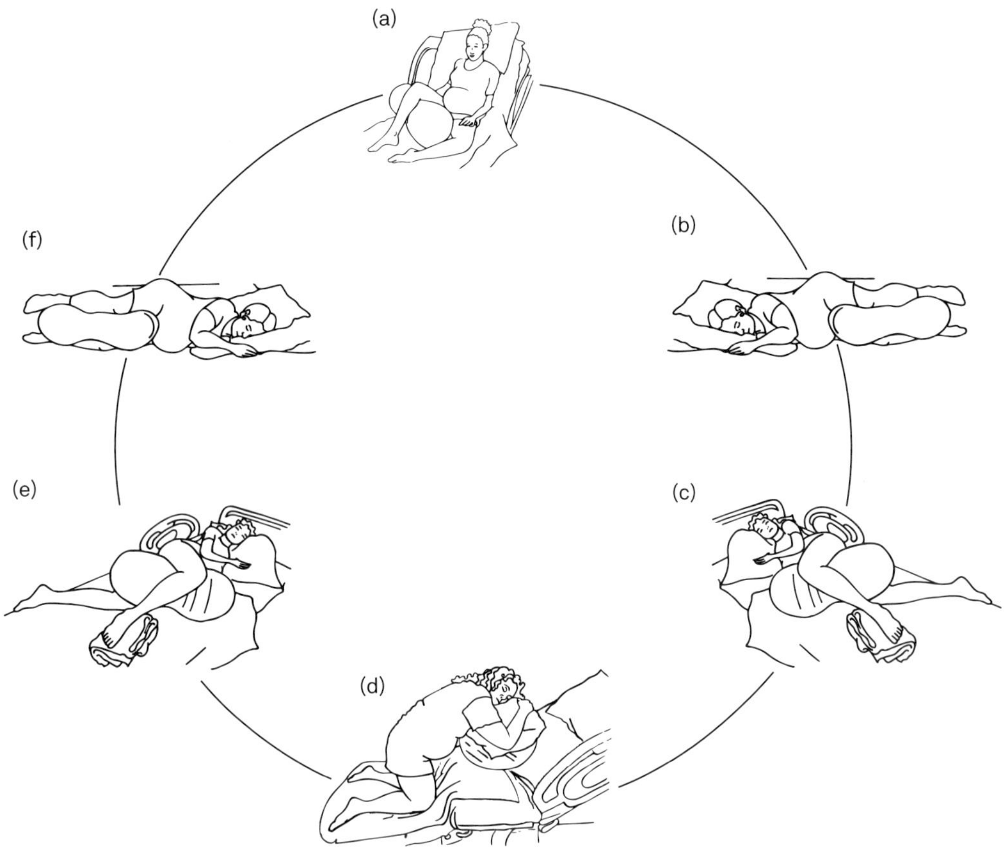

Abbildung 10-1a-f: Rollover-Manöver. a) halb sitzend, mit einem erdnussförmigen Gymnastikball; b) rechte Seitenlage mit dem Ball zwischen den Beinen; c) erweiterte rechte Sims-Lage mit dem Ball zwischen den Beinen; d) im Vierfüßlerstand über den auf dem abgesenkten Fußteil des Bettes liegenden Gymnastikball gelehnt; e) erweiterte linke Sims-Lage mit dem Ball zwischen den Beinen; f) linke Seitenlage mit dem Ball zwischen den Beinen

Fußteil des Bettes liegt, erweiterte linke Sims-Lage mit dem Ball zwischen den Beinen, linke Seitenlage mit dem Ball zwischen den Beinen.

Ein kleiner erdnussförmiger Gymnastikball, zwischen Knien oder Knöchel gelegt, kann die Geburtsdauer und die Zahl der Kaiserschnitte reduzieren (Hickey & Savage, 2019; Tussey et al., 2015). Eine Meta-Analyse, an der 648 Gebärende teilgenommen haben, hat eine kürzere Geburtsdauer nicht belegt, lediglich einen Trend zur kürzeren Geburtsdauer und zu weniger Kaiserschnitten festgestellt (Grenvik et al., 2019). Diese Intervention ist stets unschädlich, kann aber nützlich sein. Gebärende mit PDA sollen ermuntert werden, den Erdnussball zu nutzen.

Ist der Muskeltonus der Frau zu schwach oder toleriert der Fetus eine oder mehrere dieser Positionen nicht, wird selbstverständlich kein Rollover durchgeführt; andere Positionen sind vielleicht besser geeignet. Beckenform und Graviatationskräfte werden beim Rollover verändert, und der Erdnussball verstärkt die Veränderungen. Bitten Sie das Unterstützungsteam der Frau, ihr beim Positionswechsel behilflich zu sein. Ist sie erschöpft und braucht etwas

Schlaf, kann sie die Position auch seltener wechseln. Es gilt, die Balance zu halten zwischen erholsamem Schlaf und Förderung des Geburtsfortschritts durch Positionswechsel. Leider fehlen bislang entsprechende Protokolle und Studien zum Thema Positionswechsel und deren Auswirkungen auf die fetale Stellung, auf Geburtsfortschritt und Geburtsmodus.

Für eine Meta-Analyse wurden 22 Studien ausgewertet, die Frauen mit PDA in aufrechter Körperhaltung während der Austreibungsperiode mit Frauen in liegender Körperhaltung verglichen haben: Aufrechte Positionen waren mit weniger Instrumentengeburten und Episiotomien assoziiert, allerdings mit einem möglicherweise höheren Blutverlust (Gupta et al., 2017). Eine neuere Review fünf randomisierter kontrollierter Studien hat keine Evidenzen für eine besonders günstige Körperhaltung gefunden, wenn die Frau mit einer PDA entbindet (Kibuka & Thornton, 2017). Deshalb wird Frauen empfohlen, die Position einzunehmen, die ihnen am angenehmsten ist und diese regelmäßig zu verändern. Möglichkeiten dazu zeigt die **Abbildung 10-2**.

- Die aktive Pressphase wird so lange hinausgezögert, bis das kindliche Köpfchen sichtbar ist oder die Frau einen spontanen Pressdrang verspürt, wenn sie das wünscht, siehe dazu **Abbildung 10-3** (Albers & Borders, 2007; Brancato et al., 2008; Lemos et al., 2017; Osborne & Hanson, 2014).
- Befindet sich das Ungeborene in einer posterioren Einstellung, können verzögerte Presswehen die Chance auf eine spontane vaginale Geburt vermindern und die Gefahr perinealer und vaginaler Verletzungen erhöhen (Saad et al., 2021).
- Für die Verzögerung gibt es kein Zeitlimit. Entscheidende Faktoren sind der Zustand von Mutter und Kind.
- Da eine PDA die Physiologie des Geburtsvorgangs tiefgreifend verändert, ist auch die Beteiligung der Frau während der Austreibungsperiode eine andere als die einer Frau mit normal funktionierendem Hormon- und Muskel-Skelett-System, deren Empfindungen nicht eingeschränkt sind. Hat die Gebärende den Eindruck, dass der Pressdrang einsetzt, sie aber nicht effektiv Pressen kann, wird sie das vermutlich frustrieren und verängstigen („Ich schaff' das nicht!", „Holt' es endlich raus!"). Dann braucht sie Unterstützung, um trotz PDA sicher und effektiv Pressen zu können. Fordern Sie die Frau aber nicht auf, die Luft anzuhalten und bei jeder Wehe angestrengt zu drücken! Helfen Sie ihr vielmehr zu pressen, wie es eine Frau ohne PDA tun würde. Studien über die spontanen Pressanstrengungen von Frauen ohne PDA empfehlen, ihr folgende Anweisungen zu geben: Die Luft nicht länger als 6 Sekunden anhalten, dann mehrmals kurze Atemzüge machen (hecheln) und erneut pressen. Diese Prozedur soll die Frau drei- bis viermal wiederholen (das Muster kopiert das spontane Verhalten nicht-anästhesierter Frauen, die ohne Anleitung pressen). Es ist besser, die Frau stöhnen und schreien zu lassen, als sie aufzufordern, die Luft anzuhalten, forciert zu pressen und bei jedem Pressversuch langsam bis 10 zu zählen – eine häufig praktizierte Methode, die jedoch nicht evidenzbasiert ist. Die Betreuungskraft kann den Kontraktionen folgen, entweder durch abdominale Palpation oder indem sie die Kontraktionen mit dem Wehenschreiber überwacht. Wird ein Tokodynamometer (CTG-Gerät) eingesetzt, kann sie die digitale Wehenanzeige beobachten und die Gebärende darüber informieren, wie rasch ihre Pressanstrengungen den Wehendruck steigen lassen und wie sich die Kontraktionen intensivieren. Dieser Ansatz ist wesentlich motivierender und stärkender als angeleitetes forciertes Pressen, während die Hebamme bis 10 zählt. Die Autorinnen dieses Kapitels lehnen diese Praxis wegen fehlender Evidenzen ab.

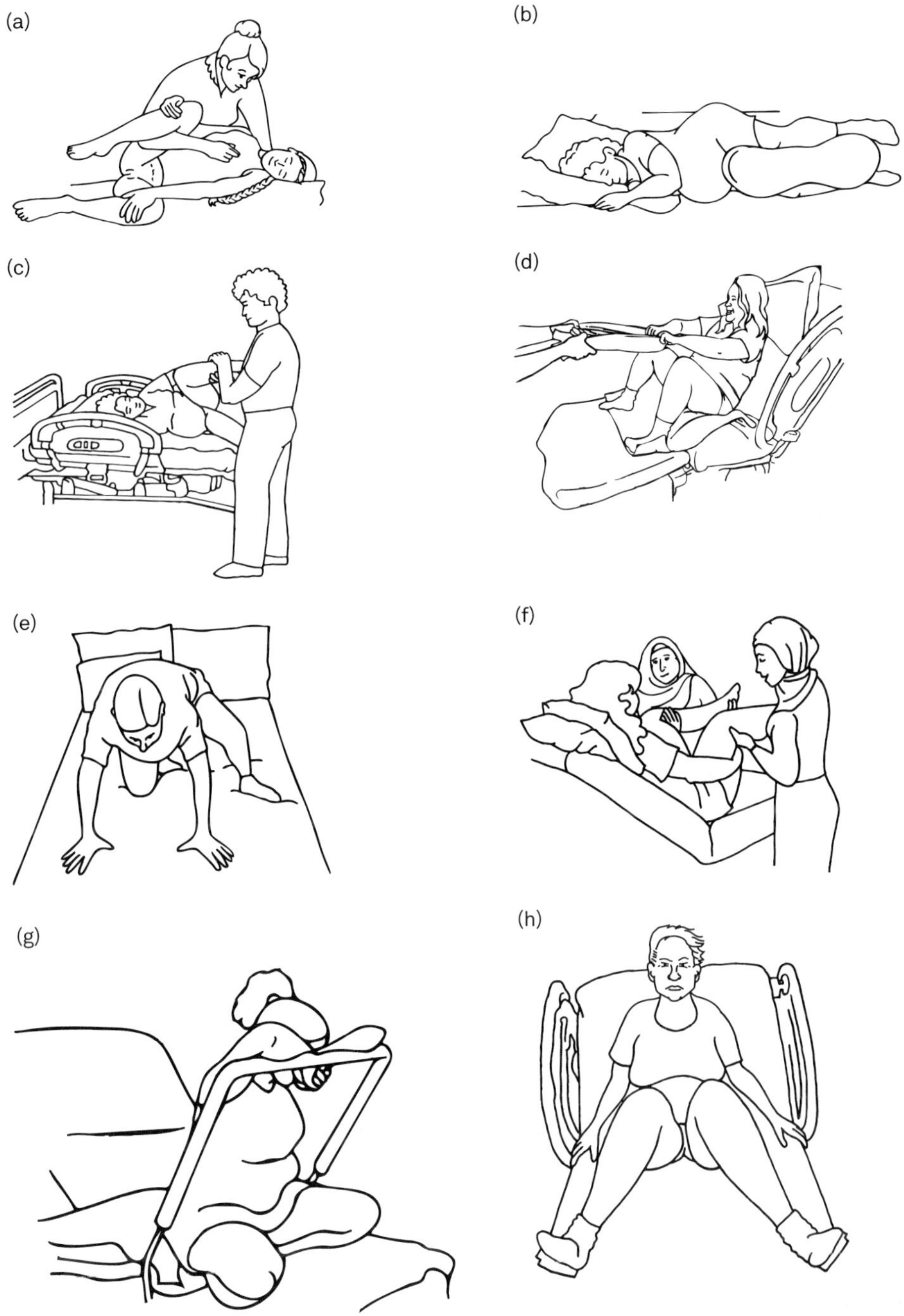

Abbildung 10-2: Positionen zum Pressen für Frauen mit PDA. a) rechte Seitenlage mit Beinunterstützung; b) rechte Seitenlage mit erdnussförmigem Gymnastikball; c) rechte Seitenlage mit hoch angewinkeltem Bein an die Begleitperson gedrückt; d) an einem Tuch ziehen; e) Sprinter-Ausfallschritt auf dem Bett; f) Pressen mit unterstützten Beinen; g) Pressen mit Hilfe einer Stange; h) Pressen mit geschlossenen Knien

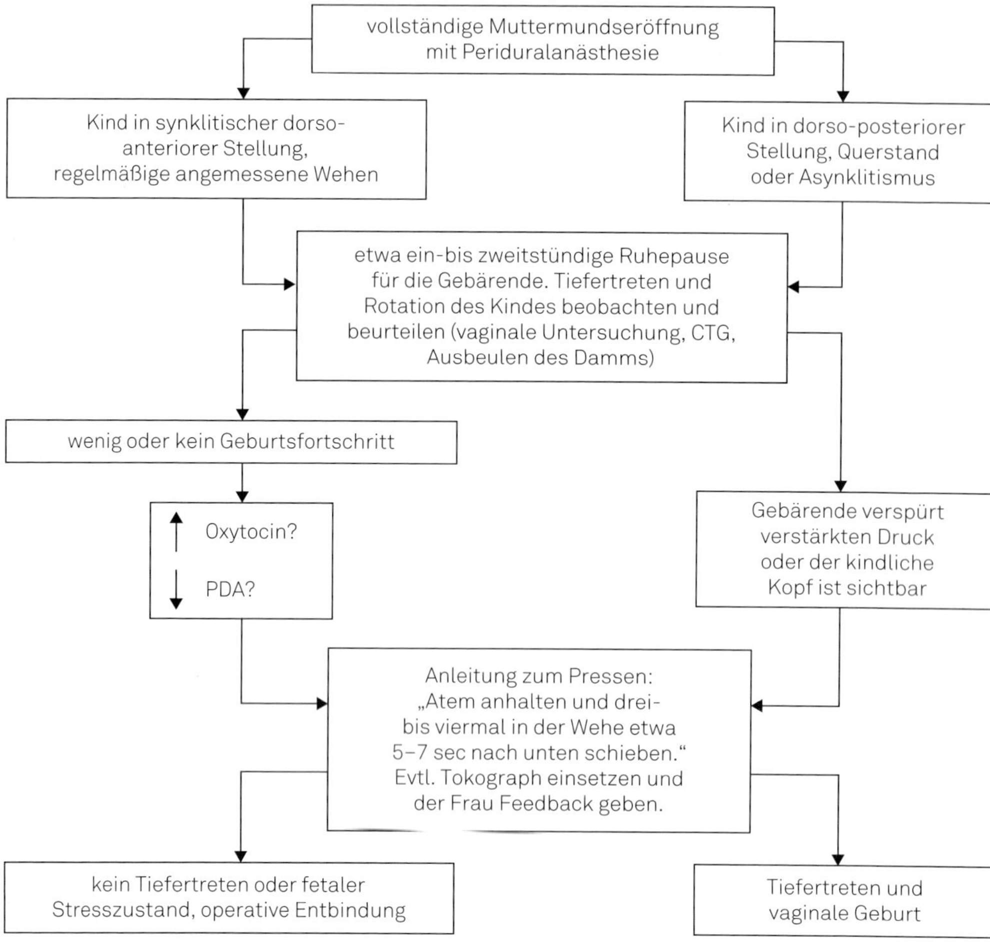

Abbildung 10-3: Verzögertes Pressen mit Periduralanästhesie

Angeleitetes physiologisches Pressen mit PDA

Es folgen Managementvorschlag 4 und Instruktionen für die Anleitung einer Frau, die ihre Kontraktionen nicht spürt, frustriert ist oder Unterstützung wünscht. Optimales Coaching läuft folgendermaßen ab:

- Sobald die Kontraktion einsetzt, atmet die Frau ein, bis der Wehendruck auf etwa 30 mmHg über die Basallinie steigt oder sie einen Pressdrang spürt. Dann presst sie nicht länger als 6 Sekunden, atmet mehrmals „für das Baby" und wiederholt dieses Muster, bis sich die Wehe deutlich abschwächt – siehe dazu **Abbildung 10-4**). Manche Frauen motiviert es, wenn ihre Begleitperson, die Doula oder geburtshilfliche Fachkraft die Wehenstärke vom Monitor abliest und die Zahlen laut ausspricht. Sie erfährt dabei, wie viel ihre Anstrengungen zum Druckanstieg beitragen (Simkin, 2018).
- Den Oberkörper der Gebärenden möglichst nicht drehen, wenn man sie beim Positionswechsel unterstützt. Falls ihre Beine oder ein Bein beim Pressen in einem Beinhalter liegt oder die Beine in Steinschnittlage oder Seitenlage extrem gebeugt sind, sind Hüften, Knie und unterer Rücken durch anhaltendes

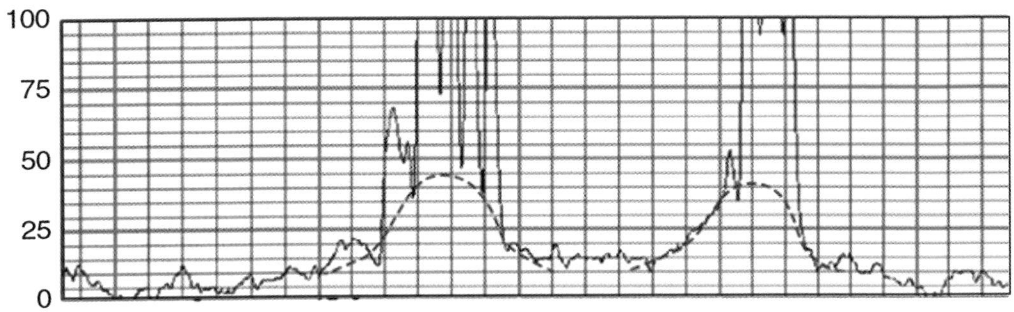

Abbildung 10-4: CTG-Abschnitt zeigt den Druckanstieg beim Pressen

Pressen oder Schieben verletzungsgefährdet, weil die Frau trotz des starken Drucks auf Gelenke und Nerven keinen Schmerz spürt (Reynolds, 2011). Geburtshelfer*innen müssen die Grenzen der Beweglichkeit dieser Gelenke akzeptieren und dürfen sie nicht exzessiv flexieren, abduzieren oder rotieren. Die extreme Steinschnittlage (wobei die Hüften maximal gebeugt sind) soll möglichst vermieden werden, da sie die lumbosakralen Nerven schädigen kann (Wong, 2009). Nach der Entbindung berichten 30–40 % der Frauen von Rückenschmerzen (Wong et al., 2003). Sehr wahrscheinlich ist ein Teil der Rückenschmerzen iatrogen verursacht und somit vermeidbar (Simkin & Bolding, 2008). Auch viele Betreuungskräfte, die die Beine eine anästhesierte Frau unterstützen, erleiden dabei Verletzungen (Stichler et al., 2012).

- Bieten Sie dem Baby direkten Hautkontakt mit der Mutter an und führen Sie die notwendigen Assessments und Behandlungen durch, ohne die beiden zu trennen. Lassen Sie der Frau viel Zeit für den ersten Stillversuch, geben Sie ihr möglichst wenig Anweisungen und berühren Sie ihre Brustpartie möglichst wenig (Baby-Friendly USA, 2010).

4. Managementvorschlag: Die psychoemotionalen Bedürfnisse der Frau mit PDA erfüllen (Jepsen & Keller, 2014)

Oft meint das geburtshilfliche Team, die Frau sei zufrieden, nachdem ihre Schmerzen medikamentös gelindert wurden (Wuitchik et al., 1990). Die PDA kann widersprüchliche Gefühle auslösen: Einerseits ist die Frau sehr froh über die Schmerzlinderung, andererseits ist sie vielleicht wegen anderer Dinge weiter besorgt oder ängstlich. Gut möglich auch, dass ihr neue Probleme in den Sinn kommen, die dazu führen, dass sie sich einsam, besorgt, enttäuscht, ja sogar misshandelt fühlt. Hier einige Beispiele für emotional belastende Situationen im Zusammenhang mit einer PDA:

- das Warten auf eine freie Anästhesistin/einen freien Anästhesisten, nachdem die Entscheidung für eine PDA getroffen wurde
- die Verzögerung der PDA, nachdem alles für das Legen des Katheters vorbereitet ist
- die Verabreichung der PDA, besonders wenn sie schwieriger ist als erwartet
- Die zahlreichen Sicherheitsmaßnahmen und Interventionen (s. oben) können die Frau überraschen oder erschrecken.
- Vielleicht fühlt sie sich alleingelassen, wenn ihre Begleitpersonen und das Fachpersonal den Raum verlassen und niemand für ein Gespräch oder kleine Handreichungen (Getränk anbieten, extra Kissen besorgen, Handhalten) zur Verfügung steht
- Hunger oder Durst
- Schamgefühl wegen des Urinkatheters
- mangelhafte Kontrolle über das, was mit ihr geschieht und passive Kooperation, wenn ihr das Personal oder Unterstützungsteam beim Positionswechsel behilflich ist
- Hilflosigkeit und Bewegungsunfähigkeit, unangenehmes Taubheitsgefühl, Juckreiz,

Übelkeit, Schmerzdurchbruch oder Schmerzfenster
- Sorgen wegen des Geburtsfortschritts, wenn die Wehen schwächer oder seltener werden oder die Zervixerweiterung anscheinend zum Stillstand kommt
- Manchen Frauen bereitet das Maß der anästhesiebedingten Empfindungen Sorgen. Somatische Gefühle, die stärker sind als erwartet, können beängstigend sein. Während sich manche bang fragen, ob die Empfindungen im weiteren Geburtsverlauf zunehmen, sind andere vom Grad des Taubheitsgefühls überrascht.
- Angst, weil das Personal ihre Position verändern muss, um eine fetale Bradykardie zu beheben
- Sorgen um das Wohlbefinden des Babys
- Ungeduld wegen der langen Geburtsdauer
- Anspannung und/oder Angst, wenn ihre Temperatur anfängt zu steigen oder das Baby eine Tachykardie entwickelt
- Angst, dem Unterstützungsteam zur Last zu fallen
- wenn sie Pressanweisung bekommt, obwohl sie den spontanen Pressdrang abwarten will
- Vielleicht fühlt sich die inkompetent und frustriert, weil ihr das Pressen Schwierigkeiten bereitet oder weil sie so lange Pressen muss.
- Vielleicht ist sie von sich enttäuscht oder hat das Gefühl, andere zu enttäuschen, wenn sie um eine PDA bittet.

Es gibt nur wenige Studien, die sich mit den psycho-emotionalen Reaktionen einer Frau beschäftigt haben, die mit einer PDA entbindet. Wuitchik und Kollegen stellten fest, dass eine PDA zwar die Schmerzen deutlich reduziert, den Stresslevel dagegen nicht – er entsprach dem einer Frau ohne PDA. Anders gesagt: Fühlte sie sich vor der PDA von den Schmerzen belastet, belasteten sie danach die möglichen Folgen der PDA; einige davon sind oben aufgelistet (Wutichik et al., 1990).

Eine andere Studie widmete sich den Geburtserfahrungen Erstgebärender mit PDA. Sie ergab, dass sie die Schmerzlinderung und Stressreduzierung durch die PDA begrüßt hatten, einige jedoch hinterher beunruhigt und ambivalent waren. Das ist hauptsächlich auf zwei Faktoren zurückzuführen, nämlich auf die Einstellungen, Handlungen und das Verhalten der Betreuungskräfte und das mangelhafte Wissen über die Nebenwirkungen einer PDA und deren Management. Die Autor*innen schlossen daraus, dass „eine PDA keine gute Geburtserfahrung garantiert" (Hidaka & Clark-Callister, 2012). *Merke:* Auch schmerzfreie Frauen brauchen emotionale Unterstützung und sind nur unter dieser Voraussetzung mit ihrer Geburtserfahrung zufrieden.

Dann kann eine Doula helfen, einige Auswirkungen der PDA zu lindern. Im Fall einer PDA werden die Fachkräfte stark von den medizinischen Aspekten der Maßnahme beansprucht, weshalb sie kaum Zeit haben, sich um die emotionalen/mentalen Nebenwirkungen zu kümmern (Bohren et al., 2017).

10.6 Gebärende in den Mittelpunkt stellen

Ungeachtet zahlreicher Studien ist die Fachwelt weiter gespalten und diskutiert nach wie vor kontrovers über die Sicherheit der Periduralanästhesie und ihre Nebenwirkungen und über deren – direkten und indirekten – Beitrag zur Steigerung der Komplexität und Kosten sämtlicher Maßnahmen, die nötig sind, um die Sicherheit, den Geburtsfortschritt und einen positiven Familienanfang gesunder Frauen zu gewährleisten. Manche Fachkräfte befürworten den frühen routinemäßigen Einsatz der PDA und bezweifeln ihre negativen Folgen, andere plädieren für einen selteneren und späteren Einsatz und für alternative Wege der Linderung von Geburtsschmerzen. Jede Seite hat Evidenzen für den eigenen Standpunkt vorgelegt; die Meinungsverschiedenheiten werden aber wohl anhalten.

Wir haben hier nicht die Absicht, Öl ins Feuer zu gießen. Wir regen vielmehr an, endlich die

Perspektive zu wechseln, den Fokus auf Leib und Seele der Mutter-Kind-Dyade zu richten und zu fragen, wie eine epidurale Analgesie die Dyade verändert. Die ganzheitlichere Sicht wirft ein anderes Licht auf die Nebenwirkungen und fördert konstruktive Bemühungen, die schmerzlindernde Wirkung der PDA zu erhalten und zumindest einige ihrer unerwünschten Nebenwirkungen zu lindern oder zu verhindern, indem man dafür sorgt, dass die normalen physiologischen Abläufe möglichst ungestört bleiben. Dieser Ansatz rückt die gebärende Frau wieder in den Mittelpunkt und stärkt ihre zentrale Rolle. Wenn sich die Frau aktiver am Geburtsgeschehen beteiligt und ihre psychoemotionalen Bedürfnisse berücksichtigt werden, werden sich manche Outcomes verbessern und wird sie zufriedener sein.

10.7 Fazit

In diesem Kapitel standen die Auswirkungen der PDA und anderer neuraxialen Analgesien auf die wichtigsten Organsysteme, auf den Geburtsschmerz, den Geburtsfortschritt und die psychischen Reaktionen gesunder risikoarmer Frauen im Fokus. Wir haben das übliche, mit einer PDA einhergehende Management untersucht und festgestellt, dass wohl bestimmte Leitlinien und Praktiken (nicht die PDA selbst) unerwünschte Nebenwirkungen erzeugen. Beispiele für ungünstige Praktiken sind: sehr frühe Verabreichung der Periduralanästhesie, ohne zuvor nicht-medikamentöse Techniken zur Verbesserung des Wohlbefindens eingesetzt zu haben, Einschränkung der Bewegungsfreiheit im Bett, bei mütterlichem Temperaturanstieg keine Gegenmaßnahmen ergreifen, zu viel intravenöse Flüssigkeit verabreichen und dadurch eine Hyperhydrierung auslösen, der psychoemotionalen Verfassung der Frau, auch wenn sie schmerzfrei ist, zu wenig Beachtung schenken. Das Management der epiduralen Anästhesie verändert sich ständig, weshalb geburtshilfliche Fachkräfte stets auf dem aktuellen Stand der Diskussion sein müssen (Toledano & Leffert, 2021). Ein stärkerer Fokus auf die Minimierung schädlicher Effekte kann die Wirksamkeit der epiduralen Analgesie erhöhen.

10.8 Literatur

Akerman, N. & Hall, W. (2012). Maternal temperature increase. *British Journal of Anaesthesia, 108*(4), 699–700. https://doi.org/10.1093/bja/aes083

Albers, L. & Borders, N. (2007). Minimizing genital tract trauma and related pain following spontaneous vaginal birth. *Journal of Midwifery & Women's Health, 52*(3), 246–253. https://doi.org/10.1016/j.jmwh.2006.12.008

American College of Nurse-Midwives, Midwives Alliance of North America & National Association of Certified Professional Midwives. (2013). Supporting Healthy and Normal Physiologic Childbirth: A Consensus Statement by ACNM, MANA, and NACPM. *Journal of Perinatal Education, 22*(1), 14–18.

Anim-Somuah, M., Smyth, R. M., Cyna, A. M. & Cuthbert, A. (2018). Epidural versus non-epidural or no analgesia for pain management in labour. *The Cochrane Database of Systematic Reviews, 5*(5), CD000331. https://doi.org/10.1002/14651858.CD000331.pub4

Baby-Friendly USA. (2010). *The Ten Steps to Successful Breastfeeding.* https://www.babyfriendlyusa.org/for-facilities/practice-guidelines/10-steps-and-international-code/

Bohren, M., Hofmeyr, G., Sakala, C., Fukuzawa, R. K. & Cuthbert, A. (2017). Continuous support for women during childbirth. *The Cochrane Database of Systematic Reviews,* (7), CD003766. https://doi.org/10.1002/14651858.CD003766.pub6

Bonica, J., Miller, F. & Parmley, T. (1995). Anatomy and physiology of the forces of parturition. In J. Bonica & J. McDonald (Hrsg.), *Principles and practice of obstetric analgesia and anesthesia* (2. Aufl.). Williams & Wilkins.

Brancato, R., Church, S. & Stone, P. (2008). A meta-analysis of passive descent versus immediate pushing in nulliparous women with epidural analgesia in the second stage of labor. *Journal of Obstetric, Gynecologic & Neonatal Nursing, 37*(1), 4–12. https://doi.org/10.1111/j.1552-6909.2007.00205.x

Buckley, S. (2015). *Hormonal Physiology of Childbearing: Evidence and Implications for Women, Babies, and Maternity Care*. National Partnership for Women & Families. https://nationalpartnership.org/wp-content/uploads/2023/02/hormonal-physiology-of-childbearing.pdf

Cahill, A. G. (2017). Identifying the best way to manage labor. *Missouri Medicine, 114*(3), 160–162.

Cahill, A. G., Srinivas, S. K., Tita, A. T. N., Caughey, A. B., Richter, H. E., Gregory, W. T., Liu, J., Woolfolk, C., Weinstein, D. L., Mathur, A. M., Macones, G. A. & Tuuli, M. G. (2018). Effect of Immediate vs Delayed Pushing on Rates of Spontaneous Vaginal Delivery Among Nulliparous Women Receiving Neuraxial Analgesia: A Randomized Clinical Trial. *JAMA, 320*(14), 1444–1454.

Carlson, N. & Barukh, R. (2016). New recommendations on oral intake in labor. *Journal of Obstetric, Gynecologic & Neonatal Nursing, 45*, 253–261. https://doi.org/10.1016/j.jogn.2016.01.002

Dalbye, R., Gunnes, N., Blix, E., Zhang, J., Eggebø, T., Nistov Tokheim, L., Øian, P. & Bernitz, S. (2021). Maternal body mass index and risk of obstetric, maternal and neonatal outcomes: A cohort study of nulliparous women with spontaneous onset of labor. *Acta Obstetricia et Gynecologica Scandinavica, 100*(3), 521–530.

de Orange, F. A., Passini, R., Jr., Amorim, M. M., Almeida, T. & Barros, A. (2011). Combined spinal and epidural anaesthesia and maternal intrapartum temperature during vaginal delivery: a randomized clinical trial. *British journal of anaesthesia, 107*(5), 762–768. https://doi.org/10.1093/bja/aer218

Dempsey, A., Krening, C. & Vorgic, L. (2020). Multisite randomized controlled trial of bladder management in labor with epidural analgesia/anesthesia. *Journal of Obstetric, Gynecologic & Neonatal Nursing, 49*(6), 564–570. https://doi.org/10.1016/j.jogn.2020.07.005

French, C. A., Cong, X. & Chung, K. S. (2016). Labor epidural analgesia and breastfeeding: A systematic review. *Journal of Human Lactation, 32*(3), 507–520. https://doi.org/10.1177/0890334415623779

Goer, H. & Romano, A. (2012). *Optimal care in childbirth: The case for a physiologic approach*. Classic Day Publishing.

Goer, H. (2014). *Epidural analgesia: To delay or not to delay, that is the question*. Lamaze International. https://www.lamaze.org/Connecting-the-Dots/Post/TitleLink/Epidural-Analgesia-To-Delay-or-Not-to-Delay-That-Is-the-Question

Goer, H. (2018, 20. November). *Should we abandon „Laboring Down" with epidurals? A closer look at new evidence* [Blog-Beitrag]. Lamaze International. Zugriff am 21. April 2021 unter https://www.lamaze.org/Connecting-the-Dots/Post/should-we-abandon-laboring-down-with-epidurals-a-closer-look-at-new-evidence

González-Tascón, C. C., Díaz, E. G. & García, I. L. (2021). Epidural analgesia in the obese obstetric patient: a retrospective and comparative study with non-obese patients at a tertiary hospital. *Brazilian journal of anesthesiology, 71*(3), 214–220.

Grant, E. N., Tao, W., Craig, M., McIntire, D. & Leveno, K. (2015). Neuraxial analgesia effects on labour progression: Facts, fallacies, uncertainties and the future. *BJOG, 122*(3), 288–293. https://doi.org/10.1111/1471-0528.12966

Greenwell, E., Wyshak, G., Ringer, S. A., Johnson, L. C., Rivkin, M. J. & Lieberman, E. (2012). Intrapartum temperature elevation, epidural use, and adverse outcome in term infants. *Pediatrics, 129*(2), e447–e454.

Grenvik, J. M., Rosenthal, E., Saccone, G., Della Corte, L., Quist-Nelson, J., Gerkin, R. D., Gimovsky, A. C., Kwan, M., Mercier, R. & Berghella, V. (2019). Peanut ball for decreasing length of labor: A systematic review and meta-analysis of randomized controlled trials. *European Journal of Obstetrics, Gynecology, and Reproductive Biology, 242*, 159–165. https://doi.org/10.1016/j.ejogrb.2019.09.018

Gupta, J., Sood, A., Hofmeyr, G. J. & Vogel, J. P. (2017). Position in the second stage of labour for women without epidural anaesthesia. *The Cochrane Database of Systematic Reviews*, (5), CD002006. https://doi.org/10.1002/14651858.CD002006.pub4

Harty, C., Sproul, E., Bautista, M. J., Major, A. E. & Farrell, A. (2015, 24.–28. Oktober). *A Review of Fasting and the Risk of Aspiration in Labour* [Abstract]. Memorial University Faculty of Medicine; American Society of Anesthesiologists.

Heesen, M. & Klimek, M. (2017). Obstetric analgesia – update 2016. *Journal of Perinatal Medicine, 45*(3), 281–289. https://doi.org/10.1515/jpm-2016-0118

Hickey, L. & Savage, J. (2019). Effect of peanut ball and position changes in women laboring with an epidural. *Nursing for Women's Health, 23*(3), 245–252. https://doi.org/10.1016/j.nwh.2019.04.004

Hidaka, R. & Clark-Callister, L. (2012). Giving birth with epidural analgesia: The experience of first-time mothers. *Journal of Perinatal Education, 21*(1), 24–35. https://doi.org/10.1891/1058-1243.21.1.24

Hofmeyr, G.J. & Singata-Madliki, M. (2020). The second stage of labor. *Best Practice and Research in Clinical Obstetrics and Gynaecology, 67*, 53–64. https://doi.org/10.1016/j.bpobgyn.2020.03.012

Jepsen, I. & Keller, K.D. (2014). The experience of giving birth with epidural analgesia. *Women and Birth, 27*(2), 98–103. https://doi.org/10.1016/j.wombi.2014.01.005

Kearney, R. & Cutner, A. (2008). Postpartum voiding dysfunction. *The Obstetrician & Gynaecologist, 10*(2), 71–74. https://doi.org/10.1576/toag.10.2.071.27393

Khanna, P., Jain, S., Thariani, K., Sharma, S. & Singh, A.K. (2020). Epidural Fever: Hiding in the Shadows. *Turkish journal of anaesthesiology and reanimation, 48*(5), 350–355. https://doi.org/10.5152/TJAR.2020.50

Kibuka, M. & Thornton, J.G. (2017). Position in the second stage of labour for women with epidural anaesthesia. *The Cochrane database of systematic reviews*, (2), CD008070. https://doi.org/10.1002/14651858.CD008070.pub3

Lemos, A., Amorim, M.M., Dornelas de Andrade, A., de Souza, A.I., Cabral Filho, J.E. & Correia, J.B. (2017). Pushing/bearing down methods for the second stage of labour. *The Cochrane Database of Systematic Reviews*, (3), CD009124. https://doi.org/10.1002/14651858.CD009124.pub3

Li, M., Xing, X., Yao, L., Wang, X., He, W., Wang, M., Li, H., Xun, Y., Yan, P., Hui, X., Yang, X. & Yang, K. (2019). The effect of bladder catheterization on the incidence of urinary tract infection in laboring women with epidural analgesia: A meta-analysis of randomized controlled trials. *International Urogynecology Journal, 30*(9), 1419–1427. https://doi.org/10.1007/s00192-019-03904-1

Lieberman, E., Davidson, K., Lee-Parritz, A. & Shearer, E. (2005). Changes in fetal position during labor and their association with epidural analgesia. *Obstetrics & Gynecology, 105*(5, Pt 1), 974–982. https://doi.org/10.1097/01.AOG.0000158861.43593.49

Lipschuetz, M., Nir, E.A., Cohen, S.M., Guedalia, J., Hochler, H., Amsalem, H., Karavani, G., Hochner-Celnikier, D., Unger, R. & Yagel, S. (2020). Cervical dilation at the time of epidural catheter insertion is not associated with the degree of prolongation of the first or second stages of labor, or the rate of instrumental vaginal delivery. *Acta Obstetricia et Gynecologica Scandinavica, 99*(8), 1039–1049.

Liu, Z.H. & Wang, D.X. (2020). Potential impact of epidural labor analgesia on the outcomes of neonates and children. *Chinese Medical Journal, 133*(19), 2353–2358. https://doi.org/10.1097/CM9.0000000000000900

Menichini, D., Mazzaro, N., Minniti, S., Ricchi, A., Molinazzi, M.T., Facchinetti, F. & Neri, I. (2021). Fetal head malposition and epidural analgesia in labor: A case-control study. *Journal of Maternal-Fetal and Neonatal Medicine, 21*, 1–10.

Newnham, E.C., Moran, P.S., Begley, C.M., Carroll, M. & Daly, D. (2021). Comparison of labour and birth outcomes between nulliparous women who used epidural analgesia in labour and those who did not: A prospective cohort study. *Women and Birth, 34*(5), e435–e441. https://doi.org/10.1016/j.wombi.2020.09.001

ObsGyae & Midwifery News. (2011, 29. Dezember). *Post-partum Bladder Care: Background, practice and complications*. http://www.ogpnews.com/2011/12/post-partum-bladder-care-background-practice-and-complications/444

Osborne, C., Ecker, J.L., Gauvreau, K., Davidson, K.M. & Lieberman, E. (2011). Maternal temperature elevation and occiput posterior position at birth among low-risk women receiving epidural analgesia. *Journal of Midwifery & Women's Health, 56*(5), 446–451. https://doi.org/10.1111/j.1542-2011.2010.00064.x

Osborne, K. & Hanson, L. (2014). Labor down or bear down. *Journal of Perinatal & Neonatal Nursing, 28*(2), 117–126. https://doi.org/10.1097/JPN.0000000000000023

Parker, L.A., Sullivan, S., Krueger, C. & Mueller, M. (2015). Association of timing of initiation of breastmilk expression on milk volume and timing of lactogenesis stage II among mothers of very low-birth-weight infants. *Breastfeeding Medicine, 10*(2), 84–91. https://doi.org/10.1089/bfm.2014.0089

Reynolds, F. (2011). Peripheral neuropathy. In D. Gambling, J. Douglas & R. McKay (Hrsg.), *Obstetric anesthesia and uncommon disorders* (S. 215–228). Cambridge University Press.

Richens, Y. (2016). Urinary catheterisation: Indications and complications. *British Journal of Midwifery, 24*, 164–168. https://doi.org/10.12968/bjom.2016.24.3.164

Roberts, J. & Hanson, L. (2007). Best practices in second stage labor care: Maternal bearing down and positioning. *Journal of Midwifery & Women's*

Health, 52, 238–245. https://doi.org/10.1016/j.jmwh.2006.12.011

Saad, H., Maged, A.M., Meshaal, H., Hassan, S.M., Kamel, A. & Salah, E. (2021). Delayed versus early pushing during the second stage of labour in primigravidas under epidural anaesthesia with occipitoposterior malposition: A randomised controlled study. *Journal of Obstetrics and Gynaecology, 23*, 1–5. https://doi.org/10.1080/01443615.2020.1867973

Segal, S. (2010). Labor epidural analgesia and maternal fever. *Anesthesia and Analgesia, 111*, 1467–1475. https://doi.org/10.1213/ANE.0b013e3181f713d4

Sharpe, E.E. & Arendt, K.W. (2017). Epidural labor analgesia and maternal fever. *Clinical Obstetrics and Gynecology, 60*(2), 365–374. https://doi.org/10.1097/GRF.0000000000000270

Simkin, P. & Bolding, A. (2008). Supporting the laboring woman without injuring yourself. *International Journal of Childbirth Education, 22*(4), 17–21.

Simkin, P. & Hull, K. (2011). Pain, suffering and trauma in labor and prevention of subsequent posttraumatic stress disorder. *Journal of Perinatal Education, 20*(3), 166–176. https://doi.org/10.1891/1058-1243.20.3.166

Simkin, P. (2012). Moving beyond the debate: A holistic approach to understanding and treating effects of neuraxial analgesia. *Birth, 39*(4), 327–332. https://doi.org/10.1111/birt.12011

Simkin, P. (2018). *In the birth partner: A complete guide to childbirth for dads, doulas, and all other labor companions* (5. Aufl.). Harvard Common Press.

Singata, M., Tranmer, J. & Gyte, G.M. (2013). Restricting oral fluid and food intake during labour. *The Cochrane Database of Systematic Reviews,* (8), CD003930. https://doi.org/10.1002/14651858.CD003930.pub3

Stichler, J., Feiler, J. & Chase, K. (2012). Understanding risks of workplace injury in labor and delivery. *Journal of Obstetric, Gynecologic & Neonatal Nursing, 41*, 71–81. https://doi.org/10.1111/j.1552-6909.2011.01308.x

Toledano, R.D. & Leffert, L. (2021). What's New in Neuraxial Labor Analgesia. *Current anesthesiology reports, 11*(3), 340–347. https://doi.org/10.1007/s40140-021-00453-6

Tussey, C.M., Botsios, E., Gerkin, R.D., Kelly, L.A., Gamez, J. & Mensik, J. (2015). Reducing length of labor and cesarean surgery rate using a peanut ball for women laboring with an epidural. *The Journal of Perinatal Education, 24*(1), 16–24. https://doi.org/10.1891/1058-1243.24.1.16

Wong, C. (2009). Advances in labor analgesia. *International Journal of Women's Health, 1*, 139–154. https://doi.org/10.2147/IJWH.S4553

Wong, C.A., Scavone, B.M., Dugan, S., Smith, J.C., Prather, H., Ganchiff, J.N. & McCarthy, R.J. (2003). Incidence of postpartum lumbosacral spine and lower extremity nerve injuries. *Obstetrics and gynecology, 101*(2), 279–288. https://doi.org/10.1097/00006250-200302000-00014

Wuitchik, M., Baka, D. & Lipshitz, J. (1990). Relationships between pain, cognitive activity and epidural analgesia during labor. *Pain, 41*(2), 125–132. https://doi.org/10.1016/0304-3959(90)90016-7

11 Positionen und Bewegungen für Gebärende – ein Leitfaden

Lisa Hanson und Emily Malloy

Es wurden viele Techniken entwickelt, um Schmerzen zu lindern und Entspannung zu fördern, und zwar ohne Medikamente. Weniger Schmerzmittel bedeutet weniger Nebenwirkungen (u. a. Immobilität, Veränderungen des hormonellen Gleichgewichts und andere Faktoren mit negativen Auswirkungen auf Mutter und Kind und den Geburtsfortschritt).

In diesem Kapitel stehen mütterliche Positionen und Bewegungsformen im Mittelpunkt. Evidenzen bestätigen, dass bestimmte Positionen, besonders von der Gebärenden selbst gewählte, ihr Wohlbefinden verbessern und, indem sie Beckenform und Schwerkraft verändern, den Geburtsfortschritt fördern (Gizzo et al., 2014; Lawrence et al., 2013).

11.1 Einfluss mütterlicher Positionen auf die Geburt

Nachfolgend werden Positionen der Mutter und die Merkmale jeder Position beschrieben. Die Positionen sind in Kategorien gegliedert. Alle Positionen einer Kategorie führen zu ähnlichen körperlichen Veränderungen.

Beispiele:

- Halb sitzende Positionen und Positionen in Seitenlage sind erholsam und neutralisieren die Schwerkraft. Sie eignen sich für erschöpfte Frauen, die ihre Kraftreserven schonen wollen, nachdem sie lange auf den Beinen waren und herumgegangen sind. Falls die Geburt zu schnell voranschreitet, kann die Neutralisierung der Schwerkraft das Tempo auf ein steuerbares Maß reduzieren.
- Aufrechte Positionen machen sich die Schwerkraft zunutze, weil dabei der vorangehende Teil auf den Muttermund drückt. Das verbessert die Wehenqualität und fördert das Tiefertreten des Kindes (Lawrence et al., 2013; Simkin & O'Hara, 2002).
- Vornübergebeugte Positionen fördern in der Regel die fetale Rotation oder den Erhalt der günstigen dorso-anterioren Stellung und lindern Rückenschmerzen (Fenwick & Simkin, 1987; Hunter et al., 2009; Simkin & O'Hara, 2002; Sutton, 2001).
- Asymmetrische Positionen, bei denen die Frau eine Hüfte und ein Knie flexiert, verändern die Beckenform, begünstigen die fetale Rotation und lindern Rückenschmerzen.
- Die extreme Steinschnittlage, für einige Wehen in der Austreibungsperiode eingenommen, kann den Eintritt eines scheinbar feststeckenden Köpfchens in den Beckeneingang und hinter die Symphyse begünstigen.
- Rückenlagen verursachen häufig ein Vena-cava-Kompressionssyndrom und verschlimmern Rückenschmerzen. Die Wehen werden häufiger und schmerzhafter, bewirken aber oft nicht den gewünschten Geburtsfortschritt (Lawrence et al., 2013; Simkin & O'Hara, 2002).
- Neuerdings wird das Pressen mit geschlossenen Knien empfohlen.

11.1.1 Positionen in Seitenlage

Reine Seitenlage und Halb-Bauchlage
Wann: in der Eröffnungs- und Austreibungsperiode.

Wie: Die Frau liegt auf der Seite, beide Hüften und Knie sind flexiert. Zwischen ihren Beinen liegt ein Kissen, oder das obere Bein wird angehoben und unterstützt, wie die **Abbildungen 11-1** bis **11-4** zeigen.

Halb-Bauchlage (Sims-Lage)
Wie: Die Frau liegt auf der Seite, den unteren Arm entweder hinter oder vor dem Körper. Das untere Bein ist ausgestreckt, das obere mehr als 90° angewinkelt und mit einem oder zwei Kissen oder einem Erdnussball unterstützt. Der Körper ist leicht nach vorne gedreht. In den **Abbildungen 11-5** bis **11-7** ist die Sims-Lage dargestellt. Wann die Frau auf welcher Seite liegen soll, wird nachfolgend noch beschrieben.

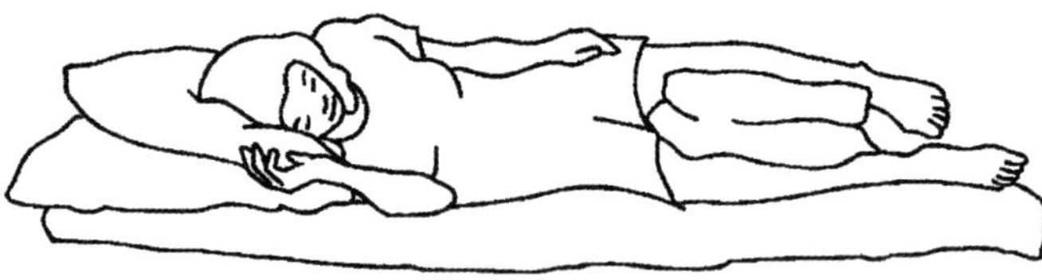

Abbildung 11-1:
Seitenlage

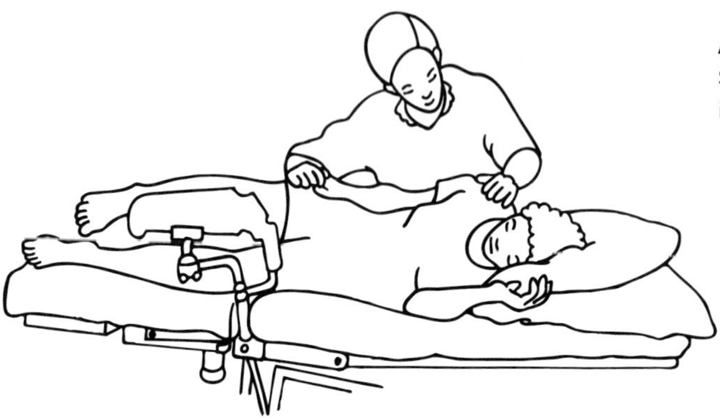

Abbildung 11-2:
Seitenlage, oberes Bein im Beinhalter

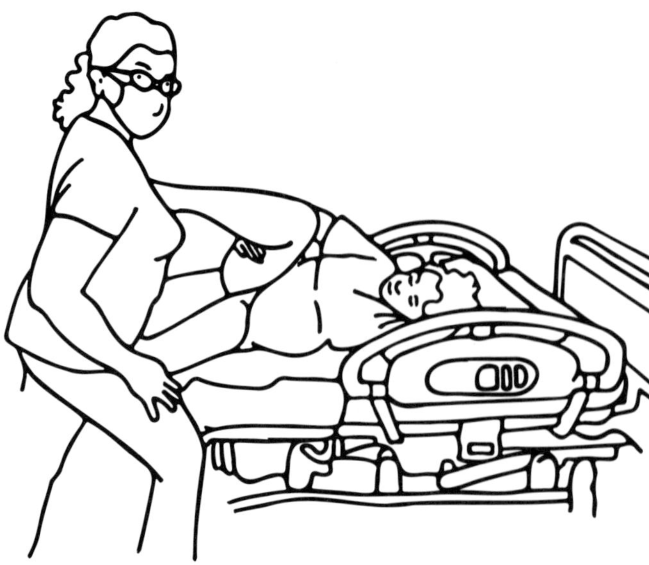

Abbildung 11-3:
Pressen in Seitenlage, das oberes Bein unterstützt

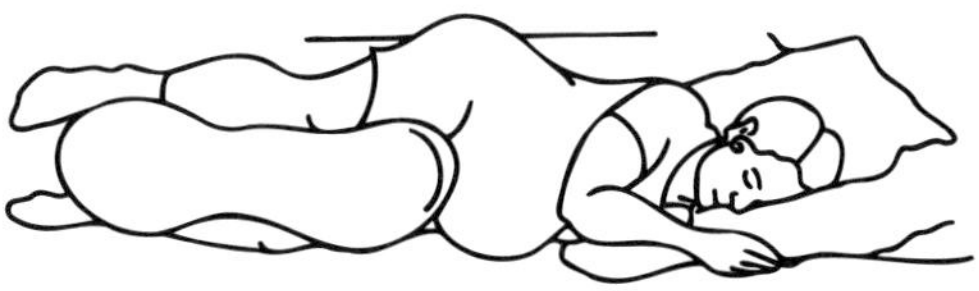

Abbildung 11-4: Seitenlage mit Erdnussball

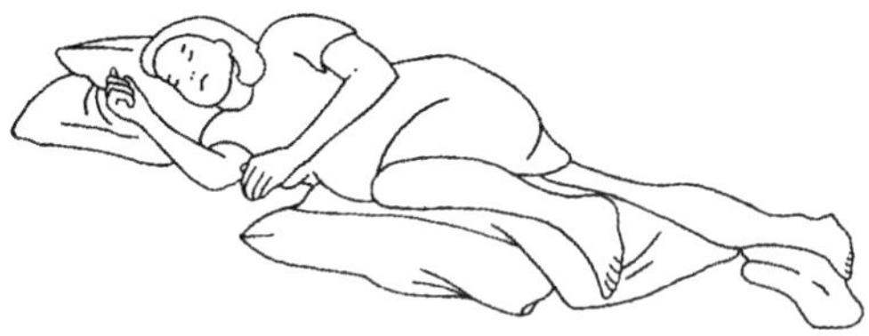

Abbildung 11-5: Sims-Lage, unterer Arm liegt vor dem Körper

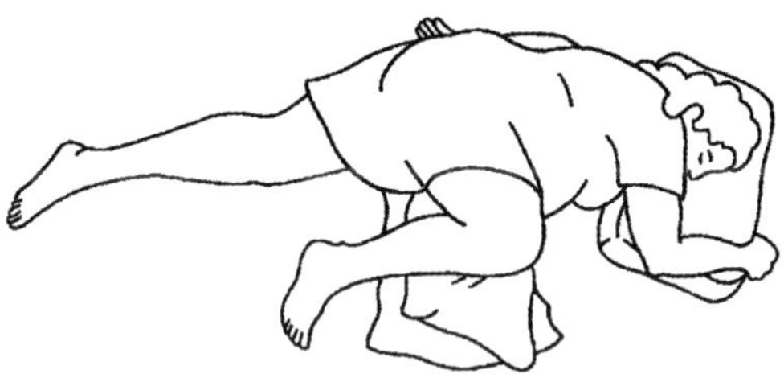

Abbildung 11-6: Sims-Lage, unterer Arm liegt hinter dem Körper

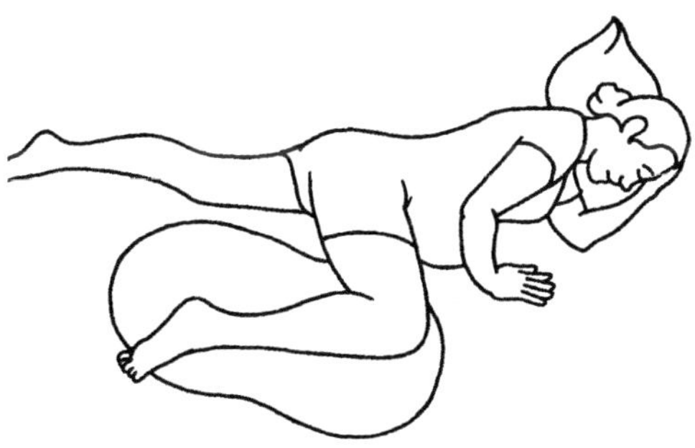

Abbildung 11-7: Sims-Lage mit Hilfe eines erdnussförmigen Gymnastikballs

Vorteile dieser Positionen:

- Ruhepause für ermüdete Frauen
- sichere Lagerung nach der Gabe von Schmerzmitteln
- Neutralisierung der Schwerkraft (geeignet bei einer sehr schnell verlaufenden Eröffnungs- oder Austreibungsperiode)
- können Hämorrhoiden-Schmerzen lindern
- mögliche Besserung schlechter fetaler Herztöne wegen einer Nabelschnurkompression oder des Vena-cava-Syndroms
- unterstützen die Senkung eines hohen mütterlichen Blutdrucks (insbesondere die linke Seitenlage)
- können im Wechsel mit Gehen den Geburtsfortschritt fördern
- vermeiden Druck auf das Kreuzbein (im Gegensatz zu sitzenden und liegenden Positionen)
- Weil im Gegensatz zum Sitzen kein äußerlicher Druck auf das Kreuzbein ausgeübt wird, kann sich das Kreuzbein in der Austreibungsperiode beim Tiefertreten des Kindes nach hinten dehnen.
- können bei dorso-posterioren Stellungen die Rotation des Babys unterstützen.

Hinweis: In Seitenlage wirkt die Schwerkraft anders als in Sims-Lage. In Seitenlage soll die Frau mit einem Ungeborenen in gesicherter oder vermuteter dorso-posteriorer Stellung auf *derselben* Seite liegen, auf der sich der Rücken des Kindes befindet („Rücken des Kindes in Richtung Bett“, wie in **Abbildung 11-8** dargestellt). Das begünstigt die Rotation des Kindes von der dorso-posterioren in eine dorso-laterale Stellung. Die Frau soll für 15 bis 30 Minuten auf der Seite des fetalen Rückens liegen, um die Rotation in eine dorso-laterale Stellung zu fördern. Anschließend soll sie 15 bis 30 Minuten lang knien und sich nach vorne beugen, um die Rotation von der dorso-lateralen in die dorso-anteriore Stellung zu fördern. **Abbildung 11-9** zeigt, dass die Seitenlage auf der gegenüberliegenden Seite des fetalen Rückens durch die Schwerkraft eine Drehung des Hinterhaupts in

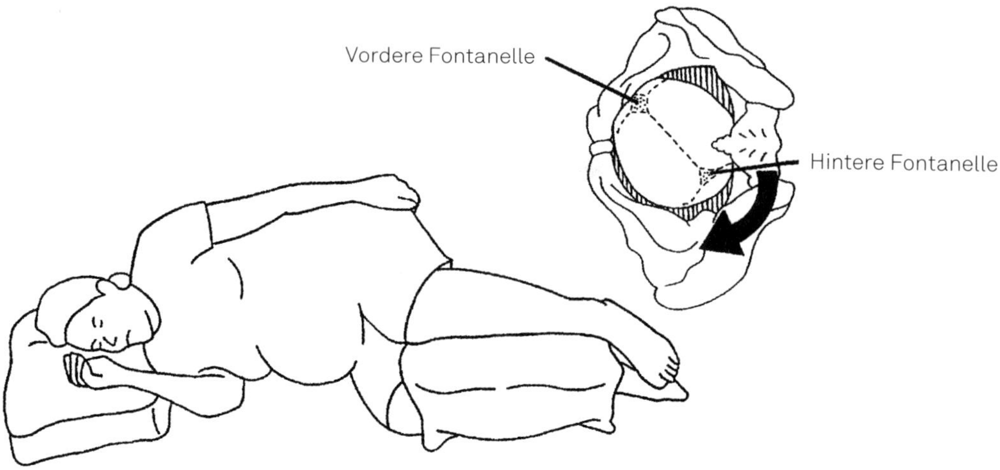

Abbildung 11-8: Frau in Sims-Lage auf der „richtigen" Seite, mit dem fetalen Rücken Richtung Bett

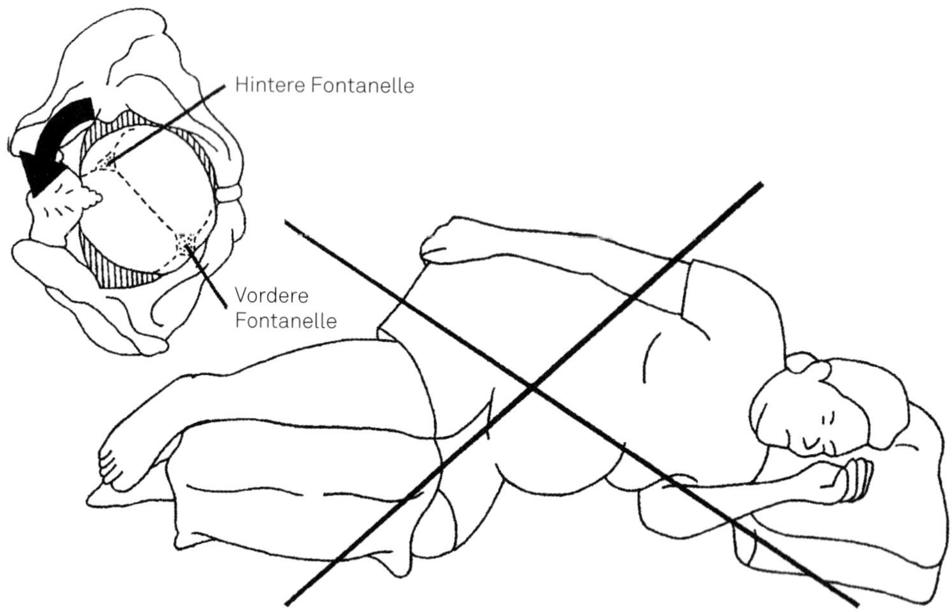

Abbildung 11-9: Frau in Seitenlage auf der „falschen" (linken) Seite bei einem Kind in gesicherter oder vermuteter II. dorso-posteriorer Stellung

den dorso-posterioren geraden Durchmesser bewirken kann.

In der erweiterten Sims-Lage soll die Frau mindestens 15 bis 30 Minuten auf der dem fetalen Rücken *gegenüberliegenden* Seite liegen („Rücken des Kindes in Richtung Decke", wie **Abbildung 11-10** zeigt). In dieser Position wird das mütterliche Becken gedreht, und das Schambein reicht näher ans Bett als in reiner Seitenlage. Das verändert die Wirkung der Schwerkraft, so dass sich das Kind zuerst in die dorso-laterale dann in die dorso-anteriore Stel-

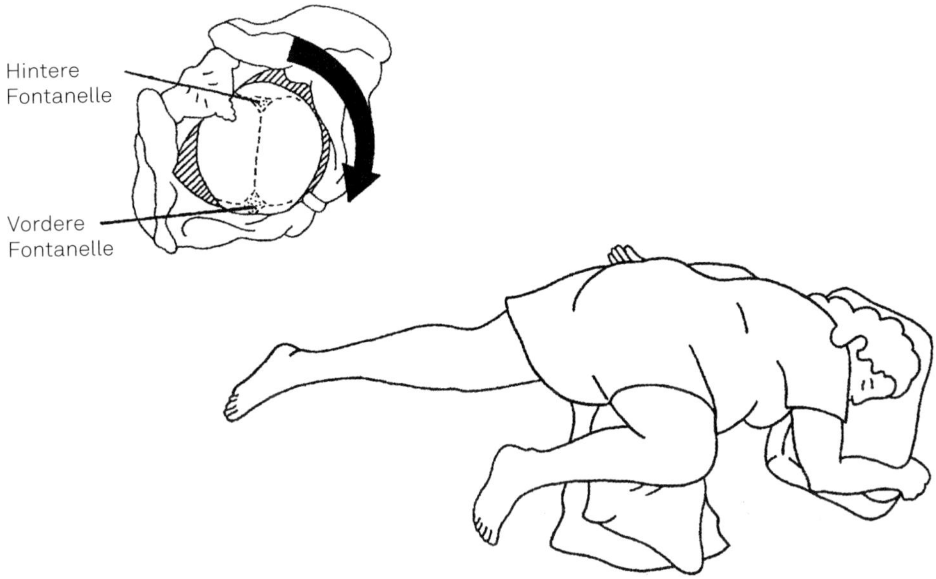

Abbildung 11-10: Frau in Sims-Lage auf der „richtigen" Seite, mit dem fetalen Rücken Richtung Decke

lung drehen kann. Ist die Stellung des Hinterhaupts unsicher, wird mit Versuch-und-Irrtum gearbeitet. Dabei kommen alle acht Positionen des Rollover-Manövers zum Einsatz, wie in **Abbildung 11-11** veranschaulicht. Wenn die Frau die jeweilige Position gut toleriert, ist das ein Zeichen für den Geburtsfortschritt.

Wann Seitenlagen empfohlen werden:

- solange die Geburt gut voranschreitet und die Frau auf der Seite liegen möchte
- bei einem Vena-cava-Kompressionssyndrom
- wenn der Frau ein Betäubungsmittel oder eine Periduralanästhesie verabreicht wurde
- wenn die Frau eine Schwangerschaftshypertonie aufweist
- wenn Probleme mit der fetalen Herzfrequenz auftreten
- in der Eröffnungs- und Austreibungsperiode, wenn der Frau die Lage angenehm ist
- wenn die Frau müde ist
- in der Austreibungsperiode, falls in Rückenlagen die Hämorrhoiden schmerzen
- bei einer sehr schnellen Austreibungsperiode zur Neutralisierung der Schwerkraft.

Wann von Seitenlagen abgeraten wird:

- wenn die Frau aufgrund stärkerer Schmerzen dies nicht will oder wenn sie eine andere Lage bevorzugt. Erklärt man ihr jedoch, dass diese Lage die Geburt beschleunigen kann, wird sie vielleicht einen Versuch wagen.
- wenn zum Tiefertreten des Kindes die Schwerkraft (eine aufrechte Haltung) benötigt wird, insbesondere dann, wenn sich die Austreibungsperiode lange hinzieht
- wenn die Frau bereits über eine Stunde ohne erkennbaren Geburtsfortschritt in Seitenlage liegt.

„Ausfallschritt" in Seitenlage

Wann: in der Eröffnungs- und Austreibungsperiode

Wie: Die Frau liegt in Sims-Lage, ihr Partner, die Doula oder eine andere Begleitperson steht neben dem Bett und legt ihren Fuß an seine/ihre Hüfte. Während der Wehen lehnt sich diese Person leicht nach vorne und drückt gegen den Fuß der Frau. Dadurch werden Hüften und Knie noch stärker flexiert, während das Bein gebeugt gehalten wird – wie in **Abbildung 11-12**.

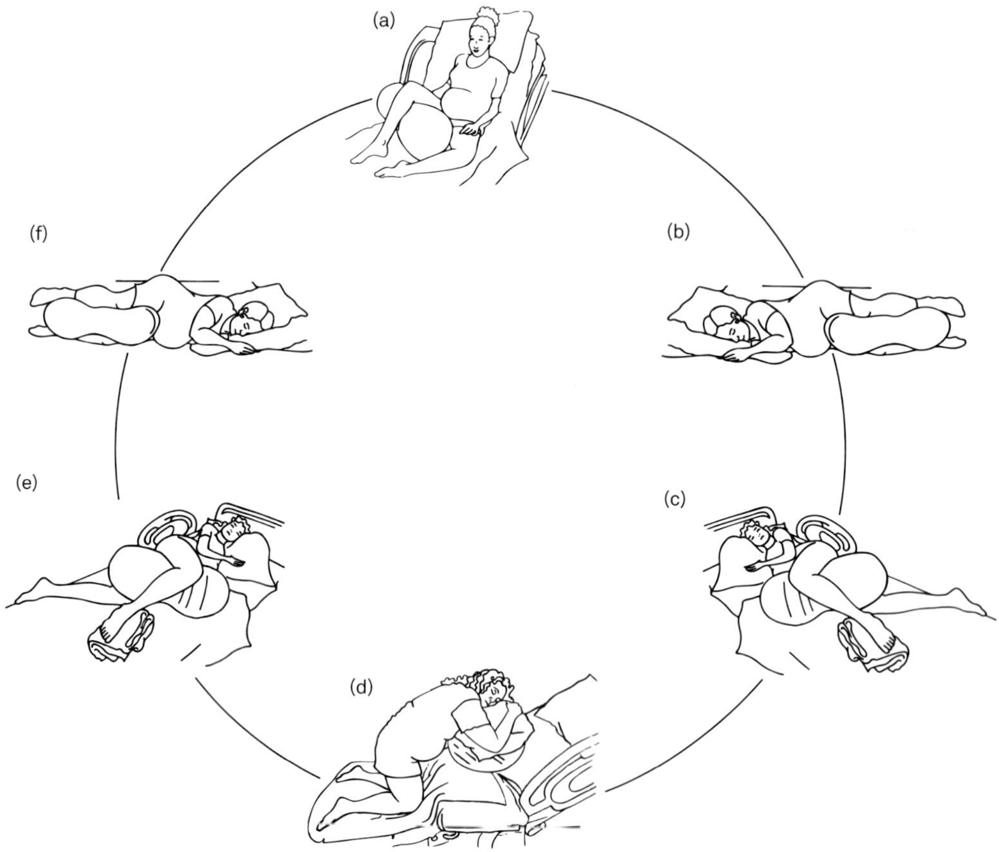

Abbildung 11-11a-f: Rollover-Manöver. a) halb sitzend, mit einem erdnussförmigen Gymnastikball; b) rechte Seitenlage mit dem Ball zwischen den Beinen; c) erweiterte rechte Sims-Lage mit dem Ball zwischen den Beinen; d) im Vierfüßlerstand über den auf dem abgesenkten Fußteil des Bettes liegenden Gymnastikball gelehnt; e) erweiterte linke Sims-Lage mit dem Ball zwischen den Beinen; f) linke Seitenlage mit dem Ball zwischen den Beinen-f.ai

Die Begleitperson darf sich jedoch nicht mit dem gesamten Gewicht nach vorne lehnen; das könnte die Bänder im Iliosakralgelenk und im Hüftgelenk überdehnen und später Schmerzen oder Funktionseinschränkungen verursachen. Das ist besonders problematisch, wenn die Frau eine PDA erhalten hat und die Überdehnung der Ligamente und Bänder nicht spürt. Ein Erdnussball kann das Bein unterstützen und die Frau in der richtigen Position halten, gezeigt **in Abbildung 11-13**.

Vorteile dieser Position:

- verändert die Form des Beckens, indem das obere Iliosakralgelenk leicht geöffnet wird und dadurch in diesem Beckenbereich mehr Platz entsteht
- erhöht bei einer dorso-posterioren Stellung oder asynklitischen Haltung die Wahrscheinlichkeit der Rotation
- sie ist bequem und kann mühelos eingenommen werden.

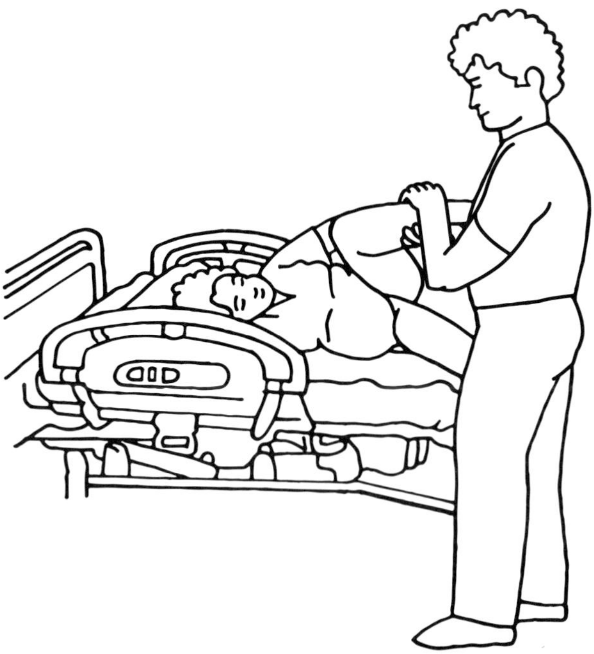

Abbildung 11-12: Ausfallschritt in Seitenlage

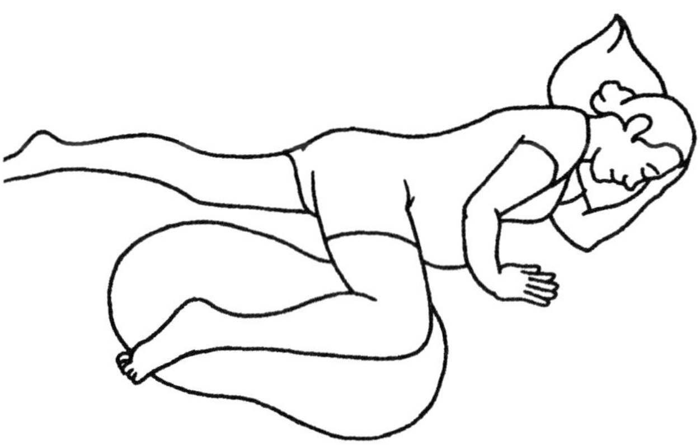

Abbildung 11-13: Ausfallschritt in Seitenlage mit erdnussförmigem Gymnastikball

Wann der Ausfallschritt in Seitenlage empfohlen wird:

- bei verzögerter Eröffnung des Muttermunds oder verzögertem Tiefertreten des vorangehenden Teils
- bei Verdacht auf eine fetale Einstellungs- oder Haltungsanomalie
- wenn die Frau eine PDA erhalten hat, sie das oben liegende Bein nicht flexiert halten kann und ihre Bewegungsmöglichkeiten insgesamt eingeschränkt sind
- wenn sie für den Ausfallschritt im Knien oder Stehen zu müde ist, eine Veränderung der Beckenform jedoch gewünscht wird.

Wann von dieser Position abgeraten wird:

- wenn die Schwerkraft das Tiefertreten des vorangehenden Teils unterstützen soll (wie in aufrechter Haltung), besonders bei verzögertem Fortschritt in der Austreibungsperiode
- wenn die Frau bereits über eine Stunde ohne erkennbaren Geburtsfortschritt in Seitenlage liegt.

Seitliche Dehnung im Liegen (side-lying release)

Wann: kann in der Schwangerschaft zweimal pro Woche (für etwa 2½ Minuten auf jeder Seite) oder unter der Geburt eingenommen werden, z. B. bei einem der folgenden Probleme: Wehenstillstand, unwirksame Wehen, fetale Fehleinstellung, schmerzende Hüfte(n) oder Beckenschmerzen.

Diese Technik wurde von Carol Phillips entwickelt. Sie empfiehlt den Fachkräften, sie in Geburtsvorbereitungskursen und unter der Geburt einzusetzen, um das verspannte und verschobene Bindegewebe im Becken und das Bindegewebe der das Becken umgebenden Strukturen zu strecken; Verspannungen dieser Art können die Geburtsschmerzen verstärken und den Geburtsfortschritt behindern. Die Technik ist inzwischen ein wichtiger Bestandteil der gesamten Spinning Babies®-Methode (C. Phillips, persönliche Kommunikation, 25. September 2016).

Wie: In **Abbildung 11-14** ist diese Technik detailliert dargestellt:

- Für diese Technik wird eine feste erhöhte Unterlage verwendet, die so lang ist, dass sich die Frau darauf ausstrecken kann. Ein Krankenhausbett, eine Massageliege oder eine Couch sind gut geeignet. Die Frau führt das Manöver mit Unterstützung einer Hilfsperson durch (Doula, Hebamme, Partner*in).
- Die Frau entscheidet, auf welche Seite sie zuerst liegen will.
- Sie liegt auf der Seite, mit einem Kissen unter dem Kopf, der in gerader Linie mit der Wirbelsäule liegt.
- Die Hilfsperson steht vor ihr, stemmt sich mit einer Körperseite oder einer Hüfte gegen den Bettrand, damit die Frau nicht herunterfällt. Man kann einen Stuhl neben das Bett stellen, an dem sich die Frau festhalten kann; auch die Seitenteile des Krankenhausbetts eignen sich dafür.
- Die Frau rutscht zum Bettrand, ihre Hüften sind etwa 5 cm vom Rand entfernt. Ist sie im dritten Schwangerschaftstrimester, ragt der Bauch über den Bettrand hinaus.
- Wichtig: Hüften und Schultern der Frau müssen eine gerade Linie bilden und dürfen nicht nach vorn oder hinten gekippt sein.
- Die Ausrichtung des Körpers wird verbessert, wenn die Frau den oben liegenden Arm über den Kopf streckt und auf eine Wange legt.
- Die Hilfsperson legte die Hände übereinander und platziert sie auf die Hüfte der Frau, über den vorderen oberen Darmbeinstachel (*anterior superior iliac spine, ASIS*) und hält sie mit Kraft davon ab, die Ausrichtung des Körpers zu verändern. Sie kann die Hüfte sanft schaukeln, um die Muskulatur in diesem Bereich zu lockern. Die Frau streckt das unten liegende Bein aus (ohne Unterstützung der Hilfsperson) und flexiert Fuß und Zehen zum Knie.
- Die Hilfsperson hält die Frau in perfekter Seitenlage, während diese (ohne Hilfe) das Bein etwa 30° anhebt, sich über den Bettrand hinausbewegt und das Bein langsam absenkt, so dass es frei vor ihr baumelt. Sie verharrt 2 bis 20 Minuten in dieser Haltung oder bis sich das Bein entspannt und ein wenig länger wird. Das Bein soll nicht berührt oder unterstützt werden, sondern wirklich frei baumeln.
- Die Hilfsperson stellt sicher, dass der Rücken der Frau gerade ist und in einer Linie mit der oberen Schulter und Hüfte liegt und drückt so fest auf die Hüfte und den Rücken, dass sie vertikal ausgerichtet bleiben.
- Das Manöver wird auf der anderen Körperseite wiederholt. Es muss auf beiden Körperseiten durchgeführt werden, damit Beckengelenke und Beckenmuskeln gleichmäßig belastet und gleichmäßig gestreckt werden.

Vorteile dieser Technik:

- Sie entspannt und verlängert die Muskeln, die das Becken halten, und den Beckenboden. Das lindert Rückenschmerzen.

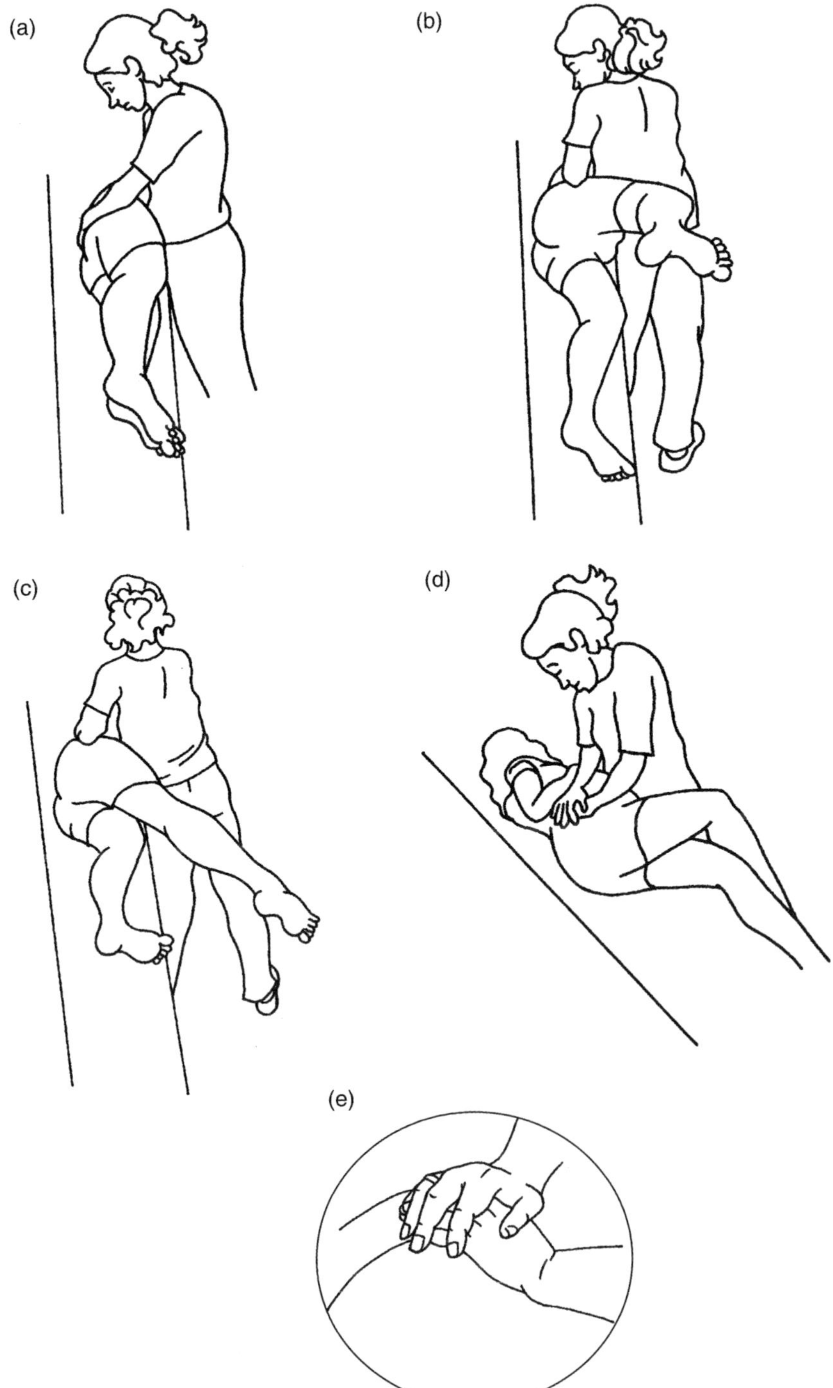

Abbildung 11-14a-d: Seitliche Dehnung im Liegen. a) Ausgangsposition; b) Frau hebt das Bein an und rutscht zum Bettrand; c) oberes Bein baumelt frei über dem Bettrand; d) die Hilfsperson legt die Hände übereinander und platziert sie auf die obere Hüfte der Frau, e) wie d), Detailansicht

Das Gewicht des Beins bewirkt eine sanfte Streckung und entspannt die Muskulatur der Hüfte und des Beckens, was den Beckenraum vergrößert und die Flexibilität der Beckengelenke verbessert; dann kann sich das kindliche Köpfchen in eine günstigere Lage bewegen.

Wann diese Technik empfohlen wird:

- in der Schwangerschaft zweimal pro Woche, um die Hüft- und Beckenmuskulatur sanft zu strecken oder zur Linderung von Becken- und Hüftschmerzen
- unter der Geburt, bei Wehenstillstand oder Verlangsamung der Wehen, wenn die Geburt bereits in Gang gekommen ist
- bei unwirksamen Wehen
- bei Verdacht auf ein fehleingestelltes Baby
- bei Schmerzen in einer oder beiden Hüften oder im Becken.

Wann von dieser Technik abgeraten wird:

- wenn sie die Frau ablehnt. Erklärt man ihr jedoch, dass sie schmerzlindernd ist und den Geburtsfortschritt fördert, wagt sie vielleicht einen Versuch.
- wenn die Geburt gut vorangeht.

Hinweis: Hat die schwangere oder gebärende Frau eine Gelenkerkrankung, eine unerklärliche Blutung, eine frühere Verletzung an Hüften und/oder Becken oder ist die Beweglichkeit der betroffenen Gelenke eingeschränkt, muss vorab eine geeignete Fachkraft konsultiert oder auf die Technik verzichtet werden. Die Beschreibung dieser Technik ist eine Adaptation der Veröffentlichungen von Gail Tully (o. D. a; Tully & Spinning Babies Approved Trainers, 2015)

11.1.2 Sitzpositionen

Halb sitzende Position

Wann: in der Eröffnungs- und Austreibungsperiode

Wie: Die Frau sitzt, mit dem Oberkörper in einem Winkel von mehr als 45° zur Unterlage nach hinten geneigt, dargestellt in Abbildung **11-15**.

Vorteile dieser Position:

- bessere Wirkung der Schwerkraft als bei Rückenlage
- möglicherweise besser als Rückenlage, weil
  - sie die Durchmesser des Beckeneingangs vergrößert
  - sie die fetale Sauerstoffversorgung verbessert
- sie ist bequem und kann mühelos eingenommen werden.

Nachteil:

Der Druck auf Kreuzbein und Steißbein kann die Erweiterung des Beckenausgangs verhindern, besonders wenn die Frau auf einer festen Unterlage sitzt.

Wann halb sitzende Positionen empfohlen werden:

- wenn die Geburt gut vorangeht und die Frau dies möchte
- wenn sie eine Ruhepause braucht
- bei einer Periduralanästhesie, als Alternative zu Rückenlage und Seitenlage
- wenn die Frau die Geburt beobachten will
- wenn die Geburtshelferin/der Geburtshelfer den Damm besser beobachten möchte.

Wann halb sitzende Positionen nicht eingenommen werden dürfen:

- bei bekannter oder vermuteter dorso-posterioren Stellung des Kindes
- wenn sich dabei die fetalen Herztöne verschlechtern
- bei Hypertonie der Frau und wenn sich ihr Blutdruck in dieser Position weiter erhöht
- wenn die Gebärende dies aufgrund stärkerer Schmerzen nicht will oder eine andere Haltung bevorzugt. Erklärt man ihr jedoch, dass diese Position die Geburt beschleunigen kann, wagt sie vielleicht einen Versuch.

Aufrechtes Sitzen

Wann: in der Eröffnungs- und Austreibungsperiode

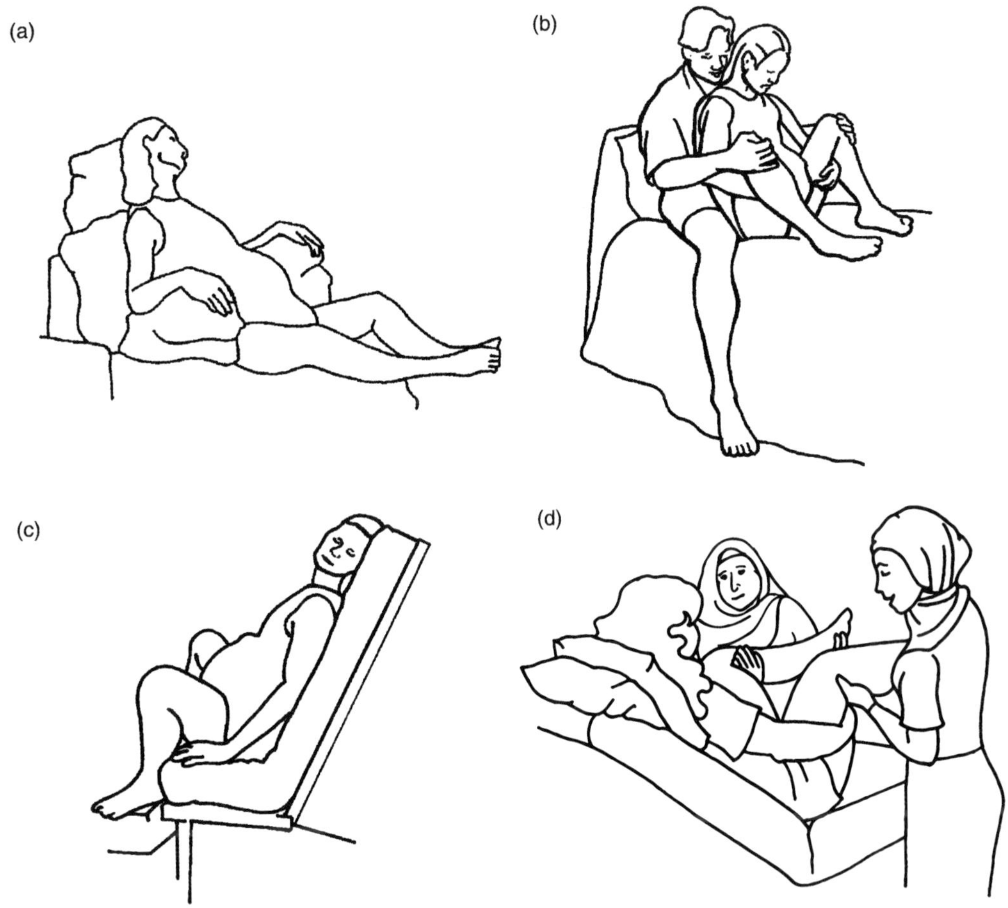

Abbildung 11-15a-d: a) halb sitzende Position; b) halb sitzend an die Begleitperson gelehnt, Position zum Ausruhen; c) halb sitzende Position zum Pressen; d) halb sitzend mit Beinunterstützung

Wie: Die Frau sitzt aufrecht auf dem Bettrand, auf einem Stuhl oder Hocker, wie in **Abbildung 11-16** dargestellt.

Vorteile dieser Position:

- Die Schwerkraft wird ausgenutzt.
- Bei guter Stütze ist diese Haltung erholsam.
- Heiße Kompressen können in dieser Haltung gut auf Schultern, Kreuz oder Unterbauch bzw. kalte Kompressen in die Kreuzbeingegend gelegt werden.

- Auf einem Schaukelstuhl oder einem Gymnastikball kann die Frau das Becken gut schaukeln oder kreisen.

Wann Sitzpositionen empfohlen werden:

- wenn die Frau eine Ruhepause braucht
- bei Rückenschmerzen
- wenn ihr diese Haltung in der Eröffnungs- und Austreibungsperiode angenehm ist
- wenn sich die Geburt in der aktiven Phase verzögert. Aufrechtes Sitzen ist besonders günstig, wenn sich die Knie der Frau unterhalb der Hüften befinden (Sutton, 2001).

Wann von Sitzpositionen abgeraten wird:

- wenn die Frau dies aufgrund stärkerer Schmerzen nicht will oder eine andere Haltung bevorzugt. Erklärt man ihr jedoch, dass

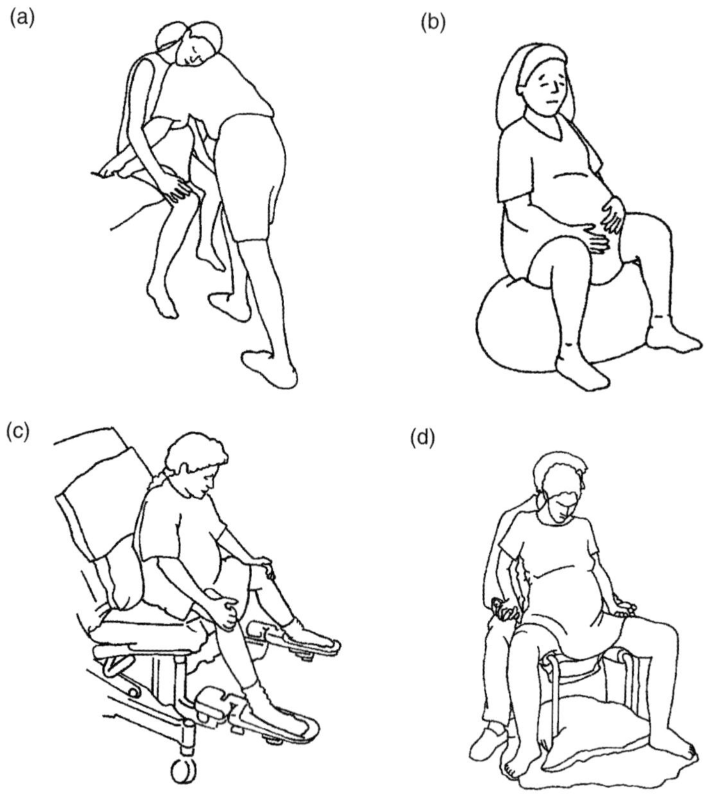

Abbildung 11-16a-d: Aufrechtes Sitzen. a) aufrechtes Sitzen mit Unterstützung der Begleitperson; b) aufrechtes Sitzen auf dem Gymnastikball; c) Pressversuch im Sitzen; d) aufrechtes Sitzen auf dem Geburtshocker

diese Position die Geburt beschleunigen kann, wagt sie vielleicht einen Versuch.
- wenn sich im Sitzen die fetalen Herztöne verschlechtern.

Vornübergeneigtes, abgestütztes Sitzen
Wann: in der Eröffnungs- und Austreibungsperiode
Wie: Die Frau sitzt, die Füße stehen fest auf dem Boden, sie lehnt sich nach vorn, die Arme ruhen auf den Oberschenkeln oder auf einer Abstützhilfe vor ihr, dargestellt in den **Abbildungen 11-17a, 11-17b**. Sie kann auch mit gespreizten Beinen rittlings auf einem Stuhl oder auf der Toilette sitzen und den Oberkörper auf die Lehne bzw. den Spülkasten stützen, wie in den **Abbildungen 11-17c, 11-17d**.

Vorteile dieser Position:
- Die Schwerkraft wird ausgenutzt.
- Bei guter Stütze ist diese Haltung erholsam.
- Sie lindert Rückenschmerzen.
- Sie kann die Rotation eines Kindes in dorsoposteriorer Stellung fördern (eher als Rückenlage oder halb sitzende Position der Mutter)
- Sie sorgt für eine günstigere Geburtslinie (Stremler et al., 2005).
- Sie vergrößert den Beckeneingang stärker als es die Rückenlage tut.
- Sie ist eine günstige Haltung für eine Rückenmassage.

Wann vornübergeneigtes Sitzen empfohlen wird:
- wenn die Geburt bei halb sitzender Position nicht vorangeht; vornübergeneigt verlagert sich das Gewicht des kindlichen Körpers

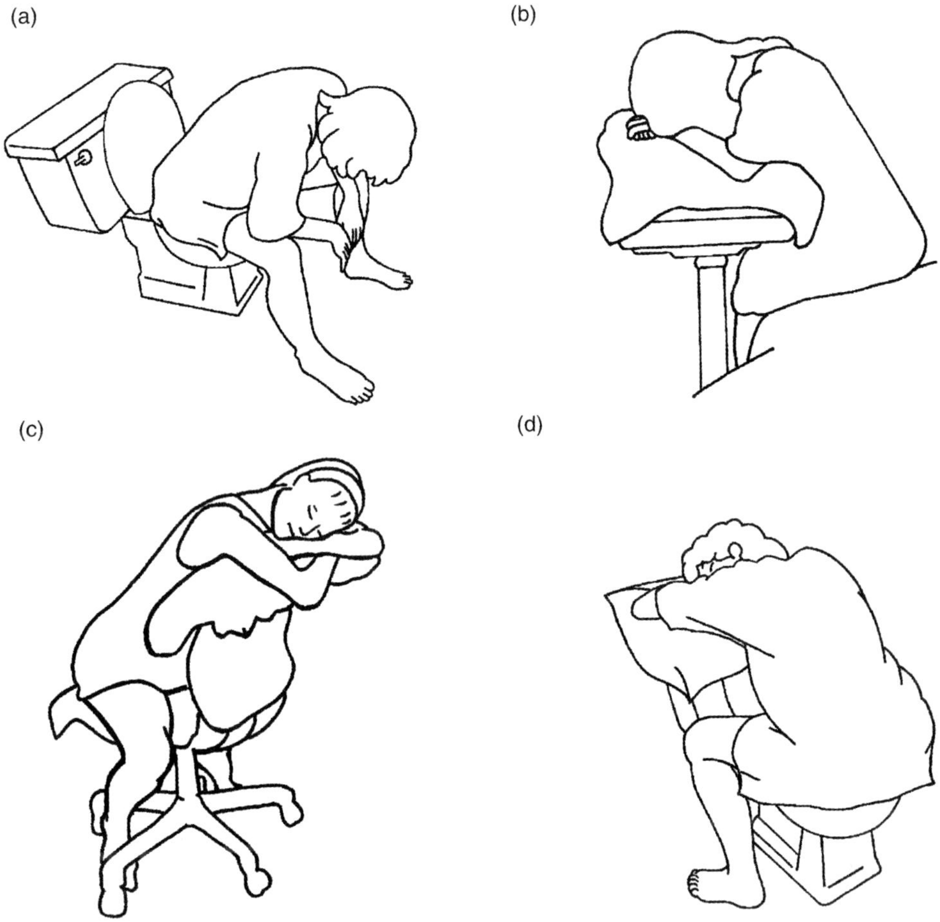

Abbildung 11-17a-d: Vornübergeneigtes, abgestütztes Sitzen. a) vorwärts auf der Toilette sitzend; b) sitzend, auf ein Tischchen gelehnt; c) rittlings auf einem Stuhl; d) rittlings auf der Toilette

weg von der mütterlichen Wirbelsäule nach vorne

- bei Rückenschmerzen
- wenn diese Haltung für die Frau bequem ist
- wenn sich die aktive Geburtsphase verzögert.

Wann vom vornübergeneigten Sitzen abgeraten wird:

- wenn die Frau dies aufgrund stärkerer Schmerzen nicht will oder eine andere Haltung bevorzugt. Erklärt man ihr jedoch, dass diese Position die Geburt beschleunigen kann, wagt sie vielleicht einen Versuch.
- wenn in dieser Haltung die Geburt nach 6 bis 8 Wehen nicht besser vorangeht
- wenn sich die Frau wegen der PDA oder eines anderen Schmerzmittels nicht in dieser Position halten kann.

Vornübergeneigtes Stehen

Wann: in der Eröffnungs- und Austreibungsperiode

Wie: Die Frau steht und lehnt sich nach vorne an einen/eine Partner*in, ans erhöhte Bett, über einen auf dem Bett liegenden Gymnastikball, an ein Geländer oder eine Arbeitsplatte,

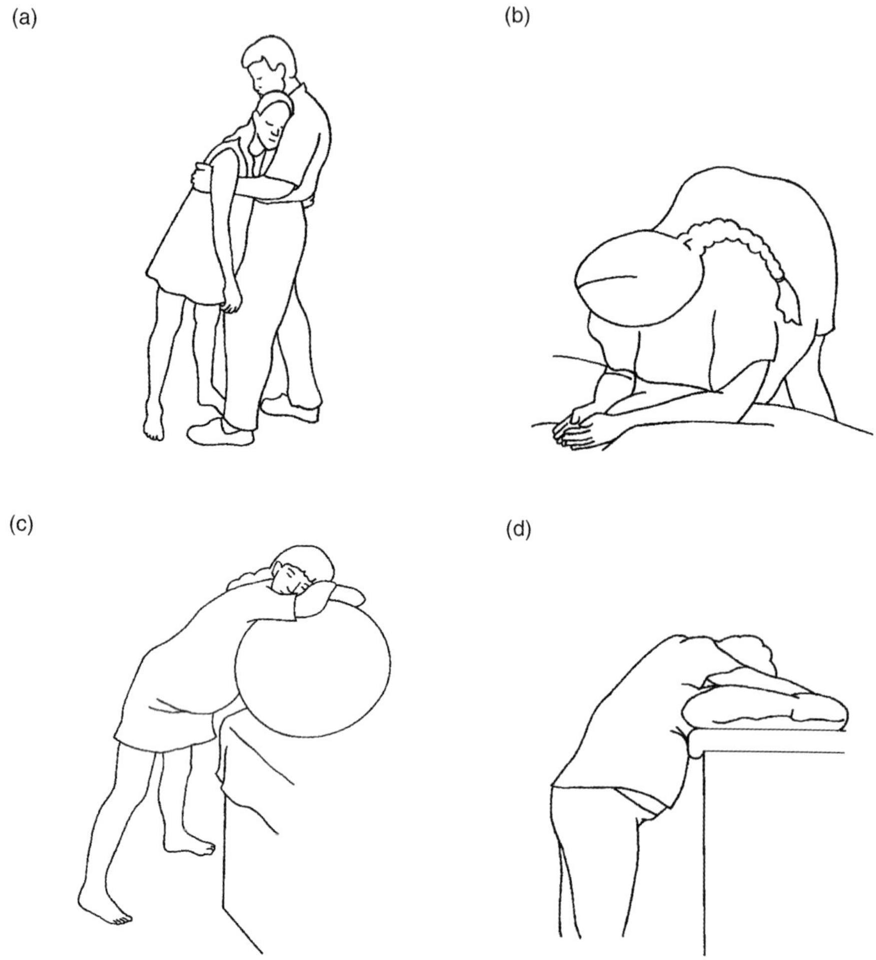

Abbildung 11-18a-d: Vornübergeneigtes Stehen. a) stehend an die Begleitperson gelehnt; b) stehend nach vorne auf das Bett gelehnt; c) stehend auf einen Gymnastikball gelehnt; d) stehend auf einen Tresen gelehnt

wie in Abbildung **11-18** dargestellt. Sie kann dabei Schaukelbewegungen machen.

Vorteile dieser Position:

- Ausnutzung der Schwerkraft
- Vergrößerung des Beckeneingangs (mehr als in Rückenlage oder beim Sitzen)
- Ausrichtung des Kindes in die Beckenführungslinie (Stremler et al., 2005; Sutton, 2001)
- begünstigt die Rotation eines Kindes in dorso-posteriorer Stellung, insbesondere in Verbindung mit Beckenkreisen (Sutton, 2001)
- weniger schmerzhafte Wehen, wirksamere Wehen als in Rückenlage oder im Sitzen (Simkin & O'Hara, 2002)
- verringert den Druck des vorangehenden Teiles auf das mütterliche Kreuzbein, was Rückenschmerzen lindert
- kann meist länger beibehalten werden als der Vierfüßlerstand

- Wird die Frau in der aufrechten Haltung vom Partner/von der Partnerin umarmt, erzeugt dies Wohlbefinden, was die Katecholaminproduktion reduzieren kann.
- kann in der Austreibungsperiode den Pressdrang verstärken.

Wann wird vornübergeneigtes Stehen empfohlen:
- wenn sich die Geburt verzögert oder zum Stillstand kommt
- wenn die Wehen seltener oder schwächer werden
- wenn die Frau Rückenschmerzen hat
- wenn diese Haltung der Frau angenehm ist.

Wann vom vornübergeneigten Stehen abgeraten wird:
- wenn die Frau dies aufgrund stärkerer Schmerzen nicht will oder eine andere Haltung bevorzugt. Erklärt man ihr jedoch, dass diese Position die Geburt beschleunigen kann, wagt sie vielleicht einen Versuch.
- wenn die Geburt in weniger anstrengenden Positionen gut vorangeht
- wenn die Geburt kurz bevorsteht und der hinzugezogene Arzt/die hinzugezogene Ärztin das Kind in dieser Haltung nicht entbinden kann oder will
- wenn die Motorik der Frau durch die PDA oder andere Schmerzmittel eingeschränkt ist.

11.1.3 Positionen im Knien

Vornübergeneigtes abgestütztes Knien
Wann: in der Eröffnungs- und Austreibungsperiode
Wie: Die Frau kniet auf dem Bett oder auf dem Boden (vielleicht mit Knieschützern oder einem Kissen unter den Knien) und lehnt sich nach vorne auf die Rückenlehne des Bettes, auf einen Stuhl, einen Gymnastikball oder eine andere Abstützhilfe. **Abbildung 11-19** stellt diese Positionen dar.

Vorteile dieser Position:
- Ausnutzung der Schwerkraft
- Ausrichtung des Kindes in die Beckenführungslinie
- vergrößert das Becken mehr als in Seitenlage, Rückenlage oder im Sitzen
- Druckmassage am Rücken kann leicht durchgeführt werden
- verglichen mit dem Vierfüßlerstand weniger anstrengend für Hände und Handgelenke
- Bewegungen wie Schaukeln und Kreisen fallen leicht
- kann, falls nötig, die fetalen Herztöne verbessern.

Nachteil:
Kann zu wunden Knien führen. Das lässt sich verhindern, indem die Frau auf einem weichen Kissen kniet oder wie beim Sport oder bei der Gartenarbeit Knieschützer trägt.

Wann vornübergeneigtes Knien empfohlen wird:
- bei einer bekannten oder vermuteten dorsoposterioren Stellung des Kindes oder einer anderen Fehleinstellung
- bei Rückenschmerzen
- wenn die Geburt verzögert ist
- in der Badewanne oder Gebärwanne, falls genügend Platz dafür ist
- wenn in Rücken- oder Seitenlagen die fetalen Herztöne besorgniserregend oder unklar sind
- wenn der fetale Kopf nicht ins Becken eintreten will (hoher Höhenstand)
- wenn die Haltung der Frau angenehm ist
- bei Rückenschmerzen abwechselnd mit anderen Positionen.

Wann vom vornübergeneigten Knien abgeraten wird:
- wenn der Frau dabei die Knie oder Beine schmerzen
- wenn die Frau sehr müde ist
- wenn die Geburt in dieser Haltung nicht vorangeht

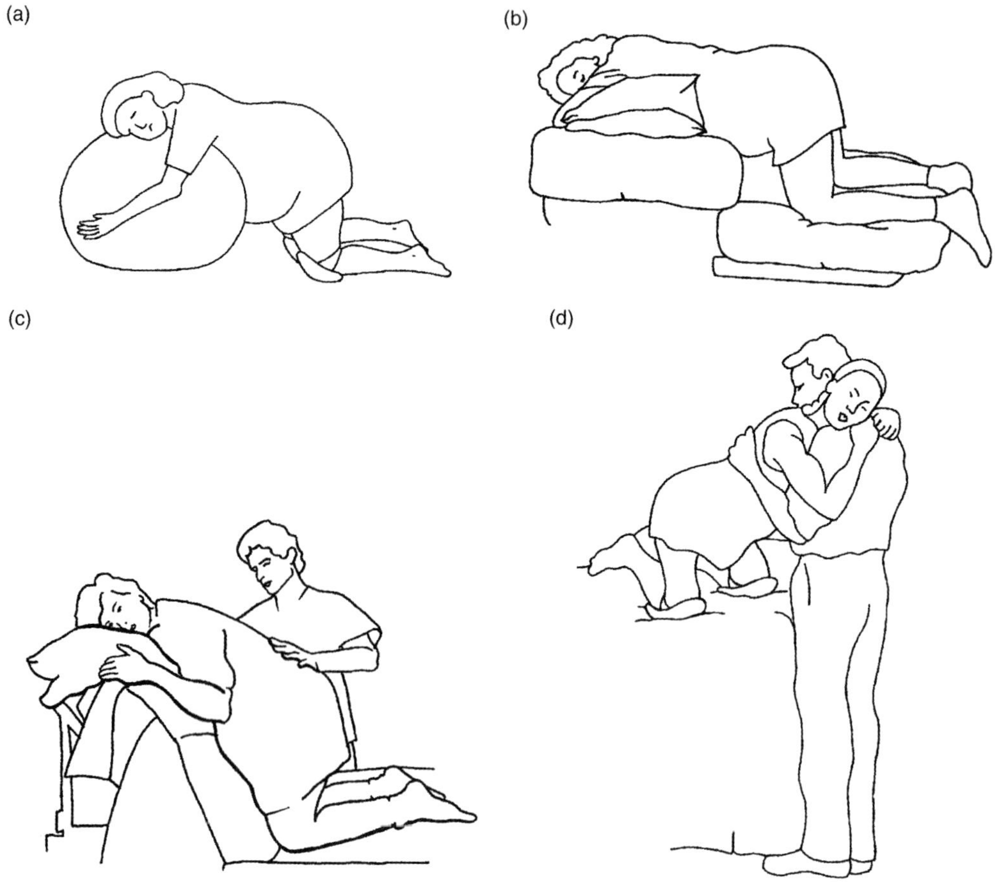

Abbildung 11-19a-d: Vornübergeneigtes abgestütztes Knien. a) kniend auf einen Gymnastikball gelehnt, mit Knieschützern; b) auf dem abgesenkten Fußteil des Bett kniend; c) kniend über das hochgestellte Kopfteil des Bettes gelehnt; d) zum Pressen kniend an die Begleitperson gelehnt, mit Knieschützern

- wenn die Motorik der Frau durch eine PDA oder andere Schmerzmittel eingeschränkt ist
- wenn die Frau dies aufgrund stärkerer Schmerzen nicht will oder eine andere Haltung bevorzugt. Erklärt man ihr jedoch, dass diese Position die Geburt beschleunigen kann, wagt sie vielleicht einen Versuch.

Vierfüßlerstand

Wann: in der Eröffnungs- und Austreibungsperiode

Wie: Die Frau kniet (am besten auf einer weichen Unterlage), lehnt sich nach vorn und stützt sich entweder auf die Handflächen oder Fäuste (günstiger bei geschwollenen Handgelenken oder Karpaltunnelsyndrom). Der Vierfüßlerstand ist in **Abbildung 11-20** dargestellt.

Vorteile dieser Position:

- begünstigt die Rotation eines Kindes in dorso-posteriorer Stellung (Stremler et al., 2005)
- kann in der späten Eröffnungsperiode eine vorliegende Muttermundlippe reduzieren
- lindert Rückenschmerzen (Stremler et al., 2005)
- entlastet Hämorrhoiden
- kann schlechte fetale Herztöne verbessern
- Gegendruck und doppelseitiger Druck auf die Hüften können leicht ausgeübt werden

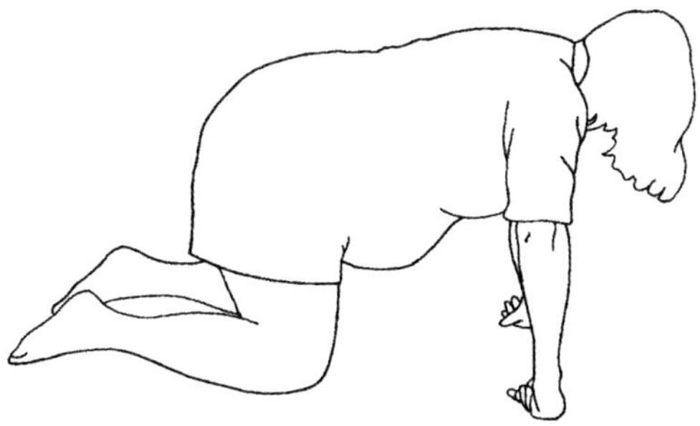

Abbildung 11-20: Vierfüßlerstand

- kann Teil der Maßnahmen zur Lösung einer Schulterdystokie sein
- vaginale Untersuchungen können durchgeführt werden
- Wenn die Arme der Frau ermüden, soll sie Kopf und Oberkörper auf ein paar Kissen, auf einen Stuhlsitz oder Gymnastikball stützen.

Nachteil:
Die Oberarme können leicht ermüden. Zur Erholung werden Oberkörper und Kopf auf einen Kissenstapel, einen Stuhl oder einen Gymnastikball gelegt.

Wann der Vierfüßlerstand empfohlen wird:
- bei verzögertem Geburtsfortschritt
- bei besorgniserregenden oder unklaren fetalen Herztönen
- bei Rückenschmerzen
- bei bekannter oder vermuteter dorso-posteriorer Stellung des Kindes
- wenn der Frau diese Haltung angenehm ist
- wenn eine vorliegenden Muttermundslippe den Geburtsfortschritt verlangsamt.

Wann vom Vierfüßlerstand abgeraten wird:
- wenn die Frau dies aufgrund stärkerer Schmerzen nicht will oder eine andere Haltung bevorzugt. Erklärt man ihr jedoch, dass diese Position die Geburt beschleunigen kann, wagt sie vielleicht einen Versuch.
- wenn eine PDA oder Narkotika die Motorik der Frau einschränken.

Offene Knie-Ellenbogen-Lage
Wann: in der Eröffnungs- und Austreibungsperiode
Wie: Die Frau kniet, neigt sich auf den Händen abgestützt nach vorne, senkt den Oberkörper ab, sodass schließlich das Gesäß höher ist als die Brust. In der *offenen* Knie-Ellenbogen-Lage, wie in **Abbildung 11-21a–c** dargestellt, ist die Hüfte weniger stark gebeugt (< 90°) als in der *geschlossenen* Knie-Ellbogen-Lage, die in **Abbildung 11-22** gezeigt wird. Die offenere Position bringt das Becken in einen ganz anderen Winkel als eine Position, in der die Beine unter dem Bauch angewinkelt sind.

> **Achtung:** Schal oder Tuch NICHT zu einem schmalen Band falten und zum Ziehen NICHT unter den Bauch der Frau legen, weil das die Durchblutung der Leistengegend beeinträchtigen kann. Der Schal soll ca. 45 cm breit sein. Er wird über die Oberschenkel gelegt und nach hinten (parallel zum Boden), nicht nach oben gezogen, damit er beim Ziehen nicht schmäler wird und auf die Leisten drückt.

Vorteile dieser Position:
- Vermeidung fetaler Stresszustände bei Nabelschnurvorfall
- Nimmt die Frau während der Latenzphase der Eröffnungsperiode oder zu einem anderen Zeitpunkt, bevor sich das fetale Köpfchen fest im Becken einstellt, über 8 bis 10 Wehen hinweg oder etwa 30 bis 40 Minuten diese Haltung ein, kann sich ein ungünstig stehendes Köpfchen neu ausrichten. Die Schwerkraft bewirkt, dass das Köpfchen wieder aus dem Becken heraustritt und sich vor der erneuten Einstellung dreht oder beugt.
- kann schlechte fetale Herztöne verbessern
- kann eine vorliegende Muttermundslippe reduzieren
- kann Rückenschmerzen lindern
- kann Hämorrhoiden entlasten.

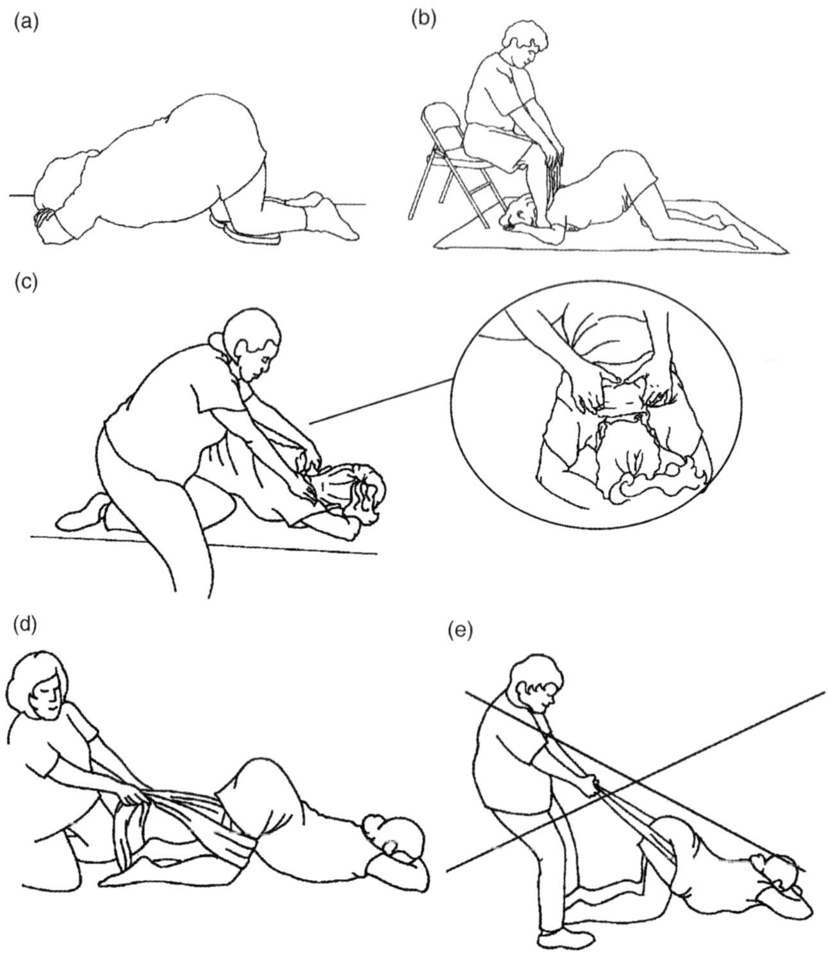

Abbildung 11-21a-d: Offene Knie-Ellbogen-Lage. a) offene Knie-Ellbogenlage mit Knieschützern; b) offene Knie-Ellbogen-Lage, Schultern ruhen an den gepolsterten Schienbeinen der Begleitperson; c) Begleitperson unterstützt die Schultern der Frau; d) Begleitperson legt einen breiten Schal über die Oberschenkel der Frau und zieht nach hinten; d) Achtung: Schal NICHT unter den Bauch legen

Nachteil:
Die Haltung ist ermüdend, wenn sie 30 Minuten oder länger eingenommen wird. Sie wird angenehmer, wenn 1) Kissen unter den Brustkorb gelegt werden, 2) die Frau kniet, den Kopf zwischen die Fußknöchel der Begleitperson legt und die Schultern an ihre (mit Polstern geschützten) Schienbeine lehnt (wie in **Abbildung 11-21b**), 3) wenn die Begleitperson einen breiten Schal über die Oberschenkel der Frau legt und nach hinten zieht wie in **Abbildung 11-21d**), oder 4) wenn sich die Begleitperson zurücklehnt und die Schultern der Frau nach hinten zieht, siehe in **Abbildung 11-21c**. All diese Techniken machen die Haltung weniger anstrengend und schonen die Kräfte der Frau.

Wann die offene Knie-Ellenbogen-Lage empfohlen wird:

- als eine der Notfallmaßnahmen bei Nabelschnurvorfall
- bei Verdacht auf eine dorso-posteriore Stellung während der Vorwehen bzw. bei Geburtsbeginn, wenn zwei Wehen kurz hintereinander auftreten, dann eine längere Pause folgt, oder bei kurzen, häufigen, unregelmäßigen und besonders in der Kreuzgegend schmerzhaften Kontraktionen, die nicht mit einer Erweiterung des Muttermunds einhergehen (Tully & Spinning Babies Approved Trainers, 2015). Die Position kann abwechselnd mit der erweiterten Sims-Lage eingenommen werden.
- bei Rückenschmerzen
- um dem vorzeitigen Pressdrang der Frau entgegenzuwirken
- bei geschwollenem Muttermund oder vorliegender Muttermundslippe
- wenn die Geburtshelferin/der Geburtshelfer bei einer dorso-posterioren Stellung in der Austreibungsperiode einen digitalen oder manuellen Rotationsversuch unternimmt.

Wann von der offenen Knie-Ellenbogen-Lage abgeraten wird:

- wenn die Frau dabei nicht genügend Luft bekommt, Magenbeschwerden oder anderen Missempfindungen hat
- wenn die Motorik der Frau durch eine PDA oder andere Schmerzmittel eingeschränkt ist
- wenn die Frau dies aufgrund stärkerer Schmerzen nicht will oder eine andere Haltung bevorzugt. Erklärt man ihr jedoch, dass diese Position die Geburt beschleunigen kann, wagt sie vielleicht einen Versuch.

Geschlossene Knie-Ellenbogen-Lage

Wann: in der Eröffnungs- und Austreibungsperiode

Wie: Die Frau kniet, neigt sich abgestützt auf die Hände nach vorne, senkt den Oberkörper ab und verlagert das Gewicht auf die Unterarme. Knie und Hüften sind stark gebeugt und unter dem Bauch angewinkelt, dargestellt in **Abbildung 11-22**.

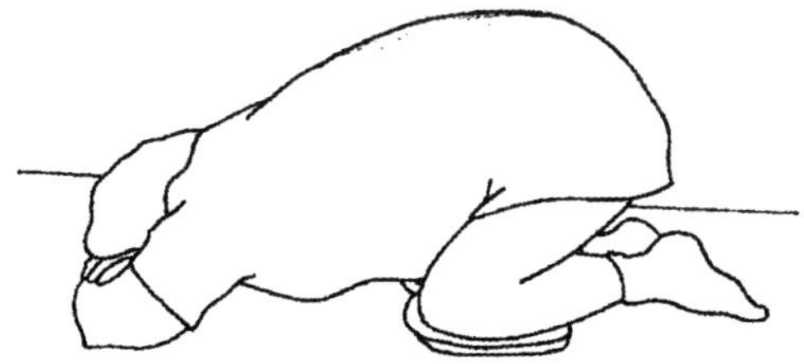

Abbildung 11-22: Geschlossene Knie-Ellbogen-Lage

Vorteile dieser Position:

- lindert Rückenschmerzen
- ist weniger anstrengend als der Vierfüßlerstand und die offene Knie-Ellbogen-Lage
- weitet die Sitzbeine, wodurch sich der Beckenausgang (die Abstände zwischen den Sitzbeinstacheln und Sitzbeinhöckern) vergrößert
- kann Hämorrhoiden entlasten
- kann schlechte fetale Herztöne verbessern
- wirkt der Schwerkraft entgegen, wodurch sich eine persistierende vorliegende Muttermundslippe zurückbilden kann.

Wann die geschlossene Knie-Ellbogen-Lage empfohlen wird:

- bei Rückenschmerzen
- bei geschwollenem Muttermund und vorliegender Muttermundslippe.

Wann von der geschlossenen Knie-Ellbogen-Lage abgeraten wird

- während der Vorwehen bzw. bei Geburtsbeginn, wenn sich das Kind drehen soll (dann ist die offene Knie-Ellbogen-Lage mit Beugung der Hüften > 90° besser geeignet)
- wenn die Frau dies aufgrund stärkerer Schmerzen nicht will oder eine andere Haltung bevorzugt. Erklärt man ihr jedoch, dass diese Position die Geburt beschleunigen kann, wagt sie vielleicht einen Versuch.

- wenn die Frau nicht genügend Luft bekommt, Magenbeschwerden oder andere Missempfindungen hat
- bei einer normal fortschreitenden Geburt in der Austreibungsperiode (wirkt der Schwerkraft entgegen).

11.1.4 Asymmetrische aufrechte Positionen

Wann: in der Eröffnungs- und Austreibungsperiode
Wie: Die Frau sitzt, steht oder kniet, wobei ein Knie und die Hüfte gebeugt sind und ein Fuß höher steht als der andere, wie in **Abbildung 11-23** abgebildet. Welches Bein angehoben wird, hängt davon ab, welches für die Frau bequemer ist. Sie soll beide Seiten ausprobieren, und wenn ihr eine Seite deutlich angenehmer ist als die andere, soll sie diese Position einnehmen.

Vorteile dieser Positionen:

- Sie strecken die Adduktoren des angehobenen Oberschenkels leicht, schieben das eine Sitzbein etwas zur Seite und vergrößern so den Beckenausgang. Die Veränderung wird verstärkt, wenn die Frau das Bein seitlich und nicht nach vorn anhebt.
- können bei einer dorso-posterioren Stellung des Kindes die Rotation unterstützen
- lindern Rückenschmerzen
- nützen die Schwerkraft aus
- ermöglichen einen Ausfallschritt, der den Beckenausgang auf dieser Seite noch stärker erweitert.

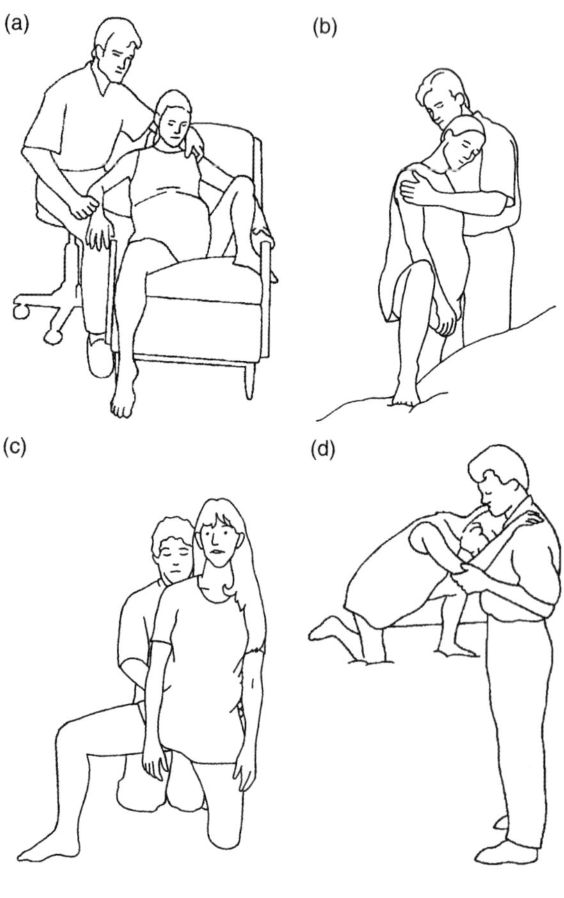

Abbildung 11-23a-d:
Asymmetrische aufrechte Positionen.
a) asymmetrisches Sitzen; b) asymmetrisches Stehen; c) asymmetrisches Knien; d) asymmetrisches Knien mit Unterstützung der Begleitperson

Wann asymmetrische aufrechte Positionen empfohlen werden:
- wenn die Frau Rückenschmerzen hat
- wenn der Geburtsfortschritt nachgelassen hat
- wenn sich das Kind drehen soll
- bei Verdacht auf asynklitische Haltung oder eine andere fetale Fehleinstellung.

Wann von asymmetrischen aufrechten Positionen abgeraten wird:
- wenn die Frau angibt, dass die Haltung die Schmerzen in Knien, Hüften oder der Symphyse verstärkt
- wenn die Frau aufgrund einer PDA oder eines Narkotikums nicht sicher auf den Beinen ist und das Gleichgewicht nicht gut halten kann.

11.1.5 Hockpositionen

Hocken
Wann: vorwiegend in der Austreibungsperiode, aber auch immer dann, wenn es der Frau angenehm ist
Wie: Die Frau geht vom Stehen in die Hocke, ihre Füße bleiben flach auf dem Boden oder Bett. Wenn nötig, hält sie sich an ihrem/ihrer Partner*in, einer Stange oder einem anderen Hilfsmittel fest, damit sich nicht aus dem Gleichgewicht kommt, wie in **Abbildung 11-24** zu sehen ist.

Vorteile dieser Position:
- nutzt die Schwerkraft aus
- erweitert den Beckenausgang, indem sie den Abstand zwischen den Sitzbeinhöckern vergrößert
- das Kreuzbein kann sich frei bewegen
- das Pressen braucht weniger Kraft als in horizontalen Lagen
- kann den Pressdrang verstärken
- kann das Tiefertreten des Köpfchens fördern
- lindert Rückenschmerzen
- Gewichtsverlagerung leicht möglich, wenn die Frau Entlastung wünscht
- mechanischer Vorteil: Der Oberkörper drückt stärker als in anderen Positionen auf den Fundus.

Nachteile:
Hocken über einen längeren Zeitraum komprimiert die Blutgefäße und Nerven hinter den Kniegelenken, was die Blutzirkulation beeinträchtigen und zu Schädigungen der eingeklemmten Nerven führen kann. Das lässt sich verhindern, indem sich die Frau nach jeder oder jeder zweiten Wehe nach hinten setzt oder aufsteht. Gleiches gilt für ein durch langes Hocken verursachtes Perinealödem. *Hinweis*: Bei Frauen, die Hockstellungen gewohnt sind, treten die genannten Probleme sicher nicht auf.

Wann die Hocke empfohlen wird:
- wenn in der Austreibungsperiode der Beckenausgang vergrößert werden soll, insbesondere bei dorso-posterioren Stellungen
- wenn das Kind zu langsam tiefertritt.

Wann vom Hocken abgeraten wird:
- bei Verletzungen der Knie- oder Fußgelenke
- bei Arthritis und schwacher Beinmuskulatur
- wenn die PDA eine motorische oder sensorische Blockade in den Beinen ausgelöst hat.

Wir empfehlen, der Frau spontanes Pressen zu ermöglichen. Die Kombination von längerem Luftanhalten und Hockpositionen erhöht die Gefahr von Dammverletzungen.

Abgestützte Hockpositionen, Hängepositionen
Wann: in der Austreibungsperiode

Abgestützte Hocke
Wie: Die Frau lehnt sich während der Wehe mit dem Rücken gegen ihre Unterstützungsperson, die ihre Unterarme unter die Arme der Frau legt, ihre Hände fasst und ihr gesamtes Gewicht hält, dargestellt in **Abbildung 11-25a**. In den Wehenpausen steht die Frau. *Achtung*: Die abgestützte Hocke erfordert von der Begleitper-

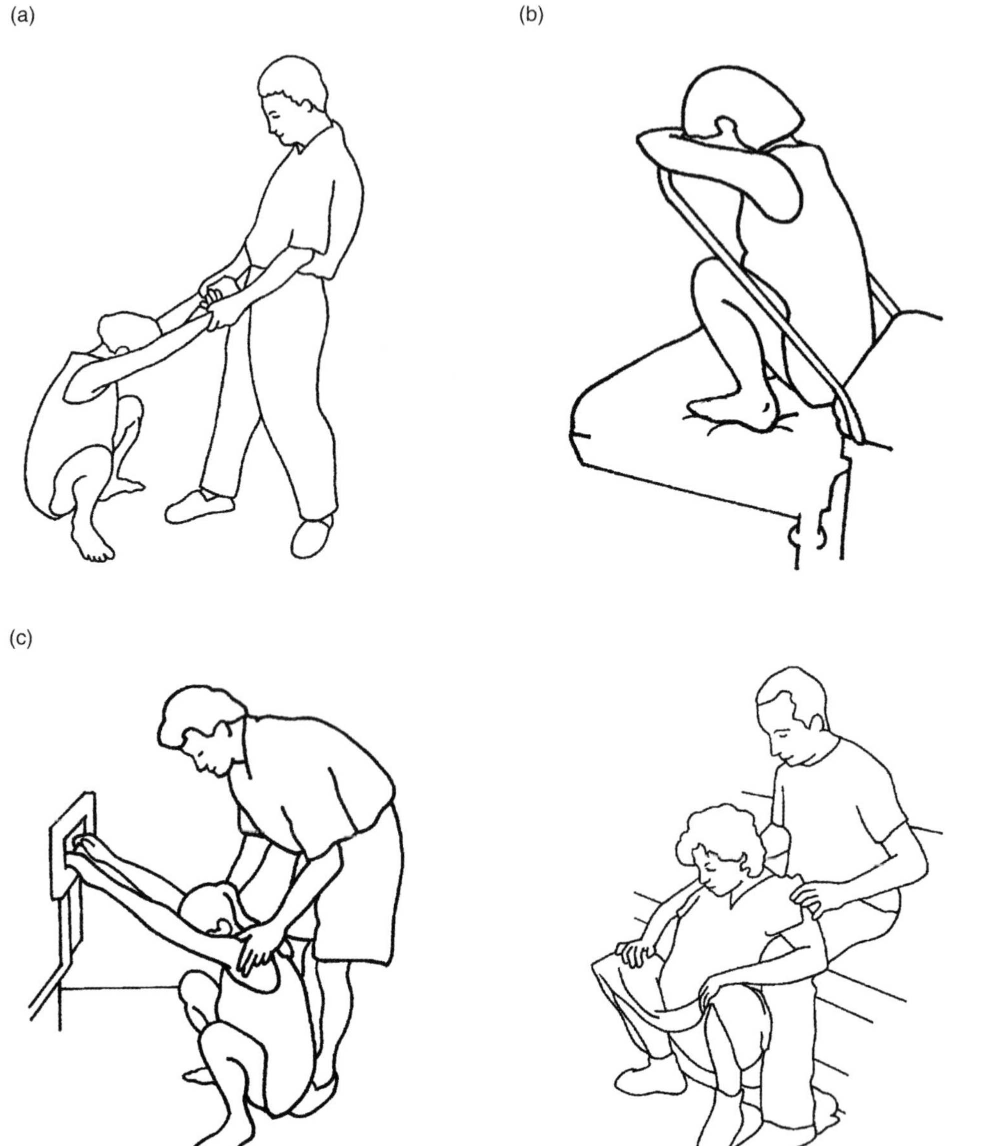

Abbildung 11-24a-d: Hocken. a) Mit Hilfe der Begleitperson; mit Hilfe einer Stange; c) Hocken und am Bettgestell festhalten; d) Hocken, auf die Beine der sitzenden Begleitperson gestützt

son einen großen Kraftaufwand und ist daher sehr anstrengend. Sie kann sich die Sache erleichtern, indem sie sich mit geradem Rücken gegen eine Wand lehnt. Um Rückenverletzungen zu vermeiden, soll sie sich nicht nach vorne lehnen und nicht ins Hohlkreuz fallen.

Hängeposition

Wie: Für die unterstützende Begleitperson einfacher als die abgestützte Hocke. Sie sitzt auf dem erhöhten Bett oder einem Tisch, setzt die Füße auf zwei Stühle oder auf Fußstützen und spreizt die Oberschenkel. Die Frau steht mit dem Rücken zur Begleitperson zwischen ihren Beinen und legt die Unterarme auf ihre Oberschenkel. Während der Wehe geht die Frau langsam in die Knie, die Begleitperson presst mit den Oberschenkeln seitlich gegen ihren den Brustkorb. Das ganze Gewicht der Frau ruht auf ihren Armen, die auf den Oberschenkeln der Begleitperson liegen, die ihren Brustkorb durch seitliches Zusammendrücken hält. In **Abbildung 11-25b** wird diese **Hängeposition dargestellt**. Wenn die Begleitperson die Füße direkt unter die Knie stellt, kann sie das Gewicht der Frau ohne übermäßigen Kraftaufwand halten. Die Frau presst, wenn sie den Drang verspürt, in den Wehenpausen steht sie auf.

Eine andere Variante ist ein von der Decke herabhängendes Seil mit Geburtsschlaufe, in die sich die Gebärende hängen kann, wie in **Abbildung 11-25c** gezeigt. Dies ist für die Begleitperson weit weniger anstrengend als die abgestützte Hocke.

Eine Geburtsschlaufe herstellen

Die Geburtsschlaufe besteht aus einem festen ca. 60 cm breiten Stück Stoff, dessen beide Enden von einer an der Decke befestigten Ringschaube gehalten werden. Das Tuch soll so lang sein, dass es sich die Frau wie einen Schal um die Schultern legen und sie sich hineinlegen kann, bis ihre Knie gebeugt sind und das Tuch

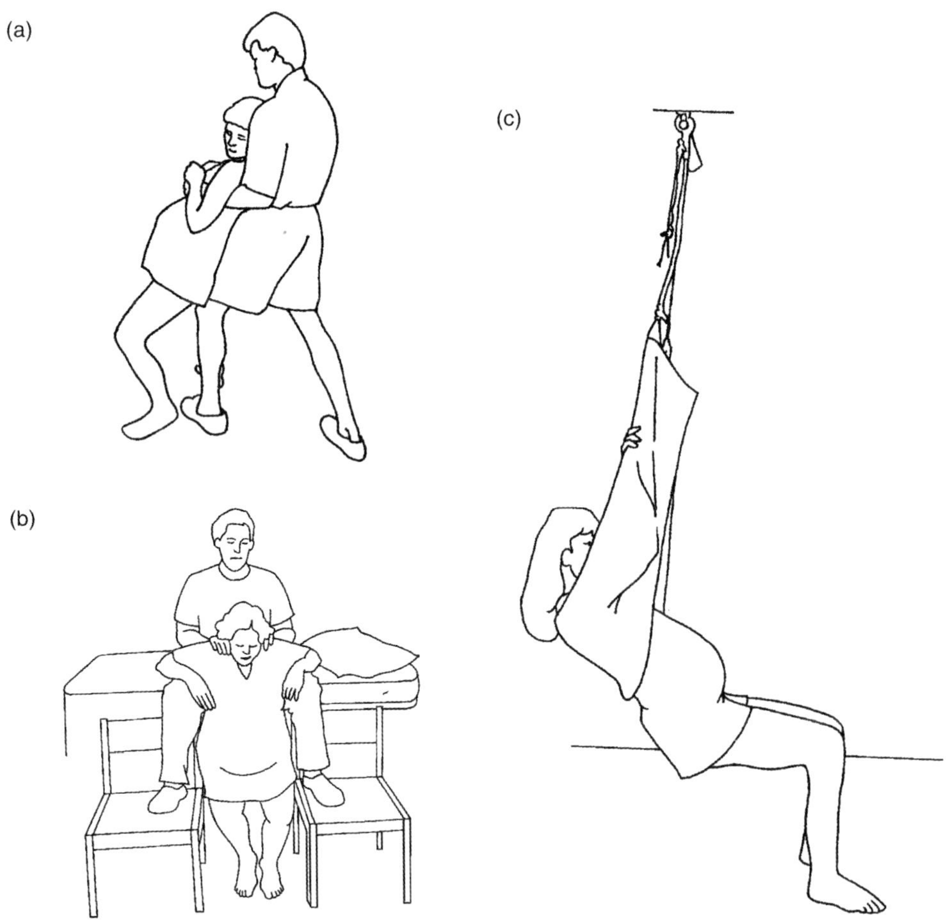

Abbildung 11-25a-c: Hock- und Hängeposition. a) Abgestützte hohe Hocke; b) Hängeposition; c) Hängen am Seil mit Geburtsschlaufe

ihr ganzes Gewicht trägt. Dabei hält sie sich an beiden Seiten der Schlinge fest. Sie kann den direkten Druck auf die Achselhöhlen vermeiden, wenn sie die Schlinge wie einen Schal trägt und dabei die Ellbogen flexiert, dargestellt in **Abbildung 11-25c**.

Zur Sicherheit ist darauf zu achten, dass die Schlinge unter dem Gewicht der Frau nicht zu sehr nachgibt und immer jemand bei ihr ist, wenn sie in der Geburtsschlaufe hängt.

Vorteile dieser Position:

- nutzt die Schwerkraft aus
- zieht den Körper der Frau etwas in die Länge. Das kann eine asynklitische Haltung korrigieren, da das fetale Köpfchen mehr Raum bekommt, um sich in einen günstigeren Winkel zu drehen.
- Die Beckengelenke sind elastischer als in jeder anderen Position, weil das Becken von keiner Seite geschoben oder gedrückt wird (außer vom vorangehenden Teil!).
- Die Form des Köpfchens kann sich optimal dem mütterlichen Becken anpassen.
- Die Frau fühlt sich sicher und vom Partner/der Partnerin oder der Schlinge unterstützt, was die Katecholaminproduktion reduzieren kann.
- Der/die Partner*in hat die Hände frei und kann die Frau umarmen oder streicheln.

Nachteil:

Wenn die Frau lange in der abgestützten Hocke oder in der Hängeposition verweilt, kann der Druck der Arme oder Beine der Begleitperson auf ihre Achselhöhlen die Nerven des Brachialkomplexes komprimieren und Parästhesien (Taubheit, Kribbeln) in den Händen der Frau auslösen. Das lässt sich aber mit der richtigen Technik verhindern.

Wann die abgestützte Hocke empfohlen wird:

- wenn die Beckengelenke beweglicher werden sollen
- wenn der Körper der Frau gestreckt werden soll, z.B. bei einem asynklitischen Kind
- in der Austreibungsperiode, wenn vermutet wird, dass der kindliche Kopf zu groß oder fehleingestellt ist
- wenn das fetale Köpfchen zu langsam oder nicht tiefer tritt.

Wann von abgestützte Hockpositionen abgeraten wird:

- wenn die Frau dies aufgrund stärkerer Schmerzen nicht will oder eine andere Haltung bevorzugt. Erklärt man ihr jedoch, dass diese Position die Geburt beschleunigen kann, wagt sie vielleicht einen Versuch.
- wenn die Schultergelenke der Frau schwach sind oder schmerzen
- wenn die Geburt unmittelbar bevorsteht und das geburtshilfliche Team die Frau in dieser Position nicht entbinden möchte
- wenn die Frau aufgrund einer PDA oder eines Narkotikums nicht sicher auf den Beinen ist und das Gleichgewicht nicht gut halten kann
- wenn keine kräftige Person anwesend ist, die die Frau halten kann, oder keine Geburtsschlaufe zur Verfügung steht

Hohe Hockstellung, Ausfallschritt und Schaukelbewegungen

Wann: in der Eröffnungs- und Austreibungsperiode

Wie: Die Frau steht zunächst und hält sich an einem von der Decke hängenden Seil fest – siehe **Abbildung 11-26a**, lehnt sich dann nach hinten und geht dabei langsam in die hohe Hockstellung, dargestellt in **Abbildung 11-26b**. Sie kann dabei ein Bein anheben, wie zu einem Ausfallschritt, wie **Abbildung 11-26c** zeigt oder, wenn sie sich dabei sicher fühlt, hin- und herschaukeln.

Vorteile dieser Position:

- nutzt die Schwerkraft aus
- Der Beckendurchmesser wird verändert, wenn die Frau vom Stehen in die hohe Hocke geht, dabei hin und her schaukelt und ein Bein zum Ausfallschritt hebt.

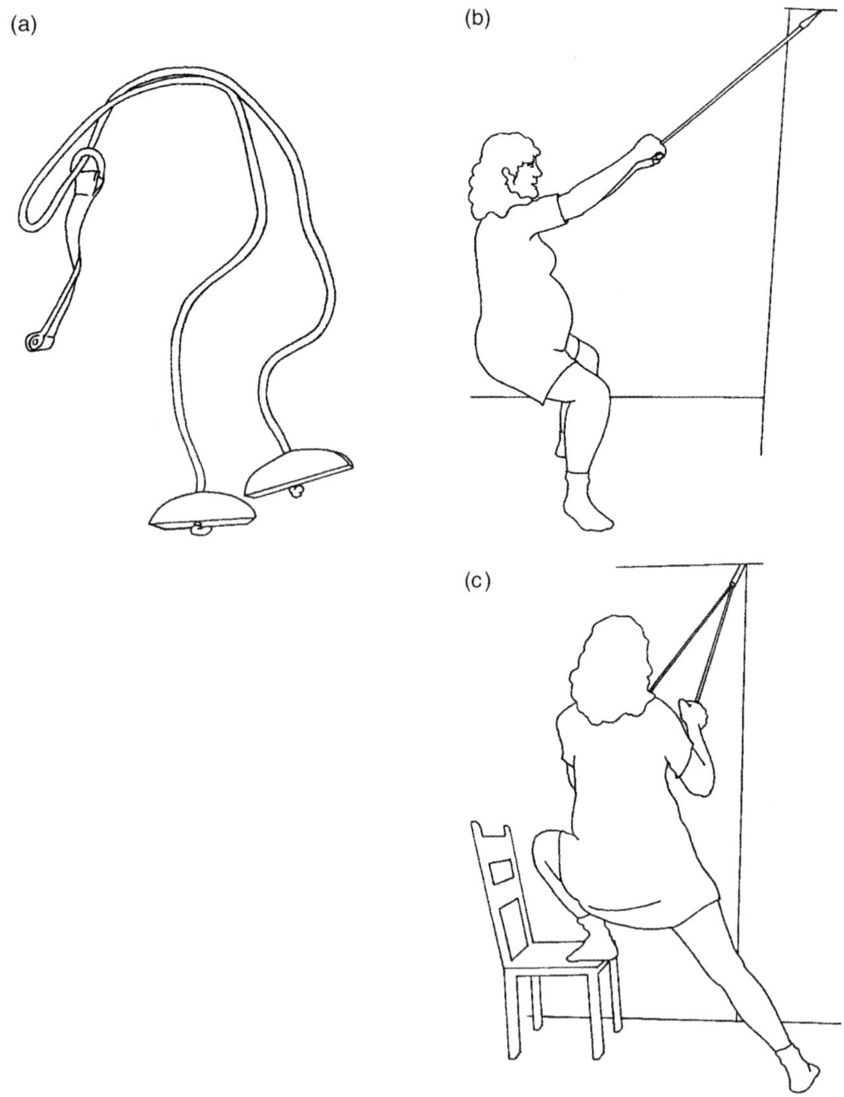

Abbildung 11-26a-c: a) Geburtsseil; b) hohe Hockstellung mit Geburtsseil; c) Ausfallschritt mit Geburtsseil (Abbildung des Geburtsseils Firma Pre/Pack Products, Inc., mit freundlicher Genehmigung)

- kann die Rotation und das Tiefertreten des Kindes fördern.

Nachteil:
Für eine erschöpft oder schwache Frau sind diese Übungen zu anstrengend.

Wann die hohe Hockstellung mit Ausfallschritt und Schaukelbewegungen empfohlen werden:

- wenn die Beckengelenke beweglicher werden sollen
- wenn die Frau nicht in die tiefe Hocke gehen kann

- wenn der kindliche Kopf vermutlich zu groß oder fehleingestellt ist
- in der Austreibungsperiode, wenn das Kind nicht tiefer tritt.

Wann von diesen Positionen abgeraten wird:

- wenn die Frau dies nicht möchte
- wenn die Geburt unmittelbar bevorsteht und das geburtshilfliche Team die Frau in dieser Position nicht entbinden will
- wenn die Frau eine PDA oder ein Narkotikum erhalten hat und deshalb ihre Mobilität und ihr Gleichgewichtssinn beeinträchtigt sind.

Hocke auf dem Schoß des/der Partner*in

Wann: in der Austreibungsperiode für vier oder sechs Wehen, gefolgt von einer anderen Position

Wie: Die unterstützende Begleitperson (Partner*in) sitzt auf einem Stuhl ohne Armlehnen. Die Frau sitzt der Begleitperson zugewandt rittlings auf ihren Oberschenkeln und umarmt sie. Die Begleitperson spreizt in der Wehe die Beine, sodass das Gesäß der Frau dazwischen sinken kann. Damit sie nicht zu tief sinkt, winkelt die Frau die Knie über deren Oberschenkeln an. Die Begleitperson sitzt aufrecht und lehnt sich nicht nach vorne, dargestellt in **Abbildung 11-27.** Für diese Position braucht es zwei kräftige Personen, die vorsichtig arbeiten, damit es nicht zu Verletzungen kommt.

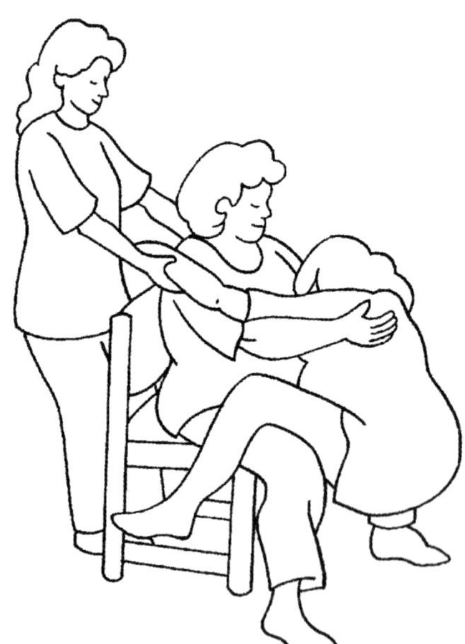

Abbildung 11-27: Hocke auf dem Schoß der Begleitperson mit Unterstützung einer zweiten Person

Hinweis: Das hier gezeigte Geburtsseil zur Streckung des Oberkörpers ist an einer stabilen Tür angebracht, die während des Gebrauchs geschlossen bleiben muss. Die Vorrichtung hängt entgegen der Öffnungsrichtung an der Tür. Mit dem Seil kann die Frau Positionen einnehmen, die ohne das Seil nicht möglich wären.

Achtung: Es soll immer eine Person in der Nähe bleiben, falls die Frau Gleichgewichtsprobleme bekommt.

Vorteile dieser Position:

- vereint alle Vorteile von Hockstellungen (Schwerkraft, Beckenerweiterung), doch ohne dass die Frau in der Hocke ihr ganzes Gewicht tragen muss
- In den Wehenpausen kann die Frau gut ausruhen, wenn sie von beiden Begleitpersonen sicher gehalten wird und sie die Handgelenke der hinter dem Stuhl stehenden Person umfasst.
- passive Erweiterung des Beckenausgangs
- Die Frau muss weniger stark pressen als in vielen anderen Positionen.
- entspannt den Beckenboden
- fördert bei dorso-anteriorer Stellung das Tiefertreten des Kindes oder verhilft einem fehleingestellten Kind zu einer günstigeren Stellung
- mechanischer Vorteil, weil der Oberkörper der Frau mehr als in anderen Haltungen auf den Fundus drückt
- kann das Sicherheitsgefühl der Frau fördern, da sie engen Körperkontakt mit ihren Begleitpersonen hat.

Nachteile:
- ungünstig für die geburtshilfliche Fachkraft, da sie sich zur Beurteilung des Geburtsfortschritts auf dem Boden legen muss
- kann die Begleitperson ermüden, weil sie das Gewicht der Frau trägt. Die zweite Person wird gebraucht, um die Sicherheit zu gewährleisten.
- bei asynklitischer fetaler Stellung vermutlich weniger effektiv.

Wann die Hocke auf dem Schoß des/der Partner*in empfohlen wird:
- bei Geburtsstillstand in der Austreibungsperiode
- wenn andere Hockstellungen aufgrund von Gelenkproblemen nicht möglich sind
- wenn die Frau für die Hocke oder das Hängen am Seil zu müde ist
- wenn alle anderen Positionen bereits versucht worden sind.

Anwendung bei einer leichten PDA: Die Frau sitzt auf der Bettkante, die Beine hängen herunter und sind gespreizt. Der/die Partner*in sitzt auf einem Rollhocker und rollt damit zur Bettkante. Das Bett soll etwas höher als der Schoß der Begleitperson sein. Sie sitzt der Frau gegenüber, umfasst deren Hüften und zieht sie von der Bettkante auf ihren Schoß. Die Frau hält sich am Hals der Begleitperson fest, diese umfasst ihre Taille und rollt wieder vom Bett weg. Die Doula (oder eine andere fachkundige Person) hilft beim Transfer auf den Schoß der Begleitperson und stellt sich hinter sie. Dann lehnt sich die Doula zurück und fasst die Hände der Gebärenden. Beide fassen sich an den Handgelenken und halten einander sicher fest.

Wann von dieser Position abgeraten wird:
- wenn die Frau davor zurückscheut oder die Position zu schmerzhaft ist
- wenn keine kräftige Unterstützungsperson zur Verfügung steht oder die Frau zu schwer ist
- wenn keine zweite Person zur Verfügung steht, die helfen könnte
- wenn die Frau nach einer gut platzierten PDA kein Gefühl in den Beinen hat.

11.1.6 Rückenlagen

Rückenlage

Wann: Als Routinemaßnahme werden Rückenlagen in der Eröffnungs- und Austreibungsperiode nicht empfohlen. Manchmal erleichtern sie Assessments und Interventionen. Rückenlagen haben sich noch nie als bevorzugte Pressposition erwiesen und sind keine von Frauen natürlicherweise eingenommenen Gebärpositionen. Sie wurden so überaus populär, weil das geburtshilfliche Betreuungspersonal dies so wollte: In Rückenlage ist das Perineum gut sichtbar. Muss die Frau für eine medizinische Intervention auf dem Rücken liegen, soll sie das möglichst kurz tun. Bei leicht hochgestelltem Kopfteil (> 30°) ist die Gefahr hämodynamischer Veränderungen (eines Vena-cava-Kompressionssyndroms) geringer. Muss die Rückenlage aus einem spezifischen Grund eingenommen werden, kann eine auf der rechten oder linken Seite untergelegte Handtuchrolle den Blutdruckabfall verhindern.

Wie: Die Frau liegt flach auf dem Rücken, der Oberkörper ist leicht erhöht (< 45°). Ihre Beine sind ausgestreckt, liegen in Beinhaltern oder sind in Richtung Schultern angezogen. **Abbildung 11-28** zeigt die Rückenlage (Gupta et al., 2012).

Vorteile:
- vaginale Untersuchungen lassen sich einfach durchführen
- die für eine vaginal-operative Entbindung benötigten Instrumente können leicht eingesetzt werden.

Nachteile:
- Rückenlagen können die Schmerzwahrnehmung der Frau verstärken.
- Die Frau ist dabei passiv und fühlt sich an den Wehen und am Geburtsvorgang vermutlich weniger aktiv beteiligt.

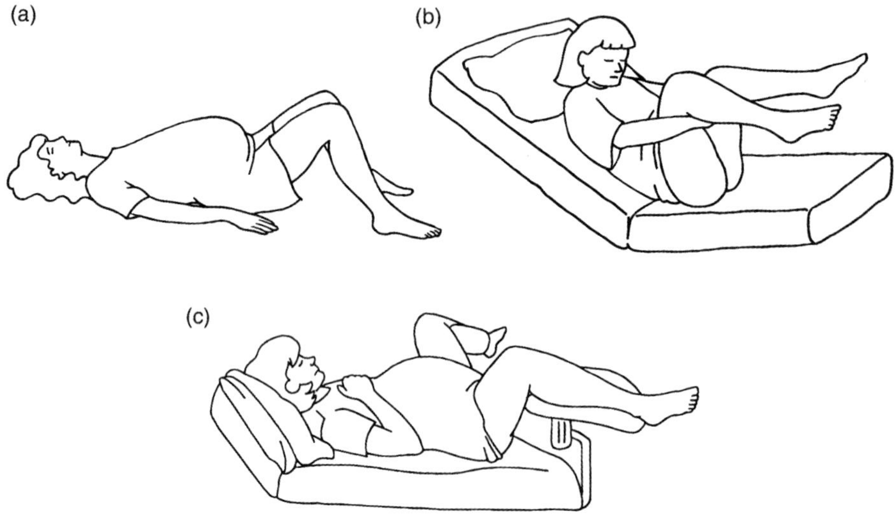

Abbildung 11-28a-c: a) Rückenlage mit angestellten Beinen; b) Rückenlage mit leicht erhöhtem Kopfteil des Bettes; c) Rückenlage, Beine in Beinhaltern

- Rückenlagen können ein Vena-cava-Kompressionssyndrom auslösen mit anschließendem fetalem Sauerstoffmangel und gestörten fetalen Herztönen. Das lässt sich mit einem Lagewechsel zur rechten oder linken Seite rasch beheben.
- bringen das Kind in eine ungünstige Geburtslinie. Kann aufgrund des für diese Position typischen verkleinerten Beckendurchmessers zur irrtümlichen Annahme eines Kopf-Becken-Missverhältnisses führen (ein Lagewechsel kann den falschen Eindruck oft korrigieren)
- erschweren die Rotation des Kindes von einer dorso-posterioren in eine dorso-anteriore Stellung
- erfordern das Pressen gegen die Schwerkraft
- In Rückenlage werden die Wehen schmerzhafter und ineffektiver als in aufrechten Positionen.

Wann die Rückenlage empfohlen wird:

- wenn sie für medizinische Eingriffe notwendig ist, die in einer anderen Position nicht durchgeführt werden können

Wann von einer Rückenlage abgeraten wird:

- wenn keine medizinischen Eingriffe nötig sind
- Dass Frauen andere Gebärpositionen vorziehen, ist wissenschaftlich belegt.
- In der Austreibungsperiode werden Rückenlagen als Routinemaßnahme nicht empfohlen.

Seilziehen

Wann: in der Austreibungsperiode, während der Wehen

Wie: Die Frau liegt flach auf dem Rücken, der Oberkörper ist erhöht (um mindestens 30°), die Beine sind angewinkelt. Die Füße stehen flach auf dem Bett oder sind gegen die Haltestange gestemmt. Ein Seil, ein Bettlaken oder ein Schal wird um die Haltestange geschlungen oder von einer kräftigen Person an einem Ende festgehalten. Die Frau hält das andere Ende fest.

Mit Beginn der Wehe fasst sie das Seil/das Bettlaken/den Schal, hebt den Kopf und schiebt gleichzeitig nach unten. Wichtig: Sie soll sich nicht in Sitzposition hochziehen, sondern mög-

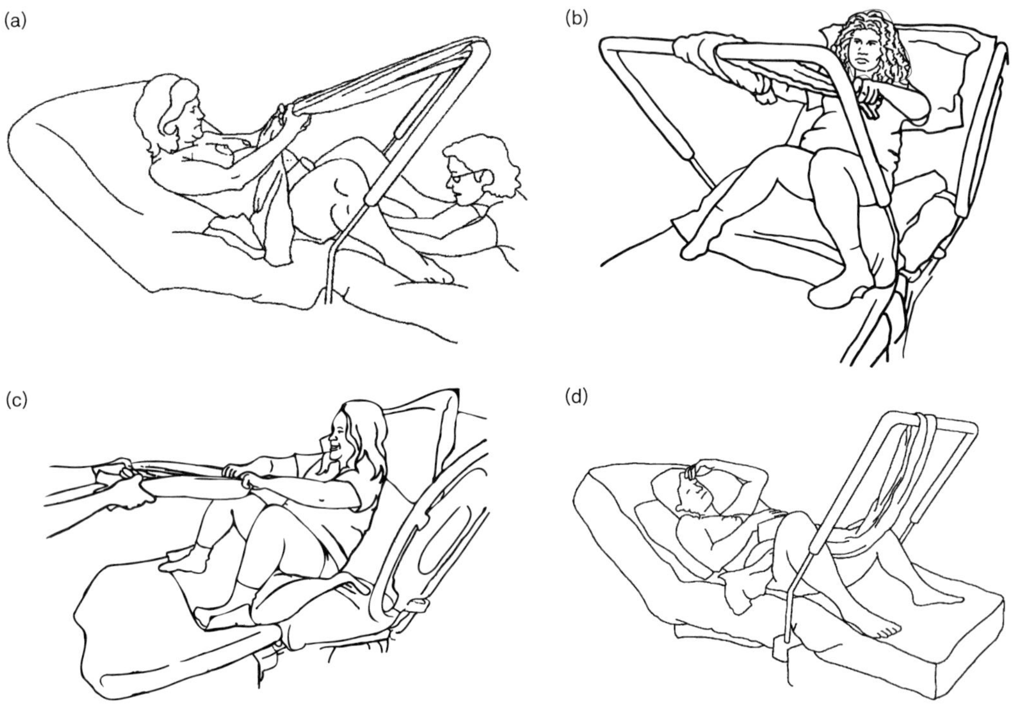

Abbildung 11-29a–d: Seilziehen. a) Ziehen während der Wehen mit gespreizten Knien; b) ziehen während der Wehen mit geschlossenen Knien; c) Seilziehen; d) ausruhen zwischen den Wehen

lichst flach liegen bleiben. Dadurch werden die Bauchmuskeln optimal eingesetzt und sorgen für eine gute Hebelwirkung zum Pressen. In Sitzposition kann die Bauchmuskulatur nicht wirken. Wenn eine zweite Person das Seil bzw. Bettlaken oder den Schal festhält, sollte sie sich gut abstützen, damit sie nicht über das Bett gezogen wird! Ist die Wehe abgeklungen, legt sich die Frau zurück und ruht sich aus. In **Abbildung 11-29** ist das Seilziehen dargestellt.

Vorteil:
- hilft der Frau, effektiv zu pressen.

Wann Seilziehen empfohlen wird:
- wenn die Frau nicht effektiv pressen kann, z. B. mit einer PDA
- wenn klinikinterne Gewohnheiten oder Regelungen die Frau zum Pressen in Rückenlage drängen
- wenn in anderen Positionen kein Fortschritt erzielt wurde.

Wann vom Seilziehen abgeraten wird:
- bei besorgniserregenden fetalen Herztönen
- wenn die Frau zum wenig Kraft im Oberkörper hat.

Extreme Steinschnittlage (McRoberts-Lage)

Wann: in der Austreibungsperiode

Wie: Die Frau liegt mit angewinkelten Beinen flach auf dem Rücken und zieht die Knie zu den Schultern. (Sic zieht selbst oder zwei Begleitpersonen ziehen je ein Bein in Richtung Schulter; dargestellt in **Abbildung 11-30.**

Was diese Position bewirkt:
- kann ein Vena-cava-Kompressionssyndrom auslösen, das die Sauerstoffversorgung des Kindes gefährdet

- wirkt gegen die Schwerkraft
- ist unangenehm und anstrengend für die Frau
- bringt das Kind in eine ungünstige Geburtslinie (Ausnahmen s.u.)
- kann hilfreich sein, wenn das Köpfchen feststeckt und sich in anderen Positionen nicht unter den Schambogen schiebt. Durch Hochziehen der Knie in Richtung Schultern wird das Becken nach hinten gekippt, das Kreuz flach auf die Unterlage gedrückt und der Schambogen nach oben in Richtung Kopf der Frau bewegt (Gherman et al., 2000; Henderson & MacDonald, 2013). Das kann dem Köpfchen helfen, unter den Schambogen zu rutschen und anschließend in den Geburtskanal einzutreten – siehe **Abbildung 11-30**.

Achtung: Hat die Gebärende eine Periduralanästhesie, besteht die Gefahr, dass Symphyse und Ilioskralgelenke durch die extreme Adduktion verletzt werden. Die Betäubung verhindert, dass die Frau Schmerzen verspürt, wenn die Gelenke überdehnt werden; nichts weist sie auf die Verletzungsgefahr hin. Um Langzeitschäden zu vermeiden, dürfen die Begleitpersonen die Knie der Frau nicht zu weit nach hinten ziehen (Health & Gherman, 1999).

Wann die extreme Steinschnittlage empfohlen wird:

- wenn bereits mit anderen Positionen erfolglos versucht wurde, die Schwerkraft zu nutzen und den Beckeneingang zu erweitern,

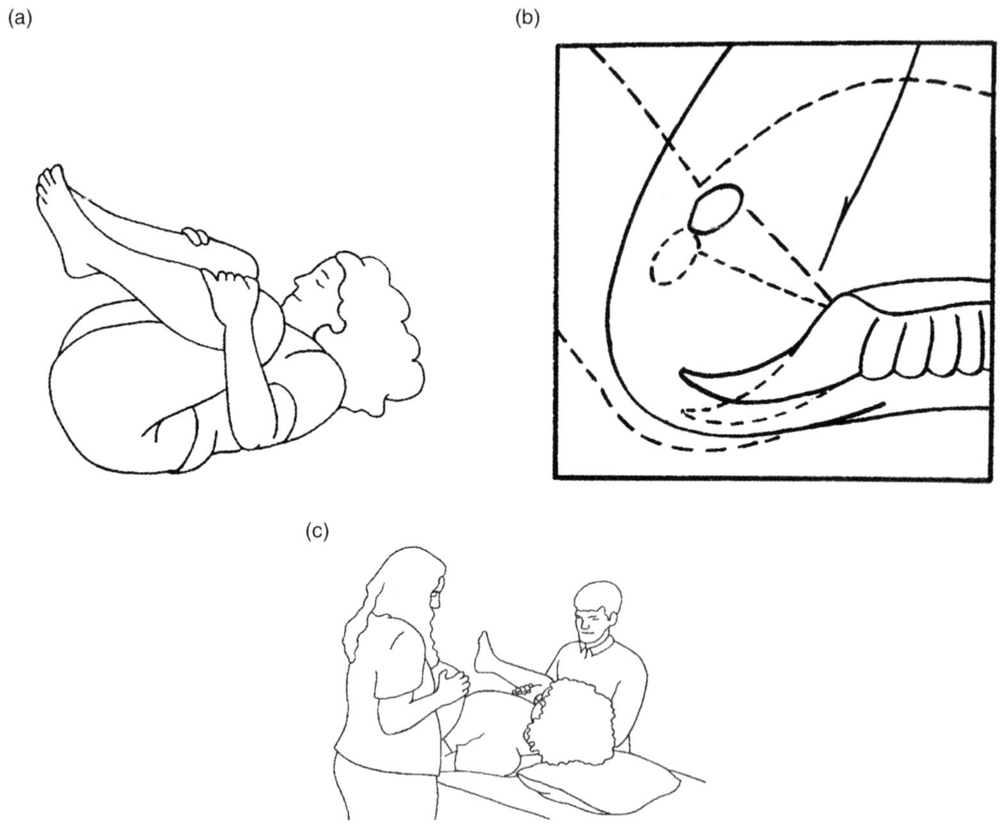

Abbildung 11-30a-c: a) Extreme Steinschnittlage (McRoberts-Lage); b) extreme Steinschnittlage (Detailansicht); c) extreme Steinschnittlage; zwei Personen unterstützen die Beine der Frau

um das feststeckende Köpfchen in Bewegung zu bringen
- als Intervention, jedoch nur bei Frauen ohne PDA und nur für sehr kurze Zeit
- zum Management eine Schulterdystokie.

Wann von der extremen Steinschnittlage abgeraten wird:
- als gewohnheitsmäßig eingenommene Gebärposition
- wenn die Frau eine PDA erhalten hat, weil diese Position lumbosakrale Nervenschäden verursachen kann.

11.2 Hilfreiche Bewegungsformen für die Frau unter der Geburt

Manchmal verbessern bestimmte Bewegungen das Wohlbefinden der Gebärenden und helfen dem Baby, den Weg durch den Geburtskanal zu finden. In diesem Abschnitt werden Bewegungen beschrieben, die:
- fetale Fehleinstellungen korrigieren können, z.B. eine dorso-posteriore Lage, einen persistierenden Querstand oder asynklitische Haltungen
- durch fortlaufende Veränderung der mütterlichen Beckenform und -größe dem Ungeborenen das Tiefertreten erleichtern
- Geburtsschmerzen verringern und der Frau helfen, angenehmere Positionen und Bewegungen zu finden, damit sie in der langen Zeit der Zervixerweiterung mit den Wehen und dann mit der Austreibung besser zurechtkommt
- die aktive Beteiligung der Frau an der Entbindung erhöhen, ihre emotionale Belastung verringern und damit zum Wohlbefinden des Kindes beitragen.

Nicht jede Frau kann alle der hier vorgestellten Bewegungen durchführen, z.B. aufgrund von Gelenkproblemen, weil eine Anästhesie sie daran hindert oder weil sich die fetalen Herztöne verschlechtern, wenn sie eine bestimmte Bewegung versucht.

11.2.1 Beckenschaukeln und andere Beckenbewegungen

Wann: hauptsächlich in der frühen Eröffnungsperiode, auf Wunsch aber auch jederzeit
Wie: Die Frau geht in den Vierfüßlerstand, spannt die Bauchmuskulatur an, wölbt den Rücken nach oben und zieht die Gesäßbacken ein. Dann entspannt sie sich und kehrt in die Ausgangsstellung zurück, wie in **Abbildung 11-31** gezeigt. Diese Bewegung wird bei Rückenschmerzen und Verdacht auf dorso-posteriore Stellung oder eine andere Fehlstellung des Kindes langsam und rhythmisch während der Wehe durchgeführt.

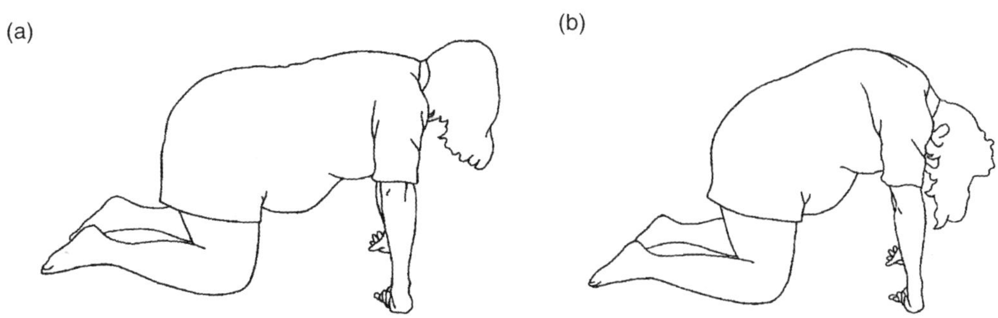

Abbildung 11-31a-b: a) Beckenschaukeln mit geradem Rücken; b) Beckenschaukeln mit rundem Rücken

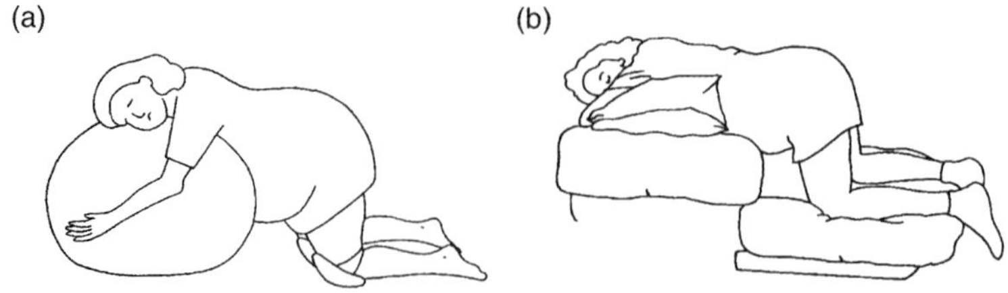

Abbildung 11-32a-b: Beckenschaukeln mit Unterstützung. a) Beckenschaukeln mit abgestütztem Oberkörper auf dem Gymnastikball; b) Beckenschaukeln mit abgestütztem Oberkörper auf dem abgesenkten Fußteil des Geburtsbetts

Arme und Handgelenke werden weniger belastet, wenn die Frau nicht das ganze Gewicht mit den Armen tragen muss, sondern den Oberkörper auf einen Sitzsack, Stuhl, Gymnastikball oder auf dem Geburtsbett abstützt, dargestellt in **Abbildung 11-32.**

Auch andere Beckenbewegungen, wie Hüftschwingen und Hüftkreisen sind hilfreich. Mit dem Gymnastikball kann die Frau den Oberkörper fast mühelos in alle Richtungen bewegen – von vorne nach hinten, hin und her und im Kreis.

Was Beckenschaukeln bewirkt

Im Vierfüßlerstand kann die Schwerkraft die Rotation des Kindes von einer dorso-posterioren in eine dorso-anteriore Stellung unterstützen. Die Schaukelbewegung hilft dem Kind, sich aus dem Becken „freizuschaukeln", sich in die dorso-anteriore Stellung zu drehen (Hunter et al., 2009; Stremler et al., 2005) oder den Asynklitismus zu korrigieren. Diese Haltung und Bewegung lindern Rückenschmerzen, wohl, indem sie den Druck des fetalen Hinterhaupts auf das Iliosakralgelenk vermindern. Manchen Frauen mit starken Rückenschmerzen hilft nur das Beckenschaukeln.

Vorteile:

- Schwerkraft und Bewegung begünstigen eine Stellungsänderung des fetalen Köpfchens im Becken und fördern die Rotation von einer dorso-posterioren in eine dorso-anteriore Stellung
- lindert Rückenschmerzen

Erweist sich der Verdacht auf eine dorso-posteriore Stellung als falsch, führt diese Übung nicht zu einer Fehleinstellung.

Nachteile:

- Die Knie der Frau können ermüden oder wund werden. Knieschützer beugen vor.
- Muss die fetale Herzfrequenz kontinuierlich überwacht werden, können die CTG-Gurte verrutschen. Eine Begleitperson oder die Hebamme müssen gegebenenfalls die Ultraschallsonde halten oder regelmäßig kontrollieren. Bei manchen CTG-Geräten kann man einen Waschlappen zwischen Gurt und Sonde schieben; dadurch wird die Sonde fester an den Bauch gedrückt und am Verrutschen gehindert.

Hüftrütteln mit Tuch (hip sifting)

Wann: Bei Verdacht auf eine dorso-posteriore Stellung oder wenn die Bewegung der Frau angenehm ist.

Wie: Die Frau geht in den Vierfüßlerstand, die Unterstützungsperson legt ein Tuch über ihre Hüften, dreht und windet den Stoff hüftnah zusammen, zu sehen in **Abbildung 11-33a,** und zieht das Tuch mit einer Hand nach vorn, mit der anderen zurück, jeweils 10–12 cm in jede Richtung. Die wechselnden Bewegungen helfen der Frau beim Hin- und Herschwingen, dargestellt in den **Abbildungen 11-33b, 11-33c.** Man kann zur Abwechslung das Tuch auch nach oben und unten ziehen. Die Bewegungen fühlen sich an wie ein schnelles Rütteln. Am besten

(a) Ausgangsposition

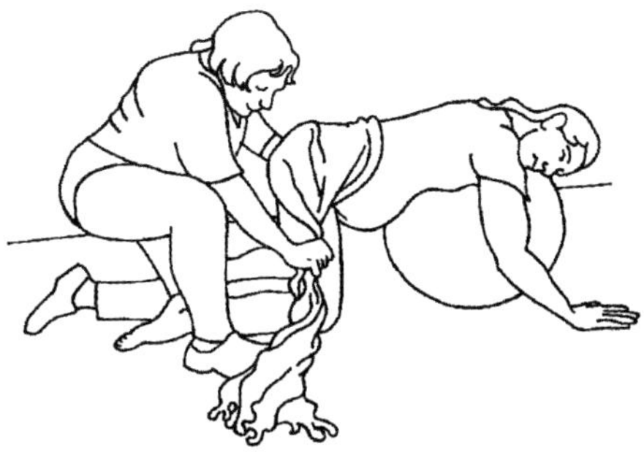

(b) Nach rechts

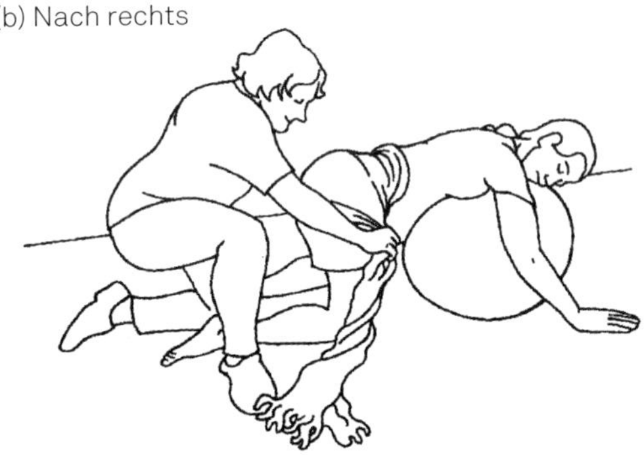

(c) Nach links

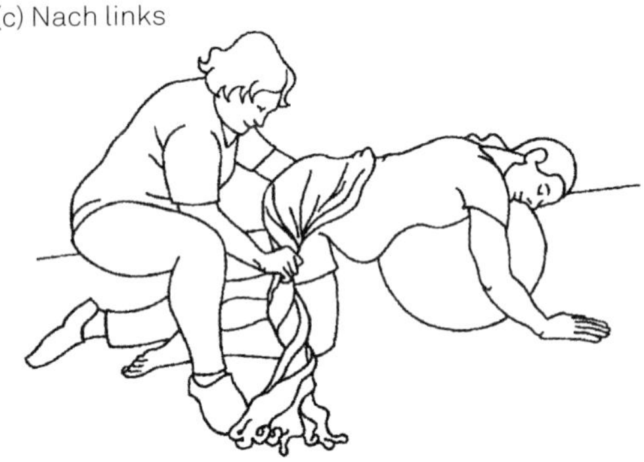

Abbildung 11-33a-c: a) Hüftrütteln, Ausgangsposition; b) Hüftrütteln nach rechts; c) Hüftrütteln nach links

gelingt die Übung, wenn die Frau Oberkörper und Hüften entspannt. Die Übung kann während der Wehen und zwischen den Wehen durchgeführt werden, ganz wie die Frau es wünscht. Die rhythmischen Bewegungen sind beruhigend und können ein fehleingestelltes Kind in eine günstigere Stellung bringen. Hüftrütteln hat die gleichen Vor- und Nachteile wie das Beckenschaukeln.

11.2.2 Hüften und Knie im Vierfüßlerstand flexieren

Wann: meist in der Austreibungsperiode, bei sehr langsamem Tiefertreten des Kindes
Wie: Die Frau geht in den Vierfüßlerstand, die Knie sind gespreizt. Dann bewegt sie den Oberkörper langsam nach hinten, bis sich das Gesäß über den Knöcheln befindet und Knie und Hüften sind möglichst stark flexiert sind. Diese Position kann sie während der Wehen und beim Pressen beibehalten. Dann nimmt sie langsam wieder die Ausgangsposition ein, bis zur nächsten Wehe und wiederholt die Schaukelbewegung während mehrerer Wehen, dargestellt in den **Abbildungen 11-34a, 11-34b**.

Was flexierte Hüften und Knie bewirken

Sind Hüften und Knie im Vierfüßlerstand flexiert, kippen das Becken und die Verbindungen der Iliosakralgelenke nach hinten, wodurch sich das hintere untere Kreuzbein und der vordere obere Darmbeinstachel (*anterior superior iliac spine, ASIS*) drehen. Das vergrößert den anterior-posterioren Durchmesser des Beckenausgangs (S. Steffes, persönliche Kommunikation, 2015).

Wann diese Position empfohlen wird

- in der Austreibungsperiode bei verzögertem Tiefertreten des Kindes
- bei Verdacht auf ein fetale Fehleinstellung
- auf Wunsch der Frau.

Wann von Schaukelbewegungen abgeraten wird:

- wenn Gelenkprobleme solche Bewegungen verhindern
- wenn sich die fetalen Herztöne dabei verschlechtern
- wenn eine PDA die Frau daran hindert, sich so zu bewegen

(a) Ausgangsposition für Beugung und Wippen auf Händen und Knien

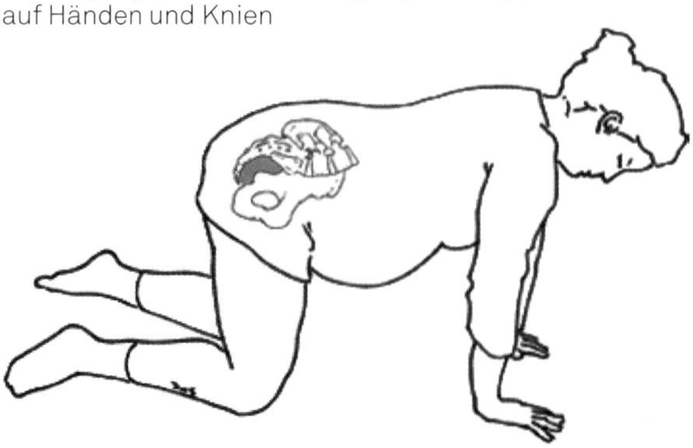

(b) Hüfte und Knie vollständig gebeugt

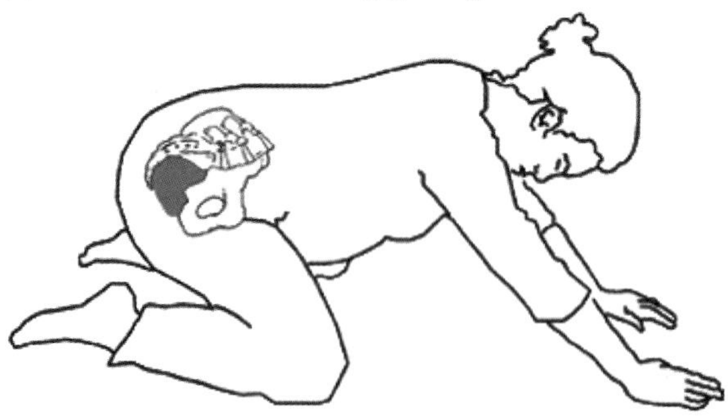

Abbildung 11-34a-b: Beckenschaukeln im Vierfüßlerstand. a) Ausgangsposition; b) Hüfte und Knie voll flexiert

- wenn die Frau dies aufgrund stärkerer Schmerzen nicht will oder eine andere Haltung bevorzugt. Erklärt man ihr jedoch, dass diese Position die Geburt beschleunigen kann, wagt sie vielleicht einen Versuch.

11.2.3 Der Ausfallschritt

Wann: hauptsächlich in der Eröffnungsperiode, auf Wunsch aber auch in der Austreibungsperiode

Wie: Zuerst wird ein Stuhl stabilisiert, damit er nicht wegrutschen kann. Die Frau steht neben dem Stuhl, setzt einen Fuß auf die Sitzfläche und dreht Fuß und Knie im rechten Winkel zur Blickrichtung, wie **Abbildung 11-35a** zeigt. Bei aufrechtem Oberkörper verlagert sie ihr Gewicht auf das hochgestellte Bein (Ausfallschritt) und beugt dabei die Knie. Sie verweilt einige Sekunden in dieser Stellung, dann richtet sie sich wieder auf. Diese Bewegung soll während mehrerer Wehen nacheinander ausgeführt werden. Die Innenseite der beiden Schenkel sollen dabei merklich gedehnt werden. Verspürt die Frau keine Dehnung, wird der Abstand zwischen den beiden Füßen vergrößert. Der/die Partner*in stützt die Frau, damit sie nicht aus dem Gleichgewicht kommt. Der Ausfallschritt kann auch im Knien auf dem Bett ausgeführt werden, dargestellt in **Abbildung 11-35b**.

> **Achtung**: Wichtig ist, dass die Frau beim Ausfallschritt ständig in Bewegung bleibt. Sie soll nicht pausieren, wenn ihre Knie maximal flexiert sind, um die stützenden Bänder und Ligamente nicht zu überlasten. Kontinuierliches Bewegen schützt vor solchen Verletzungen.

(a)

(b)

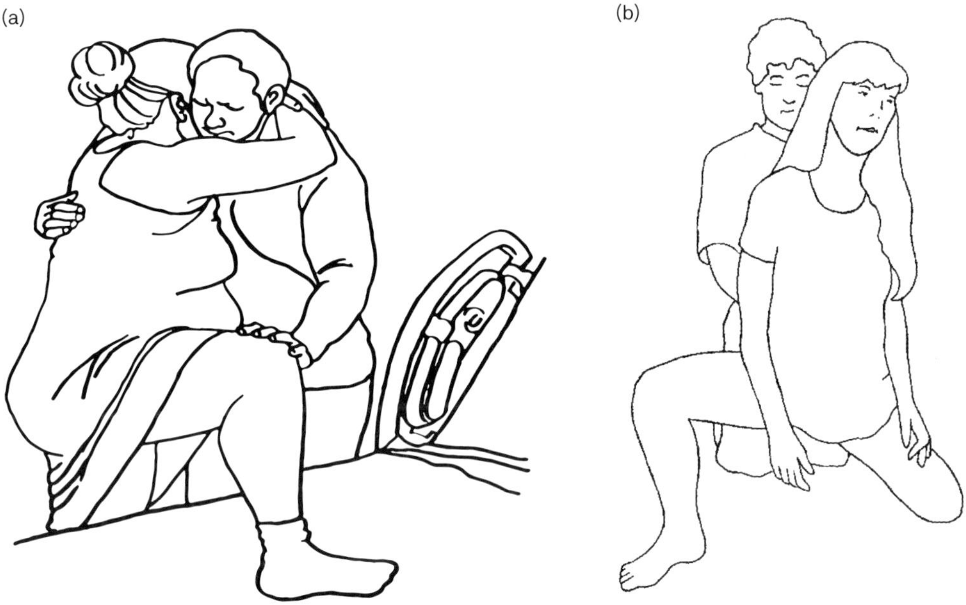

(c)

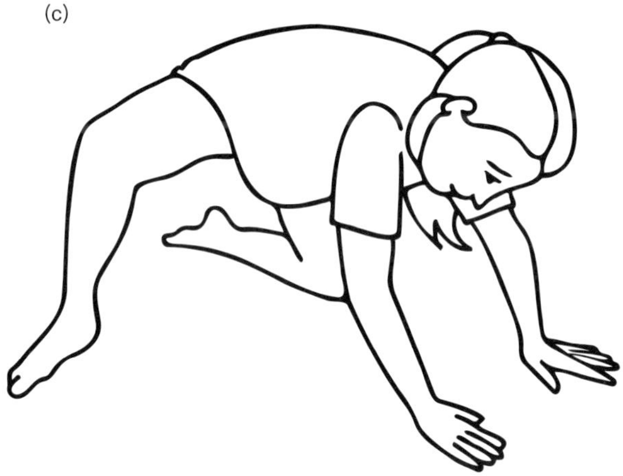

Abbildung 11-35a-c: a) Ausfallschritt im Stehen; b) Ausfallschritt im Knien; c) Sprinter-Ausfallschritt

Die Richtung des Ausfallschritts

Bei dorso-posteriorer fetaler Stellung soll der Ausfallschritt in Richtung des kindlichen Rückens erfolgen (z.B. bei dorso-posteriorer Stellung Ausfallschritt mit dem linken Bein).

Selbst wenn das Baby vermutlich nicht in dorso-posteriorer Stellung ist und die Frau keine Rückenschmerzen hat, kann der Ausfallschritt bei einer Geburtsverzögerung in der aktiven Phase hilfreich sein. Da er die Beckenform verändert, kann er leichte Einstellungs- und Haltungsanomalien korrigieren. Wahrscheinlich empfindet die Frau den Ausfallschritt nach einer Seite angenehmer als den nach der anderen. Meist bietet die angenehmere Seite dem Hinterhaupt mehr Raum für die korrekte Einstellung.

Was der Ausfallschritt bewirkt

Der angehobene Oberschenkelknochen wirkt als Hebel auf das Hüftgelenk und „hebelt" ein Sitzbein nach außen. Das weitet das Becken auf dieser Seite, wodurch sich ein nach hinten gerichtetes oder asynklitisch eingestelltes fetales Hinterhaupt leichter in eine günstigere Stellung drehen kann. Zudem wird beim Ausfallschritt die Schwerkraft genutzt.

Wann der Ausfallschritt empfohlen wird:

- immer wenn der Geburtsfortschritt trotz kontinuierlicher Wehen stockt oder stillsteht
- bei einer vermuteten oder bestätigten fetalen Fehleinstellung.

Wann vom Ausfallschritt abgeraten wird:

- wenn die Frau das Gleichgewicht nicht halten kann, bei Knie-, Hüft- und Schambeinverletzungen oder Schmerzen an diesen Körperstellen
- wenn er wegen einer PDA oder eines Narkotikums nicht sicher durchgeführt werden kann
- wenn die Frau erschöpft ist und ausruhen muss
- wenn die Frau dies aufgrund stärkerer Schmerzen nicht will oder eine andere Haltung bevorzugt. Erklärt man ihr jedoch, dass diese Position die Geburt beschleunigen kann, wagt sie vielleicht einen Versuch.

11.2.4 Gehen und Treppensteigen

Wann: hauptsächlich in der Eröffnungsperiode, auf Wunsch auch in der Austreibungsperiode
Wie: Die Frau geht oder steigt Treppen wie in **Abbildung 11-36**, möglichst auch während der Wehen. Kann sie während der Wehe nicht gehen, stützt sie sich an ihrer/ihrem Partner'in/der Begleitperson oder an einem Geländer ab. Wenn sie beim Treppensteigen große Schritte macht, z.B. zwei Treppen auf einmal nimmt, führt sie eine Art Ausfallschritt durch.

Sie kann die Treppe aber auch seitlich, dem Geländer zugewandt hochsteigen und eine oder zwei Treppen auf einmal nehmen.

Was Gehen und Treppensteigen bewirken

Bei jedem Schritt (insbesondere beim Treppensteigen) wird die Ausrichtung der Beckengelenke leicht verändert. Das begünstigt die Rotation und das Tiefertreten des Kindes. Beim Gehen und Treppensteigen kann zudem die Schwerkraft optimal wirken. Es hebt auch kurzzeitig die Stimmung, besonders wenn damit ein Ortswechsel verbunden ist.

Wann Gehen und Treppensteigen empfohlen werden:

- immer, wenn der Geburtsfortschritt trotz kontinuierlicher Wehen stockt oder stillsteht (Lawrence et al., 2013)
- bei vermuteter oder bestätigter fetalen Fehleinstellung
- wenn ein Ortswechsel oder etwas Ablenkung die Stimmung der Frau heben könnte.

Wann davon abgeraten wird:

- unter den gleichen Umständen wie beim Ausfallschritt (vorher beschrieben)
- wenn die Treppen ungünstig liegen
- wenn der Fetus fortlaufend überwacht werden muss und keine CTG-Telemetrie möglich ist.

11.2.5 Langsame Tanzbewegungen

Wann: hauptsächlich in der Eröffnungsperiode, auf Wunsch auch in der Austreibungsperiode
Wie: Die Frau lehnt sich im Stehen nach vorne an ihre/ihren Partner*in oder eine andere Begleitperson und wiegt sich langsam hin und her. Die Person umarmt die Frau von vorn und übt mit beiden Händen Druck auf ihr Kreuz aus. Die Arme der Frau hängen entspannt seitlich

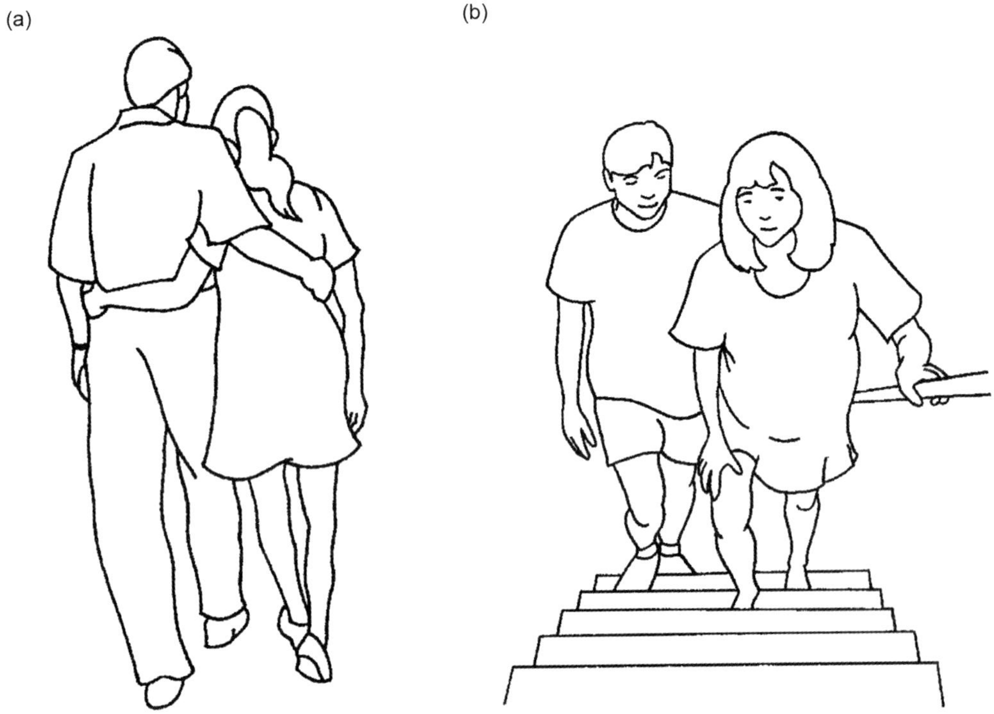

Abbildung 11-36a-b: a) Gehen; b) Treppensteigen

herunter; sie kann auch die Daumen in die Gesäßtasche oder den Gürtel ihrer Begleitperson hängen. Ihr Kopf liegt auf deren Schulter oder Brust. Die Begleitperson bleibt aufrecht, weil sie Rückenschmerzen bekommen kann, wenn sie sich längere Zeit nach vorn beugt. So können beide ihr Gewicht von einem Bein aufs andere verlagern, sich zu ihrer Lieblingsmusik bewegen und im Tanzrhythmus atmen. Das ist die entspannteste und am wenigsten ermüdende aufrechte Position, da die Begleitperson den Großteil des Gewichts der Gebärenden hält. **Abbildung 11-37** zeigt die Tanzbewegung.

Die beiden können auch während der Wehen langsame Tanzbewegungen machen oder miteinander umhergehen. Die Frau kann sich aber auch setzen, bis die nächste Wehe kommt.

Die Begleitperson soll dabei nicht fast das ganze Gewicht der Frau tragen müssen. Die Frau soll sich anlehnen, nicht anhängen – sonst hält ihre Begleitperson nicht lange durch!

Was langsame Tanzbewegungen bewirken

Wenn sich die Frau im Tanz wiegt, wird die Ausrichtung der Beckengelenke immer wieder leicht verändert. Das begünstigt die Rotation und das Tiefertreten des Kindes. Zudem kann beim Gehen und Treppensteigen die Schwerkraft optimal wirken.

Vorteile:

- Die Umarmung und Unterstützung des/der Partner*in/der Begleitperson beruhigen die Frau; der emotionale Stress lässt nach und damit auch die Katecholaminproduktion.
- Der/die Partner*in unterstützt die Frau auf eine spezielle Weise, wie es niemand sonst tun kann. Für Personen, die gerne helfen

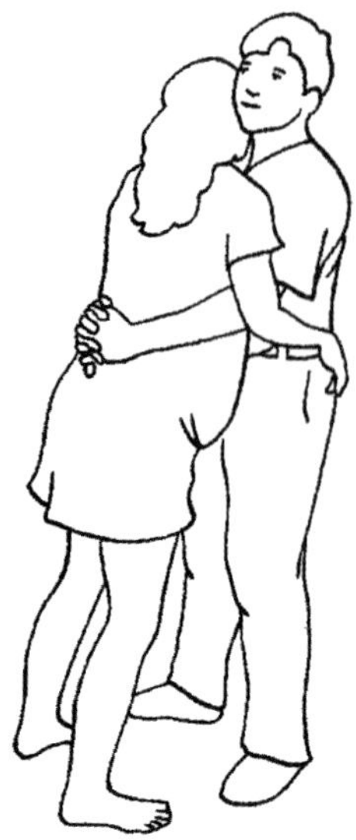

Abbildung 11-37: Langsame Tanzbewegungen

möchten, aber nicht wissen wie, ist dies eine höchst zufriedenstellende Methode.

- Rhythmische Wiegebewegungen sind angenehm und tröstlich und können Körper und Beckenboden entspannen.
- Die Begleitperson kann durch Druck auf die Kreuzgegend der Frau ihre Rückenschmerzen lindern.
- Die Tanzbewegungen können neben dem Bett ausgeführt werden; die Frau kann weiterhin kardiotokographisch überwacht, intravenöse Infusionen können weiter verabreicht werden.
- Tanzbewegungen sind eine gute Alternative zum Gehen.

Nachteile:

- Die Frau braucht eine Begleitperson, mit der sie sich beim langsamen Tanzen wohl fühlt. Manche Frauen fühlen sich ausschließlich mit ihrem/ihrer Intimpartner*in dabei wohl.
- Größenunterschiede der beiden können langsame Tanzbewegungen erschweren oder verhindern.
- Eine vergleichbare körperliche Entspannung lässt sich auch mit einem auf dem Tisch oder Bett liegenden Gymnastikball erzielen. Die Frau legt sich mit dem Oberkörper darüber und wiegt sich hin und her. Sie kann sich auch auf das Bett, an ein hohes Möbelstück oder an die Wand stützen und Wiegebewegungen manchen.

11.2.6 Den Bauch anheben

Wann: hauptsächlich in der Eröffnungsperiode, auf Wunsch auch in der Austreibungsperiode
Wie: Die Frau steht aufrecht und fasst während einer Wehe mit beiden Händen unter ihren Bauch, verschränkt die Finger und hebt ihn nach oben und nach innen an. Dabei beugt sie leicht die Knie, um das Becken zu kippen (King, 1993) **Abbildung 11-38a** zeigt die Bauchanhebung. Sie verbleibt die gesamte Wehe über in dieser Position. Die Begleitperson kann behilflich sein, indem sie hinter der Frau stehend ein elastisches Tuch oder einen Schal (150–180 cm lang, mindestens 45 cm breit) unter ihren Bauch legt, in ihrem Rücken überkreuzt und den Bauch mit ihr zusammen anhebt. Die Frau geht dabei leicht in die Knie, wie **Abbildung 11-38b** zeigt. Sie kann dann zurückmelden, ob sich das Anheben des Bauchs auch mit dem Tuch gut anfühlt. Andernfalls wird die Länge des Tuchs oder der Winkel beim Anheben angepasst.

Achtung: Wenn, was seltener vorkommt, die Nabelschnur tief und an der vorderen Uteruswand liegt, wird sie durch das Anheben des Bauches möglicherweise komprimiert. Dann kann es sein, dass das Kind „protestiert", in dem es aktiver wird und die Maßnahme beendet werden muss. Die Frau soll darauf hingewiesen werden, dass sie, wenn sie bereits in der Eröffnungsperiode versucht, den Bauch anzuheben und keine geburtshilfliche Fachkraft dabei ist, damit aufhören soll, wenn das Baby merklich aktiver wird („Das Baby mag das nicht.") Die fetalen Herztöne sollen hin und wieder während einer Wehe, wenn der Bauch angehoben ist, auskultiert werden. Fällt die Herzfrequenz ab, wird die Maßnahme beendet.

(a) (b)

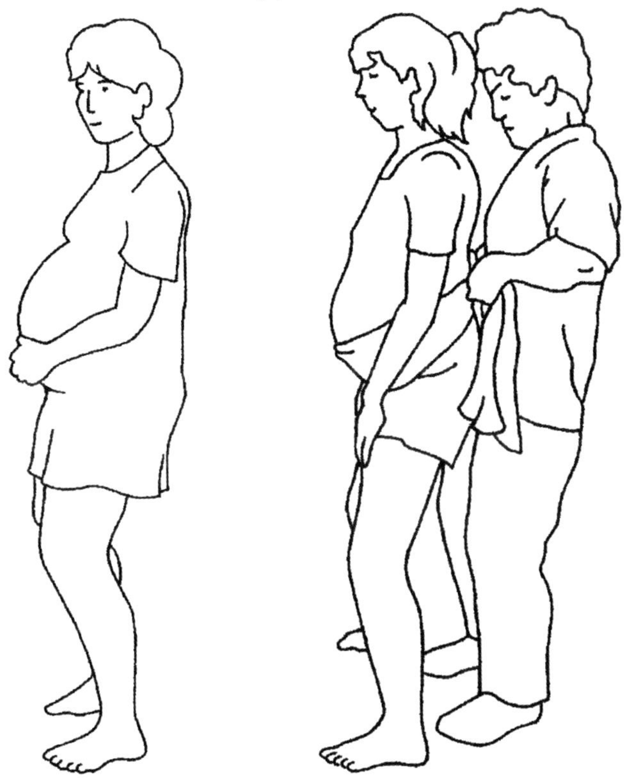

Abbildung 11-38a-b:
a) Anheben des Bauches;
b) Anheben des Bauches mit einem Tuch/Schal

> **Achtung**: Nach dem Anheben des Bauches schreitet die Geburt manchmal plötzlich ganz schnell fort. Deshalb soll die Maßnahme bei kräftigen Wehen in der aktiven Phase der Austreibungsperiode nur durchgeführt werden, wenn sich die Frau bereits am gewünschten Geburtsort befindet.

Was das Anheben des Bauches bewirkt

Die Effektivität diese Technik wurde zwar bislang nicht untersucht, anekdotische Berichte über Geburtsbeschleunigung und die Linderung von Rückenschmerzen haben sie jedoch recht populär gemacht. Das Anheben des Bauches kann bewirken, dass sich die Längsachse des Kindes an die Achse des Beckeneingangs anpasst. Das verbessert die fetale Einstellung und erhöht die Wehenwirksamkeit. Die Maßnahme ist besonders hilfreich für Frauen,

- die unter der Geburt wegen einer dorsoposterioren Stellung des Kindes unter Rückenschmerzen leiden
- ein ausgeprägtes Hohlkreuz haben
- einen Hängebauch (infolge schwacher Bauchmuskulatur) oder
- eine kurze Taille (vom Darmbeinkamm bis zu den untersten Rippen) haben
- mit einer vorangegangenen Verletzung in der Kreuzgegend.

Vorteile:

- lindert Rückenschmerzen
- nutzt die Schwerkraft aus

- kann in jeder Geburtsphase durchgeführt werden, von den Vorwehen bis zur Austreibungsperiode
- kann die Geburt beschleunigen, insbesondere bei Mehrgebärenden mit Hängebauch.

Nachteil:
Die Frau ermüdet, wenn die Technik über einen längeren Zeitraum hinweg angewandt wird.

11.2.7 Das Bauchrütteln

Das Bauchrütteln (auch Babyrütteln oder Schalrütteln genannt) erfolgt mit Hilfe eines 150–180 cm langen und 45 cm breiten elastischen Schals. Der vielseitige Einsatz eines Schals in der Schwangerschaft und Geburtshilfe geht auf traditionelle lateinamerikanische Hebammen zurück (Cohen & Thomas, 2015; Trueba, 2001; Tully, o. D. b).
Wann: in der Eröffnungs- und Austreibungsperiode, wenn sich der Geburtsfortschritt verlangsamt, die Frau Rückenschmerzen hat oder bei Verdacht auf eine fetale Fehleinstellung

Durchführung
Die Gebärende kniet und lehnt sich nach vorn (im Vierfüßlerstand über einen Gymnastikball oder einen Stuhlsitz). Der Schal wird auf eine Breite von 30–45 cm gefaltet und der Frau mittig unter den Bauch gelegt (die Mitte des Schals liegt an der Mitte des Bauches, die beiden Enden werden hinter ihr festgehalten).

Die Hebamme oder eine andere Betreuungsperson steht in der Grätsche über ihr oder steht direkt hinter ihr und hält die beiden Schalenden lotrecht über dem Oberkörper der Frau fest. **Abbildung 11-39** zeigt die Durchführung. Sie hebt den Bauch der Frau mit dem Tuch leicht an, was Gebärenden oft sehr guttut. Zwischen zwei Wehen oder während der Wehen (wann immer es der Frau lieber ist), rüttelt die Betreuungsperson vorsichtig den Bauch der Frau, indem sie rhythmisch mal an einem, dann am anderen Tuchende zieht. Der Oberkörper der

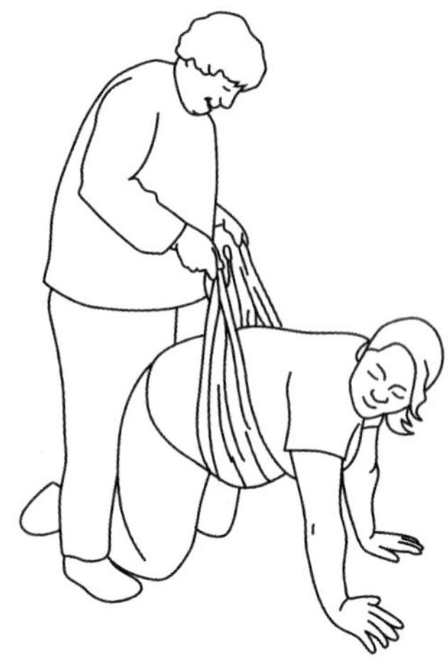

Abbildung 11-39: Bauchrütteln

Frau ist dabei entspannt. Langsames oder schnelles Rütteln, beides ist möglich.

Über einen gewissen Zeitraum hinweg praktiziert (etwa 30 bis 40 Minuten oder so lange von der Frau toleriert), kann Bauchrütteln dem Kind helfen, eine neue, günstiger Einstellung zu finden.

Was diese Technik bewirkt
Ist die gebärende Frau sehr verkrampft, entspannt das Rütteln den Oberkörper und verhilft dem Kind zu einer günstigeren Einstellung. Es gibt bislang keine Studie, die diese Technik erforscht hat, lediglich anekdotische Erfolgsberichte. Schädliche Nebenwirkungen wurden nicht festgestellt.

Vorteil:
Der/die Partner*in oder Begleitperson kann die Technik an Ort und Stelle erlernen. Sie kann jederzeit eingesetzt werden, außer unmittelbar vor der Entbindung.

Achtung: Die Doula oder Begleitperson soll das Bauchrütteln nur mit Einverständnis der Hebamme, des/der Ärzt*in praktizieren. Geburtshilfliche Fachkräfte sollen die fetale Herzfrequenz regelmäßig überprüfen, um festzustellen, wie das Kind die Maßnahme toleriert. Ist die Frau der Sache überdrüssig oder bleibt der Erfolg aus, ist es an der Zeit, etwas anderes auszuprobieren.

Nachteil:
Die Maßnahme kann die Frau ermüden, ihre Knie können dabei wund werden (Knieschützer beugen vor). Mit der Zeit ermüdet sie beide, die Frau und ihre Betreuungsperson, die dann vielleicht abgelöst werden möchte.

11.2.8 Die Beckenpresse

Wann: in der Austreibungsperiode
Wie: Während die Frau steht, drücken der/die Partner*in oder die Hebamme, besser noch zwei Personen in der Wehe ihr Becken in Höhe des Darmbeinkamms kräftig zusammen – siehe **Abbildung 11-40**. Das verkleinert die Beckeneingangsebene, die beiden Darmbeine drehen sich in den Iliosakralgelenken und vergrößern Beckenmitte und Beckenausgang. Die Beckenpresse bei gleichzeitiger Hockstellung der Frau sorgt für eine maximale Vergrößerung des Beckenraums. Nach drei bis vier Wehen sollte es Anzeichen für eine Rotation oder das Tiefertreten des Kindes geben (Sutton, 2001).

Was die Beckenpresse bewirkt
Die Beckenpresse ist eine Technik, die in der Austreibungsperiode zur Vergrößerung der Abstände zwischen den Sitzbeinhöckern und der Beckenmitte eingesetzt wird. Der dadurch gewonnene Raum kann im Falle einer Fehleinstellung oder eines engen Beckenausgangs die Rotation und das Tiefertreten des Kindes erleichtern.

Wann die Beckenpresse empfohlen wird:
- in der Austreibungsperiode, bei verzögertem Tiefertreten des Kindes oder wenn sich eine Kopfgeschwulst bildet (infolge einer Fehleinstellung oder eines relativen Kopf-Becken-Missverhältnisses)
- in der Austreibungsperiode, wenn die Frau über starke Rückenschmerzen klagt
- in der Austreibungsperiode, wenn die Frau nicht in die Hocke gehen kann.

Wann von der Beckenpresse abgeraten wird:
- wenn sie starke Knochen- oder Gelenkschmerzen verursacht, z. B. bei Arthritis oder einer vorangegangenen Rückenverletzung
- wenn die Frau eine PDA erhalten und deshalb kein Schmerzempfinden hat, können die Gelenke geschädigt werden.

11.2.9 Weitere rhythmische Bewegungen

Wann: in der Eröffnungs- und Austreibungsperiode
Wie: Frauen, die mit ihren Wehen gut zurechtkommen, führen oft instinktiv rhythmische Bewegungen aus. Beispiele für solche Bewegungen sind: Schaukeln im Schaukelstuhl wie in **Abbildung 11-41a**, Hin- und Herwiegen auf dem Gymnastikball, wie in Abbildung **11-41b**, im Stehen auf einen Tresen gelehnt, über einen auf dem Bett liegenden Gymnastikball gelehnt, dargestellt in **Abbildung 11-41c**. Manche Frauen empfinden rhythmische Streichel- oder Schaukelbewegungen als beruhigend, egal ob sie von ihnen selbst oder einer anderen Person ausgeführt werden. Sie streicheln z. B. ihre Beine oder Haare, die Arme des/der Partner*in oder einen Gegenstand. Auch stöhnen, rhythmische Eigenlaute und innere Monologe helfen ihnen. Dieses Verhalten ist nicht geplant, es entsteht spontan und instinktiv, wenn sich die Frau sicher fühlt. Bewegt sich eine Frau mit langsamem Geburtsfortschritt nicht spontan wie beschrieben, sollen ihr die Hebamme oder eine andere Betreuungskraft rhythmische Bewegungen vorschlagen und sie dabei anleiten. Vielleicht gewöhnt sich die Frau daran und übernimmt die Technik oder adaptiert sie.

Was rhythmische Bewegungen bewirken

- Sie sind beruhigend.
- Sie können die Beziehungen zwischen Kind, Becken und Schwerkraft verändert und so den Geburtsfortschritt fördern.
- Spontane rhythmische Bewegungen sind oft ein Zeichen für gutes Coping und bedeuten, dass die Frau mit den Wehen gut zurechtkommt.

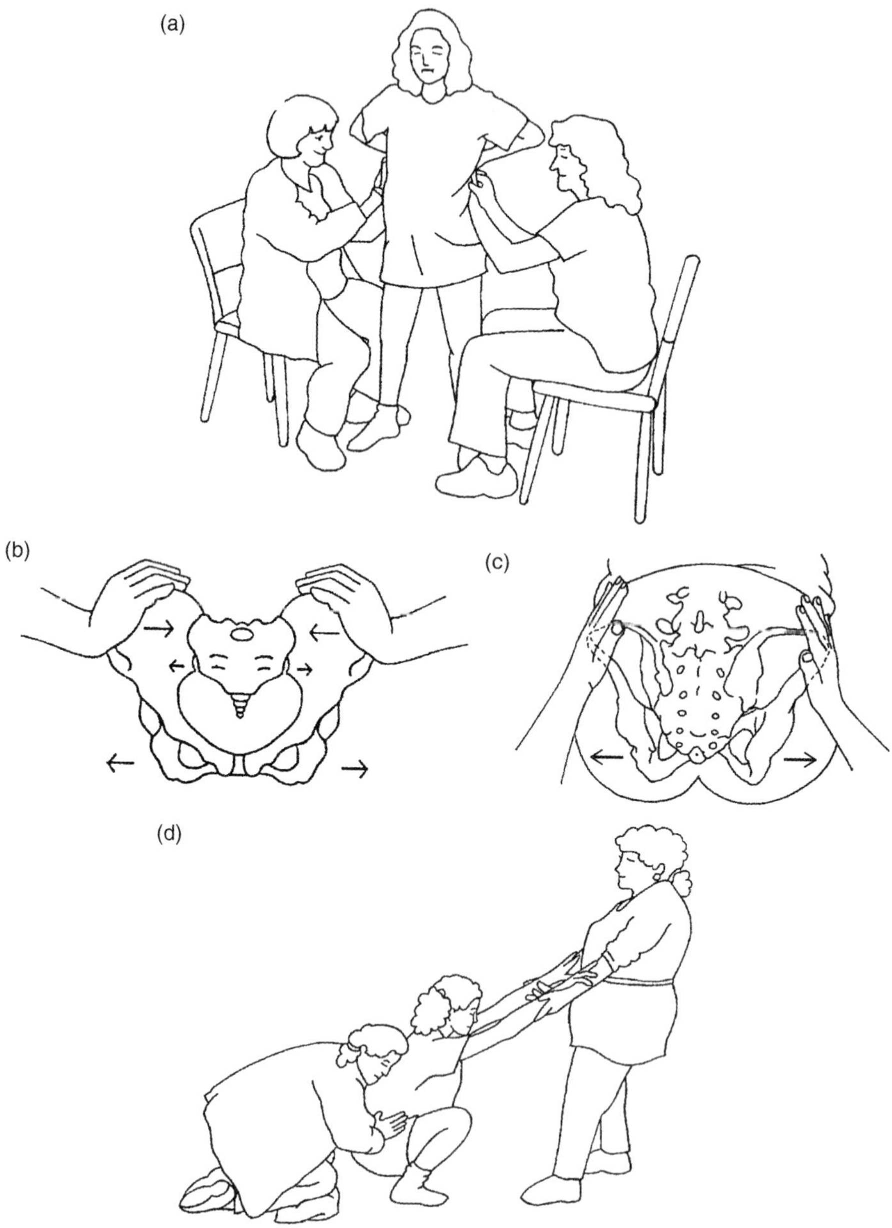

Abbildung 11-40a-d: a) Stellung für die Beckenpresse; b) Beckenpresse (Detailansicht von vorne); c) Beckenpresse (Detailansicht von hinten); d) Beckenpresse bei Hockstellung der Frau

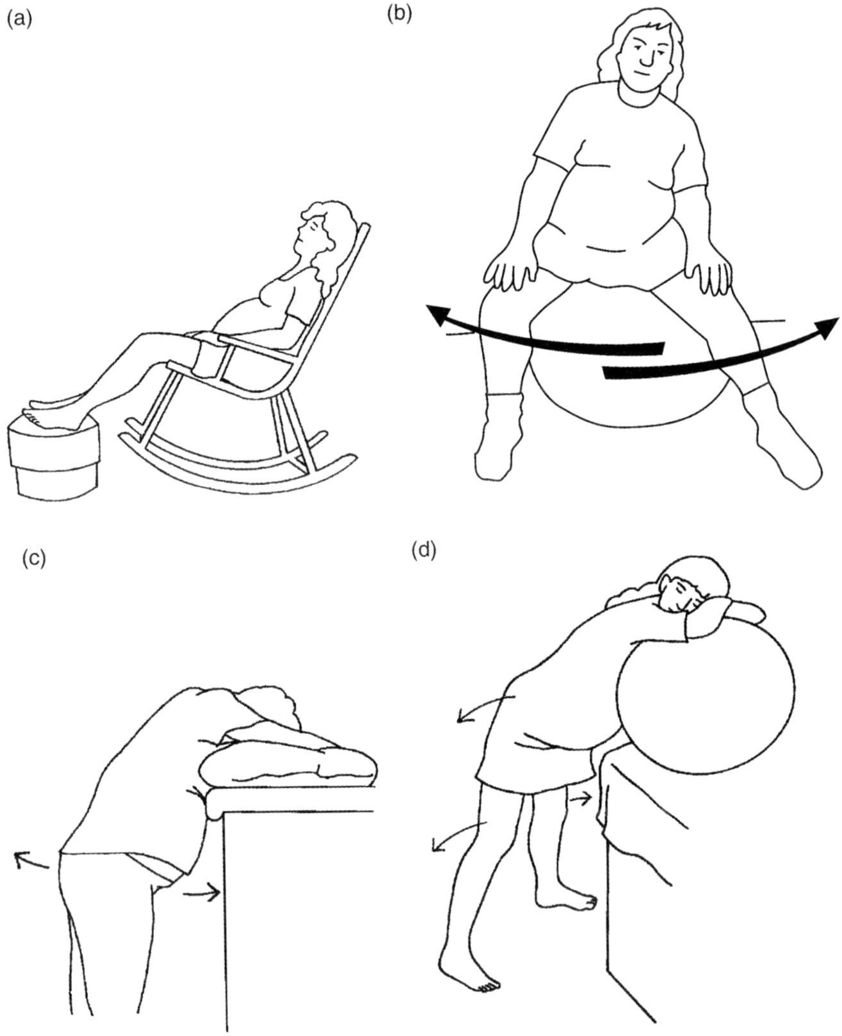

Abbildung 11-41a-d: a) im Schaukelstuhl sitzen und schaukeln; b) auf dem Gymnastikball sitzen und hin- und herwiegen: c) im Stehen auf einen Tresen gelehnt hin- und herwiegen; d) im Stehen auf einen Gymnastikball gelehnt hin- und herwiegen

11.3 Literatur

Cohen, S. & Thomas, C. (2015). Rebozo technique for fetal malposition in labor. *Journal of Midwifery and Women's Health, 60*, 445–451. https://doi.org/10.1111/jmwh.12352

Fenwick, L. & Simkin, P. (1987). Maternal positioning to prevent or alleviate dystocia in labor. *Clinical Obstetrics and Gynecology, 30*(1), 83–89. https://doi.org/10.1097/00003081-198703000-00012

Gherman, R., Tramont, J., Muffley, P. & Goodwin, T. (2000). Analysis of McRoberts' maneuver by X-ray pelvimetry. *Obstetrics & Gynecology, 95*, 43–47. https://doi.org/10.1016/S0029-7844(99)00445-7

Gizzo, S., Di Gangi, S., Noventa, M., Bacile, V., Zambon, A. & Nardelli, G. B. (2014). Women's choice of position during labour: Return to the past or a modern way to give birth? A cohort study in Italy. *BioMed Research International*, 638093. https://doi.org/10.1155/2014/638093

Gupta, J. K., Hofmeyr, G. J. & Shehmar, M. (2012). Position in the second stage of labour for women without epidural anaesthesia. *The Cochrane Database of Systematic Reviews*, (5), CD002006. https://doi.org/10.1002/14651858.CD002006.pub3

Health, T. & Gherman, R. (1999). Symphyseal separation, sacroiliac joint dislocation transient lateral femoral cutaneous neuropathy associated with McRoberts' maneuver: A case report. *Journal of Reproductive Medicine, 44*(10), 902–903.

Henderson, C. & MacDonald, S. (2013). *Mayes' midwifery: A textbook for midwives* (14. Aufl.). Baillière-Tindall.

Hunter, S., Hofmeyr, G. & Kulier, R. (2009). Hands and knees posture in late pregnancy or labour for fetal malposition (lateral or posterior). *The Cochrane Database of Systematic Reviews*, (4), CD001063.

King, J. M. (1993). *Back labor no more!!!* Plenary System.

Lawrence, A., Lewis, L., Hofmeyr, G. & Styles, C. (2013). Maternal positions and mobility during first stage labour. *The Cochrane Database of Systematic Reviews*, (8), CD003934. https://doi.org/10.1002/14651858.CD003934.pub3

Simkin, P. P. & O'hara, M. (2002). Nonpharmacologic relief of pain during labor: systematic reviews of five methods. *American journal of obstetrics and gynecology, 186*(5 Suppl., Nature), S131–S159.

Stremler, R., Hodnett, E., Petryshen, P., Stevens, B., Weston, J. & Willan, A. (2005). Randomized controlled trial of hands and knees positioning for occipitoposterior position in labor. *Birth, 32*, 243–251. https://doi.org/10.1111/j.0730-7659.2005.00382.x

Sutton, J. (2001). *Let birth be born again: Rediscovering and reclaiming our midwifery heritage*. Birth Concepts.

Trueba, G. (2001). *Comfort measures for childbirth: The Rebozo Way* [DVD]. Erhältlich bei der Autorin.

Tully, G. & Spinning Babies Approved Trainers. (2015). *Spinning Babies Quick Reference Guide: Solutions in your birth bag*. Maternity House Publishing.

Tully, G. (o. D. a). *How to do the side-lying release*. Spinning Babies. https://www.spinningbabies.com/

Tully, G. (o. D. b). Rebozo sifting. *Spinning Babies*. https://www.spinningbabies.com/

12 Maßnahmen zur Verbesserung des Wohlbefindens – ein Leitfaden

Emily Malloy und Lisa Hanson

Seit Jahrhunderten werden Schmerzen mit nicht-medikamentösen (natürlichen), komplementären und alternativen Methoden gelindert. Die wissenschaftlichen Evidenzen nehmen ständig zu. In diesem Kapitel werden Evidenzen genannt und Techniken vorgestellt, die von vielen gebärenden Frauen gewünscht werden.

12.1 Allgemeine Leitlinien

Wir empfehlen bei protrahiertem Geburtsverlauf folgende Maßnahmen:

- Häufige Haltungs- oder Positionswechsel (etwa alle 20 bis 30 Minuten) können die Geburt verkürzen, die Schmerzen Gebärender erheblich lindern und ihre Copingfähigkeit verbessern. Wenn die Geburt normal fortschreitet und Mutter und Kind die Wehen gut tolerieren, gibt es keinen Grund für eine Veränderung.
- Rhythmische Bewegungen lindern Schmerzen und Ängste und verbessern das Coping.
- Es gibt mehrere effektive Techniken zur Linderung von Rückenschmerzen.
- Kälte- und Wärmeanwendungen, wie nachfolgend beschrieben, helfen gegen die verschiedensten Schmerzen.
- Hydrotherapie entspannt die Muskulatur und lindert Schmerzen und Ängste. Ein Vollbad verleiht dem Körper Auftrieb und reduziert die Wirkung der Schwerkraft auf die Frau.
- Verschiedene Techniken, wie Entspannungsübungen, rhythmisches Atmen und Stöhnen und spontane Pressbemühungen vermitteln Gebärenden das Gefühl, die Schmerzen zu beherrschen und helfen ihnen, eine lange und möglicherweise belastende Geburt durchzustehen.

12.2 Natürliche physikalische, schmerzlindernde Maßnahmen

Beschrieben werden Wärme- und Kälteanwendungen, Hydrotherapie, Massageformen, Akupunktur und Akupressur. Thematisiert werden zudem die kontinuierliche Betreuung durch geburtshilfliche Fachkräfte, die Aufgaben einer Doula und das Assessment der emotionalen Verfassung der Gebärenden.

12.2.1 Wärme

Wie:

- Legen Sie der Frau ein feucht-warmes Handtuch, ein Heizkissen, eine erwärmte Gelkompresse, ein erwärmtes Reiskissen oder eine Wärmflasche auf den Unterbauch, in die Leisten, auf die Oberschenkel, ins Kreuz, auf die Schultern oder den Damm.
- Richten Sie einen warmen Wasserstrahl auf Schultern, Bauch oder Kreuz der Frau oder schlagen Sie ihr ein warmes Vollbad vor (s. **Kap. 12.2.3**).
- Wicken Sie die Frau von Kopf bis Fuß in eine angewärmte Decke.

Was Wärme bewirkt

Wärme – Applikationsmöglichkeiten zeigt die **Abbildung 12-1** – erhöht die lokale Hauttemperatur, die Durchblutung und den Gewebestoffwechsel, sie löst Muskelverspannungen und hebt die Schmerzschwelle an (Fahami et al., 2011; Simkin & Klein, 2015). Wärme reduziert zudem die „Kampf- oder-Flucht-Reaktion" (erkennbar an Zittern oder Gänsehaut) (Klein & Lorenzo, 2013; Lehmann, 1990). Lokale Wärme oder eine warme Decke beruhigen die Frau und steigern ihre Empfänglichkeit für eine Streichelmassage, die oft als unangenehm empfunden wird, wenn die Haut aufgrund der „Kampf- oder-Flucht-Reaktion" überempfindlich ist.

Bitte beachten: Für Mikrowelle geeignete *Reiskissen* sind in vielen Kaufhäusern und im Fachhandel für Pflegebedarf erhältlich, lassen sich aber auch leicht selbst herstellen: Man füllt eine lange Socke mit gut einem halben Kilo Reiskörner und näht die Öffnung zu oder verknotet sie. Dann wird die Socke bei maximaler Hitze 3 bis 5 Minuten in die Mikrowelle oder in einem abgedeckten Keramikgefäß etwa 10 Minuten bei 80–90 °C in den Backofen gelegt. Das ergibt für etwa eine halbe Stunde feuchte Wärme. Lavendelsamen oder Blumen im Reis sorgen für einen angenehmen Duft. Reiskissen können mehrmals erwärmt werden, sollen jedoch immer nur für eine bestimmte Frau verwendet werden, nicht für mehrere.

Achtung: Wird das Reiskissen in einer Mikrowelle erhitzt, in der auch Speisen angewärmt werden, ist streng darauf zu achten, dass sie nicht mit den Körpersekreten der Frau kontaminiert wird. Legen Sie das Reiskissen in ein Glas oder eine Plastikbox oder lassen Sie sich zur Sicherheit von einer Hygienefachkraft beraten. Zur Kälteanwendung können Reiskissen auch gefroren werden.

Vorsicht: Die Auflagen und Kompressen dürfen nicht zu heiß sein. Gebärende haben oft eine veränderte Temperaturwahrnehmung und reagieren möglicherweise erst auf extreme Hitze, wenn die Haut bereits verbrannt ist. Deshalb die Wärmequelle stets mit einem oder zwei Handtüchern oder mehreren Einmalunterlagen umwickeln. Testen Sie die Temperatur der Auflage an der Innenseite Ihres Unterarms, um sicherzugehen, dass sie angenehm warm und nicht zu heiß ist.

Besondere Vorsichtsmaßnamen für Frauen mit einer Periduralanästhesie

Ein Nebeneffekt der PDA ist, dass sie die Temperaturregulierung verändert (Ungleichgewicht zwischen der Wärmeerzeugung durch die Muskelarbeit des Uterus und der Fähigkeit des Körpers, die Wärme abzuleiten) und einen Temperaturanstieg der Mutter und beim Kind die bekannten Nebenwirkungen auslösen kann (Liebermann & O'donoghue, 2002; Osborne et al., 2011). Dann dürfen ihr keine weiteren Decken aufgelegt werden.

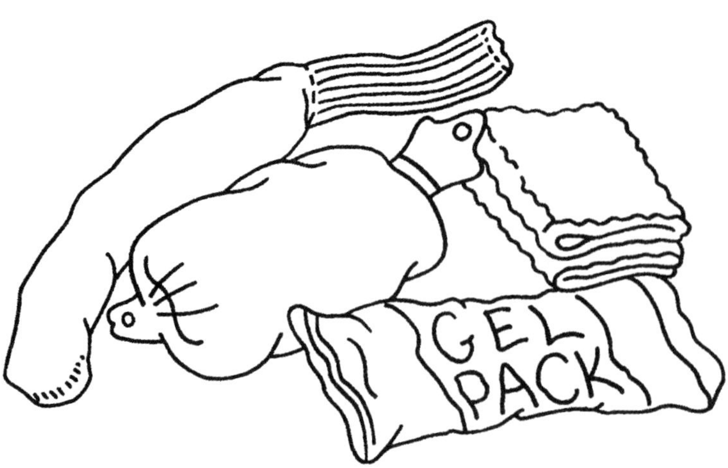

Abbildung 12-1: Utensilien zur Wärmeanwendung

Da die Haut einer Frau mit PDA unempfindlich ist, dürfen ihr keine heißen oder warmen Kompressen auf die betäubten Körperregionen gelegt werden, selbst wenn sie über Schmerzen in diesen Bereichen klagt. Sie könnte sich verbrennen! Im **Kapitel 9** wird das Management einer Geburt mit PDA erläutert.

Wann Wärme empfohlen wird:

- wenn die Frau an einer bestimmten Stelle Schmerzen hat
- wenn sie angibt, Angst zu haben oder Anzeichen von Angst oder Muskelverspannung aufweist
- wenn die Frau friert
- In der Austreibungsperiode entspannen warme Kompressen auf dem Damm den Beckenboden und lindern Schmerzen.

Wann Wärme nicht eingesetzt werden soll:

- wenn es der Frau unangenehm warm ist oder wenn sie Fieber hat
- wenn das geburtshilfliche Personal besorgt ist und meint, Wärme könnte ihr schaden.

An Körperstellen der Frau, an denen die Temperaturwahrnehmung gestört ist, darf keine Wärme eingesetzt werden.

12.2.2 Kälte

Wie:

- Legen Sie der Frau kalte Kompressen ins Kreuz oder auf den Damm. Als Kompressen lassen sich Eisbeutel, Gelkompressen, Reiskissen, mit gestoßenem Eis gefüllte Latexhandschuhe, nass gefrorene Waschlappen, kalte Getränkedosen, Plastikflaschen mit gefrorenem Wasser oder andere kalte Gegenstände verwenden. Die möglichen Varianten zeigt **Abbildung 12-2a–c**.
- Legen Sie der Frau eine große kalte Gelkompresse mit Bandage (erhältlich im Fachhandel für Physiotherapiebedarf) auf den unteren Rücken, dargestellt in **Abbildung 12-2d**. Damit bleibt sie beweglich und kann herumgehen.
- Kühlen Sie Gesicht, Arme und Hände der schwitzenden Frau mit einem kalten Waschlappen.
- Drücken Sie ihr in der Austreibungsperiode eine kalte Gelkompresse oder eine Plastikflasche mit gefrorenem Wasser gegen den Anus (außer wenn sie in dem Bereich keine Empfindungen hat). Das lindert die Schmerzen bei Hämorrhoiden.

Achtung: Zwischen kalter Auflage und Haut der Frau immer eine oder zwei Lagen Stoff oder Einmalunterlagen legen. Das verhindert einen Kälteschock, und der gekühlte Hautbereich fühlt sich langsam kühler und später kalt an.

Was Kälte bewirkt

Bei Gelenkschmerzen und Schmerzen der Skelettmuskulatur ist Kälte besonders hilfreich. Kälte reduziert Muskelspasmen (länger als Wärme) und verlangsamt die Übertragung von Schmerz und von anderen Impulsen über sensible Nervenbahnen (was auch das häufig auftretende Taubheitsgefühl bei starker Kälte erklärt). Auch Schwellungen gehen durch Kälteanwendungen zurück, und die Haut wird angenehm gekühlt (Enwemeka et al., 2002; Lehmann, 1990).

Wann Kälte empfohlen wird:

- wenn die Frau unter der Geburt Rückenschmerzen hat
- wenn sie überhitzt ist, schwitzt oder Fieber hat
- wenn Hämorrhoiden starke Schmerzen verursachen
- Nach der Entbindung kann eine kalte Kompresse auf dem Damm dafür sorgen, dass die Schwellung zurückgeht und die Dammnaht weniger schmerzt.

Wann von Kälte abgeraten wird:

- wenn die Frau fröstelt; dann zuerst Wärme anwenden

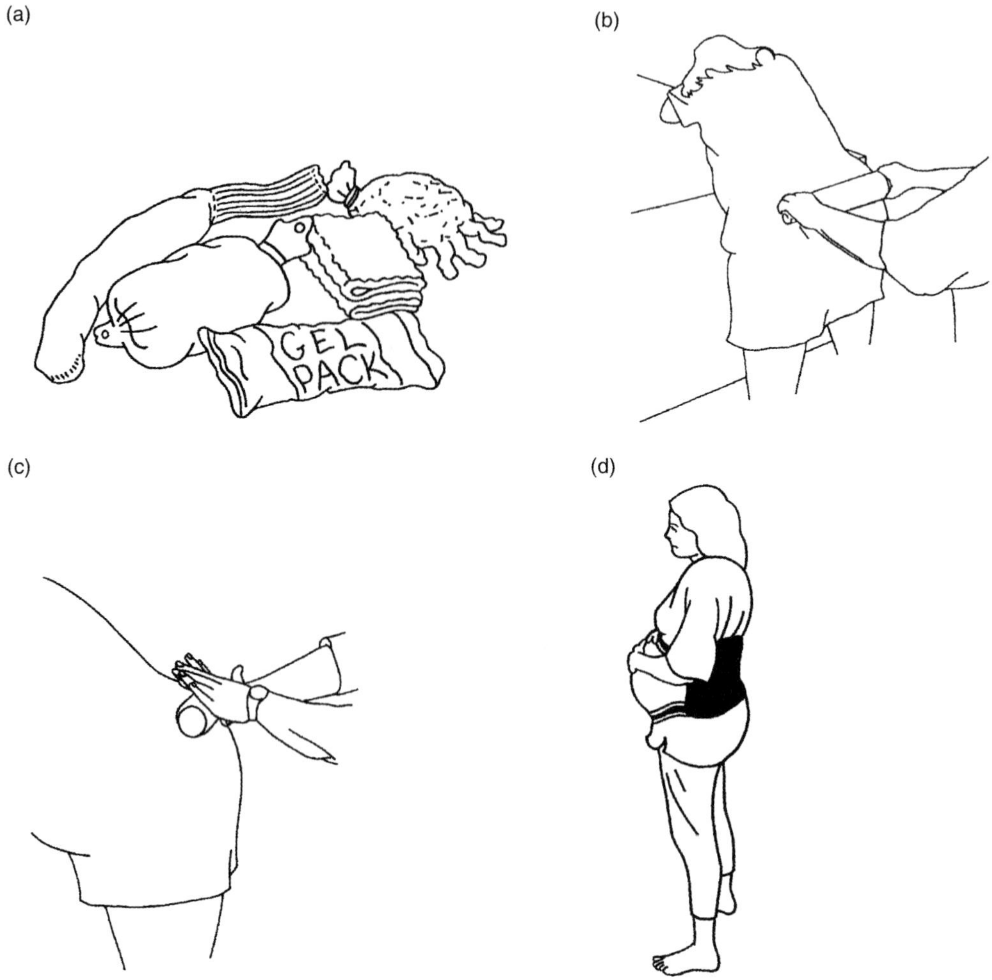

Abbildung 12-2a-d: a) Utensilien zur Kälteanwendung; b) eisgekühltes Nudelholz; c) mit einer kalten Getränkedose; d) kalte Gelkompresse mit Bandage

- bei Frauen, in deren Kultur die Anwendung von Kälte unter und nach der Entbindung als Bedrohung ihres Wohlbefindens betrachtet wird. Fragen Sie die Frau, ob sie eine kalte oder eine warme oder gar keine Anwendung haben möchte.
- wenn die Frau sagt, die Kälteanwendung helfe ihr nicht oder störe sie
- Bei Frauen mit PDA sollen auf die betäubten Körperregionen keine kalten Kompressen aufgelegt werden.

Einer Studie zufolge nehmen die Geburtsschmerzen ab, wenn in der Eröffnungsperiode Kreuzgegend und Unterbauch und in der Austreibungsperiode das Perineum der Frau abwechselnd mit Wärme und Kälte behandelt werden (Ganji et al., 2013).

12.2.3 Hydrotherapie

Wie:
Dusche: Die Frau steht oder sitzt auf einem Hocker in der Dusche – wie in **Abbildung 12-3** dargestellt –, und sie selbst oder eine zweite Person richtet den angenehm temperierten Wasserstrahl dorthin, wo es ihr angenehm ist (auf Bauch oder Rücken). Ein abnehmbarer Brausekopf ist praktischer als ein fest installierter.
Bad: Die Frau sitzt, kniet oder liegt in einer großen Badewanne mit warmem Wasser, die ausreichend Bewegungsfreiheit für einen Positionswechsel bietet und in der auf Wunsch auch der/die Partner*in Platz findet – siehe **Abbildung 12-4a–d**.
Achtung: Die Wassertemperatur soll 37–36,5 °C nicht überschreiten, da wärmeres Wasser die Körpertemperatur der Gebärenden erhöht und eine fetale Tachykardie verursachen kann (Cluett & Burns, 2009; Odent, 1997). Nach rund 90 Minuten soll sie die Badewanne für etwa eine halbe Stunde verlassen; dann wirkt das Bad am besten. Nach 30 Minuten kann sie wieder in die Wanne steigen (Benfield et al., 2010; Odent, 1997; Simkin & Klein, 2015; The Royal Australian and New Zealand College of Obstetricians and Gynaecologists [RANZCOG], 2008).

Was Hydrotherapie bewirkt
Hydrotherapie (Vollbad oder Dusche) wirkt bei vielen Frauen stark schmerzlindernd, sie kann Verspannungen lösen und ihre Angstgefühle sehr deutlich reduzieren.

Die Wirkung von warmem Wasser lässt sich folgendermaßen zusammenfassen: Das Wasser verleiht Auftrieb und wärmt, und beide Effekte zusammen lindern umgehend Schmerzen, wirken entspannend, vermindern die Katecholaminproduktion, verstärken die Oxytocinausschüttung, senken den erhöhten Blutdruck (Katz et al., 1990) und beschleunigen die aktive Geburtsphase. Das Ausmaß dieser Effekte hängt von mehreren Variablen ab, z. B. von der

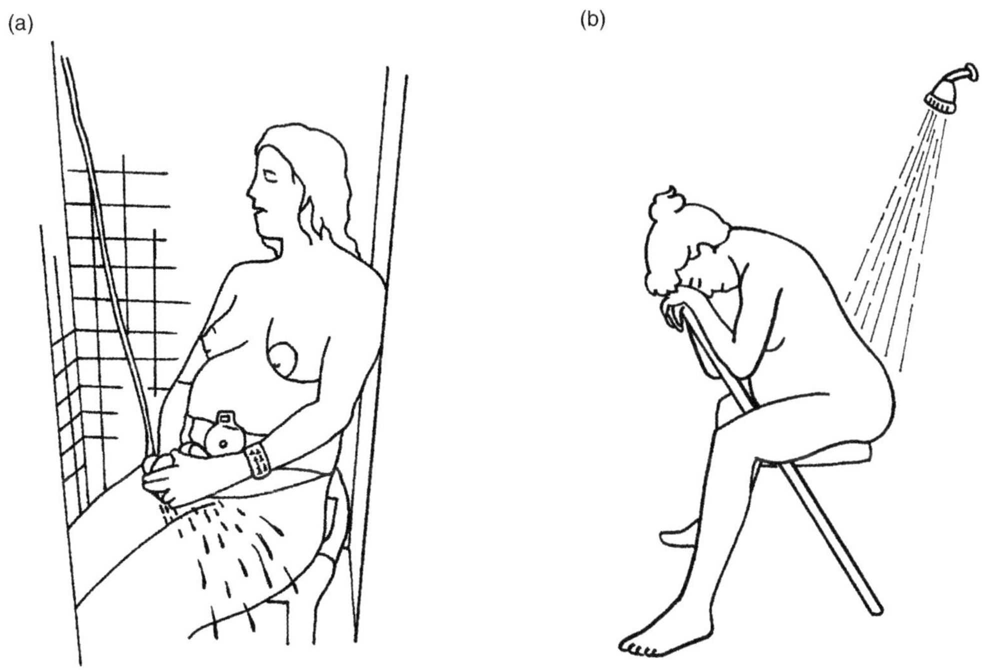

Abbildung 12-3: Hydrotherapie. a) Wasserstrahl auf den Unterleib der Frau (mit Telemetrie); b) Wasserstrahl auf den Rücken

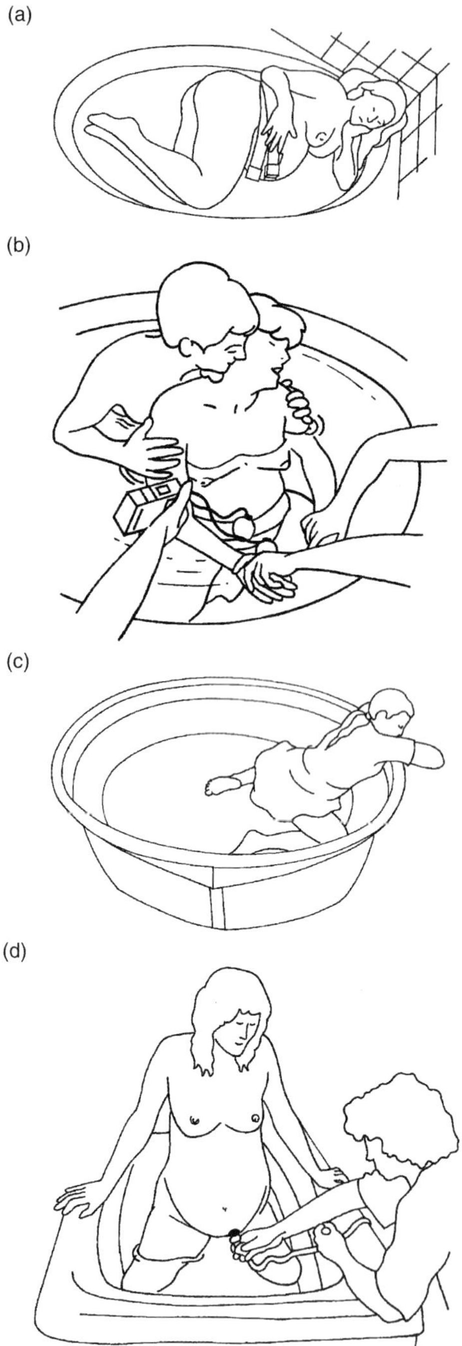

Abbildung 12-4a-d: Vollbad. a) Seitenlage in der Geburtswanne mit schnurlosem Telemetrie-Gerät; b) Sitzen in der Wanne mit schnurlosem Telemetrie-Gerät; c) Knien in der Geburtswanne; d) Kontrolle außerhalb des Wassers

Wassertiefe und Wassertemperatur, der Dauer des Bades, der Muttermundsweite zu Beginn des Bades, den kulturellen Prägungen der Frau und von psychischen Faktoren. Die besten Ergebnisse werden erfahrungsgemäß erzielt, wenn das Wasser körperwarm und schultertief ist, die Frau erst in der aktiven Geburtsphase in die Wanne steigt und etwa 60 bis 90 Minuten im Wasser verweilt.

Weshalb die Frau regelmäßig aus dem Wasser steigen soll

Ein Vollbad verändert den Flüssigkeitshaushalt der Gebärenden. Der hydrostatische Druck auf die vom Wasser bedeckten Körperteile (der stärker wird, je tiefer das Wasser ist) presst Gewebeflüssigkeit in die Blutgefäße (Odent, 1997). Dadurch wird das Blutvolumen, insbesondere im Brustraum, erhöht, was die langsame Freisetzung des flüssigkeitsregulierenden Hormons ANP (atriales natriuretisches Peptid) auslöst. Mit der Zeit hemmt ANP die Funktion des Hypophysenhinterlappens sowie die Produktion von Vasopressin (ein weiteres flüssigkeitsregulierendes Hormon) und Oxytocin. Die geringere Oxytocinausschüttung verlangsamt natürlich auch den Geburtsfortschritt. Wenn die Frau das Wasser nach 60 bis 90 Minuten für eine halbe Stunde verlässt, wird dieser Effekt umgekehrt.

12.2.4 Kardiotokographische Überwachung im Wasser

Mit dem Doppler: Möglichst Geräte verwenden, die für den Gebrauch im Wasser zugelassen sind. Steht so ein Gerät nicht zur Verfügung, hebt die Frau zur periodischen Kontrolle den Bauch aus dem Wasser bzw. kommt kurz aus der Dusche heraus – wie in Abbildung **12-4d** dargestellt. In manchen Kliniken werden zur kontinuierlichen Überwachung ältere, schnurgebundene CTG-Geräte mit Telemetrie benutzt, die auch im Wasser eingesetzt werden können, wie in **Abbildung 12-4b** gezeigt. Herztonsensor und Wehensensor sind wasserdicht, und weil das batteriebetriebene Telemetriegerät mit sehr geringer Spannung arbeitet, sehen viele Kliniken keine Gefahr für Mutter und Kind (RANZCOG, 2008).

In der Regel steckt der Sensor in einer wasserdichten Hülle oder in einem langen Plastikschlauch, wobei die Verpackung mehr dem Schutz des Geräts als dem Schutz der Frau dient. **Hinweis:** Bevor Sie das CTG-Gerät unter Wasser verwenden, setzten Sie sich bitte mit der technischen Abteilung bzw. der Geräteabteilung des Hauses in Verbindung, damit die Sicherheit der Patientin gewährleistet ist und das Gerät keinen Schaden nimmt.

Bei den neueren schnurlosen Telemetriegeräten sind Herztonsenor und Wehensensor absolut wasserdicht und können deshalb ohne Einschränkung zur kontinuierlichen Überwachung sowohl in der Dusche als auch in der Wanne eingesetzt werden. Sie werden ebenfalls mit Gurten am Bauch der Frau befestigt, sind jedoch separat und haben keine Kabel – wie in **Abbildung 12-3a** und **12-4a** gezeigt. Deshalb verursachen sie bei bestimmten Positionen oder bei Bewegungen der Frau unter Wasser kaum Interferenzen.

Wann Hydrotherapie empfohlen wird:

- als Alternative zur Bettruhe für Frauen mit Schwangerschaftshypertonie.
- **Duschen**: in jeder Phase der Eröffnungsperiode und in der frühen Austreibungsperiode
- **Vollbad**: erst in der aktiven Geburtsphase (mit einer Ausnahme, s. unten). Ein Vollbad vor Beginn der aktiven Geburtsphase kann die Wehentätigkeit reduzieren (Odent, 1997) und wird daher empfohlen, wenn vorzeitige Wehen gestoppt oder ermüdende Vorwehen eingedämmt werden sollen, damit sich die Frau etwas ausruhen kann. Bei Vollbädern mit einer Muttermundsweite unter 5 cm wurde häufig eine längere Geburtsdauer festgestellt und waren oft zusätzliche Oxytocingaben nötig (Cluett & Burns, 2009). Barbara Harper, eine amerikanische Expertin für Wassergeburten, ist, was den Zeitpunkt des Bades angeht, weniger strikt. Sie ist der Meinung, dass nicht erst die Muttermundsweite von 5 cm erreicht sein muss, bevor die Frau baden darf – was die Entscheidung der Gebärenden überlässt. Lassen die Wehen im Wasser nach, steigt sie einfach aus der Wanne und wartet, bis die Geburt wieder richtig in Gang kommt, was vor oder nach einer Muttermundsweite von 5 cm geschehen kann (Harper, 2005, 2020).
- Ein Vollbad bei vorzeitigen Wehen, Vorwehen oder in der Latenzphase kann die Wehen vorübergehend stoppen (zum Mechanismus s. o.). Das kann erwünscht sein, wenn die Frau vorzeitige Wehen oder über einen sehr langen Zeitraum hinweg bereits ermüdende Vorwehen hat. Andernfalls ist diese Pause unerwünscht, da sie den Geburtsfortschritt bremsen kann. Wartet die Frau die aktive Geburtsphase ab, öffnet sich der Muttermund meist schneller und weniger schmerzhaft (Odent, 1997).

Wann von Hydrotherapie abgeraten wird:

- **Dusche**:
  - wenn der Gleichgewichtssinn oder das Stehvermögen der Frau infolge von Medikamenten oder anderer Ursachen eingeschränkt ist
  - wenn eine medizinische Kontraindikation strenge Bettruhe verlangt
- **Vollbad**
  - vor Beginn der aktiven Geburtsphase (es sei denn, es werden eine Verlangsamung der Wehen oder eine temporäre Wehenpause gewünscht)
  - bei einer medizinischen Kontraindikation, z. B. bei Blutungen oder fetalen Stresszuständen
  - unmittelbar vor der Geburt (außer bei einer geplanten Wassergeburt)
  - wenn der Frau Narkotika oder eine Periduralanästhesie verabreicht wurden (ACNM, 2014; Cluett et al., 2004; Committee on Obstetric Practice & American Academy of Pediatrics, 2014; Harding et al., 2012).

12.2.5 Sanfte Berührung und Massage

Wie: Viele Arten der Berührung, sei es leichtes Tätscheln, die Hand oder Schulter der Frau halten, ihre Wangen oder ihr Haar streicheln, wenn auch nur kurz, vermitteln ihr liebevolle Zuwendung, Sicherheit, Bestätigung, Verständnis und nonverbale Unterstützung. Je nach Kulturkreis der Frau, nimmt sie solche Berührungen unterschiedlich wahr, besonders wenn sie nicht von einem Familienmitglied, einer guten Freundin oder einer Frau kommen. Zudem reagieren nicht alle Frauen gleich auf Berührungen. Die Betreuungskraft muss also sehr taktvoll und achtsam sein, die Frau um Erlaubnis fragen oder gut beobachten, um festzustellen, ob sie Berührungen mag oder nicht (ob sie z. B. nach der Hand der Hebamme sucht oder auf ein flüchtiges Tätscheln nach einer Untersuchung positiv reagiert). Möglich aber auch, dass sich die Hebamme und andere Betreuungskräfte dabei selbst nicht wohl fühlen – dann sollen sie von Berührungen und Massagen absehen.

Massage unter der Geburt ist eine formalisierte Berührung mit dem Ziel, Entspannung zu fördern und Schmerzen zu lindern (Simkin & Klein, 2015). Es können bestimmte Körperteile oder -regionen massiert werden, z. B. Hände, Füße, Kopf, Schultern und Rücken. Die Berührung kann ein leichtes oder kräftiges Streicheln, ein Kneten oder ein gleichmäßiger Druck sein. Dafür können die Hände sowie verschiedene Massagegeräte eingesetzt werden. Man kann mit oder ohne Öl, mit einer Lotion oder Puder massieren.

Wann sanfte Berührung und Massage angezeigt sind:

- wenn die Frau verspannt, besorgt oder ängstlich wirkt
- wenn sie Schmerzen in einem bestimmten Bereich angibt (z. B. Rücken, Oberschenkel, Bauch)
- wenn ihre Arme, Beine oder Füße infolge der starken Belastung schmerzen oder müde sind
- wenn die Hebamme oder Betreuungskraft Mitgefühl zeigen möchte, die Frau beruhigen und ihr Sicherheit vermitteln will.

Wann von Berührung und Massage abgeraten wird:

- wenn sie der Hebamme oder einer anderen Betreuungskraft unangenehm sind oder wenn sie damit nicht vertraut ist
- wenn die Frau dies nicht möchte oder Berührung und Massage keine Besserung bringen
- wenn kulturelle Verbote dagegensprechen.

Die Wirksamkeit sanfter Berührungen und Massagen

In zwei Untersuchungen wurden die Begleitpersonen der Frau angeleitet, sie unter der Geburt mehrmals 20 bis 30 Minuten lang zu massieren. Frauen, die eine Massage erhielten, hatten weniger Schmerzen, weniger Angst und waren mit der Geburt zufriedener als Frauen in den Kontrollgruppen (Field, 2010). In einer weiteren Untersuchung wurden Schmerzfragebögen eingesetzt und zwei Gruppen miteinander verglichen: In der einen Gruppe erhielten die Frauen während der Übergangsphase von der Eröffnungs- zur Austreibungsperiode dreimal eine Massage und „beruhigende Berührungen“, die andere Gruppe wurde wie üblich versorgt. Die Frauen in der Massagegruppe gaben bis zur Muttermundsweite von 7 cm weniger Schmerzen an, ab dann unterschieden sich die Schmerzen bei beiden Gruppen nicht mehr (Chang et al., 2006).

12.2.6 Durchführung einfacher Kurzmassagen

Viele Frauen schätzen eine oder mehrere kurze (1 bis 3 Minuten) Massagen von Schultern, Rücken, Händen und Füßen. Sie wirken beruhigend und verschaffen eine gewisse Erleichterung. Dabei gelten folgende Regeln:

- stets um Erlaubnis fragen und der Frau erklären, was Sie vorhaben

- stets nur mit sauberen warmen Händen massieren
- nur Öl ohne Duftstoffe verwenden. Einen Spritzer davon auf die Hände geben, dann die Hände schnell aneinander reiben, damit sie warm werden.
- Wenn Sie mit der Massage begonnen haben, bis zum Schluss nie beide Hände von der Körperstelle wegnehmen. Es irritiert die Frau, wenn sie sich entspannen soll, die massierenden Hände aber plötzlich verschwinden und sie nicht weiß, wann und wo sie als nächstes berührt wird.

Mini-Schultermassage in 3 Teilen

Wann: jederzeit unter der Geburt, wenn die Frau verspannt ist, während einer Wehe oder zwischen den Wehen.

Wann besser nicht: wenn die Frau nicht berührt werden will oder ihr die Massage nicht gefällt.

Wie: Die Frau setzt sich auf oder lehnt sich nach vorn und legt den Kopf auf die Arme oder ein Kissen. Sie stehen hinter ihr.

Teil 1: Legen Sie die Hände leicht auf die Schulter der Frau, nahe am Nacken. Dann fest vom Nacken zu den Schultern, dann über die Schultern zum Oberarm streichen. Den Oberarm mehrmals kräftig kneten (die Frau soll sagen, wie stark Sie streichen oder kneten sollen), dann wieder fest hoch zum Nacken streichen. Drei- oder viermal wiederholen.

Teil 2: Die Hände schalenförmig über die Schultern der Frau legen und die Schultermuskulatur 1 bis 2 Minuten lang kneten oder drücken, so fest wie gewünscht (um Feedback bitten).

Teil 3: Mit den drei mittleren Fingern einer Hand auf verschiedenen Schulterstellen und nahe an der Wirbelsäule kurze tiefe kreisende Bewegungen machen. An jeder Stelle etwa 15 bis 30 Sekunden kreisen (zirkeln). Die Frau wird Ihnen sagen, welche Stellen ihr am liebsten sind.

Criss Cross-Kreuzmassage

Wann: jederzeit während einer Wehe oder zwischen den Wehen

Wie: In **Abbildung 12-5** ist die Durchführung dargestellt. Die Frau kniet auf dem Bett oder auf dem Boden und lehnt sich über den Gymnastikball oder eine andere Stütze. (Das Bett am besten absenken, damit Sie bequem arbeiten können.) Weil Ihre Knie dabei schnell schmerzen, sind Knieschützer, ein Stück Schaumstoff oder ein Kissen unter den Knien eine gute Hilfe.

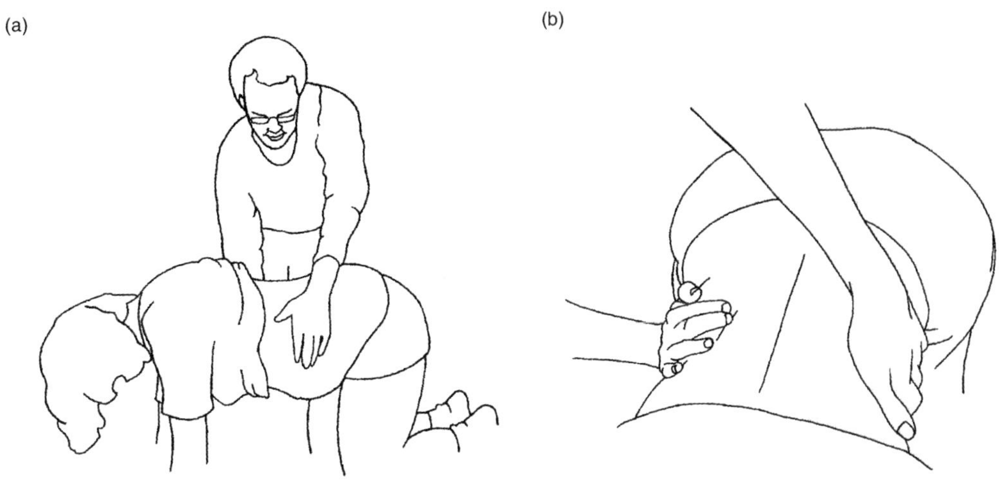

Abbildung 12-5: a) Criss Cross-Kreuzmassage; b) Criss Cross-Kreuzmassage, Nahansicht (Simkin, P., 2008. The Birth Partner: A Complete Guide to Childbirth for Dads, Doulas, an All Other Labor Companions, 3rd edition, Boston, MA: Harvard Common Press; mit freundlicher Genehmigung)

Zuerst den Rücken der Frau betrachten und ihre Taille lokalisieren. Dort an jeder Seite eine Hand auflegen, d.h. an der schmalsten Stelle unterhalb der Rippen. Die Rippen dürfen keinesfalls gedrückt werden. Die rechte Hand mit den Fingern nach unten an die entferntere Seite legen. Die linke Hand mit den Fingern nach oben an die andere Seite legen. Beide Seiten ziemlich fest drücken. Der Druck soll der Frau angenehm sein. Dann die Hände langsam, rhythmisch und fest am Rücken der Frau hin und her und auf und ab bewegen. Die Hände überkreuzen und wieder an die zuerst berührten Stellen legen. Die Seiten mit der gleichen Stärke drücken wie zuvor, dann mit den Überkreuzbewegungen fortfahren, solange die Frau dies wünscht. Der seitliche Druck entlastet und lindert Schmerzen.

Handmassage mit Druck und Reibung (pressure and friction)

Diese Massage entspannt die Hand bis zum Arm hoch, während zugleich der Druck auf die Handflächen schmerzlindernd wirkt. Die **Abbildung 12-6** zeigt die Fingerführung.

Wann:

- während der Wehen oder zwischen den Wehen
- wenn die Frau die Hände zu Fäusten ballt oder sich am Laken oder Bettgestell festhält.

Wie: Stellen oder setzen Sie sich der Frau gegenüber oder ein wenig erhöht. Bitten Sie die Frau, sich zu entspannen und fassen Sie mit beiden Händen eine ihrer Hände. Ihre beiden Daumen liegen eng und gerade nebeneinander auf der Oberseite des Handgelenks, Ihre Finger-

(a) (b)

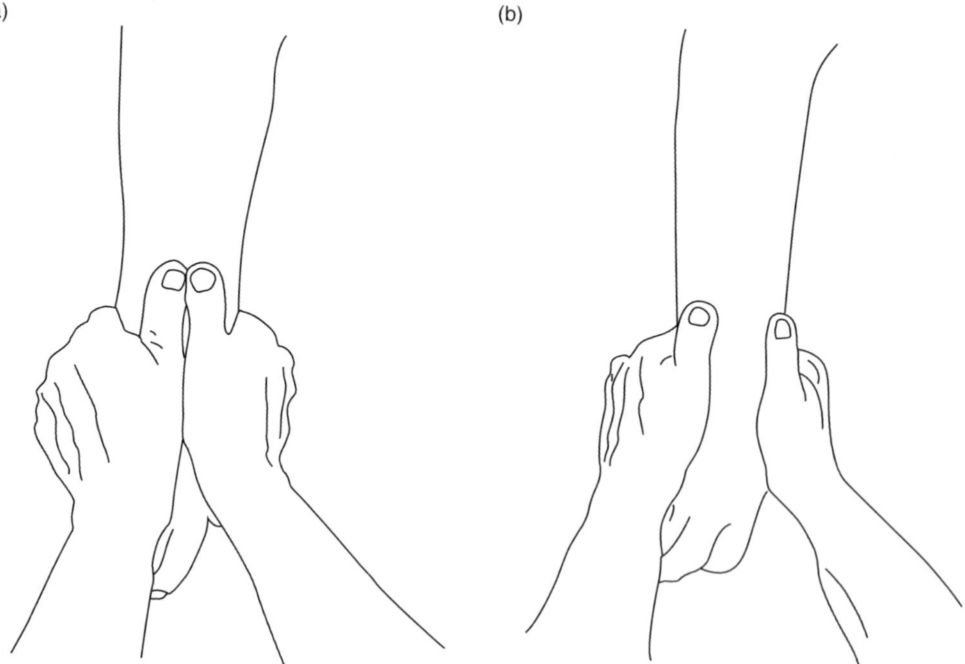

Abbildung 12-6a-b: a) Handmassage, Daumen aneinandergelegt; b) Handmassage, Daumen auseinander (Simkin, P., 2008. The Birth Partner: A Complete Guide to Childbirth for Dads, Doulas, an All Other Labor Companions, 3rd edition, Boston, MA: Harvard Common Press; mit freundlicher Genehmigung)

kuppen (nicht die Fingernägel) drücken in die Handfläche. Halten Sie die Hände ruhig, verstärken Sie langsam den Druck und bitten Sie die Frau, zu melden, wenn der Druck stark genug ist. Es mag Sie überraschen, wie stark der Druck sein darf. Wenn die Frau sagt, es sei genug, halten Sie den Druck, gleiten mit den Händen langsam und fest über ihren Handrücken und nehmen die Hände ab, wie in **Abbildung 12-6** gezeigt. Dabei wird der Druck auf die Handflächen mit der Reibebewegung auf dem Handrücken kombiniert. Die Hände wieder in die Ausgangsposition legen und den Reibungsdruck etwa zehn Mal wiederholen.

Achtung: Sind die Hände der Frau stark geschwollen oder leidet sie an einem Karpaltunnelsyndrom (Kribbeln oder Taubheitsgefühl in den Händen, das sich unter Druck verstärkt), wird sie nur sehr wenig Druck ertragen oder die Massage ganz ablehnen.

Fußmassage in 3 Teilen

Zweck: Förderung der Durchblutung, Linderung von Fußschmerzen und Ermüdung nach langem Stehen oder Herumgehen

Wann: zwischen den Wehen und bei Klagen über schmerzende oder müde Füße

Wie:

Teil 1: *Druck und Reibung*, wie bei der bereits beschriebenen Handmassage – siehe **Abbildung 12-7**. Die Frau sitzt mit ausgestreckten Füßen auf der Bettkante, Sie fassen mit beiden Händen einen Fuß, so dass Ihre Daumen und Daumenwurzeln einander berühren, die Fingerkuppen (nicht die Fingernägel) drücken in die Fußsohle. Verstärken Sie langsam den Druck und bitten Sie die Frau zu melden, wenn der Druck stark genug ist. Es mag Sie überraschen, wie stark der Druck sein darf. Wenn die Frau sagt, es sei genug, halten Sie den Druck, nehmen die Daumen langsam auseinander und

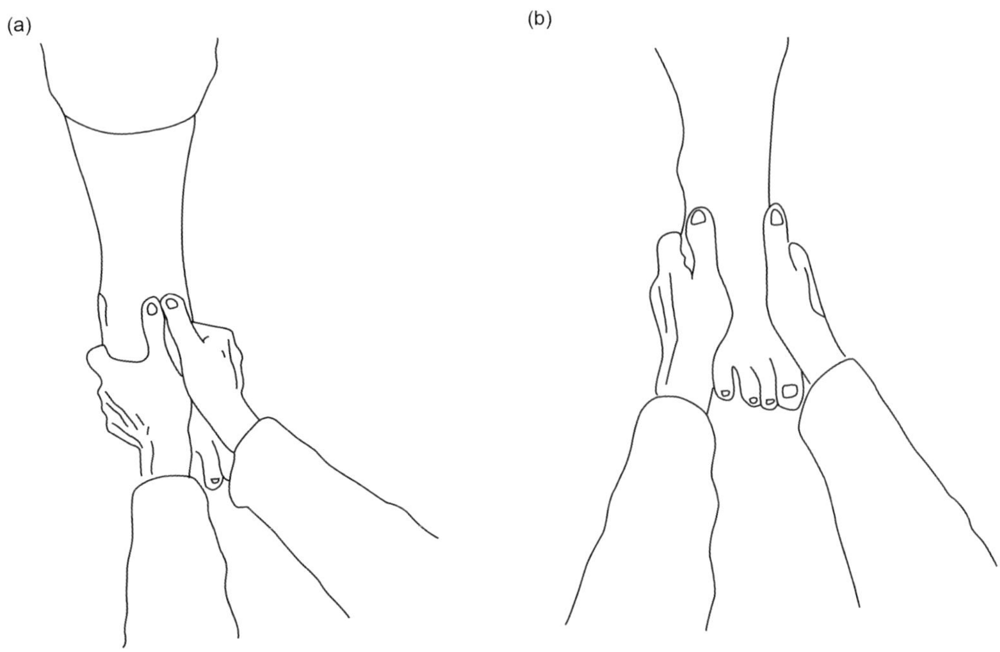

Abbildung 12-7a-b: Fußmassage „Druck und Reibung". A) Die Daumen werden zusammengeführt; b) die Daumen liegen auseinander (Simkin, P., 2008., The Birth Partner: A Complete Guide to Childbirth for Dads, Doulas, an All Other Labor Companions, 3rd edition, Boston, MA: Harvard Common Press; mit freundlicher Genehmigung)

bearbeiten den Fußrücken mit festen Reibebewegungen, dargestellt in Abbildung 12-9. Dabei wird der Druck auf die Fußsohle mit der Reibebewegung auf dem Fußrücken kombiniert. Die Hände wieder in die Ausgangsposition legen und die Bewegung etwa zehn Mal wiederholen.

Teil 2: *„Zitronenpresse“*, dargestellt in **Abbildung 12-8**. Massieren Sie den rechten Fuß mit Ihrer rechten Hand, pressen Sie den Handballen fest ins Fußgewölbe und umfassen Sie die Ferse. Dabei nicht die Fingerspitzen in die Ferse drücken. Mehrmals drücken und loslassen, als würden Sie eine Zitrone auspressen oder einen Tennisball drücken.

Teil 3: *Tiefe kreisende Bewegungen mit den Fingerspitzen,* dargestellt in **Abbildung 12-9**: (Die Beschreibung bezieht sich auf den linken Fuß, lässt sich aber für den rechten Fuß adaptieren.) Halten Sie Sohle des rechten Fußes der Frau in der linken Hand. Verabreichen Sie mit den Kuppen der drei mittleren Finger Ihrer rechten Hand mit kreisenden Bewegungen eine tiefe Massage an einem der „magischen Punkte“ auf der Fußoberseite knapp unterhalb des Knöchels. Diese Stelle befindet sich etwas seitlich an der Fußaußenkante. Fragen Sie die Frau, ob sich das gut anfühlt und massieren Sie falls nötig an einer anderen Stelle. Ihre Finger sollen nicht die Haut bewegen, vielmehr soll sich die Haut über die darunterliegenden Muskeln und Knochen bewegen. Etwa 30 bis 60 Sekunden lang massieren.

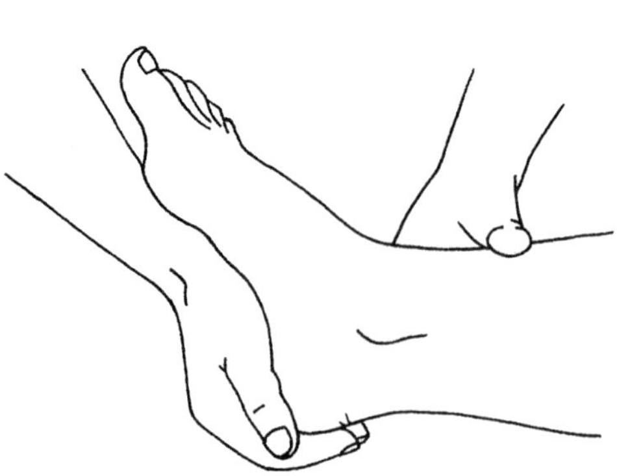

Abbildung 12-8: Fußmassage „Zitronenpresse“

Sind an einem Fuß alle drei Schritte absolviert, ist der andere an der Reihe. Nach der Massage wird die Frau wieder herumgehen können.

Mit etwas Übung lassen sich diese Massagen leicht erlernen. Dann haben Sie das nötige Rüstzeug und können der Frau in kurzer Zeit Linderung verschaffen und Zuwendung geben.

12.2.7 Akupunktur

Akupunktur ist ein altes Verfahren der chinesischen Heilkunde, das zur Linderung von Schmerzen unterschiedlichster Ursache eingesetzt wird, auch zur Linderung von Geburtsschmerzen. Der traditionellen chinesischen Medizin zufolge harmonisiert Akupunktur den bei Erkrankungen gestörten Fluss des Qi (Lebensenergie) entlang der 14 Meridiane (Leitbahnen). Zur Stimulierung werden an bestimmten Punkten feine Einweg-Nadeln in die Haut gestochen. Die Schmerzen können sofort oder innerhalb von 15 bis 20 Minuten nachlassen.

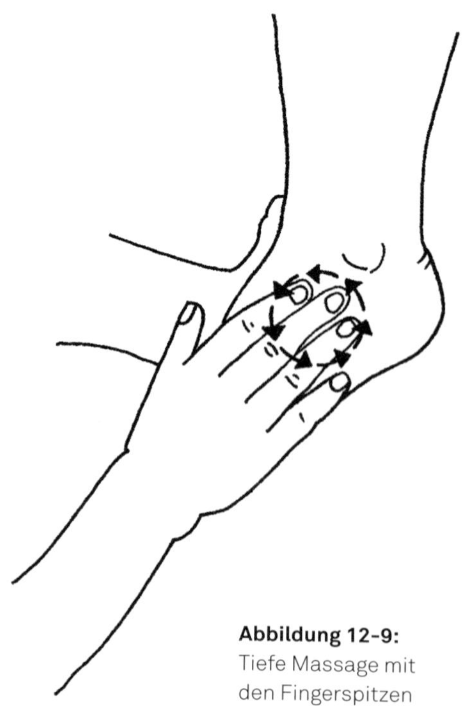

Abbildung 12-9: Tiefe Massage mit den Fingerspitzen

Die Schmerzlinderung wird durch verschiedene Mechanismen erreicht, nämlich durch bessere Durchblutung, geringere Schmerzwahrnehmung und die Freisetzung von Beta-Endorphinen (endogenen Analgetika) (Schlaeger et al., 2017). Wird die Akupunktur mit Einweg-Nadeln von einer Fachkraft durchgeführt, hat sie keine Nebenwirkungen.

Die Wirksamkeit von Akupressur zur Linderung von Geburtsschmerzen wurde bislang noch nicht ausreichend belegt (Schlaeger et al., 2017). Smith und Kollegen haben eine systematische Review durchgeführt und dafür 28 Studien mit 3960 Gebärenden ausgewertet, die eine Akupressur oder eine Akupunktur erhalten hatten (Smith et al., 2020). Bei 13 Studien war Akupunktur eine der Interventionen. Die Ergebnisse dieser systematischen Review sind nur begrenzt gültig, da die Outcomes der Studien stark voneinander abweichen. Demnach kann Akupunktur die Nachfrage nach Schmerzmedikation verringern und die Zufriedenheit mit der Schmerzbehandlung verbessern, sie hat jedoch die Schmerzintensität verglichen mit „Schein"-Akupunktur nicht signifikant reduziert. Weitere wissenschaftliche Studien sind erforderlich, um die Effektivität von Akupunktur zur Schmerzlinderung belegen zu können; auch die idealen Einstichpunkte und Techniken sind noch nicht ausreichend erforscht (Schlaeger et al., 2017).

Akupunktur wird empfohlen:

- wenn eine erfahrene Akupunkturfachkraft zur Verfügung steht und die Gebärende ihre Schmerzen mit Akupunktur lindern möchte.

Akupunktur wird nicht empfohlen:

- wenn keine erfahrene Akupunkturfachkraft zur Verfügung steht.

12.2.8 Akupressur

Zur Stimulierung bestimmter Punkte kann neben Akupunktur auch Akupressur eingesetzt werden, die jedoch keine spezifische Ausbildung voraussetzt. Druck auf die in **Abbildung 12-10** dargestellten Punkte soll die Wehen verstärken und Schmerzen unter der Geburt lindern.

- Drücken Sie fest mit einem Finger etwa 10 bis 60 Sekunden lang auf den Punkt. Loslassen und gleich lang innehalten.
- Der Zyklus wird bis zu sechsmal wiederholt. In dieser Zeit kann die Wehenfrequenz zunehmen.

Was Akupressur bewirkt

Akupressur beruht auf der gleichen Theorie wie Akupunktur, die besagt, dass gewisse Gesundheitsprobleme, z. B. ein verzögerter Geburtsverlauf und übermäßige Schmerzen unter der Geburt, auftreten, wenn der Energiefluss entlang bestimmter Meridiane im Körper blockiert ist. Wird die Blockade aufgehoben, löst sich das

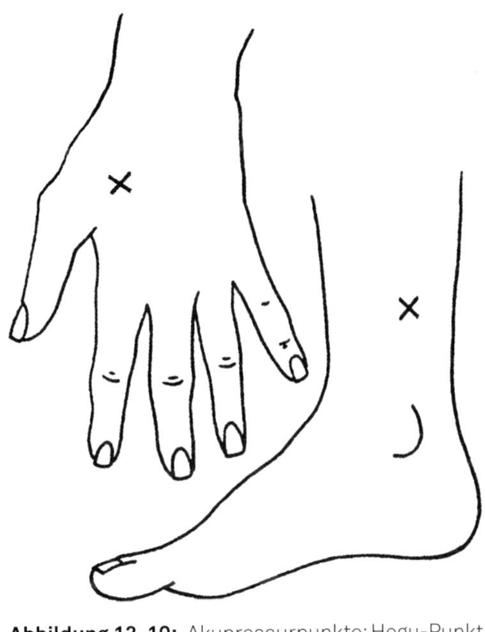

Abbildung 12-10: Akupressurpunkte: Hegu-Punkt (Leber-4-Punkt) an der Hand (auf dem Handrücken, wo die Mittelhandknochen von Daumen und Zeigefinger zusammenkommen; Milz-6-Punkt am Fußknöchel (auf dem Schienbein, vier Fingerbreiten über dem Innenknöchel: auf dem Schienbein diagonal nach vorne eindrücken. Dieser Punkt ist sehr empfindlich.

Problem und der Körper funktioniert wieder harmonisch.

Akupressur wird empfohlen:

- wenn eine medikamentöse Geburtseinleitung innerhalb der nächsten Tage erwogen wird. Dann will die Frau vielleicht zur Selbsthilfe greifen und versuchen, die Wehen mit Akupressur in Gang zu bringen, in der Hoffnung, eine medikamentöse Einleitung zu umgehen. Sie soll das aber in Absprache mit ihrer Hebamme, einer Fachärztin oder einem Facharzt tun.
- unter der Geburt, wenn die Wehenfrequenz gesteigert werden soll oder muss
- bei sehr schmerzhaften Wehen, die jedoch keinen Geburtsfortschritt bewirken.

Akupressur wird nicht empfohlen:

- in der Schwangerschaft, vor dem errechneten Geburtstermin (außer bei geplanter Geburtseinleitung), da sie vorzeitige Wehen auslösen kann. Wir raten Frauen auch dringend davon ab, vor der Entbindung mit Akupressur zu experimentieren.
- wenn die Frau nicht vorab mit der Fachärztin, dem Facharzt oder der Hebamme darüber gesprochen hat (Chung et al., 2003; Hamidzadeh et al., 2012; Klaus & Kennell, 1997; Lee et al., 2004).

12.2.9 Betreuung unter der Geburt: Doula, Pflegefachkraft oder Hebamme

Bis ins späte 20. Jahrhundert galten Pflegekräfte und Hebammen zusammen mit den Partner*innen und Begleitpersonen gebärender Frauen als ihre wichtigsten Betreuungspersonen. Von klinischen Fachkräften wurde erwartet, dass sie neben ihren vielen anderen Aufgaben auch Geburten betreuen, in der Annahme, dass sachkundiges Personal die Betreuung leicht und ohne besondere Unterweisung bewältigen kann. Vom Partner oder Ehemann wurde angenommen, dass er ruhig bleibt und in der Lage ist, seine Frau durch die Geburt zu begleiten und zu unterstützen. Neuere Studien zu den Aufgaben von Doulas haben gezeigt, dass effektive Geburtsunterstützung keine Zusatzaufgabe sein darf und Angehörige oder befreundete Personen gebärenden Frauen nicht die erforderliche und gewünschte Unterstützung bieten können (Bertsch et al., 1990; Klaus & Kennell, 1997). Eine Doula ist eine ausgebildete geburtserfahrene Frau, die der Gebärenden und ihrem Partner bzw. ihrer Begleitperson die gesamte Geburt über zur Seite steht, wie in **Abbildung 12-11** gezeigt wird. Sie übernimmt keine medizinischen Aufgaben. Sie bietet kontinuierlich emotionale Unterstützung, sorgt für das körperliche Wohlbefinden der Frau, berät sie in nicht-medizinischen Fragen und verhilft ihr zu allen Informationen, die sie für eine informierte Entscheidung zwischen den verschiedenen Optionen benötigt. Doulas sind medizinische Laien; es gibt aber auch Pflegefachkräfte und professionelle Leiterinnen von Geburtsvorbereitungskursen, die eine Fortbildung zur Doula absolviert haben.

12.2.10 Die Aufgaben einer Doula

Die Doula konzentriert sich bei jeder Wehe ganz auf die Gebärende, bleibt dabei ruhig, steht ihr bei, lobt, ermutigt und bestätigt sie und sorgt mit geeigneten Maßnahmen für ihr Wohlbefinden. Sie unterstützt und berät auch den Partner, die Partnerin oder Begleitperson der Frau. Doulas bleiben fast ohne Unterbrechung an ihrer Seite, bis das Baby geboren ist. Sie arbeiten normalerweise nicht im Schichtdienst und übernehmen keine Hebammenaufgaben. Ihr einziges Anliegen ist es, das emotionale und körperliche Wohlbefinden der Frau und ihrer Begleitperson sicherzustellen. In manchen Krankenhäusern und Gesundheitszentren gehören Doulas zum Personal und sind Teil des geburtshilflichen Teams, meist werden sie jedoch privat engagiert. Manche arbeiten ehrenamtlich, die meisten gegen eine Gebühr.

(a) (b)

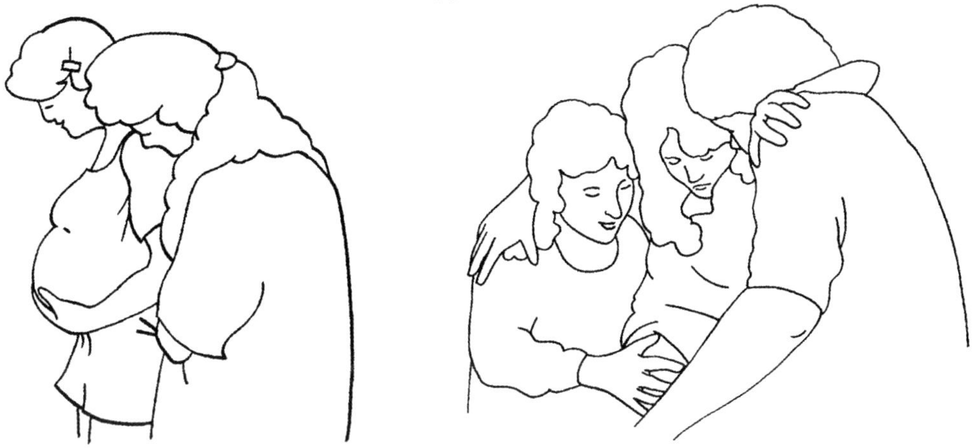

Abbildung 12-11a-b: Unterstützung von einer Doula. a) Eine Doula stützt die Frau; b) eine Doula unterstützt ein Paar

In den USA werden Doulas von DOULA International (früher Doulas of North America), der International Childbirth Education Association (ICEA) und der Childbirth and Postpartum Professional Association (CAPPA) zertifiziert. Das Doula-Konzept breitet sich in Europa, Australien, Neuseeland und in Teilen Asiens sehr schnell aus. In Großbritannien werden Doulas von Doulas UK repräsentiert und unterstützt.

Wann eine Doula-Betreuung empfohlen wird:

- Eine Doula soll eingesetzt werden, wann immer eine zur Verfügung steht und die schwangere oder gebärende Frau dies wünscht. Die Betreuung durch eine Doula, wie oben beschrieben, hat, soweit bekannt, keinerlei negativen Auswirkungen.

Wann keine Doula eingesetzt werden soll:

- gegen den Wunsch der Frau.

Die Vorteile einer Doula-Betreuung

Für eine jüngere systematische Review wurden 22 randomisierte kontrollierte Studien aus 17 Ländern mit 15 000 Teilnehmerinnen ausgewertet (Hodnett et al., 2013). Die Autor*innen der Review kamen zu dem Ergebnis, dass alle Frauen von einer kontinuierlichen Begleitung profitieren, aber am stärksten profitierten, wenn die Unterstützungsperson weder zum Klinikpersonal gehörte, das pflegerische und medizinische Aufgaben hat, noch aus dem sozialen Netzwerk der gebärenden Frau kam. Bei der Betreuung durch eine Doula sank die Sectiorate um 28 %, wurde synthetisches Oxytocin zur Geburtsbeschleunigung um 31 % seltener eingesetzt, brauchten 9 % weniger Frauen irgendeine Schmerzmedikation und sank die Wahrscheinlichkeit einer negativen Beurteilung ihres Geburtserlebnisses um 34 %. Eine andere vergleichbare Review, die nur US-amerikanische Studien auswertete, kam zu ähnlichen Ergebnissen (Hodnett et al., 2013). Die Vorteile einer kontinuierlichen Geburtsbegleitung durch eine Doula oder Pflegefachkraft waren größer, wenn die Betreuung früh einsetzte, nicht erst in der aktiven Geburtsphase. Am stärksten profitierten Frauen, die von einer Doula und nicht von einer Pflegefachkraft begleitet wurden, die früh und nicht erst in der aktiven Phase unterstützt wurden und Frauen, die nur die Doula und keinen nahestehenden Menschen an ihrer Seite hatten.

12.2.11 Doula-Aufgaben: Übernahme durch Pflegefachkräfte und Hebammen?

„Es gibt zwei Haupthindernisse, die erst überwunden werden müssen, bevor Pflegefachkräfte Frauen unter der Geburt angemessen unterstützen können – der Mangel an Zeit und der Mangel an Wissen" (Hodnett, 1996).

In der Ausbildung lernen angehende Pflegekräfte zwar die Grundlagen der Geburtsbegleitung kennen, aber nur wenige haben Gelegenheit, einer gebärenden Frau tatsächlich als persönliche Begleiterin zur Seite zu stehen. Es gibt viele auf Schwangerschaft und Geburt spezialisierte Pflegekräfte (*maternity nurses*), denen ihre Aufgabe wirklich Freude macht und die ihre Rolle bestens erfüllen, anderen fehlen die erforderlichen Fertigkeiten und Kenntnisse. Viele Pflegekräfte, die Gebärende gern unterstützen möchten, sind frustriert, weil sie dies aufgrund ihrer anderen Verpflichtungen nicht kontinuierlich tun können und dafür den Raum verlassen müssen. Hebammen sind meist sehr beschäftigt, weil sie medizinische Aufgaben haben und oft für mehrere Geburten gleichzeitig zuständig sind. Ihre medizinischen Verpflichtungen haben stets Vorrang. Diese Faktoren zusammengenommen bewirken, dass viele Gebärende emotional unzureichend unterstützt und – um unnötige Interventionen zu vermeiden – nicht gründlich genug beraten werden.

Für die umfangreichste randomisierte kontrollierte Studie bezüglich der Wirksamkeit von Pflegefachkräften und Hebammen als Geburtsbegleiter*innen wurden die Daten von 6915 Frauen ausgewertet, die ihre Kinder in 13 verschiedenen Kliniken in den USA und Kanada zur Welt gebracht hatten. In allen teilnehmenden Häusern war die medizinische Interventionsrate hoch. Die Frauen in der einen Gruppe wurden kontinuierlich von einer speziell ausgebildeten Pflegekraft unterstützt, die diese intensive Unterstützung freiwillig leistete. Die Frauen in der Kontrollgruppe erhielten die „Standardbetreuung". Die Ergebnisse der beiden Gruppen unterschieden sich kaum. Bei Frauen in der besonders betreuten Gruppe war die CTG-Überwachung etwas seltener und die Zufriedenheit mit dem Geburtserlebnis sieben Wochen post partum etwas höher. Die Autor*innen der Studie erklären die geringen Unterschiede zwischen den beiden Gruppen mit der Tatsache, dass in den ausgewählten Kliniken medizinische Interventionen, CTG-Überwachung, Periduralanästhesien, Geburtseinleitung und medikamentöse Wehenverstärkung üblich und an der Tagesordnung waren (Hodnett et al., 2002). Was vielleicht ebenfalls zu den geringen Unterschieden beigetragen hat, ist, dass die Pflegekräfte Angestellte waren und gewohnt, in einem System mit einer hohen Interventionsrate zu arbeiten (Hodnett et al., 2013; Jones, 2012).

Und wie steht es mit den Hebammen? Die Betreuung schwangerer und gebärender Frauen ist das Herzstück der Hebammenausbildung (ACNM Core Competencies; ICM website Hebammen-Definition). Die kontinuierliche Einzelbetreuung durch eine Hebamme, die sich auch auf die psycho-sozialen Aspekte der Geburt konzentriert, hat zu besseren Ergebnissen geführt als die übliche Betreuung durch ärztliche Geburtshelfer*innen (Butler et al., 1993). Manche Hebammen, besonders wenn sie in Kliniken arbeiten, sind für medizinische Aufgaben zuständig, die sie vom Bett der gebärenden Frau wegführen. In Nordamerika gibt es zwar zunehmend mehr Hebammen und Doulas, beide Gruppen sind jedoch relativ klein. So kommt es, dass in den USA nur sehr wenige Frauen in den Genuss einer Hebammen- oder Doula-Betreuung kommen, während in zahlreichen anderen Ländern schwangere und gebärende Frauen überwiegend von Hebammen betreut werden.

12.2.12 Assessment der emotionalen Verfassung der Gebärenden

Nicht immer kann das Wohlbefinden der Frau allein durch Beobachtung beurteilt werden (Simkin, 2002). Ein Beispiel: Eine während der Wehen leise und ruhige Frau kann so zufrieden und zuversichtlich sein, wie sie wirkt oder aber „innerlich schreien“ oder das Gefühl haben, sie würde „gleich platzen.“ Wenn sie dann auch nur einen Muskel bewegt oder einen Ton von sich gibt, bricht der Damm, der ihre Emotionen bislang zurückgehalten hat, und sie gerät völlig außer Kontrolle. Eine andere Frau, die aktiv ist und lautstark stöhnt oder seufzt, fühlt sich vielleicht gut, solange sie ihren Gefühlen freien Lauf lassen darf, oder wenn sie, wie es eine Betroffene formulierte, „den Schmerz niederschreien“ kann. Das Erscheinungsbild spiegelt die wahren Gefühle der Frau nicht immer exakt wider. Zur Beurteilung des Wohlbefindens und der emotionalen Verfassung der Frau ist es am besten, sie in einer Wehenpause einfach zu fragen: „Was ging Ihnen während der letzten Wehe durch den Kopf?“ Meist gibt ihre Antwort Aufschluss über ihre emotionalen Bedürfnisse, ihr Coping und ihre Schmerzen. Dieses Wissen hilft, sie angemessen emotional zu unterstützen. Einer einzigartigen und bedeutenden Studie zufolge hatten Frauen mit peinigenden Gedanken in der Latenzphase, die möglicherweise Zeichen einer erhöhten Katecholaminproduktion sind (im Gegensatz zu denen, deren Antworten von gutem Coping zeugten) ein erhöhtes Risiko für protrahierte Geburtsverläufe, fetale Stresszustände und sämtliche Interventionen, die solche Probleme nach sich ziehen. All das war nicht der Fall, wenn die Frauen belastende Gedanken in der aktiven Phase oder der Übergangsphase der Geburt äußerten. „Wir schließen daraus, dass die Latenzphase für die Psychobiologie der Geburt zentral wichtig ist, und Schmerzen und kognitive Wahrnehmungen [Gedanken] in dieser Phase Verlauf und Ausgang der Geburt entscheidend prägen“ (Sinclair, 1989). Deshalb lohnt es sich immer, die Gedanken der gebärenden Frau zu ermitteln und Stressoren zu eliminieren oder zu reduzieren, und zwar besonders in der Anfangsphase der Geburt, wenn sie noch kaum medizinische Betreuung braucht.

Es folgt eine Liste spezifischer Maßnahmen zur Stressreduzierung und Förderung des emotionalen Wohlbefindens der Frau.

Sensorische Stimuli zur Bestätigung und Beruhigung

- Musik, die der Frau gefällt
- Massage, Ausstreichen des Rückens, ihre Hand halten
- für die Frau angenehme Beleuchtung
- ihr den bevorzugten Saft oder ein Fruchteis anbieten
- duftende Handcreme oder duftendes Massageöl
- bei CTG-Überwachung die Herztöne des Kindes für die Frau hörbar machen, wenn sie das beruhigt, andernfalls den Lautsprecher des Geräts abschalten.

Bestätigung und Anerkennung

- Fragen Sie die Frau nach ihren Gefühlen und Empfindungen. Erklären Sie ihr die Ursachen und versichern Sie ihr, dass solche Gefühle normal sind: „Ihr Körper weiß genau, was er zu tun hat.“ Oder: „Ich weiß, dass es im Moment schwer für Sie ist. Aber das ist ein Zeichen, dass die Geburt gut vorangeht.“
- Schlagen Sie der Frau und ihrem Partner/ihrer Partnerin/Begleitperson Maßnahmen zur Verbesserung ihres Wohlbefindens vor.
- Machen Sie ihr Komplimente: „Sie machen das sehr gut!“, „Prima, bitte weiter so!“, „Sie sind auf dem richtigen Weg.“
- Erklären Sie der Frau die CTG-Kurve, wenn sie daran interessiert ist. Respektieren Sie ihre Wünsche bezüglich der Informationen.
- Erklären Sie ihr gegebenenfalls, dass die Frau im Nebenzimmer durch lautes Schreien besser mit ihren Wehen zurechtkommt oder besser pressen kann. Fügen Sie eventuell hinzu – sofern dies im Kulturkreis der Frau akzeptiert wird –, dass Schreien irgendwann auch ihr helfen könnte.
- Helfen Sie ihr, besonders in der Anfangsphase der Geburt, bei der Umformulierung belastender Gedanken: „Bitte stellen Sie sich vor, dass Ihre heftigen Wehen genau das tun, was sie tun sollen – nämlich den Muttermund öffnen und das Baby herausschieben.“

Effektives Copingverhalten fördern

- Fördern und loben Sie spontanes Copingverhalten, z. B. rhythmische Bewegungen, rhythmisches Tönen und regelmäßige Positionsveränderungen: „Prima, Sie finden genau die Haltungen und Töne, die Ihnen guttun."
- Wenn unklar ist, ob ein bestimmtes Verhalten der Frau hilft oder ob es lediglich ein Zeichen von Stress ist, fragen Sie in neuralem Ton z. B.: „Hilft es Ihnen, wenn Sie während der Wehe die Hände ausschütteln?"
- Hydrotherapie empfehlen. Viele Frauen können in der Badewanne oder beim Duschen „loslassen" und sich sehr gut entspannen.
- Ist die Frau ganz still und entrückt, in ihrer eigenen Welt, soll sie nicht durch Fragen oder Maßnahmen gestört werden.
- Falls die Frau aus dem Rhythmus kommt und sich nicht mehr rhythmisch verhält, nicht mehr rhythmisch atmet und vokalisiert, können Sie ihr helfen, den Rhythmus wieder zu finden, indem Sie Blickkontakt aufnehmen und leise rhythmisch mit ihr sprechen, mit dem Kopf nicken oder ihr die Hand streicheln. Dann kann sie den Rhythmus, den Sie vorgeben (und der möglichst dem verlorenen Rhythmus gleicht) aufnehmen.

Eine angenehme Geburtsumgebung herstellen und erhalten

Die folgenden Vorschläge gelten für Kliniken und Geburtshäuser. Frauen, die zuhause entbinden, befinden sich bereits in ihrer gewünschten Umgebung.

- Vorhänge und/oder Türe geschlossen halten
- Klopfen Sie an, bevor Sie das Zimmer betreten und sorgen Sie dafür, dass auch das übrige Personal anklopft.
- Schließen Sie die Türen sämtlicher Patientenzimmer, insbesondere bei lauten Frauen.
- Reduzieren Sie unerwünschte Interventionen auf ein Minimum, insbesondere schmerzhafte und invasive Eingriffe.
- Vermeiden Sie überflüssiges Personal im Zimmer der Gebärenden.
- Bitten Sie Ihre Kolleginnen und Kollegen darauf zu achten, dass ihre Gespräche über Klientinnen nicht mitgehört werden können. Informationen und Formulierungen, die ihnen neutral erscheinen, können der Frau Angst einjagen.
- Wird die Frau von einer Person begleitet, die sie offensichtlich nervös macht, fragen Sie sie unter vier Augen, ob diese Person besser den Raum verlassen sollte. Schicken Sie sie auf einen Botengang oder zu einem Imbiss. Wenn nötig, bitten Sie sie, draußen zu warten.
- Sind Kinder bei der Geburt dabei, stellen Sie bitte sicher, dass jedes Kind eine erwachsene Person an der Seite hat. Will oder muss das Kind den Raum verlassen, kann es von der oder dem Erwachsenen begleitet werden, ohne dass die Gebärende alleine gelassen wird.
- Sorgen Sie für eine intimere, weniger einschüchternde Umgebung.
- Manche Frauen brauchen Privatsphäre, einen kleinen geschützten Raum und Ungestörtheit, um sich psychisch auf die Geburtsarbeit einstellen zu können. Schlagen Sie der Frau deshalb vor, einige Zeit bei geschlossener Tür im Badezimmer zu verbringen. Manchmal kommt danach die Geburt besser voran. Es gibt auch Frauen, die das Kind unbewusst zurückhalten, den Beckenboden auf der Toilette sitzend aber gut entspannen können.
- Befürchten Sie eine zu schnelle oder plötzliche Geburt, weisen Sie die Frau an, nach Ihnen zu klingeln, wenn das Druckgefühl zu stark wird.
- Bedenken Sie, dass Nacktheit und spärliche Bekleidung manchen Menschen peinlich ist und beschämend sein kann. Bieten Sie der Frau einen zusätzlichen Bademantel oder etwas anderes an, mit dem sie ihren Rücken bedecken kann.
- Manche Frauen möchten unter der Geburt ihre eigene Kleidung tragen, andere sind lieber völlig unbekleidet.

12.3 Techniken und Hilfsmittel zur Linderung von Rückenschmerzen

Nachfolgend werden Techniken beschrieben, die auf Druck bzw. Gegendruck basieren. Weitere Maßnahmen zur Linderung von Rückenschmerzen sind mütterliche Bewegungen und Positionen, Kälte- und Wärmeanwendungen, die transkutane elektrische Nervenstimulation und die Wasserblockade.

12.3.1 Gegendruck

Wie:

- Der/die Partner*in/Begleitperson der Frau drückt während der Wehen mit der Handfläche oder der Faust kontinuierlich auf ihr Kreuzbein, wie in **Abbildung 12-12** dargestellt.
- Die Frau bestimmt, wo (dort, wo der Schmerz am stärksten ist) und wie stark gedrückt werden soll.
- Falls nötig, legt man die andere Hand auf die Hüfte der Frau (über den vorderen oberen Darmbeinstachel), damit sie das Gleichgewicht nicht verliert.

Was der Gegendruck bewirkt

Wie und warum Gegendruck Rückenschmerzen lindert, ist nicht ganz geklärt.

Möglicherweise wird dabei die Beckenform leicht verändert und so der Druck vermindert, der bei dorso-posterioren Stellungen vom fetalen Hinterkopf auf die Iliosakralgelenke ausgeübt wird. Die Erfahrung zeigt, dass Gegendruck bei den Frauen sehr beliebt ist, weshalb ihn jede professionelle Betreuungsperson kennen und jede bereit sein soll, die Technik auch anderen zu vermitteln.

Gegendruck wird empfohlen:

- wenn die Frau über Rückenschmerzen klagt.

Gegendruck soll nicht angewandt werden:

- wenn die Frau angibt, dass er ihre Rückenschmerzen nicht lindert oder sie den Druck als störend empfindet.

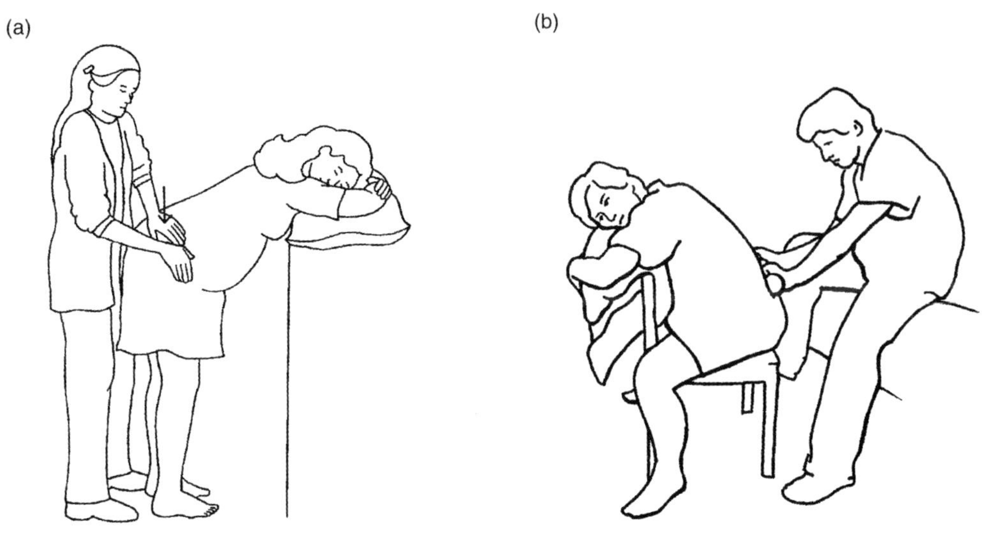

Abbildung 12-12a-b: Gegendruck. a) Mit den Händen/Faust; b) mit Tennisbällen

12.3.2 Beidseitiger Druck auf die Hüften

Wie: Der beidseitige Druck auf die Hüften kann von einer oder zwei Personen ausgeübt werden. Steht nur eine Unterstützungsperson zur Verfügung, legt sie die Hände an die Außenseite der Hüften der Frau, über die beiden Gesäßmuskeln (gut unterhalb des Darmbeinkamms, an der breitesten Stelle des Gesäßes) und drückt mit den Handflächen (nicht nur mit den Handballen) kontinuierlich während der ganzen Wehe nach innen Richtung Beckenmitte, wie in **Abbildung 12-13** dargestellt. Wie beim Gegendruck entscheidet die Frau, wie stark der Druck sein soll und wo genau der Druck ausgeübt werden soll. Für die Hilfsperson ist das ist sehr anstrengend. Kann sie den Druck nicht so lange wie nötig halten, sollte eine weitere Person zur Verfügung stehen, damit die Maßnahme zu zweit durchgeführt werden kann (s. unten). Steht keine zweite Person bereit, kann die erste Person für einige Wehen den Gegendruck mit einer Hand ausüben und dabei ein wenig verschnaufen. Danach soll der beidseitige Druck wieder aufgenommen werden, wenn er der Frau besser hilft.

Beidseitiger Druck auf die Hüften durch zwei Personen: Die Frau kniet und legt sich über einen Gymnastikball, über die Sitzfläche eines Stuhls oder kniet auf dem abgesenkten Fußteil des Geburtsbetts und legt sich über einen Kissenstapel

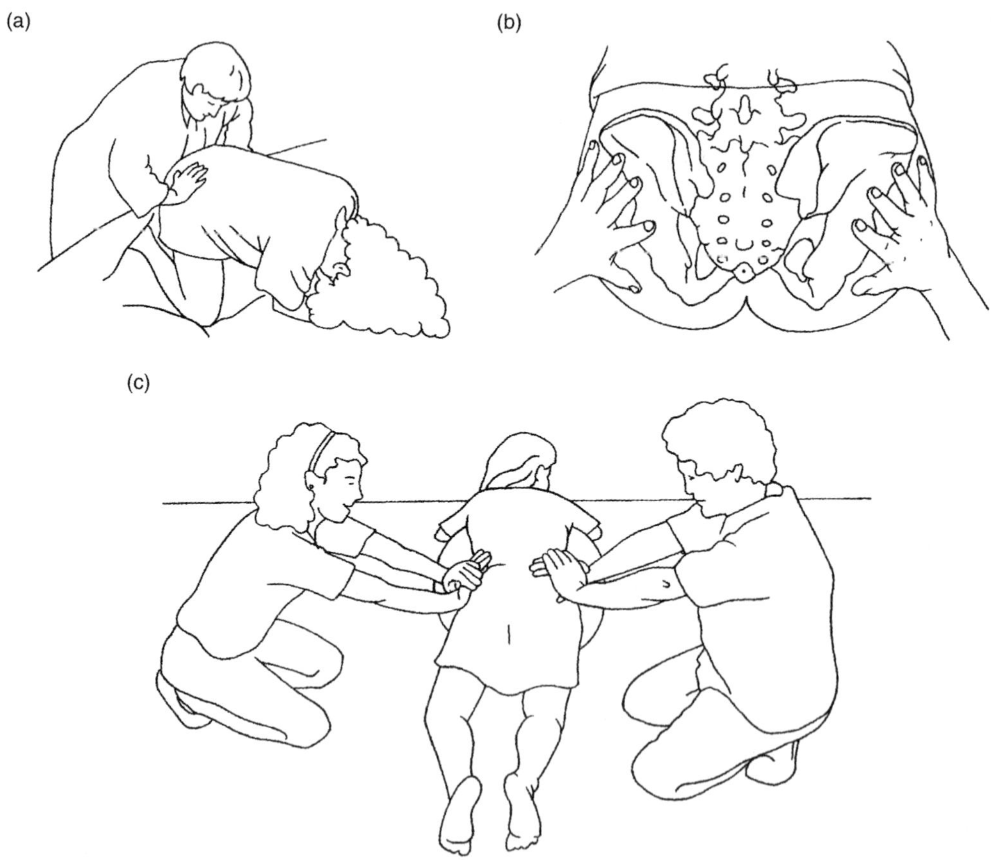

Abbildung 12-13a-c: a) beidseitiger Druck auf die Hüften; b) beidseitiger Druck auf die Hüften (Detailansicht von hinten); c) beidseitiger Druck auf die Hüften mit zwei Personen

auf dem Mittelteil des Bettes. Auf jeder Seite steht eine Unterstützungsperson und legt eine Hand seitlich auf die Hüfte der Frau, oberhalb und mittig auf das Hüftgelenk und legt ihre andere Hand darüber. Dann lehnen sich beide gleichzeitig nach vorne und üben während der Wehe Druck auf die Hüften aus, dargestellt in **Abbildung 12-13c**. Der Druck soll die ganze Wehe über konstant bleiben. In den Wehenpausen werden die Hände weggenommen. Der beidseitige Druck auf die Hüften ist mit zwei Personen sehr viel einfacher.

Hinweis: Diese Technik unterscheidet sich von der Beckenpresse, die bei tiefem Querstand, persistierender dorso-posteriorer Stellung oder bei einem grenzwertigen Kopf-Becken-Missverhältnis angewandt wird.

Was der beidseitige Druck auf die Hüften bewirkt

Wie und weshalb der beidseitige Druck auf die Hüften Rückenschmerzen lindert, ist nicht ganz geklärt. Möglicherweise wird dabei, ähnlich wie beim Gegendruck (s. vorheriges Kapitel), die Beckenform leicht verändert. Vermutlich wird die Dehnung der Iliosakralgelenke etwas vermindert, was den inneren Druck reduziert, den die ungünstige Stellung des fetalen Köpfchens auf die Bänder ausübt.

Hinweis: Für uns Autorinnen ist es ein schlechtes Zeichen, wenn die Rückenschmerzen in den Wehenpausen nicht deutlich nachlassen und/oder nur extremer Druck die Schmerzen lindert. Wir glauben, dass in dem Fall der fehleingestellte Kopf bereits fest im Becken steckt oder ein anderes Problem, etwa eine Boxerstellung, die Sache kompliziert, was eine Spontanrotation sehr viel unwahrscheinlicher macht. Viel wahrscheinlicher ist eine Drehung, wenn bereits moderater oder geringer Druck die Schmerzen lindert. Gut möglich sogar, dass extremer Druck den Beckenraum verkleinert und die spontane Korrektur einer Fehleinstellung verhindert! Diese Möglichkeit sollte wissenschaftlich untersucht werden, da beidseitiger Druck auf die Hüften eine gute Möglichkeit der Schmerzlinderung ist, die jedoch nicht auf Kosten der Rotation des Köpfchens gehen darf.

Andere Maßnahmen sollen dem extremen beidseitigen Druck auf die Hüften vorgezogen werden, z. B. die offene Knie-Ellenbogen-Lage, das Anheben des Bauches, Druck auf die Knie oder die Anwendung von Kälte und Wärme, die Beckenpresse in der Austreibungsperiode oder eine Periduralanästhesie.

Beidseitiger Druck auf die Hüften wird empfohlen:

- wenn die Frau über Rückenschmerzen klagt.

Beidseitiger Druck auf die Hüften soll nicht angewandt werden:

- wenn die Frau angibt, dass er ihr nicht hilft.

12.3.3 Druck auf die Knie

Wie: Die Frau sitzt aufrecht auf einem normalen Stuhl und drückt das Kreuz gegen die Stuhllehne. Die Füße sind etwa hüftbreit flach auf den Boden gesetzt. (Reichen ihre Füße nicht bis auf den Boden, werden Bücher oder ein anderes Hilfsmittel unter jeden Fuß gelegt.) **Abbildung 12-14** zeigt das Vorgehen.

Die Unterstützungsperson oder Doula kniet vor ihr auf dem Boden und umfasst mit beiden Händen ihre Knie. Sie drückt die Ellbogen eng an den Körper, hebt das Gesäß an und lehnt sich während der Wehe nach vorne zu der Frau. Dabei übt ihr Gewicht Druck auf die Knie der Frau aus, der direkt auf ihre Hüftgelenke übertragen wird. Sie fühlt etwas Erleichterung im Kreuz und ein Nachlassen der Rückenschmerzen.

Liegt die Frau auf der Seite, das obere Knie von einem oder zwei Kissen gestützt, werden dafür zwei Personen benötigt. Nur das obere Knie wird gedrückt. Die Frau beugt das obere Knie und das Hüftgelenk im 90°-Winkel. Eine Person drückt während einer Wehe auf das Kreuzbein der Frau, um sie zu stabilisieren, die andere nimmt das obere Knie in die Hand und drückt es nach hinten Richtung Hüftgelenk.

(a)

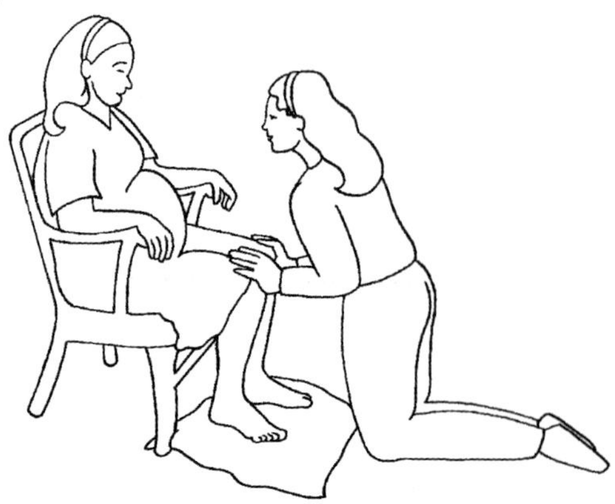

(b)

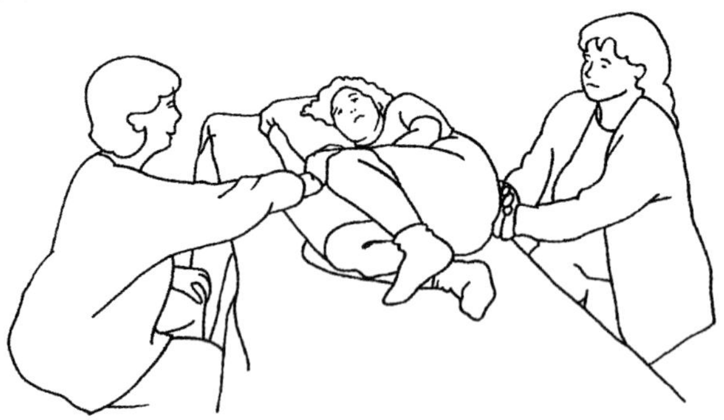

Abbildung 12-14a-b:
a) Druck auf die Knie im Sitzen;
b) Druck auf die Knie in Seitenlage

Was Druck auf die Knie bewirkt

Der über den oder die Oberschenkelknochen direkt auf die angewinkelten Hüftgelenke übertragene Druck verändert die Beckenstruktur, entlastet die Iliosakralgelenke und lindert dadurch Kreuzschmerzen.

Druck auf die Knie wird empfohlen:

- wenn die Frau Rückenschmerzen hat.

Druck auf die Knie darf nicht ausgeübt werden:

- wenn die Frau angibt, dass er ihre Rückenschmerzen nicht lindert
- wenn sie schmerzende, entzündete oder verletzte Kniegelenke hat.

12.3.4 Cooks Gegendrucktechnik 1: Sitzbeinhöcker

Hinweis der Autorinnen: Wir danken Lisa-Marie Sasaki Cook (RN), die uns die beiden Gegendrucktechniken gelehrt hat. Die folgenden Beschreibungen sind ihrem unveröffentlichten Manuskript entnommen und wurden für dieses Werk adaptiert (Cook, 2010).

Wie: Die Frau liegt auf der Seite oder nimmt den Vierfüßlerstand ein, die Hüften sind im 90°-Winkel gebeugt, damit die Unterstützungsperson die Sitzbeinhöcker ertasten kann. Dann drückt sie in den Wehenpausen mit den Daumen, den Handballen, Fäusten oder mit Tennisbällen auf diese Stellen. Die Frau entscheidet, wie stark der Druck sein soll und wo genau er ausgeübt werden soll. Befindet sie sich im

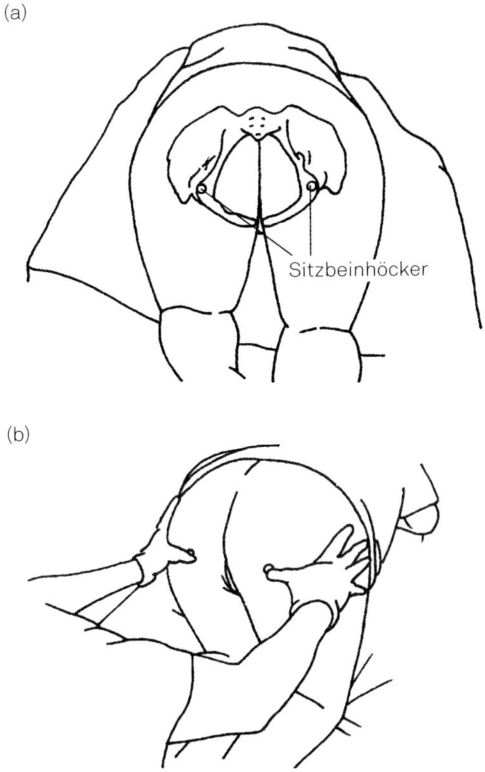

Abbildung 12-15a-b: Cooks Gegendrucktechnik 1. a) Orientierungspunkte für die Sitzbeinhöcker, Gegendruck; b) Platzierung der Hände für Cooks Gegendrucktechnik

Vierfüßlerstand, kann sie auch gegendrücken, sofern ihr das angenehm ist. **Abbildung 12-15** veranschaulicht das Vorgehen.

Was Cooks Gegendrucktechnik bewirkt

Viele verschiedene Muskeln setzen am Sitzbeinhöcker an: die hinteren Oberschenkelmuskeln, die Rotatoren und Adduktoren der Hüften. Auch die drei wichtigsten Bänder des Beckens sind mit den Sitzbeinhöckern verbunden. Beim Eintritt des fetalen Köpfchens ins Becken stehen diese Muskeln und Bänder unter erheblichem Druck, der, besonders während der Wehen, Rückenschmerzen verursacht. Direkter manueller Gegendruck auf die Sitzbeinhöcker lindert den Beckenschmerz.

Erfolgt der Druck in den Wehenpausen, kann die Frau ihr Becken besser entspannen. In der Traditionellen Chinesischen Medizin sind die Sitzbeinhöcker die Akupunkturpunkte UB36 (*urinary bladder* 36), im Chinesischen Chengfu genannt, was „Unterstützung erhalten" bedeutet. UB36 liegt mittig in der unteren Glutealfalte. Wird dieser Punkt aktiviert, werden, so heißt es, Kreuzschmerzen und Schmerzen in der Gesäß- und Hüftregion gelindert und andere Leiden gebessert.

Wann Cooks Gegendruck 1 empfohlen wird:

- in allen Phasen der Geburt – Vorwehen-, Latenzphase und Austreibungsperiode vor dem Einschneiden des Köpfchens, besonders wenn die Frau über Rückenschmerzen oder Beckendruck klagt, mit oder ohne PDA
- wenn der Pressdrang vorzeitig einsetzt, noch bevor der Muttermund vollständig eröffnet ist, bei vorliegender oder geschwollener Muttermundslippe.

Wann von Cooks Gegendruck 1 abgeraten wird:

- wenn die Frau angibt, dass er ihr nicht hilft oder sie auf unangenehme Weise ablenkt
- wenn die Frau dabei Schmerzen hat
- bei folgenden Kontraindikationen:
  - vorgeschädigte Symphyse
  - ein früheres Beckentrauma (Unfall, Gewalt, geburtshilfliches Trauma etc.), das den gesamten Beckenring beschädigt haben könnte.

12.3.5 Cooks Gegendrucktechnik 2: perilabialer Druck

In der späten Austreibungsperiode drückt die Betreuungsperson mit den Daumen oder Fingern die Außenseiten der Labien der Frau direkt gegen beide Schambeine, um dem Druck des fetalen Köpfchens auf den Schambeinbogen und die Beckenmuskulatur entgegenzuwirken.

Hinweis: Die Doula oder Hebamme darf diese Technik nur anwenden, wenn die Frau darum bittet.

Wie: Die Frau nimmt eine halb-sitzende Position ein, die angezogenen Knie sind gespreizt, sie kann auch auf der Seite liegen oder in die Hocke gehen. Die Betreuungsperson übt mit den Daumen oder Zeigefingern beider Hände, oder, bei einhändiger Technik, mit einem Daumen und einem Zeige- oder Mittelfinger direkt an den äußeren Labien Druck auf die Innenseite des Schambeinbogens aus, wie in **Abbildung 12-16** dargestellt. Lokalisieren lassen sich die Punkte, indem man die prominenten Adductor-longus-Sehnen palpiert und direkt hinter ihren Ansatzstellen gegen die Innenseite des Schambeinbogens drückt.

Die Frau entscheidet, wie stark der Druck sein soll und wann er effektiver ist: während der Wehen oder in den Wehenpausen. Arbeitet die Betreuungsperson mit beiden Händen, kann sie den Damm schützen und zugleich für Schmerzlinderung sorgen, indem sie mit der oberen Hand den beschriebenen Gegendruck ausübt.

Was der perilabliale Druck bewirkt

Wenn sich das fetale Köpfchen dem Beckenausgang nähert und dann einschneidet, werden die Muskeln und Bänder des Beckenbodens sowie Haut und Schleimhaut der Vagina extrem gedehnt, was brennende, stechende Schmerzen verursacht (*rim of fire,* Feuerring). Der Gegendruck lindert den Druck, den das fetale Köpfchen auf Schambeinbogen und Bindegewebe ausübt und dadurch auch die Schmerzen.

Wann der perilabiale Druck empfohlen wird:

- während der Wehen, in den Wehenpausen oder kontinuierlich
- bei unkontrollierbarem vorzeitigem Pressdrang, noch bevor der Muttermund vollständig eröffnet ist, bei vorliegender oder geschwollener Muttermundslippe

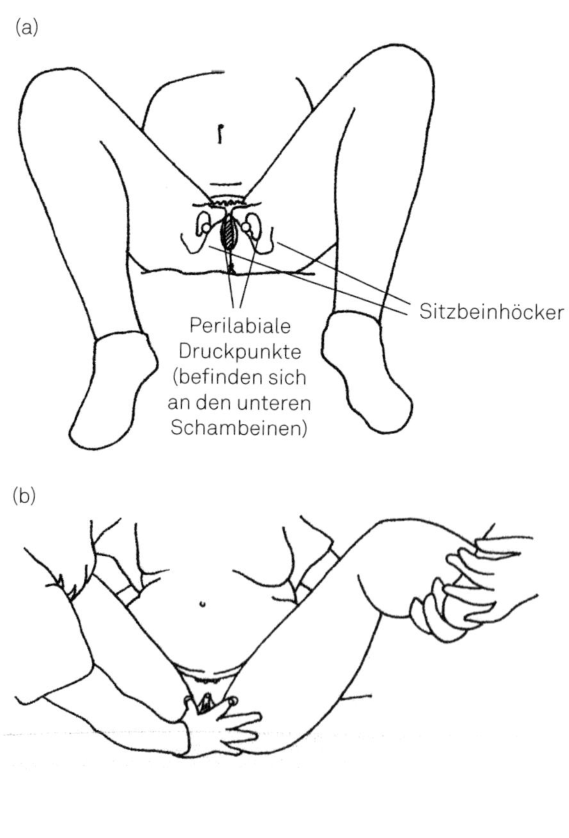

Abbildung 12-16a-b:
a) perilabiale Gegendruckpunkte nach Cook an den Innenseiten des Schambeinbogens; b) Platzierung der Finger für die einhändige perilabiale Gegendrucktechnik nach Cook

- in der späten Austreibungsperiode, wenn die Frau presst und das Köpfchen bald durchschneidet
- beim Durchschneiden des Köpfchens, wenn die Frau versucht, nicht zu pressen, damit der Damm nicht verletzt wird.

Wann vom perilabialen Druck abgeraten wird:

- wenn die Frau angibt, dass er ihr nicht hilft oder sie auf unangenehme Weise ablenkt
- wenn die Frau dabei Schmerzen hat
- bei folgenden Kontraindikationen:
  - vorgeschädigte Symphyse
  - ein früheres Beckentrauma (Unfall, Gewalt, geburtshilfliches Trauma etc.), das den gesamten Beckenring beschädigt haben könnte

12.3.6 Kälte- und Wärmeanwendungen

Rückenschmerzen können mit Kälte- und Wärmeanwendungen gelindert werden. Sie werden im folgenden Abschnitt kurz beschrieben. Ausführliche Informationen und Anleitungen stehen in den **Kapiteln 12.2.1** und **12.2.2.**

Kalte und warme Kompressen sollen, bevor sie mit der Haut in Berührung kommen, in ein Handtuch eingewickelt oder in eine Hülle gesteckt werden. Testen Sie die Temperatur der Auflage an der Innenseite Ihres Unterarms, um sicherzugehen, dass sie nicht zu warm oder nicht zu kalt ist – siehe **Abbildung 12-17**.

Hat die Frau eine Periduralanästhesie erhalten, die ihre Temperaturwahrnehmung verändert, dürfen an die betroffenen Bereiche keine kalten oder warmen Kompressen aufgelegt werden.

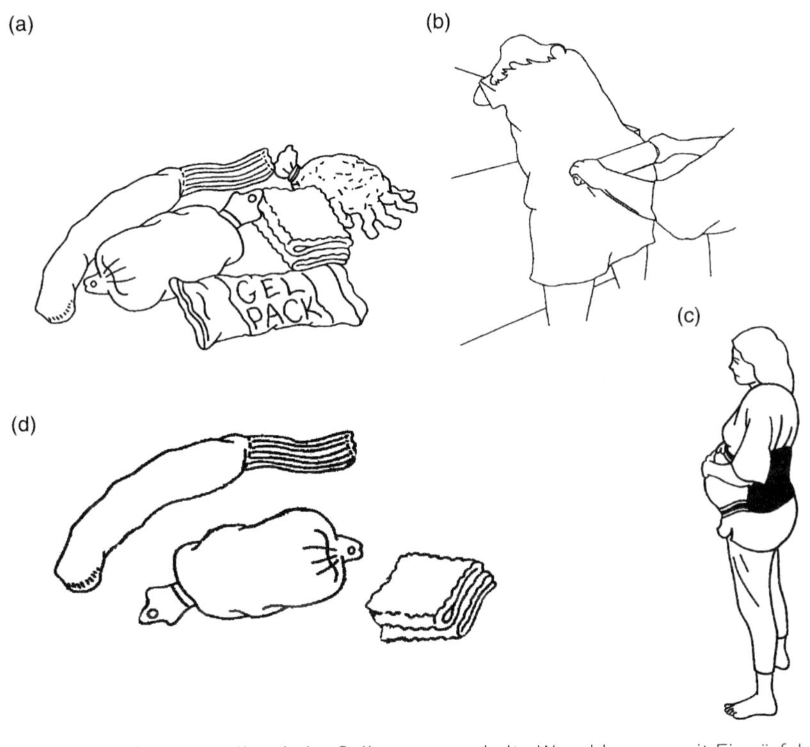

Abbildung 12-17a-d: a) Kältequellen: kalte Gelkompresse, kalte Waschlappen, mit Eiswürfeln gefüllter Gummihandschuh; b) Kälteanwendung mit eisgekühltem Nudelholz; c) Kältekompresse mit Bandage; d) Utensilien für Wärmeanwendung: mit Reis gefüllte und in der Mikrowelle erhitzte Socke, Wärmflasche, warme Waschlappen

Kälteanwendung mit Rollbewegungen

Hinweis: Wickeln Sie kalte Gegenstände immer in ein oder zwei Stofflagen, um die Haut nicht zu schädigen und einen Kälteschock zu vermeiden.

Man kann der Frau eine kalte Getränkedose oder Getränkeflasche ans Kreuzbein drücken und über ihr Kreuzbein rollen. Rollbewegungen werden manchmal als angenehmer empfunden als kontinuierlicher Druck an einer Stelle.

Wann Kälte empfohlen wird:

- wenn die Frau muskuloskelettale Schmerzen hat, insbesondere Kreuzschmerzen.

Wann von Kälte abgeraten wird:

- wenn die Frau fröstelt oder friert
- wenn sie (aus persönlichen oder kulturellen Gründen) keine Kälteanwendung mag
- wenn ihr Wärme lieber ist
- Wenn die Frau eine Periduralanästhesie erhalten hat, die ihre Temperaturwahrnehmung verändert, dürfen die betroffenen Bereiche nicht mit kalten Gegenständen in Berührung kommen (ein kühles Tuch wäre unschädlich).

Warme Kompressen

Für ausführliche Informationen und Anleitungen sind in **Kapitel 12.2.1** beschrieben.

Wann warme Kompressen angezeigt sind:

- wenn die Frau Kreuzschmerzen hat und ihr warme Auflagen lieber sind als kalte.

Wann von Wärme abgeraten wird:

- wenn die Frau Fieber hat.

Achtung: Die Temperaturwahrnehmung einer Gebärenden kann verzerrt sein.

Hydrotherapie

Hinweis: Hydrotherapie – wie in **Abbildung 12-18** dargestellt – lindert Schmerzen oft dramatisch und kann den Geburtsfortschritt beschleunigen. Näheres dazu in Kapitel 12.2.3.

12.3.7 Mütterliche Bewegungen und Positionen

Wohlbefinden und Coping der Mutter lassen sich mit vielen verschiedenen Positionen und Bewegungen verbessern, wie Beispiele in **Ab-**

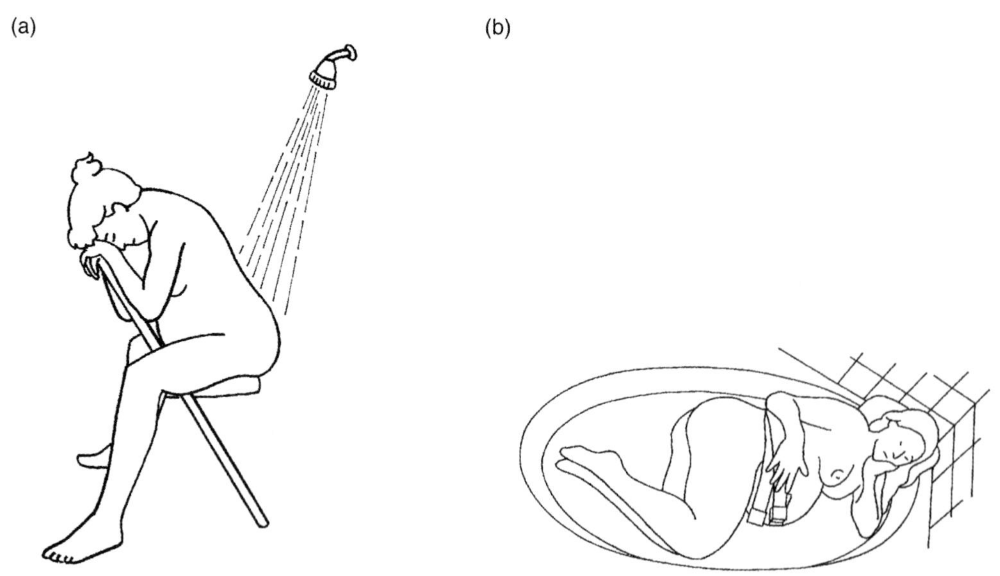

Abbildung 12-18a-b: Hydrotherapie. a) Wasserstrahl auf den Rücken; b) Vollbad

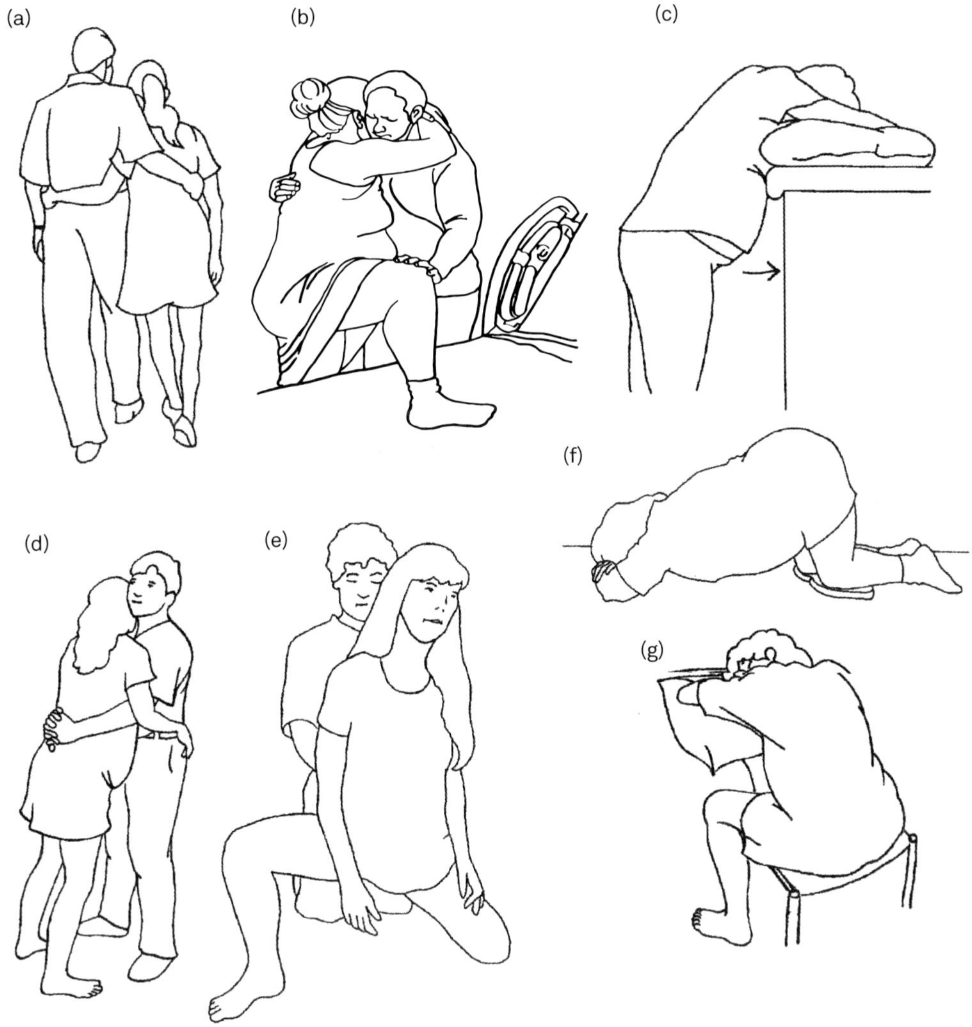

Abbildung 12-19a-g: a) Gehen; b) Ausfallschritt im Stehen; c) nach vorne auf einen Tresen gelegt; d) langsame Tanzbewegungen; e) Ausfallschritt im Knien; f) offene Knie-Ellbogen-Lage; g) rittlings auf einem Stuhl

bildung 12-19 zeigen. Näheres dazu wurde in **Kapitel 11** beschrieben.

12.3.8 Gymnastikball

Der Gymnastikball – in **Abbildung 12-20** gezeigt – ein zur Physiotherapie eingesetzter Ball – ist ein ausgezeichnetes Hilfsmittel zur Entspannung unter der Geburt. Anders als große Kinderbälle sind Therapiebälle darauf ausgelegt, das Gewicht Erwachsener, d.h. etwa 136 kg zu tragen. Liegt dem Ball keine Gebrauchsanweisung bei, erkundigen Sie sich bitte im Fachgeschäft oder beim Hersteller nach der Gewichtsbeschränkung. Die gängigsten Größen sind Bälle mit 65 cm und 75 cm Durchmesser. Frauen unter 160 cm Körpergröße sollen einen Ball mit 55 cm Durchmesser wählen, für Frauen zwischen 160 cm und 178 cm Körpergröße und Frauen über 178 cm Körpergröße ist ein Ball mit 75 cm Durchmesser am besten geeignet. Der Gymnastikball lässt sich je nach Wunsch der Frau mehr oder weniger stark aufpumpen. (Leider variieren die tatsächlichen Größenangaben von einem Hersteller zum anderen sehr stark. Ein „65 cm-Ball“ kann bei einem Hersteller sehr viel kleiner sein als bei einem anderen. Bis zu einem gewissen Grad lassen sich diese Abweichungen durch unterschiedlich starkes Aufpumpen ausgleichen. Zudem dehnen sich die Bälle durch den Gebrauch mit der Zeit aus.)

Die runde Form des Balles ermöglicht es der Frau, sich mühelos hin und her zu bewegen, im Sitzen oder darüber gelehnt. Er ist eine gute Alternative zum Vierfüßlerstand. Der Gymnastikball wird mit einer Einmalunterlage, einem Handtuch oder Laken bedeckt und lässt sich mit denselben Desinfektionsmitteln behandeln wie die Matratze des Geburtsbetts.

Inzwischen gibt es auch andere aufblasbare Gegenstände, z. B. in Erdnuss- oder Eiform, die aber, verglichen mit einem Gymnastikball weniger vielseitig sind. Ein erdnussförmiger Ball wird eingesetzt, um das oben liegende Bein der Frau zu unterstützen, wenn sie sich in Seitenlage oder Halb-Seitenlage befindet.

Achtung: Anfangs fühlt sich die Frau möglicherweise etwas unsicher, wenn sie auf dem Ball sitzt. Dann soll sie sich am Bett, ihrem Partner oder ihrer Begleitperson festhalten, bis sich ganz sicher fühlt. Beim Hinsetzen soll der Ball festgehalten werden, damit er nicht wegrollt! Wenn sie sitzt, platziert sie die Füße vorne und etwa 60–75 cm weit auseinander. Fühlt sie sich im Sitzen nicht wohl, kann sie Positionen im Knien oder Stehen ausprobieren, wie in den **Abbildungen 12-20b** und **12-20c** dargestellt. In

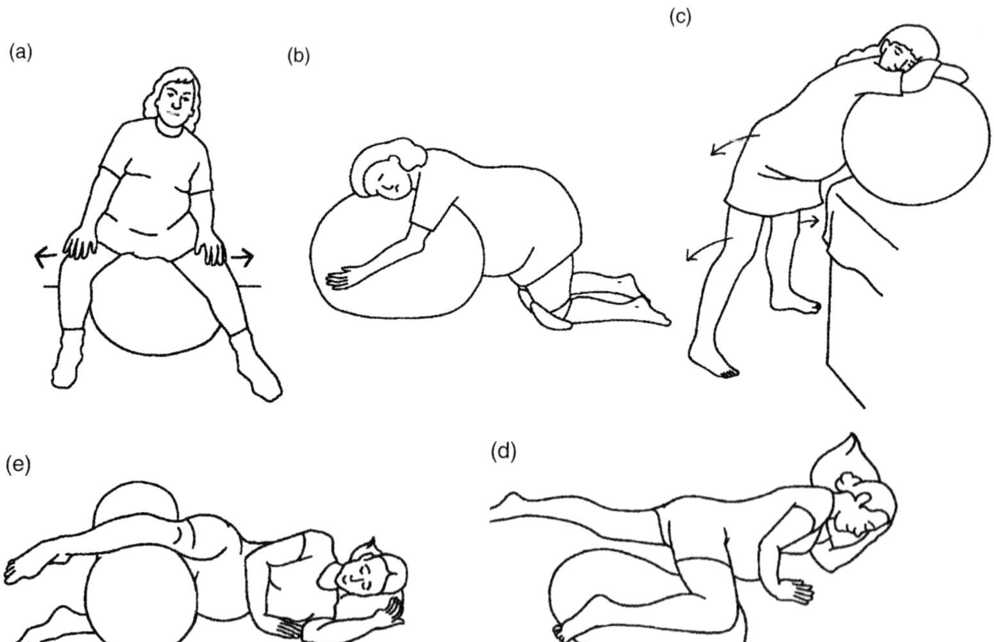

Abbildung 12-20a–e: Entspannung auf dem Gymnastikball. a) auf dem Gymnastikball sitzen und hin- und herwiegen; b) kniend auf einen Gymnastikball gelehnt; c) mit dem Gymnastikball im Stehen auf einen Tresen gelehnt hin- und herwiegen; d) Sims-Lage mit erdnussförmigem Gymnastikball; e) Seitenlage mit erdnussförmigem Gymnastikball

manchen Geburtsvorbereitungskursen gibt es Gymnastikbälle, die Frauen bereits vor der Geburt ausprobieren können. Auch einige Kliniken bieten Gymnastikbälle an.

Viele Paare kaufen sich selbst einen Ball, den sie daheim auch nach der Geburt verwenden. Er eignet sich nämlich sehr gut zur Beruhigung eines Schreibabys: Mutter oder Vater setzt sich auf den Ball, kuschelt das Baby an die Schulter und wippt sanft auf und ab. Das ist rückenschonend und angenehmer, als ständig mit dem Kind umherzugehen. Der Ball wird auch zur Rückbildungsgymnastik eingesetzt.

12.3.9 Transkutane elektrische Nervenstimulation (TENS)

Ein TENS-Gerät ist ein handliches, batteriebetriebenes Gerät, das leichte elektrische Impulse durch die Haut sendet und darunter liegende Nervenfasern stimuliert. TENS-Geräte – wie in **Abbildung 12-21** dargestellt – können in Physiotherapiepraxen und Fachgeschäften für medizinischen Bedarf geliehen oder gekauft werden. In vielen Ländern gibt es sie auch in Drogerien und Apotheken.

Wie: Die vier wiederverwendbaren stimulierenden Haft- oder Klebeelektroden werden im Kreuzbereich des Rückens beidseitig der Wirbelsäule über die dort verlaufenden Muskeln aufgelegt. Zwei Elektroden liegen mit dem oberen Rand in Höhe der untersten Rippen, die anderen beiden mit dem unteren Rand knapp über der Glutealspalte – siehe **Abbildung 12-21a**. Am TENS-Gerät können, je nach Modell, verschiedene Parameter eingestellt werden: Die meisten britischen Modelle zur Verwendung unter der Geburt sind sehr einfach; nur Intensität und Modus lassen sich variieren (kontinuierlich oder stoßweise, ein und aus). In den Wehenpausen sollte der Modus verändert werden, damit sich die Frau nicht an eine bestimmte Stimulation gewöhnt und die Wirksamkeit nachlässt. Eine Bedienungsanleitung ist dem Gerät beigelegt. Es gibt auch komplexere Geräte, an denen sich mehr Parameter einstellen lassen.

Entweder die Frau selbst, ihr Partner oder ihre Begleitperson verändert Muster oder Modus der Stimulation, z.B. „kontinuierlich" während der Wehe und „stoßweise" in der Wehenpause. Beim britischen Modell geschieht dies alles mit einem Schalter, US-amerikanische Modelle sind etwas schwieriger zu bedienen.

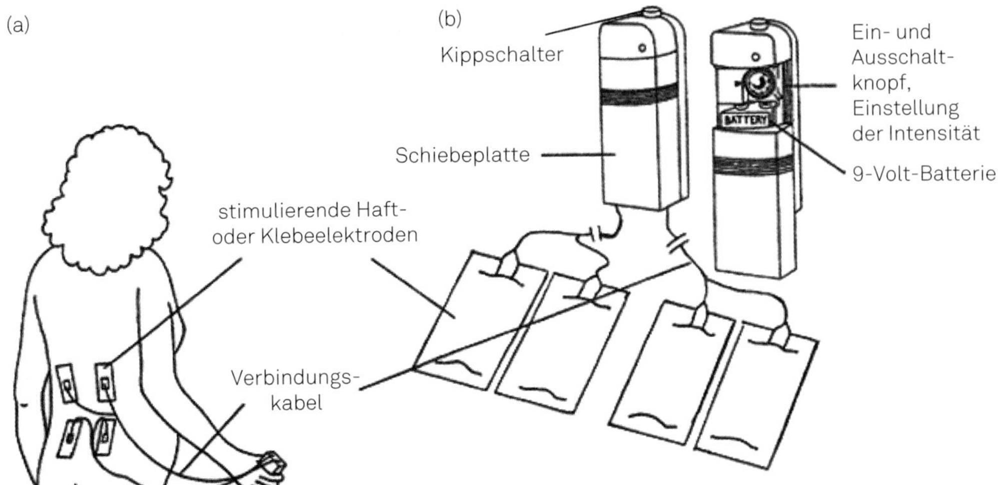

Abbildung 12-21: a) TENS-Gerät in Gebrauch, (b) britisches TENS-Gerät zur Verwendung unter der Geburt

Die Frau fühlt ein Vibrieren, Kribbeln oder Prickeln, das jedoch stets unterhalb der Schmerzgrenze gehalten wird.

Überwachung des Kindes: Manchmal treten zwischen TENS-Gerät und CTG-Gerät Interferenzen auf. Dann wird die Stimulation gelegentlich unterbrochen, um klare Ultraschallsignale zu empfangen, oder, sofern keine Indikation für eine kontinuierliche Überwachung vorliegt, die CTG-Überwachung intermittierend durchgeführt.

Was TENS bewirkt

TENS stimuliert die taktilen Nervenenden und unterbindet die Schmerzwahrnehmung gemäß der Gate-Kontroll-Theorie (Simkin et al., 2016). Außerdem steigert TENS die lokale Endorphinproduktion. Bei frühzeitigem Einsatz scheint die Schmerzlinderung besser zu gelingen als bei spätem Einsatz, besonders wenn die Frau Rückenschmerzen hat.

TENS schränkt die Mobilität der Frau in keiner Weise ein und gibt ihr ein Gefühl der Kontrolle, da sie selbst oder ihre Begleitperson das TENS-Gerät bedienen kann.

Wann TENS empfohlen wird:

- TENS ist wirksamer, wenn sie frühzeitig eingesetzt wird. Deshalb erscheint es sinnvoll, der Frau bereits vor Einsetzen der Wehen ein TENS-Gerät an die Hand zu geben und ihr die Anwendung zu erklären. Dann kann sie es bereits in der Anfangsphase der Geburt einsetzen, noch bevor sie in die Klinik oder ins Geburtshaus geht.
- während der ganzen Geburt, solange die Frau dies als hilfreich empfindet
- Frauen mit Rückenschmerzen scheinen von TENS am meisten zu profitieren.

Wann von TENS abgeraten wird:

- bei Anwendung von Hydrotherapie (Wobei die Elektroden, solange die Frau im Wasser ist, entfernt und anschließend wieder angebracht werden können.)
- wenn die Frau angibt, dass ihr TENS nicht hilft. (Wenn sie das Gerät eine Weile ausschaltet, ohne es ganz abzunehmen, stellt sie vielleicht fest, dass die Wehen ohne Stimulation schmerzhafter sind.)
- wenn die Haut an den Auflagestellen der Elektroden gereizt ist.

Die Wirksamkeit der TENS

Eine Meta-Analyse kontrollierter TENS-Studien zum Schmerzmanagement (19 randomisierte Studien, 1671 Teilnehmerinnen) umfasste 15 Studien, bei denen am Rücken TENS eingesetzt wurde, zwei Studien, bei denen TENS an Akupunktur-Punkten eingesetzt wurde und zwei Studien, bei denen TENS am Schädel eingesetzt wurde (Dowswell et al., 2009). Im Großen und Ganzen gab es bei der Schmerzeinschätzung keine signifikanten Unterschiede zwischen TENS- und Kontrollgruppen, wobei die beiden Studien, bei denen TENS an Akupunkturpunkten eingesetzt wurden, von der Linderung starker Schmerzen berichteten. Einige Studien besagten, dass Frauen in TENS-Gruppen seltener nach zusätzlichen Schmerzmitteln verlangten als Frauen der Kontrollgruppen. Nebenwirkungen wurden nicht festgestellt. Es gibt zwar keine überzeugenden Beweise für die Schmerzlinderung durch TENS, dennoch war die Mehrzahl der Frauen zufrieden und würde TENS bei der nächsten Geburt wieder verwenden.

TENS scheint Rückenschmerzen effektiver zu lindern als Geburtsschmerzen allgemein, wobei nur wenige Beobachtungsstudien diese Möglichkeit untersucht haben (Lehmann, 1990).

Die Zufriedenheit der Frauen mit TENS hat neben der Schmerzlinderung offenbar noch andere Gründe: Die Frau hat die Kontrolle über Interventionen, sie kann dabei umhergehen, sie schränkt ihre Entscheidungsfähigkeit nicht ein, wirkt sich nicht auf ihre Kognitionen und ihre Wachheit aus und ist eine gute Option für Frauen, die ohne Medikamente auskommen wollen. TENS hat, korrekt angewandt, bei gesunden Frauen keine Nebenwirkungen (Lehmann, 1990).

Frauen, die TENS verwenden, brauchen etwas weniger Schmerzmittel als andere und sind mit dieser Methode sehr zufrieden. Ihre schmerzlindernde Wirkung in der Anfangsphase der Geburt und bei Rückenschmerzen sollte mit weiteren Studien ermittelt werden. Persönliche Vorlieben der Frau, was den Einsatz von TENS angeht, sind selbstverständlich zu berücksichtigen (Derry et al., 2012; Hutton et al., 2009; Mårtensson & Wallin, 2008).

12.3.10 Wasserblockade bei Rückenschmerzen

Ein Baby in dorso-posteriorer Stellung verursacht oft erhebliche, ja quälende Rückenschmerzen. Intradermale oder intrakutane Injektionen von sterilem Wasser (*Wasserblockade*) an vier spezifischen Punkten am Rücken der Frau eigenen sich hervorragend zur Linderung und sind eine nicht-medikamentöse Möglichkeit der Schmerzbekämpfung unter der Geburt. Der genaue Mechanismus ist bislang nicht bekannt, hat aber wohl mit der Gate-Control-Theorie zu tun, d.h. mit einer Blockade der Schmerzwahrnehmung (Lehmann, 1990; Mårtensson et al., 2000). Das sterile Wasser scheint die Einstichstelle leicht zu reizen und zu stimulieren, was kurz recht schmerzhaft sein kann. Die Injektion von sterilem Wasser schließt eine Periduralanästhesie nicht aus. Frauen, die eine PDA vermeiden oder hinauszögern möchten, können zunächst versuchen, ihre überwältigenden Rückenschmerzen mithilfe von Injektionen von sterilem Wasser zu lindern. Früher wurde das sterile Wasser intrakutan verabreicht (0,05–0,1 ml), was der Frau etwa 30 Sekunden lang heftige Schmerzen bereitete, gefolgt von 60 bis 90 Minuten geringerer Rückenschmerzen (Lehmann, 1990; Mårtensson et al., 2000). Alternativ kann steriles Wasser mit der gleichen Technik auch einmalig intradermal injiziert werden. Die Frau gibt die Stelle des stärksten Schmerzes an, die dann auch der Injektionspunkt ist. Lee und Kollegen haben eine randomisierte klinische Studie mit 306 Gebärenden mit Kreuzschmerzen durchgeführt und die Technik der vier intradermalen Injektionen mit der Injektion einer Einzeldosis verglichen (Lee et al., 2004). Bei der Einmalinjektion waren die Schmerzen deutlich geringer als bei den Injektionen an vier Punkten, die die Schmerzen nach 30 Minuten allerdings deutlicher reduziert hatten.

Mit einer randomisierten kontrollierten Studie wurden subkutane Injektionen (0,5 ml) mit intrakutanen verglichen: Die subkutanen Injektionen von 0,5 ml des sterilen Wassers an vier Punkten wurden mit intrakutanen Injektionen von 1 ml des sterilen Wassers an jedem der vier Punkte und mit der Gabe von 1 ml eines Placebos (Kochsalzlösung) verglichen. Die vier Punkte zeigt Abbildung 12-22. Das Ergebnis: Subkutane Injektionen linderten die Rückenschmerzen genauso effektiv wie intrakutane und waren bei der Verabreichung deutlich weniger schmerzhaft (Mårtensson et al., 2000). Eine weitere Studie hat dies bestätigt (Bahasadri et al., 2006). Fachleute empfehlen deshalb, steriles Wasser zur Linderung von Rückenschmerzen unter der

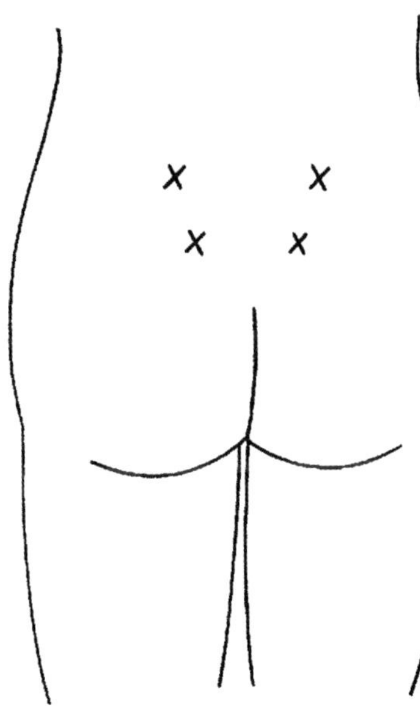

Abbildung 12-22: Injektionspunkte für die intrakutanen Injektionen von Aqua ad injectabile

Geburt subkutan und nicht intrakutan zu injizieren (Mårtensson et al., 2000). Hutton und Kollegen (2009) haben mit einer Meta-Analyse die Daten von acht randomisierten kontrollierten Studien zur Wirksamkeit von Wasserblockaden ausgewertet. Sie stellten fest, dass die Injektion von sterilem Wasser die Sectiorate signifikant senkte. Dieses Ergebnis lässt auf weitere Vorteile schließen und bedarf weiterer wissenschaftlicher Untersuchungen. Genc und Kollegen (2018) konnten mit einer randomisierten kontrollierten Studie belegen, dass Frauen nach einer Wasserblockade nicht nur weniger Rückenschmerzen hatten, sondern verglichen mit der Kontrollgruppe auch höhere Zufriedenheitswerte aufwiesen.

Wie: Kochsalzlösung ist wirkungslos und deshalb ungeeignet (Mårtensson et al., 2000). Das sterile Wasser wird in eine oder mehrere Tuberkulinspritzen mit einer 24er-Kanüle aufgezogen (eine für vier Injektionen à 0,5 ml ausreichende Menge) (Mårtensson & Willin, 1999). Nach der Desinfektion der Injektionsstellen mit Alkohol wird das sterile Wasser subkutan an den vier lokalisierten Injektionspunkten in der Kreuzbeinregion injiziert (Abb. 8-10). Wenngleich subkutane Injektionen weniger schmerzhaft sind als intrakutane, lässt sich die Sache beschleunigen, wenn zwei Personen gleichzeitig injizieren, und zwar während einer Wehe, nicht in der Wehenpause. Oft lassen die Schmerzen innerhalb weniger Minuten nach.

12.4 Atemtechniken zur Entspannung und Wehenbeherrschung

Rhythmisches Atmen, manchmal von Stöhnen begleitet, scheint ein universelles Mittel zur Verarbeitung des Wehenschmerzes zu sein (Simkin, 2002). Viele Frauen haben einen Geburtsvorbereitungskurs besucht und dort oder aus Büchern einige Atemtechniken erlernt (Simkin et al., 2016). Die Hebamme oder Betreuungsperson soll die Frau zunächst fragen, welche Techniken sie bereits kennt und ihr empfehlen, sie anzuwenden. Viele Frauen finden ihren eigenen Atemrhythmus und andere Rituale zur Verarbeitung der Wehenschmerzen, insbesondere in der aktiven Geburtsphase. Solche Frauen brauchen weder Verbesserungsvorschläge noch Anweisungen. Sie brauchen Unterstützung und eine ungestörte Atmosphäre (soweit im Klinikbetrieb möglich). Frauen, die nicht wissen, wie sie mit dieser Situation umgehen sollen, fühlen sich jedoch überwältigt und ohnmächtig, sind ängstlich und angespannt. Sie können rasch in einfache rhythmische Atemtechniken eingewiesen und bei deren Anwendung während der Wehen unterstützt werden.

12.4.1 Einfache Atemtechniken unter der Geburt

Wie: Für die schnelle Unterweisung bzw. das schnelle Erlernen werden zwei Atemtechniken empfohlen: die langsame und die leichte Atmung. Sie können der Frau schnell in einer Wehenpause erklärt werden.

Die langsame Atmung beginnt am besten zu dem Zeitpunkt, an dem die Frau nicht mehr die ganze Wehe hindurch gehen oder sprechen kann. Zeigen Sie ihr, wie sie sich mit tiefen, unangestrengten und hörbaren, vielleicht von Stöhnen begleiteten Atemzügen durch die Wehe „seufzen" kann. Das Atmen lässt sich mit gelenkter Imagination kombinieren. Hier einige Beispiele:

- „Jedes Ausatmen ist eine Entspannung."
- „Schicken Sie jeden Atemzug beim Einatmen an eine verspannte Stelle und atmen Sie die Verspannung mit der Ausatmung weg."
- „Stellen Sie sich vor, jeder Atemzug sei ein Schritt bergauf, zum Gipfel der Wehe. Wenn Sie am Gipfel angekommen sind, können Sie den Weg wieder hinunter atmen."
- „Zählen wir zusammen die Atemzüge während der Wehe. Dann wissen wir, wann die Hälfte geschafft ist (vorausgesetzt die Wehen sind regelmäßig und einigermaßen kon-

sistent), und die Wehen erscheinen Ihnen etwas kürzer."

Das leichte Atmen ist für die Zeit der aktiven Geburtsphase gedacht, wenn die langsame Atmung der Frau nicht mehr viel hilft, auch nicht mit Ihrem Ansporn und Ihrer Unterstützung. Zeigen Sie ihr, wie sie die ganze Wehe hindurch flacher und schneller, jedoch in einer gleichbleibend angenehmen Geschwindigkeit atmet (z. B. ein schneller, leichter Atemzug alle 2 bis 3 Sekunden; nach dem Ausatmen erfolgt eine kleine Pause, damit sie nicht zu schnell atmet). Leichter ist das für die Frau, wenn Sie ihr den Rhythmus mit Hand- oder Kopfbewegungen vorgeben und dabei besänftigend und rhythmisch zusprechen: „Gut ... so ist's richtig ... prima ... ja ..." Eine Hyperventilation ist unwahrscheinlich, wenn Sie den Rhythmus bestimmen und die Frau anweisen, relativ leise und kurz einzuatmen und länger und hörbar, gegebenenfalls von Stöhnen begleitet, auszuatmen. Hyperventiliert die Frau trotzdem, soll sie entweder durch die vorgehaltenen Hände, eine Papiertüte oder einen Mundschutz ein- und ausatmen, bis die Symptome (Schwindel und nach Luft schnappen) verschwinden. Helfen Sie ihr, die Atmung zu verlangsamen und einen gleichmäßigen Rhythmus einzuhalten. Wenn die Frau gut darauf reagiert, kann die gelenkte Imagination fortgesetzt werden. Die meisten Frauen benötigen keine weitere Anleitung, nachdem sie mehrere Wehen hindurch mit rhythmischem Atmen geführt wurden.

Rhythmus und Geschwindigkeit der Atmung richten sich selbstverständlich danach, wie sie der Frau am angenehmsten sind.

Hinweis: Ist die Geburt bei Ankunft der Frau in der Klinik bereits fortgeschritten, bleibt vielleicht keine Zeit zum Einüben von Atemtechniken. Falls sie nicht rhythmisch stöhnt oder atmen, helfen Sie ihr, einen Rhythmus zu finden, indem sie Ihre Hand beobachtet. Bewegen Sie die Hand rhythmisch auf und ab und sprechen Sie in diesem Rhythmus, z. B. „Atmen Sie mit meiner Hand ... so ist es richtig ... weiter so ... gut ..." Atmen im gleichbleibenden Rhythmus beruhigt und entspannt und fördert das Wohlbefinden. Diese Art der Selbstberuhigung dämpft die Aktivitäten der Großhirnrinde und versetzt die Frau in einen mehr vom Instinkt geleiteten Zustand.

Wann Atemtechniken empfohlen werden:

- immer wenn die Frau offensichtlich stark unter den Wehen leidet
- wenn sie keine anderen Techniken für den Umgang mit Schmerzen beherrscht.

Wann Atemtechniken nicht eingesetzt werden sollen:

- wenn die Frau andere Coping- oder Atemtechniken erfolgreich anwendet
- wenn sie sich weigert, sie auszuprobieren oder Ihre Anleitung nicht umsetzen kann.

12.5 Presstechniken für die Austreibungsperiode

Sie sollen Frauen mit einer Periduralanästhesie helfen, effektiver zu pressen.

12.5.1 Spontanes Pressen

Spontanes Pressen geschieht ungeplant, kann vor der Geburt nicht geübt werden und erfolgt unter der Geburt ohne jede Anleitung. Ein starker, unwillkürlicher Pressdrang zwingt die Frau, synchron mit kräftigen Wehen, fest nach unten zu schieben.

Wie: Wenn die Wehe einsetzt, atmet die Frau wie sie es am besten kann und schiebt mit, wenn der unwillkürliche Pressdrang einsetzt, und zwar so lange und so kräftig, wie es der Drang verlangt. Jede Pressanstrengung dauert nicht länger als 5 bis 7 Sekunden (Benyon, 1957; Hanson, 2009; Lemos et al., 2015; Roberts & Hanson, 2007). Manche Frauen halten dabei den Atem an, stöhnen oder schreien, stoßen Luft aus und atmen in den Presspausen einige Sekunden lang schnell und flach. Diese kurzen, hechelnden Atemzüge sorgen für eine angemessene Sauerstoffversorgung des Kindes.

Hinweis: Wenngleich manche Fachleute das „Schieben mit offener Glottis" (d.h. das Schieben beim Ausatmen) vorschreiben: Wir empfehlen keine spezifische Presstechnik. Wir unterstützen spontane Verhaltensweisen und nur wenn diese erfolglos bleiben, schlagen wir nachfolgend korrigierende Maßnahmen vor (Osborne & Hanson, 2014).

12.5.2 Selbstgesteuertes Pressen

Manchmal sind die spontanen Pressbemühungen der Frau erfolglos, weil sie Angst oder Schmerzen hat oder das Kind unwillkürlich zurückhält. Dann ist selbstgesteuertes Pressen erfolgversprechender.

Wie: Das selbstgesteuerte Pressen wird eingesetzt, wenn die Frau einen spontanen Pressdrang verspürt, ihre Versuche jedoch nicht zielgerichtet, ineffektiv und eher „diffus" sind und etwa 30 Minuten lang keinen Fortschritt bewirken. Viele dieser Frauen kneifen die Augen fest zusammen und wirken ängstlich oder unwillig, das Kind ins Becken zu schieben.

Zunächst schlägt ihr die Hebamme oder die professionelle Unterstützungskraft eine andere Position vor. Schwerkraftfördernde Positionen erleichtern oft das Fokussieren der Kraft auf einen bestimmten Punkt. Hilft das nicht, kann man die Frau bitten, die Augen zu öffnen und den Blick und ihre Anstrengungen auf den Scheidenausgang zu richten – eine meist extrem wirkungsvolle Maßnahme; die Pressversuche werden ohne weitere Anleitung deutlich effektiver.

Schließlich kann man der Gebärenden noch raten „durch den Schmerz hindurchzupressen, denn auf der anderen Seite ist der Schmerz geringer."

12.6 Fazit

Die hier beschriebenen Maßnahmen zur Verbesserung des Wohlbefindens sind Beispiele für nicht-medikamentöse Ansätze zur Linderung von Wehenschmerzen. Sie reduzieren den Schmerz, lassen der Frau aber zugleich das Gefühl, die Situation gut und aus eigener Kraft zu meistern. Die Gebärende kann mit Bewegungen und Positionen zum Erhalt des Geburtsfortschritts beitragen und damit – so unsere Hoffnung – die Wahrscheinlichkeit eines Kaiserschnitts aufgrund einer Dystokie verringern.

12.7 Literatur

American College of Nurse-Midwives. (2014). *Position Statement: Hydrotherapy during labor and birth.* American College of Nurse-Midwives.

Bahasadri, S., Ahmadi-Abhari, S., Dehghani-Nik, M. & Habibi, G.R. (2006). Subcutaneous sterile water injection for labour pain: A randomised controlled trial. *Australian and New Zealand Journal of Obstetrics and Gynaecology, 46*(2), 102–106. https://doi.org/10.1111/j.1479-828X.2006.00536.x

Benfield, R.D., Hortobágyi, T., Tanner, C.J., Swanson, M., Heitkemper, M.M. & Newton, E.R. (2010). The effects of hydrotherapy on anxiety, pain, neuroendocrine responses, and contraction dynamics during labor. *Biological Research for Nursing, 12*(1), 28–36. https://doi.org/10.1177/1099800410361535

Benyon, C.L. (1957). The normal second stage of labour; a plea for reform in its conduct. *The Journal of Obstetrics and Gynaecology of the British Empire, 64*(6), 815–820. https://doi.org/10.1111/j.1471-0528.1957.tb08483.x

Bertsch, T.D., Nagashima-Whalen, L., Dykeman, S., Kennell, J.H. & McGrath, S. (1990). Labor support by first-time fathers: Direct observations with a comparison to experienced doulas. *Journal of Psychosomatic Obstetrics & Gynecology, 11*(4), 251–260. https://doi.org/10.3109/01674829009084421

Butler, J., Abrams, B., Parker, J., Roberts, J.M. & Laros, R.K., Jr. (1993). Supportive nurse-midwife care is associated with a reduced incidence of cesarean section. *American Journal of Obstetrics and Gynecology, 168*(5), 1407–1413. https://doi.org/10.1016/S0002-9378(11)90773-X

Chang, M.Y., Chen, C.H. & Huang, K.F. (2006). A comparison of massage effects on labor pain using the McGill Pain Questionnaire. *The Journal of Nursing Research, 14*(3), 190–197. https://doi.org/10.1097/01.JNR.0000387577.51350.5f

Chung, U.L., Hung, L.C., Kuo, S.C. & Huang, C.L. (2003). Effects of LI4 and BL 67 acupressure on labor pain and uterine contractions in the first stage of labor. *The Journal of Nursing Research, 11*(4), 251–260. https://doi.org/10.1097/01.JNR.0000347644.35251.c1

Cluett, E.R. & Burns, E. (2009). Immersion in water in labour and birth. *The Cochrane Database of Systematic Reviews*, (2), CD000111. https://doi.org/10.1002/14651858.CD000111.pub3

Cluett, E.R., Pickering, R.M., Getliffe, K. & St George Saunders, N.J. (2004). Randomised controlled trial of labouring in water compared with standard of augmentation for management of dystocia in first stage of labour. *BMJ (Clinical Research Ed.), 328*(7435), 314. https://doi.org/10.1136/bmj.37963.606412.EE

Committee on Obstetric Practice & American Academy of Pediatrics. (2014). ACOG Committee Opinion No. 594: Immersion in water during labor and delivery. *Obstetrics and Gynecology, 123*(4), 912–915. https://doi.org/10.1097/01.AOG.0000445585.52522.14

Cook, L. (2010). *Cook's counterpressure as a comfort method in labor* [Unveröffentlichtes Manuskript und persönliche Kommunikation]. http://www.birthingbasics.net

Derry, S., Straube, S., Moore, R.A., Hancock, H. & Collins, S.L. (2012). Intracutaneous or subcutaneous sterile water injection compared with blinded controls for pain management in labour. *The Cochrane Database of Systematic Reviews*, (1), CD009107. https://doi.org/10.1002/14651858.CD009107.pub2

Dowswell, T., Bedwell, C., Lavender, T. & Neilson, J.P. (2009). Transcutaneous electrical nerve stimulation (TENS) for pain relief in labour. *The Cochrane Database of Systematic Reviews*, (2), CD007214. https://doi.org/10.1002/14651858.CD007214.pub2

Enwemeka, C.S., Allen, C., Avila, P., Bina, J., Konrade, J. & Munns, S. (2002). Soft tissue thermodynamics before, during, and after cold pack therapy. *Medicine and Science in Sports and Exercise, 34*(1), 45–50. https://doi.org/10.1097/00005768-200201000-00008

Fahami, F., Behmanesh, F., Valiani, M. & Ashouri, E. (2011). Effect of heat therapy on pain severity in primigravida women. *Iranian Journal of Nursing and Midwifery Research, 16*(1), 113–116.

Field, T. (2010). Pregnancy and labor massage. *Expert Review of Obstetrics & Gynecology, 5*(2), 177–181. https://doi.org/10.1586/eog.10.12

Ganji, Z., Shirvani, M.A., Rezaei-Abhari, F. & Danesh, M. (2013). The effect of intermittent local heat and cold on labor pain and childbirth outcome. *Iranian Journal of Nursing and Midwifery Research, 18*(4), 298–303.

Genç Koyucu, R., Demirci, N., Ender Yumru, A., Salman, S., Ayanoğlu, Y.T., Tosun, Y. & Tayfur, C. (2018). Effects of Intradermal Sterile Water Injections in Women with Low Back Pain in Labor: A Randomized, Controlled, Clinical Trial. *Balkan medical journal, 35*(2), 148–154.

Hamidzadeh, A., Shahpourian, F., Orak, R.J., Montazeri, A.S. & Khosravi, A. (2012). Effects of LI4 acupressure on labor pain in the first stage of labor. *Journal of Midwifery & Women's Health, 57*(2), 133–138. https://doi.org/10.1111/j.1542-2011.2011.00138.x

Hanson, L. (2009). Second-stage labor care: Challenges in spontaneous bearing down. *The Journal of Perinatal & Neonatal Nursing, 23*(1), 31–41. https://doi.org/10.1097/JPN.0b013e318196526b

Harding, C., Munro, J. & Jokinen, M. (2012). *Evidence based guidelines for midwifery-led care in labour: Immersion in water for labour and birth*. Royal College of Midwives.

Harper, B. (2005). *Gentle birth choices*. Healing Arts Press.

Hodnett, E. (1996). Nursing support of the laboring woman. *Journal of Obstetric, Gynecologic, and Neonatal Nursing, 25*(3), 257–264. https://doi.org/10.1111/j.1552-6909.1996.tb02434.x

Hodnett, E.D., Gates, S., Hofmeyr, G.J. & Sakala, C. (2013). Continuous support for women during childbirth. *The Cochrane Database of Systematic Reviews*, (7), CD003766. https://doi.org/10.1002/14651858.CD003766.pub5

Hodnett, E.D., Lowe, N.K., Hannah, M.E., Willan, A.R., Stevens, B., Weston, J.A., Ohlsson, A., Gafni, A., Muir, H.A., Myhr, T.L., Stremler, R. & Nursing Supportive Care in Labor Trial Group. (2002). Effectiveness of nurses as providers of birth labor support in North American hospitals: a randomized controlled trial. *JAMA, 288*(11), 1373–1381.

Hutton, E.K., Kasperink, M., Rutten, M., Reitsma, A. & Wainman, B. (2009). Sterile water injection for labour pain: A systematic review and meta-analysis of randomised controlled trials. *BJOG: An International Journal of Obstetrics and Gynaecology, 116*(9), 1158–1166. https://doi.org/10.1111/j.1471-0528.2009.02221.x

Jones, L. (2012). Pain management for women in labour: An overview of systematic reviews. *Journal of Evidence-Based Medicine, 5*(2), 101–102. https://doi.org/10.1111/j.1756-5391.2012.01182.x

Katz, V.L., Ryder, R.M., Cefalo, R.C., Carmichael, S.C. & Goolsby, R. (1990). A comparison of bed rest and immersion for treating the edema of pregnancy. *Obstetrics and Gynecology, 75*(2), 147–151.

Klaus, M.H. & Kennell, J.H. (1997). The doula: An essential ingredient of childbirth rediscovered. *Acta Paediatrica, 86*(10), 1034–1036. https://doi.org/10.1111/j.1651-2227.1997.tb14800.x

Klein, M. & Lorenzo, C. (2013). *Superficial heat and cold*. Medscape.

Lee, M.K., Chang, S.B. & Kang, D.H. (2004). Effects of SP6 acupressure on labor pain and length of delivery time in women during labor. *Journal of Alternative and Complementary Medicine, 10*(6), 959–965. https://doi.org/10.1089/acm.2004.10.959

Lehmann, J.F. (1990). *Therapeutic heat and cold* (4. Aufl.). Williams & Wilkins.

Lemos, A., Amorim, M.M., Dornelas de Andrade, A., de Souza, A.I., Cabral Filho, J.E. & Correia, J.B. (2015). Pushing/bearing down methods for the second stage of labour. *The Cochrane Database of Systematic Reviews*, (10), CD009124. https://doi.org/10.1002/14651858.CD009124.pub2

Lieberman, E. & O'Donoghue, C. (2002). Unintended effects of epidural analgesia during labor: A systematic review. *American Journal of Obstetrics and Gynecology, 186*(5 Suppl Nature), S31–S68.

Mårtensson, L. & Wallin, G. (1999). Labour pain treated with cutaneous injections of sterile water: A randomised controlled trial. *British Journal of Obstetrics and Gynaecology, 106*(7), 633–637. https://doi.org/10.1111/j.1471-0528.1999.tb08359.x

Mårtensson, L. & Wallin, G. (2008). Sterile water injections as treatment for low-back pain during labour: A review. *The Australian & New Zealand Journal of Obstetrics & Gynaecology, 48*(4), 369–374. https://doi.org/10.1111/j.1479-828X.2008.00856.x

Mårtensson, L., Nyberg, K. & Wallin, G. (2000). Subcutaneous versus intracutaneous injections of sterile water for labour analgesia: A comparison of perceived pain during administration. *BJOG: An International Journal of Obstetrics & Gynaecology, 107*, 1248–1251.

Odent, M. (1997). Can water immersion stop labor? *Journal of Nurse-Midwifery, 42*(5), 414–416. https://doi.org/10.1016/S0091-2182(97)00051-7

Osborne, C., Ecker, J.L., Gauvreau, K., Davidson, K.M. & Lieberman, E. (2011). Maternal temperature elevation and occiput posterior position at birth among low-risk women receiving epidural analgesia. *Journal of Midwifery & Women's Health, 56*(5), 446–451. https://doi.org/10.1111/j.1542-2011.2010.00064.x

Osborne, K. & Hanson, L. (2014). Labor down or bear down: A strategy to translate second-stage labor evidence to perinatal practice. *The Journal of Perinatal & Neonatal Nursing, 28*(2), 117–126. https://doi.org/10.1097/JPN.0000000000000023

Roberts, J. & Hanson, L. (2007). Best practices in second stage labor care: Maternal bearing down and positioning. *Journal of Midwifery & Women's Health, 52*(3), 238–245. https://doi.org/10.1016/j.jmwh.2006.12.011

Schlaeger, J.M., Gabzdyl, E.M., Bussell, J.L., Takakura, N., Yajima, H., Takayama, M. & Wilkie, D.J. (2017). Acupuncture and acupressure in labor. *Journal of Midwifery & Women's Health, 62*(1), 12–28. https://doi.org/10.1111/jmwh.12545

Simkin, P. & Klein, M. (2015). Nonpharmacological approaches to management of labor pain, parts 1 and 2. *UpToDate, 17*(3), 1–11. Zugriff am 28. August 2016 unter http://www.uptodate.com/contents/nonpharmacologic-approaches-to-management-of-labor-pain

Simkin, P. (2002). Supportive care during labor: A guide for busy nurses. *Journal of Obstetric, Gynecologic, and Neonatal Nursing, 31*(6), 721–732. https://doi.org/10.1177/0884217502239208

Simkin, P., Whalley, J., Keppler, A., Durham, J. & Bolding, A. (2016). *Pregnancy, childbirth, and the newborn: The complete guide* (6. Aufl.). Meadowbrook.

Sinclair, C. (1989). The clinical significance of pain and cognitive activity in latent labor. *Obstetrics and Gynecology, 73*(6), 1054.

Smith, C.A., Collins, C.T., Levett, K.M., Armour, M., Dahlen, H.G., Tan, A.L. & Mesgarpour, B. (2020). Acupuncture or acupressure for pain management during labour. *The Cochrane Database of Systematic Reviews*, (2), CD009232. https://doi.org/10.1002/14651858.CD009232.pub2

The Royal Australian and New Zealand College of Obstetricians and Gynaecologists. (2008). *College Statement 24: Warm water immersion during labour and birth*. RANZCOG.

Nachwort

Beim Verfassen eines Nachworts zur 5. Ausgabe von Hanson, Malloy und Penny Simkins Praxishandbuch *„Schwierige Geburten – leicht gemacht"* erinnere ich mich an viele von Pennys Workshops, an denen ich entweder als Teilnehmer oder als Assistenz-Lehrer teilgenommen habe. Pennys Genie liegt in ihrer Fähigkeit, Inhalte auf eine Weise zu präsentieren, die für Geburtshelfer*innen, Doulas, Familienärzte, Hebammen, Geburtshelfer*innen, Krankenschwestern und Pflegepersonen gleichermaßen zugänglich und relevant ist. Das Praxishandbuch *Schwierige Geburten – leicht gemacht* ruft Erinnerungen an Pennys Workshops wach, bei denen eine bunte Mischung aus Fachleuten für Geburtshilfe aller Art gemeinsam am Boden, auf Gebärhockern oder Gymnastikbällen arbeitete, indem sie das Becken der Gebärenden ertasteten oder in der richtigen Position hockten – mit oder ohne korrekte Fersenhaltung – und dabei demonstrierten, wie man zuerst das Becken und dann die Geburtsmechanik versteht. Welch eine lebendige Szene!

Wie hat Penny das geschafft – dass sich normalerweise getrennte, aber offensichtlich verwandte Disziplinen zusammengefunden haben? Pennys unprätentiöser, sachlicher, einfach-anpackender Ansatz begeisterte die Teilnehmer*innen in einer aufbauenden Weise – eine Übung, die auf ihrem langjährig erworbenen Wissen als Physiotherapeutin beruhte, das sie auf ihr Verständnis von Anatomie und Geburt übertrug. Kein Wunder, dass Pennys Workshops immer voller Leben waren. Das Praxishandbuch *Schwierige Geburten – leicht gemacht* spiegelt diese Erfahrung tief wider, ebenso wie die Zusammenarbeit der vielen verschiedenen Fachbereiche, was sich in der Autorenschaft des Buches zeigt.

Penny war eine der Gründerinnen der Doula-Bewegung, die zusammen mit Marshall Klaus, Phyllis Klaus, John Kennel und Annie Kennedy diese neue Rolle annahm und sich dafür einsetzte, Doulas in den Mainstream zu bringen – ohne vollständig zu wissen, wie schwierig das werden würde (Eftekhary et al., 2010). Dass Doulas Teil dieser Workshops waren, machte deutlich, dass auch Doulas ihr Wissen beitragen können, wie es im Praxishandbuch *Schwierige Geburten – leicht gemacht* gezeigt wird – im Gegensatz zu anderen medizinischen Fachkräften, während die Loyalität der Doula ausschließlich der gebärenden Person galt – und nicht dem Krankenhaus oder einer anderen Institution (Amram et al., 2014).

Beim Lesen des Praxishandbuchs *Schwierige Geburten – leicht gemacht* wird einem bewusst, dass es die Lücke zwischen einem trockenen geburtshilflichen Lehrbuch, klinischer Evidenz aus randomisierten kontrollierten Studien (mit all ihren Problemen der Übertragbarkeit auf die Praxis) und dem praktischen Wissen am Bett oder Boden realer gebärender Personen und ihrer Begleitpersonen schließt (Klein, 2023). Das Lesen des Praxishandbuchs *Schwierige Geburten – leicht gemacht* fühlt sich an wie die Teilnahme an einem von Pennys Workshops – es navigiert zwischen Evidenz aus verschiedenen konventionellen Quellen und der gelebten Erfahrung multidisziplinärer Teilnehmer*innen – mit großem Respekt gegenüber dem Alltag der Praxis. Ich freue mich besonders, dass so viele Hebammenwissenschaftler*innen und Doula-Expert*innen Pennys Erbe fortführen und ihr zu Ehren ihr Buch umbenennen wollen.

Im Einführungskapitel habe ich mich intensiv mit der engen Perspektive der „3 Ps" beschäftigt und aus Wertschätzung für Pennys vielfältige Beiträge präsentiere ich meine eigene Version der drei Ps:

Die 3 Ps – erweitert*

1. **Power** - Stärke, Länge, Dauer der Wehen
2. **Passage** - das Becken; Form, Größe, Winkel
3. **Passenger** - das Baby; Lage, Position und Haltung

Dies sind die allgemein anerkannten „Ps", zu denen wir noch neun weitere hinzufügen möchten:

4. **Person** - Überzeugungen, Vorbereitung, Wissen und „Fähigkeit" der gebärenden Person, die Arbeit der Wehen und Geburt zu leisten
5. **Partner** - wie die gebärende Person unterstützt wird und wie ihr Wissen, ihre Überzeugungen und ihre Vorbereitung auf die Geburt integriert werden
6. **People**/Menschen - das „Begleitteam" - andere, die möglicherweise in den Geburtsprozess involviert sind, sowie deren Überzeugungen, Vorbereitung und Wissen über den Ablauf
7. **Pain**/Schmerz - die vergangenen Schmerzerfahrungen *der gebärenden Person* und das Erleben von Schmerz in psychologischer und kultureller Hinsicht: Überzeugungen, Umgebung und die Fähigkeit der gebärenden Person, mit den Wehen und der Geburt umzugehen
8. **Pain**/*UNSER* Schmerz: wie wir Fachleute über Schmerz denken und ihn managen - ob wir ihn abschaffen oder nutzen wollen; wie wir Fachleute die uns zur Verfügung stehenden Schmerzmanagement-Werkzeuge einsetzen, um weitere Interventionen möglichst zu vermeiden
9. **Professionals**/Fachleute - wie alle Mitglieder des Gesundheitsteams, die gebärende Person und ihre Partner*in informieren, mit ihnen zusammenarbeiten und Informationen teilen
10. **Passion**/*Leidenschaft - die der Gebärenden*: Die erlebte Reise durch Schwangerschaft, Geburt und Wochenbett ist etwas Besonderes und für jede Person einzigartig. Es ist entscheidend, dass alle Beteiligten diese Erfahrung anerkennen und wertschätzen, und dass dieses Prinzip unser Handeln leitet.
11. **Passion**/*UNSERE Leidenschaft* - Die Leidenschaft für eine fürsorgliche Geburtshilfe, die uns antreibt
    a) Für die Frau und ihre Begleitpersonen müssen wir die Bedeutung von Intimität in diesem lebensverändernden Erlebnis anerkennen.
    b) Wir müssen unsere eigene Angst und unseren Perfektionismus kontrollieren, damit die gebärende Person diese Leidenschaft voll erleben kann auch wenn die Geburt komplex ist und erhebliche Hilfe erfordert.
12. **Politik** - genug gesagt - Du weißt, dass es wahr ist!

*MCK: Ausgeliehen, gestohlen und verändert von zu vielen Menschen, um sie zu nennen.

Michael C. Klein, CM, MD, FCFP, CCFP, FAAP (neonatal-perinatal), ist emeritierter Professor in Allgemeinmedizin und Pädiatrie an der Universität von British Columbia. Er ist emeritierter leitender Wissenschaftler des BC Children's Hospital Research Institute in Vancouver und wurde ausgezeichnet mit dem „Order of Canada".

Kontakt: mklein@mail.ubc.ca
Web: www.michaelcklein.ca

Literatur

Amram, N., Klein, M.C., Mok, H., Simkin, P., Lindstrom, K. & Grant, J. (2014). How birth doulas help clients adapt to changes in circumstances, clinical care, and client preferences during labor. *The Journal of Perinatal Education 23*(2), 96–103.

Eftekhary, S., Klein, M.C. & Xu, S. (2010). The life of a Canadian doula: Successes, confusion, and conflict. *Journal of Obstetrics and Gynaecology Canada 32*(7), 642–649.

Klein, M.C. (2023). Homage to Dr. Murray Enkin and the complexity of evidence-based medicine. *Birth 50*(2), 255–257.

Verzeichnis der Herausgeberinnen, Autorinnen und der Übersetzerin

Herausgeberinnen

Lisa Hanson. PhD, CNM, FACNM, FAAN ist Klein Stiftungsprofessorin und Assoziierte Direktorin sowie Dozentin des Hebammenprogramms der Marquette University, College of Nursing in Milwaukee, WI, USA. Sie praktizierte 30 Jahre als Hebamme in Milwaukee, WI, USA. Sie ist Hebammenwissenschaftlerin und hat als solche zahlreiche Fachartikel publiziert.

Emily Malloy. PhD, CNM, FACNM ist Certified Nurse Midwife, Direktorin des Midwifery Research, Midwifery and Wellness Center, Participating Faculty an der Marquette University, College of Nursing, Milwaukee, WI. Sie ist für die Midwifery Faculty der Aurora UW Medical Group in den USA tätig.

Penny Simkin. BA, PT, CEE, CD, (DONA), ist seit den 1968er Jahren Physiotherapeutin spezialisiert auf Geburtshilfetraining und Geburtsunterstützung. Als solche hat sie etwa 15.000 Schwangere, Paare und Geschwister in der Geburtsvorbereitung betreut und hat Hunderten bei der Geburt beigestanden als Doula. Sie ist spezialisierte Certified Birth Doula and Certified Childbirth Educator. Sie war an der Hebammenschule Seattle tätig. Sie leitete und lehrte in der Praxis für Geburtshilfetraining und Geburtsunterstützung in Seattle, USA. Sie ist Autorin zahlreicher Sach- und Fachbücher für geburtshilfliche Berufe und angehende Eltern.

Autorinnen

Nicole Carlson. PhD, CNM, FACNM, FAAN Associate Professor Nell Hodgson Woodruff School of Nursing Emory University Atlanta, Georgia, USA

Joyce K. Edmonds. PhD, MPH, RN Senior Research Scientist Ariadne Labs Harvard T.H. Chan School of Public Health Boston, MA, USA

Elise Erickson. PhD, CNM, FACNM Assistant Professor the University of Arizona AZ, USA College of Nursing: Advanced Nursing Practice & Science College of Pharmacy: Pharmacy Practice & Science College of Medicine: Department of Obstetrics & Gynecology, USA

Wendy Gordon. DM, MPH, CPM, LM Chair & Associate Professor Department of Midwifery Bastyr University WA, USA

Amy Marowitz. DNP, CNM Associate Professor Department of Midwifery and Women's Health Frontier Nursing University Kentucky, USA

Sharon Muza. BS, CD/BDT(DONA), LCCE, FACCE, CLE Seattle Area Certified Birth Doula and Lamaze Certified Childbirth Educator, USA

Kathryn Osborne. PhD, CNM, FACNM Associate Professor Department of Women, Children and Family Nursing College of Nursing Rush University Chicago, USA

Amber Price. DNP, CNM, RN President Sentara Williamsburg Regional Medical Center Williamsburg, VA, USA

Jesse Remer. BS, CD(DONA), BDT(DONA), LCCE, FACCE Founder, Mother Tree International

Karen Robinson. PhD, CNM, FACNM Interim Assistant Dean of Graduate Programs Associate Professor Marquette University College of Nursing, USA

Venus Standard. MSN, CNM, LCCE, FACNM Director, DEI Education and Community Engagement Director and Co-Principal Investigator of LEA Doula program University of North Carolina School of Medicine Columbia, USA Department of Family Medicine Women's Health – Maternal and Child Health, USA

Ellen L. Tilden. PhD, RN, CNM, FACNM, FAAN Associate Professor Oregon Health and Science University Portland, Oregon, USA School of Nursing, Nurse-Midwifery Department School of Medicine, OBGYN Department Center M Co-Founder and CSO, USA

Gail Tully. BS, CPM Spinning Babies® USA

Übersetzerin

Elisabeth Brock (Kempten) ist Übersetzerin mit dem Schwerpunkt Fachliteratur für Pflege und Gesundheitsberufe. Portrait unter https://www.bayerns-frauen.de/starke-frauen-portraets/die-bewegende-frau.php

Sachwortverzeichnis

G

H

I

K

O

P

Q

R

S

T

U